Pédiatrie

Chez le même éditeur

Dans la même collection

Anatomie pathologique, par le Collège français des pathologistes (CoPath), 2013, 416 pages.

Cardiologie, par le Collège National des enseignants de cardiologie – Société Française de Cardiologie (CNEC-SFC), 2e édition, 2014, 464 pages.

Chirurgie maxillo-faciale et stomatologie, par le Collège hospitalo-universitaire français de chirurgie maxillo-faciale et stomatologie. 3e édition, 2014, 384 pages.

Dermatologie, par le Collège des enseignants en dermatologie de France (CEDEF). 6e édition, 2014, 528 pages.

Gériatrie, par le Collège national des enseignants de gériatrie (CNEG), 3e édition, 2014, 272 pages.

Gynécologie – Obstétrique, par le CNGOF (Collège national des gynécologues et obstétriciens français). 3e édition, 2014, 504 pages.

Handicap - Incapacité – Dépendance – Module 4, par le Collège français des enseignants universitaires de médecine physique et de réadaptation. 2012, 4e édition, 188 pages.

Hématologie, par la Société française d'hématologie. 2e édition, 2014, 384 pages.

Hépato-gastro-entérologie, par la Collégiale des universitaires en hépato-gastro-entérologie (CDU-HGE). 2012, 496 pages.

Neurologie, par le Collège français des enseignants en neurologie (CEN). 2012, 3e édition, 464 pages.

Ophtalmologie, par le Collège des ophtalmologistes universitaires de France (COUF), 2è édition, 2013, 304 pages.

ORL, par le Collège Français d'ORL et de chirurgie cervico-faciale. 3e édition, 2014, 392 pages.

Parasitoses et mycoses des régions tempérées et tropicales, par l'Association française des enseignants de parasitologie et mycologie (ANOFEL). 3e édition, 2013, 504 pages.

Réanimation et urgences, par le Collège national des enseignants de réanimation (CNER). 2012, 4e édition, 676 pages.

Imagerie médicale - Radiologie et médecine nucléaire, par le CERF (Collège des enseignants de radiologie de France) et le Collège National des Enseignants de Biophysique et de Médecine Nucléaire (CNEBMN). 2e édition, 2014, 638 pages.

Rhumatologie, par le COFER (Collège français des enseignants en rhumatologie). 5e édition, 2014, 560 pages.

Santé publique, par le Collège universitaire des enseignants de santé publique (CUESP). 2013, 336 pages.

Urologie, par le Collège universitaire de France (CFU). 2013, 408 pages.

Dans la collection Abrégés Connaissances et pratique

Endocrinologie, diabétologie et maladies métaboliques, par le CEEDMM (Collège des enseignants d'endocrinologie, diabète et maladies métaboliques). 2011, 2e édition, 544 pages.

Nutrition, par le Collège des enseignants de nutrition. 2011, 304 pages.

Dans la collection Pour le praticien

Pédiatrie, par A. Bourrillon, D. Brémond-Gignac, F. Brion, B. Chabrol, A. Chantepie, J.-P. Chouraqui, G. Deschênes, A. Faye, C. Gras-Leguen, P.-H. Jarreau, C. Job-Deslandre, P. Labrune, J. Lechevallier, J. Léger, M.-F. Le Heuzey, G. Lorette, Y. Perel, M. Rybojad, G. Sebag, T. Van den Abbeele, 2011, 6e édition. , 984 pages.

Pédiatrie

Dirigée par

Antoine Bourrillon
Professeur de Pédiatrie
Hôpital Robert-Debré
Paris

Grégoire Benoist
Praticien hospitalier
Hôpital Ambroise-Paré
Boulogne-Billancourt

Christophe Delacourt
Professeur de Pédiatrie
Hôpital Necker
Paris

6e édition

ELSEVIER
MASSON

Les figures 7.1, 17.1 et 18.2 ont été réalisées par Sandrine Marchand.

ISBN : 978-2-294-73698-8
e-ISBN : 978-2-294-73700-8

Elsevier Masson SAS, 62, rue Camille-Desmoulins, 92442 Issy-les-Moulineaux cedex
www.elsevier-masson.fr

Avant-propos

De l'Abrégé de pédiatrie...

La spécificité pédiatrique est une médecine de l'enfant considérée dans sa globalité :

- enfant normal, en cours de développement, relié pour partie à son programme génétique ;
- enfant vulnérable parfois victime, exposé aux risques de son environnement immédiat (accidents, maltraitance) ;
- enfant malade, atteint de pathologies :
  - le plus souvent aiguës (infectieuses, respiratoires ou digestives),
  - parfois chroniques avec les risques de retentissement sur son développement, ses capacités et son environnement familial et social.

Nous avons, au cours des 5 premières éditions de l'ouvrage de pédiatrie de la collection des Abrégés, essayé de transmettre les spécificités de la discipline au sein du programme du second cycle des études médicales.

Ayant respecté les règles des réponses spécifiques attendues vis-à-vis des objectifs terminaux relevant de la médecine des enfants, nous avons au cours de chaque édition et au sein de chaque chapitre isolé les données indispensables à retenir concernant :

- les particularités sémiologiques cliniques ;
- les situations d'urgence (ou à risque de sévérité) ;
- les spécificités thérapeutiques argumentées selon les cas par des examens complémentaires souvent ciblés et limités ;
- les règles de suivi et les mesures d'accompagnement propre à chaque pathologie dans le contexte de l'enfance.

Pour répondre à ces objectifs, nous avons assuré au cours des cinq premières éditions de l'Abrégé une coordination originale associant un professeur des universités ayant l'expertise du CNCI, et un chef de clinique assistant, conférencier de pédiatrie au plus près des questions des étudiants et de leurs inquiétudes face aux incertitudes et aux ambiguïtés possibles des réponses à certains des objectifs du programme.

Cette association a permis une coordination étroite entre enseignants et enseignés permettant :

- une adaptation progressive des réponses au contenu des objectifs sélectionnés dans le programme de notre spécialité (hormis les items de dermatologie et de pédopsychiatrie reliés à leur référentiel) ;
- des rédactions évolutives des textes des collaborateurs impliqués et tous reconnus pour leur expérience et leur expertise pédagogique au sein de la discipline ;
- une double relecture systématique des textes par des experts PU-PH ou MCU-PH ;
- une harmonisation de présentation des textes progressivement plus concise pour une bonne mémorisation ;
- des encadrés de synthèse mettant en exergue les mots clés ;
- une rubrique « le point de vue de l'expert » traduisant notre expérience de proximité des experts du CNCI, dont beaucoup ont été rédacteurs de chapitres de l'ouvrage ;
- une rubrique « Actualités pour le futur » ouvrant parfois vers une actualisation programmée à court terme des connaissances des chapitres concernés ;
- des documents iconographiques progressivement enrichis ;
- des cas cliniques ayant évolué vers des dossiers progressifs et des questions isolées.

Nous remercions tous les auteurs qui ont contribué au succès des cinq premières éditions de cet ouvrage et qui nous ont renouvelé leur confiance pour l'édition actuelle coordonnée en collaboration avec le Collège National des Pédiatres Universitaires.

Antoine Bourrillon – Grégoire Benoist

... Au Référentiel du Collège National des Pédiatres Universitaires

Le terme de « référentiel » peut apparaître paradoxalement imprécis : programme et/ou document de référence susceptible de cerner des réponses précises et validées à des objectifs ciblés. Aucun document ne peut cependant prétendre, quelle que soit sa qualité, à être « la » référence.

Cette dernière édition constitue dans la continuité des éditions précédentes de la collection des Abrégés de pédiatrie, l'ouvrage actuellement reconnu et validé officiellement par le Collège National des Pédiatres Universitaires.

- C'est une des missions de ce Collège de contribuer à la validation proposée des objectifs spécifiquement pédiatriques et à l'adéquation rigoureuse des réponses admises pour un cas clinique ECN.
- C'est aussi l'occasion de rappeler que ce document ne saurait dispenser l'étudiant de consulter d'autres outils normatifs référentiels susceptibles d'être utilisés comme documents de recours (conférences de consensus, recommandations HAS...).

Les 3 coordinateurs actuels (Antoine Bourrillon, Grégoire Benoist, Christophe Delacourt, ce dernier étant membre du Collège National des Pédiatres Universitaires) ont poursuivi, renouvelé et étendu les réponses aux objectifs traités dans les éditions précédentes :

- en associant de nouveaux auteurs, reliés pour la plupart aux nouveaux items du dernier programme (2013);
- en assurant pour chacun des chapitres une double lecture avant validation de chaque chapitre;
- en poursuivant le nécessaire et difficile travail d'harmonisation et de présentation de textes lisibles dans leurs « essentiels »;
- en orientant les textes vers les membres des sociétés savantes pour l'évaluation de la conformité des réponses aux objectifs actuels.

Nous n'avons sans doute pu éviter certaines insuffisances résiduelles qui peuvent être liées :

- soit aux évolutions rapides des acquis vis-à-vis desquelles nous réorientons le lecteur vers les liens permettant une actualisation immédiate;
- soit à quelques divergences possibles des données selon les expériences spécifiques argumentées de certaines équipes.

Nous nous sommes efforcés de mentionner ces possibles et très limitées divergences tout en rappelant que les consignes données aux experts du CNCI conduisent à ne pas poser de questions à l'ECN dont les réponses seraient actuellement non consensuelles ou ambiguës.

Par ailleurs, le processus collégial de validation des textes de ce référentiel engage les enseignants de pédiatrie vis-à-vis des connaissances qu'ils estiment nécessaires en fin de deuxième cycle.

Le principe même des cas cliniques ECNi et des questions isolées par le côté fermé des réponses attendues constitue un solide appui pour l'étudiant dans l'exigence de réponses consensuellement validées.

Nous comptons sur les liens établis entre les coordinateurs, le Collège National des Pédiatres Universitaires, les sociétés savantes et les experts du CNCI pour affiner les réponses proposées en fonction des difficultés, besoins ou exigences d'éclaircissements éventuels constatés par les membres experts du CNCI pour la rédaction des éditions à venir.

Nous souhaitons enfin que l'étudiant puisse être assuré au terme de la lecture de ce document collégial de la rigueur et de la vigilance de notre engagement vis-à-vis des imperfections qui ne manqueront pas de subsister et vis-à-vis desquelles nous serons toujours reconnaissants à nos lecteurs de nous alerter.

Cet objectif de réussite est un souhait partagé pour chacun de vous.
Par chacun de nous.

Pr Antoine Bourrillon – Dr Grégoire Benoist – Pr Christophe Delacourt (pour le CNPU)

Remerciements

Le Collège national des pédiatres universitaires (CNPU) est heureux de mettre à la disposition des étudiants un nouvel « Abrégé », devenu « Référentiel » de pédiatrie, afin de leur permettre d'acquérir les connaissances nécessaires à la médecine de l'enfant et de répondre au mieux aux questions de pédiatrie qui leur seront posées à l'ECN.

Il convient de remercier d'abord tous les membres du Collège et des sociétés savantes qui ont contribué à cet ouvrage collectif. Des remerciements tout particuliers doivent être adressés au Professeur Antoine Bourrillon et au Docteur Grégoire Benoist, qui ont été la « cheville ouvrière » de cet important travail depuis les premières éditions de « l'Abrégé de pédiatrie », ainsi qu'au Professeur Christophe Delacourt, qui a efficacement permis au nom du CNPU que l'« Abrégé » devienne le « Référentiel » du Collège National des Pédiatres Universitaires.

Notre ambition commune est de contribuer à faire aimer la médecine des enfants par tous ceux qui seront les médecins de demain.

Pr Jean-Christophe Mercier

Président du Collège National des Pédiatres Universitaires

Collaborateurs

Coordinateurs

Benoist Grégoire, Boulogne-Billancourt
Bourrillon Antoine, Paris
Delacourt Christophe, Paris

Auteurs

Arnoux Jean-Baptiste, Paris
Benoist Grégoire, Boulogne-Billancourt
Bidat Etienne, Boulogne-Billancourt
Bingen† Edouard, Paris
Bonarcorsi Stéphane, Paris
Bonnet Damien, Paris
Bouali Ourdia, Toulouse
Bourrillon Antoine, Paris
Brémond-Gignac Dominique, Amiens
Brisse Hervé, Paris
Carel Jean-Claude, Paris
Chabrol Brigitte, Marseille
Chantepie Alain, Tours
Chéron Gérard, Paris
Chevallier Bertrand, Boulogne-Billancourt
Cochat Pierre, Lyon
Coutant Régis, Angers
Dalle Jean-Hugues, Paris
Dauger Stéphane, Paris
De Jaureguiberry Jean-Pierre, Toulon
De Parscau Loic, Brest
De Lagausie Pascal, Marseille
De Lonlay Pascale, Paris
Delacourt Christophe, Paris
Deschênes Georges, Paris
Doz François, Paris
Fauroux Brigitte, Paris
Faye Albert, Paris
Foucaud Pierre, Versailles
François Martine, Paris
Gottrand Frédéric, Lille
Gras-Leguen Christèle, Nantes
Grimprel Emmanuel, Paris
Hankard Régis, Tours
Ilharreborde Brice, Paris
Kermorvant Elsa, Paris
Kremp Odile, Lille
Labbé André, Clermont-Ferrand
Labrune Philippe, Clamart
Le Heuzey Marie-France, Paris
Lechevallier Joël, Rouen
Léger Juliane, Paris
Lienhardt Anne, Limoges
Lorrot Mathie, Paris
Mercier Jean-Christophe, Paris
Milh Matthieu, Marseille
Moscovici Jacques, Toulouse
Mouterde Olivier, Rouen
Odent Sylvie, Rennes
Pasquier Laurent, Rennes
Penneçot Georges, Paris
Picard Capucine, Paris
Picherot Georges, Nantes
Roussey Michel, Rennes
Ruemmele Franck, Paris
Sachs Philippe, Paris
Sarlangue Jean, Bordeaux
Sarles Jacques, Marseille
Schleiermacher Gudrun, Paris
Sermet-Gaudelus Isabelle, Paris
Stheneur Chantal, Montréal
Tounian Patrick, Paris
Turck Dominique, Lille
Wood Chantal, Limoges

Sociétés Savantes

GFHGNP : Groupe Francophone d'Hépato-Gastroentérologie et Nutrition Pédiatriques
GFRUP : Groupe Francophone de Réanimation et Urgences Pédiatriques
GPG : Groupe de Pédiatrie Générale
GPIP : Groupe de Pathologie Infectieuse Pédiatrique
GPT : Groupe de Pédiatrie Tropicale
SFCE : Société Française de lutte contre les Cancers et leucémies de l'Enfant et de l'adolescent
SFEDP : Société Française d'Endocrinologie et Diabétologie Pédiatrique
SFEIM : Société Française pour l'étude des Erreurs Innées du Métabolisme
SFN : Société Française de Néonatologie
SFNP : Société Française de Neurologie Pédiatrique
SFSA : Société Française pour la Santé de l'Adolescent
SHIP : Société Française d'Hématologie et d'Immunologie Pédiatrique
SNP : Société de Néphrologie Pédiatrique
SP2A : Société Pédiatrique de Pneumologie et Allergologie

Relecteurs

Aboukathir Samir, Tunis
Aladjidi Nathalie, Bordeaux
Bellaiche Marc, Paris
de Blic Jacques, Paris
Bouvattier Claire, Kremlin-Bicêtre
Brissaud Olivier, Bordeaux
Carel Jean-Claude, Paris
Chabrol Brigitte, Marseille
Chambost Hervé, Marseille
Chéron Gérard, Paris
Claris Olivier, Lyon
Cohen Robert, Créteil
Corvol Harriet, Paris
Coutant Régis, Angers
Deschênes Georges, Paris
Deschildre Antoine, Lille
Desguerre Isabelle, Paris
Donadieu Jean, Paris
Dubern Béatrice, Paris
Dubus Jean-Christophe, Marseille
Faye Albert, Paris
Fayon Michael, Bordeaux
Giovannini-Chami Lisa, Nice
Glorion Christophe, Paris
Gras-Leguen Christèle, Nantes
Grimprel Emmanuel, Paris
Guigonis Vincent, Limoges
Guimber Dominique, Lille
Hadchouel-Duvergé Alice, Paris
Jacquin Paul, Paris
Javouhey Etienne, Lyon
Labarthe François, Tours
Leclerc Francis, Lille
Léger Juliane, Paris
Linglart Agnès, Kremlin-Bicêtre
Marguet Christophe, Rouen
Michon Jean, Paris
Naud Julien, Bordeaux
Netchine Irène, Paris
Pham Thi Thuong Nhân, Paris
Piloquet Hugues, Nantes
Reix Philippe, Lyon
Remus Natacha, Créteil
Reynaud Rachel, Marseille
Ruemmele Frank, Paris
Saliba Elie, Tours
Schweitzer Cyril, Nancy
Tauber Maïté, Toulouse

Table des matières

Item et objectifs du CNCI

Item 47 – UE 2 – Puberté normale et pathologique

- Expliquer les étapes du développement pubertaire normal, physique et psychologique.
- Dépister une avance ou un retard pubertaire.

Items et objectifs du CNCI

Item 44 – UE 2 – Dépistage des anomalies orthopédiques, des troubles visuels et auditifs

- Argumenter les modalités de dépistage et de prévention des troubles de la vue et de l'ouïe.
- Argumenter les modalités de dépistage et de prévention des principales anomalies orthopédiques.
- Connaître les modalités du dépistage de la luxation congénitale de la hanche au cours des six premiers mois.
- Connaître la morphologie des membres inférieurs de l'enfant et son évolution au cours de la croissance.
- Connaître les déformations du rachis de l'enfant et de l'adolescent, les modalités de leur dépistage, et leurs conséquences.

Item 50 – UE 2 – Strabisme de l'enfant

- Argumenter les principales hypothèses diagnostiques et justifier les examens complémentaires pertinents.

Item 87 – UE 4 – Altération de la fonction auditive

- Argumenter les principales hypothèses diagnostiques et justifier les examens complémentaires pertinents et principes de traitement.
- Particularités chez l'enfant.

Items et objectifs du CNCI

Item 44 – UE 2 – Suivi d'un nourrisson, d'un enfant et d'un adolescent normal. Dépistage des anomalies orthopédiques, des troubles visuels et auditifs. Examens de santé obligatoires. Médecine scolaire. Mortalité et morbidité infantiles

- Assurer le suivi d'un nourrisson, d'un enfant et d'un adolescent normaux.
- Argumenter les modalités de dépistage et de prévention des troubles de la vue et de l'ouïe.
- Argumenter les modalités de dépistage et de prévention des principales anomalies orthopédiques.

Item 55 – UE 3 – Maltraitance et enfants en danger. Protection maternelle et infantile

- Argumenter la démarche médicale et administrative nécessaire à la protection de la mère et de l'enfant.

Item 19 – UE 1 – Mesure de l'état de santé de la population

- Expliquer les principaux indicateurs de l'état de santé d'une population (taux de mortalité et espérance de vie).
- Préciser les critères constitutifs d'une priorité de santé publique.

Item 46 – UE 2 – Développement buccodentaire et anomalies

- Dépister les anomalies du développement maxillo-facial et prévenir les maladies buccodentaires fréquentes de l'enfant.

Item 253 – UE 8 – Aptitude au sport chez l'adulte et l'enfant; besoins nutritionnels chez le sportif (voir item 78)

- Conduire un examen médical d'aptitude au sport.
- Exposer les bénéfices et les inconvénients de la pratique sportive chez l'enfant.

III Enfant vulnérable – Génétique

Item et objectifs du CNCI

Item 43 – UE 2 – Problèmes posés par les maladies génétiques, à propos : d'une maladie chromosomique : la trisomie 21

- Expliquer les bases du conseil génétique, les possibilités de diagnostic prénatal (modalités et options de prise en charge dans le cadre d'une maladie d'une particulière gravité).
- Expliquer les problèmes liés à la maladie et les retentissements de l'arrivée d'un enfant souffrant de maladie génétique sur le couple et la famille.
- Diagnostiquer la trisomie 21, en connaître l'évolution naturelle et les principales complications.

Item et objectifs du CNCI

Item 43 – UE 2 – Problèmes posés par les maladies génétiques, à propos d'une maladie d'instabilité : le syndrome de l'X fragile

- Expliquer les bases du conseil génétique, les possibilités de diagnostic prénatal (modalités et options de prise en charge dans le cadre d'une maladie d'une particulière gravité).
- Expliquer la prescription des tests génétiques : organisation et aspects réglementaires.

Items et objectifs du CNCI

Item 173 – UE 6 – Prescription et surveillance des anti-infectieux chez l'adulte et l'enfant (voir item 326)

- Prescrire et surveiller un traitement anti-infectieux.

Antibiotiques
- Évaluer la pertinence d'une prescription d'antibiotiques.
- Exposer les enjeux d'une utilisation des antibiotiques non conforme aux recommandations de bonne pratique clinique.
- Préciser les critères de choix d'une antibiothérapie probabiliste.
- Connaître les principales indications thérapeutiques et les principaux effets indésirables.
- Analyser les causes d'échec d'une antibiothérapie; savoir réévaluer une antibiothérapie.

Bon usage des anti-infectieux
- Connaître les principales situations cliniques nécessitant une documentation microbiologique.
- Connaître l'impact écologique des anti-infectieux et les facteurs d'émergence de la résistance aux anti-infectieux.
- Connaître les principales situations cliniques en infectiologie ne relevant pas d'une prescription d'anti-infectieux.
- Connaître les recommandations de prise en charge des patients porteurs ou susceptibles de porter des BMR.

Item 326 – UE 10 – Prescription et surveillance des classes de médicaments les plus courantes chez l'adulte et chez l'enfant
- Connaître pour chacune les mécanismes d'action de classe et des produits individuels, les principes du bon usage, les critères de choix d'un médicament en première intention, les causes d'échec, les principaux effets indésirables et interactions.
- Principales classes d'antibiotiques, d'antiviraux, d'antifongiques et d'antiparasitaires.

Item et objectifs du CNCI

Item 144 – UE 6 – Fièvre aiguë chez l'enfant et l'adulte
- Diagnostiquer la cause. Conduire le diagnostic étiologique d'une fièvre aiguë.
- Connaître les indications et les modalités du traitement symptomatique d'une fièvre aiguë.
- Identifier les situations d'urgence et celles imposant l'hospitalisation d'un patient fébrile.

Item et objectifs du CNCI

Item 159 – UE 6 – Coqueluche

- Diagnostiquer une coqueluche.
- Connaître l'attitude thérapeutique et planifier le suivi du patient.
- Connaître les recommandations en termes de prévention de la coqueluche.

Items et objectifs du CNCI

Item 283 – UE 8 – Diarrhée aiguë et déshydratation chez le nourrisson, l'enfant et l'adulte

- Diagnostiquer une diarrhée aiguë chez le nourrisson et l'enfant.
- Diagnostiquer un état de déshydratation chez le nourrisson et l'enfant.
- Identifier les situations d'urgence et planifier leur prise en charge.

Item 172 – UE 6 – Diarrhées infectieuses de l'adulte et de l'enfant

- Connaître les principaux agents infectieux causes de diarrhées.
- Reconnaître les signes de gravité d'une diarrhée infectieuse.
- Connaître les indications et savoir interpréter les résultats d'un examen bactériologique, virologique et parasitologique des selles.
- Connaître les principes des traitements des diarrhées infectieuses.
- Connaître les principes de prévention de la toxi-infection alimentaire et savoir la diagnostiquer.
- Connaître les principes de la conduite à tenir en cas de toxi-infection alimentaire familiale ou collective.

Item 328 – UE 11 – État de choc. Principales étiologies : hypovolémique (ici)

- Diagnostiquer un état de choc chez l'enfant.
- Prise en charge immédiate préhospitalière et hospitalière.

Items et objectifs du CNCI

Item 170 – UE 6 – Pathologie infectieuse chez les migrants adultes et enfants

- Diagnostiquer les pathologies infectieuses les plus fréquentes rencontrées chez les migrants.
- Connaître les conseils d'hygiène et de prévention adaptés aux conditions de vie des migrants.

Item 171 – UE 6 – Voyage en pays tropical de l'adulte et de l'enfant : conseils avant le départ, pathologies du retour : fièvre, diarrhée, manifestations cutanées

- Connaître les conseils d'hygiène et de prévention adaptée, y compris la vaccination antiamarile.
- Connaître les principales causes de fièvre, diarrhée et de manifestations cutanées au retour d'un pays tropical.
- Connaître les symptômes d'une dengue, d'une infection à chikungunya.

Item 166 – UE 6 – Paludisme

- Connaître les circonstances imposant la recherche d'un paludisme et les examens complémentaires permettant de confirmer le diagnostic et d'évaluer le retentissement.
- Connaître les critères de gravité, les principes de l'hospitalisation.
- Connaître le traitement et les principes de la surveillance d'un accès palustre.
- Connaître les principes de la prévention antivectorielle et de la protection médicamenteuse.
- Accéder aux sources d'information permettant la mise en œuvre des mesures de prophylaxie adaptées.
- Identifier les situations d'urgence et planifier leur prise en charge.

Item et objectifs du CNCI

Item 143 – UE 6 – Vaccinations

- Connaître les différents types de vaccins et les modalités d'administration.
- Connaître le calendrier vaccinal pour la population générale.
- Savoir programmer un rattrapage vaccinal.
- Adapter l'indication des vaccinations en fonction du risque individuel et collectif.
- Connaître les contre-indications et les principaux effets indésirables des vaccins.
- Argumenter la balance bénéfices/risques des principaux vaccins.

V Pneumologie – Cardiologie

Items et objectifs CNCI

Item 199 – UE 7 – Dyspnée aiguë et chronique

- Diagnostiquer une dyspnée aiguë chez l'enfant.

Item 354 – UE 11 – Détresse respiratoire aiguë du nourrisson, de l'enfant et de l'adulte

- Diagnostiquer un corps étranger du carrefour aérodigestif et des voies aériennes.
- Diagnostiquer une détresse respiratoire aiguë du nourrisson, de l'enfant.
- Identifier les situations d'urgences et planifier leur prise en charge préhospitalière et hospitalière.

Item 355 – UE 11 – Insuffisance respiratoire aiguë

- Diagnostiquer une insuffisance respiratoire aiguë.
- Connaître les principes de la prise en charge en urgence.

Item et objectifs du CNCI

Item 151 – UE 6 – Infections bronchopulmonaires communautaires de l'adulte et de l'enfant

- Connaître la prévalence et les agents infectieux.
- Diagnostiquer les complications et connaître les critères d'hospitalisation ainsi que les traitements des bronchiolites.

31 Pneumonies aiguës communautaires de l'enfant ... 431

Item et objectifs du CNCI

Item 151 – UE 6 – Infections bronchopulmonaires communautaires de l'adulte et de l'enfant

- Connaître la prévalence et les agents infectieux.
- Diagnostiquer les complications et connaître les critères d'hospitalisation ainsi que les traitements des pneumonies communautaires.
- Connaître le traitement de la pneumonie à pneumocoque.

32 Asthme chez l'enfant ... 448

Item et objectifs du CNCI

Item 184 – UE 7 – Hypersensibilité et allergies respiratoires chez l'enfant et chez l'adulte. Asthme, rhinite

- Expliquer la physiopathologie de l'asthme.
- Diagnostiquer un asthme de l'enfant.
- Identifier les situations d'urgence et planifier leur prise en charge.
- Argumenter l'attitude thérapeutique et planifier le suivi du patient.
- Décrire les principes de la prise en charge au long cours.

33 Hypersensibilités et allergies chez l'enfant ... 465

Items et objectifs du CNCI

Item 182 – UE 7 – Hypersensibilités et allergies chez l'enfant et l'adulte : aspects physiopathologiques, épidémiologiques, diagnostiques et principes de traitement

- Expliquer la physiopathologie des réactions d'hypersensibilité : allergique et non allergique.
- Expliquer l'épidémiologie, les facteurs favorisants et l'évolution des principales hypersensibilités de l'enfant : alimentaire, respiratoire, cutanée, médicamenteuse et peranesthésique, venins d'hyménoptères.

IX Néphrologie

Item et objectifs du CNCI

Item 256 – UE 8 – Protéinurie et syndrome néphrotique de l'adulte et de l'enfant

- Devant la découverte d'une protéinurie, argumenter les principales hypothèses diagnostiques et justifier les examens complémentaires pertinents.
- Devant un syndrome néphrotique chez l'enfant, argumenter les hypothèses diagnostiques et justifier les examens complémentaires pertinents; argumenter les principes du traitement symptomatique et de la surveillance du syndrome néphrotique et de ses complications.

Item et objectifs du CNCI

Item 261 – UE 8 – Insuffisance rénale chronique chez l'enfant

- Définir le stade d'une maladie rénale chronique.
- Connaître les facteurs de progression des maladies rénales chroniques et les mesures thérapeutiques adaptées.
- Diagnostiquer les complications des maladies rénales chroniques et connaître le principe de leur traitement.
- Expliquer les modalités des traitements de suppléance de l'insuffisance rénale terminale.

X Endocrinologie – Métabolisme

XII Urgences

Entraînement

Tableau de correspondance des numéros d'items traités dans cet ouvrage

Note : Les encadrés tramés de rouge correspondent aux items de l'ancien programme.

Ancien programme (BO 2007) → Nouveau programme (BO 2013)

N° Item AP	1	8	20	21	23	24	31	32	33	34	35	36	37	38	42	43	44	47	51	68	69	71	73	76	77	78	79
N° item NP	1	9	26	29	31	32	43	53	44	45	46	51	55	47	69	108	348	1	54	134	139	19	172	143	146	159	172

N° Item AP	84	85	86	87	90	91	92	93	94	96	98	99	101	102	104	106	107	110		111	113	115	115bis
N° item NP	164	165	151	152	145	173	153	157	160	148	147	166	169	170	154	155	171	247	248	253	182	184	185

N° Item AP	118	144	173	174	175	178	179	182	185	188	189	190	193		194	195	198	199	200	201	203	206	210
N° item NP	279	294	173	326	326	325	247	326	327	98	348	341	354	355	283	199	267	338	328	330	144	238	340

N° Item AP	213	214	217	224	226	227	233	235	237	242	245	248	253	255	256	267	272	275	280	288	291	294
N° item NP	169	332	349	351	184	205	245	103	360	215	286	241	261	243	46	251	48	352	268	152	216	87

N° Item AP	295	297	299	300	302	303	305	316	320	324	328	330	331	333	336	339	341	345	Pas de correspondance
N° item NP	249	209	52	280	172	282	46	208	275	203	256	211	236	50	200	212	49	271	222

Nouveau programme (BO 2013) → ancien programme (BO 2007)

ITEM n° 1 / INTITULÉ : La relation médecin-malade dans le cadre du colloque singulier ou au sein d'une équipe, le cas échéant pluriprofessionnelle. La communication avec le patient et son entourage. L'annonce d'une maladie grave ou létale ou d'un dommage associé aux soins. La formation du patient. La personnalisation de la prise en charge médicale / OBJECTIFS : Expliquer les bases de la communication avec le malade, son entourage et la communication interprofessionnelle. Établir avec le patient une relation empathique, dans le respect de sa personnalité, de ses attentes et de ses besoins. Connaître les fondements psychopathologiques de la psychologie médicale. Se comporter de façon appropriée lors de l'annonce d'un diagnostic de maladie grave, de l'incertitude sur l'efficacité d'un traitement, de l'échec d'un projet thérapeutique, d'un handicap, d'un décès ou d'un événement indésirable associé aux soins. Favoriser l'évaluation des compétences du patient et envisager, en fonction des potentialités et des contraintes propres à chaque patient, les actions à proposer (à lui ou à son entourage) : éducation thérapeutique programmée ou non, actions d'accompagnement, plan personnalisé de soins (voir item 321).

ITEM n° 1 / INTITULÉ : La relation médecin-malade. L'annonce d'une maladie grave. La formation du patient atteint de maladie chronique. La personnalisation de la prise en charge médicale / OBJECTIFS : Expliquer les bases de la communication avec le malade. Établir avec le patient une relation empathique, dans le respect de sa personnalité et de ses désirs. Se comporter de façon appropriée lors de l'annonce d'un diagnostic de maladie grave, d'un handicap ou d'un décès. Élaborer un projet pédagogique individualisé pour l'éducation d'un malade porteur d'une maladie chronique en tenant compte de sa culture, ses croyances.
ITEM n° 47 / INTITULÉ : Bases psychopathologiques de la psychologie médicale / OBJECTIFS : Connaître les fondements psychopathologiques de la psychologie médicale.

ITEM n° 9 / INTITULÉ : Certificats médicaux. Décès et législation. Prélèvements d'organes et législation / OBJECTIFS : Préciser les règles générales d'établissement des certificats médicaux et leurs conséquences médicolégales, y compris les certificats de coups et blessures et notions d'ITT. Décrire l'examen d'un cadavre, connaître les différents types d'autopsie. Préciser les principes de la législation concernant le décès et l'inhumation. Préciser les principes de la législation concernant les prélèvements d'organes.
ITEM n° 8 / INTITULÉ : Certificats médicaux. Décès et législation. Prélèvements d'organes et législation / OBJECTIFS : Préciser les règles générales d'établissement des certificats médicaux et leurs conséquences médicolégales. L'examen d'un cadavre. Préciser les principes de la législation concernant le décès et l'inhumation. Préciser les principes de la législation concernant les prélèvements d'organes.

ITEM n° 19 / INTITULÉ : Mesure de l'état de santé de la population / OBJECTIFS : Expliquer les principaux indicateurs de l'état de santé d'une population (taux de mortalité et espérance de vie). Préciser les principales données épidémiologiques et médico-économiques des grandes causes de handicap chez l'adulte et chez l'enfant, définir la notion de vie sans incapacité. Préciser les critères constitutifs d'une priorité de santé publique.
ITEM n° 71 / INTITULÉ : Mesure de l'état de santé de la population / OBJECTIFS : Expliquer les principaux indicateurs de l'état de santé d'une population.

ITEM n° 26 / INTITULÉ : Prévention des risques fœtaux : infection, médicaments, toxiques, irradiation / OBJECTIFS : Expliquer les éléments de prévention vis-à-vis des infections à risque fœtal. Préciser les particularités de la pharmacocinétique des médicaments chez la femme enceinte et les risques des médicaments durant la grossesse. Donner une information sur les risques liés au tabagisme, à l'alcool, à la prise de médicaments ou de drogues (substances psychoactives), à l'irradiation maternelle pour la mère et le fœtus.
ITEM n° 20 / INTITULÉ : Prévention des risques fœtaux : infection, médicaments, toxiques, irradiation / OBJECTIFS : Expliquer les éléments de prévention vis-à-vis des infections à risque fœtal. Préciser les particularités de la pharmacocinétique des médicaments chez la femme enceinte et les risques des médicaments durant la grossesse. Donner une information sur les risques liés au tabagisme, à l'alcool, à la prise de médicaments ou de drogues (substances psychoactives), à l'irradiation maternelle pour la mère et le fœtus.

ITEM n° 29 / INTITULÉ : Prématurité et retard de croissance intra-utérin : facteurs de risque et prévention / OBJECTIFS : Expliquer les principaux facteurs de risque et les éléments de prévention. Décrire les principales complications et les principaux facteurs pronostiques.
ITEM n° 21 / INTITULÉ : Prématurité et retard de croissance intra-utérin : facteurs de risque et prévention / OBJECTIFS : Expliquer les principaux facteurs de risque et les éléments de prévention de la prématurité et du retard de croissance intra-utérin.

ITEM n° 31 / INTITULÉ : Évaluation et soins du nouveau-né à terme / OBJECTIFS : Réaliser un examen complet du nouveau-né à terme. Reconnaître les situations nécessitant une prise en charge spécialisée. Reconnaître et diagnostiquer une infection pendant le premier mois de vie. Promouvoir la qualité des premiers liens affectifs parents-enfant. Expliquer aux parents les bases de la puériculture et les informer des mesures de prévention à mettre en œuvre dans les deux premières années de la vie.
ITEM n° 23 / INTITULÉ : Évaluation et soins du nouveau-né à terme / OBJECTIFS : Réaliser un examen complet du nouveau-né à terme. Reconnaître les situations nécessitant une prise en charge spécialisée. Promouvoir la qualité des premiers liens affectifs parents-enfant. Expliquer aux parents les bases de la puériculture.

ITEM n° 32 / INTITULÉ : Allaitement maternel / OBJECTIFS : Expliquer les modalités et argumenter les spécificités de l'allaitement maternel. Préciser les complications éventuelles et leur prévention.
ITEM n° 24 / INTITULÉ : Allaitement et complications / OBJECTIFS : Expliquer les modalités et argumenter les bénéfices de l'allaitement maternel. Préciser les complications éventuelles et leur prévention.

ITEM n° 43 / INTITULÉ : Problèmes posés par les maladies génétiques, à propos : d'une maladie chromosomique : la trisomie 21 ; d'une maladie génique : la mucoviscidose ; d'une maladie d'instabilité : le syndrome de l'X fragile / OBJECTIFS : Expliquer les bases du conseil génétique, les possibilités de diagnostic prénatal (modalités et options de prise en charge dans le cadre d'une maladie d'une particulière gravité). Expliquer la prescription des tests génétiques : organisation et aspects réglementaires (voir item 8). Expliquer les problèmes liés à la maladie et les retentissements de l'arrivée d'un enfant souffrant de maladie génétique sur le couple et la famille. Diagnostiquer la trisomie 21, en connaître l'évolution naturelle et les principales complications.
ITEM n° 31 / INTITULÉ : Problèmes posés par les maladies génétiques, à propos : d'une maladie chromosomique : la trisomie 21 ; d'une maladie génique : la mucoviscidose ; d'une maladie d'instabilité : le syndrome de l'X fragile / OBJECTIFS : Expliquer les bases du conseil génétique et les possibilités de diagnostic anténatal. Expliquer les problèmes liés à la maladie et les retentissements de l'arrivée d'un enfant souffrant de maladie génétique sur le couple et la famille. Diagnostiquer la trisomie 21, en connaître l'évolution naturelle et les principales complications.

ITEM n° 44 / INTITULÉ : Suivi d'un nourrisson, d'un enfant et d'un adolescent normal. Dépistage des anomalies orthopédiques, des troubles visuels et auditifs. Examens de santé obligatoires. Médecine scolaire. Mortalité et morbidité infantiles / OBJECTIFS : Assurer le suivi d'un nourrisson, d'un enfant et d'un adolescent normaux. Argumenter les modalités de dépistage et de prévention des troubles de la vue et de l'ouïe. Argumenter les modalités de dépistage et de prévention des principales anomalies orthopédiques. Connaître les modalités du dépistage de la luxation congénitale de la hanche au cours des six premiers mois. Connaître la morphologie des membres inférieurs de l'enfant et son évolution au cours de la croissance. Connaître les déformations du rachis de l'enfant et de l'adolescent, les modalités de leur dépistage, et leurs conséquences.
ITEM n° 33 / INTITULÉ : Suivi d'un nourrisson, d'un enfant et d'un adolescent normal. Dépistage des anomalies orthopédiques, des troubles visuels et auditifs. Examens de santé obligatoires. Médecine scolaire. Mortalité et morbidité infantiles / OBJECTIFS : Assurer le suivi d'un nourrisson, d'un enfant et d'un adolescent normaux. Argumenter les modalités de dépistage et de prévention des troubles de la vue et de l'ouïe. Argumenter les modalités de dépistage et de prévention des principales anomalies orthopédiques.

ITEM n° 45 / INTITULÉ : Alimentation et besoins nutritionnels du nourrisson et de l'enfant / OBJECTIFS : Expliquer les besoins nutritionnels du nourrisson et de l'enfant.
ITEM n° 34 / INTITULÉ : Alimentation et besoins nutritionnels du nourrisson et de l'enfant / OBJECTIFS : Expliquer les besoins nutritionnels du nourrisson et de l'enfant

ITEM n° 46 / INTITULÉ : Développement buccodentaire et anomalies / OBJECTIFS : Dépister les anomalies du développement maxillofacial et prévenir les maladies buccodentaires fréquentes de l'enfant.
ITEM n° 35 / INTITULÉ : Développement buccodentaire et anomalies / OBJECTIFS : Dépister les anomalies du développement maxillofacial et prévenir les maladies buccodentaires fréquentes de l'enfant.
ITEM n° 256 / INTITULÉ : Lésions dentaires et gingivales / OBJECTIFS : Diagnostiquer les principales lésions dentaires et gingivales.
ITEM n° 305 / INTITULÉ : Douleur buccale / OBJECTIFS : Devant des douleurs buccales, argumenter les principales hypothèses diagnostiques et justifier les examens complémentaires pertinents.

ITEM n° 47 / INTITULÉ : Puberté normale et pathologique / OBJECTIFS : Puberté normale et pathologique / OBJECTIFS : Expliquer les étapes du développement pubertaire normal, physique et psychologique. Dépister une avance ou un retard pubertaire.
ITEM n° 38 / INTITULÉ : Puberté normale et pathologique / OBJECTIFS : Expliquer les étapes du développement pubertaire normal, physique et psychologique. Dépister une avance ou un retard pubertaire.

ITEM n° 48 / INTITULÉ : Pathologie génitoscrotale chez le garçon et chez l'homme / OBJECTIFS : Diagnostiquer un phimosis, une torsion de cordon spermatique, une hydrocèle, une cryptorchidie. Identifier les situations d'urgence et planifier leur prise en charge.
ITEM n° 272 / INTITULÉ : Pathologie génitoscrotale chez le garçon et chez l'homme / OBJECTIFS : Diagnostiquer un phimosis, une torsion de cordon spermatique, une hydrocèle, une cryptorchidie. Identifier les situations d'urgence et planifier leur prise en charge.

ITEM n° 49 / INTITULÉ : Troubles de la miction chez l'enfant / OBJECTIFS : Argumenter les principales hypothèses diagnostiques et justifier les examens complémentaires pertinents.
ITEM n° 341 / INTITULÉ : Troubles de la miction / OBJECTIFS : Devant un trouble de la miction, argumenter les principales hypothèses diagnostiques et justifier les examens complémentaires pertinents.

ITEM n° 50 / INTITULÉ : Strabisme de l'enfant / OBJECTIFS : Argumenter les principales hypothèses diagnostiques et justifier les examens complémentaires pertinents.
ITEM n° 333 / INTITULÉ : Strabisme de l'enfant / OBJECTIFS : Argumenter les principales hypothèses diagnostiques et justifier les examens complémentaires pertinents.

ITEM n° 51 / INTITULÉ : Retard de croissance staturopondérale / OBJECTIFS : Diagnostiquer un retard de croissance staturopondérale.
ITEM n° 36 / INTITULÉ : Retard de croissance staturopondérale / OBJECTIFS : Diagnostiquer un retard de croissance staturopondérale.

L

ITEM n° 52 / INTITULÉ : Boiterie chez l'enfant / OBJECTIFS : Devant une boiterie chez l'enfant, argumenter les principales hypothèses diagnostiques et justifier les examens complémentaires pertinents
ITEM n° 299 / INTITULÉ : Boiterie chez l'enfant / OBJECTIFS : Devant une boiterie chez l'enfant, argumenter les principales hypothèses diagnostiques et justifier les examens complémentaires pertinents.

ITEM n° 53 / INTITULÉ : Développement psychomoteur du nourrisson et de l'enfant : aspects normaux et pathologiques (sommeil, alimentation, contrôles sphinctériens, psychomotricité, langage, intelligence). L'installation précoce de la relation parents-enfant et son importance. Troubles de l'apprentissage (voir item 118) / OBJECTIFS : Diagnostiquer une anomalie du développement somatique, psychomoteur, intellectuel et affectif. Repérer précocement les dysfonctionnements relationnels et les troubles de l'apprentissage. Argumenter l'attitude thérapeutique et planifier le suivi dans les situations courantes.
ITEM n° 32 / INTITULÉ : Développement psychomoteur du nourrisson et de l'enfant : aspects normaux et pathologiques (sommeil, alimentation, contrôles sphinctériens, psychomotricité, langage, intelligence). L'installation précoce de la relation parents-enfant et son importance. Troubles de l'apprentissage / OBJECTIFS : Diagnostiquer une anomalie du développement somatique, psychomoteur, intellectuel et affectif. Repérer précocement les dysfonctionnements relationnels et les troubles de l'apprentissage. Argumenter l'attitude thérapeutique et planifier le suivi dans les situations courantes.

ITEM n° 54 / INTITULÉ : L'enfant handicapé : orientation et prise en charge (voir items 115, 117) / OBJECTIFS : Argumenter les principes d'orientation et de prise en charge d'un enfant handicapé. Connaître les filières de prise en charge médicale, médicosociale et de scolarisation de l'enfant handicapé : décrire le rôle de la maison départementale des personnes handicapées et identifier les interlocuteurs du médecin dans le système éducatif.
ITEM n° 51 / INTITULÉ : L'enfant handicapé : orientation et prise en charge / OBJECTIFS : Argumenter les principes d'orientation et de prise en charge d'un enfant handicapé.

ITEM n° 55 / INTITULÉ : Maltraitance et enfants en danger. Protection maternelle et infantile / OBJECTIFS : Repérer un risque ou une situation de maltraitance chez le nourrisson, l'enfant et l'adolescent. Argumenter la démarche médicale et administrative nécessaire à la protection de la mère et de l'enfant.
ITEM n° 37 / INTITULÉ : Maltraitance et enfants en danger. Protection maternelle et infantile / OBJECTIFS : Repérer un risque ou une situation de maltraitance chez le nourrisson, l'enfant et l'adolescent. Argumenter la démarche médicale et administrative nécessaire à la protection de la mère et de l'enfant.

ITEM n° 69 / INTITULÉ : Troubles des conduites alimentaires chez l'adolescent et l'adulte / OBJECTIFS : Diagnostiquer les troubles des conduites alimentaires chez l'adolescent et l'adulte. Argumenter l'attitude thérapeutique et planifier le suivi des troubles des conduites alimentaires. Connaître les principales anomalies métaboliques associées à ces désordres et leur prise en charge en aigu.
ITEM n° 42 / INTITULÉ : Troubles du comportement alimentaire de l'enfant et de l'adulte / OBJECTIFS : Expliquer les principales modalités d'une hygiène alimentaire correcte. Diagnostiquer une anorexie mentale et une boulimie. Argumenter l'attitude thérapeutique et planifier le suivi du patient.

ITEM n° 87 / INTITULÉ : Altération de la fonction auditive (voir item 127) / OBJECTIFS : Argumenter les principales hypothèses diagnostiques et justifier les examens complémentaires pertinents et principes de traitement. Particularités chez l'enfant et chez le sujet âgé.
ITEM n° 294 / INTITULÉ : Altération de la fonction auditive / OBJECTIFS : Argumenter les principales hypothèses diagnostiques et justifier les examens complémentaires pertinents et principes de traitement.

ITEM n° 98 / INTITULÉ : Céphalée aiguë et chronique chez l'adulte et l'enfant / OBJECTIFS : Diagnostiquer une céphalée aiguë et une céphalée chronique. Identifier les situations d'urgence et planifier leur prise en charge. Argumenter l'attitude thérapeutique et planifier le suivi du patient.
ITEM n° 188 / INTITULÉ : Céphalée aiguë et chronique / OBJECTIFS : Diagnostiquer une céphalée aiguë et une céphalée chronique. Identifier les situations d'urgence et planifier leur prise en charge. Argumenter l'attitude thérapeutique et planifier le suivi du patient.

ITEM n° 103 / INTITULÉ : Épilepsie de l'enfant et de l'adulte / OBJECTIFS : Diagnostiquer les principales formes d'épilepsie de l'enfant et de l'adulte. Identifier les situations d'urgence et planifier leur prise en charge. Argumenter l'attitude thérapeutique et planifier le suivi du patient. Décrire les principes de la prise en charge au long cours.
ITEM n° 235 / INTITULÉ : Épilepsie de l'enfant et de l'adulte / OBJECTIFS : Diagnostiquer les principales formes d'épilepsie de l'enfant et de l'adulte. Identifier les situations d'urgence et planifier leur prise en charge. Argumenter l'attitude thérapeutique et planifier le suivi du patient. Décrire les principes de la prise en charge au long cours.

ITEM n° 108 / INTITULÉ : Troubles du sommeil de l'enfant et de l'adulte / OBJECTIFS : Diagnostiquer les troubles du sommeil du nourrisson, de l'enfant et de l'adulte. Argumenter l'attitude thérapeutique et planifier le suivi du patient.
ITEM n° 43 / INTITULÉ : Troubles du sommeil de l'enfant et de l'adulte / OBJECTIFS : Diagnostiquer les troubles du sommeil du nourrisson, de l'enfant et de l'adulte. Argumenter l'attitude thérapeutique et planifier le suivi du patient.

ITEM n° 134 / INTITULÉ : Douleur chez l'enfant : évaluation et traitements antalgiques / OBJECTIFS : Savoir évaluer la douleur de l'enfant par les outils d'évaluation adaptés. Repérer, prévenir, et traiter les manifestations douloureuses pouvant accompagner les pathologies de l'enfant. Préciser les médicaments utilisables chez l'enfant selon l'âge, avec les modes d'administration, indications et contre-indications. Connaître les moyens non médicamenteux utilisables chez l'enfant.
ITEM n° 68 / INTITULÉ : Douleur chez l'enfant : sédation et traitements antalgiques / OBJECTIFS : Repérer, prévenir, et traiter les manifestations douloureuses pouvant accompagner les pathologies de l'enfant. Préciser les médicaments utilisables chez l'enfant selon l'âge, avec les modes d'administration, indications et contre-indications.

ITEM n° 139 / INTITULÉ : Connaître les aspects spécifiques des soins palliatifs en pédiatrie / OBJECTIFS : Évaluer les symptômes. Connaître les soins, les traitements, l'accompagnement d'un enfant et de son entourage lors des phases avancées de maladies létales. Connaître les spécificités des soins palliatifs associés aux situations de maternité, périnatalité, réanimation néonatale. Connaître les caractéristiques du deuil périnatal. Connaître les soins palliatifs auprès des enfants en situation de handicap évolutif.
ITEM n° 69 / INTITULÉ : Soins palliatifs pluridisciplinaires chez un malade en fin de vie. Accompagnement d'un mourant et de son entourage / OBJECTIFS : Identifier une situation relevant des soins palliatifs. Argumenter les principes de la prise en charge globale et pluridisciplinaire d'un malade en fin de vie et de son entourage. Aborder les problèmes éthiques posés par les situations de fin de vie.

ITEM n° 143 / INTITULÉ : Vaccinations / OBJECTIFS : Connaître les différents types de vaccins et les modalités d'administration. Connaître le calendrier vaccinal pour la population générale. Savoir programmer un rattrapage vaccinal. Adapter l'indication des vaccinations en fonction du risque individuel et collectif. Connaître les contre-indications et les principaux effets indésirables des vaccins. Argumenter la balance bénéfices/risques des principaux vaccins.
ITEM n° 76 / INTITULÉ : Vaccinations : bases immunologiques, indications, efficacité, complications / OBJECTIFS : Appliquer le calendrier des vaccinations en France. Conseiller une vaccination adaptée en fonction du risque individuel et collectif. Argumenter les contre-indications et expliquer les complications des vaccinations.

ITEM n° 144 / INTITULÉ : Fièvre aiguë chez l'enfant et l'adulte / OBJECTIFS : Connaître les différentes formes de sinusite et les explorations éventuellement nécessaires pour en étayer le diagnostic. Connaître les arguments cliniques permettant de distinguer une sinusite maxillaire aiguë, d'une rhinite ou d'une rhinopharyngite. Prescrire le traitement approprié, antibiotique et/ou symptomatique, à un patient présentant une sinusite maxillaire aiguë, une rhinite, une rhinopharyngite. Diagnostiquer et connaître les complications et les principes du traitement d'une ethmoïdite aiguë du nourrisson et de l'enfant.
ITEM n° 203 / INTITULÉ : Fièvre aiguë chez l'enfant et chez l'adulte / OBJECTIFS : Diagnostiquer une fièvre aiguë chez l'enfant et chez l'adulte. Identifier les situations d'urgence et planifier leur prise en charge. Identifier les critères de gravité d'un syndrome infectieux.

ITEM n° 145 / INTITULÉ : Infections nasosinusiennes de l'adulte et de l'enfant / OBJECTIFS : Connaître les différentes formes de sinusite et les explorations éventuellement nécessaires pour en étayer le diagnostic. Connaître les arguments cliniques permettant de distinguer une sinusite maxillaire aiguë, d'une rhinite ou d'une rhinopharyngite. Prescrire le traitement approprié, antibiotique et/ou symptomatique, à un patient présentant une sinusite maxillaire aiguë, une rhinite, une rhinopharyngite. Diagnostiquer et connaître les complications et les principes du traitement d'une ethmoïdite aiguë du nourrisson et de l'enfant.
ITEM n° 90 / INTITULÉ : Infections nasosinusiennes de l'enfant et de l'adulte / OBJECTIFS : Diagnostiquer une rhinosinusite aiguë. Argumenter l'attitude thérapeutique et planifier le suivi du patient.

ITEM n° 146 / INTITULÉ : Angines de l'adulte et de l'enfant et rhinopharyngites de l'enfant / OBJECTIFS : Connaître des principales formes cliniques des angines, leurs agents étiologiques et leurs complications. Connaître l'utilisation appropriée du test de diagnostic rapide (TDR). Savoir prescrire le traitement approprié, antibiotique et/ou symptomatique, à un patient présentant une angine ou une rhinopharyngite.
ITEM n° 77 / INTITULÉ : Angines et pharyngites de l'enfant et de l'adulte / OBJECTIFS : Diagnostiquer une angine et une rhinopharyngite. Diagnostiquer une mononucléose infectieuse. Argumenter l'attitude thérapeutique (P) et planifier le suivi du patient.

ITEM n° 147 / INTITULÉ : Otites infectieuses de l'adulte et de l'enfant / OBJECTIFS : Connaître les agents infectieux responsables de l'otite moyenne aiguë (OMA) et leur profil de sensibilité. Connaître les éléments diagnostiques et la stratégie de prise en charge d'une OMA purulente, d'une otite externe, d'une otite séromuqueuse. Prescrire le traitement approprié, antibiotique et/ou symptomatique, à un patient présentant une OMA purulente en première intention et en cas d'échec. Diagnostiquer une otite moyenne chronique dangereuse ou cholestéatomateuse.

ITEM n° 98 / INTITULÉ : Otalgies et otites chez l'enfant et l'adulte / OBJECTIFS : Expliquer les principales causes d'otalgie chez l'adulte et l'enfant. Diagnostiquer une otite moyenne aiguë, une otite externe, une otite séromuqueuse. Argumenter l'attitude thérapeutique et planifier le suivi du patient.

ITEM n° 148 / INTITULÉ : Méningites, méningo-encéphalites chez l'adulte et l'enfant / OBJECTIFS : Connaître l'épidémiologie des méningites et encéphalites chez l'adulte et l'enfant. Diagnostiquer un purpura fulminans (voir item 328), une méningite, une méningo-encéphalite. Connaître les principaux agents infectieux responsables de méningites, de méningo-encéphalites, d'abcès cérébraux. Connaître la conduite à tenir dont le traitement en urgence face à un purpura fulminans, une suspicion de méningite ou de méningo-encéphalite, au domicile, au cabinet médical et aux urgences hospitalières. Hiérarchiser les examens complémentaires en cas de suspicion de méningite, de méningo-encéphalite. Interpréter le résultat d'un examen du liquide céphalorachidien. Connaître le traitement de première intention d'une méningite communautaire présumée bactérienne. Connaître les recommandations de la prophylaxie des infections à méningocoque dans l'entourage d'un cas de méningite à méningocoque.
ITEM n° 96 / INTITULÉ : Méningites infectieuses et méningo-encéphalites chez l'enfant et chez l'adulte / OBJECTIFS : Diagnostiquer une méningite ou une méningo-encéphalite. Identifier les situations d'urgence et planifier leur prise en charge. Argumenter l'attitude thérapeutique et planifier le suivi du patient.

ITEM n° 151 / INTITULÉ : Infections bronchopulmonaires communautaires de l'adulte et de l'enfant / OBJECTIFS : Connaître la prévalence et les agents infectieux. Diagnostiquer les complications et connaître les critères d'hospitalisation ainsi que les traitements des bronchites aiguës, des bronchiolites, des exacerbations de BPCO et des pneumonies communautaires. Connaître le traitement de la pneumonie à pneumocoque.
ITEM n° 86 / INTITULÉ : Infections bronchopulmonaires du nourrisson, de l'enfant et de l'adulte / OBJECTIFS : Diagnostiquer une bronchiolite du nourrisson, une pneumopathie, une bronchopneumopathie de l'enfant ou de l'adulte. Identifier les situations d'urgence et planifier leur prise en charge. Argumenter l'attitude thérapeutique et planifier le suivi du patient.

ITEM n° 152 / INTITULÉ : Infections cutanéomuqueuses et des phanères, bactériennes et mycosiques de l'adulte et de l'enfant / OBJECTIFS : Diagnostiquer un impétigo, une folliculite, un furoncle, une dermohypodermite bactérienne (DHB) et ses signes de gravité. Connaître les principes du traitement de l'impétigo, de la folliculite, du furoncle, de la dermohypodermite bactérienne (DHB). Diagnostiquer et connaître les principes du traitement des infections cutanéomuqueuses à *Candida*, cutanée à *Malasszzia* et des phanères (teignes, onychomycose). Diagnostiquer et connaître les principes du traitement des infections à dermatophytes de la peau glabre, des plis et des phanères.
ITEM n° 87 / INTITULÉ : Infections cutanéomuqueuses bactériennes et mycosiques / OBJECTIFS : Diagnostiquer et traiter un impétigo, une folliculite, un furoncle, un érysipèle. Diagnostiquer et traiter une infection cutanéomuqueuse à *Candida albicans*. Diagnostiquer et traiter une infection à dermatophytes de la peau glabre, des plis et des phanères.
ITEM n° 288 / INTITULÉ : Troubles des phanères / OBJECTIFS : Diagnostiquer une alopécie et un onyxis.

ITEM n° 153 / INTITULÉ : Infections ostéoarticulaires (IOA) de l'enfant et de l'adulte / OBJECTIFS : Connaître les principaux agents infectieux responsables des IOA selon l'âge, le terrain et leur profil de résistance. Diagnostiquer et connaître les principes du traitement d'une arthrite avec ou sans matériel, d'une ostéite avec ou sans matériel. Diagnostiquer et connaître les principes du traitement d'une infection osseuse sur pied diabétique.
ITEM n° 92 / INTITULÉ : Infections ostéoarticulaires. Discospondylite / OBJECTIFS : Diagnostiquer une infection osseuse et articulaire. Argumenter l'attitude thérapeutique et planifier le suivi du patient.

ITEM n° 154 / INTITULÉ : Septicémie/Bactériémie/Fongémie de l'adulte et de l'enfant / OBJECTIFS : Connaître la définition des termes suivants : bactériémie, syndrome de réponse inflammatoire systémique (SRIS), sepsis et choc septique. Connaître les portes d'entrée et les localisations secondaires les plus fréquentes des septicémies/bactériémies/fongémies. Connaître l'indication des hémocultures et l'interprétation des résultats. Reconnaître un choc septique et initier sa prise en charge thérapeutique (voir item 328). Connaître les principes de l'antibiothérapie au cours d'une bactériémie
ITEM n° 104 / INTITULÉ : Septicémie / OBJECTIFS : Diagnostiquer une septicémie. Identifier les situations d'urgence et planifier leur prise en charge. Argumenter l'attitude thérapeutique et planifier le suivi du patient.

ITEM n° 155 / INTITULÉ : Tuberculose de l'adulte et de l'enfant / OBJECTIFS : Connaître les populations à risque de tuberculose et l'épidémiologie de la résistance du BK. Connaître les indications et savoir interpréter une IDR à la tuberculine, un test interféron gamma. Diagnostiquer une primo-infection tuberculeuse, une tuberculose dans ses différentes localisations et chez l'immunodéprimé. Connaître les principes du traitement d'une tuberculose dans ses différentes localisations, et de sa surveillance notamment de l'observance. Connaître les mesures de prévention à appliquer dans l'entourage d'un patient atteint de tuberculose.
ITEM n° 106 / INTITULÉ : Tuberculose / OBJECTIFS : Diagnostiquer une tuberculose thoracique et connaître les localisations extrathoraciques. Argumenter l'attitude thérapeutique et planifier le suivi du patient.

ITEM n° 157 / INTITULÉ : Infections urinaires de l'enfant et de l'adulte / OBJECTIFS : Interpréter les résultats des bandelettes urinaires et des examens cytobactériologiques des urines. Diagnostiquer et traiter une cystite aiguë. Connaître la conduite à tenir face à une cystite récidivante. Diagnostiquer et traiter une pyélonéphrite aiguë, identifier les situations nécessitant une hospitalisation. Diagnostiquer et traiter une prostatite aiguë, identifier les situations nécessitant une hospitalisation. Expliquer la place de l'antibiothérapie chez un patient porteur d'une sonde urinaire.
ITEM n° 93 / INTITULÉ : Infections urinaires de l'enfant et de l'adulte. Leucocyturie / OBJECTIFS : Diagnostiquer une infection urinaire chez le nourrisson, l'enfant et l'adulte. Argumenter l'attitude thérapeutique et planifier le suivi du patient.

ITEM n° 159 / INTITULÉ : Coqueluche / OBJECTIFS : Diagnostiquer une coqueluche. Connaître l'attitude thérapeutique et planifier le suivi du patient. Connaître les recommandations en termes de prévention de la coqueluche.
ITEM n° 78 / INTITULÉ : Coqueluche / OBJECTIFS : Diagnostiquer une coqueluche. Argumenter l'attitude thérapeutique et planifier le suivi du patient.

ITEM n° 160 / INTITULÉ : Exanthèmes fébriles de l'enfant / OBJECTIFS : Argumenter les principales hypothèses diagnostiques et justifier les examens complémentaires pertinents. Diagnostiquer une rougeole, une rubéole, un mégalérythème épidémique, un exanthème subit, une mononucléose infectieuse, une scarlatine, un syndrome de Kawasaki. Connaître les principes de la thérapeutique et du suivi du patient. Connaître la conduite à tenir vis-à-vis de l'entourage autour d'un diagnostic de rougeole, rubéole, scarlatine, et les risques chez la femme enceinte.
ITEM n° 94 / INTITULÉ : Maladies éruptives de l'enfant / OBJECTIFS : Diagnostiquer et distinguer une rougeole, une rubéole, un mégalérythème épidémique, un exanthème subit, une mononucléose infectieuse, une scarlatine. Argumenter l'attitude thérapeutique et planifier le suivi du patient.

ITEM n° 164 / INTITULÉ : Infections à herpès virus du sujet immunocompétent / OBJECTIFS : Diagnostiquer un herpès cutané et muqueux, une varicelle, un zona chez le sujet immunocompétent. Connaître la conduite à tenir devant un herpès cutané et muqueux, une varicelle, un zona et leurs complications les plus fréquentes. Connaître les risques en cas d'infection chez la femme enceinte, le nouveau-né, le sujet atopique.
ITEM n° 84 / INTITULÉ : Infections à herpès virus de l'enfant et de l'adulte immunocompétents / OBJECTIFS : Diagnostiquer et traiter une poussée d'herpès cutané et muqueux. Diagnostiquer et traiter une varicelle et en connaître les complications. Diagnostiquer et traiter un zona dans ses différentes localisations. Préciser les complications de la maladie herpétique chez la femme enceinte, le nouveau-né et l'atopique.

ITEM n° 165 / INTITULÉ : Infections à VIH / OBJECTIFS : Informer et conseiller en matière de prévention de la transmission du VIH. Connaître les situations justifiant la prescription d'une sérologie VIH. Interpréter les résultats d'une sérologie VIH et en annoncer le résultat. Reconnaître une primo-infection par le VIH. Prévenir et reconnaître les principales complications infectieuses associées au VIH. Connaître et savoir dépister les principales complications non infectieuses associées au VIH. Connaître les grands principes du traitement antirétroviral, de son suivi et de son observance. Dépister une infection à VIH au cours de la grossesse et en organiser la prise en charge.

ITEM n° 85 / INTITULÉ : Infection à VIH / OBJECTIFS : Informer et conseiller en matière de prévention de la transmission sanguine et sexuelle du VIH. Diagnostiquer une infection à VIH. Annoncer les résultats d'une sérologie VIH. Argumenter l'attitude thérapeutique et planifier le suivi du patient. Savoir reconnaître les principales infections opportunistes. Savoir reconnaître les principales pathologies malignes associées à l'infection par VIH.

ITEM n° 166 / INTITULÉ : Paludisme / OBJECTIFS : Connaître les circonstances imposant la recherche d'un paludisme et les examens complémentaires permettant de confirmer le diagnostic et d'évaluer le retentissement. Connaître les critères de gravité, les principes de l'hospitalisation. Connaître le traitement et les principes de la surveillance d'un accès palustre. Connaître les principes de la prévention antivectorielle et de la protection médicamenteuse. Accéder aux sources d'information permettant la mise en œuvre des mesures de prophylaxie adaptées. Identifier les situations d'urgence et planifier leur prise en charge.
ITEM n° 99 / INTITULÉ : Paludisme / OBJECTIFS : Mettre en œuvre les mesures de prophylaxie adaptées. Diagnostiquer un paludisme. Argumenter l'attitude thérapeutique et planifier le suivi du patient.

ITEM n° 169 / INTITULÉ : Zoonoses / OBJECTIFS : Diagnostiquer et connaître les principes du traitement des principales zoonoses : brucellose, fièvre Q, leishmaniose, toxoplasmose, maladie de Lyme, maladie des griffes du chat, pasteurellose, rickettsioses, tularémie, échinococcoses (hydatidose). Connaître et expliquer les mesures préventives contre la rage.
ITEM n° 101 / INTITULÉ : Pathologie d'inoculation / OBJECTIFS : Identifier les situations à risques de pathologie d'inoculation. Diagnostiquer et argumenter les principes du traitement d'une maladie de Lyme et d'une maladie des griffes du chat.
ITEM n° 213 / INTITULÉ : Plaies, piqûres et morsures. Prévention de la rage / OBJECTIFS : Identifier les situations d'urgence et planifier leur prise en charge. Expliquer les mesures préventives vis-à-vis de la rage devant une morsure d'animal errant.

ITEM n° 170 / INTITULÉ : Pathologie infectieuse chez les migrants adultes et enfants / OBJECTIFS : Diagnostiquer les pathologies infectieuses les plus fréquentes rencontrées chez les migrants. Connaître les conseils d'hygiène et de prévention adaptés aux conditions de vie des migrants.
ITEM n° 102 / INTITULÉ : Pathologie infectieuse chez les migrants / OBJECTIFS : Diagnostiquer les pathologies infectieuses fréquentes dans les populations de migrants. Donner des conseils d'hygiène et de prévention adaptés aux conditions de vie des migrants.

ITEM n° 171 / INTITULÉ : Voyage en pays tropical de l'adulte et de l'enfant : conseils avant le départ, pathologies du retour (fièvre, diarrhée, manifestations cutanées) / OBJECTIFS : Connaître les conseils d'hygiène et de prévention adaptée, y compris la vaccination antiamarile. Connaître les principales causes de fièvre, diarrhée, de manifestations cutanées et de manifestations cutanées au retour d'un pays tropical. Connaître les symptômes d'une dengue, d'une infection à chikungunya.
ITEM n° 107 / INTITULÉ : Voyage en pays tropical : conseils avant le départ, pathologies du retour (fièvre, diarrhée) / OBJECTIFS : Donner des conseils d'hygiène et des mesures de prévention adaptés. Rechercher les principales causes de fièvre et de diarrhée chez un patient au retour d'un pays tropical.

ITEM n° 172 / INTITULÉ : Diarrhées infectieuses de l'adulte et de l'enfant / OBJECTIFS : Connaître les principaux agents infectieux causes de diarrhées. Reconnaître les signes de gravité d'une diarrhée infectieuse. Connaître les indications et savoir interpréter les résultats d'un examen bactériologique, virologique et parasitologique des selles. Connaître les principes des traitements des diarrhées infectieuses. Connaître les principes de prévention de la toxi-infection alimentaire et savoir la diagnostiquer. Connaître les principes de la conduite à tenir en cas de toxi-infection alimentaire familiale ou collective.
ITEM n° 73 / INTITULÉ : Risques sanitaires liés à l'eau et à l'alimentation. Toxi-infections alimentaires / OBJECTIFS : Préciser les principaux risques liés à la consommation d'eau ou d'aliments. Diagnostiquer une toxi-infection alimentaire et connaître les principes de prévention. Argumenter une conduite pratique devant une toxi-infection alimentaire familiale ou collective.
ITEM n° 79 / INTITULÉ : Ectoparasitose cutanée : gale et pédiculose / OBJECTIFS : Diagnostiquer une gale et une pédiculose. Argumenter l'attitude thérapeutique et planifier le suivi du patient.
ITEM n° 302 / INTITULÉ : Diarrhée aiguë chez l'enfant et chez l'adulte (avec le traitement) / OBJECTIFS : Devant une diarrhée aiguë chez l'enfant ou chez l'adulte, argumenter les principales hypothèses diagnostiques et justifier les examens complémentaires pertinents. Argumenter l'attitude thérapeutique et planifier le suivi de l'évolution.

ITEM n° 173 / INTITULÉ : Prescription et surveillance des anti-infectieux chez l'adulte et l'enfant (voir item 326) / OBJECTIFS : Antibiotiques : Évaluer la pertinence d'une prescription d'antibiotiques. Exposer les enjeux d'une utilisation des antibiotiques non conforme aux recommandations de bonne pratique clinique. Préciser les critères de choix d'une antibiothérapie probabiliste. Connaître les principales indications thérapeutiques et les principaux effets indésirables d'au moins un représentant des familles d'antibiotiques suivantes : pénicillines du groupe G ou V, pénicillines du groupe A ; associations comportant un inhibiteur des bêtalactamases ; pénicillines du groupe M ; céphalosporines de seconde et troisième générations ; macrolides, lincosanides, aminosides ; cotrimoxazole, quinolones ; les glycopeptides et les pénèmes. Analyser les causes d'échec d'une antibiothérapie ; savoir réévaluer une antibiothérapie. Antiviraux : Connaître les principales molécules antivirales anti-Herpesviridiae. Connaître les principales indications et modalités d'utilisation des antiviraux au cours de la grippe. Connaître les classes d'antirétroviraux disponibles et leurs principaux effets indésirables. Antiparasitaires : Connaître les principales molécules antiparasitaires et leurs indications. Antifongiques : Connaître les principales molécules antifongiques, leurs indications et modalités d'utilisation. Bon usage des anti-infectieux : Connaître les principales situations cliniques nécessitant une documentation microbiologique. Connaître l'impact écologique des anti-infectieux et les facteurs d'émergence de la résistance aux anti-infectieux. Connaître les principales situations cliniques en infectiologie ne relevant pas d'une prescription d'anti-infectieux. Connaître les recommandations de prise en charge des patients porteurs ou susceptibles de porter des bactéries hautement résistantes. Préciser les critères de choix de l'antibioprophylaxie dans le cadre chirurgical. Connaître l'organisation de la lutte contre les infections associées aux soins, dont la surveillance des infections du site opératoire. Expliquer les mesures de prévention des principales infections associées aux soins (voir item 4). Connaître le rôle du référent en infectiologie d'un établissement.
ITEM n° 91 / INTITULÉ : Infections nosocomiales / OBJECTIFS : Reconnaître le caractère nosocomial d'une infection. Savoir appliquer et expliquer les mesures de prévention des infections nosocomiales.
ITEM n° 173 / INTITULÉ : Prescription et surveillance des anti-infectieux / OBJECTIFS : Prescrire et surveiller un médicament appartenant aux principales classes d'anti-infectieux.

ITEM n° 182 / INTITULÉ : Hypersensibilités et allergies chez l'enfant et l'adulte : aspects physiopathologiques, épidémiologiques, diagnostiques et principes de traitement / OBJECTIFS : Expliquer la physiopathologie des réactions d'hypersensibilité : allergique et non allergique. Expliquer l'épidémiologie, les facteurs favorisants et l'évolution des principales hypersensibilités de l'enfant et de l'adulte : alimentaire, respiratoire, cutanée, médicamenteuse et peranesthésique, venins d'hyménoptères. Expliquer les principales manifestations cliniques et biologiques et argumenter les procédures diagnostiques. Argumenter les principes du traitement et de la surveillance au long cours d'un sujet hypersensible, en tenant compte des aspects psychologiques.
ITEM n° 113 / INTITULÉ : Allergies et hypersensibilités chez l'enfant et l'adulte : aspects épidémiologiques, diagnostiques et principes de traitement / OBJECTIFS : Expliquer l'épidémiologie, les facteurs favorisants et l'évolution des principales allergies de l'enfant et de l'adulte. Expliquer les principales manifestations cliniques et biologiques et argumenter les procédures diagnostiques. Argumenter les principes du traitement et de la surveillance au long cours d'un sujet allergique, en tenant compte des aspects psychologiques.

ITEM n° 184 / INTITULÉ : Hypersensibilité et allergies respiratoires chez l'enfant et chez l'adulte. Asthme, rhinite / OBJECTIFS : Expliquer la physiopathologie de l'asthme et de la rhinite. Diagnostiquer une hypersensibilité respiratoire chez l'enfant et chez l'adulte. Diagnostiquer un asthme de l'enfant et de l'adulte. Identifier les situations d'urgence et planifier leur prise en charge. Argumenter l'attitude thérapeutique et planifier le suivi du patient. Décrire les principes de la prise en charge au long cours. Identifier le caractère professionnel d'une allergie respiratoire : démarche diagnostique étiologique, éviction du risque
ITEM n° 115 / INTITULÉ : Allergies respiratoires chez l'enfant et chez l'adulte / OBJECTIFS : Diagnostiquer une allergie respiratoire chez l'enfant et chez l'adulte. Argumenter l'attitude thérapeutique et planifier le suivi du patient.
ITEM n° 226 / INTITULÉ : Asthme de l'enfant et de l'adulte / OBJECTIFS : Diagnostiquer un asthme de l'enfant et de l'adulte. Identifier les situations d'urgence (P) et planifier leur prise en charge. Argumenter l'attitude thérapeutique et planifier le suivi du patient. Décrire les principes de la prise en charge au long cours.

ITEM n° 185 / INTITULÉ : Déficit immunitaire / OBJECTIFS : Argumenter les principales situations cliniques et/ou biologiques faisant suspecter un déficit immunitaire chez l'enfant et chez l'adulte. Savoir diagnostiquer un déficit immunitaire commun variable.
ITEM n° 115bis / INTITULÉ : Déficit immunitaire / OBJECTIFS : Argumenter les principales situations cliniques et/ou biologiques faisant suspecter un déficit immunitaire chez l'enfant et chez l'adulte.

ITEM n° 199 / INTITULÉ : Dyspnée aiguë et chronique / OBJECTIFS : Diagnostiquer une dyspnée aiguë chez l'adulte et l'enfant. Diagnostiquer une dyspnée chronique.
ITEM n° 198 / INTITULÉ : Diagnostiquer une dyspnée aiguë et chronique / OBJECTIFS : Identifier les situations d'urgence et planifier leur prise en charge.

ITEM n° 200 / INTITULÉ : Toux chez l'enfant et chez l'adulte (avec le traitement) / OBJECTIFS : Devant une toux aiguë ou chronique chez l'enfant ou chez l'adulte, argumenter les principales hypothèses diagnostiques et justifier les examens complémentaires pertinents. Argumenter l'attitude thérapeutique et planifier le suivi du patient.
ITEM n° 336 / INTITULÉ : Toux chez l'enfant et chez l'adulte (avec le traitement) / OBJECTIFS : Devant une toux aiguë ou chronique chez l'enfant ou chez l'adulte, argumenter les principales hypothèses diagnostiques et justifier les examens complémentaires pertinents. Argumenter l'attitude thérapeutique et planifier le suivi du patient.

ITEM n° 203 / INTITULÉ : Opacités et masses intrathoraciques chez l'enfant et chez l'adulte / OBJECTIFS : Diagnostiquer une opacité ou une masse intrathoracique, argumenter les principales hypothèses diagnostiques et justifier les examens complémentaires pertinents.
ITEM n° 324 / INTITULÉ : Opacités et masses intrathoraciques / OBJECTIFS : Devant une opacité ou une masse intrathoracique, argumenter les principales hypothèses diagnostiques et justifier les examens complémentaires pertinents.

ITEM n° 205 / INTITULÉ : Bronchopneumopathie chronique obstructive chez l'adulte et l'enfant / OBJECTIFS : Diagnostiquer une bronchopneumopathie chronique obstructive. Identifier les situations d'urgence et planifier leur prise en charge. Argumenter l'attitude thérapeutique et planifier le suivi du patient. Décrire les principes de la prise en charge au long cours.
ITEM n° 227 / INTITULÉ : Bronchopneumopathie chronique obstructive / OBJECTIFS : Diagnostiquer une bronchopneumopathie chronique obstructive. Identifier les situations d'urgence (P) et planifier leur prise en charge. Argumenter l'attitude thérapeutique et planifier le suivi du patient. Décrire les principes de la prise en charge au long cours.

ITEM n° 208 / INTITULÉ : Hémogramme chez l'adulte et l'enfant : indications et interprétation / OBJECTIFS : Argumenter les principales indications de l'hémogramme, discuter l'interprétation des résultats et justifier la démarche diagnostique si nécessaire.
ITEM n° 316 / INTITULÉ : Hémogramme : indications et interprétation / OBJECTIFS : Argumenter les principales indications de l'hémogramme, discuter l'interprétation des résultats et justifier la démarche diagnostique si nécessaire.

ITEM n° 209 / INTITULÉ : Anémie chez l'adulte et l'enfant / OBJECTIFS : Argumenter les principales hypothèses diagnostiques et justifier les examens complémentaires pertinents. Argumenter l'attitude thérapeutique dans les anémies carentielles et planifier leur suivi.
ITEM n° 297 / INTITULÉ : Anémie / OBJECTIFS : Devant une anémie, argumenter les principales hypothèses diagnostiques et justifier les examens complémentaires pertinents. Argumenter l'attitude thérapeutique dans les anémies carentielles et planifier leur suivi.

ITEM n° 211 / INTITULÉ : Purpuras chez l'adulte et l'enfant / OBJECTIFS : Argumenter les principales hypothèses diagnostiques et justifier les examens complémentaires pertinents.
ITEM n° 330/ INTITULÉ : Purpuras chez l'enfant et chez l'adulte / OBJECTIFS : Devant un purpura chez l'enfant ou chez l'adulte, argumenter les principales hypothèses diagnostiques et justifier les examens complémentaires pertinents.

ITEM n° 212 / INTITULÉ : Syndrome hémorragique d'origine hématologique / OBJECTIFS : Diagnostiquer un syndrome hémorragique d'origine hématologique. Interprétation les examens courants d'hémostase.
ITEM n° 339 / INTITULÉ : Troubles de l'hémostase et de la coagulation / OBJECTIFS : Devant un trouble de l'hémostase et de la coagulation, argumenter les principales hypothèses diagnostiques et justifier les examens complémentaires pertinents.

ITEM n° 215 / INTITULÉ : Pathologie du fer chez l'adulte et l'enfant / OBJECTIFS : Diagnostiquer une carence ou une surcharge en fer. Argumenter l'attitude thérapeutique et planifier le suivi du patient.
ITEM n° 242 / INTITULÉ : Hémochromatose / OBJECTIFS : Diagnostiquer une hémochromatose. Argumenter l'attitude thérapeutique et planifier le suivi du patient.

ITEM n° 216 / INTITULÉ : Adénopathie superficielle de l'adulte et de l'enfant / OBJECTIFS : Devant une ou des adénopathies superficielles, argumenter les principales hypothèses diagnostiques et justifier les examens complémentaires pertinents.
ITEM n° 291 / INTITULÉ : Adénopathie superficielle / OBJECTIFS : Devant une adénopathie superficielle, argumenter les principales hypothèses diagnostiques et justifier les examens complémentaires pertinents.

ITEM n° 222 / INTITULÉ : Hypertension artérielle pulmonaire de l'enfant et de l'adulte / OBJECTIFS : Diagnostiquer une hypertension artérielle pulmonaire de l'enfant et de l'adulte.
Pas de correspondance.

ITEM n° 236 / INTITULÉ : Souffle cardiaque chez l'enfant / OBJECTIFS : Argumenter les principales hypothèses diagnostiques et justifier les examens complémentaires pertinents.
ITEM n° 331 / INTITULÉ : Souffle cardiaque chez l'enfant / OBJECTIFS : Devant un souffle cardiaque chez l'enfant, argumenter principales les hypothèses diagnostiques et justifier les examens complémentaires pertinents.

ITEM n° 238 / INTITULÉ : Hypoglycémie chez l'adulte et l'enfant / OBJECTIFS : Diagnostiquer une hypoglycémie. Identifier les situations d'urgence et planifier leur prise en charge.
ITEM n° 206 / INTITULÉ : Hypoglycémie / OBJECTIFS : Diagnostiquer une hypoglycémie. Identifier les situations d'urgence et planifier leur prise en charge.

ITEM n° 241 / INTITULÉ : Hypothyroïdie / OBJECTIFS : Diagnostiquer une hypothyroïdie chez le nouveau-né, l'enfant et l'adulte. Argumenter l'attitude thérapeutique et planifier le suivi du patient.
ITEM n° 248/ INTITULÉ : Hypothyroïdie / OBJECTIFS : Diagnostiquer une hypothyroïdie chez le nouveau-né, l'enfant et l'adulte. Argumenter l'attitude thérapeutique et planifier le suivi du patient.

ITEM n° 243 / INTITULÉ : Insuffisance surrénale chez l'adulte et l'enfant / OBJECTIFS : Diagnostiquer une insuffisance surrénale aiguë et une insuffisance surrénale chronique. Identifier les situations d'urgence et planifier leur prise en charge.
ITEM n° 255 / INTITULÉ : Insuffisance surrénale / OBJECTIFS : Diagnostiquer une insuffisance surrénale aiguë et une insuffisance surrénale chronique. Identifier les situations d'urgence et planifier leur prise en charge.

ITEM n° 245 / INTITULÉ : Diabète sucré de types 1 et 2 de l'enfant et de l'adulte. Complications / OBJECTIFS : Diagnostiquer un diabète chez l'enfant et l'adulte. Identifier les situations d'urgence et planifier leur prise en charge. Argumenter l'attitude thérapeutique nutritionnelle et médicamenteuse et planifier le suivi du patient (voir item 326). Décrire les principes de la prise en charge au long cours. Reconnaître les signes d'une rétinopathie diabétique à l'examen du fond d'œil.
ITEM n° 233 / INTITULÉ : Diabète sucré de type 1 et 2 de l'enfant et de l'adulte. Complications / OBJECTIFS : Diagnostiquer un diabète chez l'enfant et chez l'adulte. Identifier les situations d'urgence et planifier leur prise en charge. Argumenter l'attitude thérapeutique et planifier le suivi du patient. Décrire les principes de la prise en charge au long cours.

ITEM n° 247 / INTITULÉ : Modifications thérapeutiques du mode de vie (alimentation et activité physique) chez l'adulte et l'enfant / OBJECTIFS : Évaluer le comportement alimentaire et diagnostiquer ses différents troubles. Argumenter les bénéfices et les effets cliniques de la pratique de l'activité physique. Identifier les freins au changement de comportement. Savoir prescrire et conseiller en diététique. Promouvoir l'activité physique chez le sujet malade (démarche, orientations).
ITEM n° 110 / INTITULÉ : Besoins nutritionnels et apports alimentaires de l'adulte. Évaluation de l'état nutritionnel. Dénutrition / OBJECTIFS : Exposer les besoins nutritionnels de l'adulte, de la personne âgée, de la femme enceinte. Évaluer l'état nutritionnel d'un adulte sain et d'un adulte malade. Mener une enquête alimentaire et prescrire un régime diététique (item 179). Argumenter la prise en charge d'une dénutrition.
ITEM n° 179 / INTITULÉ : Prescription d'un régime diététique / OBJECTIFS : Exposer les besoins nutritionnels de l'adulte, de la personne âgée, de la femme enceinte. Évaluer l'état nutritionnel d'un adulte sain et d'un adulte malade. Mener une enquête alimentaire et prescrire un régime diététique (item 179). Argumenter la prise en charge d'une dénutrition.

ITEM n° 248 / INTITULÉ : Dénutrition chez l'adulte et l'enfant / OBJECTIFS : Diagnostiquer une dénutrition dans les différentes populations de patients. Identifier les sujets à risque de dénutrition. Prescrire un soutien nutritionnel de premier recours.
ITEM n° 110 / INTITULÉ : Besoins nutritionnels et apports alimentaires de l'adulte. Évaluation de l'état nutritionnel. Dénutrition / OBJECTIFS : Exposer les besoins nutritionnels de l'adulte, de la personne âgée, de la femme enceinte. Évaluer l'état nutritionnel d'un adulte sain et d'un adulte malade. Mener une enquête alimentaire et prescrire un régime diététique (item 179). Argumenter la prise en charge d'une dénutrition.

ITEM n° 249 / INTITULÉ : Amaigrissement à tous les âges / OBJECTIFS : Argumenter les principales hypothèses diagnostiques et justifier les examens complémentaires pertinents.
ITEM n° 295 / INTITULÉ : Amaigrissement / OBJECTIFS : Devant un amaigrissement, argumenter les principales hypothèses diagnostiques et justifier les examens complémentaires pertinents.

ITEM n° 251 / INTITULÉ : Obésité de l'enfant et de l'adulte (voir item 69) / OBJECTIFS : Diagnostiquer une obésité de l'enfant et de l'adulte. Argumenter l'attitude thérapeutique et planifier le suivi du patient.
ITEM n° 267 / INTITULÉ : Obésité de l'enfant et de l'adulte / OBJECTIFS : Diagnostiquer une obésité de l'enfant et de l'adulte. Argumenter l'attitude thérapeutique et planifier le suivi du patient.

ITEM n° 253 / INTITULÉ : Aptitude au sport chez l'adulte et l'enfant; besoins nutritionnels chez le sportif / OBJECTIFS : Conduire un examen médical d'aptitude au sport. Exposer les bénéfices et les inconvénients de la pratique sportive chez l'enfant et l'adulte. Exposer les besoins nutritionnels chez le sportif enfant et le sportif adulte. Argumenter les précautions et contre-indications à la pratique sportive intensive.
ITEM n° 111 / INTITULÉ : Sport et santé. Aptitude aux sports chez l'enfant et chez l'adulte. Besoins nutritionnels chez le sportif / OBJECTIFS : Conduire un examen médical d'aptitude au sport. Exposer les bénéfices et les inconvénients de la pratique sportive chez l'enfant et l'adulte. Exposer les besoins nutritionnels chez le sportif enfant et le sportif adulte. Argumenter les précautions et contre-indications à la pratique sportive intensive.

ITEM n° 256 / INTITULÉ : Protéinurie et syndrome néphrotique de chez l'adulte et de l'enfant / OBJECTIFS : Devant la découverte d'une protéinurie, argumenter les principales hypothèses diagnostiques et justifier les examens complémentaires pertinents. Devant un syndrome néphrotique chez l'enfant ou chez l'adulte, argumenter les hypothèses diagnostiques et justifier les examens complémentaires pertinents ; argumenter les principes du traitement symptomatique et de la surveillance du syndrome néphrotique et de ses complications.
ITEM n° 328 / INTITULÉ : Protéinurie et syndrome néphrotique chez l'enfant et chez l'adulte / OBJECTIFS : Devant la découverte d'une protéinurie, argumenter les principales hypothèses diagnostiques et justifier les examens complémentaires pertinents. Devant un syndrome néphrotique chez l'enfant ou chez l'adulte, argumenter les principales hypothèses diagnostiques et justifier les examens complémentaires pertinents.

ITEM n° 261 / INTITULÉ : Insuffisance rénale chronique chez l'adulte et l'enfant / OBJECTIFS : Définir le stade d'une maladie rénale chronique. Connaître les facteurs de progression des maladies rénales chroniques et les mesures thérapeutiques adaptées. Diagnostiquer les complications des maladies rénales chroniques et connaître le principe de leur traitement. Expliquer les modalités des traitements de suppléance de l'insuffisance rénale terminale.
ITEM n° 253 / INTITULÉ : Insuffisance rénale chronique / OBJECTIFS : Diagnostiquer une insuffisance rénale chronique. Argumenter l'attitude thérapeutique et planifier le suivi du patient. Décrire les principes de la prise en charge au long cours.

ITEM n° 267 / INTITULÉ : Douleurs abdominales et lombaires aiguës chez l'enfant et chez l'adulte / OBJECTIFS : Diagnostiquer une douleur abdominale et lombaire aiguë chez l'enfant et chez l'adulte. Identifier les situations d'urgence et planifier leur prise en charge.
ITEM n° 195 / INTITULÉ : Douleurs abdominales et lombaires aiguës chez l'enfant et chez l'adulte / OBJECTIFS : Diagnostiquer une douleur abdominale et lombaire aiguë chez l'enfant et chez l'adulte. Identifier les situations d'urgence et planifier leur prise en charge.

ITEM n° 268 / INTITULÉ : Reflux gastro-œsophagien chez le nourrisson, chez l'enfant et chez l'adulte. Hernie hiatale / OBJECTIFS : Diagnostiquer un reflux gastro-œsophagien et une hernie hiatale aux différents âges. Argumenter l'attitude thérapeutique et planifier le suivi du patient.
ITEM n° 280 / INTITULÉ : Reflux gastro-œsophagien chez le nourrisson, chez l'enfant et chez l'adulte. Hernie hiatale / OBJECTIFS : Diagnostiquer un reflux gastro-œsophagien et une hernie hiatale aux différents âges. Argumenter l'attitude thérapeutique (P) et planifier le suivi du patient.

ITEM n° 271 / INTITULÉ : Vomissements du nourrisson, de l'enfant et de l'adulte / OBJECTIFS : Argumenter les principales hypothèses diagnostiques et justifier les examens complémentaires pertinents. Argumenter l'attitude thérapeutique et planifier le suivi de l'évolution.
ITEM n° 345 / INTITULÉ : Vomissements du nourrisson, de l'enfant et de l'adulte (avec le traitement) / OBJECTIFS : Devant des vomissements du nourrisson, de l'enfant ou de l'adulte, argumenter les principales hypothèses diagnostiques et justifier les examens complémentaires pertinents. Argumenter l'attitude thérapeutique (P) et planifier le suivi de l'évolution.

ITEM n° 275 / INTITULÉ : Ictère / OBJECTIFS : Argumenter les principales hypothèses diagnostiques et justifier les examens complémentaires pertinents. Diagnostiquer un ictère chez le nouveau-né, identifier les situations d'urgence et planifier leur prise en charge.
ITEM n° 320 / INTITULÉ : Ictère / OBJECTIFS : Devant un ictère, argumenter les principales hypothèses diagnostiques et justifier les examens complémentaires pertinents.

ITEM n° 279 / INTITULÉ : Maladies inflammatoires chroniques de l'intestin (MICI) chez l'adulte et l'enfant / OBJECTIFS : Diagnostiquer une maladie de Crohn et une rectocolite hémorragique.
ITEM n° 118 / INTITULÉ : Maladie de Crohn et rectocolite hémorragique / OBJECTIFS : Diagnostiquer une maladie de Crohn et une rectocolite hémorragique.

ITEM n° 280 / INTITULÉ : Constipation chez l'enfant et l'adulte (avec le traitement) / OBJECTIFS : Argumenter les principales hypothèses diagnostiques et justifier les examens complémentaires pertinents. Argumenter l'attitude thérapeutique et planifier le suivi du patient.
ITEM n° 300 / INTITULÉ : Constipation chez l'enfant et l'adulte (avec le traitement) / OBJECTIFS : Devant une constipation chez l'enfant ou l'adulte, argumenter les principales hypothèses diagnostiques et justifier les examens complémentaires pertinents. Argumenter l'attitude thérapeutique et planifier le suivi du patient.

ITEM n° 282 / INTITULÉ : Diarrhée chronique chez l'adulte et l'enfant / OBJECTIFS : Argumenter les principales hypothèses diagnostiques et justifier les examens complémentaires pertinents.
ITEM n° 303 / INTITULÉ : Diarrhée chronique / OBJECTIFS : Devant une diarrhée chronique, argumenter les principales hypothèses diagnostiques et justifier les examens complémentaires pertinents.

ITEM n° 283 / INTITULÉ : Diarrhée aiguë et déshydratation chez le nourrisson, l'enfant et l'adulte / OBJECTIFS : Diagnostiquer une diarrhée aiguë chez le nourrisson, l'enfant et l'adulte. Diagnostiquer un état de déshydratation chez le nourrisson, l'enfant et l'adulte. Identifier les situations d'urgence et planifier leur prise en charge.
ITEM n° 194 / INTITULÉ : Diarrhée aiguë et déshydratation chez le nourrisson, l'enfant et l'adulte / OBJECTIFS : Diagnostiquer une diarrhée aiguë chez le nourrisson, l'enfant et l'adulte. Diagnostiquer un état de déshydratation chez le nourrisson, l'enfant et l'adulte. Identifier les situations d'urgence et planifier leur prise en charge.

ITEM n° 286 / INTITULÉ : Hernie pariétale chez l'enfant et l'adulte / OBJECTIFS : Diagnostiquer une hernie inguinale de l'enfant et de l'adulte. Argumenter l'attitude thérapeutique et planifier le suivi du patient.
ITEM n° 245 / INTITULÉ : Hernie pariétale chez l'enfant et l'adulte / OBJECTIFS : Diagnostiquer une hernie inguinale de l'enfant et de l'adulte. Argumenter l'attitude thérapeutique et planifier le suivi du patient.

ITEM n° 294 / INTITULÉ : Cancer de l'enfant : particularités épidémiologiques, diagnostiques et thérapeutiques / OBJECTIFS : Expliquer les particularités épidémiologiques, diagnostiques et thérapeutiques des principaux cancers de l'enfant.
ITEM n° 144 / INTITULÉ : Cancer de l'enfant : particularités épidémiologiques, diagnostiques et thérapeutiques / OBJECTIFS : Expliquer les particularités épidémiologiques, diagnostiques et thérapeutiques des principaux cancers de l'enfant.

ITEM n° 325 / INTITULÉ : Transfusion sanguine et produits dérivés du sang : indications, complications. Hémovigilance / OBJECTIFS : Expliquer les risques transfusionnels, les règles de prévention, les principes de traçabilité et d'hémovigilance. Prescrire une transfusion des médicaments dérivés du sang. Appliquer les mesures immédiates en cas de transfusion mal tolérée.
ITEM n° 178 / INTITULÉ : Transfusion sanguine et produits dérivés du sang : indications, complications. Hémovigilance / OBJECTIFS : Expliquer les risques transfusionnels, les règles de prévention, les principes de traçabilité et d'hémovigilance. Prescrire une transfusion des médicaments dérivés du sang. Appliquer les mesures immédiates en cas de transfusion mal tolérée.

ITEM n° 326 / INTITULÉ : Prescription et surveillance des classes de médicaments les plus courantes chez l'adulte et chez l'enfant. Connaître pour chacune les mécanismes d'action de classe et des produits individuels, les principes du bon usage, les critères de choix d'un médicament en première intention, les causes d'échec, les principaux effets indésirables et interactions / OBJECTIFS : Principales classes d'antibiotiques, d'antiviraux, d'antifongiques et d'antiparasitaires (voir item 173). Anti-inflammatoires stéroïdiens et non stéroïdiens. Antihypertenseurs (voir item 221). Antithrombotiques (voir item 224). Diurétiques (voir item 264). Psychotropes (voir item 72). Hypolipémiants et médicaments du diabète (voir items 220, 245). Antalgiques (voir item 132). Contraceptifs, traitement de la ménopause et des dysfonctions sexuelles (voir items 35, 120, 122). Anticancéreux (voir item 291).

ITEM n° 174 / INTITULÉ : Prescription et surveillance des anti-inflammatoires stéroïdiens et non stéroïdiens / OBJECTIFS : Prescrire et surveiller un traitement par les anti-inflammatoires stéroïdiens et non stéroïdiens, par voie générale et par voie locale (P).
ITEM n° 175 / INTITULÉ : Prescription et surveillance d'un traitement antithrombotique / OBJECTIFS : Prescrire et surveiller un traitement antithrombotique à titre préventif et curatif, à court et à long terme (P).
ITEM n° 182 / INTITULÉ : Accidents des anticoagulants / OBJECTIFS : Diagnostiquer un accident des anticoagulants. Identifier les situations d'urgence et planifier leur prise en charge.

ITEM n° 327 / INTITULÉ : Arrêt cardiocirculatoire / OBJECTIFS : Connaître l'épidémiologie de la mort subite de l'adulte, l'importance de la chaîne de survie dans le pronostic. Diagnostiquer un arrêt cardiocirculatoire. Prise en charge immédiate préhospitalière et hospitalière (posologies). Connaître l'épidémiologie de l'arrêt cardiorespiratoire chez l'enfant et les spécificités de sa prise en charge.
ITEM n° 185 / INTITULÉ : Arrêt cardiocirculatoire / OBJECTIFS : Diagnostiquer un arrêt cardiocirculatoire. Prise en charge immédiate (P).

ITEM n° 328 / INTITULÉ : État de choc. Principales étiologies : hypovolémique, septique (voir item 154), cardiogénique, anaphylactique / OBJECTIFS : Diagnostiquer un état de choc chez l'adulte et chez l'enfant. Prise en charge immédiate préhospitalière et hospitalière. Reconnaître et traiter un choc méningococique-purpura fulminans (posologies) (voir item 148).
ITEM n° 200 / INTITULÉ : État de choc / OBJECTIFS : Diagnostiquer un état de choc. Prise en charge immédiate (P).

ITEM n° 330 / INTITULÉ : Orientation diagnostique et conduite à tenir devant un traumatisme craniofacial
ITEM n° 201 / INTITULÉ : Évaluation de la gravité et recherche des complications précoces : chez un brûlé, un polytraumatisé, un traumatisé abdominal, un traumatisé craniofacial, un traumatisé des membres, un traumatisé du rachis, un traumatisé thoracique ; devant une plaie des parties molles.

ITEM n° 332 / INTITULÉ : Principales intoxications aiguës / OBJECTIFS : Diagnostiquer une intoxication par les psychotropes, les médicaments cardiotropes, le CO, l'alcool. Connaître l'épidémiologie des intoxications chez l'enfant. Identifier les situations d'urgence et planifier leur prise en charge préhospitalière et hospitalière.
ITEM n° 214 / INTITULÉ : Principales intoxications aiguës / OBJECTIFS : Diagnostiquer une intoxication par les psychotropes, les médicaments cardiotropes, le CO, l'alcool. Identifier les situations d'urgence et planifier leur prise en charge

ITEM n° 338 / INTITULÉ : État confusionnel et trouble de conscience chez l'adulte et chez l'enfant / OBJECTIFS : Diagnostiquer un état confusionnel et un trouble de la conscience. Identifier les situations d'urgence et planifier leur prise en charge préhospitalière et hospitalière.
ITEM n° 199 / INTITULÉ : État confusionnel et trouble de conscience / OBJECTIFS : Diagnostiquer un état confusionnel et un trouble de la conscience. Identifier les situations d'urgence et planifier leur prise en charge.

ITEM n° 340 / INTITULÉ : Malaise grave du nourrisson et mort subite / OBJECTIFS : Diagnostiquer un malaise grave du nourrisson. Identifier les situations d'urgence et planifier leur prise en charge préhospitalière et hospitalière. Expliquer la définition de la mort subite du nourrisson, son épidémiologie, les facteurs de risque et de prévention, et les principes de la prise en charge de la famille.
ITEM n° 210 / INTITULÉ : Malaise grave du nourrisson et mort subite / OBJECTIFS : Diagnostiquer un malaise grave du nourrisson. Identifier les situations d'urgence et planifier leur prise en charge préhospitalière et hospitalière. Expliquer la définition de la mort subite du nourrisson, son épidémiologie, les facteurs de risque et de prévention, et les principes de la prise en charge de la famille.

ITEM n° 341 / INTITULÉ : Convulsions chez le nourrisson et chez l'enfant / OBJECTIFS : Diagnostiquer une convulsion chez le nourrisson et chez l'enfant. Identifier les situations d'urgence et planifier leur prise en charge préhospitalière et hospitalière (posologies).
ITEM n° 190 / INTITULÉ : Convulsions chez le nourrisson et chez l'enfant / OBJECTIFS : Diagnostiquer une convulsion chez le nourrisson et chez l'enfant. Identifier les situations d'urgence et planifier leur prise en charge.

ITEM n° 348 / INTITULÉ : Risque et conduite suicidaires chez l'enfant, l'adolescent et l'adulte : identification et prise en charge / OBJECTIFS : Détecter les situations à risque suicidaire chez l'enfant, chez l'adolescent et chez l'adulte. Argumenter les principes de la prévention et de la prise en charge.
ITEM n° 44 / INTITULÉ : Risque et conduite suicidaires chez l'enfant, l'adolescent et l'adulte : identification et prise en charge / OBJECTIFS : Savoir détecter les situations à risque suicidaire chez l'enfant, chez l'adolescent et chez l'adulte. Argumenter les principes de la prévention et de la prise en charge.
ITEM n° 189 / INTITULÉ : Conduite suicidaire chez l'adolescent et l'adulte/ OBJECTIFS : Identifier et prévenir le risque suicidaire chez l'adolescent et chez l'adulte.

ITEM n° 349 / INTITULÉ : Syndrome occlusif de l'enfant et de l'adulte / OBJECTIFS : Diagnostiquer un syndrome occlusif. Identifier les situations d'urgence et planifier leur prise en charge.
ITEM n° 217 / INTITULÉ : Syndrome occlusif / OBJECTIFS : Diagnostiquer un syndrome occlusif. Identifier les situations d'urgence et planifier leur prise en charge.

ITEM n° 351 / INTITULÉ : Appendicite de l'enfant et de l'adulte / OBJECTIFS : Diagnostiquer une appendicite chez l'enfant et chez l'adulte. Identifier les situations d'urgence et planifier leur prise en charge.
ITEM n° 224 / INTITULÉ : Appendicite de l'enfant et de l'adulte / OBJECTIFS : Diagnostiquer une appendicite chez l'enfant et chez l'adulte. Identifier les situations d'urgence et planifier leur prise en charge.

ITEM n° 352 / INTITULÉ : Péritonite aiguë chez l'enfant et chez l'adulte / OBJECTIFS : Diagnostiquer une péritonite aiguë. Identifier les situations d'urgence et planifier leur prise en charge.
ITEM n° 275 / INTITULÉ : Péritonite aiguë / OBJECTIFS : Diagnostiquer une péritonite aiguë. Identifier les situations d'urgence et planifier leur prise en charge.

ITEM n° 354 / INTITULÉ : Détresse respiratoire aiguë du nourrisson, de l'enfant et de l'adulte / OBJECTIFS : Diagnostiquer un corps étranger du carrefour aérodigestif et des voies aériennes. Diagnostiquer une détresse respiratoire aiguë du nourrisson, de l'enfant et de l'adulte. Identifier les situations d'urgence et planifier leur prise en charge préhospitalière et hospitalière.
ITEM n° 355 / INTITULÉ : Insuffisance respiratoire aiguë / OBJECTIFS : Diagnostiquer une insuffisance respiratoire aiguë. Connaître les principes de la prise en charge en urgence.
ITEM n° 193 / INTITULÉ : Détresse respiratoire aiguë du nourrisson de l'enfant et de l'adulte. Corps étranger des voies aériennes supérieures / OBJECTIFS : Diagnostiquer une détresse respiratoire aiguë du nourrisson, de l'enfant et de l'adulte. Diagnostiquer un corps étranger des voies aériennes supérieures. Identifier les situations d'urgence et planifier leur prise en charge.

ITEM n° 360 / INTITULÉ : Fractures chez l'enfant : particularités épidémiologiques, diagnostiques et thérapeutiques / OBJECTIFS : Connaître le diagnostic les complications et les principes du traitement des fractures de l'enfant. Connaître les caractères spécifiques et les complications des fractures du coude et de la cheville de l'enfant et de l'adolescent.
ITEM n° 237 / INTITULÉ : Fractures chez l'enfant : particularités épidémiologiques, diagnostiques et thérapeutiques / OBJECTIFS : Expliquer les particularités épidémiologiques, diagnostiques et thérapeutiques des fractures de l'enfant, en insistant sur celles qui sont liées à la croissance.

Abréviations

AAG	asthme aigu grave
AAN	anticorps antinucléaire
AC	âge chronologique
Ac	anticorps
ACE	acétylcholinestérase
ACR	arrêt cardiorespiratoire
ACTH	adrénocorticotrophine
ADH	hormone antidiurétique
ADN	acide désoxyribonucléique
ADP	adénopathie
AEEH	allocation d'éducation de l'enfant handicapé
AEG	altération de l'état général
AES	allocation d'éducation spéciale
AET	apport énergétique total
AFE	augmentation du flux expiratoire
AFP	alphafœtoprotéine
Afssaps	Agence française de sécurité sanitaire des produits de santé
AG	anesthésie générale
Ag	antigène
AGE	acide gras essentiel
AH	anémie hémolytique
AHAI	anémie hémolytique auto-immune
AINS	anti-inflammatoire non stéroïdien
AJD	aide aux jeunes diabétiques
AJPP	allocation journalière de présence parentale
AJR	apports journaliers recommandés
ALAT	alanine-transaminase
ALD	affection de longue durée
AMM	autorisation de mise sur le marché
Anaes	Agence nationale d'accréditation et d'évaluation en santé
ANC	apports nutritionnels conseillés
ANCA	anticorps anticytoplasme des polynucléaires
ANSM	Agence nationale de sécurité du médicament et des produits de santé
AO	âge osseux
AOF	alimentation orale fractionnée
APA	activité physique adaptée
APLV	allergie aux protéines du lait de vache
AR	antireflux
ARN	acide ribonucléique
ARS	agence régionale de santé
AS	âge statural
ASAT	aspartate-transaminase
ASCA	anticorps *Saccharomyces cerevisiae*
ASE	aide sociale à l'enfance
ASLO	antistreptolysine
ASP	abdomen sans préparation
ATB	antibiothérapie

ATCD	antécédent
ATS	antithyroïdien de synthèse
ATT	aérateur transtympanique
ATU	autorisation temporaire d'utilisation
AUC	*Area Under the Curve*
AUDC	acide ursodésoxycholique
AV	acuité visuelle
AVC	accident vasculaire cérébral
AVK	antivitamine K
AVS	auxiliaire de vie scolaire
AZT	zidovudine
β2	bêta2-mimétique
βOAG	bêta-oxydation des acides gras
BAN	battement des ailes du nez
BCDA	bronchodilatateur de courte durée d'action
BCG	bacille de Calmette et Guérin
BEH	Bulletin épidémiologique hebdomadaire
BGN	bacille Gram négatif
BHR	bactérie hautement résistante
BK	bacille de Koch
BLSE	bêtalactamase à spectre étendu
BMR	bactérie mutirésistante
BNM	besoin nutritionnel moyen
BPCO	bronchopneumopathie chronique obstructive
BS	bilan sanguin
BTA	balancement thoraco-abdominal
BU	bandelette urinaire
C3G	céphalosporine de 3e génération
cac	cuillères à café
CAMSP	centre d'action médicosociale précoce
CAP	centre antipoison
CAV	canal atrioventriculaire
CCH	crise convulsive hyperthermique
CCLIN	centre de coordination de la lutte contre les infections nosocomiales
CCMH	concentration corpusculaire moyenne en hémoglobine
CCNE	Comité consultatif national d'éthique
CDAPH	Commission des droits et de l'autonomie des personnes handicapées
CDC	*Center for Disease Control*
CDES	Commission départementale d'éducation spéciale
CE	corps étranger
CépiDc	Centre d'épidémiologie sur les causes médicales de décès
CF	convulsion fébrile
CFTR	*Cystic Fibrosis Transmembrane Conductance Regulator*
CGR	culot globulaire rouge
CHEOPS	*Children's Hospital of East Ontario Pain Scale*
CI	contre-indication
CIA	communication interauriculaire
CIV	communication interventriculaire
CIVD	coagulation intravasculaire disséminée
CLAT	Centre de lutte antituberculeuse
CLIS	classe d'intégration scolaire

CMI	concentration minimale inhibitrice
CMP	centre médicopsychologique
CMPP	centre médicopsychopédagogique
CMV	cytomégalovirus
CNCI	Centre national des concours d'internat
CO	monoxyde de carbone
Cotorep	Commission technique d'orientation et de reclassement professionnel
CP	cours préparatoire
CPA	concentré de plaquettes d'aphérèse
CPDPN	centre pluridisciplinaire de diagnostic prénatal
CRCM	Centre de ressources et de compétences de la mucoviscidose
CRIP	Cellule de recueil des informations préoccupantes
CRP	protéine C réactive
CSHPF	Conseil supérieur d'hygiène publique de France
CTC	corticothérapie
CTV	Comité technique des vaccinations
CV	capacité vitale
CVF	capacité vitale forcée
CVO	crise vaso-occlusive
DAN	douleurs aiguës du nouveau-né
DAR	douleurs abdominales récidivantes
DCCNa	dichloroisocyanurate de sodium
DDASS	direction départementale des affaires sanitaires et sociales
DDB	dilatation des bronches
DE	dépense énergétique
DEET	N,N-diéthyl-3-méthylbenzamide
DEGR	douleurs enfant Gustave Roussy
DEP	débit expiratoire de pointe
DER	dépense énergétique de repos
DFG	débit de filtration glomérulaire
DHA	déhydroépiandrostérone
DHB	dermohypodermite bactérienne
DHEA	déhydroépiandrostérone
DHOS	Direction de l'hospitalisation et de l'organisation des soins
DIC	distance intercondylienne
DIC	déficit immunitaire combiné
DICS	déficit immunitaire combiné sévère
DICV	déficit immunitaire commun variable
DIH	déficit immunitaire héréditaire
DIM	distance intermalléolaire
DPE	dénutrition protéino-énergétique
DPM	développement psychomoteur
DPN	diagnostic prénatal
DR	détresse respiratoire
DRA	détresse respiratoire aiguë
Drees	Direction de la recherche, des études, de l'évaluation et des statistiques
DRESS syndrome	*Drug Rash with Eosinophilia and Systemic Symptoms*
DRP	désobstruction rhinopharyngée
DS	déviation standard
DS	désensibilisation
DTP	diphtérie-tétanos-poliomyélite

EBNA	*Epstein-Barr Nuclear Antigen*
EBV	*Epstein-Barr Virus*
ECBC	examen cytobactériologique des crachats
ECBU	examen cytobactériologique des urines
ECG	électrocardiogramme
ECGP	examen des caractéristiques génétiques d'une personne
ECM	érythème chronique migrant
ECUN	entérocolite ulcéronécrosante
EDIN	échelle de douleur et d'inconfort du nouveau-né
EEG	électroencéphalogramme
EI	effet indésirable
EFR	épreuves fonctionnelles respiratoires
EFS	épiphysiolyse fémorale supérieure
EPC	entérobactéries productrice de carbapéménase
EPCT	épilepsie à pointes centrotemporales
EPP	électrophorèse des protéines plasmatiques
EPR	épilepsie à paroxysmes rolandiques
EREA	établissement régional d'enseignement adapté
ERV	entérocoque résistant à la vancomycine
ETF	échographie transfontanellaire
EVA	échelle visuelle analogique
EVENDOL	évaluation enfant douleur
EVS	échelle verbale simple
FAN	facteur antinucléaire
FC	fréquence cardiaque
FDR	facteur de risque
FID	fosse iliaque droite
FIG	fosse iliaque gauche
FISH	hybridation *in situ* en fluorescence
FMF	fièvre méditerranéenne familiale
FO	fond d'œil
FOGD	fibroscopie œsogastroduodénale
FPS-R	*Faces Pain Scale-Revised*
FR	fréquence respiratoire
FSH	*Follicle-Stimulating Hormone*
FXTAS	*Fragile X Tremor Ataxia Syndrome*
γGT	gamma-glutamyl-transpeptidase
G6PD	glucose-6-phosphate déshydrogénase
GB	globule blanc
GCS	*Glasgow Coma Scale*
GDS	gaz du sang
GEA	gastroentérite aiguë
GEU	grossesse extra-utérine
GH	*Growth Hormone*
GINA	*Global Initiative for Asthma*
Gn-RH	*Gonadotropin Releasing Hormone*
GNA	glomérulonéphrite aiguë
GR	globule rouge
GRAPP	Groupe de recherche sur les avancées en pneumopédiatrie
HA	hypoallergénique
HAS	Haute autorité de santé

Hb	hémoglobine
HbA1c	hémoglobine glyquée
HCD	hypochondre droit
HCG	hormone chorionique gonadotrophique
HCS	hyperplasie congénitale des surrénales
HCSP	Haut conseil de la santé publique
HFO	oscillation à haute fréquence
HGPO	hyperglycémie provoquée par voie orale
HHV	*Human Herpes Virus*
HI	hyperinsulinisme
Hib	*Haemophilus influenzae* de type b
HPV	*Human Papilloma Virus*
HSD	hématome sous-dural
HSF	hyalinose segmentaire et focale
HSV	*Herpes Simplex Virus*
HTA	hypertension artérielle
HTAP	hypertension artérielle pulmonaire
HTIC	hypertension intracrânienne
IC	insuffisance cardiaque
ICSI	*Intracytoplasmic Sperm Injection*
IDR	intradermoréaction
IEC	inhibiteur de l'enzyme de conversion
IEM	institut d'éducation motrice
Ig	immunoglobulines
IGF	*Insulin Growth Factor*
IHS	*International Headache Society*
IIA	invagination intestinale aiguë
IIM	infection invasive à méningocoque
IL	interleukine
ILCOR	*International Liaison Committee on Resuscitation*
IM	intramusculaire
IMC	indice de masse corporelle
IMC	infirmité motrice d'origine cérébrale
IME	institut médico-éducatif
IMF	infection maternofœtale
IMG	interruption médicale de grossesse
IMOC	infirmité motrice d'origine cérébrale
IMP	institut médicopédagogique
IMPro	institut médicopédagogique professionnel
IMV	intoxication médicamenteuse volontaire
INH	isoniazide
Inpes	Institut national de prévention et d'éducation pour la santé
Inserm	Institut national de la santé et de recherche médicale
InVS	Institut de veille sanitaire
IOA	infection ostéoarticulaire
IPP	inhibiteur de la pompe à protons
IPS	infection potentiellement sévère
IR	intrarectal
IR	institut de rééducation
IR	insuffisance rénale
IRC	insuffisance rénale chronique

IRM	imagerie par résonance magnétique
IST	infection sexuellement transmissible
ITL	infection tuberculeuse latente
IU	infection urinaire
IV	intraveineuse
IVL	intraveineuse lente
LA	liquide amniotique
LAGC	lymphome anaplasique à grandes cellules
LAL	leucémie aiguë lymphoblastique
LAM	leucémie aiguë myéloblastique
LCC	longueur crâniocaudale
LCH	luxation congénitale de hanche
LCR	liquide céphalorachidien
LDH	lacticodéshydrogénase
LGM	lésion glomérulaire minime
LH	*Luteinising Hormone*
LH-RH	*Luteinizing Hormone-Releasing Hormone*
LMNH	lymphome malin non hodgkinien
MAE	méat acoustique externe
MAI	maladie auto-immune
MAP	menace d'accouchement prématuré
MAT	microangiopathie thrombotique
MC	maladie de Crohn
MCAD	*Medium Chain Acyl-CoA Dehydrogenase*
MDPH	Maison départementale des personnes handicapées
ME	méningo-encéphalite
MEOPA	mélange équimolaire d'oxygène et de protoxyde d'azote
MHD	mesures hygiénodiététiques
MI	membre inférieur
MIBG	méta-iodobenzylguanidine
MICI	maladie inflammatoire chronique de l'intestin
MIN	mort inattendue du nourrisson
Misp	médecin-inspecteur de santé publique
MMH	maladie des membranes hyalines
MNI	mononucléose infectieuse
MOC	maladie osseuse constitutionnelle
MRC	maladie rénale chronique
MS	membre supérieur
MSN	mort subite du nourrisson
MV	murmure vésiculaire
NEDC	nutrition entérale discontinue
NFCS	*Neonatal Facial Coding System*
NFS	numération-formule sanguine
NAC	N-acétylcystéine
NO	monoxyde d'azote
OAP	œdème aigu du poumon
ODAS	Observatoire de l'action sociale décentralisée
OEAP	otoémissions acoustiques provoquées
OGE	organes génitaux externes
OMA	otite moyenne aiguë
OMC	otite moyenne chronique

OMS	Organisation mondiale de la santé
ONED	Observatoire national de l'enfance en danger
OPH	ostéochondrite primitive de hanche
OPP	ordonnance de placement provisoire
OPS	*Objective Pain Scale*
ORL	otorhinolaryngologie
OSM	otite séromuqueuse
PA	pression artérielle
PAD	pression artérielle diastolique
PAI	projet d'accueil individualisé
PAL	phosphatase alcaline
PAPP-A	protéine plasmatique placentaire de type A
PAS	pression artérielle systolique
PBR	ponction-biopsie rénale
PC	périmètre crânien
PCA	*Patient Controled Analgesia*
PCA	persistance du canal artériel
PCN	périmètre crânien de naissance
PCR	*Polymerase Chain Reaction*
PCT	procalcitonine
PEA	potentiel évoqué auditif
PEAA	potentiels évoqués auditifs automatisés
PEG	polyéthylène glycol
PEP	pression expiratoire positive
PESS	pan-encéphalite sclérosante subaiguë
PEV	potentiel évoqué visuel
PK	pyruvate-kinase
PK/PD	*Pharmacokinetic/Pharmacodynamic*
PL	ponction lombaire
PLP	protéine de liaison à la pénicilline
PLV	protéine du lait de vache
PMA	procréation médicalement assistée
PMI	protection maternelle et infantile
PN	poids de naissance
PNA	pyélonéphrite aiguë
PNN	polynucléaires neutrophiles
POF	*Premature Ovarian Failure*
POIC	pseudo-obstruction intestinale chronique
PPC	pression positive continue
PPS	projet personnalisé de scolarisation
PPS	programme personnalisé de soins
PSDP	pneumocoque de sensibilité diminuée à la pénicilline
PSG	polysomnographie
PSL	produit sanguin labile
PTI	purpura thrombopénique idiopathique
PZA	pyrazinamide
QD	quotient de développement
QDSA	questionnaire douleur de Saint-Antoine
QI	quotient inhibiteur
QI	quotient intellectuel
RAA	rhumatisme articulaire aigu

RAI recherche d'agglutinines irrégulières
RAST *Radio Allergosorbent Test*
RBP *Retinol Binding Protein*
RC rémission complète
RCH rectocolite hémorragique
RCIU retard de croissance intra-utérin
RCP réanimation cardiorespiratoire
RCP réunion de concertation pluridisciplinaire
RFP rifampicine
RGO reflux gastro-œsophagien
RMO références médicales opposables
ROC réflexe d'orientation conditionnée
ROI réflexe d'orientation-investigation
ROR rougeole – oreillons – rubéole
ROT réflexes ostéotendineux
RPDE rupture de la poche des eaux
RPM rupture prématurée des membranes
RT radiographie du thorax
RT-PCR *Reverse Transcription Polymerase Chain Reaction*
RVU reflux vésico-urétéral
SA semaine d'aménorrhée
SAAAIS service d'aide à l'acquisition de l'autonomie et à l'intégration scolaire
SAF syndrome d'alcoolisation fœtale
SAFEP service d'accompagnement familial et d'éducation précoce
SAOS syndrome d'apnée obstructive du sommeil
SAPL syndrome des antiphospholipides
SARM *Staphylococcus aureus* résistant à la méthicilline
SASM *Staphylococcus aureus* sensible à la méthicilline
SAT sérologie antitétanique
SAT synovite aiguë transitoire
SBS syndrome du bébé secoué
SC sous-cutané
Scorad *Scoring Atopic Dermatitis*
Sd syndrome
SDL signe de lutte
SDRA syndrome de détresse respiratoire aiguë
se sensibilité
SEGPA section d'enseignement général et professionnel adapté
SEP sclérose en plaques
SESSAD service éducatif de soins et de suivi à domicile
SFA souffrance fœtale aiguë
SFU signe fonctionnel urinaire
SGA streptocoque bêta-hémolytique du groupe A
SGB streptocoque du groupe B
SHA solution hydroalcoolique
SHIP Société d'hématologie et d'immunologie pédiatrique
SHU syndrome hémolytique et urémique
SIADH sécrétion inappropriée d'hormone antidiurétique
SIO sphincter inférieur de l'œsophage
SIOP Société internationale d'oncologie pédiatrique
SN syndrome néphrotique

SNC	système nerveux central
SNI	syndrome néphrotique idiopathique
SOC	syndrome otite – conjonctivite
SP	surdité de perception
spe	spécificité
SPILF	Société de pathologie infectieuse de langue française
SPLF	Société de pneumologie de langue française
SRIS	syndrome de réponse inflammatoire systémique
SRO	soluté de réhydratation orale
SSAD	service de soins à domicile
SSEFIS	service de soutien à l'éducation familiale et à l'intégration scolaire
SSS	*Scalded Skin Syndrom*
SSSS	*Staphylococcal Scalded Skin Syndrome*
ST	syndrome de Turner
T21	trisomie 21
T°C	température
TC	traumatisme crânien
TC	test cutané
TCA	temps de céphaline avec activateur
TCA	trouble du comportement alimentaire
TCM	triglycéride à chaîne moyenne
TCMH	teneur corpusculaire moyenne en hémoglobine
TDAH	trouble du déficit de l'attention – hyperactivité
TDM	tomodensitométrie
TDR	test de diagnostic rapide
TED	trouble envahissant du développement
TENS	*Transcutaneous Electrical Nerve Stimulation*
TEP	tomographie par émission de positons
TEP	traitement d'épreuve
TIAC	toxi-infection alimentaire collective
TIC	tirage intercostal
TIR	trypsine immunoréactive
TM	temps – mouvements
TM	trouble mictionnel
TME	transmission mère-enfant
TN	taille de naissance
TNF-α	*Tumor Necrosis Factor* α
TOGD	transit œsogastroduodénal
TP	taux de prothrombine
TPHA	*Treponemal Hemagglutination*
TR	toucher rectal
TRC	temps de recoloration cutanée
TS	tentative de suicide
TSH	*Thyroid Stimulating Hormone*
TSS	*Toxic Shock Syndrome*
TTL	test de transformation lymphoblastique
UFC	unités formant colonies
UHCD	unité d'hospitalisation de courte durée
ULIS	unité localisée pour l'inclusion scolaire
UPI	unité pédagogique d'intégration
USC	unité de soins continus

USI	unité de soins intensifs
VAI	voies aériennes inférieures
VAS	voies aériennes supérieures
VAT	vaccination antitétanique
VCA	*Viral Capsid Antigen*
VD	ventricule droit
VDRL	*Veneral Disease Research Laboratory*
VEMS	volume expiratoire maximal en 1 seconde
VG	ventricule gauche
VGM	volume globulaire moyen
VHB	virus de l'hépatite B
VHC	virus de l'hépatite C
VIH	virus de l'immunodéficience humaine
VIP	*Vasoactive Intestinal Peptide*
VNI	ventilation non-invasive
VPN	valeur prédictive négative
VPP	valeur prédictive positive
VRS	virus respiratoire syncytial
VS	vitesse de sédimentation
VVP	voie veineuse périphérique
VZV	virus zona varicelle
WISC	*Wechsler Intelligence Scale for Children*
WPPSI	*Wechsler Preschool and Primary Scale Intelligence*

I

Néonatologie

CHAPITRE

1

Prise en charge du nouveau-né

Items et objectifs du CNCI

Item 31 – UE 2 – Évaluation et soins du nouveau-né à terme

- Réaliser un examen complet du nouveau-né à terme.
- Reconnaître les situations nécessitant une prise en charge spécialisée.
- Reconnaître et diagnostiquer une infection pendant le premier mois de vie.
- Promouvoir la qualité des premiers liens affectifs parents-enfant.
- Expliquer aux parents les bases de la puériculture et les informer des mesures de prévention à mettre en œuvre dans les deux premières années de la vie.

Item 29 – UE 2 – Prématurité et retard de croissance intra-utérin : facteurs de risque et prévention

- Expliquer les principaux facteurs de risque et les éléments de prévention.
- Décrire les principales complications et les principaux facteurs pronostiques.

Item 26 – UE 2 – Prévention des risques fœtaux : infection, médicaments, toxiques, irradiation

- Expliquer les éléments de prévention vis-à-vis des infections à risque fœtal.
- Donner une information sur les risques liés au tabagisme, à l'alcool, à la prise de médicaments ou de drogues (substances psychoactives), à l'irradiation maternelle pour la mère et le fœtus.

Item 32 – UE 2 – Allaitement maternel

- Expliquer les modalités et argumenter les spécificités de l'allaitement maternel.
- Préciser les complications éventuelles et leur prévention.

Item 165 – UE 6 – Infections à VIH

- Dépister une infection à VIH au cours de la grossesse et en organiser la prise en charge.

Avant de commencer...

L'évaluation d'un nouveau-né est guidée par 3 impératifs :

- la connaissance préalable des antécédents familiaux, de l'anamnèse obstétricale (déroulement de la grossesse) et des modalités de l'accouchement (susceptibles de retentir sur l'adaptation de l'enfant à la vie extra-utérine);
- le caractère systématique et complet de l'examen clinique, dont il faut connaître les spécificités;
- la connaissance des spécificités et des soins liés à l'âge (rythme de sommeil et d'éveil, des tétées et biberons, hygiène, régulation thermique).

Prématurité et retard de croissance intra-utérin (RCIU) sont les principales causes de mortalité et de morbidité périnatale; ils représentent une préoccupation majeure de santé publique.

Les nouveau-nés grands prématurés, du fait de l'immaturité de la plupart de leurs grandes fonctions physiologiques, tout comme les nouveau-nés hypotrophes, sont particulièrement vulnérables et exposés à des pathologies spécifiques. Une prise en charge adaptée incluant l'orientation des femmes à risque vers les maternités de type 3 (avec un service de réanimation néonatale) est nécessaire pour diminuer le risque de décès et de séquelles à long terme chez ces enfants.
Toute exposition médicamenteuse, infectieuse ou toxique est susceptible de compromettre le développement normal du fœtus et du nouveau-né. Il faut savoir les rechercher pour une prise en charge précoce adaptée.

I. Pour bien comprendre

Le nouveau-né est un enfant âgé de moins de 28 jours.

La naissance est marquée par le passage de la vie intra-utérine à la vie aérienne, et d'un état de dépendance totale à l'autonomie. Cette transition met en jeu des phénomènes d'adaptation, rapides et vitaux pour la respiration et la circulation, plus progressifs pour d'autres fonctions.

Objectifs principaux de l'examen du nouveau-né :

- vérifier la qualité de l'adaptation à la vie extra-utérine et s'assurer de la normalité des grandes fonctions physiologiques ;
- apprécier la maturité et la trophicité ;
- dépister d'éventuelles anomalies ou malformations congénitales ;
- repérer des facteurs de risque individuels ;
- diagnostiquer et traiter les pathologies de la période néonatale précoce ;
- s'assurer du développement d'une relation mère-enfant satisfaisante ;
- donner des conseils de puériculture appropriés et répondre aux questions des parents.

II. Évaluation clinique du nouveau-né à terme

A. En salle de naissance

1. Soins systématiques pour tout nouveau-né

a. Généralités

L'anticipation de toute situation susceptible d'être à risque immédiat est la règle.

Le dossier obstétrical comporte des données indispensables : les antécédents familiaux et particulièrement ceux de la mère (gynéco-obstétricaux et médicaux, notamment affections chroniques susceptibles de retentir sur la santé de l'enfant, sérologies, groupe sanguin), le suivi de la grossesse, les échographies, le terme (= âge gestationnel), les éventuelles anomalies dépistées par un diagnostic anténatal, l'état clinique de la mère (dont signes d'infection) et le monitoring cardiaque fœtal durant l'accouchement.

Chaque naissance nécessite la présence d'au moins une personne entraînée (sage-femme ou pédiatre) aux premiers gestes de prise en charge, et s'occupant uniquement de ce nouveau-né (une personne par enfant en cas de naissances multiples).

Certains gestes sont systématiques (tableau 1.1), notamment un examen clinique précoce, appareil par appareil, qui a pour objectif d'apprécier non seulement la qualité de l'adaptation à la vie extra-utérine, mais aussi d'éliminer une anomalie morphologique, nécessitant une prise en charge rapide.

Tableau 1.1. Synthèse des soins systématiques du nouveau-né à terme.

Dans un premier temps, dès la naissance de l'enfant
– Clampage et section du cordon – Évaluation de la vitalité de l'enfant (score d'Apgar à 1, 5 et 10 minutes) – Placement sur le ventre de la mère, séchage soigneux, bonnet (prévention de l'hypothermie) – Mise au sein dans la première heure de vie si la mère souhaite allaiter
Dans un deuxième temps, mais avant le départ de la salle de naissance pour les suites de couches
– Examen clinique initial, qui sera répété au cours du séjour en maternité – Vérification de la perméabilité des choanes, de l'anus et de l'œsophage – Mesure des paramètres de naissance (TN, PN, PCN) et consignation dans le carnet de santé – Soins du cordon et vérification de la présence de 2 artères et 1 veine ombilicales – Désinfection oculaire par collyre antibiotique (prévention de la conjonctivite à gonocoque) – Administration de vitamine K1 *per os* (renouvelée dans la 1re semaine de vie), ou par voie IV si facteurs de risque particuliers (prévention de la maladie hémorragique du nouveau-né) – Mise en place de bracelets d'identification

b. Précisions à propos de certaines étapes

Le **score d'Apgar** (tableau 1.2) est établi à 1, 5 et 10 minutes de vie.

La cotation de ce score comprend cinq paramètres chiffrés de 0 à 2, permettant d'évaluer la qualité de l'adaptation du nouveau-né à la vie extra-utérine : fréquence cardiaque (pouls au cordon), mouvements respiratoires, réactivité, tonus musculaire, coloration. Le nouveau-né normal a un score d'Apgar ≥ 7.

Tableau 1.2. Score d'Apgar.

Paramètres	0	1	2
Battements cardiaques	Absents	< 100/min	≥ 100/min
Mouvements respiratoires	Absents	Lents, irréguliers	Vigoureux, avec cris
Tonus musculaire	Nul	Faible (légère flexion des extrémités)	Fort (quadriflexion, mouvements actifs)
Coloration	Globalement bleue ou pâle	Corps rose Extrémités bleues	Globalement rose
Réactivité à la stimulation	Nulle	Faible (grimace)	Vive (cris, toux)

La **prévention de l'hypothermie** est essentielle.

L'enfant doit naître dans une atmosphère chaude (≈ 24 °C), et bénéficier d'un séchage soigneux avec un linge propre stérile. Le nouveau-né normal est ensuite placé en peau à peau sur la poitrine de sa mère; si son état nécessite des soins urgents, il est placé sur une table radiante.

Le **dépistage de l'atrésie des choanes** peut être effectué à l'aide d'un miroir placé devant la narine (présence de buée = choane perméable) et ne nécessite pas le passage systématique d'une sonde. La désobstruction rhinopharyngée n'est pas nécessaire en l'absence de détresse respiratoire ou d'encombrement.

Le test à la seringue, qui consiste à injecter rapidement de l'air dans une sonde orogastrique à la recherche d'un bruit aérique au niveau du creux épigastrique et qui permet d'éliminer une atrésie de l'œsophage, n'est plus systématique dans de nombreuses maternités (mais effectué uniquement sur signes d'appel).

La perméabilité anale est vérifiée par l'inspection et l'émission de méconium dans un délai normal.

Les **soins du cordon ombilical** consistent en la pose d'un clamp, la section avec ciseaux stériles et désinfection de la zone de section (à la chlorexidine alcoolique), la vérification de la présence de 2 artères et de 1 veine ombilicales, puis la protection par une compresse stérile.

Une **antibioprophylaxie conjonctivale** est recommandée, notamment en cas d'antécédents et/ou de facteurs de risque d'IST (grossesse non ou mal suivie) chez les parents. Elle consiste en l'administration d'une goutte de collyre antibiotique (par ex. : rifamycine) dans chaque œil du nouveau-né.

La **prévention de la maladie hémorragique** du nouveau-né (taux de facteurs vitamine K-dépendants ≈ 35 %, jusqu'à l'âge de 3–6 mois) consiste en l'administration *per os* de 2 mg de vitamine K1 à la naissance entre J4 et J7 de vie. En cas d'allaitement maternel exclusif, une 3e dose est recommandée 1 mois après la naissance.

Retenir le tableau de synthèse concernant les soins systématiques.

2. Assistance à l'adaptation à la vie extra-utérine

a. Généralités

Entre 6 et 10 % des nouveau-nés nécessitent une assistance spécifique.

Ces situations sont souvent prévisibles grâce à une bonne communication avec l'équipe obstétricale assurant l'accouchement de la mère (tableau 1.3).

b. Premières mesures d'urgence

À sa naissance, un enfant peut être placé sur la poitrine de sa mère si toutes les conditions suivantes sont remplies (recommandations de l'ILCOR [*International Liaison Commitee on Ressuscitation*]) :

- il est à terme ;
- il crie ou respire ;
- il a un tonus musculaire normal.

Tableau 1.3. Situations risquant de compromettre l'adaptation à la vie extra-utérine (manœuvres de réanimation potentiellement nécessaires).

Maternelles	– HTA gravidique sévère, HTA chronique – Toxicomanie, médicaments dépresseurs respiratoires, anesthésie générale – Diabète, maladie chronique (anémie, cardiopathie congénitale cyanogène) – Infection maternelle – Grossesse non suivie – Antécédents de mort fœtale ou néonatale
Fœtales	– Grossesse multiple et syndrome transfuseur-transfusé – Prématurité < 35 SA – RCIU, oligoamnios – Certaines malformations congénitales – Anasarque – Chorioamniotite – Allo-immunisation Rhésus
Obstétricales	– Asphyxie périnatale, anomalies du rythme cardiaque fœtal – Présentation anormale, procidence du cordon – Rupture prolongée des membranes, travail prolongé ou rapide – Hémorragie anténatale (placenta prævia, décollement placentaire) – Liquide amniotique méconial – Accouchement par forceps, ventouse, césarienne

Dans les autres cas, il nécessite une prise en charge sur table radiante pour évaluer ses besoins d'assistance.

En l'absence de mouvements respiratoires efficaces, cyanose et/ou bradycardie, les manœuvres de réanimation à effectuer sont codifiées et comportent :

- aspiration rhinopharyngée ;
- stimulation (séchage, frottage du dos, chiquenaudes sur les plantes des pieds) ;
- ventilation en pression positive au masque (sauf en cas d'inhalation méconiale ou de hernie diaphragmatique : intubation première) ; en l'absence d'amélioration : intubation trachéale et ventilation sur tube ;
- massage cardiaque externe en cas de persistance d'une bradycardie malgré une ventilation efficace ; voire administration d'adrénaline.

Seulement 1 % des nouveau-nés nécessitent des manœuvres de réanimation lourdes.

Pour la majorité des nouveau-nés, la désobstruction des voies aériennes supérieures et la ventilation au masque suffisent à normaliser l'état clinique.

Mauvaise adaptation à la vie extra-utérine : nécessité de manœuvres de réanimation.

B. Examen clinique du nouveau-né

1. Généralités

Tout nouveau-né bénéficie d'un examen clinique complet en salle de naissance avant son transfert dans le service des suites de couches avec sa mère (arrêté du 18 octobre 1994).

Au moins un autre examen complet est effectué pendant le séjour à la maternité. Obligatoire avant le 8e jour de vie, ce dernier est consigné dans le carnet de santé et permet d'établir le premier certificat de santé (certificat du 8e jour).

Il est effectué en présence de la mère ou des 2 parents, dans une pièce claire, suffisamment chauffée, avant un repas de préférence ou au moment d'un soin, lorsque l'enfant est bien éveillé, et en respectant les règles d'hygiène (lavage des mains, usage d'une surblouse réservée au nouveau-né et désinfection du matériel).

De grandes variations cliniques sont possibles entre les nouveau-nés et un certain nombre d'anomalies mineures peuvent être décelées.

2. Aspect général

La **température** axillaire doit être prise à chaque examen. La définition de la fièvre est la même que chez tout enfant, soit une température supérieure ou égale à 38 °C. Une fièvre à cet âge est une urgence diagnostique, et nécessite de débuter une antibiothérapie probabiliste (voir *infra*).

Les **mensurations de naissance** (poids, taille et périmètre crânien [PC]) sont essentielles à prendre et à reporter sur les courbes de croissance pour déterminer la trophicité (comparaison aux courbes de croissance de référence pour la population).

Un nouveau-né à terme pèse en moyenne 3 500 g, a une taille de 50 cm et un PC de 35 cm. On considère comme normaux les poids compris entre 2 500 et 4 200 g, et les tailles comprises entre 46 et 52 cm.

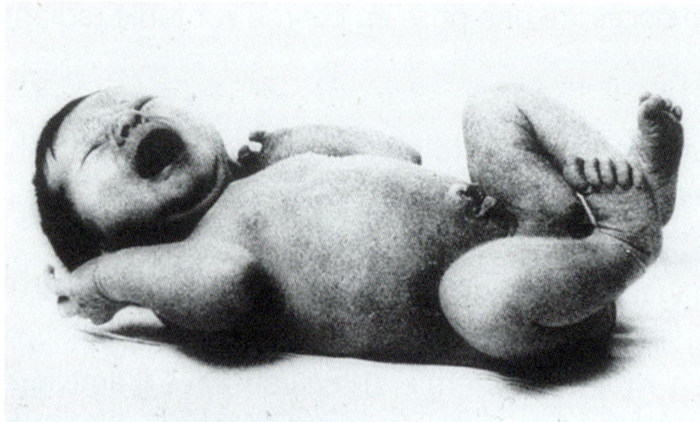

Fig. 1.1. Nouveau-né à terme.

L'**inspection** de l'enfant est très informative.

La coloration est un excellent reflet du fonctionnement des appareils cardiovasculaire et respiratoire. La peau du nouveau-né est généralement rose vif voire rouge, à l'exception des extrémités qui peuvent garder un aspect cyanique dans les heures qui suivent la naissance (acrocyanose).

Au repos, l'enfant est en flexion des quatre membres (fig. 1.1). La gesticulation spontanée est symétrique, les mouvements sont harmonieux. Le cri est clair et vigoureux. Le nouveau-né normal est vigilant, actif, tonique, capable d'interactions visuelles et auditives.

Un syndrome dysmorphique peut être constaté; des anomalies échographiques anténatales ont pu être révélatrices (ex. : trisomie 21).

3. Examen cardiovasculaire

La fréquence cardiaque au repos (en l'absence de pleurs) varie entre 120 et 160 par minute. La pression artérielle (mesure non systématique en l'absence de pathologie) à terme est d'environ 60/30 mmHg (pression artérielle moyenne entre 40 et 45 mmHg).

Le temps de recoloration cutanée (évalué au niveau du thorax) doit être strictement inférieur à 3 secondes. La palpation des pouls, notamment fémoraux, doit être systématique. La perception plus faible voire l'absence des pouls fémoraux doit faire évoquer une coarctation de l'aorte.

L'audition d'un **souffle cardiaque** systolique dans les 2 premiers jours de vie n'est pas rare. Il nécessite habituellement la réalisation d'une échographie cardiaque et une surveillance spécifique (voir chapitre 41).

L'auscultation du crâne, au niveau de la fontanelle antérieure, recherche un souffle vasculaire qui doit faire évoquer une malformation artérioveineuse.

4. Examen pulmonaire

La respiration normale est nasale, silencieuse, régulière, parfois périodique, sans signes de lutte respiratoire (évalués par le score de Silverman, voir tableau 1.11).

Un bruit inspiratoire (stridor) est parfois perçu. Isolé et bien toléré, il peut témoigner d'une laryngomalacie et régresse au cours de la première année de vie.

La fréquence respiratoire au repos (en l'absence de pleurs) varie entre 40 et 60 par minute.

L'auscultation met en évidence un murmure vésiculaire symétrique, sans bruit surajouté au-delà des premières heures de vie (râles humides possibles à la naissance au moment de la résorption du liquide pulmonaire).

5. Examen du tronc, de l'abdomen et des orifices herniaires

Une hypertrophie mammaire (avec éventuellement une sécrétion lactée) n'est pas pathologique (crise génitale).

L'**abdomen** est souple, souvent un peu météorisé.

Le foie est souvent palpable et peut dépasser le rebord costal de 1 à 2 cm. Le pôle inférieur de la rate et les reins peuvent être parfois perçus.

Un diastasis des muscles droits est banal. La présence d'une hernie ombilicale ne justifie d'aucun traitement, la fermeture de l'anneau s'effectuant spontanément avant l'âge de 2 ans.

On doit noter l'absence de globe vésical, l'heure de la première miction, et la qualité du jet urinaire chez le garçon (une miction en goutte à goutte évoque une malformation urétrale). Les premières urines doivent être émises avant 24 heures de vie.

Le méconium correspond aux premières selles du nouveau-né. Épais et collant, de couleur noirâtre, il est normalement émis avant 36 heures de vie. La marge anale (aspect, position de l'anus) doit être soigneusement examinée pour éliminer une malformation anorectale. En cas de doute, ou de retard à l'émission du méconium, le passage d'une sonde permet de vérifier la perméabilité de l'anus.

Le **cordon ombilical** comprend deux artères et une veine.

La chute du cordon ombilical intervient dans un délai variable, en moyenne vers le 10e jour. Une chute retardée (au-delà de 1 mois de vie) peut faire rechercher un déficit immunitaire.

La **hernie inguinale** est une pathologie fréquente, notamment chez le prématuré.

Liée à la persistance du canal péritonéovaginal, elle se présente cliniquement sous la forme d'une tuméfaction intermittente, impulsive aux pleurs ou aux autres efforts de poussée, réductible et indolore. Son contenu est habituellement intestinal, sauf chez la fille âgée de moins de 1 an où elle correspond le plus souvent à une hernie de l'ovaire (pas de réduction forcée en raison du risque de traumatisme et de torsion d'annexe).

Malgré la possibilité théorique de guérison spontanée, toute hernie inguinale non compliquée diagnostiquée doit être opérée pour éviter un risque d'étranglement herniaire. Une hernie inguinale étranglée impose une prise en charge chirurgicale urgente (voir chapitre 53).

6. Examen des organes génitaux externes

Leur examen attentif vérifie l'absence d'**anomalie de la différenciation sexuelle**. Toute anomalie doit être reconnue et prise en charge dès les premières heures de vie, afin de ne pas déclarer de façon erronée un sexe déterminé ni méconnaître une hyperplasie congénitale des surrénales susceptible de mettre la vie de l'enfant en danger (voir chapitre 60).

Chez le garçon, on vérifie que les **testicules** sont palpés dans les bourses. Des testicules non palpables définissent la cryptorchidie ; leur localisation doit être alors précisée (ils migrent durant l'embryogenèse le long du canal péritonéovaginal, pour atteindre le scrotum en fin de grossesse). Une cryptorchidie peut justifier d'un traitement chirurgical en cas de persistance à l'âge de 1 an.

Une hydrocèle (tuméfaction scrotale transilluminable) est fréquente. Non pathologique, elle régresse spontanément dans la majorité des cas.

Le **prépuce** est rarement rétractable dans les premières années de vie, en raison d'adhérences balano-préputiales et d'une étroitesse de l'orifice préputial (ou phimosis congénital).

Le décalottage ne doit pas être forcé (risque de paraphimosis et phimosis cicatriciel). Ce dernier devient de plus en plus facile au fil des années (régression spontanée de la plupart des phimosis congénitaux). Une prise en charge n'est justifiée qu'en cas de persistance du phimosis à un âge avancé, ou avant en cas de complications (paraphimosis, infections urinaires répétées).

Chez la fille, l'inspection vérifie la présence de l'orifice vaginal et la perméabilité de l'hymen. Leucorrhées et métrorragies sont possibles (crise génitale).

7. Examen cutané

La peau du nouveau-né à terme est rose voire érythrosique. Elle est recouverte dans les premières heures de vie du vernix caseosa, enduit blanc graisseux et adhérent, visible surtout dans les plis. Une desquamation modérée est possible au cours des premiers jours, notamment chez les nouveau-nés post-termes.

Un **ictère** doit être recherché. La connaissance des signes cliniques orientant vers une cause pathologique est essentielle.

Des **particularités sémiologiques** non pathologiques, transitoires, sont à connaître.

Des œdèmes peuvent être observés à la naissance au niveau des paupières, du dos des mains et des pieds et du pubis ou du scrotum. Ils régressent en quelques jours.

Le lanugo est un fin duvet, présent au niveau du front, du dos et des épaules. Il disparaît en quelques jours. Les grains de milium sont des microkystes sébacés punctiformes blancs, siégeant sur le nez et la face. L'érythème toxique est une éruption maculopapuleuse voire pustuleuse transitoire survenant le plus souvent entre H12 et J4.

Un livedo (aspect marbré par immaturité de la vasorégulation périphérique) peut être visible au niveau des membres et du thorax. La tache mongoloïde est un placard bleu ardoisé siégeant dans la région lombosacrée. Fréquente dans les populations originaires d'Asie et du pourtour méditerranéen, elle s'atténue en général dans les premières années de vie.

Un ou plusieurs **angiomes plans** de la glabelle, des paupières, du nez et de la nuque peuvent être observés. Ils s'atténuent en quelques mois, sauf celui de la nuque qui peut persister jusqu'à l'âge adulte.

Ils sont à distinguer d'un éventuel **hémangiome**, apparaissant après quelques jours de vie. Il peut se présenter en relief et de coloration rouge vif (fig. 1.2) ou être de type dermique profond. Son évolution est marquée par une phase de croissance (6 à 10 mois) puis une involution spontanée sans séquelles.

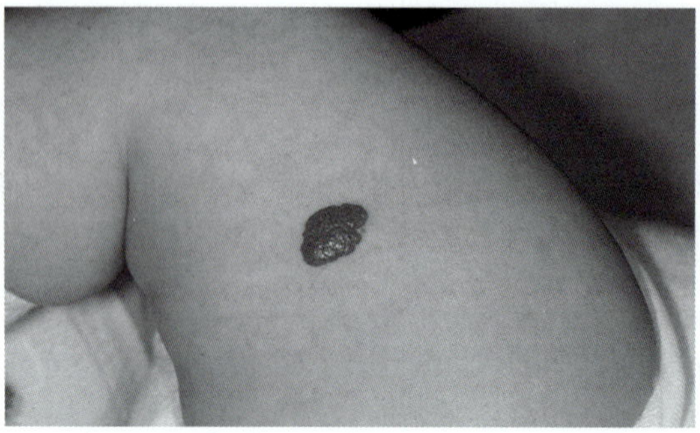

Fig. 1.2. Angiome tubéreux. (*Voir aussi dans le cahier couleur.*)

8. Examen de la tête et de la face

Le **crâne** doit être soigneusement examiné.

Les fontanelles ont des tailles variables. Elles sont normalement souples, ni déprimées ni bombées. La fontanelle antérieure a une forme losangique et se ferme entre les âges de 8 mois et 18 mois ; la fontanelle postérieure est palpable dans les 2 ou 3 premières semaines de vie. Les sutures sont normalement bord à bord, mobiles, mais elles peuvent se chevaucher dans les premiers jours de vie.

Une bosse sérosanguine est souvent observée. Il s'agit d'une collection sous-cutanée, molle, mal limitée, chevauchant les sutures et se résorbant en 2 à 6 jours. Le céphalhématome, plus rare, est une collection sous-périostée, limitée par les sutures, pouvant évoluer vers la calcification en 4 à 6 semaines.

L'**examen ORL** est essentiel.

L'examen du cou doit apprécier ses mobilités passive et active. La constatation d'un torticolis doit faire préciser son caractère réductible ou non. La palpation des muscles sternocléidomastoïdiens permet de mettre en évidence un éventuel hématome. L'examen recherche une masse anormale ou un orifice cutané ; la présence d'un kyste et/ou d'une fistule au niveau cervical évoque la persistance de résidus des fentes branchiales ou du tractus thyréoglosse.

L'examen des oreilles permet de préciser leur niveau d'implantation et l'aspect des pavillons et des conduits auditifs. Une déviation de la cloison nasale transitoire peut être observée. L'examen de la bouche permet de dépister une fente (vélo-)palatine ou une brièveté du frein de langue.

L'**examen des yeux** doit être soigneux.

Il vérifie l'aspect des conjonctives, des iris et des pupilles, ainsi que la symétrie des reflets pupillaires.

Un strabisme (asymétrie des reflets) modéré et intermittent peut être observé. Sa persistance au-delà du 3e mois doit conduire à un examen ophtalmologique. Le réflexe photomoteur est présent. La présence des lueurs pupillaires est recherchée grâce à un ophtalmoscope ; la visualisation du fond de l'œil (disque orangé) permet d'éliminer une cataracte congénitale et un rétinoblastome.

9. Examen neurosensoriel

L'**examen neurologique** (tonus passif et actif, automatismes primaires) permet de vérifier les compétences motrices, témoins de l'intégrité du système nerveux, et les capacités neurosensorielles du nouveau-né. Il est influencé par l'âge gestationnel, dont il est un critère de maturité (détails *infra*).

Le comportement global d'un nouveau-né est caractérisé par un éveil calme facile à obtenir, une réactivité à la stimulation vive, avec cri franc, et une capacité à être consolé facilement (se calmant à la voix, s'apaisant dans les bras ou à la succion). La motricité spontanée est riche, symétrique et harmonieuse, avec une bonne ouverture des mains, des mouvements indépendants des doigts. Les réflexes ostéotendineux sont présents et symétriques.

L'efficience des **fonctions sensorielles** doit être vérifiée afin de dépister précocement toute anomalie.

Un nouveau-né à terme est capable de poursuite oculaire (ses yeux et sa tête suivent le déplacement d'un objet contrasté – comme une cible noir/blanc – placé à environ 30 cm) ; il cligne des paupières à la lumière.

Le nouveau-né réagit aux bruits et à la voix. En dehors d'anomalies du pavillon de l'oreille, il n'y a pas de signe spécifique qui permette d'évoquer une surdité (voir chapitre 6 § II. Dépistage des troubles auditifs).

10. Examen ostéoarticulaire

Le **rachis** doit être palpé sur toute sa hauteur à la recherche d'une anomalie cutanée et/ou osseuse (par exemple une angulation).

La région lombosacrée doit être examinée attentivement. Une anomalie de fermeture du tube neural (spina-bifida) doit être suspectée devant la présence dans la région lombosacrée d'un lipome sous-cutané, d'une touffe de poils, d'une fossette sacrococcygienne profonde et/ou avec pertuis ou encore d'une déviation du sillon interfessier. Ces signes imposent une échographie médullaire.

L'examen vérifie également l'**intégrité morphologique des membres** et le bon fonctionnement et la souplesse des articulations (amplitudes normales et symétriques).

Les principales malformations sont surtout localisées aux extrémités (syndactylie = accolement de deux doigts ou orteils ; polydactylie = doigts surnuméraires ; hypoplasies et aplasies des doigts ou orteils). Les malpositions des pieds, fréquentes et bénignes, sont des déformations simples, réductibles (pathologie posturale secondaire aux contraintes utérines), comme les pieds varus ou la clinodactylie (chevauchement des orteils). Il faut les distinguer des déformations rigides (non réductibles), malformatives, comme les pieds bots varus équins.

L'**examen des hanches** doit être soigneux et répété les premiers mois de vie, à la recherche de signes évoquant une dysplasie des hanches : limitation et asymétrie de l'abduction des cuisses, asymétrie des plis fessiers, mise en évidence d'une instabilité de hanche par les manœuvres de Barlow et/ou d'Ortolani. Certains facteurs de risque doivent faire réaliser une échographie de hanche systématique avant l'âge de 1 mois (voir chapitre 6 § III. Dépistage des anomalies orthopédiques).

Enfin, l'examen recherche des **lésions traumatiques perpartales** : bosse sérosanguine (collection sous-cutanée, mal limitée, chevauchant les sutures), céphalhématome (collection sous-périostée, limitée par les sutures), hématomes cutanés, paralysie faciale (forceps), paralysie du plexus brachial (asymétrie de la gesticulation spontanée des membres supérieurs), fracture de clavicule, exceptionnellement fracture de membre ou du crâne. Un purpura d'origine mécanique peut être observé au niveau de la face ou du vertex à la suite d'une extraction difficile, d'une circulaire serrée du cordon ou encore d'une présentation de la face.

Données indispensables de l'examen d'un nouveau-né : température et évolution pondérale des premiers jours de vie, coloration et ictère, souffle cardiaque et pouls fémoraux, tonus et réflexes archaïques, hépatomégalie ou splénomégalie, malformations, organes génitaux externes et orifices herniaires, dépistages sensoriels et de la luxation congénitale de hanche.

C. Critères pédiatriques de maturation d'un nouveau-né à terme

1. Généralités

L'âge gestationnel est exprimé en semaines d'aménorrhée révolues (SA).

Il est déterminé avant la naissance (critères obstétricaux) à l'échographie de 10–12 SA (précision de 3 à 5 jours près), ou à défaut grâce à la date des dernières règles (imprécise dans 20 à 30 % des cas). Par définition, le nouveau-né est à terme quand il est né entre 37 et 41 SA ; un nouveau-né est ainsi prématuré quand il est né avant 37 SA.

À sa naissance, la maturité d'un enfant (et donc son âge gestationnel) peut être évaluée à partir de critères morphologiques et de l'examen neurologique (critères pédiatriques).

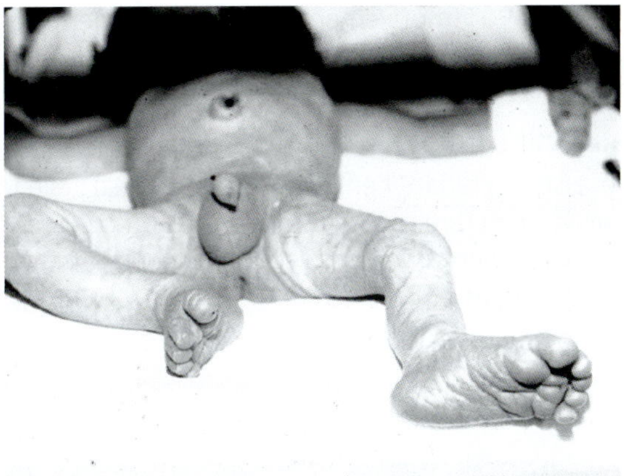

Fig. 1.3. Critères morphologiques de maturation. (*Voir aussi dans le cahier couleur.*)

Les **critères morphologiques** (regroupés dans le score de Farr) sont basés sur l'aspect de la peau (transparence, couleur, texture), des oreilles (forme, fermeté/cartilages), du tissu mammaire et des mamelons, des plis plantaires (présents ou non) et des organes génitaux externes (fig. 1.3).

Les **critères neurologiques** sont basés sur les réponses aux manœuvres de l'examen neurologique : tonus passif et actif (capacité d'extensibilité et de contractilité des muscles), succion et grasping.

2. Tonus passif et actif

Le tonus d'un nouveau-né progresse dans le sens caudocéphalique.

Appréciation du tonus passif :

- analyse de la posture spontanée, normalement en quadriflexion (prépondérance des fléchisseurs);
- retour en flexion (après extension des membres supérieurs par l'examinateur);
- signe du foulard (quand l'examinateur rapproche une main vers l'épaule controlatérale, le coude ne dépasse pas la ligne médiane);
- examen des angles (fig. 1.4);
  - angle poplité $\leq$ 90° (angle d'extension passive de la jambe sur la cuisse);
  - angle de dorsiflexion du pied entre 0 et 20° (flexion du pied sur la jambe);

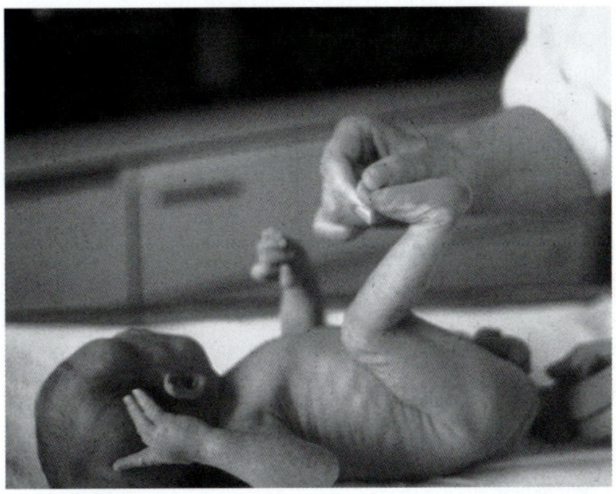

Fig. 1.4. Mesure de l'angle poplité chez un hypotrophe à terme. (*Voir aussi dans le cahier couleur.*)

- angle talon-oreille ≤ 90° (mouvement de rapprochement du talon vers le visage);
- angle des adducteurs entre 40 et 70° (mouvement d'abduction des hanches).

Appréciation du tonus actif :

- manœuvre du tiré-assis (en tenant l'enfant par les épaules) : elle teste la réponse motrice des muscles fléchisseurs du cou (tiré) puis des extenseurs du cou (assis); la tête est normalement maintenue dans l'axe pendant quelques secondes, la réponse est symétrique (fig. 1.5);
- redressement global : maintenu en suspension ventrale (thorax soutenu par les mains de l'examinateur), le nouveau-né redresse ses membres inférieurs puis son tronc et sa tête pendant quelques secondes.

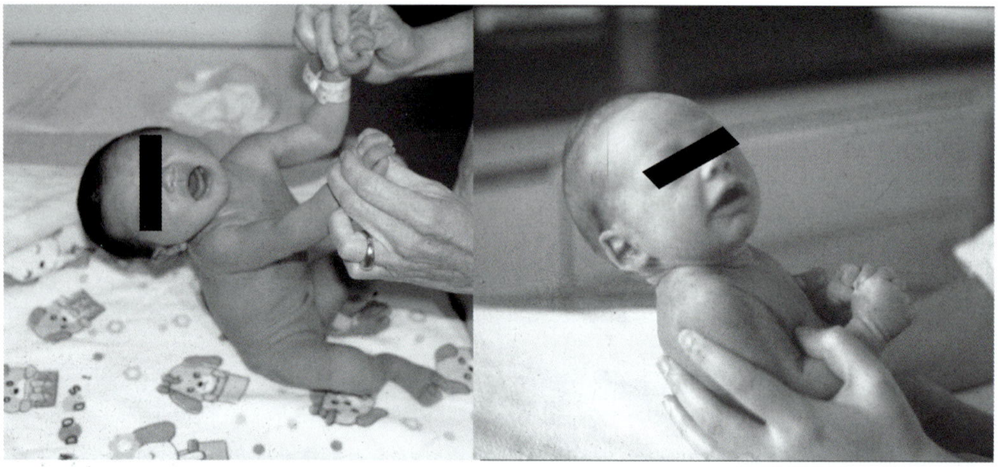

Fig. 1.5. Manœuvre du tiré-assis. (*Voir aussi dans le cahier couleur.*)

3. Automatismes primaires

Les automatismes primaires (ou réflexes archaïques) sont des réactions motrices propres aux premiers mois de vie (tableau 1.4). Ils sont tous présents chez le nouveau-né à terme.

Leur absence est toujours pathologique; leur présence en revanche ne témoigne pas pour autant de l'intégrité du système nerveux central. Ils disparaissent habituellement entre 2 et 4 mois de vie.

Tableau 1.4. Automatismes primaires.

- Succion : elle est intense, rythmée, sans fatigue ni changement de teint
- Points cardinaux : la stimulation des commissures labiales entraîne la rotation de la tête et l'ouverture de la bouche du nouveau-né, qui cherche ainsi à téter
- Agrippement (grasping) : la stimulation de la paume des mains (ou de la plante des pieds) entraîne une flexion spontanée des doigts (ou des orteils) et l'agrippement du doigt de l'examinateur (fig. 1.6)
- Réflexe de Moro : une extension brutale de la nuque entraîne une extension des 4 membres, une ouverture des mains, ± suivies d'un cri (fig. 1.7)
- Allongement croisé : la stimulation de la plante d'un pied, le membre inférieur étant maintenu en extension, entraîne le retrait (la flexion) puis l'extension du membre inférieur controlatéral
- Marche automatique : chez un nouveau-né soutenu au niveau du tronc en position debout et penchée en avant, le contact des plantes des pieds avec la table d'examen entraîne un réflexe de retrait en alternance des membres inférieurs donnant une impression de marche (fig. 1.8)

Critères pédiatriques de maturation du nouveau-né à terme = morphologiques + neurologiques (tonus passif et actif, réflexes archaïques).

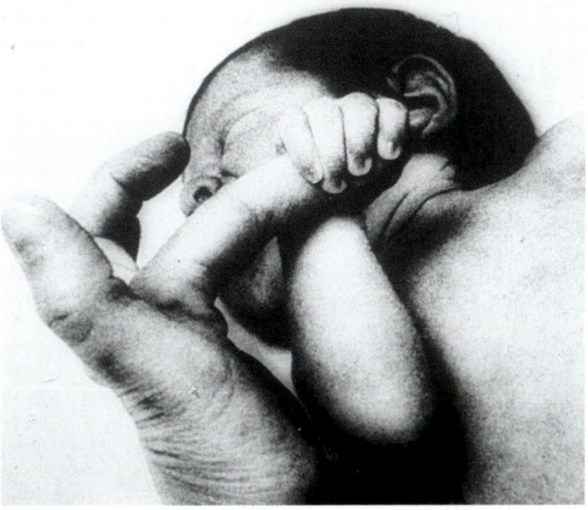

Fig. 1.6. **Grasping et succion.**

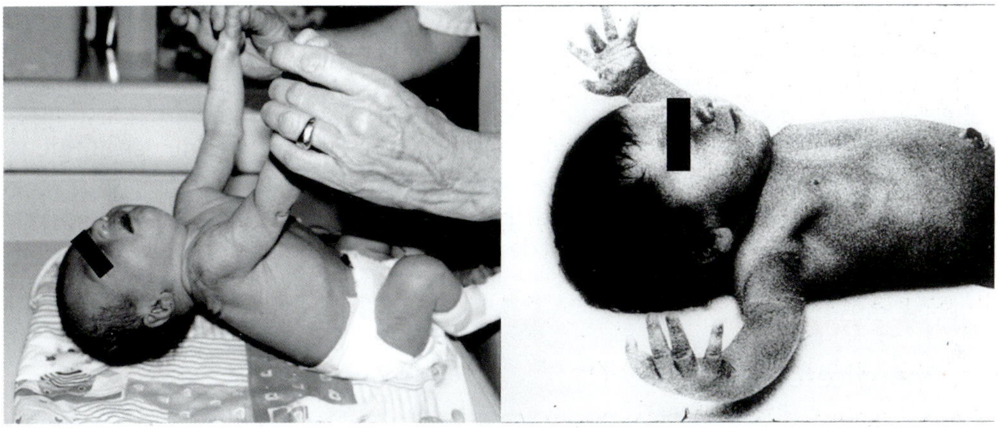

Fig. 1.7. **Réflexe de Moro. (*Voir aussi dans le cahier couleur.*)**

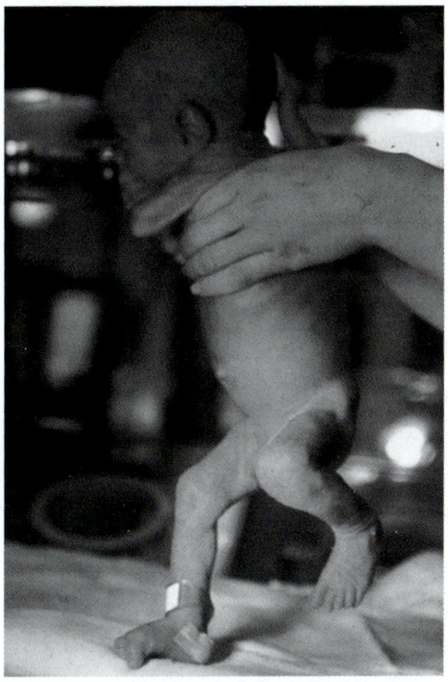

Fig. 1.8. **Marche automatique chez un hypotrophe. (*Voir aussi dans le cahier couleur.*)**

III. Dépistages systématiques

A. Dépistage sanguin (« Guthrie »)

1. Généralités

Le programme national de dépistage néonatal répond aux critères OMS (Organisation mondiale de la santé) du dépistage :

- problème de santé publique, maladie fréquente et/ou grave ;
- physiopathologie connue, évolution grave en l'absence de traitement précoce ;
- test fiable et reproductible, peu coûteux, acceptable par la population.

Le dépistage néonatal est réalisé de manière systématique à 72 heures de vie, en général avant la sortie de la maternité. Le prélèvement consiste à déposer sur un papier buvard nominatif 8 à 10 gouttes de sang (ponction veineuse de préférence, ou au niveau du talon).

Anciennement appelé « Guthrie » (1er test dépistant uniquement la phénylcétonurie), il concerne aujourd'hui jusqu'à six maladies et est intégralement financé par l'Assurance maladie.

Une information claire et compréhensible doit être donnée aux parents. Elle doit exposer les maladies dépistées de manière positive et non inquiétante, en insistant avant tout sur le bénéfice permis par un dépistage précoce. Le consentement écrit des parents est sollicité avant le prélèvement. Le dépistage de la mucoviscidose requiert en effet, si le taux de trypsine immunoréactive est élevé, une étude génétique à la recherche de mutations du gène CFTR.

Les parents ne sont avertis qu'en cas de résultat anormal, nécessitant alors un test de contrôle et éventuellement une confirmation diagnostique par des examens orientés. L'annonce d'une suspicion diagnostique doit se faire avec autant de précautions que celui d'une maladie grave confirmée.

2. Maladies dépistées

a. Phénylcétonurie

Elle concerne 1/16 000 nouveau-nés en France.

C'est une maladie génétique autosomique récessive, liée à un déficit en phénylalanine-hydroxylase, enzyme permettant la transformation de la phénylalanine en tyrosine.

Cette affection est responsable, en l'absence de traitement, d'un retard psychomoteur sévère.

Le marqueur utilisé pour le dépistage est le dosage sanguin de la phénylalanine, suspect si élevé (augmentation non spécifique).

La prise en charge repose sur la prescription d'un régime alimentaire spécifique, permettant un apport quotidien suffisant mais non excessif en phénylalanine (200 mg/j), pendant 8 à 10 ans au moins, avec reprise nécessaire en période périconceptionnelle chez la jeune femme.

b. Hypothyroïdie congénitale

Elle concerne 1/3 500 nouveau-nés en France.

C'est une maladie liée à une sécrétion insuffisante de L-thyroxine par la thyroïde, soit par dysgénésie thyroïdienne (athyréose, ectopie, hypoplasie ; l'ectopie est la dysgénésie thyroïdienne la plus fréquente), soit par trouble de l'hormonogenèse thyroïdienne (hypothyroïdies avec glandes en place).

Cette affection est responsable, en l'absence de traitement, d'un retard psychomoteur important et d'une ostéodystrophie avec retard de croissance et nanisme sévère. Les signes cliniques pouvant être observés en période néonatale sont un ictère prolongé, une constipation, une hypotonie, une difficulté à la succion, des fontanelles larges (en particulier la postérieure), une hypothermie, une macroglossie.

Le marqueur utilisé pour le dépistage est le dosage sanguin de la TSH, suspect si élevé. Un bilan biologique (T4L et TSH), une échographie et une scintigraphie de la thyroïde permettent de compléter l'enquête en cas de TSH élevée. Les hypothyroïdies d'origine centrale (TSH basse et T4lL basse) ne sont donc pas dépistées.

La prise en charge repose sur la prescription quotidienne substitutive à vie de L-thyroxine qui doit être débutée le plus tôt possible après le dépistage (la TSH doit être normalisée en quelques semaines).

Le suivi est ensuite assuré très régulièrement la première année de vie puis tout au long de la croissance.

c. Hyperplasie congénitale des surrénales

Elle concerne 1/17 000 nouveau-nés en France.

C'est une maladie génétique autosomique récessive, liée dans sa forme la plus fréquente (95 % des cas) à un déficit enzymatique en 21β-hydroxylase, à l'origine d'un défaut de synthèse de cortisol et d'aldostérone, et indirectement d'une production exagérée de testostérone (voir chapitre 60).

En période néonatale, elle revêt le tableau d'un syndrome de perte de sel avec vomissements, déshydratation et troubles métaboliques (hyponatrémie, hyperkaliémie, acidose). Chez les filles, la production excessive de testostérone se manifeste par une virilisation des organes génitaux externes visible dès la naissance (hyperplasie du clitoris, fusion des grandes lèvres). Chez les garçons, le diagnostic est fait généralement grâce au dépistage. Plus tard, sous l'action de l'excès de testostérone, la croissance osseuse est accélérée, conduisant à une taille élevée au cours de l'enfance mais petite à l'âge adulte.

Le marqueur utilisé pour le dépistage est le dosage sanguin de la 17-OH progestérone, suspect si élevé.

La prise en charge repose sur la prescription quotidienne à vie d'hydrocortisone (glucocorticoïde) et de fludrocortisone (minéralo-corticoïde), à visée à la fois substitutive et pour freiner la production excessive de testostérone.

Une éducation thérapeutique concernant la maladie, le traitement et son adaptation en fonction d'événements spécifiques (stress, infection, intervention chirurgicale) est essentielle.

d. Mucoviscidose

Elle concerne 1/3 500 nouveau-nés en France.

C'est une maladie génétique autosomique récessive, liée à une anomalie de la protéine CFTR, responsable d'une viscosité excessive des sécrétions muqueuses.

La mucoviscidose peut être symptomatique dès la naissance (iléus méconial). Les manifestations respiratoires (bronchite chronique) et digestives liées à l'insuffisance pancréatique externe (diarrhée chronique, retard staturo-pondéral, dénutrition) sont plus tardives.

Le marqueur utilisé pour le dépistage néonatal est le dosage sanguin de la trypsine (TIR [trypsine immunoréactive]), suspect si ≥ 65 mg/L. En cas d'hypertrypsinémie, une analyse génétique est effectuée (consentement écrit des parents indispensable), à la recherche des mutations les plus fréquentes (notamment F508del).

La prise en charge est multidisciplinaire (voir chapitre 39). Un conseil génétique est indispensable en cas de confirmation diagnostique.

e. Drépanocytose

Seule une population ciblée est concernée par ce dépistage, lorsque les parents sont originaires de pays considérés comme à risque (Afrique avant tout subsaharienne, Antilles, Guyane, Réunion, bassin méditerranéen).

C'est une maladie génétique autosomique récessive, liée à une anomalie de structure de la chaîne β de l'hémoglobine (alors dénommée HbS), responsable d'une déformation en faucille des globules rouges, entraînant une obstruction des microvaisseaux et une hémolyse.

Le syndrome drépanocytaire majeur regroupe 3 types de manifestations : anémie hémolytique chronique, phénomènes vaso-occlusifs, susceptibilité aux infections.

Le marqueur utilisé pour le dépistage est l'électrophorèse de l'hémoglobine S, permettant la mise en évidence d'une bande spécifique HbS et l'absence d'une bande HbA.

La prise en charge est multidisciplinaire (voir chapitre 42). Un conseil génétique est indispensable en cas de confirmation diagnostique.

f. Déficit en MCAD

Il concerne 1/15 000 nouveau-nés en France.

Le déficit en MCAD (acyl-coenzyme A déshydrogénase des acides gras à chaîne moyenne) est l'anomalie la plus fréquente de la bêta-oxydation mitochondriale des acides gras, processus biochimique indispensable pour le métabolisme énergétique de l'organisme. Il s'agit d'une maladie autosomique récessive liée à des mutations du gène *ACADM*.

Elle se traduit par un défaut d'utilisation des acides gras responsable d'une hypoglycémie de jeûne dès que la néoglucogenèse est insuffisante pour couvrir les besoins énergétiques. Il s'agit d'une maladie potentiellement grave, qui se manifeste par des malaises hypoglycémiques hypocétosiques et qui comprend un risque de mort subite par trouble du rythme cardiaque et un risque de séquelles neurologiques sévères.

Le dépistage repose sur la mesure de l'octanoyl-carnitine (C8) par spectrométrie de masse. Sa mise en place est en cours, depuis la recommandation de la HAS en 2011.

B. Autres dépistages

Les autres dépistages sont détaillés dans le chapitre 6.

La recherche d'une luxation congénitale de hanche est systématique à chaque examen.

Les otoémissions acoustiques permettent le dépistage de la surdité congénitale. Elles sont effectuées à partir de J3, idéalement avant la sortie de maternité.

La recherche d'anomalies de l'examen visuel est aussi un impératif de dépistage nécessaire dès cet âge.

Maladies du programme national de dépistage néonatal :

- papier buvard : phénylcétonurie, hypothyroïdie, hyperplasie congénitale des surrénales, mucoviscidose (si + : recherche de mutations génétiques, avec accord écrit parental), drépanocytose (si population à risque), déficit en MCAD (en cours de mise en place);
- autres dépistages : LCH, otoémissions acoustiques (surdité congénitale), examen visuel.

IV. Reconnaître les situations à risque et les situations pathologiques nécessitant une prise en charge spécialisée

A. Préambule

Tableau 1.5. Situations à risque et situations pathologiques.

Situations à risque	– Prématurité – Hypotrophie, RCIU (retard de croissance intra-utérin) – Pathologies ou traitements maternels pouvant retentir sur la santé du nouveau-né : diabète, prééclampsie, infections, pathologies psychiatriques, certains traitements – Autres
Situations pathologiques	– Infection (néonatale) – Détresse respiratoire néonatale – Certains ictères – Asphyxie périnatale (improprement appelée « souffrance fœtale aiguë ») – Malformations congénitales diagnostiquées en anténatal ou lors du 1er examen à la naissance (cardiopathie, hernie de coupole diaphragmatique, malformations pulmonaires, défects de la paroi abdominale, anomalies de fermeture du tube neural, etc.) – Autres

B. Prématurité

1. Définition

La prématurité est définie par un terme de naissance inférieur à 37 SA.

On distingue (définitions OMS) la prématurité moyenne, voire tardive (naissance entre 32 et 36 SA + 6 j), la grande prématurité (naissance entre 28 et 31 SA + 6 j) et la très grande prématurité (ou prématurité extrême) (naissance entre 22 SA et 27 SA + 6 j). La limite de viabilité est un terme ≥ 22 SA ou un poids ≥ 500 grammes.

On distingue également la prématurité spontanée et la prématurité induite (ou consentie) résultant d'une décision médicale d'arrêter la grossesse avant son terme pour une pathologie maternelle ou fœtale.

Sa prévalence est estimée à 7–8 % des naissances.

La très grande majorité (80 à 85 %) des nouveau-nés prématurés naît entre 32 et 36 SA. Les naissances avant 28 SA représentent environ 0,5 % des naissances.

La prématurité est la plus forte cause de morbidité (50 % des infirmités motrices d'origine cérébrale [IMOC]) et de mortalité périnatales (50 % des décès).

Prématurité = naissance avant 37 SA.

2. Causes

Il existe le plus souvent plusieurs facteurs de risque/étiologiques intriqués (tableau 1.6).

3. Complications

a. Généralités

Le nouveau-né prématuré est caractérisé par l'immaturité de toutes ses fonctions physiologiques, à l'origine des pathologies spécifiques de la prématurité (tableau 1.7).

Tableau 1.6. Étiologie de la prématurité.

Prématurité spontanée (60 %)	Causes maternelles	– Facteurs de risque de MAP : • antécédents d'accouchement prématuré • multiparité • conditions socio-économiques défavorables, travail pénible • tabagisme, prise de toxiques • âge maternel < 18 ans ou > 35 ans – Causes générales : • infections (urinaires, cervico-vaginales) • maladie chronique (diabète, HTA, pathologie thyroïdienne) – Causes locorégionales : • malformations utérines (distilbène syndrome), fibromes • béance cervico-isthmique
	Causes ovulaires	– Causes fœtales : • grossesses multiples • anomalies chromosomiques et malformations fœtales à l'origine d'un hydramnios – Causes annexielles : • chorioamniotite • rupture prématurée des membranes • hydramnios
	Idiopathiques	
Prématurité induite (40 %)	Causes maternelles	– Prééclampsie avec signes de gravité – Hématome rétroplacentaire – Placenta prævia hémorragique – Décompensation de pathologie générale (HTA, diabète)
	Causes fœtales	– RCIU sévère – Allo-immunisation Rhésus – Asphyxie fœtale (quelle qu'en soit la cause)

Tableau 1.7. Risques et complications liés à l'immaturité.

Immaturité générale	Thermique	– Hypothermie
	Immunitaire	– IMF et infections nosocomiales
	Métabolique	– Anémie – Hypoglycémie, hypocalcémie
Immaturité d'organes	Cérébrale	– Hémorragies intraventriculaires – Leucomalacie périventriculaire – Apnées
	Pulmonaire	– Maladie des membranes hyalines – Apnées – Dysplasie bronchopulmonaire
	Cardiaque	– Persistance du canal artériel
	Digestive	– Entérocolite ulcéronécrosante – Difficultés d'alimentation (dues à l'immaturité de la succion-déglutition avant 34 SA et des capacités de la motricité digestive)
	Hépatique	– Ictère – Hypoglycémie
	Ophtalmique	– Rétinopathie du prématuré (due à l'immaturité et favorisée par l'hyperoxie)

b. Maladie des membranes hyalines (MMH)

La MMH est secondaire à un déficit en surfactant, conduisant à un collapsus alvéolaire.
Elle est d'autant plus fréquente que l'enfant est plus immature (80 % avant 28 SA).

Elle réalise un tableau clinique de détresse respiratoire aiguë (fig. 1.9), sans intervalle libre par rapport à la naissance, avec geignement expiratoire.
La radiographie thoracique (fig. 1.10) montre un petit volume pulmonaire et un syndrome alvéolaire bilatéral, avec bronchogramme aérien.

Son traitement associe une instillation trachéale de surfactant exogène à une ventilation mécanique avec pression expiratoire positive (PEP) par voie nasale (ventilation non invasive) ou endotrachéale.
Sa prévention repose sur une corticothérapie prénatale en cas de risque de prématurité avant le terme de 34 SA.

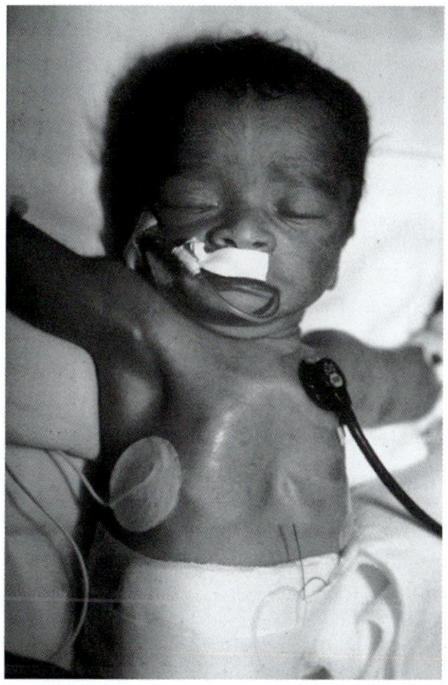

Fig. 1.9. Signes de lutte chez un prématuré. (*Voir aussi dans le cahier couleur.*)

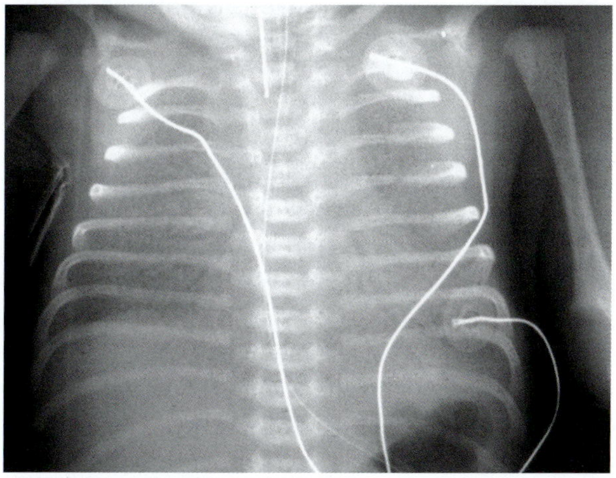

Fig. 1.10. Radiographie thoracique de MMH.

c. Apnées et bradycardies

Les apnées sont secondaires à une immaturité de la commande respiratoire du SNC.

Elles sont prévenues par l'administration quotidienne de caféine, systématique avant 32 SA.

d. Persistance du canal artériel

Il s'agit de l'absence de fermeture fonctionnelle du canal artériel.

Le canal artériel est situé entre la branche gauche de l'artère pulmonaire et l'aorte. Il se ferme normalement par vasoconstriction dans les premiers jours de vie.

Elle est d'autant plus fréquente que l'âge gestationnel est faible.

Le diagnostic est évoqué au décours de la phase aiguë d'une MMH devant des signes cliniques d'aggravation respiratoire, ou encore devant l'existence d'un souffle systolique continu ou d'une hyperpulsatilité des pouls fémoraux.

L'écho-Doppler cardiaque confirme le diagnostic et évalue le retentissement hémodynamique.

e. Dysplasie bronchopulmonaire

Elle résulte d'une altération de la croissance alvéolaire liée à l'immaturité pulmonaire et aggravée par des facteurs comme la ventilation assistée et l'hyperoxie.

Elle est d'autant plus fréquente que l'enfant est plus immature.

Elle est définie par la persistance d'une oxygénodépendance (ou de la nécessité d'un soutien ventilatoire) à 36 SA d'âge corrigé.

f. Conséquences de l'immaturité digestive

L'immaturité de la coordination succion-déglutition-respiration rend nécessaire l'alimentation par sonde gastrique jusqu'aux alentours de 35 SA d'âge corrigé.

L'immaturité des fonctions digestives et du péristaltisme rend nécessaire la progression prudente des rations alimentaires et une nutrition parentérale de complément prolongée chez les enfants les plus immatures.

g. Entérocolite ulcéronécrosante (ECUN)

L'ECUN est une pathologie d'origine multifactorielle potentiellement gravissime, caractérisée par une nécrose ischémo-hémorragique plus ou moins étendue des parois du côlon et/ou du grêle, pouvant se compliquer de perforation.

Elle atteint 1 à 5 % des prématurés.

Elle associe un tableau occlusif et septique sévère, des rectorragies et une pneumatose des anses intestinales à l'ASP (présence d'air dans les parois intestinales).

Il s'agit d'une urgence digestive médico-chirurgicale.

Le traitement de première intention comprend une antibiothérapie associée au repos digestif avec aspiration gastrique et alimentation parentérale exclusive prolongée. Une réanimation lourde (notamment ventilation mécanique, expansion volémique, éventuellement inotropes) peut être nécessaire.

Une prise en charge chirurgicale (stomie de dérivation) est requise dans les formes compliquées et/ou sévères.

h. Leucomalacie périventriculaire

Elle est définie par des lésions de nécrose de la substance blanche périventriculaire, qui évoluent vers une gliose et/ou des cavitations.

Ses principaux facteurs de risques (en dehors de la prématurité) sont la rupture prématurée des membranes (RPM) et la chorioamniotite.

Elle atteint 5 à 10 % des grands prématurés.

Elle a peu de traduction clinique en période néonatale.

Le diagnostic est porté par l'échographie cérébrale transfontanellaire qui montre des hyperéchogénicités de la substance blanche périventriculaire évoluant vers des cavités. L'IRM cérébrale permet de préciser l'étendue des lésions.

La leucomalacie périventriculaire représente un facteur de risque majeur de séquelles neurodéveloppementales à long terme (voir *infra*).

i. Devenir à long terme

Le risque de décès concerne surtout les extrêmes prématurés. Entre 24 et 27 SA, la mortalité est de l'ordre de 30 % ; elle est inférieure à 10 % entre 28 et 31 SA.

Le risque de séquelles est d'autant plus important que l'enfant est prématuré. Le risque de séquelles graves et de handicap concerne essentiellement les enfants nés avant 32 SA. Ainsi, la majorité des prématurés, qui naît après 32 SA, a une évolution favorable.

Les séquelles de la prématurité sont de plusieurs types :

- séquelles motrices (diplégie spastique le plus souvent) ;
- troubles neuromoteurs mineurs (troubles de coordination, de la motricité fine) ;
- séquelles cognitives et troubles des apprentissages ;
- troubles du comportement ;
- séquelles neurosensorielles : surdité, troubles visuels sévères, troubles de la réfraction et strabisme ;
- séquelles respiratoires, essentiellement pendant les 2 premières années de vie ;
- troubles de la croissance staturo-pondérale.

Le nouveau-né prématuré est caractérisé par l'immaturité de toutes ses fonctions physiologiques, à l'origine de pathologies spécifiques, notamment respiratoires (maladie des membranes hyalines, dysplasie bronchopulmonaire) et neurosensorielles (hémorragies intraventriculaires, leucomalacie périventriculaire et rétinopathie du prématuré).

La corticothérapie anténatale indiquée en cas de MAP jusqu'à 34 SA est un facteur majeur de prévention des complications de la prématurité (MMH).

4. Prise en charge, prévention, facteurs pronostiques

a. Principes de prise en charge des prématurés de moins de 32 SA

Principaux éléments de prise en charge en périnatal :

- corticothérapie anténatale ;
- transfert *in utero* vers un centre spécialisé dans la prise en charge de la grande prématurité (type 3) ;

- hospitalisation en unité spécialisée (réanimation néonatale ou unité de soins intensifs selon le terme et la pathologie initiale);
- mise en incubateur; lutte contre l'hypothermie;
- en cas de pathologie respiratoire, ventilation mécanique (le moins longtemps possible) et administration de surfactant exogène puis/ou ventilation non invasive;
- nutrition entérale sur sonde gastrique tant que l'enfant est trop immature pour téter (34–36 SA);
- nutrition parentérale précoce sur voie veineuse périphérique ou plus souvent cathéter central tant que les apports entéraux ne permettent pas la couverture des besoins nutritionnels;
- hygiène rigoureuse du personnel soignant; antibiothérapie en cas d'infection;
- monitoring cardiorespiratoire, surveillance clinique et biologique, et à intervalles réguliers échographies transfontanellaires, électroencéphalogrammes, fonds d'œil;
- participation des parents aux soins, peau à peau, soutien de la relation parents-enfant.

Suivis rapprochés :

- suivi à long terme régulier (croissance, développement psychomoteur, fonction pulmonaire) jusqu'à la scolarisation au CP, et si nécessaire prise en charge en CAMSP;
- début du calendrier vaccinal à partir de 2 mois d'âge chronologique.

Pour l'évaluation du développement psychomoteur, il est tenu compte de l'âge corrigé (âge qu'aurait l'enfant s'il était né à la date prévue d'accouchement = âge chronologique – nombre de semaines de prématurité) pendant les 2 premières années de vie.

Suivi médical prolongé pour l'ancien prématuré; prise en charge CAMSP si nécessaire.

b. Éléments de prévention

La prévention de la prématurité et de ses complications repose sur l'identification et la prise en charge des facteurs de risque de menace d'accouchement prématuré (arrêt de travail et repos précoce des grossesses à risque, traitement d'une pathologie maternelle chronique, d'une infection urinaire ou vaginale intercurrente, cerclage précoce en cas de béance cervico-isthmique, tocolyse en l'absence de suspicion de chorioamniotite).

En cas de menace sévère, ces mesures sont complétées par l'administration d'une corticothérapie anténatale de maturation pulmonaire et le transfert *in utero* vers un centre spécialisé dans la prise en charge de la prématurité (type 3 = incluant un service de réanimation néonatale, si âge gestationnel < 32 SA).

c. Principaux facteurs pronostiques

Principaux facteurs de risque de mortalité et/ou de séquelles :

- âge gestationnel faible (< 28 SA);
- existence d'un retard de croissance intra-utérin associé;
- absence de corticothérapie anténatale;
- naissance dans une maternité sans service de réanimation néonatale/néonatologie avec transfert post-natal de l'enfant;
- complications néonatales nombreuses;
- présence d'une hémorragie intraventriculaire sévère ou d'une leucomalacie périventriculaire;
- croissance post-natale médiocre;
- bas niveau d'étude maternel.

C. Retard de croissance intra-utérin (RCIU)

1. Définitions

Le **RCIU** est défini comme un ralentissement de la croissance fœtale évaluée au cours du suivi échographique (biométries fœtales, rapportées à des courbes de référence pour l'âge gestationnel).

On le distingue de la restriction de croissance fœtale qui tient compte du potentiel génétique de croissance (fonction de l'âge et des mensurations de la mère).

La restriction de croissance fœtale et le RCIU témoignent d'un processus pathologique et les enfants atteints sont à plus haut risque de mortalité et de morbidité.

Le RCIU dysharmonieux (ou asymétrique), le plus fréquent (80 %), concerne essentiellement le poids (périmètre abdominal) et la croissance céphalique est conservée. Il correspond à une altération de la croissance survenant plus tardivement et est plus fréquemment d'origine vasculaire.

Le RCIU harmonieux (ou symétrique, ou homogène) concerne tous les paramètres biométriques (périmètre crânien, taille, poids). Il témoigne d'un processus pathologique survenant précocement au cours de la grossesse. Il est de moins bon pronostic (origine constitutionnelle et anomalies génétiques fréquentes).

L'**hypotrophie** est définie par des mensurations à la naissance (poids et/ou taille) inférieures à – 2 DS (= 2,7e percentile) des courbes de référence, pour l'âge gestationnel et le sexe (terme anglais de *Small For Gestational Age* = petit pour l'âge gestationnel).

Cette définition, statistique, recouvre à la fois les enfants constitutionnellement petits, dont les capacités de croissance sont intactes, et les enfants ayant une véritable restriction de croissance.

RCIU : diminution de la vitesse de croissance fœtale évaluée au cours du suivi obstétrical.

2. Causes

Les causes des RCIU sont synthétisées dans le tableau 1.8.

Tableau 1.8. Causes des RCIU.

Causes maternelles	Facteurs de risque de RCIU	– Antécédents de RCIU – Conditions socio-économiques défavorables – Primiparité – Age maternel < 18 ans ou > 40 ans – Malformation utérine
	Causes générales	– HTA gravidique et prééclampsie (reliées à l'insuffisance placentaire) – Pathologies chroniques : néphropathie ou cardiopathie, pathologie dysimmunitaire, anémie sévère – Tabagisme, prise de toxiques (alcool) – Carence alimentaire sévère
Causes ovulaires	Causes fœtales	– Grossesses multiples – Anomalies chromosomiques – Fœtopathies infectieuses (CMV, toxoplasmose, rubéole, syphilis)
	Causes annexielles	– Insuffisance, infarctus ou thrombose placentaires – Pathologies du cordon (nœud, artère ombilicale unique)
Idiopathiques		20 à 30 % des cas

3. Complications

Principales complications néonatales :

- asphyxie périnatale, par moins bonne tolérance des contractions utérines (risque d'encéphalopathie anoxo-ischémique et d'inhalation de liquide amniotique méconial);
- hypothermie et troubles métaboliques (hypoglycémie, hypocalcémie) par insuffisance de réserves;
- polyglobulie (risque augmenté de thrombose vasculaire et d'ictère), secondaire à l'hypoxie fœtale chronique;
- surmortalité et augmentation du risque de morbidité respiratoire et digestive (ECUN) en cas de prématurité associée.

À long terme :

- augmentation du risque d'anomalies neurodéveloppementales, surtout en cas de mauvaise croissance du périmètre crânien;
- absence de rattrapage de croissance et retard de croissance persistant (10 à 15 %);
- augmentation du risque de syndrome métabolique (diabète, obésité) et d'HTA à l'âge adulte.

4. Prise en charge, prévention, facteurs pronostiques

a. Éléments de prévention et prise en charge à la naissance

La prévention du RCIU repose sur l'identification des facteurs de risque de RCIU, la surveillance régulière des biométries fœtales (écho-Doppler des 2e et 3e trimestres, voire plus en cas de facteurs de risque), l'éviction des toxiques (alcool, tabac, toxicomanie), la prévention des embryofœtopathies infectieuses, le dépistage et le traitement de l'HTA gravidique, la prise en charge d'éventuelles pathologies maternelles, et éventuellement un traitement par aspirine à dose antiagrégante entre 15 et 35 SA en cas de RCIU vasculaire.

La décision d'extraction repose sur la balance bénéfices/risques, en fonction de l'âge gestationnel et de l'estimation du poids fœtal.

La prise en charge d'un nouveau-né hypotrophe non prématuré comporte des mesures de prévention de l'hypothermie (mise en incubateur) et de l'hypoglycémie (nutrition entérale précoce, complément par voie intraveineuse si le poids de naissance est inférieur à 1 800–2 000 g), ainsi qu'une surveillance clinique et biologique.

b. Suivi

Les modalités de suivi à distance sont proches de celles des prématurés.

La surveillance de la croissance staturo-pondérale est essentielle et repose sur l'analyse des courbes de croissance (carnet de santé). Le rattrapage staturo-pondéral est habituel avant la fin de la deuxième année de vie en cas d'hypotrophie asymétrique, avec une croissance rapide du PC. Les enfants présentant un retard statural persistant peuvent bénéficier d'un traitement par hormone de croissance.

c. Principaux facteurs pronostiques

Les principaux facteurs pronostiques associés à un risque de morbidité et de séquelles neurodéveloppementales accru sont la prématurité associée, le caractère harmonieux du RCIU, certaines complications néonatales (asphyxie, hypoglycémie), certaines causes de RCIU (causes génétiques, infectieuses, alcoolisation fœtale), des anomalies de la croissance post-natale (périmètre crânien avant tout, mais aussi pondéral).

Le RCIU expose le nouveau-né à une mortalité et à une morbidité respiratoire, digestive et neurologique accrues, et à l'augmentation du risque de syndrome métabolique (diabète, obésité, maladies cardiovasculaires) à l'âge adulte.

D. Situations à risque liées à des pathologies maternelles

1. Diabète au cours de la grossesse

a. Diabète préalable à la grossesse

Le diabète expose à des risques fœtaux et néonatals nombreux.

L'hyperglycémie maternelle périconceptionnelle et pendant le 1er trimestre de grossesse majore le risque de malformations congénitales graves, qui touchent électivement le SNC, le cœur et le squelette. Le risque de prématurité et de mort fœtale *in utero* est augmenté.

Le fœtus est exposé à un risque de macrosomie (poids $> +2$ DS), plus fréquente en cas de mauvais équilibre du diabète en fin de grossesse. Celle-ci est responsable d'une augmentation du risque de complications obstétricales (dystocie des épaules, lésions du plexus brachial, fracture, asphyxie périnatale) (fig. 1.11).

Au cours des premiers jours de vie, le nouveau-né de mère diabétique est exposé à un risque élevé d'hypoglycémie néonatale par hyperinsulinisme, d'hypocalcémie, de polyglobulie et d'ictère. Il peut présenter une cardiomyopathie hypertrophique, parfois responsable d'une insuffisance cardiaque. Enfin, le risque de détresse respiratoire, notamment de MMH, est augmenté.

À long terme, l'enfant est exposé à un risque accru d'obésité et d'intolérance au glucose.

La prise en charge de la grossesse est multidisciplinaire, et impose de la programmer afin d'obtenir une normoglycémie en période périconceptionnelle.

Régime, insulinothérapie (contre-indication des antidiabétiques oraux) et autosurveillance par glycémie capillaire des objectifs glycémiques constituent les points essentiels du traitement maternel.

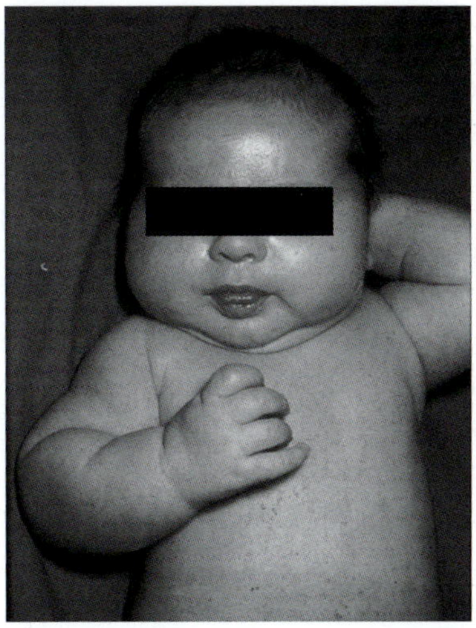

Fig. 1.11. Nouveau-né de mère diabétique. (*Voir aussi dans le cahier couleur.*)

b. Diabète gestationnel

Il s'agit d'un état d'intolérance au glucose survenant pendant la grossesse chez une femme sans antécédent de diabète préalablement. Il complique 4 % des grossesses.

Le dépistage (hyperglycémie provoquée par voie orale) est en général proposé entre 24 et 28 SA, parfois plus tôt en cas de facteurs de risque.
Il expose aux mêmes complications qu'un diabète préalable à la grossesse, à l'exclusion des malformations congénitales (sa survenue est postérieure aux étapes d'organogenèse).

La prise en charge est similaire, l'insulinothérapie étant réservée aux échecs du régime exclusif.

Nouveau-né de mère diabétique : risque majoré de malformations, de macrosomie, de complications obstétricales, d'hypoglycémie, d'hypocalcémie, de cardiomyopathie hypertrophique, de polyglobulie et d'ictère.
Tout diabète pendant la grossesse doit faire l'objet d'une prise en charge rigoureuse visant à atteindre le meilleur équilibre glycémique possible.

2. Herpès génital au cours de la grossesse

a. Définition et épidémiologie

Un herpès génital maternel doit faire craindre un herpès néonatal, mais ce dernier survient le plus souvent en l'absence d'antécédent, la primo-infection maternelle étant souvent asymptomatique.
L'herpès néonatal est rare mais très grave (risque de séquelles neurosensorielles lourdes, de décès).

Il s'agit d'une infection à HSV2 le plus souvent, dont le mode de contamination le plus fréquent est le contact direct avec les sécrétions cervico-vaginales maternelles pendant l'accouchement (autres modes plus rares : passage transplacentaire *in utero*, période post-natale).
Le risque de contamination est maximal en cas de lésion maternelle évolutive : primo-infection dans le mois précédant l'accouchement, récurrence dans les 7 jours précédant l'accouchement.

b. Diagnostic

L'herpès néonatal se présente sous trois formes cliniques principales de gravité croissante : cutanéo-muqueuse, neurologique, et systémique.

Chez un nouveau-né asymptomatique à la naissance, les signes cliniques sont retardés (entre le 5e et le 12e jour de vie); l'infection peut se révéler alors que l'enfant est retourné au domicile.
La forme cutanéomuqueuse se traduit par une éruption cutanée vésiculo-pustuleuse, des ulcérations de la muqueuse buccale, et une kérato-conjonctivite.
La forme neurologique est responsable d'un tableau de méningo-encéphalite, avec des troubles du comportement, des convulsions, et une méningite lymphocytaire.
La forme systémique, de gravité extrême, se traduit par un tableau d'infection sévère avec atteinte multiviscérale notamment hépatique, cardiaque, neurologique et cutanée.

Il est impératif d'assurer la preuve d'une suspicion clinique d'herpès génital en cours de grossesse par des examens virologiques (culture).

La constatation en début de travail de lésions évocatrices d'herpès chez la mère doit conduire à des prélèvements chez elle (lésions cervico-vaginales) et chez le nouveau-né (prélèvements oculaires et pharyngés à J2 et J3 de vie) pour détection d'antigènes (immunofluorescence) et/ou culture.

Il en est de même chez le nouveau-né suspect d'atteinte herpétique, chez qui toute lésion cutanéomuqueuse doit être prélevée pour culture. Le diagnostic repose essentiellement sur la mise en évidence du génome viral par PCR (*Polymerase Chain Reaction*) dans le LCR et le sang, associée au dosage d'interféron-α.

Les sérologies herpétiques ne sont d'aucune utilité.

c. Prise en charge

En cas de primo-infection maternelle ou de récurrence pendant la grossesse, la prévention de la transmission à l'enfant repose sur un traitement maternel par aciclovir ou valaciclovir, associé une désinfection oculaire chez le nouveau-né (aciclovir en collyre).

Une césarienne est recommandée en cas de lésions herpétiques maternelles au début du travail, et discutée en cas de primo-infection datant de moins de 1 mois ou de récurrence datant de moins de 1 semaine avant l'accouchement. Elle est inutile en cas de rupture des membranes supérieure à 6 heures.

En cas de suspicion d'herpès néonatal, la gravité et les risques élevés de mortalité ou de séquelles neurologiques imposent d'instaurer un traitement précoce par aciclovir IV sans attendre la confirmation virologique.

Si le diagnostic est confirmé par les prélèvements viraux, le traitement par aciclovir IV est poursuivi pendant au moins 14 (formes cutanéomuqueuses) à 21 jours (formes neurologiques et systémiques).

Herpès maternel à risque : primo-infection < 1 mois, récurrence < 1 semaine avant l'accouchement.
Herpès néonatal clinique ou simple suspicion : aciclovir IV en urgence chez le nouveau-né.

3. Sérologies VHB, VHC, VIH positives chez la mère

a. Sérologie VHB positive

Environ 1 % des femmes enceintes sont atteintes de l'hépatite B.

La transmission survient à l'accouchement essentiellement (contact avec du sang maternel). Il n'y a pas d'embryofœtopathie. En cas de contamination, 80 à 90 % des nouveau-nés développent une hépatite B chronique.

Le risque de transmission à l'enfant, élevé en l'absence de mesures préventives, est augmenté en cas de positivité de l'Ag HBe avec ADN VHB détectable chez la mère.

Le dépistage (recherche d'Ag HBs) est obligatoire au 6e mois de grossesse.

C'est une cause possible mais rare d'ictère dans les premières semaines de vie.

La prévention de la transmission à l'enfant repose sur une sérovaccination dès la naissance, avant H12 de vie : administration intramusculaire d'immunoglobulines anti-HBs et 1re dose de vaccin contre le VHB. Le schéma vaccinal doit ensuite être poursuivi, avec une injection à 1 et 6 mois de vie. L'efficacité de ces mesures de prévention doit être évaluée par la recherche de l'antigène HBs et le titrage des anticorps anti-HBs à partir de l'âge de 9 mois, et si possible 1 à 4 mois après la dernière dose vaccinale.

Le VHB est excrété dans le lait maternel mais l'allaitement maternel est autorisé après sérovaccination car l'enfant est protégé.

Une césarienne prophylactique ou une toilette antiseptique à la naissance n'ont pas montré leur efficacité.

b. Sérologie VHC positive

Environ 1 % des femmes enceintes sont atteintes de l'hépatite C.

La transmission survient à l'accouchement essentiellement (contact avec du sang maternel). Il n'y a pas d'embryofœtopathie. En cas de contamination, la majorité des nouveau-nés développe une hépatite C chronique.

Le risque de contamination de l'enfant est augmenté en cas de charge virale VHC élevée ou de co-infection par le VIH.

Le dépistage n'est pas obligatoire, mais est recommandé en cas de situation à risque (transfusion avant 1990, toxicomanie, infection par le VIH, entourage d'une personne VHC+, origine asiatique). Il est souvent proposé lors de la 1re consultation.

C'est une cause possible mais rare d'ictère dans les premières semaines de vie.

En dehors de la programmation de la grossesse à un moment où la charge virale est indétectable, il n'y a pas de prévention possible de la transmission verticale actuellement (NB : la ribavirine tératogène est contre-indiquée pendant la grossesse). La réalisation d'une césarienne prophylactique ou celle d'une toilette antiseptique à la naissance n'ont pas montré leur efficacité.

La prise en charge de l'enfant consiste en une surveillance biologique (PCR VHC à 2 et 6 mois, sérologie à 15–18 mois ; pas de bilan à la naissance) et un traitement antiviral des enfants infectés.

L'allaitement maternel n'est pas contre-indiqué (non associé à une incidence plus grande d'infection chez le nouveau-né).

c. Sérologie VIH positive

Environ 1 500 grossesses par an de femmes séropositives pour le VIH sont menées à terme en France.

Cette situation expose le nouveau-né au risque de contamination, notamment en fin de grossesse et au cours de l'accouchement. Il n'y a pas d'embryofœtopathie.

Le traitement préventif de la transmission mère-enfant (TME) a pour objectif d'éviter la transmission du VIH grâce à un contrôle précoce de la charge virale maternelle, si possible indétectable au moment de l'accouchement. Le risque de TME du VIH-1 est de 0,3 % lorsque la charge virale maternelle à l'accouchement est inférieure à 50 copies/mL.

Le dépistage n'est pas obligatoire, mais systématiquement proposé lors de la 1re consultation obstétricale. Il est proposé à nouveau au 3e trimestre de grossesse dans les milieux à risque et/ou si une autre IST coexiste.

Une prise en charge multidisciplinaire est de règle.

Chez une femme recevant un traitement avant la grossesse, il convient de le poursuivre s'il est efficace et bien toléré (hormis l'efavirenz qui est contre-indiqué). Chez une femme n'ayant pas d'indication de traitement pour elle-même avec absence de déficit immunitaire et charge virale < 10 000 copies/mL, un traitement antirétroviral (trithérapie associant deux inhibiteurs nucléosidiques de la transcriptase inverse et un inhibiteur de protéase) doit être débuté au plus tard à 24 SA.

La césarienne systématique n'est recommandée qu'en cas d'indication obstétricale ou de charge virale supérieure à 400 copies/mL.

Une perfusion de zidovudine (AZT) est administrée à la mère pendant l'accouchement si la charge virale est supérieure à 400 copies/mL.

Un traitement prophylactique par zidovudine (AZT) *per os* pendant 4 semaines est donné au nouveau-né.

Certaines situations à risque de TME élevée (pas de traitement maternel durant la grossesse, charge virale élevée de la mère à l'accouchement) peuvent nécessiter un traitement renforcé (bi- ou trithérapie).

L'allaitement maternel est strictement contre-indiqué dans les pays développés.

Le calendrier vaccinal est débuté normalement dans les premiers mois de vie, à l'exception des vaccins vivants tels que le BCG qui doit être reporté jusqu'à confirmation de l'absence d'infection.

Enfin, outre la promotion du lien mère-enfant dans un contexte d'anxiété maternelle vis-à-vis de la transmission du virus, le suivi doit s'attacher à dépister des signes cliniques ou biologiques éventuels de toxicité à court, moyen et long terme des antirétroviraux auxquels le nouveau-né aura été exposé pendant la grossesse (par ex. : toxicité hématologique des inhibiteurs nucléosidiques de la reverse transcriptase comme l'AZT mais aussi toxicité mitochondriale avec atteinte métabolique, neurologique, cardiaque…). Cette surveillance chez l'enfant exposé aux antirétroviraux mais non infecté nécessite un suivi en consultation d'au moins 2 ans.

Il convient d'effectuer le diagnostic de non-contamination ou d'infection à VIH.

Ce diagnostic repose sur les techniques d'isolement viral par biologie moléculaire. En effet, les nourrissons de mères séropositives ont les anticorps anti-VIH de leur mère (passage transplacentaire) jusqu'à l'âge de 15–18 mois environ. Avant cet âge, le test ELISA n'est donc pas informatif sur la contamination du nourrisson. Ces techniques de biologie moléculaire sont la PCR ADN VIH ou la RT-PCR ARN VIH plasmatique (charge virale ARN plasmatique classique).

En pratique, ces examens sont réalisés à J3, M1, M3 et M6. Deux prélèvements négatifs en dehors de la période de prophylaxie néonatale sont nécessaires pour affirmer la non-contamination, dont le diagnostic est ainsi généralement effectué vers l'âge de 3 à 6 mois.

VHB : sérovaccination contre l'hépatite B dès la naissance.
VHC : programmation de la grossesse avec charge virale VHC indétectable.
VIH : AZT post-natal prophylactique, allaitement maternel contre-indiqué, diagnostic de non-contamination, suivi de la toxicité des antirétroviraux.

4. Séroconversions maternelles pendant la grossesse

a. Toxoplasmose

Près de 50 % des femmes enceintes ne sont pas immunisées contre la toxoplasmose.

Environ 1 à 2 % font une primo-infection au cours de la grossesse. Celle-ci expose l'enfant au risque de toxoplasmose congénitale par passage transplacentaire de *Toxoplasma gondii*. L'atteinte fœtale est d'autant plus sévère que la primo-infection est précoce (1er trimestre : tératogenèse, avortement spontané), mais d'autant plus fréquente que la primo-infection maternelle est tardive.

La toxoplasmose congénitale se manifeste par une atteinte neuro-oculaire prédominante (microcéphalie, hydrocéphalie obstructive, calcifications intracrâniennes, choriorétinite). Elle peut être asymptomatique (et diagnostiquée au fond d'œil et à l'échographie transfontanellaire à la naissance).

Le dépistage du statut sérologique est obligatoire lors de la 1re consultation prénatale, puis tous les mois jusqu'à l'accouchement en cas de sérologie négative.

Des recommandations hygiéno-diététiques (consommation de viande bien cuite, lavage des légumes et fruits consommés crus, éviction du contact avec les chats) sont proposées pour limiter le risque de séroconversion. Il n'existe pas de vaccin contre la toxoplasmose.

La prise en charge en cas de primo-infection maternelle confirmée repose actuellement sur le traitement prophylactique systématique de la mère par spiramycine (Rovamycine®) en attendant les résultats du diagnostic de contamination fœtale (efficacité contestée).

Le diagnostic d'atteinte fœtale est possible par amniocentèse après 18 SA et au moins 4 semaines au décours de la séroconversion.

En cas de toxoplasmose congénitale prouvée, un traitement curatif précoce par pyriméthamine (Malocide®) et sulfadiazine (Adiazine®) est institué jusqu'à la fin de la grossesse. Un suivi échographique régulier permet de déceler les signes de fœtopathie dont la présence justifie une interruption médicale de grossesse. Si la grossesse est poursuivie, le nouveau-né bénéficiera d'un traitement curatif pendant au moins 1 an.

En l'absence de preuve de toxoplasmose congénitale, le traitement prophylactique maternel est maintenu jusqu'à la fin de la grossesse (risque de faux négatifs de l'amniocentèse), avec un suivi échographique régulier.

Dans tous les cas, un suivi post-natal (neurologique, ophtalmologique) est indispensable.

b. Rubéole

Environ 10 % des femmes enceintes ne sont pas immunisées contre la rubéole. On compte moins de 40 cas par an en France de rubéole pendant la grossesse.

Le risque d'atteinte fœtale par passage viral transplacentaire est important en cas de rubéole maternelle avant 18 SA.

La rubéole congénitale est une embryofœtopathie associant un RCIU et une atteinte neurosensorielle (surdité, microcéphalie, retard psychomoteur), cardiaque (malformations) et oculaire (microphtalmie, cataracte, rétinite).

Le dépistage du statut sérologique de toute femme enceinte est obligatoire lors de la 1re consultation, avec un contrôle vers 20 SA en cas de sérologie négative.

La prévention du risque fœtal repose sur la vaccination des femmes non immunisées en âge de procréer et celle des enfants dans le cadre du calendrier vaccinal. Une femme enceinte séronégative devra être vaccinée en post-partum (le vaccin vivant atténué est contre-indiqué au cours de la grossesse).

En cas de séroconversion maternelle, le diagnostic anténatal de rubéole congénitale par amniocentèse au moins 4 semaines après la séroconversion est possible.

Il n'existe pas de traitement. Seule une surveillance échographique mensuelle à la recherche d'anomalies évocatrices est mise en place.

Une interruption médicale de grossesse est justifiée en cas d'atteinte fœtale.

c. Varicelle

Environ 5 % des femmes enceintes ne sont pas immunisées contre la varicelle. On compte environ 700 cas par an en France de varicelle en cours de grossesse.

Le dépistage du statut sérologique n'est pas obligatoire.

Le diagnostic de varicelle maternelle est posé, après une phase d'incubation silencieuse de 15 jours, devant une éruption vésiculeuse prurigineuse avec éléments d'âges différents (voir chapitre 15).

Le risque pour le fœtus dépend du terme à la primo-infection maternelle. Avant 20 SA, le risque est celui d'une varicelle congénitale (2 %), de pronostic sévère, associant un RCIU et une atteinte cutanée, oculaire, neurologique et squelettique. Après 20 SA, le risque d'embryofœtopathie est faible.

En cas de varicelle maternelle en fin de grossesse, dans les 5 jours précédant ou les 3 jours suivant l'accouchement, le risque est celui d'une varicelle néonatale, mortelle dans 20 à 30 % des cas. Celle-ci, survenant entre le 5e et le 10e jour de vie, associe une éruption cutanée généralisée, volontiers ulcéronécrotique ou hémorragique, et une atteinte pulmonaire et neurologique (méningo-encéphalite).

La prise en charge d'une femme enceinte en contact avec un sujet varicelleux repose sur la vérification de son statut immunitaire (anamnèse, dosage du taux d'IgG antivaricelle).

En cas de séronégativité, l'administration IV d'immunoglobulines spécifiques anti-VZV est discutée (Varitec®, disponible en ATU). La vaccination contre VZV est contre-indiquée chez la femme enceinte.

La prise en charge d'une femme enceinte atteinte de varicelle diffère selon le terme de grossesse.

Avant 24 SA, une surveillance échographique mensuelle seule est effectuée, à la recherche de signes d'embryofœtopathie; une ponction de liquide amniotique est inutile en l'absence de signes échographiques suspects. Aux alentours du terme, il convient d'instaurer un traitement antiviral par aciclovir IV chez la mère pendant 8–10 jours.

En cas de varicelle maternelle survenant entre 5 jours avant l'accouchement et 3 jours après celui-ci, il est indispensable d'isoler le nouveau-né, de le traiter par aciclovir IV (20 mg/kg/8 h), et de discuter l'administration IV d'immunoglobulines spécifiques anti-VZV (en ATU).

Toxoplasme et rubéole : suivi sérologique en cas de séronégativité maternelle.
Varicelle néonatale : isolement du nouveau-né et traitement par aciclovir IV.

E. Infections bactériennes néonatales

1. Définitions

La prévalence de l'infection bactérienne néonatale demeure élevée mais significativement réduite depuis les mesures de prise en charge périnatale et notamment depuis la généralisation de l'antibioprophylaxie des infections néonatales précoces à streptocoque B.

On distingue les infections bactériennes primitives, qui regroupent les infections maternofœtales (IMF, les plus fréquentes) et les infections néonatales tardives primitives, des infections secondaires (nosocomiales), survenant en cours d'hospitalisation.

Seules les infections bactériennes primitives seront étudiées dans ce chapitre. Les infections virales et parasitaires ont été traitées dans les paragraphes précédents.

Les IMF, de transmission anté- ou pernatale, surviennent le plus souvent dans les 72 premières heures de vie. Les modes de contamination sont le plus souvent la voie transmembranaire (chorioamniotite) avec ou sans rupture des membranes et la voie ascendante (depuis la filière génitale) lors de l'accouchement, plus rarement la voie hématogène transplacentaire.

Les bactéries les plus fréquemment en cause sont le streptocoque du groupe B (SGB), puis *Escherichia coli*. Pour ce dernier, le sérotype capsulaire K1 est le plus redoutable, puisqu'il est responsable de méningites néonatales et de septicémies. Les autres streptocoques (notamment entérocoque), bacilles Gram négatifs et anaérobies sont plus rares. *Listeria monocytogenes* est devenue très rare.

Les deux germes les plus fréquents des IMF sont le streptocoque du groupe B et *E. coli*.

2. Diagnostic d'IMF

a. Enquête clinique

Les données d'anamnèse concernant la grossesse ou l'accouchement sont essentielles pour suspecter une infection. Les facteurs de risque (critères) anamnestiques d'IMF sont actuellement classés en majeurs et mineurs selon les recommandations Anaes de 2002 qui devraient être prochainement réactualisées (tableau 1.9).

Chez un nouveau-né asymptomatique, la présence d'un de ces critères (ou plus) nécessite une surveillance clinique rapprochée pendant les 24 premières heures de vie, des prélèvements bactériologiques voire un bilan biologique sanguin (voir § 3 Prise en charge en cas de suspicion d'IMF).

Tableau 1.9. Critères anamnestiques de suspicion d'IMF bactérienne.

Majeurs	– Tableau évocateur de chorioamniotite – Jumeau atteint d'une IMF – Température maternelle avant ou en début de travail ≥ 38 °C – Prématurité spontanée < 35 SA – Durée de rupture de la poche des eaux (RPDE) ≥ 18 h – Rupture prématurée des membranes (RPM) > 12 h avant début du travail – En l'absence d'antibioprophylaxie maternelle complète : • antécédent d'IMF à SGB lors d'une grossesse précédente • portage vaginal de SGB chez la mère • bactériurie à SGB pendant la grossesse chez la mère
Mineurs	– Durée de rupture de la poche des eaux ≥ 12 h mais < 18 h – Prématurité spontanée < 37 SA et ≥ 35 SA – Fièvre maternelle en fin de travail – Tachycardie fœtale, anomalies du rythme cardiaque fœtal ou mauvaise adaptation néonatale inexpliquées – Liquide amniotique (LA) teinté ou méconial

Il n'existe pas de signe clinique spécifique. Les symptômes possibles sont nombreux, mais rarement tous réunis. Chacun d'entre eux doit attirer l'attention.

Toute anomalie clinique doit faire suspecter une IMF :

- troubles de la régulation thermique :
  - fièvre (≥ 38 °C, rare en pratique), hypothermie (< 35 °C),
  - modification de la température de régulation (si enfant en incubateur) ;
- signes hémodynamiques :
  - teint gris, pâleur, marbrures,
  - tachycardie, TRC ≥ 3 s, hypotension artérielle ;
- signes respiratoires :
  - geignements, signes de lutte respiratoire inexpliqués,
  - tachypnée, apnées et accès de cyanose ;
- signes neurologiques :
  - hyporéactivité, somnolence, troubles de la conscience, irritabilité,
  - troubles du tonus, convulsions,
  - bombement de la fontanelle ;

- autres :
  - difficultés alimentaires, mauvaise prise de poids,
  - hépatomégalie, splénomégalie, ballonnement abdominal,
  - purpura, éruption cutanée de tous types, ictère (précoce, prolongé), omphalite,
  - diminution de la mobilité spontanée ou douleur à la mobilisation d'un membre.

b. Enquête paraclinique

La bactériologie permet de confirmer le diagnostic et de préciser le germe en cause.

Les autres examens complémentaires servent à étayer la probabilité d'une infection.

Examens à pratiquer chez un nouveau-né suspect d'IMF :

- hémoculture = examen de référence (sensibilité médiocre ≈ 20 %) :
  - systématique avant toute antibiothérapie,
  - culture ≥ 48 h + sérotypage SGB et *E. coli*;
- bilan inflammatoire :
  - NFS et CRP (ayant habituellement peu d'intérêt avant 12 heures de vie),
  - procalcitonine au sang du cordon (en cours de validation);
- ponction lombaire (chez un enfant stable, sans retarder l'antibiothérapie) :
  - en cas de signes généraux ou de sepsis, de signes neurologiques,
  - en cas de positivité des hémocultures;

Les frottis et culture placentaires ne sont plus utilisés en routine.

L'ECBU est indispensable dans le seul cadre des infections néonatales tardives.

Les prélèvements périphériques (gastriques et orificiels) ne sont plus systématiquement pratiqués à la naissance par les services de néonatalogie. Les recommandations Anaes de 2002 qui les citent dans l'enquête paraclinique (fig. 1.12) connaîtront sur ce sujet une nouvelle rédaction prochaine.

Le dosage de la procalcitonine au sang du cordon semble être un marqueur à la fois sensible et spécifique de l'infection maternofœtale. Ces résultats demandent à être confirmés par des études multicentriques en cours de validation.

En l'absence d'antibiothérapie maternelle, la négativité des examens paracliniques constitue un élément important pour éliminer une IMF.

Lorsque le nouveau-né est cliniquement et/ou biologiquement suspect d'infection, une bactérie isolée dans le liquide gastrique rend probable le diagnostic d'infection à ce germe, en particulier si cette bactérie est reconnue comme à risque d'IMF.

Une antibiothérapie systématique serait inutile et à risque chez des enfants indemnes de suspicion clinique diagnostique.

Principaux facteurs de risque d'IMF : fièvre maternelle, RPDE > 12 h, chorioamniotite, prématurité.
Tout nouveau-né symptomatique est suspect d'infection jusqu'à preuve du contraire. Dans tous les cas, l'examen clinique est primordial pour porter le diagnostic d'infection néonatale dès la naissance en maternité ou au-delà.
Examen paraclinique essentiel : l'hémoculture.

3. Prise en charge en cas de suspicion d'IMF

a. Nouveau-né symptomatique

Quand l'enfant est symptomatique, une antibiothérapie probabiliste par voie IV doit être administrée en urgence après bilan clinique, biologique et bactériologique (fig. 1.12).

Les antibiotiques à spectres les plus larges doivent être privilégiés selon les contextes de l'épidémiologie locale (proportion *E. coli*, SGB).

Une bithérapie par bêtalactamines (amoxicilline ou céfotaxime) + gentamycine IV est le plus souvent recommandée.

Après 48 heures de traitement, une réévaluation est faite, fondée sur l'état clinique de l'enfant et les résultats des examens paracliniques, en particulier bactériologiques. Le traitement sera alors interrompu, poursuivi ou adapté.

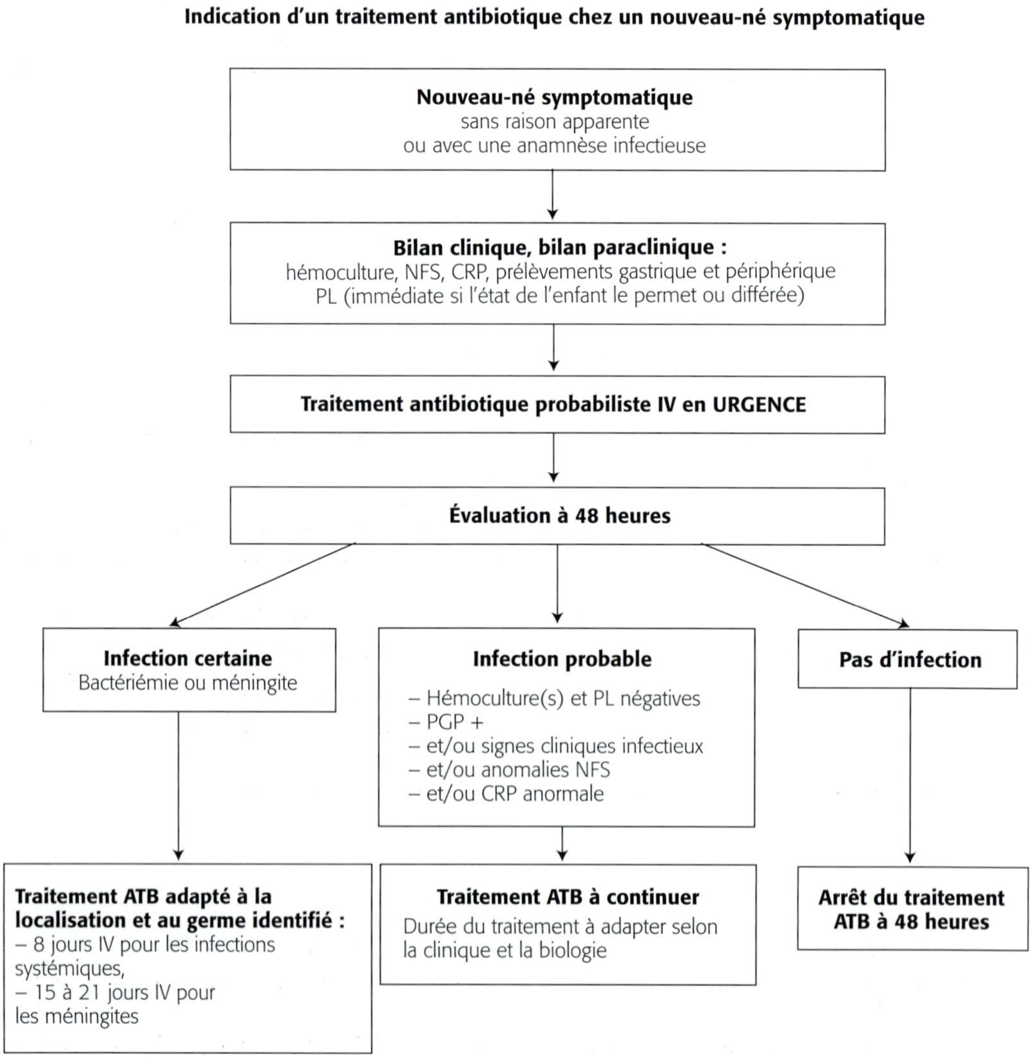

Fig. 1.12. Antibiothérapie chez le nouveau-né symptomatique (Anaes, 2002).

b. Nouveau-né asymptomatique

Si le nouveau-né est asymptomatique mais a des critères anamnestiques de suspicion d'IMF, la décision de traitement est fonction des critères présents (majeurs/mineurs) et de l'évolutivité d'éventuels marqueurs paracliniques. Une chorioamniotite maternelle et une IMF chez le jumeau sont deux indications formelles d'antibiothérapie immédiate.

Dans les autres situations, le bilan biologique sanguin et la décision d'antibiothérapie sont différés à H12. L'association de facteurs de risque et d'un syndrome inflammatoire est habituellement l'indication à une antibiothérapie probabiliste, qui fait l'objet d'une réévaluation après 48 h de traitement (voir *supra*).

L'évolution des pratiques va vers une réduction des politiques d'antibiothérapies excessives chez les nouveau-nés asymptomatiques cliniquement, régulièrement surveillés.

La prise en charge des suspicions d'IMF à SGB constitue un cas particulier.

Le dépistage systématique du portage vaginal de SGB (prévalence ≈ 10 %) est recommandé à partir du terme de 34 SA. Une antibioprophylaxie per-partum (chez la mère) par pénicilline G ou amoxicilline IV est recommandée en cas de dépistage vaginal positif du SGB, d'antécédent d'infection à SGB, de bactériurie à SGB en cours de grossesse, de rupture prolongée des membranes (> 12 h), et de fièvre maternelle (> 38 °C) pendant le travail.

En fonction du respect ou non de ces mesures de prévention des IMF à SGB, la prise en charge des nouveau-nés asymptomatiques fait l'objet d'une recommandation de l'Anaes (fig. 1.13).

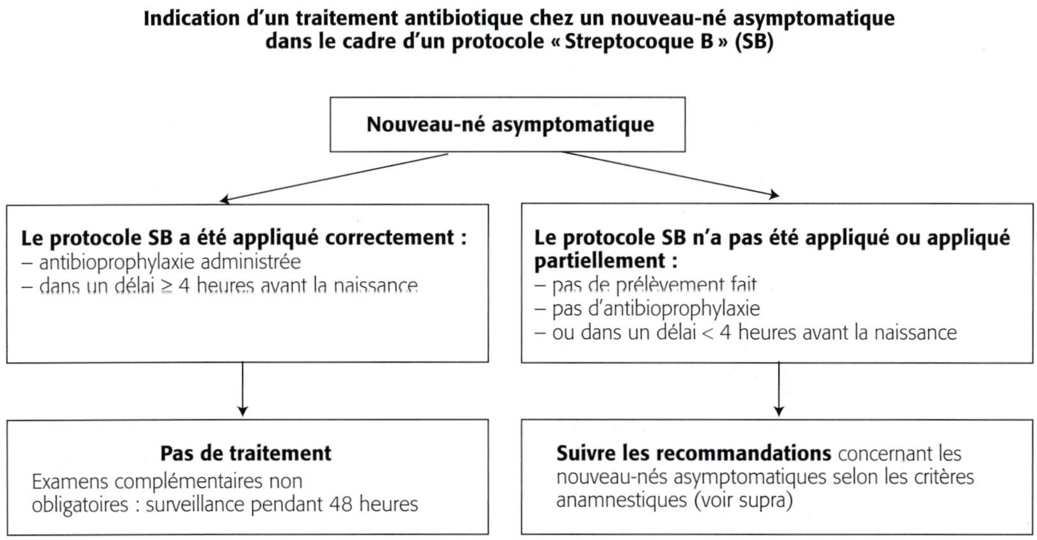

Fig. 1.13. Antibiothérapie chez le nouveau-né asymptomatique (Anaes, 2002).

L'infection bactérienne néonatale doit être suspectée sur des critères cliniques, confortée par certaines données biologiques et affirmée par les examens bactériologiques les plus utiles (hémoculture, LCR, ECBU).

Nouveau-né symptomatique, chorioamniotite ou jumeau atteint d'IMF : biantibiothérapie probabiliste IV et réévaluation à H48.

F. Détresses respiratoires

1. Causes

Les détresses respiratoires sont la principale cause d'hospitalisation du nouveau-né en réanimation ou soins intensifs. Elles sont d'origine variée ; les causes principales sont des pathologies de l'adaptation à la vie extra-utérine (tableau 1.10).

Tableau 1.10. Causes de détresse respiratoire néonatale.

Pathologies de l'adaptation	– Retard de résorption du liquide pulmonaire (= tachypnée transitoire = détresse respiratoire transitoire) – Inhalation de liquide amniotique méconial – Maladie des membranes hyalines – Hypertension artérielle pulmonaire persistante
Autres causes	– Infections – Épanchements pleuraux gazeux (pneumothorax, pneumomédiastin) ou liquidiens (chylothorax congénital) – Cardiopathies congénitales malformatives, insuffisance cardiaque – Malformations thoraciques et ORL : • hernie de coupole diaphragmatique • atrésie de l'œsophage • atrésie des choanes, autres malformations ORL – Maladies neuromusculaires

Trois causes principales de détresse respiratoire néonatale : retard de résorption du liquide pulmonaire, maladie des membranes hyalines, inhalation de liquide amniotique méconial.
Toujours évoquer une infection.

2. Diagnostic

a. Enquête clinique

Données anamnestiques utiles :

- pathologie maternelle (diabète gestationnel, contexte infectieux) ;
- administration d'une corticothérapie anténatale à visée maturative ;
- accouchement (césarienne, anesthésie générale), asphyxie périnatale ;
- délai entre la naissance et l'apparition de la détresse respiratoire.

Caractérisation de la détresse respiratoire :

- polypnée : FR > 60/min ;
- signes de lutte respiratoire : intensité appréciée par le score de Silverman (tableau 1.11) ;

Tableau 1.11. Score de Silverman.

Critères	0	1	2
Battement des ailes du nez (BAN)	Absent	Modéré	Intense
Balancement thoraco-abdominal (BTA)	Soulèvement synchrone	Thorax immobile	Respiration paradoxale
Tirage intercostal (TIC)	Absent	Modéré	Intense
Entonnoir xiphoïdien	Absent	Modéré	Intense
Geignement expiratoire	Absent	Audible au stéthoscope	Audible à l'oreille

- cyanose : généralisée, intense ou modérée (en général reconnue pour une SpO_2 <85 %) ;
- signes de gravité : pauses respiratoires (épuisement), troubles hémodynamiques.

Signes orientant vers une cause :

- asymétrie auscultatoire → pneumothorax, hernie de coupole diaphragmatique ;
- râles humides → inhalation méconiale, retard de résorption du liquide pulmonaire ;
- teint gris, hépatosplénomégalie → infection.

Concernant le score de Silverman : le tirage sus-sternal (= obstacle laryngé) ne fait pas partie du score ; les signes de lutte peuvent être sous-estimés chez le nouveau-né à terme ou chez le macrosome.

b. Enquête paraclinique

Examens complémentaires à prescrire :

- radiographie du thorax de face : images radiologiques pas toujours spécifiques ;
- gaz du sang (capillaire ou veineux habituellement) : acidose, hypercapnie ;
- ceux orientant vers une IMF : voir paragraphe spécifique.

Score de Silverman (nouveau-né) : BAN, BAT, TIC, entonnoir xiphoïdien, geignement expiratoire.

3. Principes de prise en charge

Toute détresse respiratoire néonatale nécessite :

- la libération des voies aériennes supérieures (désobstruction rhinopharyngée) ;
- une oxygénothérapie et/ou une pression positive expiratoire au masque ou sur tube (correction de l'hypoxie) ;
- la pose d'une voie d'abord veineux ;
- la mise en route rapide du traitement étiologique ;
- le transfert dans une structure adaptée (réanimation ou soins intensifs néonatals).

Les formes les plus sévères bénéficient d'une ventilation mécanique par voie endotrachéale, le plus souvent conventionnelle, parfois à haute fréquence (OHF), et d'un traitement inhalé par NO (monoxyde d'azote) en cas d'HTAP (hypertension artérielle pulmonaire) associée.

Cette prise en charge thérapeutique doit éviter deux risques : l'hypoxie prolongée (risque de séquelles notamment cérébrales) et l'hyperventilation (hyperoxie et hypocapnie, délétères pour les poumons, le cerveau et la rétine).

4. Synthèse des causes médicales de détresse respiratoire

Elle est proposée dans le tableau 1.12.

G. Autres situations pathologiques

1. Ictères pathologiques

Un chapitre spécifique est consacré à l'ictère néonatal (voir chapitre 2).

Tableau 1.12. Synthèse des principales causes médicales de détresse respiratoire.

	Retard de résorption	Inhalation méconiale	Infection néonatale	Maladie des membranes hyalines (MMH)
Contexte	Césarienne (surtout avant travail)	Nouveau-né à terme ou post-terme Liquide amniotique méconial Asphyxie périnatale	Facteurs de risque d'IMF	Prématurité (< 32 SA) Parfois diabète maternel
Clinique	Détresse respiratoire immédiate s'améliorant progressivement en quelques heures Polypnée prédominante	Détresse respiratoire immédiate, d'évolution potentiellement grave	Non spécifique	Détresse respiratoire apparue très rapidement après la naissance et d'aggravation progressive
Radio thorax	Syndrome interstitiel modéré Scissurite	Opacités alvéolaires grossières, asymétriques Troubles de ventilation	± Opacités alvéolaires irrégulières	Petit volume pulmonaire Syndrome alvéolaire bilatéral
Gaz du sang	Normaux	Hypoxie, hypercapnie	Variables	Hypoxie, hypercapnie
Traitement	o_2 par canules nasales Voire ventilation mécanique avec PEP, généralement par voie nasale, rarement par voie endotrachéale	À la naissance : aspirations trachéales si l'enfant a besoin d'être réanimé Ventilation mécanique	Antibiothérapie Soutien ventilatoire adapté à l'intensité de la détresse respiratoire	Surfactant exogène Ventilation mécanique avec PEP par voie nasale ou endotrachéale
Pronostic	Excellent	Celui de l'asphyxie périnatale	Celui de l'infection	Celui de la prématurité Dysplasie bronchopulmonaire

2. Autres cas nécessitant une prise en charge spécialisée

Outre les pathologies détaillées plus haut :

- les malformations congénitales diagnostiquées en anténatal ou lors du 1er examen à la naissance (cardiopathie, hernie de coupole diaphragmatique, malformations pulmonaires, défects de la paroi abdominale, anomalies de fermeture du tube neural, etc.);
- l'asphyxie périnatale (improprement appelée « souffrance fœtale aiguë »);
- les traitements maternels pouvant retentir sur la santé du nouveau-né, par exemple : bêta-bloquants, antidépresseurs, neuroleptiques, benzodiazépines.

Toute anomalie de l'examen clinique (liste non exhaustive) :

- anomalies cardiovasculaires : cyanose réfractaire à l'administration d'O_2, abolition des pouls fémoraux, souffle cardiaque, troubles du rythme;
- anomalies neurologiques et sensorielles : mouvements anormaux, convulsions, mauvaise poursuite oculaire, otoémissions acoustiques négatives;
- anomalies cutanées;
- anomalie de l'examen des hanches;
- syndrome dysmorphique.

V. Promouvoir la qualité des premiers liens affectifs parents-enfant et expliquer les bases de la puériculture

A. Liens affectifs parents-enfant

En salle de naissance, après s'être assuré que l'adaptation néonatale est normale, le contact physique mère-enfant doit être privilégié quel que soit le mode d'accouchement : poser le nouveau-né sur le ventre de la mère, effectuer une première mise au sein précoce si la mère souhaite allaiter, faire les premiers soins en présence des parents.

Les suites de couches sont un lieu d'apprentissage, d'échanges, où les parents et l'enfant font connaissance. L'accompagnement à l'apprentissage des soins au nouveau-né permet de faire découvrir les compétences du nouveau-né et accroître la confiance des parents dans leurs capacités. Il permet l'expression des difficultés éventuelles, l'observation des comportements et la mise en place d'une véritable éducation pour la santé.
Le raccourcissement de la durée de séjour ne doit pas se faire au détriment de cette phase d'écoute et d'accompagnement, à laquelle le père doit aussi être largement associé.

La mise en place de liens affectifs peut être mise à l'épreuve dans les situations où le nouveau-né nécessite des soins médicaux particuliers. La promotion des liens parents-enfant doit rester une préoccupation constante quand le nouveau-né est hospitalisé (horaires de visite non limités pour les parents, participation des parents aux soins, soutien à l'allaitement maternel…).

B. Allaitement maternel

1. Promotion de l'allaitement maternel

Le choix du mode d'alimentation du nourrisson a des répercussions sur sa santé et son développement, sur la santé de la mère et sur la relation mère-enfant.
Le lait maternel est le lait le plus adapté pour la croissance et le développement du nourrisson. L'OMS recommande un allaitement maternel exclusif pendant une durée de 6 mois.

Avantages de l'allaitement maternel (d'autant plus significatifs qu'il est exclusif et prolongé), chez le nouveau-né à terme comme le prématuré :

- correspondre à un véritable modèle nutritionnel et être adapté constamment aux besoins physiologiques de l'enfant (modification de sa composition avec le nycthémère, le moment de la tétée, l'âge de l'enfant et son terme);
- diminuer le risque infectieux (gastroentérites, otites, infections respiratoires);
- participer à prévenir l'obésité, les maladies atopiques (asthme, dermatite atopique), et diminuer le risque cardiovasculaire;
- favoriser les interactions mère-enfant;
- constituer un avantage socio-économique (meilleure protection contre la dénutrition dans les pays en voie de développement).

Pour la mère, les avantages de l'allaitement maternel sont de diminuer le risque de diabète de type 2, de cancer du sein et de l'ovaire, de faciliter une perte de poids progressive après la grossesse, de diminuer la réponse au stress et d'améliorer le bien-être et l'estime de soi.

La promotion de l'allaitement maternel en France est l'un des objectifs du Programme national nutrition santé. Le Code du travail prévoit des mesures pour encourager la poursuite de l'allaitement maternel (pauses sur le temps de travail, réduction journalière du temps de travail ou horaires de travail souples, lieux appropriés pour exprimer le lait).

Cependant les données épidémiologiques indiquent que moins de 50 % des mères françaises allaitent à la sortie de la maternité, pour une durée d'environ 10 semaines (chiffres inférieurs à ceux de la plupart des pays européens). L'implication des pédiatres (notamment en maternité) doit être exemplaire pour la promotion de l'allaitement, tout en gardant bien à l'esprit que le choix revient à la mère.

Promotion de l'allaitement maternel : *breast is best*.
L'OMS recommande un allaitement exclusif pendant une durée de 6 mois.

2. Modalités

Une information sur l'allaitement maternel doit être délivrée pendant la grossesse. Un démarrage précoce est crucial pour la mise en place d'une lactation efficace. Une première tétée doit être ainsi favorisée dans l'heure qui suit la naissance.

La mère doit être informée sur la bonne position du nouveau-né (ventre de l'enfant contre celui de la mère, avec oreille, épaule et hanche alignées) et la prise correcte du sein par l'enfant (bouche grande ouverte et langue vers le bas), qui permettent une succion efficace (rythme lent et régulier, déglutition audible) et un transfert de lait optimal tout en prévenant les tétées douloureuses et les lésions du mamelon.

L'hygiène des mamelons requiert simplement une toilette quotidienne à l'eau et au savon. Il n'existe aucun médicament ou régime influençant favorablement la sécrétion lactée. L'arrêt du tabagisme doit être encouragé.

Chez le nouveau-né à terme bien portant, le rythme et la durée des tétées sont déterminés par l'enfant selon ses besoins (allaitement à la demande), avec une moyenne de 8 à 12 tétées par jour les premières semaines ; ensuite, les nourrissons espacent spontanément les tétées.

L'enfant repu s'endort. Le sein lui échappe de la bouche, signal que la tétée est terminée. Il peut aussi lâcher le sein tout en étant encore éveillé, on peut alors lui proposer l'autre sein. L'enfant évacue sous forme de rots l'air dégluti au cours de la tétée, lors de pauses au cours de celle-ci ou à la fin.

Il n'est pas nécessaire de peser quotidiennement le nouveau-né (en dehors des premiers jours de vie) ni de le peser avant et après les tétées pour évaluer la quantité bue. La satisfaction de l'enfant, des mictions abondantes (au moins 5–6 couches lourdes par jour), des selles pluriquotidiennes et une prise pondérale de 200–250 g par semaine témoignent du succès de l'allaitement.

Une perte de poids est physiologique au cours de la première semaine de vie ; elle est en moyenne de 7,5 % du poids de naissance (ne doit pas dépasser 10 %). Le poids de naissance doit être repris avant J10 de vie.

Pour prévenir le risque de maladie hémorragique, une 3e dose de vitamine K (2 mg *per os*) doit être prescrite à 1 mois de vie en cas d'allaitement maternel exclusif, sans oublier (comme pour un allaitement artificiel mais avec une dose plus importante) une supplémentation en vitamine D (800 à 1 000 UI/j).

Allaitement maternel exclusif : penser à une 3e dose de vitamine K.

3. Complications et contre-indications

L'ictère au lait de mère est sans gravité (voir chapitre 2).

Les difficultés de succion de l'enfant, plus fréquentes s'il est immature, peuvent rendre nécessaire l'utilisation temporaire d'un tire-lait.

L'insuffisance de lait est le plus souvent la conséquence d'une conduite inappropriée de l'allaitement (tétées inefficaces et/ou trop peu nombreuses) à l'origine d'une diminution du transfert de lait au nourrisson et de la sécrétion lactée. Elle nécessite des conseils et un soutien visant à restaurer la confiance de la mère dans ses compétences, et, pour stimuler la sécrétion lactée, des mises au sein plus fréquentes et éventuellement l'utilisation temporaire d'un tire-lait.

Les douleurs et crevasses des mamelons sont fréquentes. Elles sont secondaires à une friction anormale du mamelon avec la cavité buccale de l'enfant en relation avec un mauvais positionnement qu'il faut rechercher et s'attacher à corriger.

L'engorgement correspond à une tension très douloureuse des seins contemporaine de la montée de lait avec œdème résultant d'une stase capillaire et lymphatique, qui devient pathologique lorsqu'elle s'accompagne de fièvre, douleur et gêne à l'écoulement du lait. Il faut préconiser l'expression du lait (manuelle ou à l'aide d'un tire-lait) qui réduit la stase lactée, suivie d'une tétée. La restriction hydrique, le bandage des seins aggravent l'inconfort de la mère et ne sont pas recommandés.

La lymphangite est une inflammation du sein pouvant évoluer vers une infection. Les signes cliniques, habituellement unilatéraux, vont de la simple inflammation localisée d'un segment du sein avec rougeur, douleur et augmentation de la chaleur locale à un aspect plus sévère de cellulite avec peau d'orange (mastite). Ces signes locaux peuvent précéder ou s'associer à des signes généraux (fièvre ou symptômes pseudo-grippaux). Le traitement repose sur un drainage du sein efficace (tétées sans restriction de durée ni de fréquence, extraction manuelle ou avec un tire-lait). Suspendre l'allaitement expose au développement d'un abcès du sein. Un traitement antibiotique est indiqué en cas de mastite infectieuse (confirmée si possible par mise en culture du lait avec antibiogramme), ou si les symptômes sont graves d'emblée, si une lésion du mamelon est visible, ou si les symptômes ne s'améliorent pas en 12–24 heures. L'antibiotique prescrit devra être compatible avec l'allaitement.

Les véritables contre-indications permanentes à l'allaitement maternel sont peu nombreuses : infection maternelle par le VIH (pays industrialisés), cardiopathie ou néphropathie sévère chez la mère, certains médicaments sans alternative thérapeutique (antimitotiques, immunosuppresseurs, lithium, antituberculeux), galactosémie chez l'enfant.

Ictère au lait de mère : ne pas interrompre l'allaitement maternel.
L'engorgement et la lymphangite sont des complications fréquentes qui ne nécessitent en général pas l'arrêt de l'allaitement maternel.

C. Conseils pratiques aux parents

1. Conseils de base de puériculture

Un sommeil de qualité est indispensable à un bon développement.

Le change doit être effectué après chaque tétée (soins du siège à l'eau et solution lavante sans savon à bien rincer et sécher, ou lait de toilette). Chez la fille, la toilette vulvaire doit se faire de haut en bas pour éviter la contamination par les selles. Une pommade protectrice peut être appliquée.

La toilette (bain quotidien ou tous les 2 jours) est un moment privilégié qui permet aux parents de prendre soin du corps de leur enfant, en établissant avec lui les premières relations affectives.

Le savonnage (solution lavante sans savon) doit commencer par le cuir chevelu, le corps, les membres en insistant particulièrement sur les plis, et se terminer par le siège. Le rinçage et le séchage doivent être soigneux. Ne jamais utiliser de coton-tige pour les oreilles, mais recueillir les sécrétions au niveau du pavillon. Ne pas essayer de décalotter le petit garçon.

2. Suivi médical

Les parents doivent être informés de la nécessité d'un suivi médical régulier. Mensuel pendant les premiers mois de vie, biannuel jusqu'à au moins 2 ans, il est poursuivi durant toute l'enfance.

Il permet de vérifier la normalité du développement psychomoteur, de la croissance staturo-pondérale et du PC, d'effectuer des dépistages (notamment neurosensoriels), de donner des conseils pour l'alimentation et la diversification, et d'effectuer les vaccinations.

3. Mesures de prévention dans les 2 premières années de vie

Dans le cadre de la prévention de la mort inattendue du nourrisson (MIN), le lit du nouveau-né doit être situé dans un endroit calme et non enfumé, éloigné des sources de chaleur et des fenêtres, avec une température de 19 °C. L'enfant doit être couché sur le dos et non surcouvert. Il faut choisir un matelas ferme, éviter les couffins non rigides, les oreillers, les couettes, et préférer les surpyjamas (turbulettes). Ne pas faire dormir le nourrisson dans le même lit qu'un adulte (co-sleeping).

Des mesures de prévention de la transmission des infections doivent également être mises en œuvre (lavage des mains avant chaque soin à l'enfant et avant la préparation des repas, évitement du contact rapproché du visage et des mains des personnes enrhumées).

Il est important de prévenir les accidents domestiques : chutes (fenêtres, escaliers), noyade (bain, piscine), asphyxie (sacs plastiques, petits aliments et petits objets), brûlures (bain trop chaud, lait trop chauffé au micro-ondes, prises électriques) et intoxications (médicaments, produits d'entretien).

Il ne faut jamais secouer un nourrisson pour le faire taire ou pour jouer, ni laisser un bébé seul à domicile ou dans une voiture.

L'enfant doit être protégé du soleil (crème solaire, vêtements, pas d'exposition entre 12 et 16 h).

Les parents doivent être informés des risques du tabagisme passif (MIN, asthme du nourrisson), de la nécessité de consulter rapidement en cas de problème médical (fièvre avant 3 mois, difficultés alimentaires, gêne respiratoire, diarrhée, vomissements, comportement inhabituel) et d'apporter toujours le carnet de santé.

Conseils : prévention de la MIN, arrêt du tabagisme parental, conduite à tenir en cas de fièvre.

D. Sortie de la maternité

La mise à jour du carnet de santé est obligatoire à la sortie de la maternité.

Celui-ci précise les informations apportées par l'examen clinique en maternité, la date de réalisation des dépistages obligatoires, le régime choisi (allaitement maternel ou artificiel), ainsi que le poids de sortie.

L'ordonnance de sortie de maternité comporte :

- la prescription d'un régime précis par alimentation lactée :
  - allaitement maternel : conseils de puériculture,
  - allaitement artificiel : 1 cuillère-mesure dans 30 mL d'eau;
- les supplémentations vitaminiques recommandées :
  - vitamine D : quel que soit le mode d'allaitement,
  - vitamine K : en cas d'allaitement maternel exclusif;
- les soins du cordon ombilical jusqu'à sa chute (entre J8 et J15) :
  - application locale quotidienne de solution antiseptique, séchage spontané,
  - sans occlusion.

Une consultation par un pédiatre est recommandée avant la fin du 1er mois de vie (d'autant plus rapidement que la sortie de maternité est précoce).

Une pesée hebdomadaire (par ex. : en PMI) est recommandée le premier mois en cas d'allaitement maternel.

Remise du carnet de santé et explication du suivi médical systématique.

Point de vue de l'expert

Le programme de néonatologie de l'ECN a été élargi, notamment aux complications de la prématurité et du RCIU, et les infections figurent actuellement explicitement au programme.

Ce chapitre a été volontairement rédigé de façon très complète pour permettre une approche optimale et exhaustive de l'étudiant, mais aussi du futur médecin généraliste ou pédiatre, d'une surspécialité pédiatrique qui lui est souvent étrangère.

L'étudiant doit cibler ses connaissances concernant des sous-chapitres incontournables :

- l'évaluation du nouveau-né à terme dans la spécificité de son approche clinique (maturation somatique et neurologique);
- la prématurité et le RCIU;
- les détresses respiratoires, les ictères et les IMF.

Un cas clinique pourrait comporter des questions concernant :

- une infection bactérienne ou virale maternofœtale (cas élargi de transmission verticale);
- une infection néonatale (transversalité d'une pathologie néonatale) : détresse respiratoire, ictère.

Actualités pour le futur

La prise en charge de certaines infections comme le VIH ou le CMV progresse régulièrement; ce qui est susceptible de modifier les protocoles de prévention de la transmission mère-enfant.

La neuroprotection (dans le cadre de l'asphyxie périnatale comme de la grande prématurité) et le devenir des anciens prématurés font partie des domaines où la recherche est la plus active en néonatologie.

Références

Calendrier vaccinal 2014.

Charlier-Woerther, C. Infection et grossesse. Dossier thérapeutique, La presse médicale. 2014. 662–721.

Comité de nutrition de la Société française de pédiatrie, 2013. Allaitement maternel : les bénéfices pour la santé de l'enfant et de sa mère. Arch. Pediatr 20 (suppl 2), S29–S48.

Gold, F., Aujard, Y., Dehan, M., Lejeune, C., Moriette, G., Voyer, M., 2006. Soins intensifs et réanimation du nouveau-né. second éd Masson, Paris.

International Liaison Committee On Resuscitation (ILCOR), 2010. Neonatal Resuscitation: 2010 International Consensus on Cardiopulmonary Resuscitation and Emergency Cardiovascular Care Science With Treatment Recommendations. Pediatrics 126, e1319–e1344.

Rozé, J.C., Laugier, J., Siméoni, U., Saliba, E., 2006. Soins aux nouveau-nés : avant, pendant et après la naissance. second éd Masson, Paris.

	Prophylaxie des infections conjonctivales du nouveau-né : mise au point - 2010 - (Afssaps) http://ansm.sante.fr/var/ansm_site/storage/original/application/8d7b81471c088327d5343c5c102feafa.pdf
	Diagnostic et traitement curatif de l'infection bactérienne précoce du nouveau-né - 2002 - (Anaes) http://www.has-sante.fr/portail/upload/docs/application/pdf/synthese-_inn_-_mel2006.pdf
	Prise en charge de l'herpès cutanéo-muqueux chez le sujet immunocompétent - 2001 - (SFD et Anaes) http://www.has-sante.fr/portail/jcms/c_272087/fr/prise-en-charge-de-lherpes-cutaneo-muqueux-chez-le-sujet-immunocompetent-manifestations-oculaires-exclues
	Allaitement maternel : mise en œuvre et poursuite dans les 6 premiers mois de l'enfant - 2002 - (Anaes) http://www.has-sante.fr/portail/jcms/c_267549/allaitement-six-premiers-mois-recommandationspdf
	Préparation à la naissance et à la parentalité - 2005 - (HAS) http://www.has-sante.fr/portail/jcms/c_272500/fr/preparation-a-la-naissance-et-a-la-parentalite
	Recommandations pour l'extension du dépistage néonatal au déficit en MCAD - 2011 - (HAS) http://has-sante.fr/portail/upload/docs/application/pdf/2011-07/fs_depistage_neonatal-fr-v3.pdf

CHAPITRE

2

Ictère néonatal

Item et objectif du CNCI

Item 275 – UE 8 – Ictère

- Diagnostiquer un ictère chez le nouveau-né, identifier les situations d'urgence et planifier leur prise en charge.

Avant de commencer...

L'ictère néonatal est un signe clinique fréquent chez le nouveau-né.
Souvent d'évolution bénigne, il ne doit pas pour autant être négligé.

Les indices cliniques devant faire suspecter un ictère pathologique sont :

- une survenue précoce avant 24 heures de vie ;
- des signes d'hémolyse (syndrome anémique, splénomégalie) ;
- des signes de cholestase (hépatomégalie, selles décolorées, urines foncées) ;
- une durée supérieure à 10 jours.

Les examens complémentaires pertinents sont reliés :

- à la sévérité redoutée en cas de valeur très élevée de bilirubinémie non conjuguée ;
- à la cause suspectée.

Connaissances

I. Pour bien comprendre

A. Rappels

Métabolisme de la bilirubine :

- production de bilirubine non conjuguée par dégradation de l'hème au sein de la rate ;
- circulation sanguine liée à l'albumine ou non (bilirubine non liée) ;
- captation hépatique et transformation par glycuroconjugaison ;
- excrétion biliaire de la bilirubine conjuguée, puis intestinale par les selles ;
- réabsorption partielle avec déconjugaison, constituant le cycle entérohépatique.

Tout dysfonctionnement de l'une des étapes de ce métabolisme peut conduire à un ictère.

La cholestase est une diminution du débit de la bile dans le duodénum, par un mécanisme obstructif ou non.

B. Chez le nouveau-né

L'ictère néonatal survient chez 65 à 70 % des nouveau-nés.

Il témoigne d'une augmentation de la concentration sérique de la bilirubine non conjuguée et/ou de la bilirubine conjuguée.

Le nouveau-né peut développer physiologiquement une hyperbilirubinémie transitoire, liée à :

- la production accrue de bilirubine (2 à 3 fois supérieure à celle de l'adulte) ;
- l'immaturité hépatique (déficit en ligandine et déficit des systèmes de conjugaison) ;
- l'augmentation du cycle entérohépatique (absence de flore bactérienne).

Le risque d'ictère nucléaire existe encore.

La fraction non conjuguée et non liée à l'albumine de la bilirubine est neurotoxique à des valeurs très élevées ; elle peut être responsable d'une encéphalopathie hyperbilirubinémique (hypertonie extrapyramidale, léthargie) caractérisée par des lésions irréversibles des noyaux gris centraux.

Les séquelles de telles pathologies, rigoureusement prévenues dans les pays développés, peuvent être à type d'hypertonie extrapyramidale, d'encéphalopathies sévères, de choréo-athétose et de surdité.

Deux types : ictères à bilirubine libre et ictères à bilirubine conjuguée (ou mixte).

II. Diagnostiquer un ictère néonatal

A. Identifier un ictère

1. Suspicion clinique

L'ictère est une coloration jaune de la peau et des conjonctives.

Il s'agit de la traduction clinique d'une concentration sanguine de bilirubine totale supérieure à 50 mmol/L.

Son diagnostic est en règle évident au cours d'un examen complet du nouveau-né dès les premiers jours de vie à la maternité ou lors des premières consultations de suivi médical systématique.

L'enfant doit être totalement déshabillé et observé à la lumière naturelle. La coloration ictérique s'étend dans le sens céphalocaudal, l'atteinte des plantes de pied témoignant de son intensité. Chez les nouveau-nés à peau noire, le dépistage est plus difficile et l'étude des conjonctives alors très informative.

Ictère du nouveau-né : fréquent, souvent bénin, mais à ne jamais négliger.

2. Confirmation diagnostique

La détection clinique de l'ictère par l'inspection n'est pas suffisamment sensible.
Son intensité et sa sévérité sont parfois sous-estimées par l'examen.

Le dépistage de l'ictère en maternité est assuré par un bilirubinomètre transcutané.

Cet appareil, appliqué sur le front et le sternum du nouveau-né, évalue par mesure optique la concentration de bilirubine totale. Les valeurs mesurées sont reportées sur des courbes de référence (abscisse : âge, ordonnée : concentration de bilirubine totale), déterminant le mode de surveillance (clinique, mesure transcutanée, bilirubinémie) et évaluant l'éventuel recours à des mesures thérapeutiques.

Cette méthode non invasive ne remplace pas pour autant la méthode de mesure de référence diagnostique, à savoir le dosage sanguin de la bilirubine.

En pratique, un ictère après la sortie de maternité doit être exploré en cas de :

- facteurs de risque d'infection néonatale ;
- signes fonctionnels ou d'examen orientant vers un ictère pathologique (voir *infra*) ;
- terrain favorisant une hyperbilirubinémie libre prolongée ou récidivante (prématuré) ;
- prolongation anormale au-delà de la 1re semaine de vie chez l'enfant né à terme, ou 2e semaine de vie chez le prématuré.

Connaître les circonstances où le dosage biologique de la bilirubine est indiqué.

B. Conduire l'enquête diagnostique

1. Identifier les situations d'urgence

Deux types d'urgence à identifier :

- urgence symptomatique de l'ictère à bilirubine libre : ictère nucléaire ;
- urgence reliée à la cause : incompatibilité fœtomaternelle, infection maternofœtale, cholestase (notamment atrésie des voies biliaires).

Facteurs de sévérité augmentant le risque d'ictère nucléaire :

- prématurité, jeûne, médicaments fixés à l'albumine (aminosides) ;
- infection, acidose, hypoxie, hypothermie, hypoglycémie ;
- déshydratation, hypo-osmolarité, hypoalbuminémie.

Principaux signes orientant vers un ictère pathologique :

- survenue précoce avant 24 h de vie (fréquente au cours d'une hémolyse) ;
- ictère prolongé plus de 10 jours ;
- ictère intense s'étendant jusqu'aux plantes de pied ;
- signes de sepsis : fièvre, troubles hémodynamiques, hypotonie ;
- retentissement sur l'état général, mauvaise prise de poids ;
- signes d'hémolyse : syndrome anémique, splénomégalie ;
- signes de cholestase : hépatomégalie, urines foncées et selles décolorées (en cas d'obstacle complet sur les voies biliaires extrahépatiques).

2. Autres informations cliniques

Anamnèse :

- dossier obstétrical :
  - contexte infectieux,
  - groupe sanguin et Rhésus maternels,
  - antécédents familiaux de maladies hématologiques ou hépatiques ;
- origine géographique ;
- modalités d'allaitement ;
- délai d'apparition de l'ictère par rapport à la naissance et évolutivité.

Examen général orientant vers une cause :

- céphalhématome, ecchymose, bosse sérosanguine ;
- fontanelle postérieure large (hypothyroïdie)…

Alerte : **survenue précoce, syndrome anémique, selles décolorées.**

3. Enquête paraclinique

Examens complémentaires de 1re intention :

- confirmer et évaluer quantitativement l'hyperbilirubinémie :
  - bilirubinémie totale (calcul de la bilirubine libre),
  - bilirubine conjuguée (chez le nouveau-né, sa valeur ne doit s'interpréter qu'avec la clinique : foie, couleur des selles et des urines),
  - albuminémie (à ne réaliser qu'en cas de bilirubinémie > 300 μmol/L chez le nouveau-né à terme) ;
- écarter certaines causes infectieuses (systématique) :
  - CRP,
  - ECBU ;
- éliminer une incompatibilité fœtomaternelle (ictère précoce, signes d'hémolyse) :
  - NFS, réticulocytes,
  - groupe sanguin de l'enfant et de sa mère,
  - Coombs direct.

En cas d'ictère à bilirubine conjuguée :

- bilan hépatique : PAL et γGT, transaminases, facteurs de l'hémostase ;
- échographie abdominale :
  - obstacle et/ou dilatation des voies biliaires → cholestase extrahépatique,
  - absence de vésicule biliaire (élément d'orientation) → atrésie des voies biliaires ;
- prélèvements bactériologiques orientés.

Selon le contexte :

- dosages enzymatiques : G6PD, pyruvate-kinase ;
- bilan thyroïdien : TSH, T4.

Première intention : **bilirubinémie, NFS et réticulocytes, CRP et ECBU, groupe sanguin et Coombs.**

4. Orientation diagnostique

Schématiquement, il faut distinguer :

- les ictères « bénins » (par ailleurs à bilirubine libre) : ictère simple, ictère au lait de mère ;
- les ictères « pathologiques » : à bilirubine libre ou à bilirubine conjuguée.

L'arbre diagnostique (fig. 2.1) permet de synthétiser les causes d'ictère néonatal.

Signes cliniques d'ictère pathologique ou de sévérité ?
Bilan paraclinique de 1re intention
Bilirubinémie libre et conjuguée, albuminémie Groupe sanguin (mère, bébé), Coombs (bébé), NFS, réticulocytes CRP, ECBU

ICTÈRE À BILIRUBINE LIBRE		ICTÈRE À BILIRUBINE CONJUGUÉE
ICTÈRES BÉNINS	ICTÈRES PATHOLOGIQUES	
Ictère simple Ictère au lait de mère	HÉMOLYSE Incompatibilités maternofœtales • dans le système ABO • dans le système Rhésus Hémolyses constitutionnelles • maladie de Minkowski-Chauffard • déficits en G6PD et pyruvate-kinase	CHOLESTASES INTRAHÉPATIQUES Infections postnatales • *E. Coli* • CMV, EBV, echovirus, hépatites infectieuses Maladies génétiques et métaboliques • mucoviscidose, déficit en α1-antitrypsine • Niemann-Pick Syndrome d'Alagille (paucité ductulaire syndromique) Autres : nutrition parentérale prolongée…
	AUTRES CAUSES Infections maternofœtales Anomalies de conjugaison de bilirubine • maladie de Gilbert • maladie de Crigler-Najjar Hypothyroïdie Résorption d'hématome	CHOLESTASES EXTRAHÉPATIQUES Atrésie biliaire Autres anomalies des voies biliaires • kyste du cholédoque • lithiase biliaire

Fig. 2.1. Arbre diagnostique des ictères du nouveau-né.

III. Planifier la prise en charge

A. Rationnel

La prise en charge thérapeutique est susceptible de faire appel au :

- traitement étiologique éventuel d'un ictère pathologique (voir § IV. B. Ictères pathologiques) ;
- traitement symptomatique d'un ictère sévère à bilirubine libre (photothérapie).

B. Principes de la photothérapie

Le seuil critique de bilirubine totale est classiquement chiffré à 200 mg/L (ou 340 mmol/L).

L'utilisation d'abaques permet d'évaluer le risque d'ictère nucléaire suivant l'âge gestationnel et l'âge post-natal, le poids, et l'évolution de la courbe de bilirubine ; ainsi que d'entreprendre des mesures thérapeutiques et/ou de surveillance éventuelles (fig. 2.2).

La mesure du rapport molaire bilirubine/albumine est également un outil important dans le cadre d'un ictère sévère. La zone à risque d'ictère nucléaire chez le nouveau-né à terme est à partir de 0,7.

La photothérapie est le traitement de base des ictères à bilirubine libre dont l'intensité laisse craindre un risque d'ictère nucléaire (fig. 2.3).

L'exposition à la lumière bleue permet de convertir la bilirubine en produits de dégradation hydrosolubles éliminables par voie rénale. Les complications de cette technique doivent être prévenues : hyperthermie et déshydratation (T°C, surveillance cardiorespiratoire, rapproche-

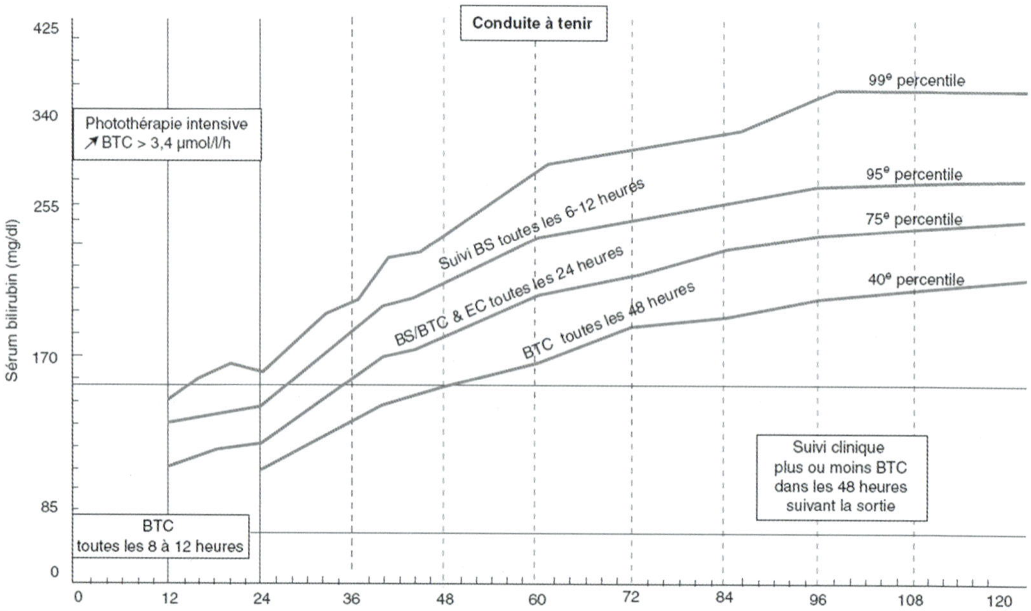

Fig. 2.2. Ictère néonatal. Application des abaques de suivi de l'hyperbilirunémie néonatale en fonction de l'âge du nouveau-né et définition des zones à risque.

BTC : bilirubine transcutanée ; BTS : bilirubine totale sanguine ; EC : examen clinique.

D'après Labrune P, Trioche-Eberschweiler P, Gajdos V. Diagnostic de l'ictère du nouveau-né. EMC [Elsevier Masson SAS, Paris], Pédiatrie – Maladies infectieuses, 4-002-R-30, 2010.

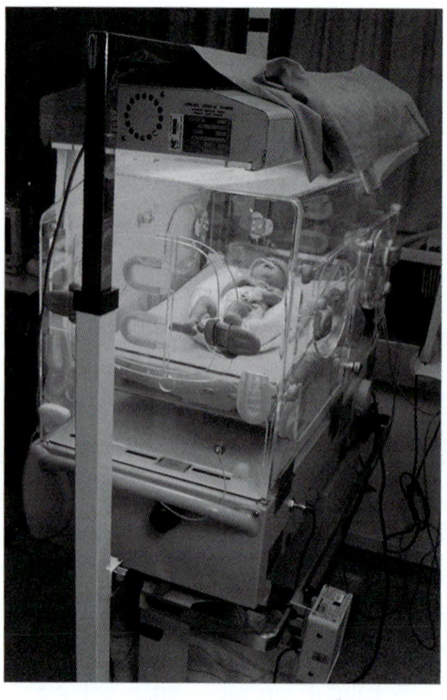

Fig. 2.3. Photothérapie en maternité. (*Voir aussi dans le cahier couleur.*)

ment des prises alimentaires voire hydratation IV), conséquences oculaires (port de lunettes) et gonadiques (protection par la couche).

Dans les cas sévères, on peut utiliser des perfusions d'albumine. En cas d'échec de la photothérapie, on peut avoir recours à l'exsanguino-transfusion, dont les indications sont devenues extrêmement réduites.

Photothérapie = traitement symptomatique de l'ictère sévère à bilirubine libre.

IV. Points clés à propos de certaines causes

A. Ictères bénins

1. Ictère simple

L'ictère simple (anciennement dénommé : ictère physiologique) est l'ictère néonatal le plus fréquent, mais devant rester un diagnostic d'élimination.

Il concerne 30 à 50 % des nouveau-nés sains, et est lié à un défaut physiologique néonatal de maturité de la glycuroconjugaison de la bilirubine.

Caractéristiques :

- début après 24 heures de vie ;
- isolé (examen clinique rigoureusement normal) ;
- ictère à bilirubine libre d'intensité modérée ;
- décroissance vers J5–J6 de vie.

L'abstention thérapeutique est de règle.

La disparition de l'ictère est spontanée souvent avant J10 de vie, sans risque séquellaire.

Il convient d'être particulièrement vigilant chez le prématuré pour lequel l'ictère est plus fréquent, plus prolongé, et plus intense, avec un risque neurologique plus élevé. Cette sévérité est liée à l'immaturité hépatique, à une concentration basse d'albumine, à une perméabilité élevée de la barrière hématocérébrale, et à un seuil de toxicité de bilirubine libre plus bas.

2. Ictère au lait de mère

L'ictère au lait de mère survient chez environ 3 % des enfants nourris au sein.

Il concerne habituellement des nouveau-nés à terme bénéficiant dès les premiers jours de vie d'une lactation maternelle abondante, et est lié entre autre à l'activité lipoprotéine-lipase importante du lait maternel entraînant une libération importante d'acides gras, responsables d'une inhibition de la glycuroconjugaison.

Caractéristiques :

- début vers J5–J6 de vie (ou faisant suite à un ictère simple) ;
- isolé (examen clinique rigoureusement normal) ;
- ictère à bilirubine libre d'intensité modérée ;
- persistance plusieurs semaines.

Son diagnostic était anciennement confirmé par la diminution de l'ictère après interruption de l'allaitement maternel, ou par le chauffage du lait (caractère thermosensible de l'activité lipoprotéine-lipase).

L'abstention thérapeutique est de règle à l'heure actuelle, comme pour l'ictère simple (pas d'interruption de l'allaitement maternel, pas de chauffage du lait). Les bénéfices de l'allaitement maternel prédominent sur le préjudice d'une coloration ictérique prolongée.

La disparition de l'ictère survient entre 4 et 6 semaines après la naissance.

Deux causes bénignes d'ictères à bilirubine libre : ictère simple et ictère au lait de mère.
Comme toute cause fréquente et bénigne : diagnostics d'élimination.

B. Ictères pathologiques

1. Hémolyses

a. Généralités

L'ictère par hyperhémolyse est la première cause d'ictère pathologique.

Il est lié à la production anormalement élevée de bilirubine, consécutive à la lyse des globules rouges.

Il répond à de nombreuses causes, notamment les incompatibilités sanguines maternofœtales et les hémolyses constitutionnelles. Les hémoglobinopathies (drépanocytose, thalassémie) ne se révèlent pas en période néonatale.

Caractéristiques :

- début précoce avant 24 heures de vie (le plus souvent) ;
- en cas d'hémolyse sévère : syndrome anémique, hépatosplénomégalie ;
- ictère à bilirubine libre d'intensité plus forte ;
- anémie (normo-)macrocytaire, hyper-réticulocytose.

Le risque d'ictère nucléaire est considéré comme plus important.

b. Incompatibilités sanguines maternofœtales

L'**incompatibilité dans le système ABO** est la plus fréquente à l'heure actuelle.

La situation est la suivante : mère de groupe O et nouveau-né de groupe A ou B.

Le test de Coombs est en général négatif.

L'**incompatibilité dans le système Rhésus** devient plus rare.

L'ictère est habituellement plus intense. Le test de Coombs est en général positif.

La prévention de l'allo-immunisation anti-D consiste en l'injection de gammaglobulines anti-D (Rophylac®) chez toute femme enceinte Rhésus (–) et RAI (–) : de manière systématique à 28 SA, et dans les 72 heures suivant une situation à risque (hémorragie, accouchement, fausse couche, geste invasif).

c. Hémolyses constitutionnelles

La **sphérocytose héréditaire** (maladie de Minkowski-Chauffard) conduit à une anémie hémolytique corpusculaire liée à une anomalie de membrane, de transmission autosomique dominante. Une complication à connaître est la lithiase biliaire.

Le frottis sanguin met en évidence des globules rouges de forme sphérique.

La splénectomie après l'âge de 5 ans est d'indication large.

Le **déficit en G6PD** peut induire une anémie hémolytique corpusculaire par déficit enzymatique, de transmission liée à l'X (expression chez tous les garçons atteints mais aussi chez certaines filles). Elle concerne notamment les enfants originaires du pourtour méditerranéen et d'Afrique noire.

Le frottis sanguin met en évidence des corps de Heinz (hémoglobine non réduite ayant précipité) ; le dosage du G6PD à distance de toute transfusion confirme le diagnostic.

La prise en charge consiste en l'éviction des facteurs déclenchants (médicaments oxydants dont la liste doit être impérativement remise aux parents et collée dans le carnet de santé).

2. Déficits constitutionnels de la glycuroconjugaison

La **maladie de Gilbert** est fréquente (3–7 % de la population) et bénigne.

Elle est liée à un déficit partiel de l'activité de la bilirubine glucuronyl-transférase. Elle n'est pas responsable à elle seule d'un ictère, mais joue un rôle de cofacteur en favorisant sa persistance et son intensité. Les formes à révélation néonatale sont très rares, sauf si associée avec une sténose hypertrophique du pylore. Elle est responsable plus tard d'épisodes récidivants de subictères, déclenchés par le stress et le jeûne.

Le diagnostic repose sur l'analyse moléculaire du gène codant la bilirubine glucuronyl-transférase.

Aucun traitement n'est nécessaire.

La **maladie de Crigler-Najjar** est exceptionnelle.

3. Atrésie biliaire

Elle concerne environ 1 nouveau-né sur 10 000.

Il s'agit d'une urgence diagnostique.

Le diagnostic doit être évoqué dans les jours suivant la naissance devant un tableau clinique évocateur de cholestase : hépatomégalie ferme, urines foncées, selles décolorées (obstacle complet des voies biliaires).

L'administration de vitamine K par voie parentérale est indispensable dès la constatation de ces signes, en raison du risque hémorragique relié à la cholestase.

Le pronostic est conditionné par la précocité de l'intervention chirurgicale de Kasai (avant la 6e semaine de vie), consistant en une hépato-porto-entérostomie.

4. Autres causes

Il faut toujours évoquer le diagnostic d'**infection néonatale** (voir chapitre 1).

D'autres causes sont citées dans l'arbre diagnostique (voir fig. 2.1).

Parmi elles, il convient également de retenir : l'infection à *E. coli*, la résorption d'un hématome lié à un traumatisme obstétrical, l'hypothyroïdie congénitale, la mucoviscidose.

Deux urgences d'ictère à bilirubine libre : incompatibilité maternofœtale et infection maternofœtale.
Deux urgences d'ictère à bilirubine conjuguée : atrésie des voies biliaires, infection à *E. coli*.

Point de vue de l'expert

L'ictère néonatal peut être évoqué dans un cas clinique mettant en scène :

- une infection néonatale;
- un tableau d'anémie évocateur d'incompatibilité A/B/O.

Références

Académie nationale de médecine, 2003. Prise en charge de l'ictère du nouveau-né.

Labrune, P., Trioche-Eberschweiler, P., Gajdos, V., 2010. Diagnostic de l'ictère du nouveau-né. Pédiatrie–Maladies infectieuses. 4–002-R-30. EMC., Elsevier Masson SAS, Paris.

Réseau sécurité naissance/Naître ensemble Pays de la Loire, 2006. Recommandations pour l'ictère du nouveau-né ≥ 35 SA.

II

Croissance et développement

CHAPITRE

3

Développement psychomoteur

Item et objectifs du CNCI

Item 53 – UE 3 – Développement psychomoteur du nourrisson et de l'enfant : aspects normaux et pathologiques (sommeil, alimentation, contrôles sphinctériens, psychomotricité, langage, intelligence). L'installation précoce de la relation parents-enfant et son importance. Troubles de l'apprentissage

- Diagnostiquer une anomalie du développement somatique, psychomoteur, intellectuel et affectif.
- Repérer précocement les dysfonctionnements relationnels et les troubles de l'apprentissage.
- Argumenter l'attitude thérapeutique et planifier le suivi dans les situations courantes.

Avant de commencer...

L'analyse du développement psychomoteur normal du nourrisson fait partie de l'examen systématique de celui-ci au cours des 2 premières années de vie.

Le développement intellectuel est ensuite régulièrement évalué et permet d'apprécier les capacités de socialisation et d'acquisition des aptitudes de l'enfant.
Toute suspicion de retard mental doit d'abord faire éliminer une anomalie sensorielle (audition, vision).

Les réponses à cet item permettent, par la connaissance de la normalité des principaux acquis selon l'âge, le dépistage précoce d'une anomalie du développement psychomoteur et d'un retard mental, dont il conviendra non seulement de préciser l'origine, mais encore de favoriser l'accompagnement et donc le pronostic.

I. Pour bien comprendre

A. Définitions

Le **développement psychomoteur** (DPM) de l'enfant est un phénomène complexe de maturation qui se déroule selon des facteurs complémentaires et indissociables entre eux : psychomoteurs, cognitifs, affectifs. Le processus de développement spécifique de l'enfant dépend de facteurs génétiques et de facteurs d'interaction avec l'environnement (liens mère-enfant).

Le DPM, quoique susceptible d'être physiologiquement variable d'un enfant à un autre, évolue selon une chronologie harmonieuse des acquisitions.

Le **retard psychomoteur** se définit comme la non-acquisition de normes de développement aux âges programmés. Un retard psychomoteur peut être global (altérant tous les types d'acquisitions), ou ne concerner qu'un seul d'entre eux.
Pour le prématuré, il convient de prendre en compte l'âge corrigé au cours des 2 premières années de vie.

B. Paramètres de développement évalués

Types d'acquisitions lors du DPM du nourrisson :

- acquisitions motrices et posturales (tonus) ;
- acquisitions manuelles (préhension puis graphisme) ;
- acquisitions du langage (compréhension puis expression) ;
- acquisitions sensorielles.

Paramètres d'évaluation reliés :

- alimentation ;
- sommeil ;
- contrôles sphinctériens.

Et à tous les âges :

- qualité du développement intellectuel ;
- qualité du développement affectif et des capacités d'adaptation sociale.

Ce chapitre décrit d'abord les aspects normaux du développement psychomoteur, puis leur oppose les aspects pathologiques qu'il convient de dépister (tableau 3.1).
Les informations de ce chapitre ne sont pas exigibles dans leur chronologie détaillée pour l'ECN, mais sont décrites à visée informative pour tout médecin de l'enfant. Leur mémorisation est guidée selon les données ciblées au cours des différents examens cliniques proposés dans le carnet de santé (voir chapitre 7).

Tableau 3.1. Rationnel du chapitre.

Aspects normaux	Aspects pathologiques
Développement psychomoteur : – 4 grandes acquisitions • motrices et posturales • manuelles • du langage • sensorielles	Retard psychomoteur
– autres paramètres • alimentation	Troubles du comportement alimentaire
• sommeil	Troubles du sommeil
• contrôles sphinctériens	Troubles des contrôles sphinctériens
Développement intellectuel	Retard mental
Développement affectif et social	Troubles envahissants du développement Troubles des apprentissages

II. Aspects normaux des développements psychomoteur, intellectuel, affectif et social

A. Développement psychomoteur

1. Acquisitions motrices et posturales

a. Évaluation du tonus musculaire

Le tonus du nouveau-né se caractérise par une hypertonie des membres en flexion contrastant avec une hypotonie de l'axe, ainsi qu'une gesticulation spontanée globale faite de mouvements en flexion et extension.

Les acquisitions motrices et posturales du nourrisson se caractérisent par une réduction de l'hypertonie des membres, avec extension successive des membres supérieurs puis inférieurs, et un renforcement du tonus axial depuis la tête vers les pieds.

Le **tonus passif** est évalué chez un enfant couché sur le dos par la mesure des angles adducteurs, des angles talons-oreilles et des angles poplités (voir fig. 1.4).

L'ouverture de ces angles au cours de la première année de vie traduit la réduction de l'hypertonie physiologique néonatale des membres. Exemples : angles adducteurs : = 30° à M0 / 70° à M6, angle talons-oreilles = 100° à M2 / 150° à M9, angles poplités : 100° à M2 / 160° à M9.

Le **tonus actif** est évalué au niveau du tronc par la manœuvre du tiré-assis.

L'enfant soutenu derrière les épaules est attiré face à l'examinateur de la position couchée sur le dos vers la position assise (voir fig. 1.5).

b. Évaluation du développement postural

Tenue de la tête :

- nouveau-né : maintien dans l'axe du corps pendant quelques secondes ;
- 3–4 mois : stabilité dans l'axe du corps.

Position assise :

- 5–6 mois : position assise possible avec appui ;
- 8–9 mois : position assise possible sans appui.

Position debout :

- 9–10 mois : position debout possible avec appui ;
- 11–12 mois : position debout possible sans appui.

c. Évaluation de la motilité et de la locomotion

Principales étapes :

- nouveau-né–2 mois : mouvements de flexion-extension dans le vide ;
- 2 mois : soulève tête et épaules (sur le ventre) ;
- 4 mois : s'appuie sur les avant-bras (sur le ventre) ;
- 6 mois : se retourne seul ;
- 9 mois : marche à 4 pattes ;
- 10–11 mois : se met debout ;
- 12–18 mois : acquisition de la marche.

d. Signes neurologiques reliés à la maturation psychomotrice

Selon l'âge :

- entre 2 et 6 mois : disparition des réflexes archaïques du nouveau-né ;
- 8–9 mois : réactions posturales aux pulsions (fig. 3.1) : ventrale = parachute ventral / latérale = appui latéral.

2. Acquisitions manuelles

Évaluation de la préhension :

- 4 mois : joue avec les mains ;
- 5 mois : préhension digitopalmaire (entre les doigts et la paume) ;
- 6 mois : passe un objet d'une main à l'autre, mise à la bouche ;
- 9 mois : pince pouce-index (fig. 3.2) ;
- 12 mois : lâcher volontaire des objets ;
- 18 mois : empile 2 cubes, mange seul (biberon ou cuillère).

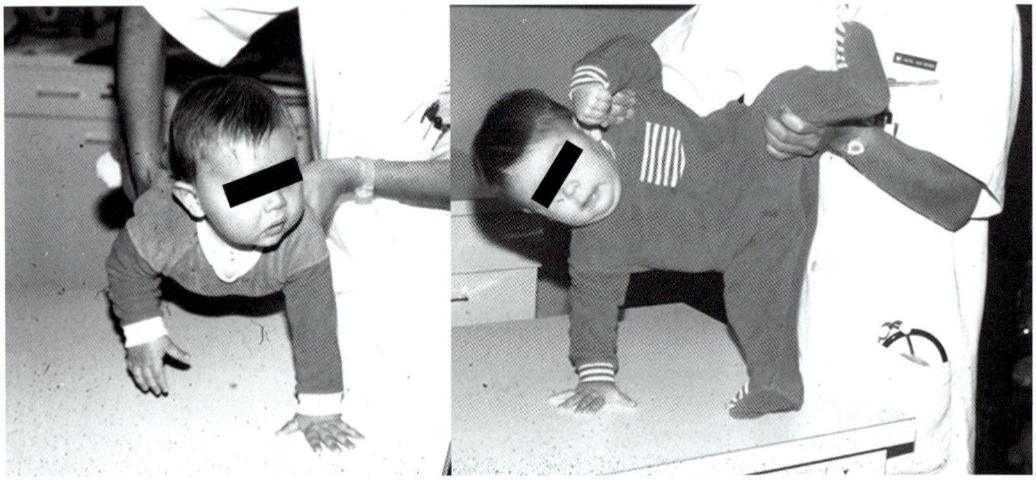

Fig. 3.1. Réactions posturales : parachute ventral et pulsion latérale du tronc. (*Voir aussi dans le cahier couleur.*)

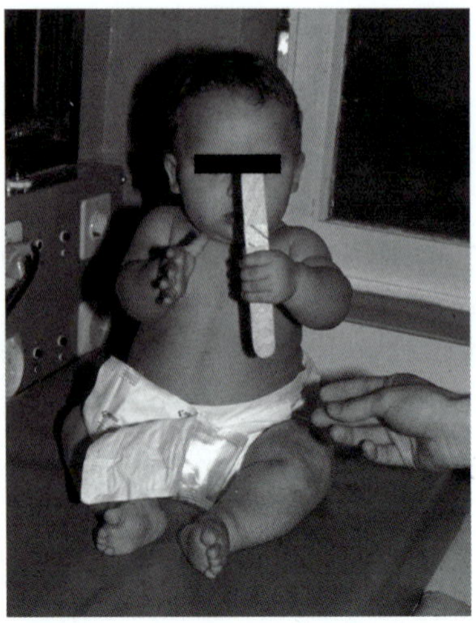

Fig. 3.2. Pince pouce-index. (*Voir aussi dans le cahier couleur.*)

Évaluation du graphisme :

- 2 ans : imite un trait ;
- 3 ans : imite un rond.

3. Acquisitions du langage

Principales étapes :

- premiers mois : gazouillis et vocalises ;
- 6 mois : babillage (répétition de syllabes simples) ;
- 9 mois : répète une syllabe ;
- 12 mois : premiers mots ;
- 18 mois : 18 mots, association de 2 à 3 mots ;
- 2–3 ans : utilisation du « je », langage bien construit.

Y opposer les signes d'alerte de retard de langage (voir tableau 3.4).

4. Acquisitions sensorielles

Principales étapes :

- 3 mois : suit latéralement du regard à 180°, convergence haut/bas ;
- 6 mois : orientation aux bruits.

Se référer aussi au chapitre 6 traitant des dépistages sensoriels.

5. Autres paramètres

Alimentation = nombre de repas (voir chapitre 50) :

- 1 mois : 6 à 7 ;
- 2–3 mois : 5 ;
- plus de 4 mois : 4.

Sommeil = nombre d'heures de sommeil (incluant les siestes) :

- 2 mois : 18 h ;
- 9 mois : 14–15 h ;
- 24 mois : 12 h.

Contrôles sphinctériens (acquisitions variables selon la culture et l'éducation) :

- 1–3 ans : propreté diurne ;
- 2–3 ans : propreté nocturne.

B. Développement intellectuel

L'évaluation du développement intellectuel peut être assurée dès les âges de 2–3 ans.

Elle relaie celle du développement psychomoteur et permet l'appréciation des capacités de socialisation et d'acquisition des aptitudes. Elle guide ainsi les capacités d'insertion de l'enfant en collectivité scolaire.

Si besoin, des tests de fonctionnement intellectuel : QD et QI peuvent être réalisés.

Le QD (quotient de développement) repose sur la réalisation du test de Brunet-Lézine, pour les enfants âgés de moins de 3 ans.

Le QI (quotient intellectuel) repose sur la réalisation des tests calibrés sur les échelles de Wechsler : WPPSI (*Wechsler Preschool and Primary Scale Intelligence*) pour les enfants âgés de 4 à 6 ans, WISC (*Wechsler Intelligence Scale for Children*) pour les enfants âgés de 6 à 16 ans. Le QI global (QI verbal + QI de performance) est normal entre 80 et 119.

C. Développement affectif et social

À 1 mois :

- dépendance absolue, satisfaction des besoins digestifs ;
- importance des contacts physiques, rôle apaisant de la voix.

Par la suite :

- acquisition d'une autonomie progressive ;
- reconnaissance mère-père, accordage affectif ;
- résonance émotionnelle mère-enfant, sourires relationnels.

Entre 9 et 24 mois :

- (angoisse de l'inconnu) ;
- perception du corps par rapport à l'espace et aux objets ;
- frustration/permission, autonomie/dépendance ;
- don/retrait, échange/reprise.

D. En synthèse (tableau 3.2)

Tableau 3.2. Principales étapes du développement psychomoteur du nourrisson et du petit enfant.

Âge	Acquisitions motrices et posturales	Acquisitions manuelles	Acquisitions du langage	Acquisitions sensorielles
2 mois	Soulève tête et épaules (sur le ventre) Bouge vigoureusement les 4 membres	Serre le doigt	Réponse vocale à la sollicitation	Sourire-réponse Suit des yeux
4 mois	**Tenue de tête droite acquise** S'appuie sur les avant-bras (sur le ventre)	Joue avec les mains	Vocalise	Rit aux éclats
6 mois	Tient assis avec appui	Passe un objet d'une main à l'autre	Babillage (ma-ma)	Repère un visage familier
9 mois	**Tient assis sans appui** **Tient debout avec appui**	**Saisit un objet avec la pince pouce-index** **Réactions posturales aux pulsions**	**Répète une syllabe**	**Réagit à son prénom** **Joue à coucou, le voilà** **Peur de l'étranger**
12–18 mois	Marche seul	Autonomie pour le verre et la cuillère Empile 2 cubes	2 mots combinés Apparition du « non »	Joue avec d'autres enfants
24 mois	Court	Imite un trait	3 mots en phrase	Comprend une consigne simple
3 ans	Monte les escaliers en alternant les pieds Fait du tricycle	Imite un rond	Dit une petite histoire	S'habille seul

Mémoriser le tableau de synthèse pour l'ECN.

III. Aspects pathologiques des développements psychomoteur, intellectuel, affectif et social

A. Retard de développement psychomoteur

1. Retard vis-à-vis des 4 principales acquisitions

a. Identification d'un retard psychomoteur

Circonstances de mise en évidence :

- un examen de dépistage approfondi chez un nourrisson ayant des facteurs de risque ;
- un retard objectivé par rapport à la chronologie habituelle lors du suivi systématique ;
- l'inquiétude rapportée par les parents.

Facteurs de risque possibles à identifier :

- antécédents familiaux :
  - consanguinité, fausses couches inexpliquées,
  - retard psychomoteur inexpliqué, maladies neurologiques ;
- antécédents obstétricaux :
  - anomalie cérébrale échographique, RCIU, prématurité,
  - intoxications maternelles, infections à CMV et toxoplasmose ;
- antécédents néonatals :
  - souffrance néonatale, infection périnatale, ictère nucléaire,
  - hypoglycémies ou convulsions néonatales, microcéphalie.

Le médecin doit toujours tenir compte de la variabilité interindividuelle du développement psychomoteur. Celle-ci est illustrée par les « fourchettes » des âges d'acquisitions présentées dans le DENVER, échelle de développement souvent utilisée.

Certains signes à un âge donné doivent toutefois alerter (tableau 3.3).

Tableau 3.3. Signes d'alerte de retard psychomoteur.

→ Absence de tenue de tête à l'âge de 4 mois
→ Persistance des réflexes archaïques à l'âge de 6 mois
→ Absence de tenue assise, mauvaise préhension volontaire à l'âge de 9 mois
→ Pas de marche à l'âge de 18–24 mois
→ Absence de parole à l'âge de 2 ans et absence de phrase à l'âge de 3 ans

Retenir les signes d'alerte de retard de développement psychomoteur.

b. Analyse du retard psychomoteur

Un retard de développement psychomoteur peut être :

- global (= homogène) : tous les types d'acquisitions sont concernés ;
- ou spécifique (= hétérogène) : seul un type d'acquisition est concerné.

Ses caractéristiques évolutives doivent être analysées :

- retard psychomoteur ancien avec poursuite lente des acquisitions :
  - tableau le plus fréquent, anamnèse à la recherche de facteurs de risque,
  - évocateur d'une pathologie neurologique fixée ;
- retard psychomoteur acquis après une période initiale normale :
  - examen clinique à la recherche de signes neurologiques associés,
  - évocateur d'une pathologie neurologique évolutive.

Analyse du retard psychomoteur : homogène ou non, ancien ou acquis.

c. Conduite à tenir

Enquête clinique :

- facteurs de risque de retard psychomoteur (voir *supra*) ;
- examen somatique complet en particulier :
  - syndrome dysmorphique,
  - évaluations neurologique, ophtalmologique et ORL ;
- données psychoaffectives reliées à l'environnement.

Enquête paraclinique :

- orientée en fonction des données cliniques et de l'analyse du retard psychomoteur ;
- peut comporter selon le contexte : IRM cérébrale, bilan métabolique, examen du LCR, sérologies virales, électroencéphalogramme, caryotype standard…

Principes de prise en charge :

- un suivi multidisciplinaire avec orientation vers un CAMSP ;
- une rééducation psychomotrice pour l'enfant ;
- un accompagnement psychologique des parents.

Suivi multidisciplinaire, orientation vers un CAMSP, accompagnement parental.

2. Retard des autres paramètres d'évaluation

a. Troubles du comportement alimentaire (TCA)

L'**anorexie du nourrisson** d'opposition débute vers l'âge de 12–18 mois.

Il s'agit d'un refus du nourrisson de se nourrir, d'ouvrir la bouche, d'avaler, avec parfois des vomissements environ 30 minutes après les repas. Le refus alimentaire est qualifié de passif, si l'enfant laisse dégouliner les aliments le long de la bouche ou les régurgite. Il est qualifié d'actif, s'il manifeste une opposition violente au forcing alimentaire.

Le pronostic est habituellement bon avec des conseils éducatifs. Il est plus réservé en cas de signes de gravité : retard de croissance staturo-pondérale, symptômes dépressifs, perturbation importante de l'interaction mère-enfant. Une étiologie organique doit toujours être éliminée, et l'enfant confié à une équipe pédopsychiatrique.

Le **mérycisme** débute entre les âges de 6 et 9 mois, habituellement chez un garçon.

Il s'agit de régurgitations actives et répétées des aliments, suivies de leur mâchonnement. Le linge du nourrisson est mouillé en permanence et a une odeur aigrelette caractéristique. Ces régurgitations sont plus fréquentes lorsque l'enfant est seul. Les mouvements de mâchonnement sont parfois observés au réveil chez un nourrisson au regard vide, indifférent à l'entourage, et hypotonique.

Sa prise en charge justifie le recours à une équipe pédopsychiatrique.

Le **pica** peut-être banal entre les âges de 6–18 mois, mais devient pathologique au-delà.

Il se définit comme des ingestions répétées de substances non nutritives.

Il faut rechercher une cause et des complications éventuelles : saturnisme, anémie.

TCA : anorexie du nourrisson, mérycisme, pica.

b. Troubles du sommeil

Ils sont traités dans le chapitre 36.

Troubles du sommeil : dysomnies et parasomnies.

c. Troubles des contrôles sphinctériens

Les **troubles mictionnels** sont traités dans le chapitre 72.

L'**encoprésie** est un trouble du contrôle de la défécation.

Elle se définit comme des émissions de matières fécales répétées, involontaires ou délibérées, survenant en dehors de toute affection médicale ou neurologique, après l'âge de 4 ans.

On distingue l'encoprésie avec constipation et incontinence par débordement, et l'encoprésie isolée. L'encoprésie isolée est le plus souvent reliée à un trouble oppositionnel.

Énurésie secondaire nocturne + polyuro-polidipsie : éliminer un diabète.

B. Retard mental

1. Pour bien comprendre

a. Définition du retard mental

Le retard mental se définit par :

- un fonctionnement intellectuel significativement inférieur à la moyenne (QI < 70);
- associé à des limitations significatives dans au moins deux domaines du fonctionnement adaptatif :
  - communication, autoprotection, autonomie, loisirs, santé, autodétermination,
  - vie sociale, scolarité, usages des services de la communauté, travail;
- apparu dès l'enfance.

Le retard mental doit être dépisté le plus précocement possible pour favoriser la mise en place de mesures de rééducation appropriées, sans attendre les risques d'un diagnostic trop tardif.

Dans un contexte d e polyhandicap, les difficultés motrices et/ou de communication ne doivent pas masquer les potentialités intellectuelles qui doivent être recherchées de façon spécifique.

La mise en évidence des compétences de l'enfant est ainsi l'enjeu prioritaire :

- dans le domaine cognitif par l'analyse des résultats des différents tests psychométriques;
- dans le domaine adaptatif par l'analyse des modes de communication, d'interaction sociale, des capacités d'autonomie et d'apprentissage scolaire.

b. Quotient intellectuel (QI)

Le quotient intellectuel est considéré comme normal entre 80 et 119.

Il y a efficience mentale si le QI est compris entre 70 et 79, retard mental si le QI est inférieur à 70.

Le retard mental est ainsi qualifié de :

- léger : pour un QI entre 50–55 et 70;
- moyen : pour un QI entre 35–40 et 50–55;
- grave : pour un QI entre 20–25 et 35–40;
- profond : pour un QI inférieur à 20–25.

Les retards mentaux légers doivent être différenciés des troubles spécifiques des apprentissages et des troubles psychopathologiques, auxquels ils peuvent être associés.

Les retards profonds et graves s'inscrivent le plus souvent dans un contexte de polyhandicap, d'atteintes cérébrales et/ou de causes génétiques.

La seule valeur du QI ne suffit pas à apprécier le fonctionnement intellectuel.

2. Diagnostic

a. Enquête clinique

Signes anamnestiques d'alerte évoquant un retard mental :

- avant l'âge de 3 ans, la présence de l'un de ces signes :
  - un retard du développement psychomoteur, un retard de langage,
  - des anomalies des interactions sociales;
- après l'âge de 3 ans, l'association de deux ou plusieurs troubles :
  - troubles de la coordination globale, troubles de la motricité fine,
  - retard de langage, difficultés lors du recours à l'imaginaire ou l'abstraction,
  - difficultés d'adaptation sociale, troubles des apprentissages scolaires.

Signes cliniques très variables selon que le retard mental est :

- isolé;
- associé à des signes dysmorphiques faisant évoquer une cause génétique;
- chronique dans un contexte d'atteinte cérébrale (infirmité motrice cérébrale, épilepsie);
- progressif dans le cadre d'une maladie métabolique, d'une encéphalite;
- acquis à la suite d'un traumatisme, d'un AVC, d'une méningite ou d'une tumeur.

La démarche clinique d'orientation repose sur :

- une anamnèse précise :
  - antécédents familiaux, réalisation d'un arbre généalogique,
  - antécédents obstétricaux, notion d'asphyxie périnatale,
  - retentissement du retard mental sur la vie quotidienne;

- un examen clinique rigoureux :
  - évaluation du développement psychomoteur,
  - recherche d'un syndrome dysmorphique, examen neurologique,
  - évaluation du développement staturo-pondéral, de l'audition et de la vision.

b. Enquête paraclinique

Examens complémentaires d'orientation indispensables :

- bilan auditif : audiogramme, tympanogramme ;
- bilan visuel : mesure de l'acuité visuelle, test de l'oculomotricité, fond d'œil ;
- tests psychométriques : Brunet-Lézine, WPPSI ou WISC-IV.

Autres examens utiles pour permettre de préciser l'étiologie :

- bilan neurologique : imagerie cérébrale, recherche de maladies métaboliques ;
- recherche génétique : caryotype standard, recherche d'X fragile ;
- selon l'orientation : sérologies virales, PEA et PEV (potentiels évoqués auditifs et visuels), EEG, examens d'imagerie.

Autres évaluations permettant d'apprécier les compétences de l'enfant :

- évaluation neuropsychologique et pédopsychiatrique ;
- bilan de psychomotricité, bilan d'ergothérapie ;
- bilan d'orthophonie, bilan d'orthoptie.

Suspicion de retard mental : éliminer une anomalie sensorielle (audition, vision).

3. Principes de prise en charge

Cette prise en charge est détaillée dans le chapitre 49.

Prise en charge multidisciplinaire. Aide du CAMSP.

C. Troubles envahissants du développement (TED)

1. Pour bien comprendre

Les TED sont définis par la CIM10 comme un « groupe de troubles caractérisés par des altérations qualitatives des interactions sociales réciproques et des modalités de communication, ainsi que par un répertoire d'intérêts et d'activités restreint, stéréotypé et répétitif. Ces anomalies qualitatives, variables dans leur intensité, infiltrent l'ensemble du fonctionnement du sujet, quelles que soient les situations ».

Ils comprennent les catégories suivantes :

- autisme infantile ;
- autisme atypique ;
- syndrome de Rett ;
- autre trouble désintégratif de l'enfance ;
- hyperactivité associée à un retard mental et à des mouvements stéréotypés ;

- syndrome d'Asperger ;
- autres troubles envahissants du développement.

Ces états pathologiques sont habituellement manifestes dès les 5 premières années.

2. Autisme

a. Diagnostic

Ce diagnostic est 4 à 5 fois plus fréquent chez les garçons que chez les filles.

Dans le cadre du « plan autisme », l'HAS et la Fédération française de psychiatrie ont publié en 2005 des recommandations de pratique professionnelle concernant le diagnostic d'autisme.

Tout praticien doit savoir repérer les signes d'alerte d'autisme :

- à l'anamnèse :
  - antécédents d'autisme dans la fratrie (risque de récurrence),
  - inquiétude des parents évoquant une difficulté développementale de leur enfant ;
- avant tout chez un enfant âgé de moins de 3 ans :
  - absence de babillage, de pointage, ou d'autres gestes sociaux à 12 mois,
  - absence de mots à 18 mois,
  - absence d'association de mots à 24 mois,
  - perte de langage ou de compétences sociales quel que soit l'âge ;
- lors d'une évaluation systématique de la réactivité sociale de l'enfant :
  - un niveau faible de réactivité aux stimuli sociaux,
  - des difficultés dans l'accrochage visuel et dans l'attention conjointe ou l'imitation,
  - l'absence de comportement de désignation des objets à autrui,
  - l'absence d'initiation de jeux simples ou de participation à des jeux sociaux imitatifs,
  - des intérêts inhabituels ou des activités répétitives avec les objets.

Une évaluation par une équipe pluridisciplinaire permet de confirmer le diagnostic :

- analyse des développements psychomoteur et intellectuel ;
- examen clinique, notamment neurologique et sensoriel ;
- examen du langage et de la communication ;
- examen psychologique du profil intellectuel et socio-adaptatif.

Pauvreté des interactions sociales : savoir évoquer l'autisme.

b. Prise en charge

La prise en charge est multidisciplinaire et comporte :

- un encadrement éducatif spécifique ;
- des mesures orthophoniques permettant d'espérer un langage communicatif ;
- un environnement adapté susceptible de mettre l'enfant en contact avec le monde de la réalité.

D. Troubles des apprentissages

1. Pour bien comprendre

Ils sont définis comme une perturbation du développement des aptitudes, en dehors de toute étiologie somatique (auditive, visuelle, neurologique), de tout retard mental, et de tout trouble envahissant du développement.

L'enquête clinique et paraclinique devra absolument éliminer ces différentes causes.

On distingue plusieurs types de troubles des apprentissages :

- troubles du développement du langage : langage oral ou écrit ;
- autres troubles des apprentissages : dyspraxie, dyscalculie ;
- trouble déficit de l'attention/hyperactivité (TDAH).

Le retard scolaire se définit comme un décalage dans les apprentissages attendus d'un élève donné dans une classe donnée, et les acquisitions (insuffisantes) que l'élève parvient à effectuer. L'échec scolaire correspond à un retard scolaire supérieur à 2 ans.

Une évaluation du dysfonctionnement triangulaire relationnel « enfant-famille-école » permet d'assurer l'orientation et le suivi de l'enfant, selon les facteurs de vulnérabilité mis en évidence.

2. Troubles du développement du langage :

a. Généralités

La SFP (Société française de pédiatrie) a édité un guide pratique afin d'aider les praticiens dans le dépistage et le diagnostic de ces troubles.

Tout signe d'appel (tableau 3.4) évoquant une difficulté de langage (oral ou écrit) doit être pris en compte à tous les âges.

Tableau 3.4. Signes d'appel de troubles du langage (d'après la SFP).

Quand s'inquiéter ?	Signes d'appel	Pathologie(s) à suspecter
À tout âge	Ne semble pas réagir au bruit Présente des infections ORL récurrentes A des difficultés pour comprendre ou répondre de façon appropriée	Surdité
	Ne comprend pas le langage du quotidien Communique très peu malgré son désir de communiquer ou faute de désir de communiquer Ne fait pas ou peu de progrès de langage malgré la socialisation	Troubles envahissants du développement (autisme…) Déficience intellectuelle
	Interpelle par son comportement (s'isole, se replie sur soi ou s'oppose, agresse) ou par des plaintes somatiques répétées	Troubles du langage oral ou écrit Troubles envahissants du développement (autisme…) Déficience intellectuelle Troubles anxieux, dépressifs…
À 15 mois	Ne fait pas de tentative pour dire des mots Ne pointe pas du doigt N'a pas d'attention conjointe	Surdité Retard de langage Déficience intellectuelle Troubles envahissants du développement (autisme…)
À 2 ans	Ne comprend pas le langage même simple Ne dispose pas de 50 mots de vocabulaire Ne dispose que d'un nombre restreint de consonnes	
À 2 ans 6 mois	N'est pas capable de réaliser une consigne verbale simple N'associe pas deux mots pour faire une phrase Est très peu compréhensible par l'entourage	
	Hésite beaucoup quand il parle	Bégaiement

(Suite)

Tableau 3.4. **Suite.**

Quand s'inquiéter ?	Signes d'appel	Pathologie(s) à suspecter
À 3 ans	A des difficultés pour comprendre les phrases hors contexte Ne fait pas de phrase à trois éléments (sujet + verbe + complément) A des difficultés pour trouver le bon mot pour exprimer ses idées N'est compris que par son entourage	Surdité Retard de langage Déficience intellectuelle Retard de parole Dysphasie
À partir de 4 ans	Garde des difficultés pour comprendre le langage quand les phrases sont longues, complexes ou abstraites Dispose d'un vocabulaire restreint et imprécis Ne fait que des phrases courtes ou mal construites A du mal à raconter des événements simples et récents Simplifie des mots, ce qui le rend peu intelligible	
	Répète des sons plusieurs fois avant de parler Se bloque en début de phrase	Bégaiement
À partir de 4 ans 6 mois	Prononce mal certains sons	Trouble d'articulation
À partir de 5 ans	N'organise correctement ni sa parole, ni son langage sur le versant expression A des difficultés pour comprendre	Retard de langage Déficience intellectuelle Dysphasie Risque de difficultés d'apprentissage de l'écrit
	Ne s'intéresse pas à la forme sonore du langage : ne perçoit pas les rimes, le nombre de syllabes dans un mot (conscience phonologique)	Risque de difficultés d'apprentissage de l'écrit
En fin de CP	A des difficultés dans l'apprentissage de la lecture	Retard du langage écrit Déficience intellectuelle Troubles visuels et auditifs
À partir du CE2	Ne maîtrise pas la lecture et/ou l'écriture	Dyslexie Dysorthographie

b. Troubles du langage oral

C'est un motif de consultation fréquent à l'âge préscolaire (10 % de la population).

Le moment optimal de dépistage se situe en classe maternelle. Le médecin traitant peut mettre en évidence une non-acquisition d'un développement normal du langage oral grâce aux questions types du carnet de santé, ainsi qu'à la réalisation de tests de langage.

Lors du bilan de santé systématique au cours de la 4e année : l'enfant doit « faire des phrases bien construites », et « utiliser les articles et les prépositions » ; le test de langage utilisé est l'ERTL4 (Épreuve de repérage des troubles du langage à l'âge de 4 ans).

L'analyse des troubles du langage permet de caractériser leur nature :

- troubles de l'articulation = erreur dans l'exécution de production d'un phonème :
  - zézaiement,
  - chuintement ;
- dysphasie = structuration déviante, lente et dysharmonieuse du langage ;
- bégaiement = trouble fonctionnel du rythme de parole en présence d'un tiers ;
- retard simple de langage = troubles de la syntaxe et de la linguistique.

Il est nécessaire d'éliminer un déficit sensoriel notamment auditif.

Un bilan orthophonique avec rééducation si nécessaire doit être prescrit. L'âge optimal d'intervention pour une rééducation orthophonique se situe entre 5 et 6 ans.

Un retard simple de langage est le plus fréquent et d'évolution favorable avant l'âge de 6 ans.

Éliminer une surdité devant tout retard de langage oral.

c. Troubles du langage écrit

C'est un motif de consultation fréquent à l'âge scolaire (2–8 % de la population).

Le diagnostic est souvent porté dès la première année de scolarité au CP.

On distingue deux « versants » (souvent associés) de troubles du langage écrit :

- la dyslexie = difficultés d'apprentissage de la lecture et de l'acquisition de son automatisme ;
- la dysorthographie = difficultés d'apprentissage de l'expression écrite.

Une prise en charge multidisciplinaire spécialisée est nécessaire.

Elle doit être précoce pour éviter un retard scolaire important pour l'enfant. Elle fait appel à une rééducation orthophonique et à des adaptations pédagogiques (soutien scolaire), associées parfois à un soutien psychologique.

Prise en charge des troubles du langage = orthophonie ± évaluation psychologique.

3. Autres troubles des apprentissages

a. Dyspraxie

Sa prévalence est de 5 à 7 % des enfants âgés de 5 à 11 ans.

Les plaintes scolaires débutent dès l'école maternelle, avec des difficultés au niveau du graphisme puis des mathématiques.

La dyspraxie développementale est un trouble important sur le plan moteur et de l'organisation spatiale : difficultés à planifier, programmer et coordonner les gestes complexes intentionnels (écriture, habillage…).

La prise en charge est multidisciplinaire et précoce : rééducation (ergothérapie, psychomotricité, orthoptie) et aménagements pédagogiques.

b. Dyscalculie

Sa prévalence serait de 2 à 6 % des enfants, mais il existe un sous-diagnostic.

La dyscalculie développementale est un trouble des compétences numériques et des habiletés arithmétiques, comprenant aussi bien des difficultés de calcul proprement dites, que des déficits dans d'autres activités numériques (manipulation de systèmes numériques, comptage, lecture et écriture de nombres).

La prise en charge est également multidisciplinaire et précoce : rééducation orthophonique et psychomotrice, avec adaptations pédagogiques.

Troubles des apprentissages : enfants d'intelligence normale, pas de déficit neurologique ou sensoriel, pas de psychopathologie, pas de carence pédagogique.

4. Trouble déficit de l'attention / hyperactivité (TDAH)

a. Généralités

Sa prévalence est estimée à 3–5 % des enfants d'âge scolaire, avec une prédominance masculine.

Les troubles des apprentissages ne sont pas constants; mais environ 50 % de ces enfants seraient en grave échec scolaire.

Il convient de le différencier des autres causes d'instabilité psychomotrice : états d'agitation secondaire à des médicaments (corticoïdes), à des maladies somatiques (endocrinopathie, épilepsie), à des troubles anxieux ou de la personnalité, mais aussi des états de turbulence sans troubles de l'attention chez certains enfants.

b. Diagnostic

L'enfant souffre de difficultés précoces et durables dans trois domaines :

- déficit attentionnel :
  - impossibilité de maintenir son attention sur une activité,
  - distraction facile par n'importe quel stimulus extérieur;
- hyperactivité motrice :
  - activité motrice excessive inappropriée, inefficace et désordonnée,
  - incapacité à tenir en place;
- impulsivité :
  - comportement désordonné voire dangereux, pas d'anticipation du danger,
  - incapacité à attendre son tour, réactions impulsives aux frustrations.

Le diagnostic est avant tout clinique.

Les échelles de Conners permettent une évaluation quantifiée et reproductible de la symptomatologie.

Une évaluation multidisciplinaire est nécessaire : examen neuropsychologique, orthophonique et de psychomotricité.

TDAH : déficit attentionnel, hyperactivité motrice, impulsivité.

c. Prise en charge

La prise en charge est multidisciplinaire et comporte :

- une aide psycho-éducative pour l'enfant et les parents;
- une rééducation pour les troubles des apprentissages associés;
- des aménagements pédagogiques.

Un traitement pharmacologique par méthylphénidate (Ritaline®) peut être prescrit.

Sa prescription initiale est hospitalière, réservée aux seuls services spécialisés de psychiatrie, neurologie et pédiatrie, sur une ordonnance sécurisée d'une validité de 1 an. Le renouvellement tous les 28 jours peut être effectué par tout docteur en médecine.

Point de vue de l'expert

Retenir de ce chapitre très exhaustif les âges – repères du développement psychomoteur d'un nourrisson normal (tableau 3.2).
L'expertise de l'étudiant vis-à-vis des principaux acquis (situations de normalité ou d'anormalité) pourrait être évaluée à la fin d'un cas clinique.

Références

Bouvard, M., Le Heuzey, M.F., Mouren-Simeoni, M.C., 2006. L'hyperactivité, de l'enfance à l'âge adulte. Doin, Paris.

Martin-Lebrun, A., Monge, A., 2008. Manuel d'accompagnement de l'enfant handicapé et de sa famille : les bilans. Réseau de Santé Anaïs.

	Recommandations sur le dépistage et le diagnostic de l'autisme - 2005 - (Fédération française de psychiatrie et HAS) http://www.has-sante.fr/portail/upload/docs/application/pdf/recommandations_autisme.pdf
	Autisme et autres troubles envahissants du développement - 2010 - (HAS) http://www.has-sante.fr/portail/jcms/c_935617/fr/autisme-et-autres-troubles-envahissants-du-developpement
	Difficultés et troubles des apprentissages chez l'enfant à partir de 5 ans : guide pratique - 2009 - (SFP) http://www.sante.gouv.fr/IMG/Difficultes_et_troubles_des_apprentissages_chez_l_enfant_a_partir_de_5_ans.pdf
	Les troubles de l'évolution du langage chez l'enfant : guide pratique - 2007 - http://www.sante.gouv.fr/IMG/pdf/plaquette_troubles.pdf

CHAPITRE

4

Croissance normale et pathologique

Items et objectifs du CNCI

Item 51 – UE 2 – Retard de croissance staturo-pondérale

- Diagnostiquer un retard de croissance staturo-pondérale.

Item 241 – UE 8 – Hypothyroïdie

- Diagnostiquer une hypothyroïdie chez le nouveau-né, l'enfant et l'adulte.
- Argumenter l'attitude thérapeutique et planifier le suivi du patient.

Avant de commencer…

L'item « Retard de croissance staturo-pondérale » peut apparaître difficile à aborder, dans la mesure où il intègre des anomalies susceptibles de concerner les deux paramètres essentiels pour évaluer la croissance : la taille et le poids.

L'analyse des courbes de croissance est essentielle.
L'infléchissement ou la cassure du paramètre « **taille** » est du domaine plus spécifique de la spécialité endocrinologique. L'infléchissement ou la cassure du paramètre « **poids** » est du domaine plus spécifique de la spécialité gastroentérologique.
Le diagnostic de ces anomalies impose une stratégie d'investigation étiologique méthodique, souvent ciblée selon les données de l'anamnèse et de l'examen physique.

I. Pour bien comprendre

A. Croissance normale de l'enfant

1. Points de repère à mémoriser (tableau 4.1)

Croissance pondérale :

- poids de naissance (PN) = 3 500 g ;
- + 30 g/j le 1er mois, + 20 g/j le 2e mois ;
- 1 an : PN × 3.

Croissance staturale :

- taille de naissance (TN) = 50 cm ;
- + 25 cm la 1re année, + 10 cm la 2e année ;
- 4 ans : TN × 2.

Croissance du périmètre crânien (PC) :

- périmètre crânien de naissance (PCN) = 35 cm ;
- 1re année = (TN/2 + 10) ;
- 4 ans : 50 cm.

Tableau 4.1. Repères de croissance.

Âge	Taille (en cm)	Poids (P en kg)	Périmètre crânien (PC en cm)
Naissance (N)	TN = 50	PN = 3,5	PCN = 35
4 mois	60	7 (= PN × 2)	40
9 mois	70	9	45
1 an	75	10 (= PN × 3)	47
4 ans	100 (= TN × 2)	16	50

Nouveau-né à terme (mensurations moyennes) : PN = 3 500 g, TN = 50 cm, PCN = 35 cm.

2. Physiologie de la croissance staturale

La croissance est un phénomène continu, susceptible d'être séquencé en trois parties.

Elle est contrôlée par plusieurs facteurs pouvant être intriqués : génétiques (taille des parents, polymorphismes génétiques), hormonaux (hormone de croissance, hormones thyroïdiennes, hormones sexuelles), nutritionnels (malabsorption, apports), socio-économiques et psychoaffectifs.

De la naissance à l'âge de 4 ans : phase de croissance rapide.

Elle est d'environ 25 cm la 1re année, 10 cm la 2e année (décroissance exponentielle de la vitesse de croissance). L'enfant se place sur son couloir de croissance génétique, qui le conduira à sa taille cible génétique à l'âge adulte.

De l'âge de 4 ans à la prépuberté : phase de croissance presque linéaire.

Elle est d'environ 5–6 cm/an (décroissance linéaire lente de la vitesse de croissance). L'enfant se situe habituellement sur le couloir de croissance initial.

Lors de la poussée pubertaire : phase de croissance rapide à nouveau.

Chez le garçon, la vitesse de croissance s'accélère en moyenne à l'âge de 12,5 ans, pour atteindre une taille adulte moyenne de 178 cm en France. Chez la fille, la vitesse de croissance s'accélère en moyenne à l'âge de 10,5 ans au moment des premiers signes pubertaires (poussée mammaire), pour atteindre une taille adulte moyenne de 165 cm en France.

L'enfant se place entre 0 et 4 ans sur son couloir de croissance génétique.

3. Évaluation pratique de la croissance

Les **paramètres** T, P et PC sont à mesurer à chaque consultation.

La mesure de la taille (T) est chiffrée en position couchée jusqu'à l'âge de 2–3 ans, ensuite en position debout. La mesure du poids (P) est assurée sur un enfant déshabillé, avec précision au 1/10e de kilogramme. Le périmètre crânien (PC) est mesuré avec un ruban métrique gradué en centimètres.

Ces mesures vont permettre le tracé des **courbes de croissance** de l'enfant.

Elles vont être comparées aux courbes de référence, dont les valeurs utilisées en France ont été déterminées par Sempé et Pédron.

La croissance d'un enfant est dite normale si les paramètres de T/P/PC évoluent de manière parallèle aux courbes de référence, dans un même couloir, entre – 2 DS (déviations standards) et + 2 DS, ou entre le 3e et le 97e percentile. Par définition, 95 % de la population se situe entre ces intervalles. Un enfant dont les paramètres se situent hors de ces courbes peut avoir une croissance normale (par définition statistique) ; mais le risque de pathologie entravant la croissance est plus élevé que dans le reste de la population.

L'analyse des courbes de croissance doit être rigoureuse :

- régularité de la croissance et de la vitesse de croissance ;
- concordance entre courbe pondérale et courbe staturale ;
- concordance (± 2 DS) avec la taille cible génétique ;
- survenue d'un infléchissement ou d'une cassure (fig. 4.1).

Tracé des courbes de croissance staturo-pondérale.

B. Retard de croissance staturo-pondérale

1. Définitions

Définition d'un **retard de croissance** pondérale ou staturale :

- paramètre T ou P inférieur à – 2 DS ;
- changement de couloir (ralentissement de la vitesse de croissance) ;
- croissance staturale ≤ – 2 DS par rapport à la taille cible.

La **taille cible génétique** correspond à la formule : moyenne de la taille du père et de la mère + (garçon) ou – (fille) 6,5 cm. Elle permet une estimation de la taille de l'enfant en fonction de celles de ses parents, et est à pondérer selon le gain générationnel (environ 2,5 cm).

L'**indice de masse corporelle** (IMC) répond à la définition suivante : IMC = poids (en kg) rapporté au carré de la taille (en mètre).

L'âge chronologique (AC) correspond à l'âge réel selon la date de naissance de l'enfant (âge civil).

L'âge statural (AS) correspond à l'âge de l'enfant lorsque la taille mesurée est projetée sur la moyenne sur les courbes de référence.

L'âge osseux (AO) correspond à l'âge de maturation osseuse selon les atlas de référence.

S'alerter en cas de changement de couloir de courbe de croissance.

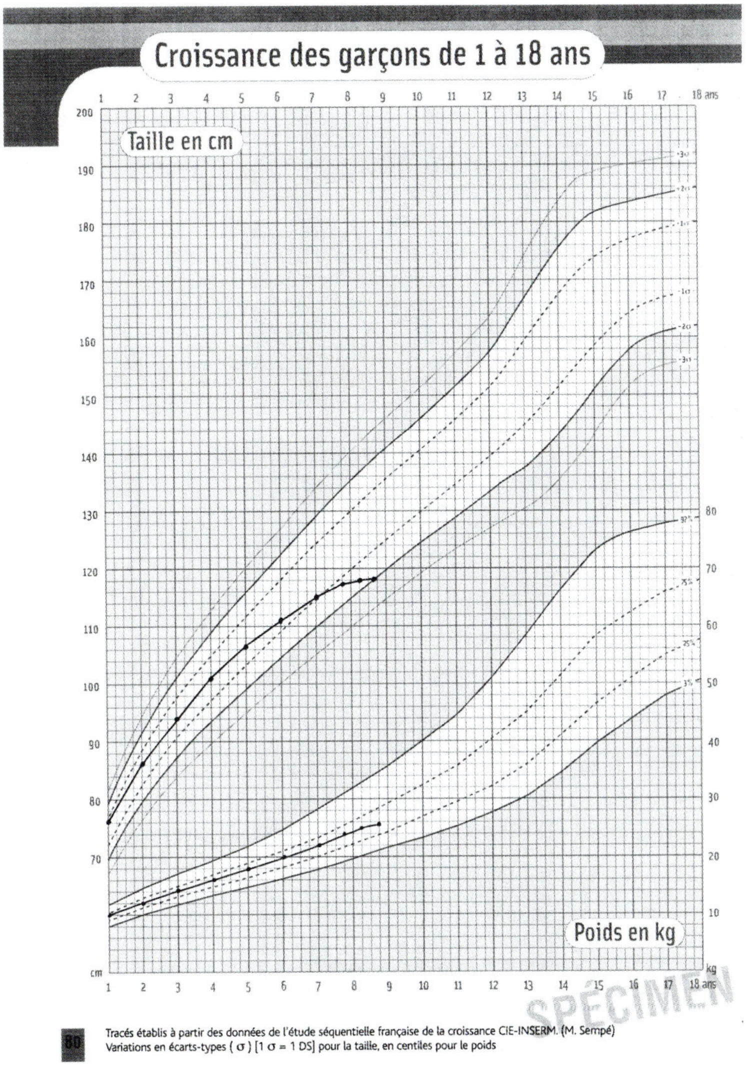

Fig. 4.1. Exemple de courbe staturo-pondérale : « cassure staturale ».

2. En pratique

L'intitulé de l'item « Retard de croissance staturo-pondérale » semble impliquer l'association d'un retard de croissance staturale et d'un retard de croissance pondérale.

En réalité, les tableaux cliniques conduisent le plus souvent à évaluer :

- le diagnostic d'un infléchissement (ou d'une cassure) du poids isolé ou antérieur à celui de la taille = **retard pondéral parfois suivi d'un retentissement statural** (avec IMC bas pour l'âge), d'origine avant tout carentielle ou digestive ;
- ou le diagnostic d'un infléchissement (ou d'une cassure) de taille antérieur ou contemporain à celui du poids = **retard statural prédominant** (avec IMC normale pour l'âge), d'origine avant tout endocrinienne.

Toutes les causes de retard de croissance pondérale et/ou staturale ne seront pas développées de manière exhaustive dans ce chapitre. Les points importants de deux causes seront détaillés car susceptibles d'être l'objet d'un cas clinique à l'ECN : le syndrome de Turner et le craniopharyngiome.

La maladie cœliaque, la mucoviscidose, les maladies inflammatoires chroniques de l'intestin (MICI), l'allergie aux protéines du lait de vache (APLV) ainsi que l'anorexie mentale de l'adolescent sont traitées dans d'autres chapitres.

Distinguer : retard pondéral ± suivi d'un retard statural et retard statural prédominant.

II. Orientation diagnostique devant un retard de croissance

A. Enquête étiologique

1. Enquête clinique

a. Anamnèse

Antécédents familiaux :

- taille des parents et calcul de la taille cible génétique ;
- notion de petite taille, de retard de croissance ou pubertaire (parents, fratrie).

Antécédents personnels :

- retard de croissance intra-utérin (RCIU), mensurations de naissance, pathologie néonatale,
- pathologie chronique connue, prise de médicaments au long cours (corticoïdes),
- troubles du comportement alimentaire, contexte social et psychoaffectif ;
- retard éventuel concernant les grandes étapes du développement de l'enfant : marche, langage, niveau scolaire.

Régime alimentaire :

- chronologie d'introduction des aliments : lait de vache, gluten ;
- prises alimentaires actuelles (allaitement, repas), appétit.

Symptômes éventuellement associés :

- digestifs : anorexie, diarrhée chronique, douleurs abdominales ;
- endocriniens : polyuro-polydipsie, frilosité, asthénie, malaise, hypoglycémie ;
- évocateurs d'une tumeur intracrânienne : troubles visuels, céphalées, vomissements ;
- évocateurs d'une maladie chronique.

b. Examen physique

Évaluation :

- données auxologiques : poids, taille, IMC ;
- stade pubertaire : classification de Tanner ;

Signes reliés à une cause :

- pathologie thyroïdienne : goitre, myxœdème ;
- anomalie de la ligne médiane : fente palatine, agénésie des incisives latérales, incisive médiane unique ;

- maladie chronique : dénutrition, fissure anale, souffle cardiaque, hippocratisme digital ;
- déficit en GH congénital : faciès poupin, ensellure nasale marquée, front bombé, adiposité abdominale ;
- maladie osseuse constitutionnelle : asymétrie du segment inférieur / rachis, déformations des membres.

Mensurations de naissance, taille des parents, stade pubertaire.

2. Analyse des courbes de croissance

Repérer 2 types de retard de croissance :

- retard de croissance stable sur un couloir inférieur (vitesse de croissance régulière) ;
- retard de croissance avec changement de couloir (ralentissement de la vitesse de croissance) : infléchissement progressif ou cassure.

Évaluer la concordance croissance staturale / croissance pondérale :

- retard pondéral parfois suivi d'un retentissement statural ;
- retard statural prédominant.

Distinguer : infléchissement progressif et cassure.

3. Enquête paraclinique

Elle est guidée par l'examen clinique et l'analyse des courbes.

En cas de **retard pondéral prédominant** sans orientation clinique :

- NFS, CRP, VS ;
- ionogramme sanguin (avec fonction rénale), bilan phosphocalcique ;
- bilan hépatique ;
- IgA antitransglutaminases.

En cas de **retard statural** associé ou prédominant :

- TSH et T4 ;
- IGF-1 (*Insulin Growth Factor* 1) ± test de stimulation de la GH (*Growth Hormone*) ;
- FSH et LH à l'âge habituel de la puberté ;
- âge osseux ;
- caryotype standard (chez la fille) ;
- IRM cérébrale (en cas de cassure staturale).

Retard statural : caryotype standard chez la fille, IRM cérébrale en cas de cassure.

4. Orientation diagnostique

Orientation de la démarche diagnostique (fig. 4.2) selon :

- la concordance taille/poids :
  - retard pondéral ± suivi d'un retard statural,
  - retard statural prédominant ;
- l'analyse de la dynamique des courbes de croissance :
  - stabilité sur un couloir inférieur,
  - changement de couloir : infléchissement progressif, cassure ;
- l'existence ou non d'un RCIU.

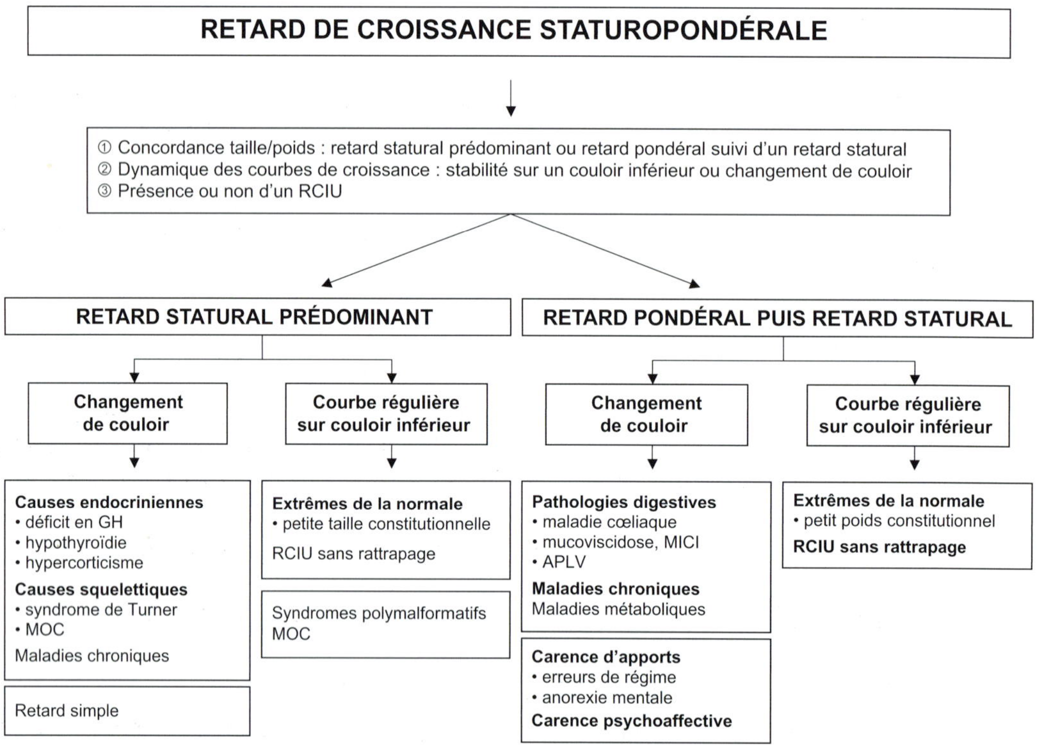

Fig. 4.2. Arbre diagnostique des retards de croissance de l'enfant.

Retard pondéral parfois suivi d'un retard statural :

- si changement de couloir (infléchissement progressif, cassure) :
  - avant tout : APLV, carences d'apports et/ou affectives,
  - parfois : maladie cœliaque, maladies chroniques, anorexie mentale,
  - plus rarement : MICI, mucoviscidose, maladies métaboliques ;
- si stabilité sur un couloir inférieur :
  - avant tout : hypotrophie pondérale constitutionnelle,
  - mais aussi : RCIU sans rattrapage.

Retard statural prédominant :

- si changement de couloir (infléchissement progressif, cassure) :
  - avant tout : causes endocriniennes (congénitales si infléchissement progressif, acquises type tumeur de la région hypothalamo-hypophysaire si cassure), retard simple de croissance et de puberté,
  - plus rarement : syndrome de Turner, maladies chroniques, craniopharyngiome ;

- si stabilité sur un couloir inférieur :
  - avant tout : petite taille constitutionnelle, RCIU sans rattrapage,
  - plus rarement : syndromes polymalformatifs, maladies osseuses constitutionnelles.

À noter : un ralentissement de croissance staturale associé à une prise de poids doit faire évoquer un hypercorticisme.

B. Retard pondéral parfois suivi d'un retard statural

1. Causes nutritionnelles

a. Pathologies digestives

La malabsorption/maldigestion entraîne un déficit nutritionnel, responsable d'un retard pondéral (infléchissement progressif puis cassure), suivi d'un retentissement statural.

Ces pathologies digestives sont la **maladie cœliaque** et les **MICI** (voir chapitre 55), la **mucoviscidose** (voir chapitre 39), l'**APLV** (voir chapitre 33) ainsi que des pathologies hépatiques et pancréatiques.

b. Carences d'apports

Les **erreurs de régime** alimentaire existent chez le nourrisson.

Certains enfants ont également un déficit pondéral lié à des troubles alimentaires avec des apports caloriques insuffisants, la cause du manque d'appétit n'étant pas claire. L'identification de ces troubles est nécessaire, afin de mettre en place un enrichissement alimentaire calorique.

Une douleur liée à une œsophagite compliquant un RGO peut être parfois en cause.

L'**anorexie mentale** est une cause à évoquer chez l'adolescente (voir chapitre 63).

c. Carences nutritionnelles et psychoaffectives

Les carences affectives peuvent entraîner un retard pondéral puis statural, combinant à la fois un manque d'apports alimentaires et un déficit fonctionnel en GH.

Le comportement de ces enfants hors de leur milieu familial est significatif, avec notamment un appétit normal voire augmenté, et une quête affective importante.

L'enquête sociale met en évidence de graves perturbations du comportement parental.

2. Maladies chroniques

Toute pathologie chronique peut avoir un retentissement sur la croissance.

L'insuffisance pondérale témoigne d'un déséquilibre entre les apports et les besoins.

Ces pathologies sont les insuffisances respiratoires chroniques, les cardiopathies, les insuffisances rénales chroniques (tubulopathies), les pathologies hématologiques, les maladies métaboliques, les déficits immunitaires.

La plupart d'entre elles sont fortement symptomatiques et leur diagnostic déjà connu au moment du retard de croissance. Certaines peuvent être pauci-symptomatiques et doivent être recherchées systématiquement devant un retard de croissance inexpliqué, en particulier les pathologies rénales.

3. Extrêmes de la normale et RCIU

L'hypotrophie pondérale constitutionnelle est souvent familiale.

La courbe de poids est régulièrement ascendante mais sur un couloir inférieur à la normale, chez des enfants à l'appétit souvent capricieux, avec un développement psychomoteur normal et un très bon éveil.

L'hypotrophie néonatale (RCIU) est détaillée ci-après.

Retenir les causes « transversales » reliées au chapitre Diarrhée chronique (chapitre 55).

C. Retard statural prédominant

1. Causes endocriniennes

a. Déficit en hormone de croissance

Le **déficit en GH congénital** n'entraîne presque pas d'altération de la taille de naissance ; la croissance staturale s'infléchit entre les âges de 0 et 3 ans.

Ses principales causes sont des anomalies morphologiques de la région hypothalamo-hypophysaire (hypoplasie de l'antéhypophyse, post-hypophyse ectopique avec ou sans interruption de tige pituitaire, dysplasie septo-optique), souvent associées à d'autres déficits hypophysaires.

À la période néonatale, il peut exister des hypoglycémies (voir chapitre 62), un micropénis chez le garçon. D'autres anomalies de la ligne médiane peuvent être observées : colobome irien ou rétinien, fente palatine, agénésie des incisives latérales. Au terme de quelques mois ou années, le déficit en GH peut être identifiable devant une obésité tronculaire, un faciès poupin avec une ensellure nasale marquée et un front bombé.

Le **déficit en GH acquis** entraîne une cassure staturale (voir fig. 4.1).

Ses principales causes sont des tumeurs de la région hypothalamo-hypophysaire (craniopharyngiome, germinome, gliome, astrocytome), l'irradiation crânienne, l'hydrocéphalie, un traumatisme crânien.

Le tableau clinique du craniopharyngiome est détaillé en fin de chapitre.

Le **déficit en GH idiopathique** entraîne un infléchissement progressif de la taille.

Aucune anomalie de la région hypothalamo-hypophysaire n'est décelable.

Le diagnostic repose sur l'évaluation du taux plasmatique d'hormone de croissance au cours d'un test de stimulation pharmacologique, évaluant la réserve hypophysaire en GH. On conclut à un déficit en GH si le pic de GH est inférieur à 20 mUI/L lors de deux tests distincts.

Ces explorations sont complétées par une évaluation des taux d'IGF-1 et IGF-BP3, un âge osseux (retardé), une exploration des autres fonctions hypophysaires (thyréotrope, corticotrope, prolactinique, gonadotrope), ainsi qu'une IRM cérébrale centrée sur la région hypothalamo-hypophysaire.

Retenir pour le déficit en GH :

- redouter : cassure staturale, signes de tumeur cérébrale, anomalies de la ligne médiane ;
- prescrire : explorations GH + autres axes hypophysaires, IRM hypothalamo-hypophysaire.

b. Hypothyroïdie

L'hypothyroïdie fait l'objet d'un paragraphe spécifique en fin de chapitre.

c. Hypercorticisme

Il est le plus souvent iatrogène chez l'enfant (corticothérapie orale prolongée).

L'origine endogène est exceptionnelle en pédiatrie : maladie de Cushing (ACTH dépendant) ou syndrome de Cushing (ACTH indépendant).

La clinique est évocatrice et associe un ralentissement net de la vitesse de croissance staturale avec une prise de poids excessive ainsi qu'une obésité faciotronculaire, et des vergetures.

Le diagnostic repose sur la mesure du cortisol libre urinaire des 24 heures ; celle-ci est élevée.

Endocrinopathies : retard statural + croissance pondérale normale ou élevée (hypercorticisme).

2. Causes squelettiques

a. Syndrome de Turner

Le syndrome de Turner fait l'objet d'un paragraphe spécifique en fin de chapitre.

b. Maladies osseuses constitutionnelles (MOC)

Il existe de nombreuses MOC ou dysplasies squelettiques.

Les plus fréquemment rencontrées sont la dyschondrostéose, l'hypochondroplasie, la pseudo-hypoparathyroïdie et les dysplasies polyépiphysaires.

Le diagnostic repose sur l'étude de l'arbre généalogique familial (autres cas dans la famille), l'aspect dysmorphique (asymétrie des segments) et les radiographies osseuses.

Retard statural chez la fille : toujours évoquer le syndrome de Turner.

3. Extrêmes de la normale et RCIU

a. Retard simple de croissance et de puberté

C'est la cause la plus fréquente de retard statural à l'adolescence.

C'est un diagnostic d'élimination. L'exploration biologique est par définition normale.

La croissance de la petite enfance s'effectue sur un couloir de normalité. À partir de l'âge de 7–8 ans, la vitesse de croissance se ralentit (infléchissement sans cassure). À l'adolescence, la puberté et la croissance pubertaire ont un démarrage tardif, accentuant ce retard.

De tels tableaux cliniques sont souvent familiaux.

En cas d'infléchissement statural modéré (< 1 DS) avec une taille non extrêmement petite, un âge osseux retardé par rapport à l'âge chronologique mais concordant avec le stade pubertaire, l'absence de signes fonctionnels et un examen clinique normal, les examens biologiques sont le plus souvent inutiles.

La surveillance sera clinique, jusqu'au début de l'accélération staturale contemporaine du démarrage pubertaire.

Dans les autres cas, des explorations sont nécessaires pour éliminer un déficit en GH, une insuffisance thyroïdienne, un syndrome de Turner (fille), une MOC, une pathologie chronique.

Aucun traitement n'est nécessaire. La taille finale sera dans les limites de la normale. On peut néanmoins proposer, en cas de mauvaise tolérance psychologique du retard de croissance et du retard pubertaire, un traitement par stéroïdes gonadiques à faibles doses.

b. Petite taille constitutionnelle

La petite taille constitutionnelle (ou familiale ou idiopathique) est également fréquente.

Elle est définie statistiquement par une taille < – 2 DS et donc concerne 2,5 % des enfants sans aucune pathologie associée, dont la taille se situe en dessous de – 2 DS.

La vitesse de croissance est régulière (pas d'infléchissement progressif ou de cassure). La taille se maintient sur une déviation standard stable mais faible (< – 2 DS), proche de la taille cible génétique.

On retrouve souvent dans la famille un parent ayant eu un mode de croissance identique.

Le diagnostic est porté après exclusion des autres causes, en particulier des MOC.

Le bilan biologique (si pratiqué) est normal. L'âge osseux est proche de l'âge chronologique.

Aucun traitement n'est nécessaire.

c. RCIU ou hypotrophie néonatale

La définition du RCIU a été abordée au chapitre 1.

L'hypotrophie concerne un nouveau-né dont les paramètres de taille et/ou de poids sont situés à moins de 2 DS (soit le 2,7e percentile) pour l'âge gestationnel par rapport à des normes internationales (terme anglais de *Small For Gestational Age* = « petit pour l'âge gestationnel »).

Cette situation peut correspondre à un extrême de la normale (voir *supra*). Dans des cas plus rares, il existe une cause syndromique (ex. : syndrome de Silver-Russell) ou squelettique (syndrome de Turner, MOC).

La taille se normalise en général dans les 2 premières années de vie dans 90 % des cas. Au-delà, les possibilités de rattrapage sont difficiles.

En pratique, en l'absence de rattrapage statural post-natal, des investigations étiologiques doivent être effectuées, comme devant toute petite taille.

Un traitement du déficit statural est généralement envisagé s'il reste sévère, à partir seulement de l'âge de 3 ans, si aucune autre cause n'a été identifiée. Il consiste en des injections quotidiennes d'hormone de croissance synthétique par voie sous-cutanée.

Retard simple et petite taille constitutionnelle : diagnostics d'élimination.

III. Points clés à propos de certaines causes

A. Hypothyroïdies

1. Généralités

On distingue les hypothyroïdies congénitales et acquises.

Les **hypothyroïdies congénitales** sont un diagnostic exceptionnel de retard de croissance staturale, car très majoritairement dépistées lors du test de dépistage néonatal systématique réalisé à 3 jours de vie (voir chapitre 1). Le marqueur utilisé pour le dépistage est le dosage sanguin de la TSH ; les hypothyroïdies d'origine centrale ne sont donc pas dépistées (rares et associées le plus souvent à une insuffisance antéhypophysaire multiple).

Les causes de ces hypothyroïdies périphériques sont une anomalie de développement de la thyroïde (athyréose, ectopie), ou un trouble de l'hormonosynthèse thyroïdienne, responsables tous deux d'une sécrétion insuffisante d'hormones thyroïdiennes par la thyroïde. L'échographie et la scintigraphie thyroïdienne sont un apport essentiel pour le diagnostic étiologique.

Les **hypothyroïdies acquises** peuvent survenir à des âges variables (pic de survenue à l'adolescence), et associent un retard de croissance staturale avec un ralentissement de la vitesse de croissance, un goitre, un surpoids, une frilosité, rarement un ralentissement intellectuel.

Ses causes sont essentiellement la thyroïdite de Hashimoto (origine périphérique), plus rarement une tumeur de la région hypothalamo-hypophysaire (origine centrale, s'intégrant dans le cadre d'un déficit hypophysaire multiple).

Cause fréquente d'hypothyroïdie acquise : thyroïdite de Hashimoto.

2. Enquête diagnostique

Le diagnostic positif d'insuffisance thyroïdienne repose sur un dosage de T4 libre (T4L) ; celui-ci est bas.

L'évaluation de la TSH permet de distinguer les hypothyroïdies d'origine périphérique (TSH élevée), des hypothyroïdies d'origine centrale (TSH basse ou normale).

Le caractère auto-immun des thyroïdites de Hashimoto est attesté par la positivité des anticorps antithyroïdiens (antithyroglobuline, antithyroperoxydase) et par l'hétérogénéité du tissu thyroïdien (échographie de la thyroïde).

L'âge osseux est habituellement retardé, et inférieur à l'âge statural.

Hypothyroïdie périphérique : T4L bas et TSH élevée.

3. Principes thérapeutiques

La prise en charge repose sur un traitement hormonal substitutif à vie par lévothyroxine.

Il nécessite une surveillance clinique et biologique régulière.

Les formes transitoires sont rares et surtout en relation avec les hypothyroïdies subcliniques (hypothyroïdies partielles et compensées).

B. Syndrome de Turner

1. Généralités

Le syndrome de Turner (ST) est une affection génétique rare.

Il affecte 1/2 500 nouveau-nés de sexe féminin (exclusivement).

Le ST est lié à l'absence totale ou partielle d'un chromosome X :

- surtout : monosomie du chromosome X (45 X0) et formes en mosaïque (45 X0, 46 XX) ;
- rarement : anomalies de structure du chromosome X voire Y.

2. Diagnostic

a. Modes de présentation

Évoquer le diagnostic de ST :

- fœtus : anomalies échographiques (nuque épaisse, hygroma kystique, cardiopathie, RCIU) ;
- nouveau-né : lymphœdème des extrémités et RCIU (syndrome de Bonnevie-Ullrich) ;
- nourrisson et enfant : déficit statural ± phénotype clinique évocateur ;
- adolescente : déficit statural ± phénotype clinique évocateur, retard pubertaire ;
- adulte : petite taille, phénotype clinique évocateur, aménorrhée ou infertilité.

Les différentes formes cytogénétiques expliquent la variabilité d'expression clinique.
La monosomie X est associée à un phénotype plus sévère que les formes mosaïques.

Évoquer un ST chez une fille en cas de : retard statural (même isolé), coarctation de l'aorte.

b. Caractéristiques cliniques

Le ST associe pratiquement toujours :

- un retard de croissance prédominant sur la taille ;
- une insuffisance ovarienne.

Le **retard statural** s'aggrave au cours des années.
Un RCIU est retrouvé dans 50 % des cas. L'évolution spontanée montre un infléchissement statural progressif dès l'âge de 3 ans, de sorte que la taille moyenne à l'âge de 5–6 ans se situe souvent au-dessous de – 2 DS. Parfois, cet infléchissement est plus tardif (voire pubertaire). À la puberté, ce retard statural s'accentue du fait de l'absence de poussée pubertaire.
La taille adulte finale en l'absence de traitement est en moyenne de 143 cm en France, avec des variations individuelles en fonction des tailles parentales.

L'**insuffisance ovarienne** est quasi constante, avec retard pubertaire et infertilité.
Une puberté spontanée est parfois possible, mais une non-progression pubertaire survient ensuite. Une grossesse spontanée est exceptionnelle.

Les **signes du phénotype turnérien** sont très variablement présents.
L'aspect physique évocateur est lié essentiellement à des anomalies osseuses et cutanées. Ainsi, on peut trouver : un aspect général trapu avec un cou court bref et large (parfois un pterygium colli), une implantation basse des cheveux et des oreilles, un épicanthus, un palais ogival, un thorax large avec écartement mamelonnaire, un cubitus valgus, des nævi pigmentaires multiples.

L'intelligence est le plus souvent normale, en dehors des formes avec chromosome X en anneau. Quelques difficultés peuvent survenir pour les performances mathématiques.
Des troubles psychologiques tels que la perte d'estime de soi doivent être recherchés.

Retard statural et insuffisance ovarienne = constants. Phénotype turnérien = variable.

c. Bilan initial au diagnostic

Confirmation diagnostique :

- caryotype standard post-natal;
- analyse sur au moins 20 cellules avec recherche de mosaïcisme.

Malformations et/ou maladies associées à rechercher :

- cardiovasculaires : coarctation de l'aorte, bicuspidie aortique, HTA, dilatation et dissection aortiques;
- rénales : reins en fer à cheval, uropathies malformatives;
- ORL : otites à répétition, hypoacousies et surdités;
- maladies auto-immunes : thyroïdite de Hashimoto, maladie cœliaque.

Confirmation diagnostique : caryotype standard post-natal.

3. Principes thérapeutiques

La correction du déficit statural fait appel au traitement par l'hormone de croissance synthétique. Il est débuté vers l'âge de 3–4 ans ou dès le diagnostic. L'objectif est d'améliorer le pronostic statural spontané (taille adulte finale).

La correction de l'insuffisance ovarienne fait appel au traitement œstroprogestatif substitutif. Un traitement par œstrogènes est débuté vers l'âge de 12–13 ans. L'objectif est de maintenir des faibles doses d'œstrogènes suffisantes pour induire un développement pubertaire satisfaisant, sans induire de progression excessive de la maturation osseuse.
Un relais par traitement œstroprogestatif est mis en œuvre après une période d'imprégnation œstrogénique suffisante, jusqu'à l'âge physiologique de la ménopause.

Le ST est pris en charge à 100 %, au titre de l'ALD.
Un soutien psychologique et l'aide d'associations de malades peuvent s'avérer utiles.

Traitements hormonaux pour optimisation de la croissance et de l'induction pubertaire.

C. Craniopharyngiome

1. Généralités

Il représente environ 10 % des tumeurs intracrâniennes de l'enfant.

Il s'agit d'une tumeur intracrânienne bénigne d'origine embryonnaire.

Elle se développe le plus souvent au niveau intra- et suprasellaire.

Bien que de nature bénigne, elle est potentiellement grave en raison des séquelles qu'elle entraîne sur les structures anatomiques voisines (hypothalamus, chiasma et nerfs optiques).

Tumeur intracrânienne bénigne potentiellement grave.

2. Diagnostic

a. Enquête clinique

Âge au diagnostic : 5 à 14 ans.

Association à des degrés variables de :

- signes ophtalmologiques :
  - baisse d'acuité visuelle uni- ou bilatérale, amblyopie,
  - scotome et autres atteintes du champ visuel, paralysie oculomotrice,
  - œdème papillaire ou atrophie optique (au fond d'œil) ;
- signes endocriniens :
  - retard statural prédominant avec cassure (déficit en GH),
  - retard pubertaire (insuffisance gonadotrope),
  - diabète insipide, asthénie, prise de poids, autres déficits antéhypophysaires ;
- signes neurologiques :
  - signes d'HTIC, céphalées isolées,
  - troubles neurovégétatifs, troubles des fonctions supérieures (tardifs),
  - déficit moteur, crise d'épilepsie (rare).

b. Enquête paraclinique

IRM cérébrale avec injection :

- imagerie de choix pour les tumeurs intracrâniennes de l'enfant ;
- affirme la présence de la tumeur et apprécie les rapports de proximité.

Autres bilans :

- neuro-ophtalmologique : apprécie le retentissement de la tumeur ;
- endocrinien : recherche des déficits antéhypophysaires, un diabète insipide.

Triade clinique : signes ophtalmologiques/endocriniens/neurologiques.
Triade paraclinique : IRM cérébrale, bilan neuro-ophtalmologique, dosages hormonaux.

3. Principes thérapeutiques

Le traitement de première intention est la chirurgie. L'exérèse tient compte des risques fonctionnels liés aux structures anatomiques de voisinage (hypothalamus).

La radiothérapie est indiquée en seconde intention en cas d'exérèse incomplète ou de récidive.

La correction des déficits hypophysaires doit être assurée.

Ces derniers sont quasi constants, soit présents dès la découverte de la tumeur, soit secondaires à l'acte de résection chirurgicale.

Une substitution hormonale en L-thyroxine et hydrocortisone, parfois en desmopressine, est prescrite à vie. Un traitement substitutif par GH est discuté dans l'enfance et parfois aussi à l'âge adulte, afin de prévenir les complications métaboliques et cardiovasculaires liées à la carence en GH. Un traitement substitutif de l'axe gonadotrope est mis en place à l'adolescence.

La surveillance est prolongée : examens neuro-ophtalmologiques et IRM cérébrale.

La prise en charge du handicap est à prévoir en cas de séquelles ophtalmologiques.

Le taux de survie à 10 ans est d'environ 70 %.

Prise en charge : exérèse chirurgicale, substitution des déficits hormonaux.

Point de vue de l'expert

Un item ouvrant vers des cas cliniques multiples :

- gastroentérologiques autour d'une cassure pondérale ;
- endocrinologiques autour d'une cassure staturale (sans oublier que la plupart des retards staturaux sont des petites tailles constitutionnelles ou des retards pubertaires simples).

Le syndrome de Turner est une question appréciée par les endocrinologues pédiatres.

Références

Encyclopédie Orphanet
http://www.orpha.net

Syndrome de Turner. Protocole national de diagnostic et de soins - 2008 - (HAS)
http://www.has-sante.fr/portail/jcms/c_632797/fr/ald-hors-liste-syndrome-de-turner

CHAPITRE

5

Puberté normale et pathologique

Item et objectifs du CNCI

Item 47 – UE 2 – Puberté normale et pathologique

- Expliquer les étapes du développement pubertaire normal, physique et psychologique.
- Dépister une avance ou un retard pubertaire.

Avant de commencer...

La puberté normale est une période de transition entre l'enfance et l'âge adulte.
Elle est marquée par l'acquisition des caractères sexuels secondaires, la maturation de la fonction sécrétoire gonadique et l'acquisition des fonctions de reproduction.

La première partie du chapitre décrit les étapes du développement pubertaire normal.
Les situations anormales sont ensuite explicitées : pubertés précoces et retards pubertaires.

I. Pour bien comprendre

A. Développement pubertaire normal

1. Préambule

La puberté se définit comme l'ensemble des phénomènes physiques, psychiques, mentaux et affectifs, caractérisant la transition entre l'enfance et l'âge adulte.

Sur le plan physique, elle est essentiellement marquée par l'acquisition des caractères sexuels secondaires et l'accélération de la croissance staturale, ainsi que par la maturation de la fonction sécrétoire gonadique et l'acquisition des fonctions de reproduction.

Les transformations psychiques (autonomie et différenciation par rapport aux parents), mentales (développement de la pensée opératoire formelle permettant les nouvelles acquisitions scolaires) mais aussi affectives (début des comportements sociaux et sexuels), s'intègrent dans le cadre de l'adolescence.

2. Mécanismes hormonaux

Le développement pubertaire est contrôlé par des facteurs neuroendocriniens.

Les autres facteurs influençant l'âge de début de la puberté sont génétiques et ethniques, nutritionnels, socio-économiques, ainsi que médicaux.

Le déclenchement de la puberté est caractérisé par la réactivation de l'axe hypothalamo-antéhypophyso-gonadique.

L'hypothalamus sécrète la Gn-RH (*Gonadotropin Releasing Factor*) de manière pulsatile, stimulant l'antéhypophyse. L'antéhypophyse sécrète à son tour les gonadotrophines (FSH [*Follicle-Stimulating Hormone*] et LH [*Luteinising Hormone*]), induisant le développement des gonades et la sécrétion des stéroïdes sexuels (testostérone par le testicule chez le garçon, œstradiol puis progestérone par l'ovaire chez la fille).

La croissance staturale s'accélère chez les deux sexes à la puberté, du fait de l'action stimulatrice des hormones sexuelles sur l'axe somatotrope.

Les surrénales participent au développement de la pilosité sexuelle, en augmentant la sécrétion des androgènes.

Contrôle du développement pubertaire par des facteurs neuroendocriniens.

3. Acquisition des caractères sexuels secondaires

a. Chez la fille

L'âge de début de la puberté chez la fille est en moyenne de 10,5 ans.

C'est l'apparition des seins qui marque le début de la puberté.

Description simplifiée du développement pubertaire normal :

- développement du bourgeon mammaire;
- développement de la pilosité pubienne puis de la pilosité axillaire;
- modification des OGE (organes génitaux externes) avec horizontalisation de la vulve et augmentation de volume des lèvres;
- survenue des premières règles = ménarche (environ 2 ans après l'apparition du bourgeon mammaire).

Les données chiffrées ci-dessus ne sont qu'indicatives.

On considère comme physiologiques un début de développement mammaire entre les âges de 8 et 13 ans et une survenue des premières règles entre 10 et 15 ans.

b. Chez le garçon

L'âge de début de la puberté chez le garçon est en moyenne de 12 ans.

C'est l'augmentation de volume des testicules qui marque le début de la puberté.

Description simplifiée du développement pubertaire normal :

- augmentation (L $>$ 25 mm ou volume $>$ 4 mL) du volume testiculaire;
- développement de la pilosité pubienne puis de la pilosité axillaire;
- modification des OGE avec augmentation de la taille de la verge ($\geq$6 cm);
- modification de la voix (14–15 ans), gynécomastie transitoire modérée fréquente.

Les données chiffrées ci-dessus ne sont qu'indicatives.

On considère comme physiologique un début d'augmentation du volume testiculaire entre les âges de 9,5 et 14 ans.

c. Classification de Tanner

Elle évalue l'acquisition des caractères sexuels secondaires.

Paramètres de cette classification :

- développement mammaire chez la fille (S) ;
- développement des organes génitaux externes chez le garçon (G) ;
- pilosité pubienne (P).

Les différents stades du développement pubertaire sont cotés de 1 (stade prépubère) à 5 (stade adulte), permettant d'évaluer le niveau pubertaire lors de l'examen physique (tableau 5.1).

Tableau 5.1. Classification de Tanner.

Développement mammaire	
S1	Absence de développement mammaire
S2	Petit bourgeon mammaire avec élargissement de l'aréole
S3	Glande mammaire dépassant la surface de l'aréole
S4	Saillie de l'aréole et du mamelon sur la glande
S5	Aspect adulte
Développement des OGE du garçon	
G1	Testicules et verge de taille infantile
G2	Augmentation du volume testiculaire de 4 à 6 mL
G3	Augmentation du volume testiculaire de 6 à 12 mL et accroissement de la verge
G4	Augmentation du volume testiculaire de 12 à 16 mL et accroissement de la verge
G5	Aspect adulte
Pilosité pubienne	
P1	Absence de pilosité
P2	Quelques poils sur le pubis
P3	Pilosité pubienne au-dessus de la symphyse
P4	Pilosité pubienne fournie
P5	Aspect adulte (triangulaire chez la femme, losangique chez l'homme)

OGE : organes génitaux externes.

Puberté : développement mammaire (fille), augmentation du volume testiculaire (garçon).
Classification de Tanner évaluant l'acquisition des caractères sexuels secondaires.

4. Croissance staturale et maturation osseuse

a. Croissance staturale

L'accélération de la vitesse de croissance staturale débute avec les premiers signes pubertaires chez la fille et de façon décalée chez le garçon.

Chez la fille, la vitesse de croissance s'élève de 5 à 8 cm/an, permettant une croissance staturale pubertaire totale de 23–25 cm. La taille finale moyenne atteinte à l'âge de 18 ans est en France de 165 cm.

Chez le garçon, la vitesse de croissance s'élève de 5 à 10 cm/an, permettant une croissance staturale pubertaire totale de 25–28 cm. La taille finale moyenne atteinte à l'âge de 18 ans est en France de 178 cm.

b. Maturation osseuse

Elle est évaluée par l'âge osseux.

En pratique, cet examen n'est indiqué qu'en cas de puberté pathologique, de retard ou d'accélération de la croissance.

Une radiographie de la main gauche de face est habituellement prescrite. Le cliché est comparé à un atlas radiologique de référence (méthode de Greulich et Pyle).

L'apparition du sésamoïde du pouce est contemporaine du démarrage pubertaire, à un âge osseux de 11 ans chez la fille, et 13 ans chez le garçon.

Les cartilages de conjugaison sont soudés lorsque l'âge osseux est à 15 ans chez la fille, et 17 ans chez le garçon.

Puberté : accélération de la vitesse de croissance staturale et maturation osseuse.

B. Développement pubertaire pathologique

Puberté précoce :

- situations pathologiques = pubertés précoces centrales et périphériques :
  → avant 8 ans chez la fille et 9,5 ans chez le garçon ;
- extrêmes de la normale = avance pubertaire isolée :
  → entre 8 et 9 ans chez la fille et entre 9,5 et 10,5 ans chez le garçon.

Retard pubertaire :

- situations pathologiques = hypogonadismes centraux et périphériques ;
- extrêmes de la normale = retard pubertaire simple.

Distinguer les situations « pathologiques » des « extrêmes de la normale ».

II. Puberté précoce

A. Généralités

On parle de puberté précoce lors de la survenue précoce de signes de puberté :

- avant l'âge de 8 ans chez la fille ;
- avant l'âge de 9,5 ans chez le garçon.

On distingue deux groupes de causes de puberté précoce :

- puberté précoce centrale ;
- puberté précoce périphérique.

Le développement précoce et isolé des seins (prémature thélarche) ou de la pilosité (prémature adrénarche) se distingue des pubertés précoces par l'absence de développement de tout autre caractère sexuel, par l'absence habituelle d'évolutivité, par l'absence d'accélération de la vitesse de croissance et d'avance importante de la maturation osseuse.

Puberté précoce = puberté avant 8 ans chez la fille, 9,5 ans chez le garçon.

B. Démarche diagnostique

1. Enquête clinique

a. Anamnèse

Antécédents familiaux :

- âges de début pubertaire des parents et de la fratrie, âge de la ménarche chez la mère ;
- tailles des parents et calcul de la taille cible génétique.

Antécédents personnels :

- âge d'apparition des premiers signes pubertaires ;
- croissance : rechercher une accélération de croissance staturale ;
- antécédents d'irradiation cérébrale, neurofibromatose 1 (NF1).

Symptômes éventuellement associés :

- nycturie ou polyuro-polydipsie ;
- signes d'hypertension intracrânienne, signes visuels ;
- retentissement psychologique du développement pubertaire.

b. Examen physique

Cotation du stade pubertaire (classification de Tanner) :

- fille : développement mammaire, pilosité pubienne ;
- garçon : volume testiculaire et longueur de verge, pilosité pubienne.

Aspect morphologique général :

- recherche d'un syndrome dysmorphique ;
- examen des organes génitaux externes ;
- signes d'hyperandrogénie chez la fille :
  - acné, hirsutisme,
  - hypertrophie clitoridienne ;
- taches cutanées :
  - couleur café au lait : NF1,
  - couleur chamois à bord effrangé : syndrome de McCune-Albright ;
- recherche d'une dysplasie fibreuse des os : syndrome de McCune-Albright.

Antécédents familiaux, Tanner, taches cutanées, signes d'hyperandrogénie.

2. *Enquête paraclinique*

a. Dosages hormonaux

Dosage des stéroïdes sexuels :

- testostérone chez le garçon, œstradiol peu utile chez la fille (variations fortes);
- diagnostic positif de puberté précoce;
- augmentation corrélée au développement des caractères sexuels secondaires.

Dosage des gonadotrophines :

- FSH et LH, à l'état basal et après stimulation (test au LH-RH);
- diagnostic et distinction entre pubertés précoces centrale et périphérique :
  - en faveur d'une cause centrale : valeurs élevées du pic de LH (> à celui de FSH),
  - en faveur d'une cause périphérique : valeurs indosables.

En cas de signes d'hyperandrogénie, dosage des androgènes : sulfate de DHEA, testostérone, delta-4-androstènedione, 17-OH progestérone (17-OHP).

b. Imagerie

Âge osseux :

- appréciation de la maturation osseuse, évaluation approximative de la taille finale adulte;
- l'âge osseux est d'autant plus en avance sur l'âge civil que la puberté est active.

Échographie pelvienne chez la fille :

- élimination d'un processus tumoral ovarien;
- appréciation de l'imprégnation œstrogénique : augmentation de la longueur du corps utérin (L > 35 mm) et apparition d'un renflement du corps utérin et d'une ligne de vacuité, présence de follicules ovariens.

Imagerie spécifique selon l'orientation :

- en cas de puberté précoce centrale : IRM de la région hypothalamo-hypophysaire;
- en cas de puberté précoce périphérique : imagerie des gonades.

Puberté précoce centrale : IRM cérébrale systématique.

C. Orientation étiologique

1. *Pubertés précoces centrales*

a. Généralités

Les pubertés précoces centrales sont dues à la réactivation prématurée (lésionnelle ou non) de l'axe hypothalamo-hypophyse-gonades.

Elles se caractérisent par l'apparition précoce et strictement isosexuelle des caractères sexuels secondaires, associée à une accélération de la vitesse de croissance et une avance d'âge osseux. Le développement pubertaire est harmonieux dans les deux sexes (puberté isosexuelle).

Les explorations paracliniques mettent en évidence des valeurs élevées de stéroïdes sexuels, une éventuelle imprégnation œstrogénique à l'échographie de l'utérus.

Elles orientent vers une cause centrale en cas de valeurs élevées du taux de LH à l'état basal, et un pic de LH prédominant et généralement supérieur à celui de FSH après stimulation (test au LH-RH).

La réalisation systématique d'une imagerie cérébrale peut orienter le diagnostic étiologique.

b. Causes (tableau 5.2)

Les pubertés précoces centrales sont bien plus fréquentes chez les filles où elles sont idiopathiques dans la majorité des cas, alors qu'elles sont plus rares chez les garçons mais souvent reliées à une lésion intracrânienne.

Tableau 5.2. Causes de puberté précoce centrale.

Processus expansif intracrânien	– Tumoral : gliome du chiasma, hamartome, – Non tumoral : hydrocéphalie, kyste arachnoïdien
Origine séquellaire	– Méningite ou encéphalite – Irradiation crânienne, traumatisme crânien
Maladies générales	– Neurofibromatose 1 – Sclérose tubéreuse de Bourneville
Idiopathiques	(Diagnostic d'élimination)

Puberté précoce centrale : fréquente chez la fille et souvent idiopathique.
Redouter toujours une tumeur intracrânienne, notamment chez le garçon.

2. Pubertés précoces périphériques

a. Généralités

Les pubertés précoces périphériques sont totalement indépendantes de l'axe hypothalamo-hypophysaire et donc de la sécrétion des gonadotrophines. La production de stéroïdes en excès provient des gonades.

Elles se caractérisent par l'apparition précoce des caractères sexuels secondaires, associée à une accélération de la vitesse de croissance et une avance d'âge osseux (comme dans les causes centrales).

Le développement pubertaire se fait dans le sens du sexe de l'enfant = isosexuel (développement mammaire chez la fille, augmentation du volume testiculaire chez le garçon).

À noter que le volume des testicules chez le garçon peut rester à l'état infantile (développement des gonades sous la dépendance des gonadotrophines, basses par rétrocontrôle négatif).

Les explorations paracliniques mettent en évidence des valeurs élevées de stéroïdes sexuels (androgènes ou œstrogènes selon la situation), une imprégnation œstrogénique à l'échographie de l'utérus.

Elles orientent vers une cause périphérique en cas de valeurs indosables des gonadotrophines à l'état basal et après stimulation (test au LH-RH).

La réalisation d'une imagerie des gonades peut alors orienter le diagnostic étiologique.

b. Causes (tableau 5.3)

Les causes périphériques de puberté précoce sont plus rares que les causes centrales.

Tableau 5.3. Causes de puberté précoce périphérique.

Autonomie ovarienne/testiculaire	– Syndrome de McCune-Albright – Kyste ovarien, tumeur ovarienne – Testotoxicose, tumeur testiculaire
Tumeur sécrétant de l'HCG	

Puberté précoce périphérique : reliée aux gonades.

3. Particularités : les hyperandrogénies

Des signes isolés d'hyperandrogénie (pilosité pubienne, hirsutisme, acné, hypertrophie clitoridienne) doivent conduire à évoquer une tumeur surrénalienne (dosage des androgènes, imagerie des surrénales) ou un bloc enzymatique (dosage 17-OHP).

Savoir identifier les signes d'hyperandrogénie dans les deux sexes.

4. Développement précoce et isolée d'un seul caractère sexuel secondaire

a. Généralités

Ces situations se caractérisent par l'apparition précoce d'un seul caractère sexuel secondaire isolé, sans accélération de la vitesse de croissance ni avance d'âge osseux.

Les explorations paracliniques sont normales.

b. Causes

On distingue :

- prémature thélarche = développement mammaire isolé ;
- prémature pubarche (ou adrénarche) = pilosité pubienne isolée ;
- prémature ménarche = métrorragies isolées.

Il convient de toujours d'éliminer une avance pubertaire pathologique :

- une puberté précoce centrale en cas de développement mammaire isolé ;
- une puberté précoce périphérique d'origine surrénalienne en cas de pilosité pubienne isolée ;
- une tumeur ou un corps étranger en cas de métrorragies isolées.

« Extrêmes de la normale » : vitesse de croissance et âge osseux non modifiés.

III. Retard pubertaire

A. Généralités

On parle de retard pubertaire dans les situations cliniques suivantes :

- chez le garçon : absence d'augmentation du volume testiculaire après l'âge de 14 ans ;
- chez la fille : absence de développement mammaire après l'âge de 13 ans ;

- dans les deux sexes : absence de puberté complète (règles chez la fille) 4 ans après les premiers signes.

On distingue trois groupes de causes de retard pubertaire :
- retard pubertaire d'origine centrale = hypogonadisme hypogonadotrope ;
- retard pubertaire d'origine périphérique = hypogonadisme hypergonadotrope ;
- retard pubertaire simple = extrême de la normale.

B. Démarche diagnostique

1. Enquête clinique

a. Anamnèse

Antécédents familiaux :
- âges de début pubertaire des parents et de la fratrie, âge de la ménarche chez la mère, infertilité et/ou anosmie dans la famille ;
- tailles des parents et calcul de la taille cible génétique.

Antécédents personnels :
- notion de cryptorchidie, micropénis ;
- croissance : rechercher un ralentissement de croissance staturale ;
- antécédents d'irradiation cérébrale, maladies chroniques.

Symptômes éventuellement associés :
- signes d'hypertension intracrânienne, signes visuels ;
- atteinte des autres axes hypophysaires : frilosité, asthénie, polyuro-polydipsie ;
- anosmie ou hyposmie (syndrome de Kallmann) ;
- anorexie, douleurs abdominales, troubles du transit ;
- signes en rapport avec une maladie chronique connue ;
- retentissement psychologique du retard pubertaire.

b. Examen physique

Cotation du stade pubertaire (classification de Tanner) :
- fille : développement mammaire, pilosité pubienne ;
- garçon : volume testiculaire et longueur de verge, pilosité pubienne.

Aspect morphologique général :
- recherche d'un syndrome dysmorphique : phénotype turnérien ;
- examen des organes génitaux externes : cryptorchidie, micropénis ;
- état nutritionnel.

Examen complet en particulier neurologique.

Redouter une tumeur intracrânienne : HTIC, atteintes des autres axes hypophysaires.

2. Enquête paraclinique

a. Dosages hormonaux

Dosage des stéroïdes sexuels

- testostérone chez le garçon, œstradiol peu utile chez la fille (variations fortes);
- diagnostic positif de retard pubertaire;
- valeurs basses traduisant la constatation clinique de l'absence de puberté.

Dosage des gonadotrophines :

- FSH et LH à l'état basal;
- distinction entre retards pubertaires central et périphérique :
  - en faveur d'une cause centrale : FSH et LH basses (mais aussi retard pubertaire simple),
  - en faveur d'une cause périphérique : FSH et LH élevées.

Dosages hormonaux plus spécifiques :

- inhibine B, tests de stimulation (test au LH-RH);
- distinction entre un hypogonadisme hypogonadotrope et un retard pubertaire simple :
  - en faveur d'un hypogonadisme hypogonadotrope : valeur basse d'inhibine B, faible réponse au test au LH-RH,
  - en faveur d'un retard pubertaire simple : valeur plus élevée, meilleure réponse au test au LH-RH.

Dosages des autres hormones antéhypophysaires :

- TSH, T4L, IGF-1, cortisol, prolactine;
- mise en évidence d'une insuffisance antéhypophysaire multiple;
- utile si situations évocatrices (cassure staturale, signes d'atteinte des autres axes).

b. Autres examens (dont imagerie)

Âge osseux :

- la puberté se produit à AO = 13 ans chez le garçon et AO = 11 ans chez la fille;
- un impubérisme est toujours anormal si l'âge osseux est supérieur à ces âges.

Examens spécifiques selon l'orientation :

- en cas d'hypogonadisme hypogonadotrope : IRM de la région hypothalamo-hypophysaire;
- en cas d'hypogonadisme hypergonadotrope : caryotype standard.

> Hypogonadisme hypogonadotrope : IRM cérébrale systématique.
> Hypogonadisme hypergonadotrope : caryotype systématique.

C. Orientation étiologique

1. Retards pubertaires d'origine centrale

a. Généralités

Les retards pubertaires d'origine centrale (ou hypogonadisme hypogonadotrope) sont liés soit à une cause organique (lésions hypothalamo-hypophysaires), soit à une cause fonctionnelle (maladies chroniques), soit à une anomalie moléculaire de l'axe gonadotrope (avec anosmie = syndrome de Kallmann, ou sans anosmie).

On peut retrouver à l'examen des signes cliniques en faveur d'une tumeur hypophysaire ou d'une maladie chronique.

Les dosages hormonaux révèlent des valeurs basses de stéroïdes sexuels.
Ils orientent vers une cause centrale en cas de valeurs basses des gonadotrophines ; mais celles-ci ne permettent pas de distinguer formellement un déficit gonadotrope d'un retard pubertaire simple (d'où l'intérêt du dosage de l'inhibine B et des tests de stimulation).
La réalisation systématique d'une imagerie cérébrale peut orienter le diagnostic étiologique.

b. Causes (tableau 5.4)

Tableau 5.4. Causes de retard pubertaire d'origine centrale.

Causes organiques	– Tumeur de la région hypophysaire : craniopharyngiome, adénome à prolactine
	
	– Déficit gonadotrope avec panhypopituitarisme :
	  – avec ou sans syndrome de post-hypophyse ectopique
	  – avec ou sans interruption de tige pituitaire
	– Déficit gonadotrope isolé congénital
	  – avec (syndrome de Kallmann) ou sans anosmie
	
	– Déficit gonadotrope syndromique
	  – y compris syndromes Prader-Willi, Laurence-Moon-Biedl, CHARGE
	
	– Séquelles d'irradiation crânienne ou de traumatisme crânien

Causes fonctionnelles	– Malnutrition : malabsorption digestive (maladie cœliaque), anorexie mentale – Maladies chroniques : mucoviscidose, insuffisance rénale – Pathologies endocriniennes : hypothyroïdie, hypercorticisme – Sport intensif (fille)

Retard pubertaire d'origine centrale : tumeur hypothalamo-hypophysaire et maladies chroniques.

2. Retards pubertaires d'origine périphérique

a. Généralités

Les retards pubertaires d'origine périphérique (ou hypogonadisme hypergonadotrope) sont liés à une anomalie primitive des gonades.

Des antécédents médico-chirurgicaux gonadiques ou l'existence d'un syndrome dysmorphique évocateur peuvent avoir une valeur d'orientation.

Les dosages hormonaux révèlent des valeurs basses de stéroïdes sexuels.
Ils orientent vers une cause périphérique en cas de valeurs élevées des gonadotrophines (FSH surtout).
La réalisation systématique d'un caryotype standard peut alors orienter le diagnostic étiologique.

b. Causes (tableau 5.5)

Tableau 5.5. Causes de retard pubertaire d'origine périphérique.

Anomalies chromosomiques	– Chez la fille : syndrome de Turner – Chez le garçon : syndrome de Klinefelter
Anomalies gonadiques	– Dysgénésie gonadique – Lésion acquise : chimiothérapie ou irradiation testiculaire, cryptorchidie opérée

Le **syndrome de Klinefelter** concerne 1,6 garçon pour 1 000.

Il n'entraîne en général pas de retard pubertaire, mais plutôt une puberté traînante, avec absence de développement pubertaire complet. La morphologie est eunuchoïde avec une gynécomastie fréquente. La pilosité pubienne et axillaire se développe, la verge s'allonge, mais les testicules ne dépassent pas 35 mm de longueur. Le QI global est proche de la normale avec souvent un déficit dans le domaine verbal. Le déficit gonadique s'accentue avec le temps, et les hommes atteints sont infertiles.

Le caryotype le plus fréquent est : 47 XXY.

Le **syndrome de Turner** est traité au chapitre 4 (§ III. B. Syndrome de Turner).

Connaître le syndrome de Turner chez la fille.

3. Retard pubertaire simple

C'est le diagnostic le plus fréquent, notamment chez le garçon.

Il reste en revanche un diagnostic d'élimination, difficile à distinguer des hypogonadismes hypogonadotropes congénitaux ou acquis.

Le diagnostic présomptif repose sur les arguments suivants : antécédents familiaux de puberté tardive, infléchissement statural progressif < 1 DS (pas de cassure), retard d'âge osseux (AO < 13 ans chez le garçon, 11 ans chez la fille), absence de signes évocateurs de tumeur intracrânienne ou de maladie chronique.

Le dosage des gonadotrophines (valeurs alors basses) ne permet pas de différencier un retard pubertaire simple d'un hypogonadisme hypogonadotrope. Dans le retard pubertaire simple, il n'y a pas encore eu d'augmentation de la production de FSH et LH, car l'axe hypothalamo-hypophyso-gonadique n'est pas sorti de la quiescence de l'enfance (elle sera observée secondairement).

En deuxième intention, on peut réaliser d'autres mesures hormonales (inhibine B), ou encore des tests dynamiques (stimulation par la LH-RH sur la FSH et la LH, stimulation par l'HCG sur la testostérone).

En présence des éléments présomptifs du diagnostic et en l'absence d'arguments cliniques et paracliniques pour un déficit gonadotrope, le diagnostic de retard pubertaire simple peut être retenu. Il sera confirmé par le suivi jusqu'au démarrage de la puberté. Un soutien psychologique peut être nécessaire.

Le pronostic est bon sur le plan des développements pubertaire et statural.

Retard pubertaire simple : fréquent chez le garçon mais diagnostic d'élimination.

Point de vue de l'expert

Une question importante à l'ECN dans le cadre du suivi d'un enfant normal.
Il convient de retenir les éléments de suspicion diagnostique d'une puberté précoce ou d'un retard pubertaire, et les grandes règles de la conduite diagnostique suivant les causes suspectées.

Références

Carel, J.C., Léger, J., 2008. Precocious puberty. N. Eng. J. Med. 358, 2366–2377.

Palmert, M.R., Dunkel, L., 2012. Delayed puberty. N. Engl. J. Med. 366, 443–453.

CHAPITRE

6

Dépistages chez l'enfant

Items et objectifs du CNCI

Item 44 – UE 2 – Dépistage des anomalies orthopédiques, des troubles visuels et auditifs

- Argumenter les modalités de dépistage et de prévention des troubles de la vue et de l'ouïe.
- Argumenter les modalités de dépistage et de prévention des principales anomalies orthopédiques.
- Connaître les modalités du dépistage de la luxation congénitale de la hanche au cours des six premiers mois.
- Connaître la morphologie des membres inférieurs de l'enfant et son évolution au cours de la croissance.
- Connaître les déformations du rachis de l'enfant et de l'adolescent, les modalités de leur dépistage, et leurs conséquences.

Item 50 – UE 2 – Strabisme de l'enfant

- Argumenter les principales hypothèses diagnostiques et justifier les examens complémentaires pertinents.

Item 87 – UE 4 – Altération de la fonction auditive

- Argumenter les principales hypothèses diagnostiques et justifier les examens complémentaires pertinents et principes de traitement.
- Particularités chez l'enfant.

Avant de commencer…

Les dépistages des troubles sensoriels et des principales anomalies orthopédiques font partie des 5 axes de suivi de l'enfant âgé de 0 à 6 ans. Ils s'inscrivent en particulier dans le contenu des examens médicaux de la naissance et des 2e, 4e, 9e et 24e mois, ainsi que dans ceux à l'entrée à l'école maternelle et à l'école élémentaire. Les déficits sensoriels (visuels et auditifs) constituent un handicap relationnel pour l'enfant. Ils sont à haut risque de perturber son développement mental et sa capacité de socialisation.

Le médecin traitant de l'enfant a pour missions :

- d'identifier les facteurs de risque;
- de repérer les signes d'appel (à l'anamnèse ou signalés par la famille);
- d'examiner l'enfant et de pratiquer des tests simples de dépistage.

Cette démarche rigoureuse doit permettre d'orienter éventuellement l'enfant vers un spécialiste et de pratiquer des examens complémentaires à visée diagnostique.
Un dépistage précoce permet de mettre en place un traitement qui serait moins efficace voire inopérant s'il était réalisé plus tard.

Pédiatrie

I. Dépistage des troubles visuels

A. Pour bien comprendre

1. Généralités

Le dépistage des troubles visuels de l'enfant est un enjeu de santé publique.

Environ 20 % des enfants âgés de moins de 6 ans ont une anomalie visuelle.

Un dépistage systématique permet une prise en charge précoce et constitue le garant d'un pronostic visuel optimal. Institué trop tardivement, le traitement est inefficace.

Des repères de dépistage sont inscrits dans le carnet de santé de l'enfant.

Les situations évocatrices d'amblyopie doivent être identifiées dès les premiers mois de vie, car il s'agit de la cause la plus fréquente de mauvaise vision unilatérale de l'enfant.

Chez l'enfant plus âgé, le dépistage des troubles de réfraction est essentiel, car leur prévalence est élevée (20 %), et ils sont souvent responsables de difficultés scolaires.

2. Évolution normale de la fonction visuelle

Le système visuel n'est pas mature à la naissance. Sa mise en place anatomique et fonctionnelle n'est pas définitive avant l'âge de 10 ans.

Toute perturbation dans l'évolution de la fonction visuelle peut entraîner une amblyopie.

Les grandes étapes de maturation du système visuel sont :

- à la naissance : fixation d'un visage à faible distance, clignement à la lumière vive, acuité visuelle évaluée en moyenne à 1/20e ;
- entre les âges de 2 et 4 mois : mouvements de poursuite oculaire, réflexe de clignement à la menace, convergence normale, début de vision des couleurs, acuité visuelle = 1/10e ;
- à l'âge de 6 mois : vision stéréoscopique, acuité visuelle = 2/10e ;
- à partir de l'âge de 12 mois : 1 an : acuité visuelle = 4/10e, 2 ans : acuité visuelle = 7/10e, 6 ans : acuité visuelle = 10/10e.

L'**acuité visuelle** est la faculté de distinguer des détails fins, soit deux points distincts, et éloignés d'une certaine distance. Elle se mesure de 1 à 10/10e en vision de loin, et de P14 à P2 en vision de près. Une acuité visuelle de 10/10e P2 correspond à une vision normale.

Elle ne suffit pas à assurer une bonne qualité de vision. D'autres éléments entrent en jeu dans la performance visuelle : champ visuel, sensibilité au contraste, vision des couleurs.

Système visuel non mature à la naissance. Enjeux du dépistage : pronostic visuel.

B. Dépister : qui ?

1. Généralités

Tous les enfants nécessitent un dépistage répété des troubles visuels sachant qu'un enfant sur cinq âgé de moins de 6 ans a une anomalie visuelle.

Un bilan visuel systématique est proposé : à la naissance, au 2e et 4e mois de vie, entre les âges de 9 et 15 mois (période préverbale) et entre les âges de 2 ans 1/2 et 4 ans (acquisition verbale).

Au cours de la 4e et de la 6e année de vie, un examen de santé est effectué à l'école par la PMI ou la médecine scolaire.

Le médecin doit identifier les facteurs de risque et les signes d'appel des troubles visuels.
Un examen de l'enfant et la pratique de tests simples de dépistage sont nécessaires pour détecter une anomalie susceptible d'être corrigée par une prise en charge spécifique et précoce.

2. Facteurs de risque

La mise en évidence d'un ou plusieurs de ces FDR doit rendre très attentif dès la naissance (tableau 6.1).
Elle conduit systématiquement à réaliser un examen ophtalmologique avec réfraction après cyclopégie entre les âges de 3 et 12 mois, même en l'absence de signes d'appel.

Tableau 6.1. Facteurs de risque de troubles visuels (SFP).

Antécédents personnels	– Prématurité, souffrance cérébrale, toute réanimation – Petit poids de naissance (< 1 500 g) – Surdité – Troubles neuromoteurs, IMC – Anomalies chromosomiques (trisomie 21) – Craniosténoses, dysostoses craniofaciales – Embryofœtopathies (toxoplasmose…) – Exposition *in utero* à la cocaïne, l'alcool
Antécédents familiaux	– Strabisme ; troubles sévères de la réfraction : myopies sévères et précoces ; amblyopie ; astigmatisme – Maladie ophtalmologique héréditaire

FDR à retenir : antécédents familiaux, prématurité, embryofœtopathies.

3. Signes d'appel

Ces signes d'appel sont à rechercher par l'anamnèse, ou rapportés par les parents (tableau 6.2).
Ils imposent dès leur mise en évidence une consultation rapide avec un ophtalmologiste.

Tableau 6.2. Signes d'appel de troubles visuels (SFP).

Âge	Signes d'appel	Suspecter
Avant 4 mois	– Anomalie objective au niveau des paupières, des globes oculaires, des conjonctives, des pupilles, (leucocorie) – Strabisme – Nystagmus – Torticolis – Une anomalie du comportement évoquant un trouble visuel : manque d'intérêt aux stimuli visuels, absence du réflexe de fixation après 1 mois, absence de réflexe de clignement à la menace après 3 mois, de poursuite oculaire après 4 mois ; retard d'acquisition de la préhension des objets – Plafonnement ou errance du regard, enfant qui appuie sur ses yeux	→ Tout strabisme constant avant 4 mois est pathologique → Tout signe d'appel doit motiver la réalisation d'un examen ophtalmologique → Une anomalie de la cornée et/ou l'existence de leucocorie et/ou un nystagmus d'apparition récente imposent un examen ophtalmologique dans les jours qui suivent

(Suite)

Tableau 6.2. Suite.

Âge	Signes d'appel	Suspecter
De 6 mois à l'âge verbal	– Idem signes précédents – Enfant qui se cogne, tombe souvent, butte sur les trottoirs, plisse des yeux, fait des grimaces, ferme un œil au soleil – Comportement anormal comme une indifférence à l'entourage	→ Un strabisme même intermittent, est toujours pathologique après 4 mois → Tout signe d'appel évoquant une amblyopie impose un bilan ophtalmologique
Entre 2 et 5 ans	– Idem signes précédents – Retard d'acquisition du langage – Lenteur d'exécution – Fatigabilité, dyspraxies	→ Toute difficulté à la réalisation des tâches nécessitant une attention visuelle doit faire rechercher un trouble visuel
Chez l'enfant plus grand	– Lecture trop rapprochée, gêne à la vision de loin – Confusion de lettres, fatigue à la lecture, céphalées, clignements et plissements des paupières, rougeur et picotements oculaires	

Signes d'alerte à retenir : absence de poursuite oculaire, retard psychomoteur.

C. Dépister : comment et quoi ?

1. Examens de dépistage

a. Principes et définitions

Le médecin traitant doit pouvoir réaliser un examen clinique et des tests de base.

De bonnes conditions d'examen sont indispensables : enfant calme n'ayant ni faim ni sommeil, lumière douce non éblouissante.

En cas d'anomalies ou d'incertitude, l'enfant doit être adressé au médecin spécialiste.

La **leucocorie** est un reflet blanc dans la pupille pouvant être observé par les parents (photo avec flash par exemple). Elle doit faire rechercher un rétinoblastome, une cataracte. Une prise en charge rapide est nécessaire.

Le **nystagmus** se traduit par des mouvements saccadés des yeux le plus souvent horizontaux, parfois verticaux ou rotatoires. Il peut être congénital ou acquis.

Le signe de la toupie s'applique à un enfant dont l'œil amblyope ne permet pas de regarder un objet placé du même côté que l'œil atteint. L'enfant tourne alors la tête afin de continuer à regarder l'objet avec l'œil sain controlatéral.

Le test de Lang utilise une planche comportant un nuage de points apparemment disposés au hasard, placée devant l'enfant. Elle laisse voir des dessins en relief en cas de vision stéréoscopique normale.

b. Bilans visuels

À tout âge :

- examen des paupières : ptosis, épicanthus, angiome ;
- examen des globes oculaires : microphtalmie, buphtalmie (augmentation de taille du globe oculaire) ;
- examen des conjonctives : rougeur, larmoiement (obstruction du canal lacrymal) ;
- examen des cornées : opacité (cataracte), mégalocornée (glaucome) ;
- examen des pupilles : leucocorie (rétinoblastome, cataracte), anisocorie (neuroblastome).

Au cours des premières semaines de vie :
- réflexe photomoteur : absence de clignement à la lumière ;
- lueur pupillaire : trouble des milieux transparents ;
- reflets cornéens : strabisme.

À l'âge de 4 mois :
- fixation monoculaire et binoculaire : absence de réflexe de fixation ;
- poursuite oculaire : nystagmus, amblyopie.

Entre les âges de 9 et 15 mois :
- occlusion alternée : amblyopie ;
- signe de la toupie : anomalie de la motilité oculaire, amblyopie ;
- tests stéréoscopiques (test de Lang) : amblyopie.

Entre les âges de 2 ans 1/2 et 4 ans : mesure de l'acuité visuelle (tests de Pigassou, du Cadet) : anomalie de la réfraction.

À partir de l'âge de 5 ans :
- mesure de l'acuité visuelle (tests de chiffres et de lettres : tests du Cadet, échelle de Monoyer) ;
- examen de la vision des couleurs (test d'Ishihara) : dyschromatopsie.

Urgence : leucocorie, cornée trouble, mégalocornée, strabisme constant, nystagmus.

2. Points clés à propos de certaines causes

a. Strabisme

Le strabisme est une anomalie de la vision binoculaire caractérisée par la déviation des axes visuels.

Un strabisme intermittent et alternant peut traduire, jusqu'à l'âge de 4 mois, un simple retard de l'acquisition de l'oculomotricité (fig. 6.1).

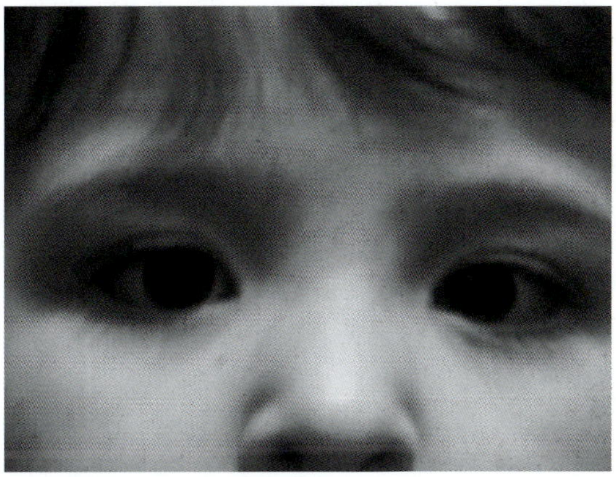

Fig. 6.1. **Strabisme.** ***(Voir aussi dans le cahier couleur.)***

Un strabisme permanent quel que soit l'âge de l'enfant, ou un strabisme décelé après l'âge de 4 mois, doit être considéré comme pathologique. Il s'agit alors le plus souvent d'un strabisme accommodatif, lié à une hypermétropie latente. Il peut être lié plus rarement à une cause organique (rétinoblastome, cataracte congénitale). Un strabisme divergent est plus rare et impose un contrôle strict.

Le diagnostic positif de strabisme peut être fait par :
- étude des reflets cornéens : reflet dévié pour l'œil strabique ;
- test à l'écran unilatéral alterné : mouvement de refixation de l'œil strabique.

Un examen ophtalmologique spécialisé permet de rechercher une cause :
- étude de la réfraction sous cyclopégie : hypermétropie latente ;
- examen du segment antérieur (lampe à fente) : cataracte ;
- examen du segment postérieur (fond d'œil) : rétinoblastome.

La complication à craindre est l'amblyopie fonctionnelle de l'œil strabique.

Strabisme permanent ou persistant après l'âge de 4 mois = pathologique.
Redouter alors une cause organique : un rétinoblastome ou une cataracte.
Strabisme divergent : nécessité de contrôle strict.
Craindre une complication : l'amblyopie fonctionnelle de l'œil strabique.

b. Amblyopie

L'amblyopie traduit une mauvaise acuité visuelle par non-usage d'un œil.

Il s'agit d'une insuffisance uni- ou bilatérale de certaines aptitudes visuelles, principalement de la discrimination des formes, susceptible d'entraîner un trouble irréversible de la maturation du cortex visuel.

Sa cause est le plus souvent fonctionnelle (secondaire à un trouble de la réfraction ou à un strabisme), parfois organique (rétinopathie, rétinoblastome, cataracte).

Le diagnostic positif d'amblyopie peut être fait par :
- test à l'écran alterné :
  - réaction de défense à l'occlusion de l'œil sain : amblyopie,
  - maintien impossible de la fixation par l'œil strabique : amblyopie ;
- manœuvres droite/gauche avec lunettes à écran nasal :
  - si changement d'œil fixateur : pas d'amblyopie,
  - si pas de changement : amblyopie du côté de l'œil ne pouvant suivre l'objet.

Un examen ophtalmologique spécialisé permet de rechercher une cause :
- une anomalie de la réfraction, un strabisme ;
- une affection organique sous-jacente (rétinoblastome, cataracte).

Une rééducation précoce permet souvent une récupération visuelle des amblyopies fonctionnelles.

c. Amétropie

L'amétropie est une anomalie de la réfraction de l'œil :

- myopie ;
- hypermétropie (souvent physiologique chez le jeune enfant) ;
- astigmatisme.

Ces troubles sont fréquents (près de 20 % des enfants avant l'âge de 6 ans) et entraînent une baisse d'acuité visuelle.

Leur dépistage repose sur les signes d'appel de malvoyance : rougeur et picotements oculaires, clignements et plissements des paupières, lecture trop rapprochée et fatigabilité, céphalées.

Sauf si l'acuité visuelle (AV) mesurée est à 10/10e de chaque œil, les tests d'acuité visuelle ne sont interprétables de façon fiable qu'après l'âge de 4 ans. Une AV < 7/10e entre les âges de 3 et 4 ans ou une différence d'AV ≥ 2/10e entre les deux yeux sont à considérer comme anormales.

II. Dépistage des troubles auditifs

A. Pour bien comprendre

1. Généralités

Le dépistage des troubles auditifs de l'enfant est un enjeu de santé publique.

Environ 5 % des enfants âgés de moins de 6 ans ont une anomalie auditive.

Un dépistage systématique (signes d'appel souvent retardés et peu spécifiques) permet une prise en charge précoce et constitue le garant d'un pronostic auditif optimal.

Des repères de dépistage sont inscrits dans le carnet de santé de l'enfant.

Le dépistage précoce d'une surdité de perception congénitale dès les premiers mois de vie permet une prise en charge adaptée susceptible de réduire le développement de troubles du langage, et de ne pas entraver l'insertion sociale future.

Chez le jeune enfant, l'otite séreuse est la première cause de surdité (environ 15 %), avec un retentissement possible sur les acquisitions scolaires.

Le vieillissement des structures anatomiques et fonctionnelles de l'oreille n'a de conséquence sur la qualité de l'audition qu'à partir de l'âge de 50 ans : c'est la presbyacousie.

2. Classification des surdités de l'enfant

L'oreille interne est mature avant la naissance.

Le son est caractérisé par sa fréquence (son grave/aigu), exprimée en Hertz (Hz) et par son intensité mesurée en décibels (dB). Pour information : chuchotement = 35 dB, conversation tranquille = 55 dB, aspirateur = 70 dB, moto = 90 dB, discothèque = 110 dB.

Les principaux **types de surdité** sont :

- les surdités de perception :
  - dues à une atteinte de l'oreille interne, du nerf auditif ou des centres auditifs,
  - surtout congénitales, parfois secondaires ;

- les surdités de transmission :
  - dues à une atteinte de l'oreille externe ou moyenne,
  - surtout acquises (otite séreuse, otite chronique), exceptionnellement congénitales (malformation de l'oreille externe ou moyenne) ;
- les surdités mixtes.

La **perte audiométrique moyenne** (PAM) sur les fréquences 500, 1 000, 2 000 et 4 000 Hz (utiles pour la compréhension de la parole dites fréquences conversationnelles) permet de classer les surdités à plusieurs niveaux : légère = PAM entre 21 et 40 dB ; moyenne = PAM entre 41 et 70 dB ; sévère = PAM entre 71 et 90 dB ; profonde = PAM $\geq$ 90 dB ; totale (cophose) = PAM $\geq$ 120 dB.

La surdité peut être stable, progressive ou fluctuante.

Ses répercussions sont d'autant plus importantes que cette surdité est apparue précocement (congénitale : à la naissance, ou prélinguale : avant l'âge de 2 ans) et que la perte auditive est importante (sévère à profonde).

Enjeux du dépistage : pronostic auditif, développement du langage, insertion sociale.

B. Dépister : qui ?

1. Généralités

Tous les enfants nécessitent un dépistage répété des troubles auditifs. Le dépistage précoce de la surdité permanente néonatale est proposé systématiquement (arrêté du 23 avril 2012).

Un bilan auditif systématique est proposé à la naissance, au 2e et 4e mois de vie, à l'occasion des examens pour les certificats obligatoires de 9 mois et 2 ans, et vers l'âge de 3 ans.

Au cours de la 4e et de la 6e année, un examen de santé est effectué à l'école par la PMI ou la médecine scolaire.

Le médecin doit identifier les facteurs de risque et les signes d'appel des troubles auditifs.

Un examen de l'enfant et la pratique de tests simples de dépistage sont nécessaires pour détecter une anomalie susceptible de requérir une prise en charge spécifique et précoce.

2. Facteurs de risque

La mise en évidence d'un ou plusieurs de ces FDR doit conduire à une vigilance accrue vis-à-vis du dépistage néonatal (tableau 6.3).

Cependant, plus de la moitié des enfants qui ont une surdité de perception bilatérale congénitale n'ont aucun facteur de risque, d'où le rationnel du dépistage systématique.

FDR de surdité congénitale : antécédents familiaux, prématurité, CMV et rubéole, malformations.
FDR de surdité acquise : méningite bactérienne, traumatismes craniofaciaux.

Tableau 6.3. Facteurs de risque de troubles auditifs (SFP).

Antécédents familiaux	– Antécédents familiaux de surdité : prothèse auditive avant l'âge de 50 ans
Antécédents personnels, à la naissance ou en période néonatale	– Prématurité, surtout en cas d'âge gestationnel inférieur à 32 semaines révolues et/ou une complication cérébrale de la prématurité – Faible poids de naissance, surtout < 1 500 g – Infirmité motrice cérébrale, troubles neuromoteurs – Anomalies chromosomiques, en particulier la trisomie 21 ; microdélétion 22q11 – Craniosténoses et malformations de la face – Embryofœtopathies (rubéole – CMV) – Exposition *in utero* aux toxiques et/ou à l'alcool et/ou au tabac – Anoxie périnatale – Hyperbilirubinémie ayant nécessité une exsanguino-transfusion – Infection grave ou traitement possiblement ototoxique (aminosides…)
Antécédents personnels en dehors de la période néonatale	– Infections graves : méningites purulentes (pneumocoque, *Haemophilus*, méningocoque) – Traumatismes du rocher – Otites à répétition

3. Signes d'appel

Ces signes d'appel sont à rechercher à l'anamnèse, ou rapportés par les parents (tableau 6.4).

Ils imposent dès leur mise en évidence une consultation rapide avec un spécialiste ORL.

Tableau 6.4. Signes d'appel de troubles auditifs (SFP).

Âge	Signes d'appel
Dans les premiers mois	– Absence de réaction aux bruits et, par contraste, réactions vives aux vibrations et au toucher – Sommeil trop calme
De 3 à 12 mois	– Sons émis non mélodiques – Disparition du babillage – Absence de réaction à l'appel de son nom
De 12 à 24 mois	– Absence de mots – Communication exclusivement gestuelle de désignation – Enfant inattentif à ce qui n'est pas dans son champ visuel – Émissions vocales incontrôlées
De 24 à 36 mois	– Retard de parole et de langage – Troubles du comportement relationnel : retrait ou agitation
Après 3 ans	– Retard de parole et de langage – Troubles du comportement – Difficultés d'apprentissage
Dans la surdité acquise	– Régression de l'expression vocale – Détérioration de la parole articulée – Modification du comportement, agressivité et frayeurs surtout la nuit

Signes d'alerte : pas de réaction aux bruits, retard de langage, troubles des interactions, difficultés d'apprentissage.

C. Dépister : comment et quoi ?

1. Examens de dépistage

a. Principes et définitions

Le médecin traitant doit pouvoir réaliser un examen clinique et des tests de base.

De bonnes conditions d'examen sont indispensables : enfant calme, local silencieux. Les tests de dépistage peuvent être réalisés en audiométrie vocale (utilisation de la voix) ou en audiométrie tonale (utilisation d'instruments sonores).

En cas d'anomalies ou de doute, l'enfant doit être adressé au spécialiste.

Les tests utilisés chez le nouveau-né (fig. 6.2) sont la recherche d'otoémissions acoustiques provoquées (OEAP) ou l'enregistrement de potentiels évoqués automatisés (PEAA). En cas d'examen anormal deux fois de suite, l'enfant doit être adressé à un centre d'audiologie pédiatrique pour compléments d'exploration.

L'audiogramme et les potentiels évoqués auditifs (PEA) sont des examens diagnostiques et non de dépistage.

Le babymètre de Veit et Bizaguet délivre par un écouteur positionné à 10 cm de l'oreille un bruit blanc filtré de 70–80 dB. Le déclenchement de réactions comportementales (mimique de surprise, arrêt de la motricité spontanée) permet d'éliminer le diagnostic de surdité sévère à profonde. L'absence de réponse n'est pas pour autant synonyme de surdité.

Les boîtes de Moatti sont des sources sonores testant des fréquences aiguës, médium et graves, à une intensité de l'ordre de 60 dB à 2 mètres de distance.

b. Bilans auditifs

À tout âge :

- examen externe de l'appareil auditif ;
- otoscopie.

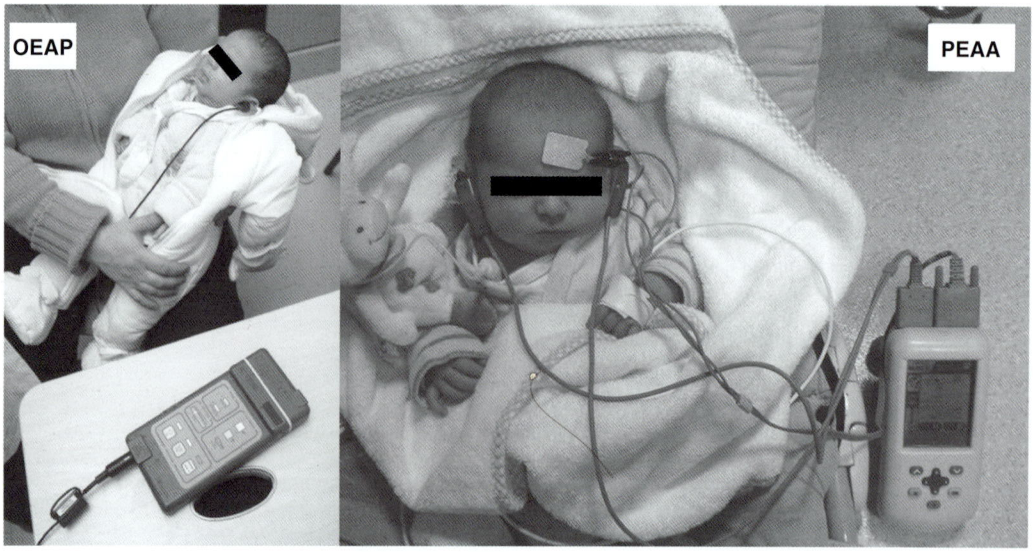

Fig. 6.2. Tests de dépistage des troubles auditifs utilisés chez le nouveau-né.

Chez le nouveau-né :

- tests objectifs en maternité : OEAP et PEAA (résultats à suivre, nouveau-né à orienter en milieu spécialisé si anomalies);
- tests subjectifs : réflexe cochléopalpébral, babymètre de Veit et Bizaguet (examens entachés de faux positifs et faux négatifs).

Entre les âges de 4 mois et 2 ans :

- réflexe d'orientation-investigation : test ou boîtes de Moatti, réaction au prénom (âge > 6 mois);
- OEAP (en milieu spécialisé).

Entre les âges de 2 et 4 ans :

- réflexe d'orientation-investigation : réaction au prénom, mots familiers;
- test à voix nue : imagier (animaux ou objets familiers à désigner).

À partir de l'âge de 4 ans :

- audiométrie vocale de dépistage : tests de désignation (mots/images);
- audiométrie tonale de dépistage : quantification de seuils auditifs à l'aide d'un casque.

Chez le nourrisson : sources sonores calibrées, réaction au prénom.

2. Points clés à propos de certaines causes

a. Surdité de perception congénitale

Les causes sont multiples : causes génétiques de transmission dominante ou récessive (isolée ou s'intégrant dans un syndrome polymalformatif), embryofœtopathies (CMV, rubéole, toxoplasmose) et toxiques durant la grossesse (aminosides), causes périnatales (prématurité, anoxie cérébrale, hyperbilirubinémie).

Les traitements sont selon les cas : le port de prothèses auditives, une rééducation orthophonique, la pose d'implants cochléaires en cas de surdité profonde bilatérale.
Les prises en charge sociale et psychologique ne doivent pas être négligées (conseils aux parents, orientation vers le CAMSP et la MDPH).

b. Otite séreuse

C'est la cause la plus fréquente des surdités de transmission des enfants âgés de 2 à 7 ans.
La baisse d'audition due à une otite séreuse est très variable, de 5 à 40 dB.

L'otoscopie identifie un épanchement rétrotympanique sans inflammation, donnant un aspect caractéristique de tympans ambrés, mats et rétractés, parfois associé à un niveau liquidien ou des bulles rétrotympaniques (fig. 6.3).
Le tympanogramme est plat (perte de l'allure normale en toit de pagode).

Un traitement médicamenteux ou en cas d'échec la pose d'aérateurs transtympaniques peuvent être indiqués en cas de retentissement sur le langage ou la scolarité.

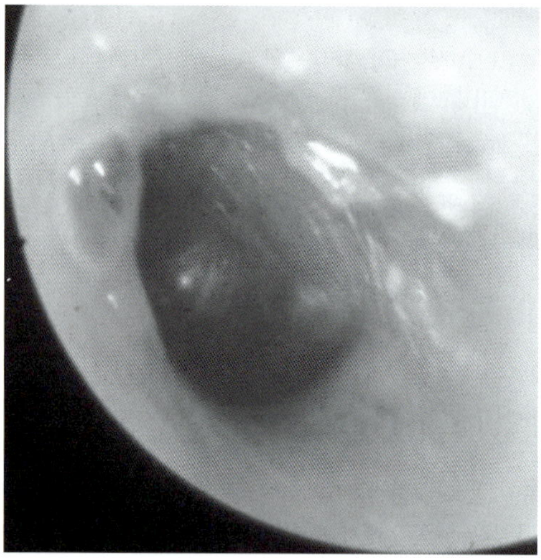

Fig. 6.3. **Otite séreuse. (*Voir aussi dans le cahier couleur.*)**

c. Surdité d'apparition brutale

La 1re cause est le bouchon de cérumen. La 2e cause par ordre de fréquence décroissante est l'aggravation d'une otite séreuse ou le barotraumatisme (voyage en avion, en train).

Une fois ces causes éliminées, il faut évoquer une surdité de perception brusque et adresser le patient à un spécialiste ORL pour bilan et traitement.

d. Presbyacousie

Nos oreilles vieillissent, plus ou moins vite selon notre capital génétique et notre mode de vie (traumatismes sonores).
Le 1er symptôme est une difficulté à suivre les conversations en milieu bruyant, alors que tout va bien dans le calme et si l'interlocuteur est bien éclairé et de face.

Une rééducation orthophonique (aide à la lecture labiale) et des prothèses auditives permettront au patient de continuer à converser avec ses semblables et à ne pas s'isoler. Les prothèses auditives peuvent en plus faire disparaître les acouphènes.

III. Dépistage des anomalies orthopédiques

A. Pour bien comprendre

Parmi l'ensemble des pathologies de l'appareil locomoteur, certaines anomalies orthopédiques ne sont responsables d'aucune symptomatologie fonctionnelle.

Nous nous limiterons aux plus fréquentes posant un problème de santé publique :

- chez le nouveau-né et le nourrisson : la luxation congénitale de hanche (LCH) ;
- chez l'enfant : les anomalies des axes des membres inférieurs ;
- chez l'enfant et l'adolescent : les troubles de la statique rachidienne (scoliose et cyphose).

Si les troubles d'axe des membres inférieurs sont un motif très fréquent d'inquiétude parentale, le diagnostic de LCH et des déformations du rachis repose sur une stratégie de dépistage clinique.

En l'absence de diagnostic et de traitement précoce de ces anomalies, le risque de séquelles fonctionnelles lourdes engageant le pronostic d'insertion sociale ne peut pas être sous-estimé. En outre, la prise en charge thérapeutique, si elle est trop tardive peut s'alourdir considérablement.

Le dépistage précoce est un vrai enjeu de santé publique.

B. Luxation congénitale de hanche

1. Généralités

La LCH concerne 3 à 20 enfants pour 1 000 naissances, avec 4 filles pour 1 garçon.

Il s'agit de la conséquence d'une anomalie de développement anténatal de la hanche qui se manifeste à la naissance par une instabilité de l'articulation (très rarement par une luxation vraie). En l'absence de traitement adapté, certaines hanches se stabilisent en bonne place spontanément. D'autres se luxent progressivement au cours des premières semaines de vie.

2. Dépister : qui ?

Tout nouveau-né doit faire l'objet d'un dépistage clinique à la naissance. Ce dépistage doit être répété à chaque consultation médicale jusqu'à l'âge de la marche.
L'existence de facteurs de risque renforce cette obligation de dépistage. L'absence de facteur de risque ou la normalité des examens antérieurs ne dédouane en aucun cas de cette obligation.

Les facteurs de risque actuellement reconnus sont :

- les antécédents familiaux de LCH (diagnostic confirmé et en ligne directe) ;
- la présentation en siège (y compris version tardive) et quel que soit le mode d'accouchement ;
- la limitation de l'abduction uni- ou bilatérale de hanche par hypertonie des adducteurs ;
- le bassin asymétrique congénital ;
- les anomalies posturales associées témoignant d'une contrainte anténatale importante (genu recurvatum et torticolis).

Le dépistage de la LCH est clinique.
Il doit être répété lors de chaque examen, de la naissance à l'âge de la marche.

3. Dépister : comment ?

a. Principes

Le dépistage est clinique.
On doit rechercher 2 signes cliniques importants : une limitation du volant d'abduction, une instabilité de la hanche. On peut aussi noter une asymétrie des plis et une asymétrie de longueur des membres inférieurs.

L'enfant doit être examiné totalement déshabillé, sur un plan plat. Il doit être aussi relâché que possible, calmé le cas échéant par une tétine ou un biberon. Si les conditions de relâchement optimal ne sont pas réunies, l'examen doit être répété quelques heures plus tard.

b. Limitation d'abduction

Normalement, sur un nourrisson couché sur le dos, hanches fléchies à 90°, l'abduction égale ou dépasse 60° pour chaque hanche.

Une limitation de l'abduction (ou du volant d'abduction) en deçà de 60° constitue un facteur de risque très important imposant le recours à l'imagerie et au moindre doute à l'orthopédiste pédiatre (fig. 6.4).

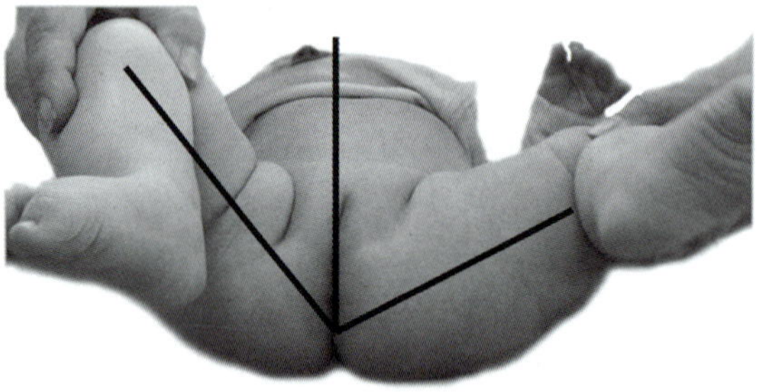

Fig. 6.4. Limitation d'abduction du côté droit.

c. Instabilité de la hanche

L'instabilité de la hanche doit être recherchée par la manœuvre de Barlow (fig. 6.5). C'est la technique la plus sensible; elle permet de dépister tous les types d'instabilité de hanche en examinant une hanche à la fois.

Le ressaut est le signe pathognomonique de l'instabilité de la hanche.

Dans un premier temps, la hanche est placée en adduction, rotation externe, en exerçant une pression axiale sur le genou (fig. 6.5A). La perception du ressaut traduit le franchissement par la tête fémorale du rebord cotyloïdien. En fonction de l'importance de cet obstacle que franchit la tête fémorale, le ressaut sera plus ou moins bien perçu; absent, il fait place à une sensation de « piston ».

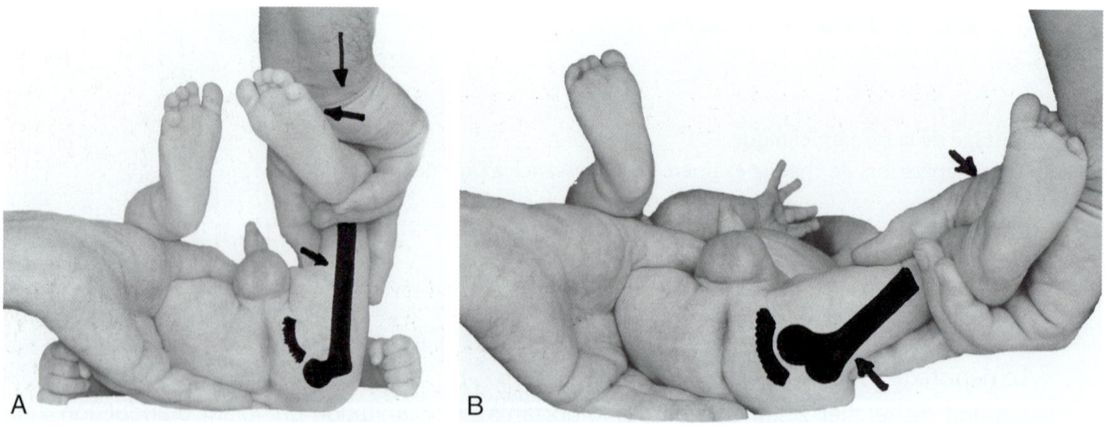

Fig. 6.5. Manœuvre de Barlow : examen de la hanche gauche d'un nourrisson.

A. La première partie de la manœuvre (pression axiale, adduction, rotation externe) provoque une luxation de la hanche perceptible par le ressaut sur le sourcil cotyloïdien. B. La deuxième partie de la manœuvre (traction axiale abduction, pression sur le grand trochanter) repositionne la tête fémorale à l'intérieur du cotyle avec la perception d'un ressaut de réduction.

La deuxième partie de la manœuvre consiste à placer la hanche en abduction, rotation interne, en exerçant une traction axiale et une pression sur le grand trochanter (fig. 6.5B). La perception d'un ressaut traduit le franchissement en sens inverse du rebord cotyloïdien par la tête fémorale, et donc le retour de la tête fémorale dans le cotyle.

Trois cas de figure sont possibles :

- hanche luxable : la hanche est en place spontanément ; la 1re partie de la manœuvre permet de percevoir un ressaut de luxation, la 2e partie un ressaut de réduction (ou réentrée) ;
- hanche luxée réductible : la hanche est luxée ; la 1re partie de la manœuvre ne permet de percevoir aucun ressaut ; la 2e partie de la manœuvre permet de percevoir un ressaut de réduction ; la hanche se reluxe lors du relâchement de la manœuvre ;
- hanche luxée irréductible : la hanche est luxée ; on ne perçoit aucun ressaut, ni de luxation ni de réduction.

Retenir que la limitation d'abduction est constante.

Le signe clinique le plus constant et le plus facile à identifier quel que soit l'âge est la limitation d'abduction.

4. Indications de l'imagerie

L'examen clinique reste la seule méthode de « dépistage » d'une LCH.

L'échographie est l'examen de choix pour l'exploration d'une hanche avant l'apparition des noyaux épiphysaires (âge de 4 mois). La radiographie n'a aucune place dans cette période et son indication n'est retenue qu'après l'âge d'indication de l'échographie.

La réalisation d'une échographie est indiquée si l'examen clinique retrouve une anomalie, ou s'il existe des facteurs de risque. Après l'âge de 4 mois c'est la radiographie qui pourra être réalisée.

Toute anomalie identifiée à l'imagerie requiert une prise en charge spécialisée.

**L'imagerie de la hanche (échographie ou radiographie) n'est pas une technique de dépistage.
Elle n'est indiquée qu'en cas de facteur de risque ou d'anomalie à l'examen clinique.**

5. Dépister : pourquoi ?

Si la LCH vraie est exceptionnelle à la naissance, de nombreuses études ont montré que l'instabilité de la hanche susceptible d'évoluer vers une luxation est presque toujours présente à la naissance. Une prise en charge adaptée, de façon ambulatoire, dans les 5 premières semaines de vie permet d'obtenir dans la très grande majorité des cas une guérison complète et sans séquelles.

Le diagnostic de la LCH après l'âge de 3 mois et *a fortiori* devant une boiterie après l'âge de la marche (fig. 6.6) ne peut qu'être mis sur le compte d'un échec du dépistage. Plus l'enfant est âgé et plus la prise en charge devient complexe avec des risques croissants de séquelles anatomiques. Pour information, en France, 182 enfants ont fait l'objet d'un diagnostic tardif après l'âge de 3 mois. Leur traitement aura coûté à la santé publique 3575 journées d'hospitalisation.

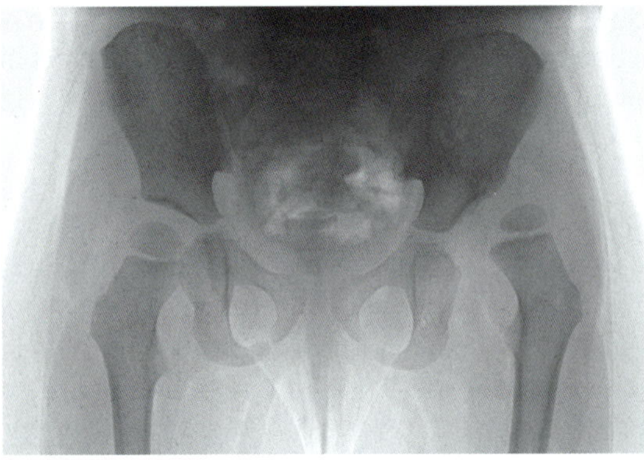

Fig. 6.6. LCH gauche diagnostiquée après l'âge de la marche.
Le diagnostic excessivement tardif chez cette fillette de 2 ans et 7 mois qui avait échappé à tout dépistage est une véritable catastrophe médicale, familiale et sociale. La réduction de la luxation nécessitera plusieurs semaines d'hospitalisation et plusieurs mois d'immobilisation plâtrée. La stabilisation nécessitera au moins une intervention chirurgicale. Le risque de complications dominées par les troubles trophiques vient encore alourdir le pronostic.

C. Anomalies des axes des membres inférieurs

1. Préambule

L'ontogenèse est définie par l'évolution de l'anatomie de la conception à la mort. Sa connaissance permet de comprendre qu'une situation anatomique normale à un âge est pathologique à un autre. C'est ainsi que de nombreux parents et médecins s'inquiètent à mauvais escient des axes des membres inférieurs de l'enfant au seul motif qu'ils sont différents de ceux d'un adulte.

Il est donc important de connaître l'ontogenèse des axes des membres inférieurs de l'enfant. Ces axes sont décrits dans le plan transversal (leur perturbation est responsable de troubles rotationnels) et dans le plan frontal.

L'anatomie de l'enfant n'est pas celle d'un adulte en format réduit !

2. Axes transversaux normaux et troubles rotationnels

a. Généralités

Les os longs des membres inférieurs ont une torsion telle que les grands axes des épiphyses ne sont pas parallèles.

Au niveau du fémur il existe une antétorsion fémorale de 35° à la naissance. Elle diminue en moyenne de 1° par an jusqu'à la fin de la croissance. À la maturité, l'antétorsion fémorale est comprise entre 10 et 15°. Au niveau du tibia, la torsion est nulle à la naissance, puis apparaît une torsion tibiale externe qui augmente doucement jusqu'à 30° en fin de croissance.

Il existe au cours de la croissance un mouvement inversé de torsion fémorale interne et de torsion tibiale externe.

b. Diagnostic d'un trouble de torsion

Pendant la marche, on regarde la position respective des genoux et des pieds. Normalement, lors de l'appui, le pied est dirigé en dehors (de 8 à 10°) et le genou (la patella) est vu de face.

Si les patellas sont en dedans, il s'agit d'un excès de torsion fémorale interne. Si elles sont en dehors, il s'agit d'une insuffisance de torsion fémorale interne. Si les pieds sont en dedans, il s'agit d'une insuffisance de torsion tibiale externe. Si les pieds sont en dehors, il s'agit d'un excès de torsion tibiale externe.

La combinaison de ces différentes variations de torsion donnera une marche en rotation interne le plus souvent chez le jeune enfant (fig. 6.7) avec des risques de chutes à répétition, et chez le plus grand une marche en rotation externe.

La mesure objective des rotations des membres inférieurs est faite sur un enfant placé en décubitus dorsal en bout de table, jambes pendantes et genoux fléchis à 90°. On peut tester ainsi toutes les amplitudes articulaires et particulièrement les rotations au niveau de la hanche et au niveau du genou.

Ces excès ou insuffisances de torsion ont des conséquences dynamiques sur le cycle de la marche ou sur la course. Schématiquement, les marches en rotation interne peuvent évoluer vers une correction partielle ou totale en cours de croissance. Les marches en rotation externe évoluent peu, sans doute parce que la gêne fonctionnelle est moindre.

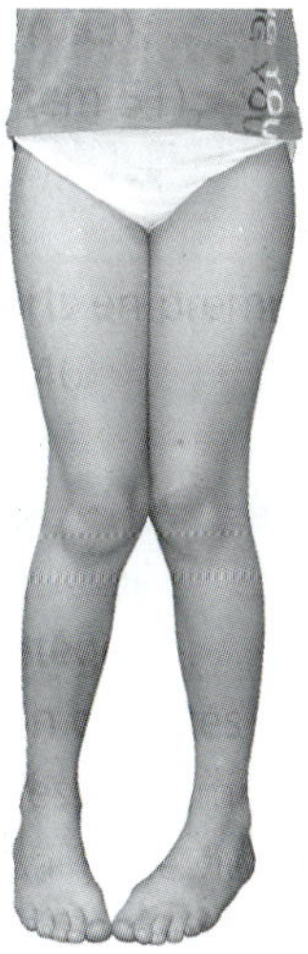

Fig. 6.7. Morphotype en torsion interne.
Les patella sont en dedans (excès de torsion fémorale interne), et les pieds sont en dedans par rapport aux patella (défaut de torsion externe du squelette jambier).

c. Quand demander une consultation spécialisée ?

Une marche en rotation interne n'est pas pathologique jusqu'à l'âge de 7 ans.

Aucun traitement orthopédique (rééducation, attelles, semelles orthopédiques) ne peut prétendre corriger ces défauts. La correction, qui ne peut être que chirurgicale, est réservée aux formes extrêmes (pas du tout de rotation externe par exemple).

3. Axes frontaux normaux et pathologiques

a. Généralités

Chez l'enfant arrivé à maturité, le centre de la tête fémorale, le centre du genou et le centre de la cheville se trouvent alignés (fig. 6.8C). Les condyles fémoraux et les chevilles sont au contact.

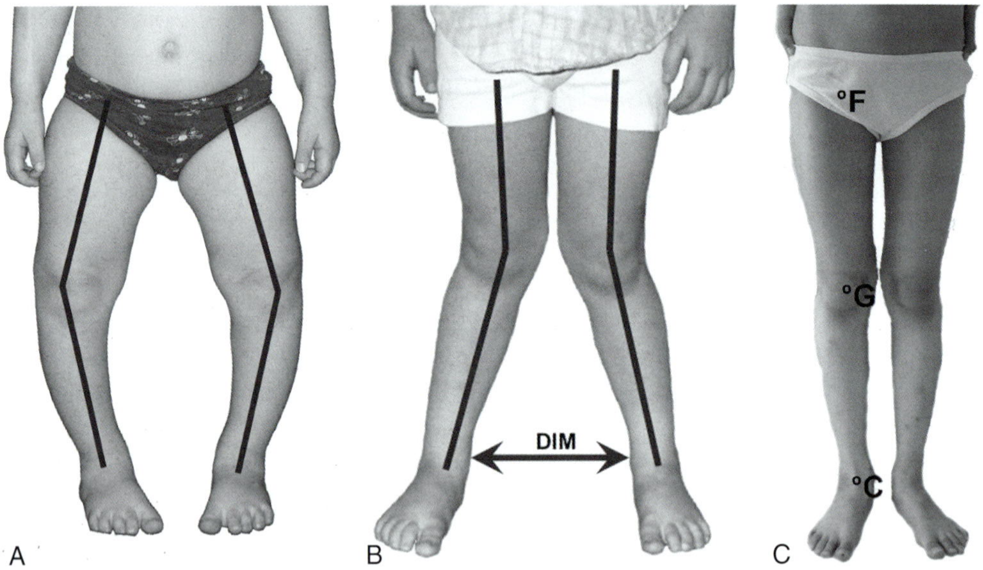

Fig. 6.8. Évolution du morphotype frontal des membres inférieurs.

A. Genu varum. La distance intercondylienne (DIC) est > 0. Ici le varus est évident mais on ne peut mesurer la DIC car les deux chevilles ne sont pas en contact. Situation physiologique de la naissance à 3 ans. B. Genu valgum. La distance intermalléolaire (DIM) est > 0. Situation physiologique de 3 ans à la phase prépubertaire. C. Morphotype aligné. Le centre de la tête fémorale (F), le centre du genou (G) et le centre de la cheville (C) se trouvent alignés. La DIC = 0 cm et la DIM = 0 cm. Situation physiologique à partir de la période pubertaire.

On parle de **genu varum** si la distance intercondylienne (DIC) est supérieure à 0 cm.

On parle de **genu valgum** si la distance intermalléolaire (DIM) est supérieure à 0 cm.

Le morphotype frontal physiologique évolue pendant la croissance en 3 phases (fig. 6.8) :

- de la naissance à l'âge de 3 ans : genu varum ; il diminue progressivement pour s'annuler entre 18 mois et 3 ans (fig. 6.8A) ;
- de l'âge de 2 ans à 10 ans : genu valgum ; il est maximal à l'âge de 3 ans chez la fille et 4 ans chez le garçon ; puis le valgus diminue progressivement et se stabilise jusqu'à la puberté (fig. 6.8B) ;
- à partir de la puberté (11 ans chez la fille, et 13 ans chez le garçon), le morphotype frontal est aligné (fig. 6.8C) ; quand il ne l'est pas parfaitement, les filles sont plutôt en léger genu valgum alors que les garçons tendent plutôt vers le genu varum.

b. Quand demander des examens radiologiques et orienter vers une consultation spécialisée ?

Ces examens sont nécessaires lorsque les déformations sont observées en dehors des âges de leur normalité ou si elles sont très accentuées.

Ils s'imposent quel que soit l'âge si la déformation est asymétrique et/ou douloureuse.

Un genu varum pouvait amener autrefois à identifier un rachitisme, chez les enfants n'ayant pas reçu une prophylaxie adaptée. Mais le plus souvent en France, il peut révéler un rachitisme vitamino-résistant. La maladie de Blount conduit à un genu varum uni- ou bilatéral chez un enfant de race noire.

Associés à une petite taille, le genu varum ou le genu valgum font rechercher une maladie osseuse constitutionnelle (achondroplasie, dysplasie polyépiphysaire…).

D. Déformations du rachis de l'enfant et de l'adolescent

1. Préambule

La plupart des déformations rachidiennes de l'enfant sont asymptomatiques sur le plan fonctionnel. Leur diagnostic repose le plus souvent sur un dépistage systématique. Ce chapitre sera centré selon les objectifs de l'ECN sur le dépistage, le diagnostic et les risques des seules scolioses à connaître par l'étudiant.

La **scoliose** est une déformation du rachis dans les trois plans de l'espace (frontal, sagittal et horizontal). Son diagnostic repose sur la mise en évidence de la gibbosité, pathognomonique de la scoliose structurale (vraie).

La **cyphose** est une déformation dans le plan sagittal. Elle est souvent associée à une dystrophie rachidienne de croissance qui se révèle au moment de la période de l'adolescence par une déformation caractéristique et parfois des plaintes douloureuses.

2. Dépister : qui ?

Dans plus de 80 % des cas, la scoliose est idiopathique. Le dépistage doit être réalisé de façon systématique à l'adolescence.

La scoliose idiopathique concerne la fille dans 80 % des cas. Les antécédents familiaux de scoliose idiopathique vraie augmentent le risque d'être porteur de cette affection.

Certaines pathologies constituent des facteurs de risque accrus dans un contexte où le diagnostic est le plus souvent évident (scoliose neuromusculaire, scoliose malformative dite congénitale, scoliose dystrophique).

3. Dépister : pourquoi ?

La scoliose, comme la cyphose, a un risque d'aggravation d'autant plus nette que la croissance staturale est rapide. Toute scoliose chez un enfant est à risque d'aggravation au cours de sa croissance, mais le risque est maximum en période pubertaire.

Une scoliose d'amplitude élevée (> 30°) comporte des risques non négligeables (surtout si elle siège dans le secteur thoraco-lombaire ou dans le secteur lombaire) et peut se compliquer de douleurs arthrosiques précoces à l'âge adulte, de troubles respiratoires (diminution de la capacité vitale et du VEMS) et de troubles psychologiques liés à la « mal tolérance » d'un aspect dysmorphique.

L'objectif du dépistage est alors de permettre la mise en œuvre d'un traitement précoce afin de stabiliser la courbure et de conduire l'adolescent à la maturité pubertaire avec une déformation rachidienne de la plus faible amplitude possible.

Des rachialgies anorganiques sont fréquentes chez l'enfant (item 92); une scoliose douloureuse doit laisser craindre une infection (spondylodiscite) ou une tumeur osseuse intra- ou extracanalaire (diagnostic rare mais à redouter).

4. Dépister la scoliose : comment ?

a. Principes

La scoliose est une déformation de la colonne vertébrale parfaitement visible dans un plan frontal (fig. 6.9).

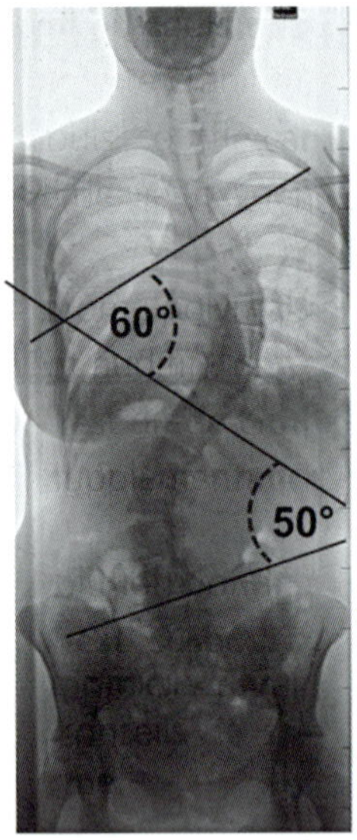

Fig. 6.9. Scoliose double chez une jeune fille de 14 ans.

Elle présente une courbure thoracique droite de 60° et une courbure lombaire gauche de 50°. Sa maturation pubertaire est déjà avancée. Elle n'a aucun phénomène douloureux mais la probabilité que sa scoliose s'aggrave à l'âge adulte est très importante. La déformation du rachis lombaire en particulier expose à un risque élevé de lombalgies. L'angle de Cobb est défini par les 2 lignes parallèles aux 2 plateaux vertébraux les plus inclinés par rapport à l'horizontale. Ici T5–T11 pour la courbure thoracique et T12–L4 pour la courbure lombaire.

Dans la très grande majorité des cas, il s'agit d'une lordoscoliose. La cyphoscoliose est une entité exceptionnelle en rapport avec des déformations de forte amplitude ou associée à une pathologie osseuse.

L'enfant est examiné en position debout de face, de profil, de dos et en antéflexion.

Dans le plan horizontal, il y a toujours rotation des vertèbres autour de leur axe vertical (fig. 6.10A). C'est cette rotation qui se traduit cliniquement par la gibbosité (fig. 6.10B).

b. Gibbosité

Pour mettre en évidence la gibbosité, l'examinateur, assis, place l'enfant devant lui debout de face ou de dos. Il vérifie le bon équilibre du bassin (épines iliaques antéro-supérieures de face ou fossettes iliaques de dos). Les mains de l'enfant sont jointes pour équilibrer les épaules. L'enfant se penche en avant, mains jointes pour toucher ses pieds (fig. 6.10B).

Le reste de l'examen confirme l'existence de la scoliose : déséquilibre de hauteur des épaules, saillie asymétrique des scapula, déséquilibre du tronc, asymétrie des plis de la taille, déviation de la ligne des épineuses. Il est utile que le diagnostic de gibbosité soit rapporté au stade de développement pubertaire (stade de Tanner, indice de Risser).

Avant d'affirmer le diagnostic de scoliose idiopathique, il convient de rechercher les stigmates cliniques d'une étiologie possible : hyperlaxité tissulaire et signes cliniques associés d'une maladie de Marfan, anomalie du revêtement cutané avec des taches café au lait évocatrices d'une neurofibromatose, angiome ou touffe pilleuse en arrière sur la ligne médiane évocateurs d'une malformation vertébrale, anomalies de l'examen neurologique (asymétrie du tonus musculaire, asymétrie des réflexes, abolition des réflexes cutanés abdominaux…) qui nécessiteront le plus souvent des explorations complémentaires.

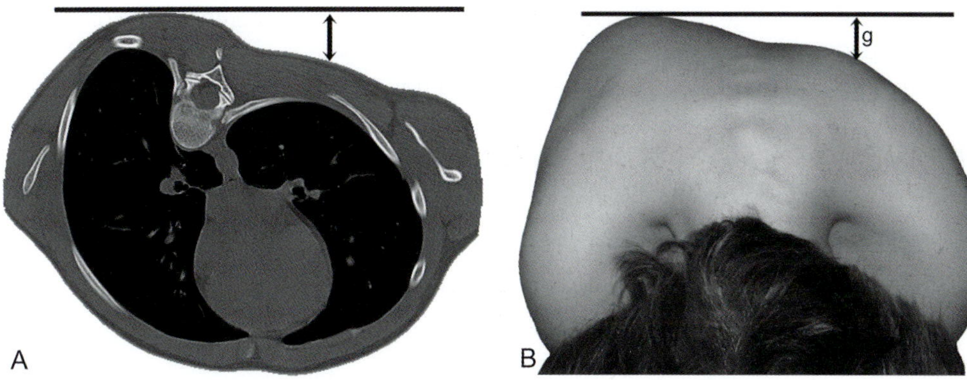

Fig. 6.10. Gibbosité thoracique.

A. Coupe TDM du tronc d'un enfant ayant une scoliose thoracique droite : on note que la vertèbre thoracique est déviée vers la droite (sur une radio de face telle que la figure 6.9, cela correspond à la courbure à convexité droite). Mais surtout, on note que l'axe antéro-postérieur de la vertèbre est orienté en avant et à droite. Le corps vertébral est donc fortement translaté à droite alors que la ligne des épineuses reste proche de l'axe du tronc. Cette rotation de la vertèbre entraîne du côté droit la saillie des côtes en arrière et souvent leur effacement en avant de sorte que l'on peut aussi observer du côté opposé la déformation inverse (effacement postérieur gauche des côtes et gibbosité thoracique antérieure gauche). B. Aspect clinique de la gibbosité chez le même patient. Quand l'enfant est placé en antéflexion, face à l'opérateur, le regard tangentiel permet de voir une image similaire à la coupe TDM. Le relief costal du côté droit réalise la gibbosité (mesurée par la distance « g » qui sépare l'horizontale au sommet de la gibbosité de la surface du thorax à un point équidistant par rapport à la ligne des épineuses).

Le dépistage de la scoliose repose sur la mise en évidence d'un diagnostic de gibbosité.
Ce qui n'est pas une scoliose : une attitude scoliotique (bassin équilibré; pas de rotation vertébrale; disparition de la déviation sur un cliché en décubitus).

c. Premier bilan d'imagerie

Il comporte une radiographie du rachis en entier de dos et de profil en position debout (fig. 6.9). Cette radiographie permettra de calculer l'angle de Cobb dont l'évaluation facilite la surveillance de la scoliose et son évolutivité. Le cliché de profil met en évidence les courbures sagittales. Il n'est pas nécessairement répété au cours de la surveillance. Idéalement, l'enfant est placé de dos pour diminuer l'exposition des gonades, des seins et de la thyroïde.

La radiographie du rachis en entier en position debout constitue la base de la surveillance de la statique rachidienne.

5. Attitude pratique en cas de scoliose

Si la déformation est de faible amplitude (angle de Cobb < 15°) et si l'enfant est encore en période de croissance, une réévaluation clinique et radiologique est indispensable dans un premier temps avec un rythme semestriel.

Les contrôles peuvent être espacés progressivement. En cas d'évolutivité, le retour au spécialiste orthopédiste pédiatre est indispensable.

La base de la prise en charge d'une scoliose évolutive est, selon les conférences de consensus, toujours orthopédique et repose sur la mise en place d'un corset.

La rééducation (kinésithérapie) est complémentaire du traitement orthopédique. Aucune activité sportive n'est contre-indiquée.

Le traitement chirurgical est réservé aux formes sévères de scoliose, diagnostiquées tardivement ou ayant échappé au traitement orthopédique. Il est assuré par une arthrodèse vertébrale qui maintient l'alignement corrigé des vertèbres.

Question pour le clinicien (l'étudiant) devant une suspicion diagnostique de scoliose :

- est-ce une scoliose et non une attitude scoliotique ?
  → gibbosité et mesure de l'angle de Cobb = scoliose ;
- est-ce une scoliose idiopathique ?
  → examen clinique : dysmorphie, examen neurologique, examen cutané, hyperlaxité tissulaire ;
- à quel stade de croissance et de maturation le diagnostic doit-il être porté ?
  → le plus tôt possible par un dépistage systématique (gibbosité) ;
- quel est le potentiel évolutif de cette scoliose ?
  → il est apprécié par des examens cliniques et radiologiques répétés ;
- quelle orientation proposer à la famille ?
  → orthopédiste pédiatre en cas de scoliose évolutive et/ou sévère.

6. Dépister la cyphose : comment ?

La cyphose est une déformation du rachis dans le plan sagittal. Le plus souvent, il s'agit d'une augmentation de la cyphose physiologique du secteur thoracique (fig. 6.11A), mais il peut aussi s'agir d'une diminution voire d'une inversion de la lordose du secteur cervical ou du secteur lombaire.

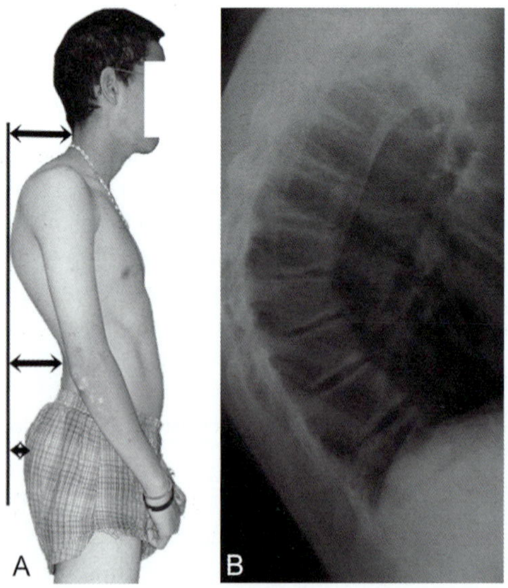

Fig. 6.11. Cyphose de dystrophie rachidienne de croissance.

A. Cyphose thoracique chez un adolescent. Elle est mesurée cliniquement par les flèches des processus épineux au plus creux de chaque lordose cervicale et lombaire. Cet adolescent a des douleurs du rachis thoracique en rapport avec sa dystrophie osseuse. À l'âge adulte il risque de souffrir de cervicalgies ou de lombalgies en rapport avec les hyperlordoses compensatrices qu'il développe. B. Images de dystrophie rachidienne de croissance (maladie de Scheuermann) chez le même patient. Les plateaux vertébraux sont irréguliers et ont perdu leur parallélisme.

Les conséquences de cette seule déformation sont essentiellement disgracieuses, mais aussi douloureuses à l'adolescence ou à l'âge adulte.

La dystrophie rachidienne de croissance (maladie de Scheuermann) est la 1re cause de cyphose de l'adolescent (fig. 6.11B). Les douleurs se situent essentiellement au sommet de la déformation.

Les autres causes (malformation congénitale ou maladie osseuse constitutionnelle) s'inscrivent dans un contexte d'évaluation spécialisée.

Point de vue de l'expert

Les dépistages des troubles visuels et auditifs ainsi que des anomalies orthopédiques font partie des examens systématiques de l'enfant bien ciblés sur le carnet de santé.

Leur prise en charge précoce est susceptible de réduire les complications possibles en préservant le pronostic et d'améliorer la qualité de vie à l'âge adulte des enfants concernés.

Connaître pour l'ECN :

- les facteurs de risque et les signes d'appels des troubles sensoriels ;
- les facteurs de risques, les signes diagnostiques cliniques (sans description détaillée des techniques d'examen) et radiologiques de la luxation congénitale des hanches et des scolioses, ainsi que les conséquences possibles à l'âge adulte de la méconnaissance du diagnostic.

Références

Lechevallier, J., et al., (eds), 2012. Pédiatrie pour le praticien, sixth ed. Elsevier Masson, Paris.

Carnet de santé.

	Dépistage des troubles de l'audition chez l'enfant : guide pratique - 2009 - (SFP) http://www.sfpediatrie.com/uploads/media/PDF_01.pdf
	Dépistage précoce des troubles de la fonction visuelle chez l'enfant pour prévenir l'amblyopie - 2002 - (Anaes) http://www.has-sante.fr/portail/jcms/c_267412/depistage-amblyopie-recommandationspdf
	Rapport d'élaboration sur la luxation congénitale de la hanche - 2013 - (HAS) http://www.has-sante.fr/portail/upload/docs/application/pdf/2013-11/doc_trav_lch_mel.pdf
	Conférence de consensus sur la scoliose structurale évolutive - 2008 - (HAS) http://www.has-sante.fr/portail/upload/docs/application/pdf/guidem_scoliose_web.pdf
	Banque documentaire du Collège français hospitalier et universitaire de chirurgie pédiatrique http://www.sofop.org/06-College/indexActualite.asp

CHAPITRE

7

Suivi médical de l'enfant

Items et objectifs du CNCI

Item 44 – UE 2 – Suivi d'un nourrisson, d'un enfant et d'un adolescent normal. Dépistage des anomalies orthopédiques, des troubles visuels et auditifs. Examens de santé obligatoires. Médecine scolaire. Mortalité et morbidité infantiles

- Assurer le suivi d'un nourrisson, d'un enfant et d'un adolescent normaux.
- Argumenter les modalités de dépistage et de prévention des troubles de la vue et de l'ouïe.
- Argumenter les modalités de dépistage et de prévention des principales anomalies orthopédiques.

Item 55 – UE 3 – Maltraitance et enfants en danger. Protection maternelle et infantile

- Argumenter la démarche médicale et administrative nécessaire à la protection de la mère et de l'enfant.

Item 19 – UE 1 – Mesure de l'état de santé de la population

- Expliquer les principaux indicateurs de l'état de santé d'une population (taux de mortalité et espérance de vie).
- Préciser les critères constitutifs d'une priorité de santé publique.

Item 46 – UE 2 – Développement buccodentaire et anomalies

- Dépister les anomalies du développement maxillo-facial et prévenir les maladies buccodentaires fréquentes de l'enfant.

Item 253 – UE 8 – Aptitude au sport chez l'adulte et l'enfant; besoins nutritionnels chez le sportif (voir item 78)

- Conduire un examen médical d'aptitude au sport.
- Exposer les bénéfices et les inconvénients de la pratique sportive chez l'enfant.

Avant de commencer...

Ce chapitre s'intègre dans la perspective des grands axes du développement du nourrisson, de l'enfant, et de l'adolescent normal, c'est-à-dire : l'évaluation de ses composantes psychomotrices et intellectuelles, celle de sa croissance staturo-pondérale, le dépistage précoce de handicaps, le contrôle des apports nutritionnels, la prévention des maladies infectieuses notamment par le respect du calendrier vaccinal.

Les examens de santé obligatoires permettent d'analyser chacune des exigences du suivi pédiatrique, assuré par les médecins libéraux (pédiatres, médecins généralistes), ainsi que par les institutions de prise en charge (PMI et médecine scolaire), dont il importe de connaître les missions.

En annexe, nous préciserons la chronologie normale de la mise en place des dentures temporaire (ou lactéale) et définitive, ainsi que les conseils de prévention de la carie dentaire. Nous donnerons également les quelques points clés pour la rédaction d'un certificat de non contre-indication à une activité sportive.

I. Pour bien comprendre

A. Préambule

Entre la fécondation qui détermine la cellule initiale, et l'adolescence où se mettent en place les fonctions de reproduction, l'enfant…

- nouveau-né : < 1 mois ;
- nourrisson : 1 mois–2 ans ;
- jeune et grand enfant : 2 ans–début de la puberté ;
- adolescent : après le début de la puberté.

… est un être en voie de développement…

- développement psychomoteur (item 53) ;
- développement staturo-pondéral (item 51) ;
- développement pubertaire (item 47).

… dont les besoins doivent être couverts en premier lieu par l'environnement parental…

- besoins nutritionnels (items 45 et 246) ;
- besoins affectifs (item 53) ;
- besoins éducatifs (item 53).

… et dont la vulnérabilité doit être protégée…

- des conséquences de handicaps non dépistés (items 44 et 54) ;
- de pathologies infectieuses ± sévères, notamment par les vaccinations (item 143) ;
- d'éventuelles perturbations de sa qualité de vie au sein de l'environnement familial (item 55).

De tels objectifs justifient :

- un suivi rigoureux (item 44) particulièrement étroit de la naissance jusqu'à 2 ans ;
- et des contrôles par des examens de santé (item 44) systématiques ± obligatoires.

B. Axes de surveillance évolutive

Le suivi médical pédiatrique s'inscrit autour de 5 axes de surveillance évolutive, reliés à plusieurs items au programme de l'ECN :

- le développement psychomoteur et intellectuel ;
- le développement staturo-pondéral par l'analyse des courbes de croissance ;
- le dépistage spécifique d'anomalies susceptibles de conduire à un handicap ;

- le contrôle de la couverture des besoins nutritionnels et le dépistage de l'obésité ;
- la prévention de maladies infectieuses par les vaccinations et l'appréciation des conditions de vie.

L'ensemble de ces objectifs sera réévalué à chaque examen à l'aide des données anamnestiques et cliniques. Le contrôle de leur adéquation sera illustré par des exemples d'évaluations successives, guidées par la lecture du contenu du carnet de santé, lors de certains examens recommandés.
À ces objectifs s'ajoute aussi l'évaluation des conditions de vie familiale et en collectivité.

Axes du suivi : développement psychomoteur, croissance staturo-pondérale, dépistages des troubles sensoriels et orthopédiques, évaluation des apports nutritionnels, respect du calendrier vaccinal.

C. Carnet de santé de l'enfant

C'est un outil de liaison indispensable à la connaissance médicale partagée de l'enfant.
Strictement confidentiel, sa communication relève de la seule autorisation et du seul choix des parents. Toute personne appelée par sa profession à prendre connaissance des renseignements qui y sont inscrits est astreinte au secret professionnel.

La dernière version contient plusieurs sections :

- éventuelles pathologies au long cours, allergies, antécédents familiaux ;
- données de la période périnatale (accouchement, séjour en maternité) ;
- synthèses des examens de santé recommandés et du contenu des consultations ;
- courbes de croissance staturo-pondérale ;
- synthèses des examens buccodentaires ;
- éventuelles hospitalisations, examens radiologiques, transfusions ;
- vaccinations réalisées et éventuelles maladies infectieuses contractées.

Il comporte de nombreuses indications pour les médecins, en mentionnant les informations importantes à rechercher ainsi que les différents tests à utiliser selon les âges. Les repères du développement du nourrisson, de l'enfant et de l'adolescent, précisés tout au long du carnet, peuvent servir de support lors de la consultation, et conduire les parents à poser des questions.
Il contient également des conseils pratiques (modalités de l'allaitement, l'alimentation), des conseils de prévention (mort inattendue du nourrisson, bébé secoué, obésité, troubles sensoriels, accidents domestiques), ainsi que des propositions de conduites à tenir devant des situations pathologiques fréquentes (fièvre, diarrhée, vomissements, gêne respiratoire).

Réflexe : analyse et mise à jour des données du carnet de santé.

II. Examens de santé obligatoires

A. Examens médicaux jusqu'à l'âge de 6 ans

1. Calendrier

Vingt examens médicaux sont obligatoires jusqu'à l'âge de 6 ans :

- 1 au cours des 8 jours suivant la naissance (1) ;
- 1 par mois jusqu'à l'âge de 6 mois (6) ;

- 1 à l'âge de 9 mois et à l'âge de 12 mois (2) ;
- 2 au cours de la 2e année de vie (2), au 16e et 20e mois ;
- 1 à l'âge de 24 mois (1) ;
- 2 fois par an jusqu'à l'âge de 6 ans (8).

Parmi eux, trois donnent lieu à la rédaction de certificats de santé (8e jour, 9e mois, 24e mois). D'autres sont mis en exergue sur une double page du carnet de santé, afin de signifier qu'ils se déroulent à des âges charnières, avec des données particulièrement importantes à rechercher (2e mois, 4e mois, 3e année, ainsi que les examens prévus à l'âge scolaire).

Ces consultations sont assurées soit en cabinet privé (pédiatres, médecins généralistes), soit dans un centre de PMI. Elles sont remboursées à 100 % par l'Assurance maladie.

Vingt examens médicaux de la naissance à l'âge de 6 ans pris en charge à 100 %.

2. Examens de santé avec certificats obligatoires

a. Modalités

Le législateur a donc institué la délivrance de trois certificats de santé pour l'enfant au 8e jour, 9e mois et 24e mois. Le certificat de J8 est réalisé en pratique « dans les 8 jours » suivant la naissance, habituellement avant la sortie de maternité.

Ils ont pour objectif individuel de s'assurer de l'existence d'une prise en charge adaptée à l'enfant, et pour objectif collectif de permettre un suivi épidémiologique de l'état de santé des enfants du département.

Ils s'établissent sur des feuillets mobiles insérés dans le carnet de santé, constitués d'une partie administrative à remplir par les parents (informations sur le foyer familial, la profession des parents, le mode de garde), et d'une partie médicale à remplir par un médecin (état vaccinal, anomalies congénitales et troubles sensoriels, maladies acquises et affections actuelles, développements psychomoteur et staturo-pondéral).

Ces documents sont adressés sous enveloppe portant la mention « confidentiel, secret médical » au médecin responsable du service de PMI du département.

Toutes les données médicales sont aussi inscrites dans le carnet de santé.

Trois certificats de santé obligatoires : J8, M9, M24.

b. Examen du 8e jour (1er certificat)

Il doit évaluer notamment :

- le déroulement de la grossesse et de l'accouchement :
  - antécédents maternels et familiaux, gestité et parité, suivi obstétrical, pathologies,
  - âge gestationnel, présentation, durées de travail et de rupture de la poche des eaux,
  - voie d'accouchement, couleur du liquide amniotique, fièvre maternelle ;

- l'état de l'enfant à la naissance et au cours des premiers jours de vie :
  - paramètres (taille, poids, périmètre crânien), Apgar, gestes pratiqués à la naissance,
  - examen physique : FR, FC, pouls, souffle cardiaque, organomégalie, tonus, ictère,
  - pathologies de la 1re semaine de vie (oxygénothérapie, intubation, antibiothérapie) ;
- les dépistages :
  - anomalies congénitales (syndrome polymalformatif, fente labiopalatine, omphalocèle),
  - dépistages sensoriels (visuel et auditif), dépistage orthopédique,
  - examens biologiques de J3 : test dit de Guthrie (voir chapitre 1) ;
- le mode d'allaitement (avec les supplémentations vitaminiques).

Il convient aussi de s'assurer de l'évolution pondérale depuis la naissance.

Tout nouveau-né symptomatique est suspect d'infection néonatale jusqu'à preuve du contraire.

Examen de J8 : dépistage précoce des anomalies congénitales.

c. Examen du 9e mois (2e certificat)

Il doit évaluer notamment :

- les antécédents médicaux jusqu'à cet âge :
  - otites et affections bronchopulmonaires à répétition,
  - accidents domestiques (intoxication, brûlure, chute ou traumatisme),
  - éventuelles hospitalisations ;
- les affections actuelles :
  - troubles de l'alimentation ou du sommeil, RGO, eczéma,
  - anomalies organiques (cardiopathie congénitale, malformation urinaire…).

Il doit aussi contrôler le bon déroulement des 5 axes de suivi :

- le développement psychomoteur :
  - tient assis sans appui, se déplace, motricité symétrique des 4 membres,
  - saisit un objet avec participation du pouce, pointe du doigt,
  - réagit à son prénom, répète une syllabe, joue à « coucou, le voilà » ;
- le développement staturo-pondéral :
  - mesure du poids, de la taille et du périmètre crânien,
  - report des données sur les courbes de croissance ;
- les dépistages sensoriels :
  - visuels : transparence cornéenne, globes et pupilles, strabisme, poursuite oculaire,
  - auditifs : retournement à un bruit, examen des tympans, test d'audiologie quantitative ;
- les modalités d'alimentation (allaitement, diversification) ;
- le respect du calendrier vaccinal (primo-vaccinations).

Il convient d'indiquer aussi les données de l'examen somatique général, et d'évaluer les conditions de vie (sommeil, rythme de vie, pleurs, mode de garde, animaux à domicile, risques de saturnisme).

d. Examen du 24e mois (3e certificat)

Il doit évaluer notamment :

- les antécédents médicaux jusqu'à cet âge :
  - otites, affections bronchopulmonaires répétées (≥ 3 « sifflantes »),
  - accidents domestiques, nombre d'hospitalisations depuis le 9e mois ;
- les affections actuelles :
  - troubles de l'alimentation ou du sommeil, RGO, eczéma,
  - allergies, anomalies organiques.

Il doit aussi contrôler le bon déroulement des 5 axes de suivi :

- le développement psychomoteur :
  - marche acquise, motricité symétrique des 4 membres,
  - superpose des objets, nomme au moins une image,
  - comprend une consigne simple, associe 2 mots ;
- le développement staturo-pondéral (calcul de l'IMC) ;
- les dépistages sensoriels (visuel et auditif) ;
- les modes d'alimentation ;
- le respect du calendrier vaccinal (primo-vaccinations et rappels).

L'accent est mis sur le dépistage précoce des signes d'autisme (voir chapitre 3).

Les signes devant alerter chez l'enfant âgé de moins de 3 ans sont : un niveau faible de réactivité aux stimuli sociaux (pas de réponse à l'appel par son prénom, manque d'intérêt pour autrui, préférence des activités solitaires), des difficultés dans l'accrochage visuel et dans l'attention conjointe ou l'imitation, des perturbations dans le développement du langage, l'absence de comportement de désignation des objets à autrui, l'absence d'initiation de jeux simples ou de participation à des jeux sociaux imitatifs, l'absence de jeu de faire semblant, des intérêts inhabituels ou des activités répétitives avec les objets.

Il convient d'indiquer aussi les données de l'examen somatique général, l'évolution de la dentition, et d'évaluer les conditions de vie de l'enfant au sein de sa famille.

Bien connaître les données du certificat obligatoire du 9e mois.

B. Bilans de santé systématiques à l'âge scolaire

1. Calendrier

Plusieurs bilans de santé sont systématiques pour l'enfant en âge scolaire :

- un au cours de la 4e année (à l'école maternelle) ;
- un au cours de la 6e année (début de l'enseignement élémentaire) ;
- un au cours des 9e, 12e et 15e années, mais seul l'examen de la 12e année (début du collège et entrée dans l'adolescence) est réellement effectué en pratique en milieu scolaire.

Ces bilans de santé sont prévus par la loi de protection de l'enfance du 5 mars 2007 et sont assurés en règle par le service de médecine scolaire.

Ils se situent à des âges essentiels chez l'enfant scolarisé. Leur objectif commun est de dépister les anomalies d'ordre physique, psychologique et sensoriel, ainsi que les troubles des apprentissages.

Toutes les données médicales sont aussi inscrites sur le carnet de santé de l'enfant.

2. Principaux objectifs selon les âges d'évaluation

a. Bilan de santé systématique au cours de la 4e année

Il doit contrôler le bon déroulement des 5 axes de suivi évolutifs :

- le développement psychomoteur :
  - enlève un vêtement, joue en groupe, saute en avant, tient sur 1 pied 3 secondes,
  - connaît l'identité de son sexe, connaît 3 couleurs, dessine le bonhomme en 3 parties,
  - formule des phrases bien construites, utilise les articles et les prépositions,
  - propretés diurne et nocturne acquises ;
- le développement staturo-pondéral :
  - courbes de croissance,
  - calcul de l'IMC, âge du rebond d'adiposité (alerte si avant l'âge de 6 ans) ;
- les dépistages sensoriels :
  - troubles visuels : acuité visuelle, strabisme, poursuite oculaire, test de vision stéréoscopique,
  - troubles auditifs : test à la voix chuchotée, examen des tympans, test d'audiologie quantitative ;
- les modalités d'alimentation ;
- le respect du calendrier vaccinal.

Ce bilan de santé est essentiel pour le dépistage des infirmités moyennes ou mineures et des inadaptations. L'enfant est en effet capable à cet âge d'une certaine collaboration, permettant une meilleure précision des tests.

Il s'attache à dépister des troubles sévères du langage oral (persistance du « parler bébé », inintelligibilité, agrammatisme) en vue d'une rééducation et d'une prise en compte pédagogique de leur déficit.

Il doit également dépister des anomalies et troubles du comportement (alimentaire, sphinctérien, du sommeil), des signes d'inhibition ou d'instabilité, ainsi que des situations environnementales à risque.

Il doit aussi intégrer les données de l'examen somatique général (notamment la mesure de la pression artérielle et une bandelette urinaire) et l'évaluation de la dentition et de l'état buccodentaire.

4e année : dépistage des troubles sévères du langage oral.

b. Bilan de santé systématique au cours de la 6e année (entrée au CP)

Il repose sur une évaluation neuropsychomotrice, permettant :

- de mettre en évidence des troubles des apprentissages ;
- d'éliminer une affection neurologique méconnue ;
- d'identifier certains troubles neurologiques associés (dyspraxies, dysgraphies, syncinésies) ;
- d'évaluer la motricité (latéralisation, orientation temporelle et spatiale, graphisme) et le langage ;
- d'apprécier le comportement global (autonomie et spontanéité, communication, attention).

Le trouble d'hyperactivité avec déficit de l'attention (TDAH), décelable dès l'âge de 3 ans, n'est le plus souvent reconnu que vers l'âge de 6 ans (voir chapitre 3).

Les objectifs de l'examen somatique et de l'évaluation des 5 axes de suivi habituels sont assez semblables à ceux décrits pour le bilan de santé au cours de la 4e année, qui aura dû dépister les infirmités et les troubles de l'adaptation. Il s'agira donc d'apprécier l'efficacité des mesures prises, et de dépister les troubles d'apparition récente.

6e année : dépistage des troubles des apprentissages et du TDAH.

c. Bilans de santé systématiques au cours de la 9e, 12e et 15e année

Le bilan de santé de la 9e année est centré sur le dépistage de troubles du langage écrit.

Les bilans de santé de la 12e et de la 15e année sont orientés davantage sur l'écoute des projets de vie et l'aide à l'orientation professionnelle, le repérage des signes d'appel de mal-être et le diagnostic de certaines anomalies psychopathologiques.

Outre les 5 axes de suivi habituels, on évalue à ces âges :

- le développement pubertaire (stades de Tanner);
- l'examen de la statique vertébrale (dépistage d'une scoliose);
- l'examen de la peau (nævi, acné).

Consultation de l'adolescent : Tanner, scoliose, signes de mal-être.

III. Institutions de prise en charge

A. Généralités

L'essentiel de la protection de l'enfance est assuré par 3 catégories d'institutions :

- la protection médicosociale :
  - service départemental de PMI pour les enfants âgés de moins de 6 ans,
  - service de santé scolaire pour les enfants âgés de plus de 6 ans,
  - services chargés de l'hygiène mentale;
- la protection sociale dépendant du conseil général :
  - service de l'ASE (Aide sociale à l'enfance),
  - service départemental de l'action sociale;
- la protection judiciaire :
  - procureur de la République,
  - juge pour enfants.

Les principales missions de la PMI et de la médecine scolaire seront détaillées ici.

B. Protection maternelle et infantile

La protection maternelle et infantile (PMI) est un service départemental, créé en 1945 de façon contemporaine de la Sécurité sociale et du service de santé scolaire. Il est placé sous la responsabilité du président du conseil général.

Chaque service de PMI est coordonné par un médecin, avec une équipe pluridisciplinaire constituée de médecins (pédiatres, généralistes, gynécologues), de sages-femmes, de puéricultrices, d'assistantes sociales, d'éducateurs, de psychologues, de kinésithérapeutes…

Tous ces professionnels assurent des consultations ou des visites à domicile gratuites pour les familles, destinées aux nourrissons et aux femmes enceintes, ainsi que des consultations de planning familial.

Dans de nombreux départements, il existe des liens étroits et/ou des réseaux avec les services hospitaliers de maternité et de pédiatrie.

Les services de PMI assurent des mesures de préventions médicales, psychologiques, sociales et d'éducation à la santé des futurs parents et des enfants ; mais aussi des actions de prévention, de dépistage et de prise en charge des handicaps de l'enfant âgé de moins de 6 ans.

Ils assurent le contrôle des établissements et services d'accueil des enfants âgés de moins de 6 ans, ainsi que des assistantes maternelles. Ils assurent la surveillance médicale préventive des enfants à l'école maternelle. Une liaison entre le service de PMI et le service de promotion de la santé en faveur des élèves est faite en fin de grande section de maternelle, avant l'entrée au CP.

Ils sont destinataires des avis de naissance et des certificats de santé et en assurent l'exploitation. Ils jouent un rôle éducatif important auprès des familles, notamment celles en difficulté.

PMI : consultations gratuites, actions de prévention et de dépistage.

C. Médecine scolaire

Le service de santé scolaire, dénommé officiellement « service de promotion de la santé en faveur des élèves » dépend du ministère de l'Éducation nationale, et non du ministère de la Santé.

Ses actions de santé sont assurées par deux services qui agissent en étroite collaboration : le service médical et le service infirmier.

La médecine scolaire a pour mission de favoriser l'intégration des enfants atteints de troubles de santé (pathologies chroniques, situations de handicap), par la mise en place de projets d'accueil individualisé (PAI), de programmes personnalisés de soins (PPS). Elle est référent en matière de santé dans l'équipe éducative : prise en compte des aptitudes médicales de l'élève pour son projet professionnel, facilitation de l'accès aux soins, prévention des risques professionnels.

Elle apporte son aide aux mesures de dépistage et de prophylaxie en cas de maladie transmissible (méningite, TIAC [toxi-infection alimentaire collective], tuberculose, dermatose contagieuse).

Dans le cadre du suivi de l'enfant normal, elle assure des bilans de santé systématiques ou des examens à la demande pour les enfants âgés de plus de 6 ans.

Elle assure des études épidémiologiques (indicateurs sanitaires et sociaux) et mène des missions d'information et d'éducation à la santé (addictions, sexualité, obésité).

Elle intervient également dans les actions de protection de l'enfance en danger.

Médecine scolaire : PAI et PPS, missions d'éducation à la santé.

IV. Mortalité et morbidité infantiles

A. Généralités

Les taux de mortalité et de morbidité constituent d'excellents **indicateurs de l'état de santé** d'une population.

Les statistiques de mortalité sont accessibles de manière aisée en France par les données des certificats de décès analysées par l'Institut national de la santé et de la recherche médicale (Inserm). Les statistiques de morbidité sont plus difficiles à recenser mais il existe de nombreuses sources obtenues de services comme l'Institut national de la statistique et des études économiques (Insee), l'Institut national de promotion et d'éducation à la santé (Inpes), l'Assurance maladie, les hôpitaux (PMSI), l'Institut de veille sanitaire (InVS)…

Les indicateurs de l'état de santé des enfants montrent que la France se situe parmi les pays les plus avancés pour prendre en charge efficacement sa population infantile. Pourtant l'amélioration n'est plus aussi nette ces dernières années : des indicateurs stagnent alors que d'autres pays obtiennent de meilleurs résultats, d'autres se sont dégradés ou de nouvelles morbidités ou vulnérabilités sont devenues préoccupantes.

Ces différents indicateurs servent à définir les axes prioritaires de santé publique.

Ainsi l'enfant et/ou l'adolescent sont intégrés dans les cinq plans stratégiques découlant de la loi de santé publique (LSP) de 2004. Ceux-ci ont été définis en raison des problèmes de santé majeurs concernés, qui exigent des coordinations multiples : Plan national de lutte contre le cancer (2003), Plan santé et environnement (2004), Plan national maladies rares (2004, reconduit en 2011), Plan national de lutte pour limiter l'impact sur la santé de la violence, des comportements à risque, des conduites addictives (2005), Plan national d'amélioration de la qualité de vie dans les maladies chroniques (2007).

D'autres plans et programmes nationaux prévus par arrêtés et circulaires ont été reconduits ou activés depuis 2003 ; ils concernent des thématiques ciblées. Citons par exemple le Plan troubles du langage (2001), le Programme asthme (2002), le Plan saturnisme (2004), le Plan autisme (2005, reconduit en 2013), le Plan périnatalité (2005–2008), le Plan national nutrition santé n° 1 (2001) et n° 2 (2006), la stratégie Tabac, Alcool, le Plan de prévention des accidents de la vie courante, le programme de lutte contre le VIH/Sida et les infections sexuellement transmises…

Par ailleurs de nombreux rapports ont mobilisé de multiples acteurs autour des différentes composantes de la santé de l'enfant et de l'adolescent ; citons par exemple les expertises collectives de l'Inserm sur l'obésité – dépistage et prévention chez l'enfant (2000), l'éducation pour la santé (2001), les rythmes biologiques (2001), l'asthme – dépistage et prévention chez l'enfant (2002), le dépistage et la prévention des troubles mentaux chez l'enfant et l'adolescent (2002), les dépistages visuels (2002) et auditifs (2006) chez le jeune enfant, les déficiences et handicaps d'origine périnatale (2004), les troubles du comportement ou des conduites (2005), le bilan et l'évaluation des programmes de prévention et de prise en charge (2006), la croissance et la puberté (2007), le saturnisme et les stratégies de dépistage chez l'enfant (2008).

Tous ces plans sont assortis de moyens financiers spécifiques plus ou moins complets et font l'objet d'évaluation notamment par le Haut Conseil de santé publique (HCSP). L'état de santé de la population en France est publié par un service du ministère de la Santé : la Direction de la recherche, des études, de l'évaluation et des statistiques (Drees) avec un suivi des objectifs annexés à la loi de santé publique.

Une nouvelle loi de santé publique doit être promulguée en 2014 en tenant compte de l'évolution sanitaire depuis la précédente loi.

Taux de mortalité et de morbidité = indicateurs de l'état de santé d'une population.

B. Mortalité infantile

1. Généralités

On entend par **né vivant** tout enfant qui respire ou manifeste tout autre signe de vie à la naissance, et ceci indépendamment de sa durée de gestation. On entend par **mort-né** tout enfant n'ayant manifesté aucun signe de vie à la naissance.

L'OMS recommande de prendre en compte tous les fœtus ou enfants pesant au moins 500 grammes à la naissance et/ou mesurant au moins 25 cm et/ou d'âge gestationnel ≥ 22 semaines d'aménorrhée.

En 2012, en France, il y a près de 64 millions d'habitants en métropole et 2 millions outre-mer, avec au total 24,5 % de sujets âgés de moins de 20 ans. Le taux de natalité est de 12,5/1 000 habitants avec un taux de fécondité de 2 enfants par femme, ce qui situe la France parmi les premiers pays en Europe en terme de naissances, avec un nombre annuel d'environ 800 000 en métropole. L'espérance de vie est de 78,5 ans chez les hommes et de 84,9 ans chez les femmes (source : Insee).

Le **taux de mortalité infantile** se définit comme le nombre de décès d'enfants survenus au cours de la 1re année de vie (de la naissance à 365 jours révolus), rapportés à 1 000 naissances vivantes.

Après avoir stagné pendant plusieurs années autour de 3,9 pour 1 000, le taux de mortalité infantile est passé en 2012 à 3,3 (source Ined) ; ce qui situe la France parmi les meilleurs pays au monde, derrière Singapour, la Suède, le Japon et l'Islande. Certains pays demeurent avec des taux dépassant les 150 pour 1 000. Les 10 pays ayant la plus forte mortalité infantile ont un taux 38 fois supérieur aux 10 pays ayant la plus faible mortalité infantile ; ainsi un enfant angolais a 53 fois plus de risques de mourir avant l'âge de 1 an qu'un enfant français en 2011.

La moitié de ces décès surviennent dans la 1re semaine de vie. Il existe une surmortalité masculine de 30 %.

Taux de mortalité infantile = 3,3 pour 1 000 en France (2012).

2. Causes selon l'âge

La mortalité infantile se différencie (tableau 7.1) en :

- mortalité néonatale : de 0 à 27 jours ; avec un taux estimé à 2,3 pour 1 000 en France en 2010, ce qui situait la France malgré tout au 17e rang en Europe (source Inserm) ;
- mortalité post-néonatale : de 28 à 365 jours ; avec un taux estimé à 1,1 pour 1 000 en France en 2010 (source Insee).

Tableau 7.1. Mortalité infantile : définitions.

<table>
<tr><th colspan="3">Grossesse</th><th>Naissance</th><th>1er mois</th><th>1re année</th></tr>
<tr><td>1er trimestre
Embryon</td><td>2e trimestre
Fœtus</td><td>3e trimestre
Fœtus</td><td>0–6 j</td><td>7–27 j</td><td>28–365 j</td></tr>
<tr><td colspan="2" rowspan="3">Avortement</td><td rowspan="2">Mortalité fœtale tardive</td><td colspan="2">Mortalité néonatale</td><td rowspan="3">Mortalité post-néonatale</td></tr>
<tr><td>Précoce</td><td rowspan="2">Tardive</td></tr>
<tr><td colspan="2">Mortalité périnatale</td></tr>
<tr><td colspan="3"></td><td colspan="3">Mortalité infantile</td></tr>
</table>

La **mortalité néonatale** relève essentiellement de causes endogènes, dont les principales en France sont la prématurité, les malformations, le mauvais déroulement de l'accouchement.

On distingue la mortalité néonatale précoce de J0 à J6 (1,6 pour 1 000 en 2010) et la mortalité néonatale tardive de J7 à J27.

Les causes de la mortalité néonatale **précoce** étant souvent les mêmes que celles entraînant la mort *in utero* au cours du dernier trimestre de la grossesse (mortalité fœtale tardive ou mortinatalité), il est commode de rassembler les deux groupes et d'étudier la **mortalité périnatale** en les rapportant au nombre de naissances totales (et pas uniquement vivantes). Le taux de mortalité périnatale est ainsi estimé à 9,2 pour 1 000 naissances vivantes et sans vie en France en 2010. Il est devenu difficile de comparer ces chiffres avec les pays voisins du fait, d'une part d'un changement de définition de la mortinatalité en 2002 (limites des naissances vivantes : 22 SA et PN > 500 g) et d'autre part en 2008 la possibilité en France de faire enregistrer à l'État Civil par les parents tout mort-né pour faciliter le deuil, quels que soient le poids et la durée de la grossesse.

La **mortalité post-néonatale** est due surtout à des causes exogènes, dont les principales sont en France la mort inattendue du nourrisson, et dans les pays sous-équipés les maladies infectieuses et la malnutrition.

Causes de mortalité néonatale = prématurité, malformations, accouchement.

C. Morbidité infantile

1. Généralités

L'impact et l'évolution d'une maladie s'apprécient notamment par son incidence (nombre de nouveaux cas pendant une période donnée) et sa prévalence (nombre de cas chiffrés à une date donnée).

Les recueils de données sont difficiles, du fait de la dispersion des intervenants et des structures d'accueil des enfants concernés. L'exploitation des certificats obligatoires et des bilans de santé systématiques en milieu scolaire permettent d'apporter des informations plus précises concernant la morbidité infantile.

En pratique quotidienne, les enfants ont en moyenne 6,4 consultations ambulatoires par an, dont 40 % pour des pathologies respiratoires, 10 % pour les examens systématiques, et 6 % pour les vaccinations.

L'attention est actuellement (2014) portée sur certaines nouvelles missions de santé publique, notamment : le dépistage des infirmités et inadaptations, les troubles relationnels (Plan autisme), la prise en charge des maladies chroniques et/ou rares (Plan national maladies rares). Les maladies nutritionnelles de carence ont pratiquement disparu ; à l'inverse, la préoccupation est l'obésité bénéficiant d'un Plan national nutrition santé. Les maladies infectieuses bactériennes sont globalement maîtrisées.

À ces causes de morbidité, il convient d'ajouter celles liées à la vulnérabilité : conséquences d'un alcoolisme fœtal, maltraitance, précarité, saturnisme…

Morbidité infantile ↔ incidence et prévalence d'une maladie.

2. Causes selon l'âge

Chez le nouveau-né, la prématurité et ses conséquences constituent la cause principale de handicap. Les autres indicateurs de morbidité utilisés en périnatalogie sont le taux de césariennes, le poids de naissance, le taux de transfert des nouveau-nés et celui des malformations. Le taux de prématurité (naissance <37 SA) ne baisse pas, à 7,4 % des naissances en 2010, de même que le taux de petit poids de naissance <2 500 g à 7,1 %.

Chez l'enfant âgé de moins de 2 ans, les pathologies sont dominées par les affections des voies respiratoires supérieures, avec avant tout les rhinopharyngites, l'eczéma, l'asthme, et les allergies. La fièvre constitue le motif de consultation le plus fréquent d'urgence ressentie, mais est le plus souvent d'origine bénigne.

Chez l'enfant d'âge scolaire, le dépistage des troubles des apprentissages prend une place particulière.

Chez l'adolescent, il faut souligner la fréquence élevée des tentatives de suicide (chapitre 64), des conduites addictives et/ou des troubles du comportement, de même que l'implication de pathologies susceptibles d'intégrer des composantes somatique et psychique.

Mot clé en médecine de l'enfant : « dépistage ».

V. Annexes

A. Santé buccodentaire de l'enfant

1. Chronologie normale des dentures

Deux dentitions successives évoluent au cours de la petite enfance (fig. 7.1) :

- la dentition temporaire (ou lactéale) :
  - 20 dents au total = 4 × 2 incisives, 4 × 1 canine, 4 × 2 molaires,
  - apparition entre les âges de 6 mois et 30 mois ;
- la dentition définitive :
  - 32 dents au total = 4 × 2 incisives, 4 × 1 canine, 4 × 2 prémolaires, 4 × 3 molaires,
  - apparition entre les âges de 6 ans et 18 ans.

L'éruption dentaire s'accompagne d'une inflammation gingivale pouvant être responsable d'un certain degré d'agitation de l'enfant, parfois de fièvre et d'adénopathies cervicales.

Les dents de lait sont progressivement résorbées au niveau de leur racine et chutent à partir de l'âge de 6 ans pour laisser la place aux dents définitives. On constate donc la présence d'une denture mixte entre les âges de 6 et 12 ans, précédant la denture définitive de 8 dents par hémi-arcade dentaire.

Dentitions de l'enfant : 20 dents de lait, 32 dents définitives.

2. Prévention de la carie dentaire

La carie dentaire peut concerner les dents temporaires et définitives.

Elle se manifeste initialement par des douleurs provoquées par le froid/chaud, le sucré.

Les complications possibles sont la pulpite aiguë, la desmodontite aiguë, les cellulites et les abcès.

Un enfant est dit à risque carieux élevé s'il a l'un de ces facteurs de risque :

- non-respect des règles d'hygiène buccodentaire :
  - absence ou oublis fréquents de brossage des dents,
  - inefficacité liée à un handicap ou au port d'appareils orthodontiques ;
- non-respect des règles d'hygiène alimentaire :
  - grignotage sucré ou salé, consommation de sodas en dehors des repas,
  - endormissement avec un biberon d'eau sucrée ;
- antécédents personnels et familiaux :
  - antériorités de caries chez l'enfant, les parents ou la fratrie,
  - famille avec niveaux socio-économique et d'éducation faibles.

Les recommandations actuelles concernant la prévention de la carie dentaire sont :

- l'éducation à une hygiène buccodentaire adaptée :
  - brossage au minimum biquotidien des dents dès l'âge de 6 mois,
  - avec un dentifrice fluoré (teneur en fluor adaptée à l'âge) ;
- l'éducation à une bonne hygiène alimentaire :
  - limitation des grignotages sucrés en dehors des repas,
  - interdiction de tout biberon sucré le soir à l'endormissement ;
- l'utilisation des fluorures systémiques seulement en cas de risque carieux élevé :
  - après réalisation d'un bilan des apports en fluorures (eau de boisson, sel fluoré),
  - maximum de 1 mg/j de fluor tous apports confondus (risque de fluorose) ;
- la consultation précoce et régulière d'un chirurgien-dentiste.

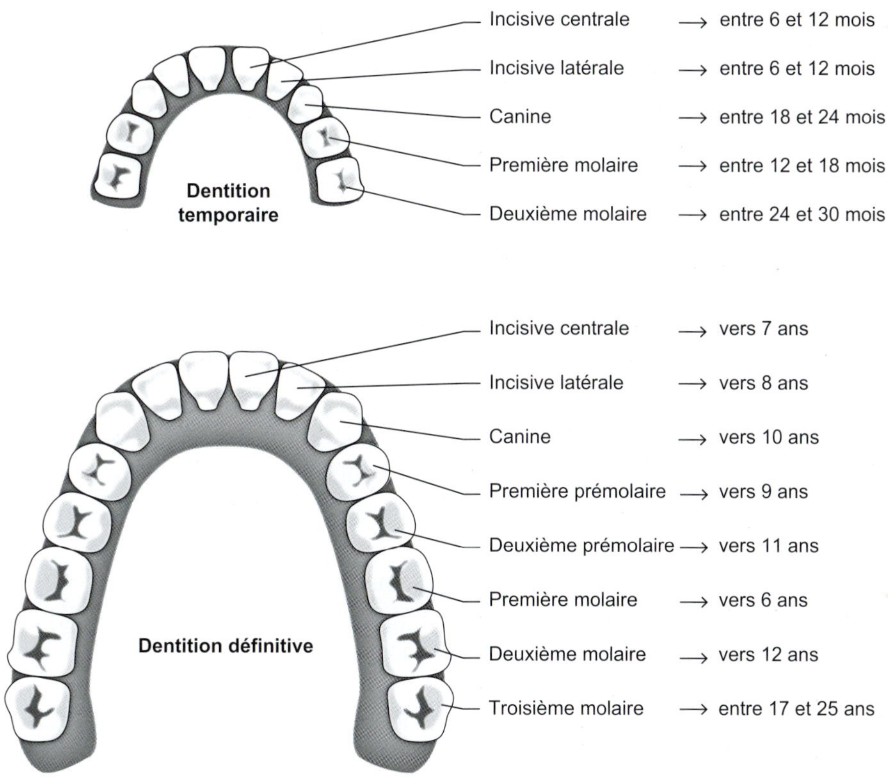

Fig. 7.1. Dentitions temporaire et définitive.

Prévention de la carie dentaire : hygiènes buccodentaire et alimentaire, fluorures systémiques si risque carieux élevé (et après bilan des apports fluorés), consultation d'un chirurgien-dentiste.

B. Examen médical d'aptitude au sport

1. Généralités

Un certificat médical est habituellement nécessaire pour une pratique sportive.

Il s'agit d'un certificat de « non contre-indication » apparente à la pratique d'un sport, établi après un examen médical d'aptitude, complété si nécessaire par des examens paracliniques.

La démarche conduisant à sa délivrance comprend :

- un examen médical complet (voir *infra*);
- des explications concernant les effets bénéfiques et risques potentiels liés au sport concerné;
- des conseils nutritionnels.

Certificat de « non contre-indication » à la pratique d'un sport.

2. Conduite de l'examen clinique

Données anamnestiques à recueillir :

- antécédents personnels :
  - cardiopathie, maladie pulmonaire chronique,
  - épilepsie, diabète, pathologie ostéoarticulaire;
- antécédents familiaux :
  - cardiopathie, mort subite, facteurs de risque cardiovasculaire,
  - pathologies de l'hémostase;
- évaluation de la croissance et de la puberté : courbes, Tanner;
- liste des traitements pris par l'enfant.

Points forts de l'examen physique :

- examen cardiovasculaire : auscultation, mesure de la pression artérielle;
- dépistage d'anomalies neurosensorielles : troubles visuels, séquelles d'otites;
- dépistage d'anomalies de l'appareil locomoteur : scoliose, hyperlaxité articulaire.

Un examen clinique complet suffit habituellement.

Depuis 2009, la Société française de cardiologie recommande la réalisation d'un ECG 12 dérivations chez tout sportif âgé de plus de 12 ans lors de la délivrance de la 1re licence, puis tous les 3 ans.

Les malaises et les syncopes survenant pendant l'effort doivent être considérés comme un signe d'alerte d'origine cardiaque : un bilan cardiologique clinique avec au moins un ECG, un test d'effort et une échocardiographie est absolument indispensable.

Points importants : antécédent familial de mort subite, traitements, souffle cardiaque.

Point de vue de l'expert

Retenir pour l'ECN les 5 axes de suivi des examens systématiques, ainsi que les objectifs des examens de santé obligatoires conduisant à la rédaction d'un certificat (8e jour, 9e mois, 24e mois).
Les données concernant la mortalité et la morbidité infantiles sont précisées à titre d'objectifs de connaissances générales de santé publique.

Un cas clinique à l'ECN pourrait concerner le contenu d'un certificat de santé à l'âge de 9 mois, mais aussi les missions de la PMI dans le cadre du suivi d'un nourrisson normal.

Références

Benoist, G., Bourrillon, A., 2009. Suivi d'un nourrisson, d'un enfant et d'un adolescent normal (Q33-1). Rev. Prat. 59, 1134, et 1299–304.

Carnet de santé.

Roussey, M., Kremp, O., 2007. Examens systématiques de l'enfant. In : EMC - Pédiatrie - Maladies infectieuses, pp. 1–16 (Article 4-002-B-10).

	Utilisation du fluor dans la prévention de la carie dentaire avant l'âge de 18 ans : mise au point - 2008 - (Afssaps) http://ansm.sante.fr/var/ansm_site/storage/original/application/7db1d82db7f5636b56170f59e844dd3a.pdf
	Propositions portant sur le dépistage individuel chez l'enfant de 28 jours à 6 ans, destinées aux médecins généralistes, pédiatres, médecins de PMI et médecins scolaires - 2005 - (HAS) http://www.has-sante.fr/portail/jcms/c_451143/fr/propositions-portant-sur-le-depistage-individuel-chez-lenfant-de-28-jours-a-6-ans-destinees-aux-medecins-generalistes-pediatres-medecins-de-pmi-et-medecins-scolaires
	Propositions portant sur le dépistage individuel chez l'enfant de 7 ans à 18 ans, destinées aux médecins généralistes, pédiatres, médecins de PMI et médecins scolaires - 2005 - (HAS) http://www.has-sante.fr/portail/jcms/c_451142/fr/propositions-portant-sur-le-depistage-individuel-chez-lenfant-de-7-a-18-ans-destinees-aux-medecins-generalistes-pediatres-et-medecins-scolaires
	Contenu du bilan cardiovasculaire de la visite de non contre-indication à la pratique du sport en compétition entre 12 et 35 ans - 2009 - (SFC) http://www.sfcardio.fr/recommandations/sfc/contenu-du-bilan-cardiovasculaire-de-la-visite-de-non-contre-indication-a-la-pratique-du-sport-en-competition-entre-12-et-35-ans/

III

Enfant vulnérable – Génétique

CHAPITRE

8

Malaise grave du nourrisson

Item et objectifs du CNCI

Item 340 – UE 11 – Malaise grave du nourrisson et mort subite

- Diagnostiquer un malaise grave du nourrisson.
- Identifier les situations d'urgence et planifier leur prise en charge préhospitalière et hospitalière.

Avant de commencer...

Le malaise du nourrisson constitue un motif fréquent de consultation aux urgences pédiatriques. Les nourrissons d'âge < 6 mois sont les plus concernés, avec une prédominance masculine.
Un **malaise grave** du nourrisson est un accident inopiné et brutal, entraînant des modifications du tonus et/ou de la coloration des téguments et/ou du rythme respiratoire, avec ou sans perte de connaissance.

L'analyse anamnestique du malaise doit être rigoureuse et chronologique :

- avant : circonstances ayant précédé l'épisode ;
- pendant : description des signes observés durant le malaise ;
- après : rapidité et qualité du retour de l'enfant à son état antérieur.

Le malaise est souvent bénin, mais source d'une anxiété parentale importante.
Le nourrisson est habituellement hospitalisé pendant au moins 24–48 heures au décours d'un malaise grave authentifié et récent.
Cela permet de prescrire des examens complémentaires à titre systématique voire d'autres orientés par les données cliniques, de surveiller l'évolution à court terme, et de rassurer les parents.

I. Faire le diagnostic de malaise grave

A. Identifier un malaise

Le malaise se définit comme un accident inopiné et brutal associant à des degrés variables :

- des modifications du tonus : hypotonie, hypertonie ;
- des modifications de la coloration des téguments : pâleur, cyanose ;
- avec ou sans modification du rythme respiratoire : bradypnées, tachypnées, apnées ;
- avec ou sans perte de connaissance.

La description du malaise est souvent rapportée par les parents, seuls témoins de l'épisode. Il importe au médecin de traduire leur sémiologie verbale (« il est devenu tout bleu… mou… »), et d'identifier comme telle la survenue d'un malaise authentique du nourrisson.

Les signes fonctionnels rapportés sont transitoires, et le premier examen clinique est le plus souvent normal. L'anamnèse est essentielle, tant pour évaluer la gravité du malaise que sa cause.

Le malaise est un symptôme parfois sévère dont il importe de préciser la cause.

B. Identifier les situations d'urgence

1. Généralités

Le malaise est fréquemment bénin, mais souvent considéré comme grave par les parents. L'impression de mort imminente conduit les parents à pratiquer parfois des manœuvres de réanimation sur leur enfant (bouche à bouche, secouage…).

Il importe donc de distinguer le vécu dramatique de l'épisode par l'entourage, du réel degré de gravité sur des critères objectifs cliniques et paracliniques.

L'item de l'ECN couple la thématique du malaise grave avec celle de mort inattendue du nourrisson (MIN), traitée au chapitre 9.

Les parents font également cet amalgame; ce qui justifie en cas de malaise grave ou ressenti comme tel, une hospitalisation pour surveillance rapprochée et réassurance parentale.

Depuis que les conditions de couchage à risque de MIN ont été identifiées, il n'a pas été démontré de risque accru de MIN à distance d'un malaise, dès lors qu'un bilan étiologique complet a permis d'identifier la cause de ce malaise et de mettre en œuvre un traitement adapté.

Être systématique dans sa démarche diagnostique, pour rassurer les parents… et se rassurer!

2. Critères cliniques de gravité (tableau 8.1)

L'examen clinique de l'enfant doit être rigoureux et orienté.

La sévérité symptomatique est appréciée au domicile par la famille, mais aussi lors de la prise en charge médicale susceptible de mettre en œuvre des mesures de réanimation.

Tableau 8.1. Critères de gravité d'un malaise du nourrisson.

Hémodynamiques	– Teint gris – Bradycardie ou tachycardie, hypotension ou hypertension – Allongement du temps de recoloration cutanée, état de choc – Signes d'insuffisance cardiaque
Ventilatoires	– Cyanose – Irrégularités du rythme respiratoire persistantes (bradypnées, apnées) – Signes de lutte respiratoire – $Sat(O_2) < 90$ % sous air
Neurologiques	– Geignement, bombement de la fontanelle – Troubles de conscience (perte de contact prolongée ou répétée, somnolence, coma) – Déficit focalisé, hypotonie ou hypertonie axiale/périphérique – Mouvements anormaux (clonies, mâchonnements, pédalage)

Malaise « grave » : détresse brutale hémodynamique, ventilatoire ou neurologique.

3. Examens paracliniques systématiques (tableau 8.2)

Ces examens sont à prescrire en urgence pour :

- attester *a posteriori* de la bénignité ou au contraire de la gravité du malaise ;
- rechercher les très rares causes susceptibles d'induire un traitement immédiat.

Tableau 8.2. Examens complémentaires systématiques.

Bilan sanguin (BS)	– Glycémie capillaire puis veineuse – NFS-plaquettes – CRP, PCT (si disponible) – Ionogramme sanguin (+créatininémie, urée) – Calcémie, transaminases – ± lactates (si sévérité clinique)
Autres	– ECG avec mesure du QT corrigé (fig. 8.1) – Radiographie de thorax (face) – BU

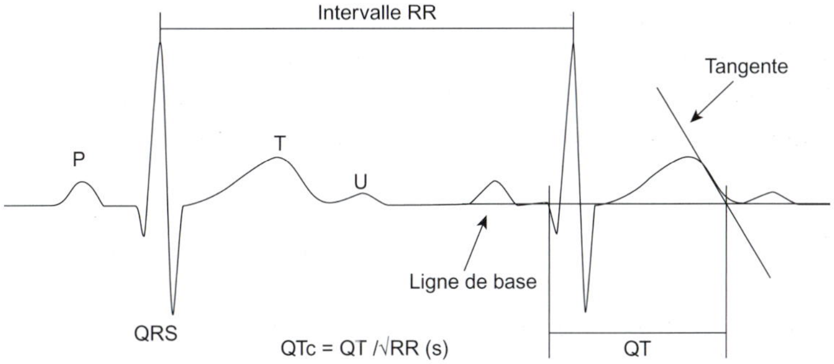

Fig. 8.1. Mesure du QT corrigé.
Un QTc > 440 ms doit faire suspecter un syndrome du QT long.

Faire une glycémie capillaire dès l'arrivée.

II. Planifier la prise en charge

A. Orientation

Tout nourrisson ayant fait un malaise authentifié et récent (≤ 24 h) doit être hospitalisé pour au moins 24–48 heures.

Ce maintien en observation, même de courte durée, a pour objectifs de :

- traiter en urgence une cause de détresse vitale (exceptionnellement) ;
- poursuivre les investigations à visée étiologique ;
- surveiller le nourrisson avec monitoring cardiorespiratoire ;
- s'assurer de la bonne évolution clinique et rassurer les parents.

Hospitalisation pour tout malaise authentifié et récent chez un nourrisson.

B. Enquête étiologique

1. Causes de malaise grave (tableau 8.3)

Il importe de « hiérarchiser » ces causes selon leur fréquence et les données cliniques.

En fonction du contexte, l'épisode de malaise peut être rapporté à une cause infectieuse, digestive, respiratoire, cardiaque, neurologique, ou encore métabolique. Leur intrication est néanmoins possible (ex. : RGO et rhinite obstructive).

Tableau 8.3. Causes de malaise grave chez un nourrisson.

Reflux gastro-œsophagien (RGO)	
Douleur aiguë	– Œsophagite – Invagination intestinale aiguë – Ischémie myocardique
Causes obstructives mécaniques hautes	– Rhinite obstructive – Vomissements, fausses routes (bébé glouton, médicament à la pipette) – Inhalation de corps étranger (mobile)
Causes neurologiques	– Convulsions – Hémorragies intra- ou péricérébrales, syndrome des enfants secoués
Causes infectieuses	– Apnées : bronchiolite (VRS), coqueluche (*B. pertussis*), grippe, adénovirus – Sepsis sévère
Causes rares	– Cardiaques : tachycardie supraventriculaire, syndrome du QT long, cardiopathie malformative – Métaboliques : hypoglycémie, hypocalcémie, anomalie de la β-oxydation des acides gras – Intoxications : CO, médicament, vaccin – Syndrome de Münchhausen – Mécaniques : asphyxie par enfouissement facial, trachéomalacie, fistules

Repérer les causes transversales avec d'autres items de l'ECN.

2. Enquête clinique

a. Anamnèse

Antécédents familiaux :

- MIN, décès en bas âge, malaises ;
- terrain vagal familial ;
- consanguinité, cardiopathie.

Antécédents personnels et terrain :

- déroulement de la grossesse, prématurité ;
- RGO, autre pathologie connue ;
- développement psychomoteur, vaccinations.

Mode de vie et entourage :

- modalités de couchage, alimentation ;
- environnement familial (tabagisme, maltraitance), contage infectieux.

Description sémiologique du malaise : avant/pendant/après (tableau 8.4).

Tableau 8.4. Description sémiologique du malaise.

Avant	– Contexte : prise de biberon ou change (RGO), repas (corps étranger), coucher, sommeil – Environnement : témoins, lieu, position de l'enfant – Prodromes : fièvre et/ou syndrome infectieux, troubles digestifs, modification du comportement
Pendant	– Signes fonctionnels d'orientation – Signes de gravité clinique éventuels – Chronologie, durée des symptômes
Après	– Récupération : spontanée ou aidée, rapide ou lente – Suivi : stabilisation ou récidive immédiate – Délai écoulé entre l'épisode et la consultation

b. Examen clinique

L'examen clinique doit être complet, avec notamment : la recherche de bruits respiratoires, d'hématomes, d'ecchymoses, de rétrognathisme, de palais ogival. L'enfant est observé durant son sommeil et durant un repas lacté (succion-déglutition).

Cet examen est le plus souvent normal à distance de l'épisode (au moment de la consultation) ; ce qui ne permet d'exclure aucune cause, notamment neurologique.

3. Enquête paraclinique

Aucun examen complémentaire (en dehors des examens à l'arrivée de l'enfant aux urgences) ne doit être prescrit de manière systématique. L'enquête paraclinique à visée étiologique doit être orientée par les données anamnestiques et cliniques.

En cas d'orientation vers une cause neurologique, il faut discuter :

- ammoniémie et gaz du sang + lactates (si possible dès l'admission) ;
- EEG ;
- imagerie cérébrale : ETF, TDM ;
- fond d'œil.

Un Holter cardiaque est indiqué en cas de :

- existence d'anomalies à l'ECG (troubles du rythme, troubles de conduction) ;
- récidives de malaise sans étiologie retrouvée.

Raisonner selon : « avant/pendant/après » le malaise.

4. Synthèse de la conduite diagnostique

Cette conduite diagnostique est représentée figure 8.2.

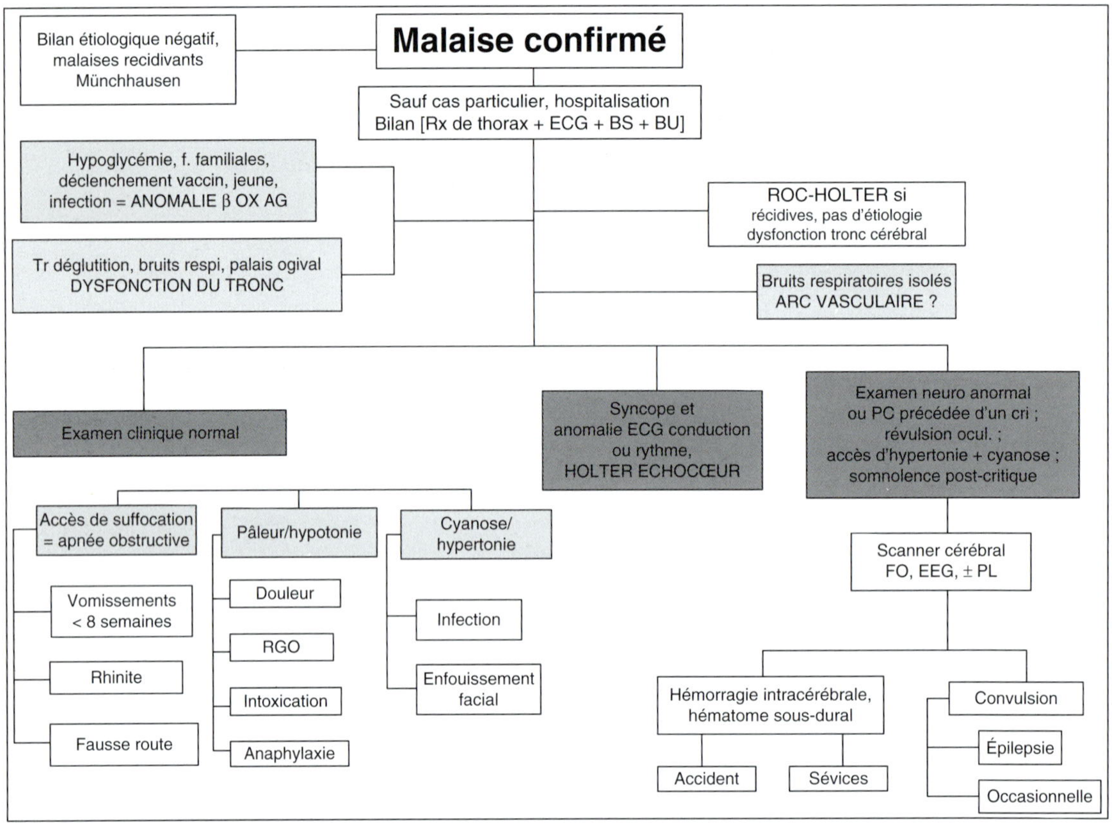

Fig. 8.2. **Conduite diagnostique (d'après les recommandations du Groupe de pédiatrie générale de la Société française de pédiatrie, 2014).**

C. Mesures préventives

Identifier la cause du malaise a un intérêt pronostique majeur.

Le pronostic du malaise est celui de l'affection sous-jacente, qu'il faut traiter pour prévenir les récidives. Dans tous les cas, les parents doivent avoir compris les mécanismes physiopathologiques de l'événement, la cause retenue et le traitement prescrit.

On vérifiera aussi les conditions de couchage de l'enfant (décubitus dorsal).

Un accompagnement des parents est essentiel.

Ils doivent être rassurés en cas de pathologie bénigne et/ou traitable (ex. : RGO).

Des mesures d'accompagnement sont indispensables en cas d'annonce d'une pathologie rare mais sévère (ex. : troubles du rythme cardiaque).

Lorsque l'affection causale n'a pas pu être identifiée, il faut discuter au cas par cas l'indication d'un monitoring cardiorespiratoire au domicile, dont les indications actuelles sont exceptionnelles :

- malaise sévère survenu sans cause identifiée, particulièrement si récidive ;
- angoisse familiale liée à des antécédents de MIN.

Le pronostic de l'épisode est celui de l'affection causale.

Point de vue de l'expert

Une question type pour un cas clinique à l'ECN, nécessitant de :

- bien identifier les signes cliniques de gravité et la conduite à tenir en urgence;
- prescrire les investigations paracliniques (bilan de débrouillage et examens orientés);
- traiter la cause identifiée et associer des mesures de réassurance parentale.

Références

Foucaud, P., 2011. Malaises du nourrisson. In : Bourrillon, A., (Eds.), Pédiatrie pour le Praticien, sixth ed. Elsevier-Masson, Paris.

Recommandations sur la prise en charge du malaise du nourrisson - À paraître - (GPG-SFP).

CHAPITRE

9

Mort inattendue du nourrisson

Item et objectif du CNCI

Item 340 – UE 11 – Malaise grave du nourrisson et mort subite

- Expliquer la définition de la mort subite du nourrisson, son épidémiologie, les facteurs de risque et de prévention, et les principes de la prise en charge de la famille.

Avant de commencer...

Les recommandations de la HAS ont modifié le terme de « mort subite du nourrisson », figurant encore dans les intitulés des objectifs de l'ECN, par celui de « mort inattendue du nourrisson » (MIN).

Le contenu de ce chapitre illustre les connaissances exigibles pour tout étudiant ou médecin concernant l'épidémiologie, les facteurs de risque et la prévention de la MIN.
Les mesures médicales spécifiques de prise en charge intègrent en particulier les mesures d'accompagnement des familles, face à l'annonce de la mort inattendue et brutale de leur enfant.

I. Pour bien comprendre

A. Définitions

Le terme de « mort inattendue du nourrisson » (MIN) est celui actuellement retenu par la HAS (équivalence du terme anglo-saxon *Suddent Infant Death*).

La **MIN** est définie comme une mort survenant brutalement chez un nourrisson, alors que rien dans ses antécédents connus, ne pouvait la laisser prévoir.
Lorsqu'aucune cause n'a pu être identifiée, malgré des investigations exhaustives incluant l'enquête sur les lieux du décès, le recueil des données anamnestiques et l'examen physique rigoureux, des examens paracliniques et l'autopsie, il est possible de retenir le terme de MIN « **inexpliquée** ».

B. Épidémiologie

La MIN concerne 0,5 à 1 ‰ naissances vivantes, soit 200 décès par an en France.

Il s'agit typiquement d'un nourrisson âgé de 2 à 4 mois, retrouvé mort dans son berceau.
Certains facteurs épidémiologiques ont pu être identifiés (tableau 9.1).

Tableau 9.1. **Facteurs épidémiologiques de MIN.**

Antécédents	– Prématurité, RCIU – Pathologie neurologique ou respiratoire, maladie héréditaire
Enfant	– Âge < 6 mois – Sexe masculin
Circonstances	– Hiver – Couchage en décubitus ventral – *Co-sleeping* – Lieu surchauffé, tabagisme parental
Contexte social	– Mère jeune, grossesse non suivie – Milieu défavorisé

C. Aspects étiologiques

Les causes de MIN sont nombreuses, souvent susceptibles d'être intriquées (tableau 9.2).

Tableau 9.2. **Causes de MIN.**

Les plus fréquentes	– Infections respiratoires apnéisantes : VRS, coqueluche… – Hyperthermie – RGO compliqué – Hyper-réflectivité vagale – Accident de literie – Maltraitance
Exceptionnelles	– Troubles du rythme cardiaque – Malformations méconnues (notamment cardiaques) – Maladies métaboliques héréditaires

Parfois, aucune cause n'est identifiée, on parle de MIN inexpliquée.

D. Mesures préventives de la MIN

Elles sont à connaître et rappelées dans le carnet de santé :

- coucher l'enfant en décubitus dorsal ;
- ne pas coucher l'enfant dans le lit parental avec ses parents (*co-sleeping*) ;
- utiliser un berceau rigide avec un matelas ferme, sans oreiller, ni couette, ni couverture ;
- ne pas surcouvrir l'enfant, maintenir la température de la chambre à 19 °C ;
- proscrire le tabagisme familial.

Connaître les mesures préventives de la MIN : position de couchage en décubitus dorsal, interdiction du *co-sleeping*, température de la chambre à 19 °C, arrêt du tabagisme parental.

II. Prise en charge médicale d'une MIN

A. Préambule

La prise en charge d'une MIN est une situation très difficile.

Il est indispensable dans ce contexte de drame familial, de réaliser une véritable consultation pédiatrique, avec analyse des circonstances et des lieux du décès, recueil sans tarder des données anamnestiques et cliniques concernant l'enfant, réalisation d'examens paracliniques (biologiques, microbiologiques, radiologiques), et obtention de l'accord parental pour une autopsie. La HAS a émis des recommandations en 2007.

La mise en évidence de la cause précise du décès du nourrisson est le point de départ important pour un travail de deuil, mais aussi une condition pour la prise en charge adaptée et objective de tout nouvel enfant du couple.

B. Conduite à tenir sur les lieux du décès

1. Premières mesures de prise en charge

a. Gestes éventuels de réanimation

Un médecin régulateur de centre 15 est contacté pour toute suspicion ou tout décès avéré d'un nourrisson trouvé inanimé au domicile parental ou sur son lieu de garde. Un véhicule médicalisé est alors envoyé et des conseils de secourisme éventuellement donnés aux personnes présentes sur les lieux du drame.

Le 1er médecin intervenant sur place doit entreprendre des manœuvres de réanimation en cas d'arrêt cardiorespiratoire supposé récent. Elles seront interrompues dans un délai raisonnable en l'absence de reprise de l'activité cardiaque.

b. Annonce du décès de l'enfant

Elle doit être assurée par le médecin présent sur les lieux.

Tact et empathie sont indispensables pour ne pas majorer le traumatisme émotionnel familial. Une attention particulière sera portée à l'état psychologique des parents mais aussi de la fratrie parfois présente (ainsi que de l'entourage s'occupant de l'enfant).

Il importe de ne pas évoquer prématurément des diagnostics possibles, susceptibles de culpabiliser la famille.

Si les parents ne sont pas sur place, un contact téléphonique doit être rapidement établi. S'il est déconseillé d'annoncer le décès de l'enfant par téléphone, il importe de préciser le caractère grave de la situation et la nécessité d'un contact rapide.

Prise en charge médicalisée, depuis les gestes de réanimation jusqu'à l'annonce du décès.

2. Informations à recueillir

a. Fiche d'intervention

Elle retranscrit les informations concernant :

- l'enfant : carnet de santé, ordonnances récentes, examen clinique ;
- l'environnement : configuration de la pièce, literie, tabagisme, T°C ambiante, médicaments ;
- les circonstances du décès : heure du dernier repas, rejet, sommeil et position de couchage.

Elle doit être remplie par le médecin présent sur place.

b. Examen clinique de l'enfant

Il s'attache notamment à apprécier les éléments suivants :

- T°C rectale ;
- tension de la fontanelle, signes de déshydratation et/ou de dénutrition sévère ;

- aspect du siège, coloration des téguments, étendue de la rigidité;
- traces cutanées et/ou muqueuses (éruptions cutanées, ecchymoses, hématomes, autres lésions traumatiques, cicatrices).

Cet examen clinique doit être le plus précoce possible et réalisé sur un enfant totalement déshabillé. Il peut se faire en présence des parents s'ils le souhaitent.

Fiche d'intervention : enfant, environnement, circonstances du décès.
Premier examen clinique sur les lieux du décès.

3. Transfert du corps

Tous les cas de MIN doivent être explorés pour rechercher la cause du décès.
Il est recommandé que ces explorations soient réalisées dans un « centre de référence MIN ».

Les parents doivent être informés du transfert du corps de leur enfant vers le centre MIN.
En cas de refus de leur part, le médecin peut cocher la case « obstacle médicolégal » sur le certificat de décès, ce qui conduirait alors à une enquête judiciaire.

Le transfert du corps doit se faire vers un centre de référence MIN pour enquête étiologique.

C. Prise en charge au centre de référence MIN

1. Accueil des parents

L'entretien a lieu dans une pièce calme, afin de préserver l'intimité et la confidentialité de l'échange.
Il importe de déculpabiliser les parents, d'écouter leur vécu du drame et de répondre à leurs questions. Il est nécessaire de les informer à propos des investigations médicales à venir, en recueillant leur consentement écrit pour la réalisation d'une autopsie.

Les entretiens avec les parents devront être répétés.
Ils permettront de recueillir les éléments du dossier médical, de bien connaître la famille (parents et fratrie), d'aider les parents à franchir les étapes administratives (rôle de l'assistante sociale), ainsi que de proposer le suivi psychologique nécessaire.

« Quand il ne semble plus rien y avoir à faire, tout au contraire peut être fait ».

2. Investigations médicales

a. Données cliniques

L'anamnèse initialement recueillie sur la fiche d'intervention est complétée :

- antécédents personnels (pathologies des premiers mois) et familiaux;
- suivi de la grossesse, contact avec le médecin traitant de l'enfant;
- habitudes de sommeil, conditions de garde, contage infectieux, modalités d'alimentation.

Un examen clinique complet est à nouveau réalisé :

- prise de la T°C rectale, évaluation de la morphologie (P, T, PC) ;
- appréciation de l'aspect des téguments (hématomes, rigidité, lividité) ;
- inspection de la cavité buccale et des voies ORL (signes de rejet oral) ;
- palpation du foie et de la rate ;
- réalisation d'un fond d'œil.

b. Données paracliniques (tableau 9.3)

Tableau 9.3. Examens complémentaires en cas de MIN (d'après la HAS, 2009).

Biologie	– NFS-plaquettes, CRP – 2 hémocultures, examen du LCR, ECBU par sondage – Analyses sur prélèvements locaux : • bactériologie : nez, pharynx, trachée (Bordet-Gengou), selles • virologie : nez, pharynx, trachée (VRS, (para)influenza, entérovirus), selles • toxicologie : sang, urines, liquide gastrique, bile, cheveux avec racines • humeur vitrée : ionogramme, taux de sucre, peptide C, ± toxiques – Profil des acylcarnitines plasmatiques – À conserver : sang, sérum, LCR et urines congelés, sang sur papier buvard – Si orientation particulière : culture de peau, recherche génétique de QT long
Imagerie	– TDM ou IRM cérébrale – Radiographies du thorax, crâne (F/P), rachis (F/P), bassin (F), membres (F) – ± TDM ou IRM corps entier (selon les possibilités)

Seule une enquête complète bien conduite pourra éventuellement conclure à une MIN inexpliquée, en l'absence de cause identifiée.

3. Autopsie

L'autopsie est l'examen clé pour la recherche étiologique.

Elle est réalisée dans les 48 heures suivant le décès, par un anatomo-pathologiste spécialisé (au mieux à compétences médicolégales), suivant un protocole standardisé comprenant un examen externe et des photographies scientifiques, des prélèvements bactériologiques et toxicologiques, des examens macroscopiques et histologiques.

L'autopsie doit être systématiquement proposée, mais n'a aucune obligation légale.

Un accord écrit doit être obtenu auprès des parents. Le refus de ces derniers peut conduire (selon le contexte) le médecin à réaliser un signalement judiciaire. Une autopsie médicolégale peut être alors assurée. Il est important de donner aux parents des explications concernant son intérêt, sa réalisation, les conditions de retour du corps pour les obsèques (délai, aspect physique). Aucune religion ne s'oppose à cet examen.

L'autopsie est essentielle : examens macroscopiques et histologiques.

D. Démarches médicolégales

1. Certificat de décès

L'établissement d'un certificat de décès est une obligation légale.

Il s'agit d'un document à la fois administratif et d'évaluation de santé publique, dont la rédaction est scindée en deux parties adaptées à chacun de ces objectifs.

La partie administrative (supérieure, nominative) distingue les causes de décès non suspectes (case « prélèvements en vue de rechercher la cause du décès »), des causes de décès suspectes (case « obstacle médicolégal »). Elle est adressée au service de l'État civil, à des fins juridiques et sociales.

La partie médicale (inférieure, anonyme) renseigne sur la cause la plus probable du décès (partie I) et sur les éventuelles causes associées (partie II). Elle est adressée au CépiDc (Centre d'épidémiologie sur les causes médicales de décès) de l'Inserm.

La particularité de la rédaction de ce certificat dans le contexte de MIN souligne que la cause du décès ne peut être que rarement établie définitivement lors de la constatation initiale du décès de l'enfant.

Un certificat médical de décès complémentaire, tenant compte de l'ensemble des investigations, et notamment de l'autopsie (rubrique spécifique), statuera de manière définitive sur la cause du décès (maladie, cause externe, MIN inexpliquée).

Cocher la case « obstacle médicolégal » du certificat de décès en cas de suspicion de maltraitance.

2. Signalement judiciaire

L'éventualité d'un signalement judiciaire peut être évoquée :

- lors de la prise en charge au domicile :
  - signes cliniques évocateurs (ecchymoses, brûlures, morsures, maigreur extrême),
  - refus de transport du corps vers un centre de référence MIN ;
- lors de l'enquête au centre de référence MIN :
  - contexte évocateur lors des premières investigations cliniques et paracliniques,
  - refus de réalisation d'une autopsie, résultats de l'autopsie.

Au domicile, le médecin coche la case « obstacle médicolégal à l'inhumation » sur le certificat de décès, et fait un signalement judiciaire auprès du procureur de la République.

Le refus d'une autopsie médicale de la part des parents peut conduire à la réalisation d'une autopsie médicolégale ordonnée par la Justice.

Toute personne a l'obligation de signaler les cas de maltraitance ou ceux de forte suspicion. Il s'agit d'une dérogation au secret professionnel pour les médecins.

L'éventualité d'un signalement judiciaire peut être évoquée à tout moment de la prise en charge d'une situation de MIN.

E. Suivi de la famille

1. Synthèse diagnostique

Une confrontation pluridisciplinaire fait une synthèse des éléments diagnostiques.

Trois situations sont alors envisageables :

- cause précise identifiée : concordance anatomo-clinique (ex. : malformation cardiaque) ;
- cause possible : pathologie aiguë ou chronique jusqu'ici méconnue (ex. : coqueluche) ;
- pas de cause retenue : MIN inexpliquée.

Cette synthèse diagnostique peut conduire à proposer des investigations complémentaires pour la famille (fratrie, parents) et discuter d'une éventuelle prise en charge préventive ou curative.

En cas de MIN de jumeau, il convient d'évaluer simultanément l'autre jumeau comme à risque. Une hospitalisation de courte durée est de règle, pour surveillance médicale et réassurance des parents.

2. Suivi à long terme

Un accompagnement régulier est nécessaire avec un médecin du centre de référence MIN.

Un soutien psychologique doit être proposé aux parents et à l'entourage. La famille peut être également orientée vers une association de parents.

Les mesures préventives générales doivent être rappelées.

Une grossesse ultérieure justifie le plus souvent d'une réassurance, avec l'aide si nécessaire de l'équipe du centre de référence MIN. Seules de rares situations, où une pathologie familiale à risque a été identifiée, justifient un suivi médical adapté.

Un suivi médicopsychologique de longue durée de la famille est indispensable.

Point de vue de l'expert

Item pouvant faire l'objet d'un cas clinique à l'ECN (sujet de pédiatrie en 2009).

L'étudiant doit savoir :

- analyser les facteurs de risque ;
- exposer la prise en charge sur les lieux du décès et l'accueil déculpabilisant de la famille ;
- connaître les principaux examens à effectuer en post-mortem dans un centre de référence MIN (pour la biologie : hémocultures, *VRS*, PCR coqueluche, toxiques, sérothèque).
- préciser la réalisation de l'autopsie avec examens macroscopique et histologique.

Tout médecin doit connaître les mesures préventives générales de la MIN.

Références

INVS, 2011. Les morts inattendues des nourrissons de moins de 2 ans : synthèse.

Prise en charge en cas de mort inattendue du nourrisson (moins de 2 ans) - 2007 - (HAS)
http://www.has-sante.fr/portail/upload/docs/application/pdf/synthese_mort_inattendue_nourrisson.pdf

CHAPITRE

10

Maltraitance

Items et objectifs du CNCI

Item 55 – UE 3 – Maltraitance et enfants en danger

- Repérer un risque ou une situation de maltraitance chez le nourrisson, l'enfant et l'adolescent.
- Argumenter la démarche médicale et administrative nécessaire à la protection de l'enfant.

Item 9 – UE 1 – Certificats médicaux

- Préciser les règles générales d'établissement des certificats médicaux et leurs conséquences médicolégales.

Avant de commencer...

« La protection de l'enfance a pour but de prévenir les difficultés auxquelles les parents peuvent être confrontés dans l'exercice de leurs responsabilités éducatives et d'accompagner les familles. L'intérêt de l'enfant, la prise en charge de ses besoins fondamentaux, physiques, intellectuels, sociaux et affectifs, ainsi que le respect de ses droits doivent guider toutes décisions le concernant. » (Loi du 5 mars 2007).

La maltraitance à enfants est une situation fréquente, multiple dans ses aspects, souvent urgente dans son diagnostic, et parfois difficile à repérer en évitant toute sous-évaluation ou surestimation.

La prise en charge médicale et médicolégale nécessite :

- un recueil anamnestique d'informations conduit avec prudence et rigueur;
- un examen clinique systématique et complet;
- des examens complémentaires systématiques ou orientés;
- la rédaction systématique d'un certificat médical descriptif non interprétatif;
- le recours possible à un signalement administratif ou judiciaire.

Les situations d'urgence peuvent être reliées à des pathologies aiguës traitées dans d'autres items de l'ECN qui méritent d'être reconnues et autonomisées, par exemple « convulsions non fébriles + pâleur à début brutal » évoquant chez un nourrisson un hématome sous-dural aigu ou des lésions cérébrales d'enfant secoué.

I. Pour bien comprendre

A. Définitions

La **maltraitance** se définit comme « toute violence physique, tout abus sexuel, tout sévice psychologique sévère, toute négligence lourde, ayant des conséquences préjudiciables sur l'état de santé de l'enfant et sur son développement physique et psychologique ».

On définit par **violence physique** toute blessure infligée à un enfant pour quelque raison que ce soit, c'est-à-dire un dommage tissulaire (ecchymose, brûlure, piqûre, fracture, rupture de viscère, perte de fonction d'un membre ou d'un organe) dépassant le stade de la simple rougeur, par traumatisme.

On définit par **abus sexuel** toute participation d'un enfant à des activités sexuelles, inappropriées à son âge et à son développement psychosexuel, qu'il subit sous la contrainte ou par la violence ou encore la séduction, ou qui transgressent les tabous sociaux.

On définit par **sévices psychologiques** toute agression psychologique sévère prolongée ou répétée, une manifestation de cruauté mentale ou de rejet affectif, une punition ou une exigence éducative inadaptées à l'âge de l'enfant ou à ses possibilités, le sadisme verbal, l'humiliation, l'exploitation.

On définit par **négligence lourde** toute carence sévère prolongée ou répétée, de nature physique (alimentation, hygiène, soins médicaux, prévention), affective (sécurité), ou sociale (éducation, socialisation, instruction).

Le **syndrome de Münchhausen** par procuration est un type particulier de maltraitance, au cours duquel les parents (habituellement la mère) allèguent des symptômes chez l'enfant, conduisant à de multiples examens ou interventions (le médecin étant utilisé comme promoteur de sévices).

On regroupe sous le terme d'**enfants en risque** des enfants qui ne sont pas à proprement dit maltraités, mais dont les conditions d'existence risquent de mettre en danger leur santé, sécurité, moralité, éducation ou la qualité des réponses aux besoins psychologiques quotidiens.

Le dépistage des situations de maltraitance nécessite une vigilance permanente.

B. Épidémiologie

L'évaluation du nombre d'enfants en danger (maltraités ou en risque) est transcrite selon les chiffres de l'Observation nationale de l'enfance en danger (ONED).

On dénombrait dans notre pays en 2008 près de 100 000 enfants en danger, dont 20 000 maltraités et 80 000 en risque de danger. Parmi ces cas, 59 % ont été judiciarisés. Près de 75 % des enfants hospitalisés pour mauvais traitements sont âgés de moins de 3 ans (et près de 50 % de moins de 1 an).

Au sein de la population d'enfants et jeunes majeurs âgés de moins de 21 ans vivant en France, près de 18 ‰ bénéficient d'une mesure exercée par l'ASE (Aide sociale à l'enfance).

On continue à observer une augmentation croissante du nombre de cas recensés, en raison d'une augmentation de leur fréquence, mais également de la performance de leur détection par les professionnels.

Chaque jour en France, 2 enfants meurent des suites de mauvais traitements.

II. Repérer une situation de maltraitance

A. Enquête clinique

1. Circonstances diagnostiques

L'enfant peut être accompagné par un parent ou un autre adulte dans un contexte immédiatement évident de maltraitance ; néanmoins le plus souvent celle-ci doit être suspectée derrière un autre motif de consultation.

Circonstances diagnostiques possibles :

- situations apparemment banales mais répétées : traumatismes, chutes ;
- symptômes divers : douleurs abdominales, céphalées, vomissements ;
- complications : convulsions, malaise avec pâleur (HSD aigu), dénutrition ;
- troubles psychocomportementaux : anxiété, apathie, dépression, troubles du sommeil, difficultés scolaires.

La maltraitance est un diagnostic difficile. Elle doit être évoquée sur la conjonction de données anamnestiques, d'indices cliniques de suspicion, et de résultats d'examens complémentaires systématiques ou orientés.

La synthèse de ces informations est permise par une hospitalisation, au mieux consentie par la famille.

Rester toujours vigilants et prudents face à ces motifs de recours.

2. Données anamnestiques

Leur recueil doit être assuré de manière progressive, rigoureuse et non interprétative. Il peut être pratiqué au cours de l'examen physique ou au terme de ce dernier.

La source des informations (parents ou accompagnants, enfant seul, personnel paramédical) et le motif de la consultation médicale doivent être précisés dans le dossier médical, en veillant à ne pas interpréter les faits rapportés.

En aucun cas le médecin ne doit chercher à obtenir un aveu de culpabilité, ni à exprimer un jugement ou une accusation.

Antécédents médicaux, familiaux et personnels (aide du carnet de santé) :

- pathologie de l'hémostase connue ;
- retard de croissance staturo-pondérale (nanisme psychosocial) ;
- non-respect du calendrier vaccinal, irrégularités de suivi médical ;
- nombre de consultations anormalement élevé dans les services d'urgences et motifs particuliers (intoxications médicamenteuses, fractures), nomadisme médical.

Mode de vie :

- identité de la personne accompagnante ;
- mode de garde actuel, entourage de l'enfant ;
- événements récents (licenciement, fatigue parentale) ;
- facteurs de risque environnementaux et individuels (tableau 10.1).

Tableau 10.1. **Facteurs de risque de maltraitance.**

Personne concernée	Facteurs de risque
Responsables de l'enfant	– Grossesse : immaturité, grossesse non déclarée/non ou mal surveillée – Contexte socio-économique : chômage (licenciement récent), pauvreté – Structure familiale : jeune âge parental, monoparentalité, famille nombreuse – Contexte psychologique : psychose, état dépressif, sévices subis dans l'enfance – Addictions : éthylisme, toxicomanie
Enfant	– Terrain : prématurité, handicap (physique ou intellectuel), séparations familiales – Comportement : pleurs incessants, troubles du comportement ou du sommeil
Fratrie	– Antécédents médicaux : hospitalisations répétées, MIN inexpliquée – Antécédents administratifs : placements, décisions judiciaires

L'existence de facteurs de risque ne traduit qu'une augmentation du risque de maltraitance, sans être une preuve indéniable de celle-ci. Ils peuvent être cumulatifs et multiplicatifs.

La maltraitance existe dans tous les milieux sociaux. L'entourage est responsable dans 80 % des cas.

Retenir comme éléments anamnestiques ayant valeur d'orientation :

- le délai inexplicable entre le début des signes et la consultation médicale;
- l'incohérence entre le motif invoqué de la consultation et le tableau clinique observé;
- le hiatus entre les explications fournies par les parents et les signes physiques constatés;
- la responsabilité reportée sur une tierce personne;
- le manque d'intérêt pour le pronostic des lésions diagnostiquées.

3. Indices cliniques de suspicion

L'examen physique doit être complet, sur un enfant totalement déshabillé.

Il doit être conduit chez un enfant mis en confiance, en évitant les gestes douloureux ou agressifs inutiles. La présence d'une personne connue et rassurante pour l'enfant peut apaiser celui-ci.

Cet examen consiste avant tout à :

- observer le comportement et les réactions de l'enfant (irritabilité, hostilité, indifférence);
- analyser son aspect et son état général (hygiène corporelle, dénutrition);
- évaluer la qualité des principaux repères du développement psychomoteur;
- palper la fontanelle antérieure et mesurer le PC chez le nourrisson;
- inspecter les téguments (tableau 10.2);
- inspecter les organes génitaux externes et la région anale;
- évaluer la mobilité des membres et des articulations (fractures).

Tableau 10.2. **Lésions tégumentaires évocatrices de maltraitance.**

Hématomes et ecchymoses (fig. 10.1)	– Morphologie : linéaire, en boucle (cravache, ceinture) – Siège : visage, cuir chevelu, oreilles, parties couvertes (thorax, région dorsale, lombes)
Brûlures (fig. 10.2)	– Morphologie : cigarettes – Siège : bouche, dos des mains
Autres	– Griffures, morsures, plaques de cheveux arrachés, traces de contention

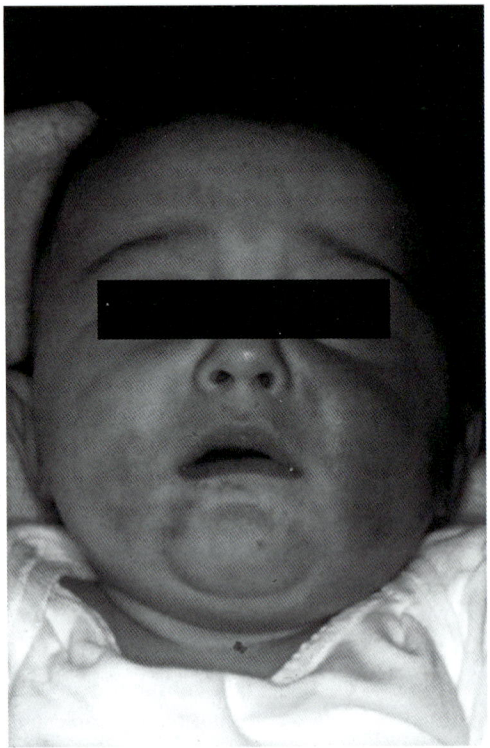

Fig. 10.1. Hématomes des joues (maltraitance). (*Voir aussi dans le cahier couleur.*)

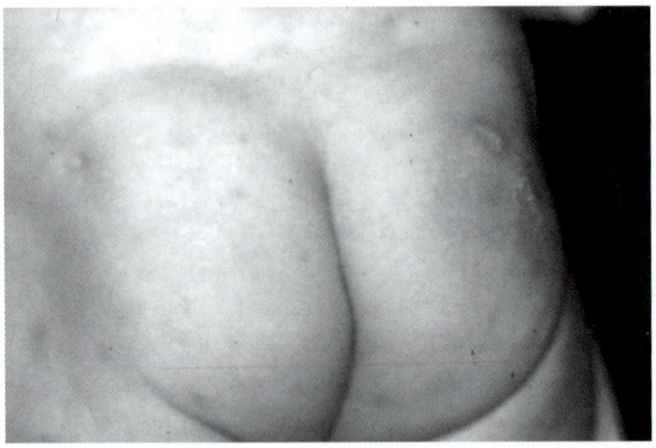

Fig. 10.2. Brûlures de cigarette (maltraitance). (*Voir aussi dans le cahier couleur.*)

Il convient de ne pas méconnaître des signes de sévérité de maltraitance, mais de ne pas impliquer à l'inverse à tort une famille, avec des conséquences pouvant être redoutables pour l'équilibre familial.

Avoir à l'esprit certains diagnostics différentiels :

- brûlures ↔ lésions vésiculo-bulleuses d'origine infectieuse ou allergique ;
- fractures ↔ fragilités osseuses constitutionnelles, rachitisme, scorbut ;
- hématomes ↔ troubles de l'hémostase, jeux scolaires, rituels d'endormissement ;
- ecchymoses ↔ taches bleu ardoisé (mongoloïdes), thérapeutiques parallèles (Cao Gio asiatique).

Un avis ophtalmologique est utile pour la réalisation d'un fond d'œil.
Ce dernier recherche des hémorragies rétiniennes, un œdème papillaire (fig. 10.3).

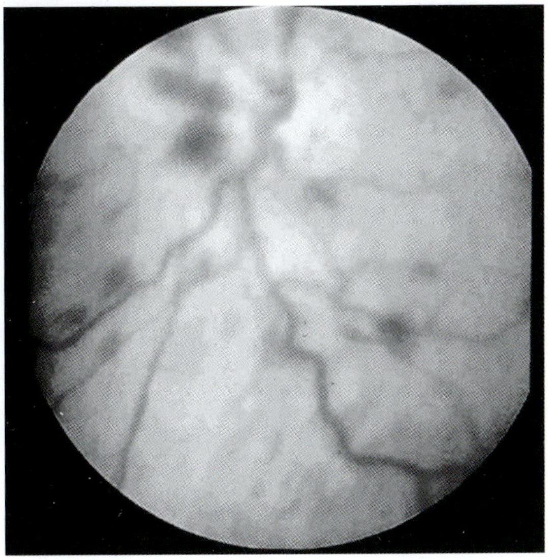

Fig. 10.3. Lésions au fond d'œil (maltraitance). (*Voir aussi dans le cahier couleur.*)

Retenir comme indices cliniques de suspicion ayant valeur d'orientation :
- la morphologie évoquant un objet traumatisant;
- l'absence de plausibilité entre les lésions et l'âge de l'enfant;
- le nombre ou le caractère répété dans le temps des lésions observées;
- la coexistence d'éléments d'âges ou de natures différents.

B. Enquête paraclinique

1. Examens systématiques

En cas de situation présumée ou avérée de maltraitance, on réalise :
- NFS et étude de l'hémostase (dont facteur XIII);
- recherche de toxiques et dosage des transaminases;
- examens radiographiques du squelette (complet si âge < 2 ans), ± scintigraphie osseuse susceptible d'objectiver des lésions osseuses inapparentes sur les clichés standards.

L'analyse des radiographies est en faveur d'une maltraitance si :
- fractures des os plats (crâne, côtes) ou du rachis;
- fractures des os longs avant l'acquisition de la marche;
- arrachements métaphysaires multiples et décollements périostés (souvent latents).

Le syndrome de Silverman est défini radiographiquement :
- lésions osseuses et fractures multiples, souvent d'âges différents;
- avec cals osseux, arrachements métaphysaires et décollements périostés (fig. 10.4).

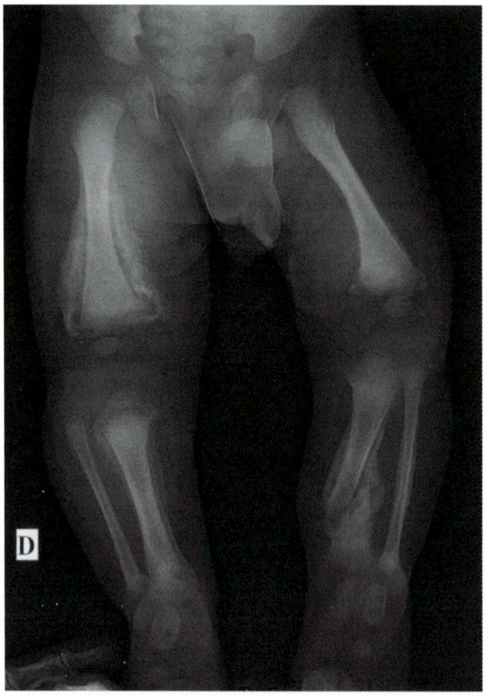

Fig. 10.4. Syndrome de Silverman.
Nourrisson de 6 semaines victime de sévices itératifs. L'absence d'immobilisation de ses fractures est responsable de volumineux cals osseux. Il existe à droite un décollement épiphysaire fémoral inférieur, deux décollements épiphysaires des deux extrémités du tibia, un décollement épiphysaire de l'extrémité supérieure de la fibula. À gauche, il existe un décollement épiphysaire fémoral inférieur et une fracture diaphysaire des deux os de la jambe.

2. Examens orientés

Selon l'enquête clinique :

- traumatisme abdominal : échographie abdominale, bandelette urinaire ;
- arguments pour un rachitisme carentiel : bilan phosphocalcique.

En cas d'hématome sous-dural : voir paragraphe IV. A. Syndrome du bébé secoué.
En cas de sévices sexuels : voir paragraphe IV. B. Abus sexuel.

> Ne pas oublier l'étude de l'hémostase.
> Syndrome de Silverman : fractures multiples d'âges différents.

III. Argumenter la démarche médicale et administrative

A. Orientation

1. Choix de prise en charge ambulatoire

L'hospitalisation est très souvent souhaitable en cas de suspicion de maltraitance.

Toutefois, lors d'une consultation laissant suspecter une situation de maltraitance sans élément de gravité, le médecin traitant peut faire le choix d'intervenir dans un premier temps auprès de structures administratives comme la CRIP (Cellule de recueil des informations préoccupantes), ou les services de PMI ou de l'ASE.

2. Décision d'hospitalisation

L'hospitalisation est obligatoire en cas de :

- maltraitance physique avérée ;
- complications graves évocatrices de maltraitance.

Elle a pour objectifs de :

- traiter les situations d'urgence (HSD, fractures) et les lésions tégumentaires ;
- protéger l'enfant (éloignement des personnes potentiellement hostiles) ;
- réaliser un bilan médicopsychosocial en milieu neutre ;
- rédiger un certificat médical initial et de faire éventuellement un signalement.

Sa justification auprès des parents peut être véritable ou prétexte.
Cette hospitalisation est au mieux consentie par la famille dans un climat de confiance et d'alliance thérapeutique ; l'accord de l'un des deux parents suffit.

En cas de refus dans une situation de danger immédiat, ou en cas de menace de retrait de l'enfant de l'hôpital, il faut faire appel en urgence au procureur de la République ou à son substitut, et formuler une demande d'OPP (Ordonnance de placement provisoire), permettant le maintien légal de l'enfant au sein de la structure hospitalière.

Hospitalisation obligatoire en cas de maltraitance physique avérée et/ou de complications.
En cas de refus des parents : demande d'OPP auprès du procureur de la République.

B. Prise en charge médicale

Un traitement spécifique urgent s'impose :

- dans tous les cas : prise en charge de la douleur ;
- si lésions neurologiques : transfert éventuel en milieu neuro(chirurgical) ;
- si lésions orthopédiques : transfert éventuel en milieu orthopédique ;
- si lésions tégumentaires : soins des plaies et des brûlures, SAT-VAT (sérum antitétanique + dose vaccinale antitétanique si vaccination non à jour).

En cas d'abus sexuel, on doit envisager :

- une contraception orale d'urgence (selon l'âge) ;
- la prévention de certaines IST (VIH, VHB, gonocoque, *Chlamydia*).

Un soutien psychologique pour l'enfant et sa famille doit être assuré.

C. Prise en charge médicolégale et administrative

1. Préambule

La prise en charge médicolégale et administrative comporte :

- systématiquement : la rédaction d'un certificat médical initial descriptif non interprétatif ;
- selon les faits et la coopération de la famille : un signalement.

2. Certificat médical initial

Ce certificat médical initial doit être descriptif et non interprétatif.

Il est rédigé de manière systématique au terme du recueil des données anamnestiques et de l'examen clinique, par un docteur en médecine.

Les modalités de transmission éventuelle aux autorités compétentes de ce certificat médical initial dépendent des circonstances cliniques.

Un exemple de certificat médical initial est donné tableau 10.3.

Le médecin doit se montrer vigilant lors de sa rédaction, en se limitant aux constatations objectives des lésions, et en rapportant sans interprétation personnelle les déclarations de la victime et/ou de son accompagnant.

Tableau 10.3. Exemple de certificat médical initial.

– Identité et qualité du médecin signataire, signature, cachet – Identité du patient (en cas de doute : « déclarant se nommer… »), date de naissance, adresse – Date et heure de l'examen – Faits allégués par le patient, rapportés sur le mode déclaratif (le patient rapporte « … ») – Antécédents susceptibles d'aggraver les lésions ou d'apprécier la vulnérabilité médicolégale – Lésions constatées après examen physique (± photos), rapportées sur un mode descriptif et non interprétatif – Constatations négatives (absence de…) – Résultats des examens complémentaires réalisés – Soins éventuellement apportés

Rédaction systématique d'un certificat médical initial descriptif non interprétatif.

3. Signalement

a. Parcours du signalement

La loi du 5 mars 2007 a simplifié le parcours du signalement (fig. 10.5).

Une **information préoccupante** est définie comme tout élément d'informations (sociales, médicales ou autres), quelle que soit sa provenance, susceptible de laisser craindre qu'un enfant se trouve en situation de danger ou de risque de danger.

Les informations rédigées au terme d'une évaluation pluridisciplinaire globale (notamment médicale et sociale) deviennent **signalement** par la transmission à la CRIP et/ou au Parquet.

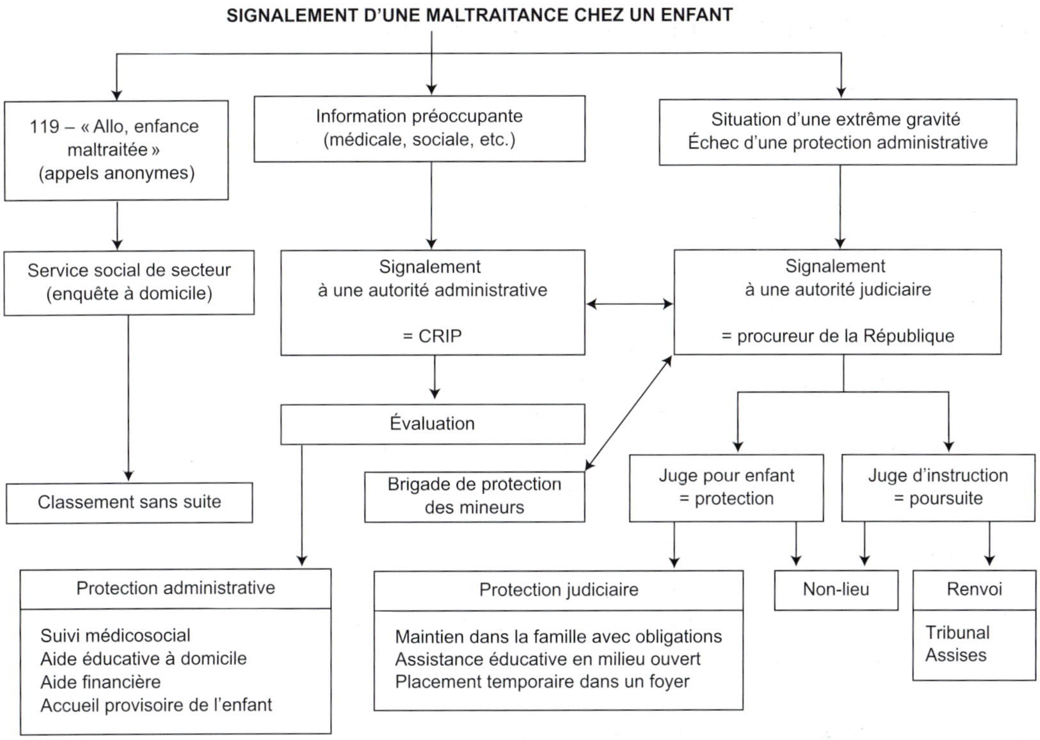

Fig. 10.5. Parcours du signalement, loi du 5 mars 2007.

La rédaction d'un certificat médical n'est pas une mesure protectrice de la victime. Le signalement est un document dont le destinataire est exclusivement une autorité administrative (Conseil général : CRIP) ou judiciaire (procureur de la République), remis sans intermédiaire à celui-ci (avec copie dans le dossier médical).

La **CRIP**, de composition multidisciplinaire, a un rôle de prévention, de conseil et d'aide à l'orientation.

Elle a trois objectifs : centraliser à l'échelle du département toutes les informations préoccupantes concernant les mineurs, évaluer les situations signalées afin de les transmettre aux services compétents, harmoniser les pratiques sur l'ensemble du territoire national. Elle privilégie les aides éducatives et administratives.

Le **signalement direct au Parquet** est essentiellement assuré en cas de :

- situation de gravité immédiate pour l'enfant : HSD, fractures…
- agression sexuelle ou suspicion d'agression sexuelle ;
- échec de la proposition de plusieurs aides éducatives et administratives.

Dans tous ces cas, une copie du signalement est également adressée à la CRIP.

> Gravité = signalement judiciaire au procureur de la République.
> Enfant en danger = transmission d'information à la CRIP.

b. Modalités de rédaction

Un exemple de signalement est donné tableau 10.4.

Tableau 10.4. **Exemple de signalement.**

– Identité et qualité du médecin signataire, signature, cachet
– Identité du patient, date de naissance, adresse
– Identités des personnes détenant l'autorité parentale
– Renseignements administratifs concernant les personnes vivant au domicile de l'enfant
– Identité du destinataire du certificat
– Date et heure de la rédaction du document
– Exposé de la situation motivant le signalement
→ date à laquelle la situation a été reconnue
→ faits rapportés et constatés par l'auteur du signalement
→ origine des informations contenues dans le signalement
– Actions déjà menées dans la famille et limites rencontrées dans la prise en charge
– Conclusions et avis du rédacteur sur les mesures de protection suggérées, administratives ou judiciaires
– Suivi envisagé par l'équipe médicale

L'objectif de sa rédaction est l'information d'une situation de danger, basée sur des faits établis. L'article 226-14 du Code pénal établit une dérogation au secret médical dans cette situation si mention exclusive des faits.

Le choix d'y avoir recours ainsi que celui de l'autorité compétente appartiennent au médecin. Ce dernier a un devoir de fermeté mais aussi de compréhension.

Les parents doivent être informés de la rédaction de ce signalement, sauf intérêt contraire pour l'enfant.

Mesure de signalement : dérogation au secret médical.

D. Suivi et mesures préventives

1. Suivi de l'enfant

Toute suspicion ou maltraitance avérée doit bénéficier d'un suivi prolongé.

Selon l'importance des faits allégués et le mode de signalement, ce suivi sera réalisé de manière multidisciplinaire par le médecin traitant, la PMI, l'ASE, le service hospitalier, le juge pour enfants.

L'objectif commun est de maintenir le lien affectif entre l'enfant et sa famille, afin que les bases d'un projet d'avenir puissent être très précocement établies.

Des complications sont susceptibles de survenir à moyen et long terme chez l'enfant maltraité. Parmi elles, on peut citer : des troubles comportementaux, des addictions et des conduites à risque, parfois la reproduction de situations de maltraitance vis-à-vis des descendants.

2. Mesures préventives

Elles s'inscrivent au 1er plan des objectifs de la réforme de la protection de l'enfance.

Prévention **primaire** (loi du 5 mars 2007) :

- entretien médicosocial au 4e mois de grossesse, mesures d'accompagnement ;
- extension du nombre de visites médicales obligatoires (PMI, médecine scolaire) ;
- nouvelles missions de l'ASE : soutiens matériel, éducatif et psychologique.

Prévention **secondaire** (= soustraire les enfants aux risques de danger) :

- ordonnance de placement provisoire ;
- signalement.

Prévention **tertiaire** (= éviter les récidives) :

- maintien des enfants en danger dans une situation de lien avec l'entourage ;
- surveillance régulière et prolongée au décours des situations de maltraitance.

Toute démarche est assurée au nom de l'intérêt premier de l'enfant.

IV. Points clés à propos de tableaux cliniques

A. Syndrome du bébé secoué

1. Préambule

Le syndrome du bébé secoué (SBS) est un sous-ensemble des traumatismes crâniens (TC) infligés dans lequel c'est le secouement, seul ou associé à un impact, qui provoque le TC.

En raison du poids élevé de la tête de l'enfant par rapport au tronc, de la faiblesse de la musculature cervicale et de sa tenue insuffisante, de la largeur des espaces sous-arachnoïdiens et du faible degré de myélinisation cérébrale, le mouvement induit entraîne une mobilité du cerveau au sein de la boîte crânienne, et ainsi de possibles déchirures vasculaires.

Le SBS survient la plupart du temps chez un nourrisson âgé de moins de 1 an.

Chaque année en France, environ 200 enfants en seraient victimes.

2. Diagnostic

a. Signes évocateurs

Signes cliniques possibles (surtout si associés) :

- bombement de la fontanelle antérieure, convulsions, hypotonie axiale, troubles de vigilance ;
- pâleur, malaise grave, vomissements, pauses respiratoires ;
- changement de couloir de la courbe du périmètre crânien, irritabilité ;
- ecchymoses du thorax et des bras (points d'enserrement).

Signes radiologiques possibles (scanner cérébral, radiographies osseuses) :

- hématomes sous-duraux habituellement plurifocaux (en particulier au niveau de la faux du cerveau ou de la fosse postérieure), parfois associés à des hémorragies sous-arachnoïdiennes (fig. 10.6) ;
- lésions cérébrales anoxiques, œdémateuses ou à type de contusion ;
- fractures ou cals osseux des côtes, appositions périostés des membres supérieurs.

b. Compléments d'enquête paraclinique

Imagerie :

- IRM cérébrale + région cervicale et moelle épinière ;
- radiographies du squelette, scintigraphie osseuse.

Examen ophtalmologique avec fond d'œil (après dilatation) :

- hémorragies rétiennes, quasi pathognomoniques si multiples, profuses ou éclaboussant la rétine jusqu'à sa périphérie (type 3) ; absentes dans environ 20 % des cas ;
- œdème papillaire en cas d'HTIC.

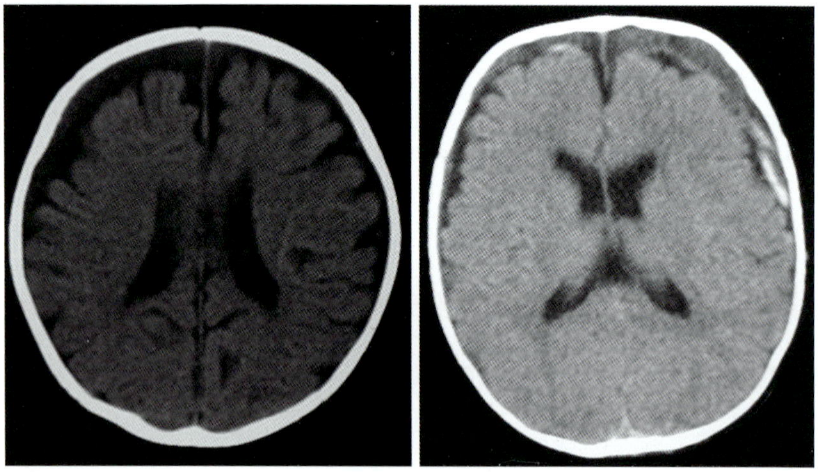

Fig. 10.6. Hématome sous-dural aigu frontopariétal bilatéral.

Crise convulsive non fébrile du nourrisson avec pâleur brutale : évoquer un HSD aigu.

B. Abus sexuel

1. Préambule

Ce type de maltraitance est souvent commis par un adulte bien connu de l'enfant (parent ou membre de la famille, enseignant ou éducateur).

Les fausses allégations d'un enfant sont rares ; il n'appartient pas au médecin de douter de la véracité des faits. La rétraction après un premier aveu signe souvent une conduite d'adaptation, devant renforcer la présomption et non l'infirmer.

2. Diagnostic

a. Enquête clinique

Signes indirects pouvant être évocateurs :

- troubles somatiques :
  - douleurs abdominales ou pelviennes, récurrence de cystite ou de vulvite,
  - énurésie secondaire, saignement vaginal ou rectal,
  - infections génitales à germes inhabituels pour l'âge (*Chlamydia*),
  - grossesse non désirée ;
- troubles psychologiques :
  - comportements à connotation sexuelle (masturbation, jeux érotiques),
  - chute des performances scolaires ou problèmes de discipline, agressivité,
  - syndrome dépressif, mutisme, anorexie mentale, tentative de suicide.

Données cliniques utiles à recueillir :

- date des dernières règles, contraception éventuelle ;
- évaluation du stade pubertaire, recherche d'autres signes de maltraitance ;
- examens spécifiques selon possibilités locales ou orientation rapide vers une unité de type médicojudiciaire : bouche, organes génitaux externes et anus ;
- évaluation du risque suicidaire.

b. Compléments d'enquête paraclinique

Prélèvements locaux :

- recherche de sperme (vêtements de l'enfant, vulve, vagin, bouche, anus),
- recherche de gonocoque et *Chlamydia*.

Prélèvements sanguins :

- β-HCG (selon l'âge),
- recherche d'une IST (sérologies VHB, VHC, VIH, TPHA-VDRL).

Une situation d'abus sexuel peut être dissimulée derrière des symptômes variés.

Point de vue de l'expert

Les objectifs de cet item doivent être parfaitement connus par tout (futur) médecin.

Un cas type ECN pourrait concerner une situation réelle de maltraitance physique sévère, avec :

- analyse rationnelle de la situation, précision des données d'anamnèse incomplètes ;
- prescription des examens complémentaires adaptés ;
- justification des démarches administratives et judiciaires ;
- rédaction des certificats médicaux et de signalement.

Pour la pratique libérale (hors programme ECN), il convient de :

- connaître sur son lieu d'exercice les personnes, services et institutions ressources :
  - cellule départementale de recueil des informations préoccupantes (CRIP),
  - PMI, ASE, service social,
  - unité d'accueil hospitalière pour l'enfance en danger,
  - procureur de la République,
  - brigade territoriale de protection de la famille (brigade de protection des mineurs) ;
- savoir prendre en charge les situations d'urgence graves ou de qualification pénale :
  - connaissance des critères d'hospitalisation,
  - rédaction d'un signalement judiciaire, envoi au procureur de la République + copie à la CRIP,
  - information des parents (sauf intérêt contraire pour l'enfant).

Références

Bourrillon, A., Tallec, Y., 1999. Maltraitance. Rev. Prat. 49 (9), 989–994.

Cadre juridique du secret professionnel (article 226-13 du Code pénal) et de ses dérogations (article 226-14 du Code pénal).

Loi n° 2002-305 du 4 mars 2002 relative à l'autorité parentale.

Loi n° 2007-293 du 5 mars 2007 réformant la protection de l'enfance. JO du 6 mars 2007.

Turz, A., 2011. Maltraitance à la petite enfance. Monographie. Rev. Prat. 61, 651–666.

	Maltraitance : dépistage, conduite à tenir aux urgences (en dehors des maltraitances sexuelles). Conférence de consensus de la Société francophone de médecine d'urgence - 2004 - (SFMU) http://www.sfmu.org/documents/consensus/cc_maltraitance : long.pdf
	Syndrome du bébé secoué. Recommandations de la commission d'audition - 2011 - (HAS) http://www.has-sante.fr/portail/jcms/c_1095929/fr/recommandation-syndrome-du-bebe-secoue

CHAPITRE

11

Trisomie 21

Item et objectifs du CNCI

Item 43 – UE 2 – Problèmes posés par les maladies génétiques, à propos : d'une maladie chromosomique : la trisomie 21

- Expliquer les bases du conseil génétique, les possibilités de diagnostic prénatal (modalités et options de prise en charge dans le cadre d'une maladie d'une particulière gravité).
- Expliquer les problèmes liés à la maladie et les retentissements de l'arrivée d'un enfant souffrant de maladie génétique sur le couple et la famille.
- Diagnostiquer la trisomie 21, en connaître l'évolution naturelle et les principales complications.

Avant de commencer...

La trisomie 21 est une maladie chromosomique liée à la présence d'un chromosome 21 surnuméraire.
La triade clinique classique associe à des anomalies morphologiques et malformatives, une déficience mentale plus ou moins sévère.
Le dépistage anténatal occupe une place importante en termes de circonstances diagnostiques. La réalisation d'un caryotype avec accord parental permet la confirmation du diagnostic.

Une prise en charge multidisciplinaire médicale et psychosociale est indispensable.
L'évolution naturelle de cette maladie génétique est marquée par un déficit cognitif variable ainsi que par la survenue de possibles complications somatiques.
L'accompagnement d'un enfant trisomique et de sa famille doit s'intégrer dès le diagnostic (anté- ou postnatal), ainsi qu'à l'occasion d'une consultation de conseil génétique. Les mesures sociales pour un enfant handicapé ne doivent en aucun cas être négligées.

I. Pour bien comprendre

La trisomie 21 (T21), ou syndrome de Down, est une maladie génétique liée à une aneuploïdie : présence d'un chromosome 21 surnuméraire (3 chromosomes au lieu de 2).
La confirmation diagnostique de la maladie repose sur un caryotype sanguin.

C'est l'anomalie chromosomique la plus fréquente en France. Elle concerne 1/700 fœtus (fœtus avec un diagnostic anténatal et naissances).
Le seul facteur de risque connu est l'âge maternel, avec schématiquement un risque de 1/1 500 à l'âge de 20 ans, 1/1 000 à 30 ans, 1/150 à 38 ans, 1/50 à 42 ans.

Facteur de risque de T21 = âge maternel.

II. Faire le diagnostic de trisomie 21

A. Diagnostic anténatal

1. Préambule

Seul un caryotype fœtal permet de poser un diagnostic anténatal de certitude.

Ce **diagnostic anténatal** ne peut pas être généralisé compte tenu des risques et des coûts liés aux techniques de prélèvement des cellules fœtales nécessaires à la réalisation du caryotype.

Un **dépistage anténatal** est quant à lui systématiquement proposé au cours de la grossesse.

Il a pour objectif de transmettre aux couples qui le souhaitent les éléments d'information les plus objectifs sur le niveau de risque de T21 pour le fœtus. Il permet ainsi de distinguer les grossesses considérées comme à risque (pour lesquelles un geste à visée diagnostique sera proposé) des grossesses à bas risque.

Les mesures de dépistage anténatal permettent de dépister environ 80 % des T21.

Dépistage anténatal de T21 : proposé systématiquement au cours de la grossesse.

2. Arguments anténatals de suspicion diagnostique

a. Principes

La surveillance systématique d'une grossesse comprend :

- l'évaluation du risque fœtal de T21, avec calcul d'un risque combiné basé sur :
  - la mesure échographique de la clarté de la nuque,
  - le dosage des marqueurs sériques maternels du 1er trimestre ;
- la réalisation de trois échographies à 12, 22 et 32 SA.

b. Évaluation du risque fœtal de T21

La **mesure de la clarté de la nuque** doit être effectuée dans une fenêtre temporelle précise : 11 SA + 0 jour et 13 SA + 6 jours (longueur craniocaudale [LCC] comprise en 45 et 84 mm), par un échographiste identifié au sein d'un réseau de périnatalité.

Le **dosage des marqueurs sériques maternels** doit suivre cette mesure échographique (réalisation à un même terme). Les marqueurs dosés au 1er trimestre sont la protéine plasmatique placentaire de type A (PAPP-A) et la fraction libre de la chaîne β de l'hormone chorionique gonadotrope (β-HCG).

Une information à propos de l'objectif et des limites de ce dépistage (30 % de faux négatifs) doit être donnée à toute femme enceinte, quel que soit son âge. Celle-ci est libre de l'accepter ou de le refuser.

Un logiciel permet d'évaluer avec ces paramètres, et en tenant compte également de l'âge maternel, le risque fœtal de T21 (**calcul du risque combiné**), dont le seuil a été fixé à 1/250.

Pour que cette estimation du risque soit fiable, le score de Herman (permettant d'évaluer la qualité de la mesure échographique de la clarté nucale) doit être ≥ 4/9.

Un diagnostic anténatal (et non plus un dépistage) avec étude du caryotype fœtal est proposé aux femmes enceintes ayant un risque ≥ 1/250 d'avoir un fœtus porteur de T21.

Si une patiente n'a pas pu bénéficier de ce dépistage au 1er trimestre de grossesse, le risque fœtal de T21 peut être estimé par un dépistage séquentiel intégré du 2e trimestre (prise en compte de la clarté de la nuque du 1er trimestre et des dosages des marqueurs du 2e trimestre) ou seulement par le dosage de ces marqueurs (en l'absence de mesure disponible de clarté de la nuque). Les marqueurs dosés au 2e trimestre sont la β-HCG, l'α-fœtoprotéine (AFP), ± l'œstriol non conjugué.

c. Échographies de suivi de grossesse

Elles peuvent permettre la mise en évidence de malformations et/ou d'anomalies de développement faisant suspecter une T21.

L'échographie de **12 SA** (dite de datation) permet la mesure de la clarté de la nuque. La découverte d'un hygroma colli (ou kystique) est fréquemment associée à une anomalie chromosomique fœtale.

L'échographie de **22 SA** (dite de morphologie) permet de dépister des signes associés non spécifiques (RCIU, fémur court), des malformations (canal atrioventriculaire, atrésie duodénale, anomalie rénale), des anomalies morphologiques (profil plat, hypoplasie des os propres du nez, extrémités trapues...).

Risque fœtal de T21 = clarté de nuque, âge, marqueurs sériques maternels.

3. Réalisation d'un caryotype fœtal

a. Indications

Le caryotype fœtal permet un diagnostic anténatal de T21.

Ses indications répondent au terrain maternel et familial, ainsi qu'aux arguments de suspicion diagnostique anténatals (tableau 11.1).

Selon les dernières recommandations de la HAS, l'âge maternel est pris en compte dans le calcul du risque combiné, mais ne fait plus partie des indications du diagnostic anténatal.

Tableau 11.1. Indications de caryotype fœtal.

– Remaniement chromosomique parental
– Antécédent d'un fœtus ou d'un enfant porteur d'une anomalie chromosomique
– Risque combiné du 1er trimestre évaluant le risque ≥ 1/250
– Dépistage séquentiel ou marqueurs sériques du 2e trimestre évaluant le risque ≥ 1/250
– Signes d'appel échographiques

b. Modalités

Trois méthodes de prélèvement sont possibles : la biopsie de trophoblaste (à partir de 11–12 SA), l'amniocentèse (à partir de 15–16 SA), la ponction de sang fœtal (à partir de 18 SA) très rarement.

Le choix de l'une de ces méthodes dépend du terme de grossesse, de l'estimation de l'importance du risque (un risque élevé implique un diagnostic très précoce, en vue d'une éventuelle interruption de grossesse à un terme le plus précoce possible), et du rapport bénéfices/risques de l'examen.

Le recueil du consentement éclairé écrit de la mère est indispensable.

Il convient de l'informer de l'objectif de l'examen (dépistage de certaines anomalies chromosomiques, dont la T21), de ses conditions de réalisation, et des risques (risque de fausse couche iatrogène d'environ 1 % pour la biopsie de trophoblaste et 0,5 % pour l'amniocentèse).

Il sera de plus important de préciser que la réalisation d'un caryotype nécessite toujours la mise en culture du prélèvement avec un délai de résultat variable. En cas de biopsie de trophoblaste, un résultat d'examen direct (cellules du cytotrophoblaste se divisant spontanément) parviendra au prescripteur dans les jours suivant le prélèvement mais devra toujours être confirmé par le caryotype sur culture (cellules de l'axe mésenchymateux de la villosité) afin d'éliminer une mosaïque confinée au placenta ou un faux négatif. Pour l'amniocentèse, le délai de résultat varie en fonction du terme de la grossesse (culture plus difficile à obtenir en fin de grossesse), généralement de 2 à 3 semaines. En cas d'urgence diagnostique (grossesse très avancée), on pourra proposer la réalisation d'une FISH (hybridation *in situ* en fluorescence) sur noyaux avec un résultat en quelques jours mais ne précisant pas le type de trisomie 21 (libre ou par translocation) et ne permettant pas l'analyse de l'ensemble des chromosomes.

c. Recours à l'interruption médicale de grossesse

L'anxiété générée pour les parents par ce dépistage ne doit pas être négligée.

La réflexion difficile autour d'une interruption médicale de grossesse (IMG) en cas de résultat anormal du caryotype fœtal doit être abordée avant tout prélèvement.

Un texte de loi (2001) encadre la réalisation d'une IMG. Une IMG peut être pratiquée « s'il existe une forte probabilité que l'enfant à naître soit atteint d'une affection d'une particulière gravité reconnue comme incurable au moment du diagnostic, sans limite de terme ».

La demande d'IMG formulée par le couple est examinée par le comité pluridisciplinaire d'un centre de diagnostic prénatal agréé (CPDPN). Pour que cette demande soit acceptée, il faut que deux médecins appartenant au CPDPN signent une attestation d'autorisation d'IMG.

Confirmation = caryotype fœtal avec accord écrit maternel.
Dimension éthique du recours éventuel à une interruption médicale de grossesse.

4. Diagnostic de T21 sur sang maternel

Les récents progrès en génétique moléculaire rendent maintenant possible le diagnostic de T21 sur sang maternel.

Le coût actuel de cet examen ne permet pas encore de proposer ce prélèvement à l'ensemble des femmes enceintes mais pourrait probablement se généraliser dans les années à venir.

5. Résultats du dépistage

La dimension éthique de cette procédure de diagnostic anténatal ne doit pas être sous-estimée car plus de 95 % des diagnostics anténatals de T21 conduisent à une IMG. Les enjeux doivent être expliqués de façon précise aux parents pour que leur décision soit prise en connaissance de cause ; ce qui reste de toute façon très difficile.

Les chiffres 2011 de l'agence de biomédecine conduisent aux conclusions suivantes :

- la majorité des grossesses a conduit à un dosage des marqueurs sériques ;
- 5 % des marqueurs positifs conduisent à un diagnostic de T21 (95 % des femmes ayant des marqueurs positifs sont donc inquiétées à tort) ;
- on dénombre environ 270 pertes fœtales iatrogènes secondaires au diagnostic anténatal (calcul sur la base de 0,5 % des amniocentèses et 1 % des biopsies de villosités choriales).

B. Diagnostic néonatal

1. Tableau clinique

a. Généralités

Aucun signe clinique n'est spécifique.

Seule une hypotonie marquée est quasi constante.

On retrouve à des degrés divers les éléments de la triade de toute aberration chromosomique, à savoir : dysmorphie (fig. 11.1), malformations et retard psychomoteur.

Les malformations associées sont potentiellement sévères et conditionnent le pronostic vital ; certaines sont dépistables en anténatal, notamment les cardiopathies congénitales.

b. Syndrome dysmorphique

Dysmorphie craniofaciale :

- microcéphalie, occiput plat, nuque courte large et plate avec excès de peau ;
- faciès lunaire (visage rond et aplati) ;
- petites oreilles rondes mal ourlées et bas implantées ;
- obliquité des fentes palpébrales en haut et en dehors (aspect mongoloïde), avec épicanthus (repli de peau à l'angle interne de l'œil) et taches de Brushfield au niveau de l'iris ;
- hypoplasie des os propres du nez (nez court) avec racine plate ;
- petite bouche (souvent ouverte), lèvres épaisses, macroglossie (+ protrusion de langue).

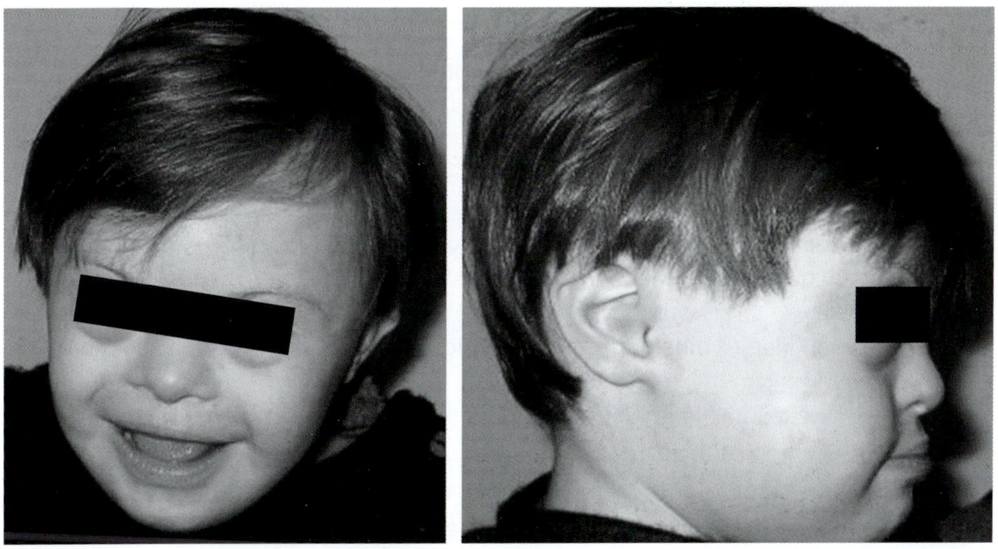

Fig. 11.1. Trisomie 21 : dysmorphie craniofaciale. (*Voir aussi dans le cahier couleur.*)

Au niveau du reste du corps :

- mains larges et trapues, doigts courts et hyperlaxes avec clinodactylie (déviation latérale) du 5e doigt liée à une brachymésophalangie (phalange P2 courte), et pli palmaire transverse unique (signe ni constant ni spécifique);
- pieds larges et petits, avec espacement exagéré des deux premiers doigts (signe de la sandale);
- peau sèche et marbrée, anomalies de la pigmentation.

c. Malformations associées possibles

Malformations cardiaques :

- canal atrioventriculaire (CAV);
- tétralogie de Fallot;
- communication interventriculaire (CIV), communication interauriculaire (CIA);
- persistance du canal artériel.

Malformations digestives :

- atrésie duodénale;
- imperforation anale.

Autres :

- malformations oculaires : cataracte congénitale;
- malformations ostéoarticulaires : anomalies du bassin, pied-bot, scoliose;
- malformations néphro-urinaires : hydronéphrose.

d. Retard psychomoteur

À l'hypotonie néonatale succède un retard des acquisitions psychomotrices.

La plupart des fonctions intellectuelles sont atteintes, impliquant le pronostic social de la maladie. Il existe une variabilité individuelle concernant les capacités cognitives des T21.
La sociabilité et l'affectivité sont en revanche globalement conservées chez ces personnes.

Triade d'aberrations chromosomiques = dysmorphie, malformations et retard psychomoteur.

2. Réalisation d'un caryotype sanguin

La confirmation diagnostique repose sur la réalisation d'un caryotype sanguin même si le diagnostic clinique paraît évident. Elle nécessite le recueil du consentement écrit des parents.

Il permet d'identifier les différentes formes cytogénétiques.

Trisomie 21 libre, complète et homogène = 95 % des cas :

- libre : les 3 chromosomes 21 sont séparés;
- complète : le chromosome 21 surnuméraire est entier;
- homogène : toutes les cellules sont concernées.

Trisomie 21 par translocation robertsonienne ou réciproque = 2 % des cas :

- translocation : le chromosome 21 surnuméraire est transloqué sur un autre chromosome ;
- robertsonienne : en cas de translocation totale sur un chromosome acrocentrique ;
- réciproque : en cas de translocation partielle sur un chromosome non acrocentrique ;
- chacune de ces formes peut être héritée (d'un des deux parents) ou survenue *de novo*.

Autres :

- trisomie 21 en mosaïque = 2 % des cas ;
- trisomie 21 associée à une autre aneuploïdie = moins de 1 % des cas.

Confirmation = caryotype sanguin : T21 libre, complète et homogène (95 % cas).

III. Prise en charge et suivi de l'enfant

A. Prise en charge médicale

1. Annonce diagnostique

L'annonce d'un diagnostic de T21 est toujours une situation délicate.

En anténatal, elle conduit à la difficile question de l'interruption médicale de grossesse, reliée à l'histoire de chaque famille, à ses convictions et ses croyances. En néonatal, elle est toute aussi difficile.

Toute annonce d'une pathologie grave doit se faire dans un endroit calme pour une écoute et une disponibilité optimale. Une information adaptée et loyale doit être délivrée aux deux parents sur la maladie, son évolution naturelle et ses complications, sa prise en charge médicale et sociale.

Annonce diagnostique avec tact et empathie.

2. Suivi de l'enfant

a. Évolution naturelle

Elle est marquée par un déficit cognitif variable ainsi que par la survenue de possibles complications somatiques.

Les malformations viscérales (notamment cardiaques) conditionnent le pronostic vital. Le niveau du handicap mental conditionne quant à lui le pronostic social.

L'espérance de vie a été estimée à 49 ans en 2002 et continue de progresser.

Avec l'âge, la dysmorphie faciale se modifie et le retard psychomoteur s'accentue.

Le retard statural est constant. L'homme trisomique 21 est stérile. Le vieillissement est précoce et rapide. D'autres manifestations, en particulier neurologiques et psychiatriques, apparaissent alors.

Malformations viscérales ↔ pronostic vital. Retard mental ↔ pronostic social.

b. Complications

Un diagnostic précoce des malformations et complications améliore le pronostic vital.

Lors du diagnostic (en post-natal), une enquête paraclinique est systématiquement réalisée, avec au minimum : un bilan hématologique (NFS), un bilan thyroïdien (TSH, T3, T4), une échographie cardiaque et rénale.

La prise en charge médicale doit être pluridisciplinaire.

Une surveillance clinique, biologique et morphologique doit être poursuivie toute la vie.

Les enfants T21 peuvent avoir d'autres complications organiques :

- retard statural et surcharge pondérale ;
- apnées du sommeil ;
- infections en particulier ORL (déficit de l'immunité humorale et cellulaire) ;
- instabilité atlanto-axoïdienne (hyperlaxité ligamentaire) ;
- maladies auto-immunes : hypo-/hyperthyroïdie, maladie cœliaque, diabète ;
- atteintes neurosensorielles : otite séreuse, cataracte, strabisme ;
- caries, maladie parodontale ;
- cancers : leucémie aiguë (risque × 20 par rapport à la population générale) ;
- troubles neurologiques et psychiatriques : épilepsie en particulier syndrome de West, autisme, maladie d'Alzheimer.

Enfin, ne pas oublier que tout enfant handicapé est à risque de maltraitance.

Retenir : atteintes ORL, dysthyroïdies, épilepsie, risque de maltraitance.

B. Prise en charge psychosociale

1. Accompagnement psychologique

La naissance d'un enfant trisomique 21 est source d'un bouleversement au sein des familles.

Elle peut conduire à un rejet affectif de l'enfant atteint de T21 (parfois à un abandon), à une surprotection (au détriment de l'accompagnement affectif de la fratrie), à des tensions parentales (dépression, divorce), à un déni du handicap à venir. Une majorité d'enfants atteints de T21 sont par ailleurs bien insérés dans leur famille, qui a su trouver le juste équilibre et rendre heureux cet enfant « pas comme les autres ».

L'accompagnement d'un enfant trisomique et de sa famille doit être assuré dès le diagnostic (anté- ou post-natal), ainsi qu'à l'occasion du conseil génétique.

L'aide des associations de parents peut être utile pour ces familles.

2. Mesures sociales

Elles sont détaillées dans le chapitre Handicap (chapitre 49).

Prise en charge médicale multidisciplinaire à vie.

C. Bases du conseil génétique

Il s'adresse aux couples ayant un risque accru d'avoir un fœtus T21 :

- couples ayant (eu) un fœtus ou un enfant atteint de T21 ;
- couples ayant un antécédent familial de T21.

Il a pour but d'évaluer le risque de récurrence pour un futur enfant de ce couple.

Dans le cas d'une **trisomie 21 libre**, la survenue d'une T21 est due à une non-disjonction méiotique accidentelle.

Pour un couple ayant eu un fœtus ou un enfant atteint d'une T21 libre, le risque de récurrence pour un nouvel enfant est cependant estimé à 1 %, en raison du risque de mosaïque germinale (présence de l'anomalie chromosomique dans une certaine proportion de gamètes).

Pour les apparentés, le risque n'est pas augmenté par rapport à celui de la population générale.

Dans le cas d'une **trisomie 21 par translocation**, le caryotype des parents est indispensable. Si les caryotypes des parents sont tous les deux normaux, la translocation est dite *de novo* ; le risque de récurrence n'est pas augmenté. Si l'un est porteur de la translocation, celle-ci est dite héritée ; le risque de récurrence est alors augmenté (d'autant plus si c'est la mère qui porte la translocation).

Pour les apparentés, l'étude du caryotype est indiquée afin de savoir s'ils sont ou non porteurs de la translocation sous forme équilibrée, et s'ils ont eux-mêmes un risque de transmettre cette translocation sous forme déséquilibrée à leur descendance.

On propose donc aux couples à risque un diagnostic anténatal précoce (caryotype fœtal), pris en charge à 100 % par la Sécurité sociale. Un soutien psychologique de ces couples est indispensable.

Risque de récurrence lié à la forme cytogénétique.

Point de vue de l'expert

Un cas clinique pourrait concerner un enfant atteint de trisomie 21.

Cet item impose de connaître la triade du tableau clinique de T21 et ses principales complications, de comprendre l'intérêt diagnostique du caryotype, ainsi que de justifier l'exposé des bases d'un conseil génétique.

La transversalité s'illustre par les modalités d'accompagnement d'un enfant dans un contexte de handicap.

Actualités pour le futur

Le diagnostic anténatal de T21 sur sang maternel vient d'être mis au point.

Le coût actuel de cet examen ne permet pas encore de proposer ce prélèvement à l'ensemble des femmes enceintes mais devrait probablement être disponible en routine dans les prochaines années, dans un 1er temps pour les patientes ayant un risque accru de T21 fœtale. Cette technique se substituera aux prélèvements actuels par biopsie de trophoblaste et amniocentèse, permettant ainsi d'éviter les fausses couches iatrogènes susceptibles d'être liées à ces examens.

Référence

	Évaluation des stratégies de dépistage de la trisomie 21 - 2007 - (HAS) http://www.has-sante.fr/portail/jcms/c_540874/fr/evaluation-des-strategies-de-depistage-de-la-trisomie-21

CHAPITRE

12

Syndrome de l'X fragile

Item et objectifs du CNCI

Item 43 – UE 2 – Problèmes posés par les maladies génétiques, à propos d'une maladie d'instabilité : le syndrome de l'X fragile

- Expliquer les bases du conseil génétique, les possibilités de diagnostic prénatal (modalités et options de prise en charge dans le cadre d'une maladie d'une particulière gravité).
- Expliquer la prescription des tests génétiques : organisation et aspects réglementaires.

Avant de commencer...

Le syndrome de l'X fragile est une génopathie liée à l'X, due à une mutation instable dans le gène *FMR1*. Cette mutation instable correspond à une expansion anormale de triplets CGG qui se transmet de générations en générations sous la forme de prémutation ; puis par un phénomène d'amplification se produisant uniquement lors d'une méiose féminine, la prémutation passe au stade de mutation complète (n° $\geq$ 200 CGG) à l'origine du syndrome de l'X fragile.
Un diagnostic prénatal est proposé aux couples à risque.

Ce syndrome est la 1re cause de déficience intellectuelle héréditaire (1/4 000 garçons).
Le diagnostic clinique repose sur l'association de signes : déficience intellectuelle associée à des troubles du comportement (notamment traits autistiques), dysmorphie faciale, et macro-orchidie (après la puberté).
Les personnes porteuses d'une prémutation sont à risque de développer : des troubles neurologiques tardifs (*Fragile X Tremor Ataxia Syndrome* [FXTAS]), un syndrome d'insuffisance ovarienne (*Premature Ovarian Failure* [POF]).

I. Pour bien comprendre

A. Données épidémiologiques

Le syndrome de « l'X fragile » doit son nom au fait que la portion terminale du bras long du chromosome X des sujets atteints peut se casser au niveau du site fragile FRAXA (situé en Xq27) lors de l'étude du caryotype.

Sa prévalence est de 1/4 000 chez les garçons. Il représente 2 à 3 % des déficits intellectuels et environ 20 % des formes de déficience mentale liées au sexe.

On estime que 1,3 % des femmes sont conductrices (porteuses de la prémutation ou de la mutation complète).

X fragile = 1re cause de déficience intellectuelle héréditaire.

B. Données génétiques

Il s'agit d'une génopathie liée à l'X, due à une mutation instable dans le gène *FMR1*.

Le mode de transmission est inhabituel pour une pathologie liée à l'X. Les hommes sains peuvent être porteurs et transmetteurs; les femmes ayant une mutation complète peuvent exprimer la maladie.

D'autres pathologies génétiques sont liées à des mutations instables, comme la chorée de Huntington.

Le gène *FMR1* (*Fragile X Mental Retardation 1*) est situé sur le chromosome X en Xq27.3.

Il est transcrit en un ARN messager (ARNm) de 4362 nucléotides, codant la protéine FMRP. Cette protéine FMRP jouerait un rôle de chaperon d'ARNm, de modulateur de traduction et de transporteur; elle exercerait un contrôle de la synthèse protéique synaptique au sein des épines dendritiques des cellules neuronales.

Le 1er exon de ce gène contient des répétitions de triplets CGG, dont le nombre normal moyen dans la population générale est de 30, avec des variations entre 6 et 46 répétitions.

L'analyse de l'arbre généalogique de la famille est essentielle.

Cette maladie génétique dite d'instabilité se caractérise par une expansion instable de la répétition de triplets CGG, pouvant augmenter au fil des générations. Ce phénomène a pour conséquence l'apparition d'une « prémutation » (entre 55 et 200 triplets CGG), puis d'une « mutation complète » lors d'une méiose féminine (pas de modification notable de l'expansion lorsqu'un père transmet une prémutation) par expansion de cette prémutation (≥200 CGG), dont le risque de survenue dépend du nombre de triplets de la prémutation. Il n'y a pas de néomutation (la mère d'un sujet atteint est forcément conductrice).

Une prémutation peut être transmise sur plusieurs générations sans signe clinique patent jusqu'à l'expansion de la prémutation en mutation complète.

La prémutation ne prédispose pas à un syndrome de l'X fragile, mais à d'autres atteintes (tableau 12.1).

Tableau 12.1. Prémutation et mutation complète dans le gène *FMR1*.

Type de mutation	Nombre de répétitions CGG	Risque d'expansion en mutation complète si transmission maternelle	Signes cliniques	
			Hommes	Femmes
Prémutation	55 ≤ X ≤ 69	< 6 %	Risque de FXTAS	Risque de POF et FXTAS
	70 ≤ X ≤ 89	30 à 60 %		
	90 ≤ X ≤ 99	80 %		
	100 ≤ X ≤ 200	> 90 %		
Mutation complète	> 200	100 %	Déficience mentale = 100 %	Déficience mentale = 50 % Intelligence normale = 50 %

La mutation complète correspond à l'émergence de la maladie au sein d'une famille.

Celle-ci entraîne une hyperméthylation du promoteur du gène *FMR1* et donc une abolition de son expression ; le gène *FMR1* ne sera pas transcrit en ARNm, et il n'y aura donc pas de production de protéine FMRP.

Le syndrome de l'X fragile est lié à l'absence d'expression de la protéine FMRP.

X fragile = mutation complète dans le gène *FMR1* (expansion de triplets ≥ 200 CGG).

II. Faire le diagnostic de mutation dans le gène *MFR1*

A. Tableau clinique du syndrome de l'X fragile

1. Généralités

Seuls les sujets ayant une mutation complète ont un tableau clinique de syndrome de l'X fragile, à des degrés divers. Ces signes cliniques sont toutefois inconstants et non pathognomoniques.

Le syndrome de l'X fragile est sous-diagnostiqué. Il peut être porté tardivement en raison de la méconnaissance du syndrome résultant, et de la variabilité des formes cliniques.

2. X fragile chez les garçons porteurs d'une mutation complète

Avant la puberté :

- retard de développement psychomoteur ;
- déficit intellectuel avec troubles des apprentissages (notamment langage) ;
- troubles du comportement (colère, hyperactivité, troubles autistiques) ;
- dysmorphie faciale (fig. 12.1) :
  - visage allongé avec de grandes oreilles décollées,
  - macrocéphalie, front allongé, menton long et marqué.

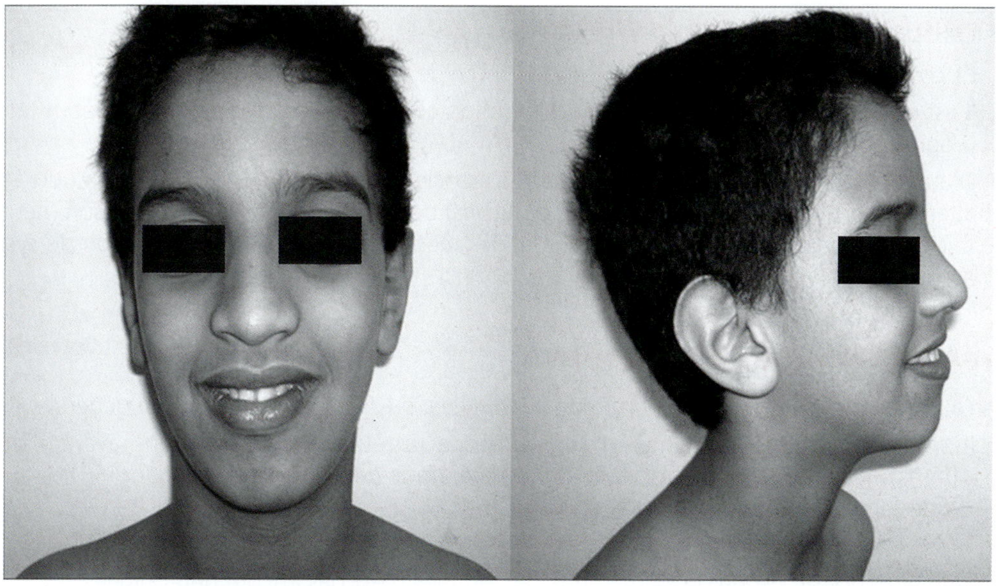

Fig. 12.1. X fragile. (*Voir aussi dans le cahier couleur.*)

Après la puberté :
- macro-orchidie ;
- dysmorphie faciale plus marquée ;
- troubles de la relation (timidité, éviction du regard) ;
- strabisme, hyperlaxité ligamentaire, prolapsus de la valve mitrale…

Triade inconstante = déficit intellectuel, dysmorphie faciale, macro-orchidie (après la puberté).

3. X fragile chez les filles porteuses d'une mutation complète

La plupart des signes observés chez les garçons ont aussi été décrits chez les filles. Ils sont en revanche moins fréquents et plus modérés.

Une déficience mentale est rapportée chez les filles dans 50 % des cas, avec une expression plus modérée que chez les garçons. Dans 50 % des cas, l'intelligence est tout à fait normale. Cette variation interindividuelle chez les filles s'explique par le phénomène d'inactivation de l'X.

Déficit intellectuel si mutation complète = 100 % des garçons et 50 % des filles.

B. Conséquences cliniques d'une prémutation dans le gène *FMR1*

1. Généralités

La prémutation ne donne pas de syndrome de l'X fragile.

Les personnes porteuses d'une prémutation sont en revanche à risque de développer : des troubles neurologiques tardifs (*Fragile X Tremor Ataxia Syndrome* [FXTAS]) pour les hommes (mais également les femmes), et un syndrome d'insuffisance ovarienne (*Premature Ovarian Failure* [POF]) pour les femmes. Ces troubles n'apparaissent qu'à l'âge adulte.

2. Prémutation chez les hommes

La prévalence du syndrome FXTAS est de l'ordre de 40 % après l'âge de 50 ans.

Il est caractérisé par un tremblement d'intention et une ataxie cérébelleuse de début tardif et progressif.

D'autres atteintes neurologiques peuvent s'associer : troubles de la mémoire à court terme, altération des fonctions exécutives et cognitives, démence, syndrome de Parkinson, neuropathie périphérique, déficit moteur proximal des membres inférieurs et dysfonction du système autonome.

3. Prémutation chez les femmes

La prévalence du POF est de l'ordre de 21 % (*versus* 1 % dans la population générale).

Il se caractérise par une ménopause précoce (arrêt des menstruations avant l'âge de 40 ans). Cela peut être parfois le signe révélateur de l'anomalie du gène *FRM1* au sein d'une famille.

La prévalence du risque de FXTAS chez ces femmes n'est pas encore déterminée.

Prémutation : prédisposition à FXTAS et POF, pas de tableau d'X fragile.

C. Examens paracliniques

1. Généralités

La suspicion clinique doit être confirmée par des examens génétiques.

La biologie moléculaire est actuellement la méthode diagnostique de référence.

L'étude cytogénétique a permis l'individualisation de ce syndrome ; mais ses résultats sont peu fiables.

2. Génétique moléculaire

La PCR permet d'amplifier l'ADN et d'évaluer le nombre de triplets CGG au sein du gène *FMR1*.

Le *Southern Blot* étudie l'ADN sans amplification et permet de déterminer le statut de méthylation ainsi que de caractériser les grandes expansions de triplets ne pouvant pas être étudiées par PCR pour des questions de limite technique.

3. Étude cytogénétique

Initialement, le diagnostic était fait par étude cytogénétique (caryotype). Le caryotype reste toutefois indiqué car il peut mettre en évidence une autre cause de déficit intellectuel.

La mise en évidence d'une cassure de l'extrémité distale des bras longs du chromosome X au niveau du site fragile FRAXA permet un diagnostic positif. Toutefois, il existe des faux négatifs et des faux positifs.

Biologie moléculaire (PCR puis *Southern Blot*) = confirmation diagnostique.
Caryotype = intérêt pour mettre en évidence une autre cause de déficit intellectuel.

III. Conseil génétique et diagnostic prénatal

A. Conseil génétique

1. Généralités

Le conseil génétique est donné et expliqué aux parents lors d'une consultation de génétique.

L'étude de l'arbre généalogique familial et des résultats de la génétique moléculaire permet de déterminer le risque auquel est exposée la descendance de ces personnes.

La mère d'un enfant atteint d'une mutation de l'X fragile est obligatoirement conductrice (pas de néomutation) ; c'est-à-dire qu'elle est porteuse d'une expansion anormale de triplets de nucléotides CGG, soit d'une prémutation, soit d'une mutation complète.

2. Risque de transmission

Une femme porteuse de la prémutation aura un risque de transmettre une mutation complète variable selon le nombre de répétitions de triplets CGG (voir tableau 12.1). Une prémutation transmise sous forme de mutation complète lors d'une 1re conception a quasiment un risque de 100 % d'être à nouveau transmise sous forme de mutation complète lors d'une nouvelle conception.

Une femme porteuse d'une mutation complète ou mère d'un enfant porteur d'une mutation complète a un risque de 50 % de transmettre une mutation complète à sa descendance. Un garçon a en effet 50 % de risque d'hériter du chromosome X porteur de la mutation complète et 50 % de chance d'hériter du chromosome X non porteur de la mutation. Une fille a 50 % de risque d'hériter du chromosome X porteur de la mutation complète (soit 25 % de risque au total d'avoir une déficience intellectuelle, en raison du phénomène d'inactivation de l'X) et 50 % de chance d'hériter du chromosome X sans la mutation.

Un homme porteur d'une prémutation transmettra cette prémutation à toutes ses filles, et non à ses fils puisqu'il leur transmet le chromosome Y.

Arbre généalogique familial, statut génétique moléculaire de la mère conductrice.

B. Diagnostic prénatal

1. Généralités

Le diagnostic prénatal (DPN) est fondamental en raison d'un risque élevé de récurrence.

Il est proposé à une mère conductrice ayant une prémutation ou mutation complète identifiée.

Le couple peut alors faire une demande d'une interruption médicale de grossesse si leur fœtus s'avère atteint. Le conseil génétique est très délicat en cas d'identification d'une mutation complète chez un fœtus de sexe féminin puisqu'il n'y a pas de moyen de préciser au couple si l'enfant sera symptomatique ou non (50 %–50 %); et si oui, quel sera le degré de l'atteinte.

L'alternative au diagnostic prénatal est le diagnostic préimplantatoire.

Cette technique a pour but d'identifier la présence de la mutation complète sur des embryons obtenus après ICSI (*Intracytoplasmic Sperm Injection*), et alors de transférer dans l'utérus des embryons indemnes d'une mutation de l'X fragile.

2. Modalités

Une consultation de génétique préalable est indispensable.

Elle permet de donner une information claire et loyale aux parents sur les enjeux médicaux et éthiques, de recueillir leur consentement écrit pour la réalisation de l'acte de diagnostic prénatal, et de leur exposer les résultats possibles.

L'étude consiste à analyser l'ADN en biologie moléculaire.

La recherche de la mutation est réalisée soit à partir de prélèvement de villosités choriales ou biopsie de trophoblaste (vers 11–12 SA), soit à partir d'un prélèvement de liquide amniotique (vers 15–16 SA).

Un diagnostic de sexe fœtal peut être proposé à 10 SA (étude de l'ADN fœtal sur sang maternel) si le couple est demandeur d'un DPN uniquement chez un fœtus de sexe masculin.

Diagnostic prénatal car risque élevé de récurrence.

IV. Annexe : prescription des tests génétiques

A. Principes législatifs

En médecine, les règles de droit sont nombreuses, contenues essentiellement dans le Code civil (article 16) et le Code de la santé publique (articles L.1111 et suivants). Elles sont fondées sur le principe fondamental du respect de l'autonomie et de la dignité de la personne qui décide seule des actes sur son corps.

Ainsi, un acte médical ne peut être réalisé que si trois conditions sont cumulativement réunies : une nécessité médicale (pour le patient et, dans des cas limités, pour autrui), un consentement éclairé (par une information) et une raison proportionnée (il doit exister une juste proportion entre la gravité de l'état de santé du patient, les risques encourus par le traitement et les bienfaits escomptés).

En sus, concernant les examens des caractéristiques génétiques d'une personne (ECGP), compte tenu des enjeux et des risques de dérives médicales et sociales, la législation française a renforcé la protection de la personne en exigeant une information supplémentaire et une formalisation spécifique du consentement par écrit (loi n° 2011-814 du 7 juillet 2011 relative à la bioéthique).

Chez un patient ayant un symptôme conduisant à l'hypothèse d'une maladie génétique, un ECGP ne peut avoir lieu que dans le cadre d'une consultation médicale individuelle. Tout médecin, même non spécialiste en génétique, peut donc prescrire un tel examen, en respectant les obligations mentionnées.

Obligation d'information. Consultation médicale individuelle. Consentement écrit.

B. Spécificités reliées à la discipline génétique

1. Diagnostic présymptomatique certain (ex. : chorée de Huntington)

Chez une personne asymptomatique mais ayant des antécédents familiaux, un ECGP ne peut être prescrit que dans le cadre d'une consultation médicale individuelle (article R1131-5 du Code de la santé publique). Cette consultation est effectuée par un médecin œuvrant au sein d'une équipe pluridisciplinaire dotée d'un protocole type de prise en charge et déclarée auprès de l'Agence de la biomédecine.

Dans ce contexte, un ECGP est interdit chez un enfant mineur hormis la situation où il pourrait personnellement bénéficier de mesures préventives ou curatives immédiates.

2. Caractère héréditaire et information aux apparentés

Depuis la loi de 2011 et la parution de son décret d'application (décret n° 2013-527 du 20 juin 2013), lorsqu'une anomalie génétique grave est diagnostiquée, il existe une obligation de diffusion de cette information à la parentèle dès lors que la pathologie associée peut faire l'objet de mesures de prévention ou de soins. Cette information doit être communiquée soit par la personne elle-même soit par le médecin prescripteur.

On retiendra, de cette évolution récente de la législation, une fragilisation du secret médical dans le cadre d'un examen des caractéristiques génétiques qui n'appartient donc plus à une personne mais à sa famille toute entière.

Diffusion des résultats d'une anomalie génétique grave à la parentèle si mesures préventives possibles.

Point de vue de l'expert

Cet item peut être abordé de manière transversale en cas de déficit intellectuel chez un enfant. Il ne peut être exposé en détail pour un cas clinique à l'ECN.

Le mode de transmission particulier de cette maladie liée à une mutation instable doit être bien compris pour donner un conseil génétique adapté.

Références

Garber, K., Visootsak, J., Warren, S., 2008. Fragile X syndrome. Eur. J. Hum. Genet. 16 (6), 666–672.

	GeneReviews : FMR1-related disorders www.genetests.org
	OMIM www.ncbi.nlm.nih.gov/omim/
	Orphanet www.orphanet.fr

IV

Infectiologie

CHAPITRE

13

Infectiologie pédiatrique

Items et objectifs du CNCI

Item 173 – UE 6 – Prescription et surveillance des anti-infectieux chez l'adulte et l'enfant (voir item 326)

- Prescrire et surveiller un traitement anti-infectieux.

Antibiotiques

- Évaluer la pertinence d'une prescription d'antibiotiques.
- Exposer les enjeux d'une utilisation des antibiotiques non conforme aux recommandations de bonne pratique clinique.
- Préciser les critères de choix d'une antibiothérapie probabiliste.
- Connaître les principales indications thérapeutiques et les principaux effets indésirables.
- Analyser les causes d'échec d'une antibiothérapie; savoir réévaluer une antibiothérapie.

Bon usage des anti-infectieux

- Connaître les principales situations cliniques nécessitant une documentation microbiologique.
- Connaître l'impact écologique des anti-infectieux et les facteurs d'émergence de la résistance aux anti-infectieux.
- Connaître les principales situations cliniques en infectiologie ne relevant pas d'une prescription d'anti-infectieux.
- Connaître les recommandations de prise en charge des patients porteurs ou susceptibles de porter des BMR.

Item 326 – UE 10 – Prescription et surveillance des classes de médicaments les plus courantes chez l'adulte et chez l'enfant

- Connaître pour chacune les mécanismes d'action de classe et des produits individuels, les principes du bon usage, les critères de choix d'un médicament en première intention, les causes d'échec, les principaux effets indésirables et interactions.
- Principales classes d'antibiotiques, d'antiviraux, d'antifongiques et d'antiparasitaires.

I. Données générales de microbiologie pédiatrique

A. Bactéries les plus fréquentes au cours des infections

1. Caractérisation microbiologique

a. Examen direct au Gram (fig. 13.1)

Rendu de l'examen : < 1 heure.

Cocci Gram positif :

- diplocoques et chaînettes : streptocoques;
- diplocoques lancéolés : pneumocoques;
- diplocoques et amas : staphylocoques.

Cocci Gram négatif : diplocoques en grain de café : méningocoques.

Bacilles Gram négatif :

- entérobactéries (*Escherichia coli*, *Klebsiella* spp, salmonelles) ;
- *Haemophilus influenzae* ;
- *Bordetella pertussis*.

Bacille Gram positif : *Listeria monocytogenes*.

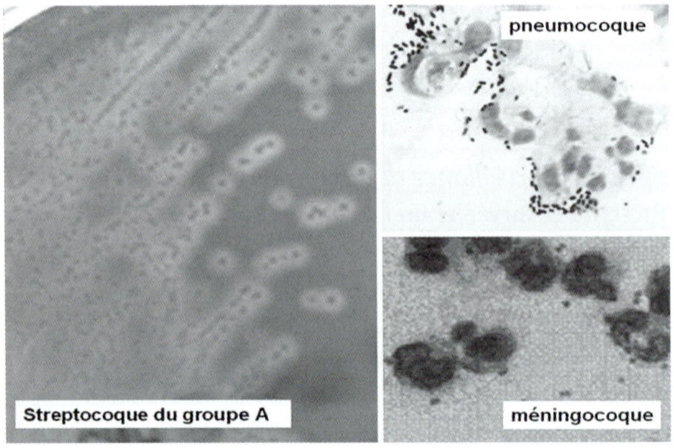

Fig. 13.1. Bactéries fréquentes en pédiatrie. (*Voir aussi dans le cahier couleur.*)

b. Cultures

Rendu de l'examen : 24 à 48 heures après la mise en culture du prélèvement.

Fréquence de positivité des hémocultures (intérêt d'une prescription fréquente chez l'enfant) :

- méningites purulentes : méningocoque = 40 %, pneumocoque = 75 % ;
- pyélonéphrites aiguës (si âge $\leq$3 mois) : 10 % ;
- pneumonies : $<$10 %.

Seuil de détection à l'examen direct (ECBU, LCR) $\leftrightarrow \geq 10^4$ UFC/mL à la culture.

c. Antibiogramme et concentration minimale inhibitrice (CMI)

Rendu de l'examen : 24 heures après l'obtention d'une culture.

Pour chaque antibiotique, des **concentrations critiques** sont établies de façon internationale sur la base des concentrations sériques obtenues après administration d'une posologie usuelle et d'une posologie maximale tolérée par l'individu.

La **CMI** est la plus faible concentration d'antibiotiques inhibant toute culture visible en 18–24 heures.

Une souche est dite :

- **sensible** lorsque la CMI est inférieure à la concentration sérique obtenue à la suite d'administration d'une posologie usuelle ;
- **résistante** lorsque la CMI est supérieure à la concentration sérique obtenue après administration d'une posologie maximale ;

- entre les deux valeurs, la souche est dite **intermédiaire** ; une efficacité thérapeutique peut cependant être envisagée dans des situations particulières où la bactérie peut être atteinte par un traitement local, ou par une augmentation de la dose usuelle ou grâce à une concentration physiologique particulière.

En pratique, l'**antibiogramme** est effectué par la méthode des disques qui mesure les diamètres d'inhibition de la croissance bactérienne, diamètres qui sont inversement proportionnels à la concentration d'antibiotique qui diffuse à partir du disque. La lecture peut en être automatisée. Des courbes de concordance ont été établies qui permettent d'estimer la concentration d'antibiotique en fonction du diamètre. Selon le diamètre observé, le résultat est ainsi rendu S, I ou R. L'avantage de cette méthode est sa simplicité, la possibilité de tester plusieurs antibiotiques sur une seule plaque de gélose et de détecter d'éventuelles interactions entre les différents antibiotiques (synergie ou antagonisme) entre deux disques voisins ainsi que des phénotypes de résistance par l'association de résistance à diverses classes d'antibiotiques.

La mesure de la CMI par bandelettes E-test® est plus précise. Elle peut être effectuée sur demande auprès du laboratoire. Elle s'effectue grâce à une bande de concentration graduée d'antibiotique et peut se faire dans certaines situations dès la primoculture au moment de l'ensemencement du prélèvement par exemple au cours des méningites (pneumocoque et bêtalactamines).

2. Résistance et données épidémiologiques actualisées

a. Définitions

Une résistance *in vitro* implique une forte probabilité d'échec thérapeutique.

Deux types de résistance :

- naturelle : ex. : mycoplasmes et bêtalactamines (absence de paroi) ;
- acquise : ex. : pneumocoque et pénicilline (diminution d'affinité des protéines de liaison à la pénicilline [PLP]).

La résistance aux bêtalactamines et aux macrolides est variable selon les pays et évolutive selon les politiques de santé publique à visée antibactérienne mises en œuvre.

b. Pneumocoque et *Haemophilus influenzae* b

Au cours de l'année 2011, une étude de portage nasopharyngé mettait en évidence, dans les infections des voies aériennes supérieures, une très importante réduction des souches de pneumocoques de sensibilité diminuée à la pénicilline.

Une telle évolution avait été permise par la généralisation du vaccin conjugué pneumococcique à 7 valences (au prix de l'émergence de sérotypes de remplacement notamment le 19A) et par une politique de communication concernant les impératifs de réduction de prescription des antibiotiques (« Les antibiotiques, ce n'est pas automatique ! »)

Depuis le remplacement en juin 2010 du vaccin 7 valences par le vaccin pneumococcique conjugué 13 valences (Prevenar 13®), la réduction du portage des sérotypes 19A et d'un grand nombre d'infections invasives liées à celui-ci, s'est trouvée confirmée sans qu'il ne soit actuellement (2014) précisé l'émergence significative de nouveaux sérotypes d'échappement.

Il a été observé parallèlement une diminution de la résistance acquise des *Haemophilus influenzae* b aux bêtalactamines par sécrétion de bêtalactamases ; celle-ci se réduisant en 2010 à

15 % des souches isolées avec une légère augmentation des souches résistantes à l'ampicilline par modification des PLP.

c. BLSE

Ces acquis devaient contraster avec le constat d'une émergence progressivement croissante d'entérobactéries productrices de bêtalactamases à spectre étendu (BLSE) dont la diffusion actuelle en milieu communautaire constitue un grave problème de santé publique.

L'incidence actuelle de ces bactéries multirésistantes a presque doublé en 2010, conduisant à une fréquence accrue de résistance des *E. coli* aux céphalosporines de 3e génération (C3G).

Les BLSE sont inhibées par les inhibiteurs de bêtalactamases tels que l'acide clavulanique, le sulbactam et le tazobactam, permettant leur détection sur antibiogramme.

Les gènes des BLSE sont portés par des plasmides hébergeant des gènes de résistance pour d'autres familles d'antibiotiques réduisant ainsi le panel des antibiotiques efficaces.

Parmi les facteurs de risques connus d'émergence des bactéries productrices de BLSE (4 à 9 % des *E. coli* urinaires communautaires en 2013), certains ont été précisés, au premier rang desquels chez l'enfant les prescriptions au cours des mois précédents de C3G (cefpodoxime proxétil, céfixime).

De tels constats conduisent à formuler des recommandations exigeantes de réduction de prescription des C3G en particulier au cours des infections des voies respiratoires hautes.

Le pourcentage de souches de *E. coli* productrices de BLSE augmente progressivement mais reste actuellement inférieur à 10 % en France. Les recommandations concernant la prise en charge de l'infection urinaire chez l'enfant devront s'adapter à l'évolution de ces résistances et conduire, le cas échéant, à la validation de nouveaux schémas thérapeutiques.

B. Un modèle physiopathologique des infections à pneumocoque

L'infection virale favorise la colonisation rhinopharyngée et la traversée des muqueuses par le pneumocoque, pouvant conduire à une bactériémie, susceptible de précéder (si prolongée et élevée) une méningite bactérienne (fig. 13.2).

Le vaccin pneumococcique conjugué, en réduisant la colonisation nasopharyngée, permet la réduction des risques de bactériémie liée à ce germe.

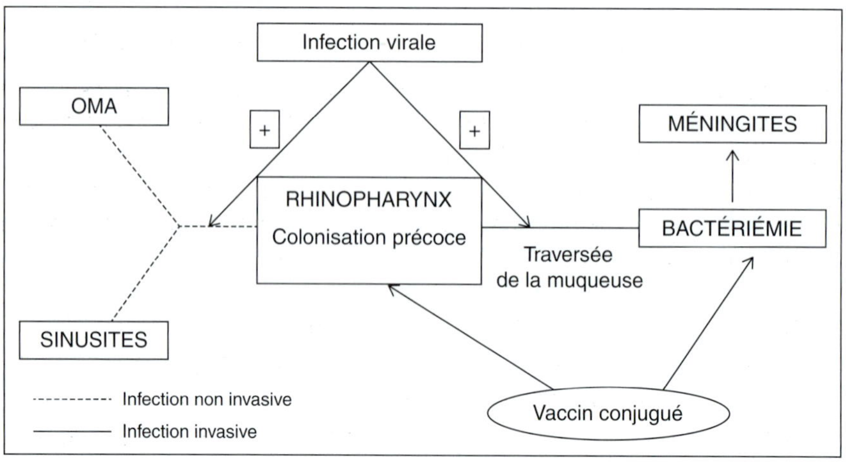

Fig. 13.2. Physiopathologie des infections invasives à pneumocoque.

II. Prescription et surveillance des antibiotiques chez l'enfant

A. Prescription d'une antibiothérapie

1. Évaluer la pertinence d'une prescription d'antibiotiques

Une utilisation rationnelle des antibiotiques est primordiale.

Elle repose sur la connaissance des produits utilisés, l'analyse de l'infection à traiter, la prise en compte des spécificités infectiologiques de l'enfant; l'épidémiologie bactérienne et l'évolution des résistances.

Toute décision d'indication d'un traitement antibiotique doit être instituée en ayant à l'esprit des réponses adaptées à la double question :

- quel bénéfice direct pour l'enfant?
- quelle conséquence écologique pour l'environnement?

Le bénéfice direct ne se discute pas en termes d'indication antibiotique face aux infections bactériennes sévères (méningites, pneumonies, pleuropneumopathies, pyélonéphrites aiguës, ostéoarthrites).

Dans les infections bactériennes communes les moins sévères (ex. : infections des voies respiratoires hautes), le bénéfice rationnel d'une antibiothérapie repose sur les effets attendus :

- accélération de la durée de réduction des signes (fièvre, algies) habituellement accessibles à un traitement symptomatique de confort (antipyrétiques, antalgiques);
- prévention des complications liées à la pathologie présumée bactérienne initiale (ex. : OMA purulente et méningite ou mastoïdite; angine et complications infectieuses locorégionales voire non suppuratives post-streptococciques dans les pays non industrialisés).

Les conséquences écologiques peuvent être antagonistes :

- bénéfique : baisse de la dissémination du streptocoque du groupe A à l'entourage (traitement antibiotique des angines confirmées à SGA);
- à l'inverse surtout : induction de l'augmentation des résistances bactériennes (prescription de céphalosporines orales et augmentation du risque d'infections à bactéries productrices de BLSE).

2. Préciser les critères de choix d'une antibiothérapie probabiliste

L'antibiothérapie est le plus souvent probabiliste chez l'enfant du fait de la difficulté de réalisation d'examens bactériologiques à cet âge (ex. : OMA purulente et paracentèse; pneumonie et absence d'expectoration chez l'enfant).

La prescription antibiotique est parfois urgente dès la réalisation des prélèvements bactériologiques, dans l'attente des résultats des cultures, par exemple en cas de fièvre aiguë chez le nourrisson d'âge < 3 mois.

Dans tous les cas, l'antibiothérapie doit être adaptée :

- à l'actualité des données épidémiologiques bactériennes concernant la pathologie;
- aux caractéristiques dynamiques et pharmacocinétiques des antibiotiques;
- aux critères pharmacocinétiques/pharmacodynamiques (PK/PD) qui doivent permettre de définir les règles d'utilisation de l'antibiotique pour une bactérie donnée en étudiant la relation efficacité en fonction du temps.

Ces **critères PK/PD** intègrent les caractéristiques microbiologiques (CMI), pharmacocinétiques (concentration des antibiotiques en fonction du temps) et pharmacodynamiques (bactéricidie en fonction des concentrations antibiotiques). Pour certains antibiotiques, certaines bactéries et certaines situations cliniques (septicémie, pneumonies, pyélonéphrites, otites), une corrélation a pu être démontrée entre des critères PK/PD sériques et la guérison clinique. Ces critères prédictifs d'efficacité peuvent varier pour un même antibiotique selon la bactérie considérée et/ou le site de l'infection.

Pour les **bêtalactamines** (céphalosporines et pénicillines), le critère PK/PD qui est le mieux corrélé à une efficacité *in vivo*, est le temps supérieur à la CMI (T > CMI). Pour ces antibiotiques dits « temps-dépendant », c'est la période au cours de laquelle la concentration dans le sérum sera supérieure à la CMI du germe qui sera corrélée à une efficacité clinique sur le terrain. Pour des infections non sévères (par exemple otite), un T > CMI supérieur à 40 % suffit. Pour des infections plus sévères comme les méningites bactériennes, un T > CMI égal à 100 % doit être obtenu.

Pour les **aminosides**, l'efficacité n'est pas « temps-dépendante » mais « dose-dépendante ». Le critère PK/PD recherché est donc ici le quotient inhibiteur (QI) qui correspond au rapport entre la concentration sérique maximale obtenue au pic et la CMI du germe. Il est donc possible d'augmenter l'efficacité du traitement en augmentant la dose unitaire de l'aminoside et, grâce à un effet prolongé post-antibiotique, de réduire le nombre d'administrations à une dose unique par 24 heures.

Pour d'autres antibiotiques comme les **quinolones**, le critère PK/PD utilisé est l'aire sous la courbe rapportée à la CMI (AUC/CMI). Ce critère tient compte à la fois du pic et du temps supérieur à la CMI.

Ces critères sont devenus essentiels pour le clinicien car ils permettent de prédire au mieux l'efficacité du traitement envisagé et de guider le choix vers les molécules les plus adaptées, ce que l'antibiogramme ne permet pas. Dans certaines situations, un antibiotique déclaré sensible vis-à-vis d'un germe à l'antibiogramme pourra être inefficace *in vivo* si ses paramètres PK/PD sont insuffisants. Ainsi *E. coli* peut être sensible à l'amoxicilline et/ou l'association amoxicilline + acide clavulanique sur un antibiogramme mais leur T > CMI étant inférieur à 40 %, ces deux antibiotiques ne peuvent donc pas être choisis pour le traitement d'une pyélonéphrite aiguë.

En pratique, le clinicien choisira :

- un antibiotique *a priori* sensible (antibiogramme) ;
- et ayant le meilleur paramètre PK/PD pour la situation clinique donnée.

C'est cette approche qui est systématiquement retenue dans les recommandations thérapeutiques des sociétés savantes en infectiologie.

3. Connaître les règles pratiques de prescription antibiotique

Modalités habituelles chez l'enfant :

- voie orale le plus souvent utilisée au cours des prescriptions ambulatoires ;
- voie injectable réservée aux infections sévères ;
- adaptation des doses selon le poids de l'enfant : prescription en mg/kg/j.

Rationnel de l'utilisation de fortes doses :

- obtenir une bactéricidie rapide (ex. : méningite purulente) ;
- assurer une diffusion au sein des sites fermés (méningites, pleurésies purulentes) ;
- éviter un échec thérapeutique et ses conséquences (ex. : abcès cérébral).

B. Surveillance de l'enfant sous antibiothérapie

1. Connaître les principaux effets indésirables (ex. : allergie à la pénicilline)

L'allergie à la pénicilline et aux céphalosporines est souvent surestimée.

L'allergie précoce vraie est très rare. Elle survient moins de 1 heure après la prise des antibiotiques, avec des signes d'anaphylaxie (urticaire, angio-œdème) pouvant mettre en jeu le pronostic vital. Elle est la seule à imposer une confirmation diagnostique, reposant sur la pratique de tests cutanés spécifiques à lecture immédiate, ainsi que de tests de provocation sous surveillance hospitalière.

Elle est à différencier des réactions maculopapuleuses transitoires et différées, notamment en fin de traitement, ne contre-indiquant pas la nouvelle prescription du même antibiotique.

La figure 13.3 synthétise la démarche pratique en cas de suspicion d'allergie (Afssaps).

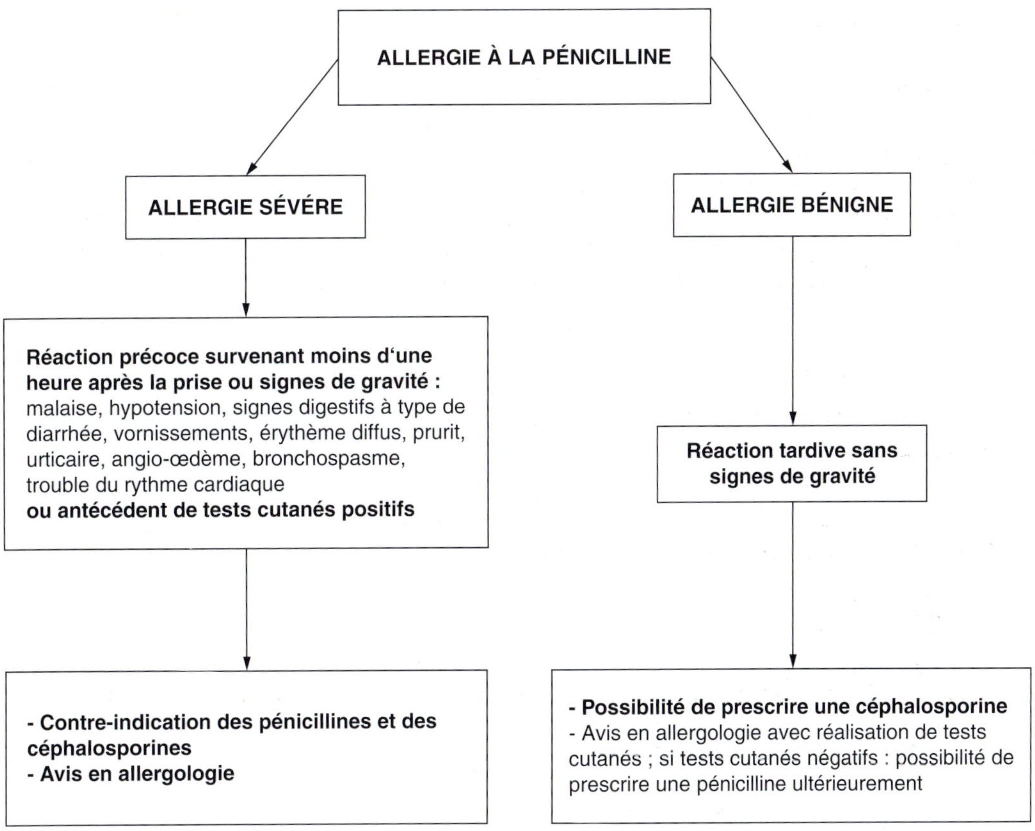

Fig. 13.3. Conduite à tenir en cas d'allergie à la pénicilline.
Afssaps, 2005.

2. Analyser les critères d'efficacité et les causes d'échec d'une antibiothérapie

a. Surveillance d'un enfant traité

Paramètres cliniques :

- réduction de la durée de la fièvre ; mais celle-ci peut parfois être prolongée en cas de syndrome inflammatoire durable ;
- réduction des signes fonctionnels reliés à la pathologie infectieuse (ex. : signes neurologiques en cas de méningite).

Paramètres biologiques :

- NFS, CRP ± PCT ;
- stérilisation selon les situations pathologiques des hémocultures, LCR et des prélèvements locaux ciblés (contrôle non systématique).

Les parents doivent être informés des signes devant conduire à une nouvelle consultation.

b. Analyse des causes d'échec thérapeutique

Définition d'un échec thérapeutique :

- permanence des signes généraux (fièvre) et/ou des signes fonctionnels locaux ;
- à 48–72 h d'un traitement spécifique bien conduit ;
- confirmé éventuellement par la non-stérilisation des prélèvements bactériologiques locaux ciblés (ex. : LCR).

Causes possibles de l'échec :

- pharmacologiques :
  - défaut d'observance,
  - défaut d'absorption (vomissements ou diarrhée aiguë),
  - posologies insuffisantes ou inadaptées aux cibles tissulaires concernées ;
- diagnostiques et/ou reliées à l'évolution :
  - erreur diagnostique ;
  - microbiologie probabiliste inexactement évaluée, co-infection,
  - complication avec foyer infectieux clos (ex. : pleurésie purulente, abcès méningé).

Modifications de prise en charge :

- éducation thérapeutique vis-à-vis de la nécessité d'une bonne observance ;
- substitution de l'antibiothérapie probabiliste initiale par un antibiotique ayant une meilleure diffusion au niveau des sites concernés ;
- correction d'une antibiothérapie probabiliste adaptée sur un mauvais pari (ex. : macrolides en cas d'échec du traitement initial d'une pneumonie aiguë supposée à pneumocoque) ;
- évacuation par drainage, s'il y a lieu, d'une collection purulente inaccessible à l'antibiotique (ex. : drainage pleural en cas de pleurésie purulente, drainage articulaire ou osseux en cas d'infection ostéoarticulaire [arthrite septique, ostéomyélite], drainage d'abcès en cas de dermohypodermite profonde).

c. Durée de traitement et critères de guérison

L'échec thérapeutique doit être distingué de la rechute définie par la réapparition après l'arrêt du traitement d'un syndrome infectieux lié à la même bactérie.

La durée d'un traitement antibiotique est extrêmement variable selon le germe, la localisation infectieuse et le traitement. Elle peut être souvent considérée comme empirique.

On peut considérer comme seuls critères de guérison l'absence de rechute et de complications à l'arrêt du traitement.

III. Principes de prise en charge anti-infectieuse chez l'enfant

A. Bon usage des antibiotiques

1. Connaître les principales situations cliniques nécessitant une documentation microbiologique

Toutes les pathologies sévères de l'enfant et en particulier :

- méningites purulentes : examen du LCR, hémocultures;
- pyélonéphrites aiguës, cystites : (BU) / ECBU, hémocultures chez le jeune nourrisson ou en cas de sepsis;
- pneumonies : hémocultures;
- pleuropneumopathies : hémocultures; examen microbiologique du liquide pleural;
- septicémie, endocardite : hémocultures;
- infections ostéoarticulaires et cutanées : prélèvement *in situ* si possible, hémocultures pour les infections ostéoarticulaires.

Les autres pathologies infectieuses notamment des voies aériennes supérieures (OMA purulentes, rhinosinusites…) ne doivent conduire à une documentation microbiologique qu'en cas d'échecs renouvelés (ex. : pour l'OMA purulente, paracentèse après 2e substitution d'antibiotique).

2. Connaître l'impact écologique des anti-infectieux et les facteurs d'émergence de la résistance aux anti-infectieux

Malgré la baisse substantielle de leur consommation depuis le début des années 2000, la France reste l'un des pays les plus gros consommateurs d'antibiotiques. Les infections ORL en sont le principal motif de prescription. Les incertitudes du diagnostic entre infections virales et infections microbiennes sont, chez l'enfant, un déterminant majeur des prescriptions inutiles.

L'impact écologique s'appuie sur :

- la relation consommation/résistance : les données d'évolution les plus récentes sur les résistances acquises du pneumocoque aux bêtalactamines et aux macrolides ont été reliées à la réduction de leur prescription; des constatations identiques ont pu être portées vis-à-vis de la résistance de *Streptococcus pyogenes* aux macrolides;
- les conséquences du choix des antibiotiques sur l'ensemble des écosystèmes bactériens :
  - digestifs : *E. coli* : l'évolution de sa résistance est largement attribuée à la surconsommation des antibiotiques prescrits pour traiter des infections respiratoires hautes et basses, surtout les céphalosporines (BLSE),
  - respiratoires : ex. : pneumocoque,
  - cutanées : *S. aureus*.

Facteurs d'émergence de résistances aux antibactériens :

- utilisation irrationnelle d'antibiotiques et automédication ;
- mauvaise observance du traitement ;
- recours à une antibiothérapie systématique devant tout épisode aigu fébrile chez l'enfant attribué par excès à une infection bactérienne.

L'impact écologique des anti-infectieux et les facteurs d'émergence de la résistance aux rares antibiotiques actuellement disponibles chez l'enfant doivent conduire à une surveillance continue des données épidémiologiques nationales et mondiales, susceptibles de dépister l'émergence et la résistance aux anti-infectieux habituellement utilisés et en particulier aux antimicrobiens, et d'évaluer le retentissement écologique de toute nouvelle molécule antibiotique prescrite.

Les meilleurs objectifs de restriction de prescription des antibiotiques s'inscrivent dans une politique d'antibiothérapie ciblée sur un diagnostic d'orientation clinique bien conduit (ex. : diagnostic otoscopique rigoureux pour l'OMA purulente) parfois accompagné de tests simples (généralisation des tests de diagnostic rapide pour l'angine).

3. Connaître les principales situations cliniques en infectiologie ne relevant pas d'une prescription d'anti-infectieux (antibiotiques)

Elles ont été précisées successivement dans les recommandations de l'Afssaps et de la SPILF (2011) pour les antibiotiques.

Prescription d'antibiothérapie non recommandée si :

- rhinopharyngite aiguë : son efficacité n'est démontrée ni sur la durée des symptômes ni pour la prévention des complications ;
- otite congestive ou otite séreuse ;
- angine aiguë à TDR négatif ou chez l'enfant d'âge < 3 ans ;
- rhinosinusite maxillaire (signes bilatéraux diffus d'intensité modérée avec rhinorrhée séreuse, peu fébrile et même si durable) ;
- bronchiolite aiguë en l'absence de signe évocateur de surinfection microbienne ;
- diarrhée aiguë liquidienne peu fébrile (cas le plus fréquent).

4. Connaître les recommandations de prise en charge des enfants porteurs ou susceptibles de porter des bactéries hautement résistantes

Exemples de bactéries hautement résistantes (BHR) :

- entérocoques résistants à la vancomycine (ERV) ;
- entérobactéries productrices de carbapénèmases (EPC).

Quels enfants et quel dépistage ?

- enfants ayant des antécédents d'hospitalisation dans les zones à risques au cours des 12 mois précédents ou ayant reçu des antibiothérapies multiples et prolongées ;
- dépistage dès l'admission (écouvillonnage rectal ou prélèvement de selles).

Mesures d'isolement pour l'enfant :

- jusqu'au retour des résultats des examens bactériologiques;
- chambre individuelle;
- précautions de contact :
  - port de gants pour tout contact avec les liquides biologiques et change de couches,
  - hygiène des mains,
  - tablier ou surblouse à usage unique lors des contacts avec l'enfant;
- spécificités pédiatriques de l'item :
  - impliquer les parents dans les mesures d'isolement,
  - difficultés d'isolement des enfants (incompréhension).

Mesures générales :

- signalement en interne (direction, CLIN) et aux autorités sanitaires (CCLIN, ARS, InVs) de tous les enfants (et familles) porteurs de BHR;
- renforcement d'isolement des enfants porteurs de BHR :
  - sectorisation avec personnel dédié :
    - des enfants « porteurs »,
    - des sujets contacts (enfants pris en charge par la même équipe soignante que l'enfant porteur),
  - sectorisation des nouveaux patients indemnes.

Objectifs :

- éviter la diffusion en France des bactéries jusqu'alors peu présentes;
- préserver l'efficacité de certains antibiotiques (vancomycine, carbapénèmes).

B. Conduite à tenir vis-à-vis des collectivités d'enfants

1. Rappels sur la transmission des maladies infectieuses

Les collectivités d'enfants (habituellement nombreux dans un espace plus ou moins restreint) favorisent la transmission des agents infectieux.

Étapes nécessaires à la transmission d'une maladie infectieuse :

- émission de l'agent pathogène par le sujet malade (secrétions respiratoires, selles, urines, sang) ou par une source environnementale;
- transmission au sujet sain, par voie directe (de personne à personne) ou indirecte (par objet contaminé);
- introduction de l'agent pathogène chez le sujet sain qui devient infecté.

La période de contagion des maladies transmissibles peut contribuer à définir, s'il est nécessaire de l'évaluer, la durée d'exclusion (risque de transmission aux autres membres de la collectivité).

Les mesures préventives d'exclusion doivent être considérées de par leur spécificité vis-à-vis de leurs conséquences possibles chez les enfants à risques au sein de la collectivité (déficit immunitaire), ou ayant une pathologie à risques accrus par la transmission de la maladie infectieuse considérée.

La survenue d'une maladie transmissible nécessite de renforcer les mesures d'hygiène appliquées au quotidien, et de lutter vis-à-vis de la survenue de cas secondaires ou épidémiques.

2. Recommandations générales

Données à retenir à propos des maladies transmissibles :

- pour les responsables de crèche : la période de contagiosité est présente voire plus élevée encore avant le début des signes cliniques conduisant au diagnostic au cours de certaines pathologies (ex. : rhinite précédant une bronchiolite);
- pour les médecins traitants et les familles : la fréquentation de la collectivité à la phase aiguë d'une maladie infectieuse n'est pas souhaitable, même en l'absence de recommandations officielles d'éviction;
- pour les étudiants : le retour d'un enfant malade en collectivité n'est sous-tendu à la prescription d'antibiotiques que dans de rares cas (infections à streptocoque du groupe A, coqueluche, shigelles).

Dans ces cas précités seulement, la collectivité peut exiger une preuve que l'antibiotique a bien été prescrit (copie d'ordonnance) ou des examens faisant preuve de la négativité des examens bactériologiques (*Escherichia coli* entérohémorragiques; shigelles).

La collectivité est, dans tous les autres cas, infondée à exiger des certificats de non-contagion que les médecins traitants doivent s'abstenir de rédiger.

3. Recommandations d'éviction

La fréquentation de la collectivité à la phase aiguë d'une maladie infectieuse n'est pas souhaitable en toute circonstance.

Certaines pathologies peuvent cependant faire l'objet d'une durée légale d'éviction.

Le CSHPF a révisé en 2010 le guide des maladies transmissibles en collectivité. Le tableau 13.1 présente les durées d'éviction d'un enfant malade susceptible de faire l'objet d'une question dans un cas clinique à l'ECN.

Tableau 13.1. Durée d'éviction de certaines maladies infectieuses.

Angine non streptococcique Angine streptococcique	Pas d'éviction Éviction pendant 2 jours après le début de l'antibiothérapie
Bronchiolite, rhinopharyngite	Pas d'éviction
Coqueluche	Éviction pendant 5 jours après le début de l'antibiothérapie (macrolides)
Gale commune	Éviction 3 jours après le début du traitement
GEA à *E. coli* entérohémorragiques, GEA à shigelles Autres GEA virales ou non documentées, salmonelles mineures	Éviction jusqu'à présentation d'un certificat médical attestant de 2 coprocultures négatives à au moins 24 h d'intervalle (coprocultures effectuées au moins 48 h après l'arrêt de l'antibiothérapie) Pas d'éviction
Grippe saisonnière	Pas d'éviction (vaccination recommandée des sujets à risque)
Gingivostomatite herpétique (HSV)	Pas d'éviction (éviter le contact avec une dermatite atopique)
Impétigo étendu	Éviction pendant 3 jours après le début de l'antibiothérapie (si indiquée) Pas d'éviction si lésions limitées, protégées

Méningite à méningocoque	Éviction jusqu'à guérison clinique
Méningite à pneumocoque	Pas d'éviction
Méningite virale	Pas d'éviction
Mononucléose infectieuse	Pas d'éviction
Oreillons	Pas d'éviction
Otites	Pas d'éviction
Pédiculose du cuir chevelu	Pas d'éviction
Roséole (exanthème subit)	Pas d'éviction
Rougeole	Éviction pendant 5 jours après le début de l'éruption
Rubéole	Pas d'éviction
Scarlatine	Éviction pendant 2 jours après le début de l'antibiothérapie
Teigne du cuir chevelu	Éviction jusqu'à présentation d'un certificat médical de non-contagiosité
Tuberculose	Éviction jusqu'à présentation d'un certificat médical de non-contagiosité (non bacillifère)
Varicelle	Pas d'éviction (avis médical pour les sujets à risque non immunisés)
Verrue vulgaire	Pas d'éviction
VIH	Pas d'éviction

Références

Cohen, R., Aberrane, S., Estrangin, F., 2005. Des critères microbiologiques d'efficacité aux propositions thérapeutiques. Arch. Pediatr. 12, 835–837.

Guide des conduites à tenir en cas de maladies transmissibles dans une collectivité d'enfants - 2010 - (CSHPF)
http://www.sante.gouv.fr/guide-des-conduites-a-tenir-en-cas-de-maladie-transmissible-dans-une-collectivite-d-enfants.html

CHAPITRE
14

Fièvre aiguë de l'enfant

Item et objectifs du CNCI

Item 144 – UE 6 – Fièvre aiguë chez l'enfant et l'adulte

- Diagnostiquer la cause. Conduire le diagnostic étiologique d'une fièvre aiguë.
- Connaître les indications et les modalités du traitement symptomatique d'une fièvre aiguë.
- Identifier les situations d'urgence et celles imposant l'hospitalisation d'un patient fébrile.

Avant de commencer...

La fièvre est le symptôme le plus fréquent chez l'enfant, surtout chez le nourrisson.
Elle est habituellement définie comme une température ≥ 38 °C quel que soit l'âge.
Le risque d'infection bactérienne sévère (avec sepsis) est le plus élevé chez le nourrisson d'âge < 3 mois (en particulier âgé de 6 semaines de vie).

Le clinicien doit savoir identifier rapidement les situations d'urgence :
- mauvaise tolérance symptomatique;
- gravité liée à l'étiologie ou à un terrain à risque.

Il doit décider des conditions d'une prise en charge ambulatoire ou hospitalière.
La cause est le plus souvent virale et bénigne. L'évolution est habituellement rapide vers l'apyrexie (≈ 3 jours) sous traitement symptomatique (mesures physiques, antipyrétiques), dont l'objectif premier est d'assurer le confort de l'enfant.
Des troubles hémodynamiques reliés à un sepsis justifient un remplissage vasculaire. Le traitement étiologique adapté, notamment l'antibiothérapie en cas de cause bactérienne, permet la guérison clinique et le retour à l'apyrexie.

I. Pour bien comprendre

A. Physiopathologie

L'homéothermie résulte d'un équilibre entre thermogenèse et thermolyse, régulé par un centre thermorégulateur situé dans l'hypothalamus antérieur.

L'élévation thermique répond à 2 mécanismes parfois associés : la fièvre et l'hyperthermie.

La **fièvre** entraîne le déplacement vers le haut du point d'équilibre thermique, ce qui conduit l'hypothalamus antérieur à émettre des influx nerveux visant à augmenter la température centrale vers ce nouveau point d'équilibre. Il en résulte une vasoconstriction (diminuant la thermolyse) et des frissons (augmentant la thermogenèse).

L'**hyperthermie** peut (indépendamment de toute élévation du point d'équilibre thermique et donc de toute fièvre) être induite par une augmentation de la thermogenèse (exercices musculaires intenses) et/ou une diminution de la thermolyse (température extérieure élevée : coup de chaleur).

B. Définition de la fièvre aiguë

La fièvre est le symptôme le plus fréquent chez l'enfant.

Elle est éventuellement suspectée par la palpation du front d'un enfant qui apparaît anormalement chaud.

Le chiffrage de la température corporelle est alors indispensable.

La méthode de référence est le thermomètre électronique par voie rectale.

La voie buccale ou axillaire nécessite un temps de prise plus long, et a de plus l'inconvénient d'une sous-estimation fréquente (ajouter + 0,4 °C si voie buccale, + 0,5 °C si axillaire).

Le thermomètre à infrarouges par voie auriculaire présente l'avantage d'un temps de prise rapide, mais manque de précision.

Définition de la **fièvre** quel que soit l'âge :

- élévation de la température centrale au-dessus de 38 °C ;
- chez un enfant normalement couvert, exposé à une température ambiante, en l'absence d'activité physique intense.

Une fièvre est dite **aiguë** lorsqu'elle évolue depuis moins de 5 jours chez le nourrisson, et moins de 1 semaine chez l'enfant plus âgé. Au-delà, on parle de fièvre prolongée.

Ce qui distingue la fièvre aiguë du nourrisson de celle de l'adulte :

- la fréquence des causes virales bénignes (âge ≥ 3 mois) ;
- les complications propres à la fièvre (crise fébrile) ;
- l'impact thérapeutique des mesures physiques (suppléments hydriques, ne pas surcouvrir).

> **Fièvre = T°C ≥ 38 °C chiffrée avec un thermomètre électronique par voie rectale.**

II. Conduite à tenir chez un enfant fébrile

A. Identifier les situations d'urgence

1. Urgence liée à la fièvre elle-même

a. Fièvre et signes potentiels de gravité

Le niveau de la température ne témoigne pas à lui seul de la gravité d'une fièvre.

Des éléments cliniques objectifs permettent d'apprécier la gravité d'un tableau fébrile (tableau 14.1), signes de mauvaise tolérance symptomatique, parfois reliés à l'étiologie.

Tableau 14.1. Signes de gravité chez un enfant fébrile.

	Signes en faveur d'une infection bénigne (virale)	Signes en faveur d'une infection possiblement sévère
Faciès	Vultueux	Pâle/gris, cyanose péribuccale
Conscience	Normale	Somnolence
Cris	Vigoureux	Plaintifs, geignards
Téguments	Érythrosiques, chauds	Marbrés, froids
Temps de recoloration cutanée	Immédiat	Allongé ($\geq$ 3 s)

Fièvre témoignant d'une infection potentiellement grave : teint gris, somnolence, cris geignards, TRC $\geq$ 3 s.

b. Complications possiblement reliées à la fièvre

On distingue :

- les crises fébriles ;
- la déshydratation aiguë ;
- le syndrome d'hyperthermie majeure.

Les **crises fébriles** concernent 2 à 5 % des enfants (voir chapitre 48).

Une crise fébrile (anciennement crise convulsive hyperthermique [CCH]) est définie comme : une crise convulsive occasionnelle, survenant en climat fébrile, chez un enfant âgé habituellement de 1 à 3 ans, dont le développement psychomoteur est normal, et en dehors de toute atteinte infectieuse (ou non) du SNC.

La **déshydratation aiguë** est très rare.

Elle est susceptible de survenir chez un jeune nourrisson ayant une fièvre élevée avec thermolyse entravée (surtout en cas de T°C extérieure élevée), par insuffisance d'apports hydriques adéquats et/ou augmentation des pertes cutanées.

Le **syndrome d'hyperthermie majeure** est devenu exceptionnel.

Son mécanisme est double : fièvre liée à une maladie intercurrente souvent virale et hyperthermie par entrave de la thermolyse (enfant surcouvert).

Il associe une température supérieure à 40,5 °C, un collapsus et des atteintes multiviscérales à haut risque de décès ou de séquelles neurologiques.

Crise fébrile : rechercher des signes d'infection neuroméningée.

2. Urgence liée à la cause de la fièvre

Ces situations d'urgence sont habituellement reliées à une cause infectieuse bactérienne.

Une cause infectieuse sévère est à redouter notamment si :

- signes de détresse respiratoire (pneumonie, pleuropneumopathie) ;
- troubles hémodynamiques (sepsis) ;

- purpura fébrile (infection à méningocoque);
- anomalies du tonus et troubles de la conscience (méningite, méningo-encéphalite);
- douleurs à la mobilisation d'un membre (ostéoarthrite);
- selles glairosanglantes avec forte fièvre (diarrhée bactérienne).

La présence ou l'absence de ces signes doit figurer dans l'observation médicale.

Alerte : purpura, troubles hémodynamiques, détresse respiratoire ou neurologique.

3. Urgence liée au terrain

Ces situations d'urgence sont habituellement reliées à :

- l'âge de l'enfant :
  - nourrisson âgé de moins de 3 mois,
  - et particulièrement le nouveau-né et l'enfant d'âge < 6 semaines;
- l'existence d'une pathologie connue :
  - drépanocytose, immunosuppression, porteur de cathéter central,
  - affection chronique pulmonaire ou rénale, maladie systémique;
- les capacités de surveillance possiblement limitées de l'entourage.

Toute prise en charge ambulatoire nécessite l'évaluation de la qualité de l'entourage familial, de sa compréhension du traitement symptomatique et éventuellement étiologique.

Identifier un terrain à risque et des difficultés de surveillance de l'entourage.

B. Conduire le diagnostic étiologique

1. Enquête clinique

a. Anamnèse

Caractéristiques de l'enfant :

- âge (nouveau-né, < 3 mois);
- antécédents d'infections sévères;
- facteurs de risque d'infection néonatale pour un jeune nourrisson;
- terrain : drépanocytose, immunosuppression, maladie chronique;
- statut vaccinal.

Circonstances :

- contage infectieux;
- voyage en pays tropical;
- antibiothérapie récente, chimiothérapie.

Caractéristiques de la fièvre :

- début brutal ou progressif;
- signes d'appel clinique (avec leur chronologie) :

  - comportement général, prise alimentaire,
  - rhinopharyngite, otalgie, odynophagie, toux, douleurs abdominales,
  - céphalées, signes fonctionnels urinaires, arthralgies, éruption cutanée ;
- nombre total de jours de fièvre ;
- qualité de la réponse aux antipyrétiques.

b. Examen physique

Constantes (à comparer aux valeurs normales pour l'âge) :

- température ;
- FC, PA systolique / diastolique / moyenne ;
- FR, SpO_2 ;
- GCS (*Glasgow Coma Score*), échelle d'évaluation de la douleur ;
- poids.

Signes d'alerte à rechercher sur un enfant entièrement déshabillé :

- généraux :
  - pâleur, purpura, ictère,
  - syndrome tumoral (adénopathies, hépatosplénomégalie) ;
- respiratoires :
  - polypnée, signes de lutte, geignement,
  - cyanose (hypoxémie), pâleur, sueurs (hypercapnie) ;
- cardiovasculaires :
  - TRC $\geq$ 3 s, tachycardie définissant l'état de choc, souffle cardiaque,
  - extrémités froides, marbrures, pouls périphériques mal perçus ;
- neurologiques :
  - agitation ou somnolence, coma (GCS < 10–12),
  - hypotonie axiale, bombement de la fontanelle chez le jeune nourrisson,
  - raideur méningée chez l'enfant ;
- abdominaux :
  - ballonnement abdominal, abolition des bruits hydroaériques,
  - sensibilité de la fosse iliaque ou défense/contracture,
  - hépatomégalie, splénomégalie, masse ;
- cutanés :
  - purpura pétéchial (thrombopénie) ou ecchymotique et extensif (fulminans),
  - exanthème ± énanthème, chéilite, décollement ;
- ostéoarticulaires :
  - limitation ou gonflement articulaire,
  - signes inflammatoires locaux.

Âge < 3 mois, statut vaccinal, contage infectieux, voyage en pays tropical.
Constantes, troubles hémodynamiques, signes méningés, purpura, détresse respiratoire.

2. Enquête paraclinique

a. Rationnel

Le plus souvent, la fièvre ne justifie pas de réaliser des examens complémentaires.

Le diagnostic étiologique est souvent relié à une cause bénigne virale, ne requérant qu'une simple surveillance par les parents en ambulatoire, sans nécessité d'enquête paraclinique.

Cette décision pourra éventuellement être réévaluée selon les modalités évolutives de la fièvre et des signes d'accompagnement pouvant justifier d'une nouvelle consultation et d'examens complémentaires orientés. Une fièvre devenant prolongée nécessite un minimum d'investigations.

Parfois, des examens complémentaires sont indiqués d'emblée (voir ci-dessous).

b. Prescription guidée par les données cliniques chez des enfants n'ayant pas de terrain à risque ni de signes associés de gravité

Le diagnostic d'OMA purulente (tympan inflammatoire et bombant à l'otoscopie) chez un enfant non à risque ne nécessite aucun examen paraclinique.

Le diagnostic d'angine chez l'enfant âgé de plus de 3 ans nécessite la pratique d'un TDR pour différencier une angine streptococcique seule justifiable d'une antibiothérapie, d'une angine virale.

La bandelette urinaire est justifiée chez le nourrisson en cas de fièvre > 39 °C pendant plus de 48 heures ou avec frissons sans point d'appel clinique, ainsi que chez l'enfant plus grand en cas de signes fonctionnels urinaires avec fièvre et parfois douleurs abdominales.

La radiographie du thorax est justifiée chez un enfant polypnéique avec des signes cliniques unilatéraux comme des râles crépitants et/ou un souffle tubaire à l'auscultation, ou une matité à la percussion.

Un frottis-goutte épaisse est indispensable en cas de fièvre survenant dans les 3 mois après le retour d'une zone endémique pour le paludisme.

c. Prescription systématique en cas de situation d'urgence

Indications principales :

- terrain à risque : âge < 3 mois, drépanocytose, immunosuppression ;
- signes cliniques évocateurs d'infection grave ;
- fièvre persistante > 3 jours sans point d'appel clinique chez le nourrisson, ou > 5 jours à tout âge.

Examens complémentaires selon le contexte :

- bilan inflammatoire :
  - NFS-plaquettes,
  - CRP ± PCT (intérêt si fièvre récente) ;
- examens bactériologiques :
  - BU ± ECBU (d'emblée si âge < 1–3 mois) en cas de fièvre persistante isolée,
  - hémoculture(s) en cas de signes de sepsis ou chez le nourrisson d'âge <3 mois,
  - examen du LCR (en l'absence de troubles hémodynamiques) en cas de signes de méningite ou systématiquement chez le nourrisson d'âge <6 semaines ;
- examens d'imagerie : radiographie du thorax de face (notamment si signes respiratoires).

Cas habituel : examen(s) complémentaire(s) orienté(s) uniquement par la clinique.
Situations à risque (notamment âge < 3 mois) : enquête paraclinique systématique.

III. Prise en charge thérapeutique

A. Orientation de l'enfant (fig. 14.1)

1. Identifier les situations imposant une hospitalisation

Hospitalisation systématique :

- nouveau-né (voire enfant d'âge < 6 semaines);
- nourrisson âgé de 6 semaines à 3 mois ayant des signes d'infection grave;
- patient neutropénique dans le cadre d'une chimiothérapie.

Hospitalisation en fonction du contexte clinique et de l'enquête paraclinique :

- enfant ayant un terrain à risque (indication « facile »);
- enfant ayant des signes évocateurs d'une infection grave;
- pathologie retrouvée nécessitant un traitement hospitalier (paludisme).

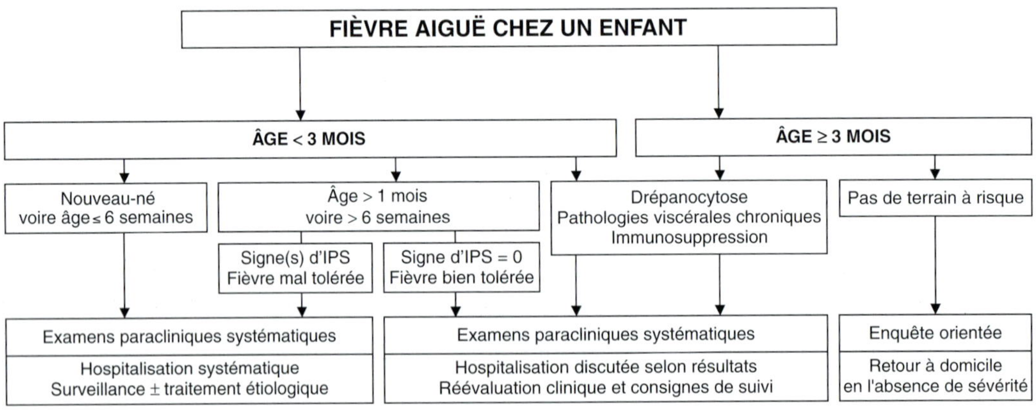

Fig. 14.1. Conduite à tenir devant une fièvre aiguë de l'enfant.
IPS : Infection Potentiellement Sévère.

2. Connaître les conditions d'une prise en charge ambulatoire

La prise en charge d'une fièvre aiguë bénigne, situation la plus fréquente chez un enfant non à risque, est ambulatoire.

Il convient d'évaluer la compréhension de la prescription par la famille, les possibilités de traitement symptomatique (notamment la nuit), en informant qu'une maladie virale peut entraîner une fièvre susceptible de durer jusqu'à 3 voire 5 jours.

Il faut également transmettre à la famille, sans l'alarmer, les signes de gravité devant conduire à une nouvelle consultation urgente : anomalies du teint, anomalies des cris, pleurs inconsolables, troubles de la conscience, troubles hémodynamiques ou signes de détresse respiratoire. Il est recommandé d'écrire ces informations sur l'ordonnance remise aux parents.

B. Prise en charge symptomatique d'une fièvre

1. Connaître les indications du traitement symptomatique

Les recommandations de l'Afssaps indiquent qu'il n'existe aucune donnée ayant un niveau de preuves suffisant pour justifier qu'une fièvre aiguë doit être respectée chez l'enfant.

Certaines études expérimentales et cliniques suggéreraient qu'une fièvre aiguë pourrait avoir un effet bénéfique lors d'infections invasives sévères (purpura infectieux, septicémie) et il a été observé que des infections sévères non fébriles pouvaient être associées à une augmentation de la mortalité.

Le traitement d'un état fébrile aigu est justifié s'il a pour objectif :

- le confort de l'enfant :
  - récupération de la vigilance et du contact avec l'environnement,
  - capacité aux jeux et aux activités, reprise de l'appétit ;
- et non la prévention des crises fébriles ou le retour immédiat à l'apyrexie.

Le traitement symptomatique s'il est utile dans ce contexte doit être bien évidemment complété par le traitement étiologique probabiliste ou confirmé d'une cause sévère, notamment d'origine bactérienne.

Objectif du traitement symptomatique de l'état fébrile aigu = confort de l'enfant.

2. Connaître ses principales modalités

a. Méthodes physiques

Elles reproduisent les échanges que l'organisme met en jeu avec le milieu extérieur pour assurer sa régulation thermique : déshabillage (radiation), boissons fraîches (conduction), brumisation (évaporation), ventilateurs (convexion).

Trois mesures simples sont à proposer :

- donner à boire aussi souvent que possible (notamment la nuit) ;
- ne pas surcouvrir l'enfant ;
- ne pas surchauffer la pièce environnante.

Les autres méthodes (bains tièdes, enveloppements humides…) sont actuellement abandonnées.

Suppléments hydriques, ne pas surcouvrir l'enfant ni surchauffer la pièce.

b. Traitement médicamenteux

Le **paracétamol** est le médicament le plus utilisé en France pour traiter les états fébriles.

La voie orale est la seule à privilégier. Sa posologie est de 60 mg/kg/j en 4 prises (maximum : 80 mg/kg/j). L'administration a été facilitée par les pipettes doseuses, avec prescription unitaire correspondant au poids de l'enfant chiffré sur la pipette.

La posologie de la voie intraveineuse diffère selon l'âge : 7,5 mg/kg/6 h pour les nourrissons d'âge < 1 an et/ou de poids < 10 kg, 15 mg/kg/6 h au-delà (IVL 20 min).

Ses effets indésirables sont rares. La toxicité hépatique est décrite pour des doses supérieures à 150 mg/kg/j. Il n'a pas d'action sur la synthèse des prostaglandines et n'a donc pas les effets indésirables possibles des AINS. Il n'a qu'un faible risque d'interaction médicamenteuse.

L'**ibuprofène** est moins souvent prescrit en France chez l'enfant fébrile.

Sa posologie est de 20–30 mg/kg/j en 3 à 4 prises (maximum : 30 mg/kg/j). C'est le seul AINS ayant une AMM pour le traitement des affections fébriles du nourrisson et de l'enfant (âge > 3 mois).

Des effets indésirables ont été décrits : infection des tissus mous (fasciite nécrosante à SGA, en particulier en cas de varicelle) ; plus exceptionnellement : toxicité digestive (hémorragies et ulcérations) ou rénale aiguë, notamment en cas de déshydratation aiguë liée à une diarrhée aiguë liquidienne chez un nourrisson.

L'**aspirine** n'est que rarement prescrite en France dans cette indication.

Sa posologie est de 60 mg/kg/j en 4–6 prises (maximum : 80 mg/kg/j).

Elle partage avec l'ibuprofène les effets indésirables des AINS (allergiques, digestifs et rénaux). On lui attribue en outre un risque de syndrome de Reye.

En 1re intention : paracétamol par voie orale en monothérapie.

3. Prescrire un traitement antipyrétique en pratique

La figure 14.2 présente une ordonnance type de traitement symptomatique d'un état fébrile aigu.

Une monothérapie par voie orale doit être privilégiée.

Il est indispensable d'avoir recours à des formes galéniques adaptées à l'enfant, avec utilisation de posologies unitaires aisément administrables, actuellement facilitées par des systèmes gradués (pipettes graduées en kg de poids).

Le paracétamol est recommandé en 1re intention (Afssaps).

La posologie à prescrire chez l'enfant : 15 mg/kg/6 h (ou dose « poids en kg » toutes les 6 h), sans omettre si nécessaire et selon l'inconfort de l'enfant une prise nocturne. La voie orale est préférée.

Date
Identification du prescripteur

Nom, prénom de l'enfant
Âge et poids de l'enfant

Paracétamol
- 15 mg/kg (soit…), ou division poids, toutes les 6H (y compris la nuit)

Ibuprofène *(administration ciblée et de confort après réévaluation par le médecin)*
- 10 mg/kg (soit…), ou division poids, 3 heures après la prise de paracétamol

Donner fréquemment à boire à l'enfant.
Ne pas surcouvrir l'enfant, ni surchauffer la pièce environnante.

Reconsulter en urgence si : persistance de la fièvre (sans cause retrouvée) > 72H ou apparition de signes susceptibles de vous inquiéter

Signature

Fig. 14.2. Ordonnance type d'un traitement symptomatique d'une fièvre aiguë.

La prescription d'ibuprofène ne doit pas être systématique.

En 2e intention seulement, en cas d'inconfort se traduisant par la permanence ou les récidives de signes de mauvaise tolérance symptomatique malgré une monothérapie antipyrétique initiale bien conduite pendant au moins 24 heures, on peut avoir recours à une prescription ciblée d'ibuprofène, à la posologie unitaire de 10 mg/kg.

De tels signes de mauvaise tolérance symptomatique, potentiellement reflets également de la sévérité de la maladie causale, doivent conduire à une vigilance parentale accrue et à une nouvelle consultation médicale.

Connaître l'ordonnance type du traitement symptomatique d'un état fébrile aigu.

C. Prise en charge étiologique d'une fièvre

Indications d'un traitement étiologique :

- probabiliste :
  - terrain à risque (nouveau-né, neutropénie, immunosuppression),
  - signes cliniques faisant suspecter une infection sévère ;
- curatif ciblant l'infection identifiée :
  - antibiothérapie (angine à SGA, OMA purulente, méningite, pneumonie),
  - antiparasitaire (paludisme).

La fièvre est l'un des marqueurs cliniques pouvant évoquer un échec de la prise en charge initiale, notamment en cas de persistance à 48–72 heures.

IV. Spécificités du jeune nourrisson d'âge <3 mois

A. Spécificités épidémiologiques

La fièvre à cet âge est également définie par une $T \geq 38$ °C.

Elle peut témoigner aussi bien d'une infection virale bénigne que d'une infection bactérienne sévère, nécessitant un traitement antibiotique urgent.

Elle ne doit donc jamais être considérée comme un symptôme banal, en raison du risque plus élevé d'infection bactérienne invasive (incidence élevée des bactériémies avant l'âge de 6 semaines), notamment à streptocoque B tardif (par contamination maternelle tardive) ou à pneumocoque (vaccination débutée à l'âge de 2 mois) ou à *E. coli* (pyélonéphrite aiguë).

B. Spécificités diagnostiques

1. Enquête clinique

L'anamnèse doit être particulièrement détaillée.

L'examen clinique d'un jeune nourrisson fébrile est le plus souvent non contributif.

Les difficultés de diagnostic étiologique tiennent au caractère non spécifique et souvent pauci-symptomatique des infections potentiellement sévères (IPS) à leur début.

Informations anamnestiques évocatrices :

- présence de facteurs de risque d'infection néonatale (particulièrement importants à considérer dans les 4 à 6 premières semaines de vie) :

  - prélèvement vaginal maternel positif pour SGB,
  - fièvre maternelle en périnatal,
  - prématurité,
  - rupture de la poche des eaux > 12 h,
  - liquide amniotique teinté;
- absence de contexte épidémiologique ou de contage viral.

Signes cliniques d'IPS à rechercher activement (à tout âge) :
- troubles de la vigilance et/ou du tonus : somnolence, hypotonie;
- troubles du comportement : anomalies du cri, irritabilité ou inconsolabilité;
- troubles de l'hémodynamique : tachycardie, TRC $\geq$ 3 s, pouls mal perçus;
- troubles de la coloration : teint gris, pâleur, cyanose, marbrures;
- signes de détresse respiratoire : polypnée, signes de lutte;
- signes de déshydratation aiguë, difficultés d'alimentation;
- signes en faveur d'une infection ostéoarticulaire : douleur à la mobilisation;
- autres signes : purpura, distension abdominale.

Connaître les facteurs de risque d'infection néonatale et les signes d'IPS.

2. Enquête paraclinique

Elle est nécessaire en raison de l'incidence forte des infections bactériennes.

Les nourrissons de cet âge, sans orientation clinique au terme de l'examen, qu'il y ait ou non des signes cliniques évocateurs de gravité, doivent avoir les examens complémentaires susceptibles de guider les indications d'hospitalisation et de traitement.

Examens complémentaires systématiques :
- NFS-plaquettes, CRP, ± PCT;
- ECBU (BU non fiable avant l'âge de 1–3 mois);
- avant l'âge de 6 semaines ou en cas de signes d'IPS :
  - hémoculture(s),
  - examen du LCR;
- ± TDR grippe, virologie nasale en milieu hospitalier.

Autres examens orientés par le contexte clinique :
- radiographie du thorax (signes d'IPS notamment respiratoires);
- échographie de parties molles ou de segments osseux…

Attention : un enfant d'âge < 6 semaines chez qui serait porté le diagnostic de pyélonéphrite aiguë sur l'ECBU doit bénéficier malgré tout d'un examen du LCR afin de rechercher une méningite associée (barrière hématoméningée perméable à cet âge).

C'est *in fine*, la confrontation des données de l'examen clinique et des explorations complémentaires qui permettra d'évaluer le niveau de risque infectieux du nourrisson fébrile et guidera la prise en charge (hospitalisation, antibiothérapie probabiliste).

C. Spécificités de prise en charge thérapeutique

1. Indications d'hospitalisation

L'hospitalisation est systématique chez le nouveau-né (voire l'enfant d'âge < 6 semaines), ainsi que chez le nourrisson d'âge inférieur à 3 mois ayant des signes d'IPS.

Certains nourrissons d'âge > 6 semaines peuvent être pris en charge en ambulatoire.

Il s'agit exclusivement des nourrissons considérés comme à bas risque, c'est-à-dire n'ayant aucun signe clinique d'IPS, aucun signe biologique en faveur d'une infection bactérienne (GB entre 5 000 et 15 000/mm^3, CRP < 20 mg/L si fièvre évoluant depuis plus de 12–24 heures, ECBU normal).

Le risque d'IPS est par ailleurs d'autant plus faible qu'il existe un contage infectieux familial viral supposé (anamnèse) ou prouvé (virologie nasale) : entérovirus l'été, VRS, rhinovirus et grippe l'hiver.

La qualité de surveillance de l'entourage familial doit être prise en compte.

Les parents doivent être informés de la nécessité d'un recours rapide hospitalier en cas de survenue différée de signes cliniques de sévérité. Une réévaluation clinique est indispensable au terme de 24 heures.

2. Modalités thérapeutiques

Un traitement symptomatique peut être prescrit.

Il ne « masquera » pas la fièvre et ne gênera pas l'évaluation du suivi de l'épisode fébrile.

Le traitement étiologique est parfois urgent.

Une antibiothérapie probabiliste doit être prescrite après prélèvements bactériologiques chez un nouveau-né fébrile ou chez un nourrisson d'âge < 3 mois ayant des signes d'IPS. Le suivi du syndrome inflammatoire et des résultats des cultures des prélèvements bactériologiques seront utiles pour guider la suite de la prise en charge thérapeutique.

Point de vue de l'expert

À connaître sur le bout des doigts… car la fièvre s'intègre à tout cas clinique d'infectiologie.

Ce qu'il faut retenir :

- la définition de la fièvre : T° ≥ 38 °C à tout âge ;
- la méthode de référence de mesure : température rectale ;
- l'absence de gravité qu'on ne saurait évaluer sur le seul chiffre de température ou par la survenue de certaines complications attribuées à la fièvre (crise fébrile) ;
- la gravité possiblement liée à l'étiologie chez le nourrisson âgé de moins de 3 mois (fréquence plus élevée des infections bactériennes) ou sur d'autres terrains à risque ;
- l'enquête paraclinique, l'hospitalisation et le traitement antibiotique systématique des nouveau-nés ;
- le traitement symptomatique avec pour but principal le confort de l'enfant ;
- la prescription en 1re intention d'une monothérapie : paracétamol 15 mg/kg/6 h *per os*.

Références

American Academy of Pediatrics, 2008. Febrile seizures : clinical practice guideline for the long-term management of the child with simple febrile seizures. Pediatrics 121, 1281–1286.

American Academy of Pediatrics, 2011. Fever and antipyretic use in children. Pediatrics 127, 580–587.

Bourrillon, A., Benoist, G., 2010. Fièvre chez l'enfant. In : EMC - AKOS (Traité de Médecine). pp. 1–7 (Article 8-0100).

Corrard, F., février 2013. Respecter la fièvre du nourrisson. Revue du Praticien. In : Médecine Générale.

Dubé, C.M., Brewster, A.L., Baram, T.Z., 2009. Febrile seizures : mechanisms and relationship with epilepsy. Brain Dev. 31, 366–371.

Gajdos, V., 2007. Fièvre du nourrisson de moins de 3 mois. Revue du Praticien. Médecine générale. 21, 786–787.

Nijman, R.G., Vergeouve, Y., Thompson, M., van Veen, M., van Meurs, A.H., van der Lei, J., et al., 2013. Clinical prediction model to aid emergency doctors managing febrile children at risk of serious bacterial infection : diagnostic study. BMJ 346, f1706.

Purssel, E., While, A.E., 2013. Does the use of antipyretics in children who have acute infections prolong febrile illness and meta analysis. J. Pediatr. 163 (3), 822–827.

Torpy, J.M., Lynm, C., Glass, R.M., 2004. Fever in infants. JAMA 291 (10), 1284.

Van den Bruel, A., Haj-Hassan, T., Thompson, M., Buntinx, F., Mant, D., 2010. European Research Network on Recognising Serious Infection investigators. Diagnostic value of clinical features at presentation to identify serious bacterial infection in children in developed countries : a systematic review. Lancet 375, 834–845.

Van den Bruel, A., Thompson, M., Haj-Hassan, T., Stevens, R., Moll, H., Lakhanpaul, M., Mant, D., 2011. Diagnostic value of laboratory tests in identifying serious bacterial infections in children : systematic review. BMJ 342, d3082.

	Prise en charge de la fièvre de l'enfant : mise au point - 2004 - (Afssaps) http://www.sfmu.org/documents/consensus/mapfiev.pdf
	Prise en charge hémodynamique du sepsis sévère : consensus. 2005 - (SFAR et SRLF) http://www.sfar.org/article/89/prise-en-charge-hemodynamique-du-sepsis-severe-nouveau-ne-exclu-cc-2005

CHAPITRE

15

Éruptions fébriles

Items et objectifs du CNCI

Item 160 – UE 6 – Exanthèmes fébriles de l'enfant

- Argumenter les principales hypothèses diagnostiques et justifier les examens complémentaires pertinents.
- Diagnostiquer une rougeole, une rubéole, un mégalérythème épidémique, un exanthème subit, une mononucléose infectieuse, une scarlatine, un syndrome de Kawasaki.
- Connaître les principes de la thérapeutique et du suivi du patient.
- Connaître la conduite à tenir vis-à-vis de l'entourage autour d'un diagnostic de rougeole, rubéole, scarlatine, et les risques chez la femme enceinte.

Item 164 – UE 6 – Infections à herpès virus du sujet immunocompétent

- Diagnostiquer un herpès cutané et muqueux, une varicelle, un zona chez le sujet immunocompétent.
- Connaître la conduite à tenir devant un herpès cutané et muqueux, une varicelle, un zona et leurs complications les plus fréquentes.
- Connaître les risques en cas d'infection chez la femme enceinte, le nouveau-né, le sujet atopique.

Avant de commencer…

Les consultations pour éruptions fébriles sont fréquentes chez le jeune enfant.
Le diagnostic est avant tout clinique. L'indication des examens complémentaires est très limitée et réservée habituellement à l'enfant immunodéprimé ou dans un contexte particulier (contact avec une femme enceinte, déclaration obligatoire).
Les causes sont le plus souvent des infections virales banales avec exanthème. Certaines ont une sémiologie infectieuse et dermatologique spécifique permettant d'orienter le diagnostic vers un agent infectieux.

La prise en charge est le plus souvent seulement symptomatique.
Les quelques situations d'urgence doivent être rapidement identifiées par un examen clinique rigoureux, notamment par la recherche de troubles hémodynamiques ou devant l'association de signes évocateurs d'atteintes viscérales et/ou muqueuses.
Les complications (y compris chez les enfants immunocompétents) ainsi que leurs conséquences épidémiologiques en collectivité peuvent conduire à une prise en charge préventive (hygiène et vaccinations).

I. Pour bien comprendre

A. Préambule

Une consultation pour éruption fébrile est fréquente en pratique pédiatrique.
Le diagnostic est avant tout clinique, dans un contexte à la fois infectieux et dermatologique.

Pédiatrie

L'indication des examens complémentaires est très limitée, réservée habituellement à l'enfant immunodéprimé ou un contexte particulier (contage avec une femme enceinte).

Il convient de suivre une démarche diagnostique systématique :

- analyser les lésions sur un plan dermatologique ;
- identifier les situations de gravité nécessitant une prise en charge urgente ;
- rechercher les antécédents de l'enfant (maladies, vaccinations, contages, médicaments...) ;
- replacer l'éruption fébrile dans son contexte clinique (signes associés) et évolutif.

Les causes infectieuses (virales avant tout) sont les plus fréquentes.

Les maladies inflammatoires et les toxidermies médicamenteuses peuvent être fébriles et évoquées comme diagnostics différentiels.

Certaines urgences diagnostiques et thérapeutiques doivent être rapidement identifiées, notamment le purpura méningococcique (voir chapitre 43) et la maladie de Kawasaki (traitée dans ce chapitre).

B. Sémiologie dermatologique

1. Lésions élémentaires

a. Généralités

L'examen de l'éruption permet de définir la lésion dermatologique élémentaire.

L'analyse peut être plus précise si elle est précoce, non modifiée par le grattage, la surinfection locale ou l'application de traitements locaux.

Des éruptions fébriles peuvent s'accompagner de perte de substance au niveau de l'épiderme (desquamation), d'érosions ou d'ulcérations selon la profondeur des lésions.

b. Lésions sans relief ni infiltration

Les **macules** sont des lésions caractérisées par une modification de la couleur de la peau, sans soulèvement épidermique (relief) ni infiltration.

Les macules rouges sont les plus fréquentes : l'érythème (s'efface à la vitropression), la macule vasculaire (s'efface partiellement), et enfin le purpura (ne s'efface pas).

L'érythème traduit une vasodilatation des vaisseaux cutanés superficiels. Intégré au sein des éruptions fébriles, il s'agit d'un **exanthème**, auquel peut s'associer un **énanthème** si les muqueuses sont atteintes.

c. Lésions infiltrées

Les **papules** sont des lésions caractérisées par un soulèvement épidermique (lésions en relief et palpables), solides (sans contenu liquidien) mais non indurées, de petite taille (< 1 cm de diamètre).

Les **nodules** sont également des lésions caractérisées par un soulèvement épidermique (lésions en relief et palpables), solides (sans contenu liquidien) mais indurées.

Les nodosités sont des nodules de petite taille (0,5–1 cm de diamètre). Les nouures sont des indurations circonscrites de l'hypoderme et de grande taille (≥ 1 cm de diamètre).

d. Lésions liquidiennes

Les **vésicules** sont des lésions caractérisées par un soulèvement épidermique (lésions en relief et palpables), translucide (infiltration liquidienne), de petite taille (1–2 mm de diamètre).

Ce sont des lésions fragiles et transitoires, susceptibles d'évoluer vers des bulles ou des pustules, voire une rupture avec érosion et formation de croûtes.

Les **bulles** sont des lésions caractérisées par un soulèvement épidermique (lésions en relief et palpables), translucide (infiltration liquidienne), de grande taille (≥ 5 mm de diamètre).
Elles sont également fragiles et éphémères, susceptibles d'évoluer vers des pustules, voire vers une rupture avec érosion et formation de croûtes.

Les **pustules** sont définies par le caractère purulent du contenu liquidien d'une vésicule ou d'une bulle.

Lésions sans relief ni infiltration : macules.
Lésions infiltrées : papules, nodules.
Lésions liquidiennes : vésicules, bulles, pustules.

2. Type d'éruptions

Les termes de « morbilliformes », « scarlatiniformes »,... sont désuets et doivent être abandonnés. Un même agent viral peut parfois être responsable d'éruptions de divers types.

La classification actuelle est plus conforme à la démarche clinique :

- exanthèmes maculopapuleux : rougeole, rubéole, scarlatine, exanthème subit, mégalérythème épidémique, Kawasaki ;
- exanthèmes vésiculo-pustuleux : varicelle (avant tout), HSV, zona, entérovirus, virus coxsakie (syndrome pieds-mains-bouche).

Les principales causes infectieuses des exanthèmes fébriles sont d'origine virale.
Le contage et leur analyse sémiologique guident l'orientation étiologique.

II. Démarche diagnostique générale

A. Évaluation clinique

1. Évaluation de la gravité

Urgence diagnostique et thérapeutique :

- purpura fébrile + troubles hémodynamiques : étiologie méningococcique ;
- fièvre > 5 jours : maladie de Kawasaki ;
- lésions ulcérées des muqueuses et/ou décollements épidermiques extensifs : Stevens-Johnson, syndrome de Lyell, SSS ;
- altération de l'état général avec adénopathies, atteinte multiviscérale et anomalies hématologiques (hyperéosinophilie, hyperlymphocytose) : DRESS syndrome (*Drug Reaction with Eosinophilia and Systemic Symptoms*).

Sévérité symptomatique :

- tolérance : troubles hémodynamiques/respiratoires/neurologiques, convulsions ;
- surinfection bactérienne localisée ou étendue, caractère douloureux.

Terrain particulier, notamment :
- enfant immunodéprimé, nouveau-né ;
- contage avec une femme enceinte.

La prise en charge thérapeutique hospitalière précoce des situations d'urgence permet de préserver le pronostic, parfois vital.

Urgences : purpura méningococcique, maladie de Kawasaki, ulcérations muqueuses et décollements épidermiques extensifs, terrain particulier.

2. Enquête diagnostique

Données anamnestiques indispensables :
- le contexte épidémiologique :
  - âge, terrain, antécédents de maladies éruptives, vaccinations,
  - contage infectieux, voyage récent,
  - prises médicamenteuses (AINS, antibiotiques, anticonvulsivants),
  - nouveau-né, immunodéprimé ou femme enceinte dans l'entourage ;
- les données de la phase prééruptive :
  - durée d'incubation (temps entre contage et éruption),
  - symptômes de la phase d'invasion ;
- l'évolution de l'éruption :
  - mode de début, progression,
  - automédication éventuelle (voie générale ou locale).

Points essentiels de l'examen physique :
- l'analyse sémiologique de l'éruption :
  - lésions dermatologiques élémentaires, lésions de grattage (prurit),
  - topographie, mode d'extension et association de ces lésions ;
- les signes associés :
  - caractéristiques de la fièvre : chiffre, allure évolutive, tolérance,
  - hépatomégalie, splénomégalie, adénopathies.

Données cliniques : terrain et entourage, antécédents de maladies éruptives, vaccinations, analyse de l'éruption.

B. Orientation diagnostique

L'arbre décisionnel (fig. 15.1) permet une synthèse des données abordées.

Seules les causes incluses dans les items de l'ECN sont détaillées dans ce chapitre.
La plupart des causes d'éruptions fébriles quelle qu'en soit l'étiologie sont bénignes.

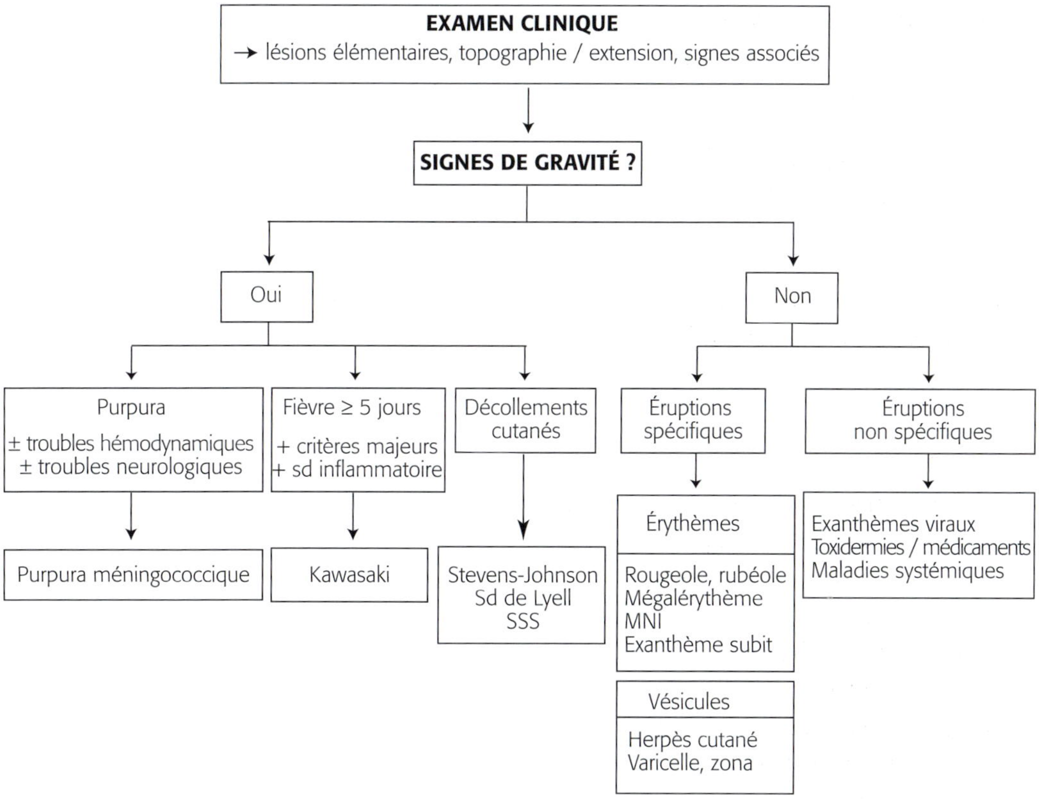

Fig. 15.1. Conduite à tenir devant une éruption fébrile de l'enfant.
Sd : syndrome; SSS : *Scalded Skin Syndrome*; MNI : mononucléose infectieuse.

III. Maladies infectieuses éruptives

A. Rougeole

1. Pour bien comprendre

a. Épidémiologie

Elle demeure une maladie infectieuse d'actualité dans les pays industrialisés, évoluant sur un mode endémo-épidémique, malgré la mise à disposition de vaccins efficaces depuis plus de 40 ans. La France n'est pas épargnée, avec la survenue d'une épidémie comptant plus de 10 000 cas déclarés entre 2009 et 2011.

Ses complications (rares dans les pays à haut niveau socio-économique) sont fréquentes dans les pays en voie de développement, où elles sont un facteur majeur de mortalité et de morbidité infantile. La maladie est plus grave avant l'âge de 1 an, chez l'adulte, la femme enceinte et l'immunodéprimé.

L'explication vient d'une couverture vaccinale restée longtemps insuffisante en France (< 90 %), ce qui a créé un réservoir important de sujets non protégés, population qui permet désormais une transmission virale interhumaine.

La vaccination est efficace, mais la protection conférée par une dose unique de vaccin n'est estimée qu'à 90 %. La seconde dose recommandée permet de rattraper la majorité des sujets n'ayant pas répondu à la première, aboutissant à une protection finale de 95–98 % après deux doses.

Seuls les pays qui ont mis en place une stratégie vaccinale à deux doses avec une forte couverture vaccinale comme la Finlande et les États-Unis ont pu éliminer la maladie.

Maladie encore d'actualité car couverture vaccinale insuffisante en France.

b. Rappels d'infectiologie

L'agent causal est un paramyxovirus dénommé *Morbillivirus*.

Les nourrissons sont protégés jusqu'à l'âge de 6 mois par les anticorps maternels.

La maladie confère une immunité durable.

Vaccination antirougeoleuse recommandée pour tous les nourrissons (2014) :

- combinée avec les vaccins rubéole et oreillons (vaccination triple ROR);
- 1re dose à l'âge de 12 mois (la vaccination précoce à l'âge de 9 mois en cas d'entrée en collectivité n'est plus recommandée hors période épidémique);
- 2e dose à l'âge de 16–18 mois.

La transmission est directe, par voie aérienne.

L'incubation dure 10 à 12 jours.

La contagiosité est très importante par voie respiratoire, dès la phase d'invasion débutant 5 jours avant l'éruption et jusqu'au 5e jour après le début de l'éruption.

Stratégie vaccinale antirougeoleuse = 2 doses entre les âges de 12 et 24 mois.

2. Diagnostic

a. Enquête clinique

Arguments anamnestiques en faveur du diagnostic :

- absence d'antécédent de rougeole ou de vaccination antirougeoleuse;
- contage environ 2 semaines avant l'éruption (période d'incubation + invasion).

Phase d'invasion (catarrhale ou prééruptive) :

- fièvre élevée;
- catarrhe oculorespiratoire : larmoiement, conjonctivite, rhinorrhée, toux;
- parfois énanthème pathognomonique (en fin de période catarrhale) : signe de Köplik = taches punctiformes blanc-bleuté sur une muqueuse jugale inflammatoire à la limite de la visibilité (fig. 15.2).
- durée : 2 à 4 jours.

Phase éruptive :

- début : environ 2 semaines après le contage;
- exanthème maculopapuleux (fig. 15.3) :

- description : maculopapules non prurigineuses respectant des intervalles de peau saine,
- siège : début derrière les oreilles, puis extension en 24–48 heures vers la face et le reste du corps en direction descendante et en une seule poussée,
- évolution : régression en 5 à 6 jours;

- fièvre décroissant à la généralisation de l'éruption;
- persistance des signes respiratoires de la phase d'invasion (conjonctivite, rhinorrhée, toux).

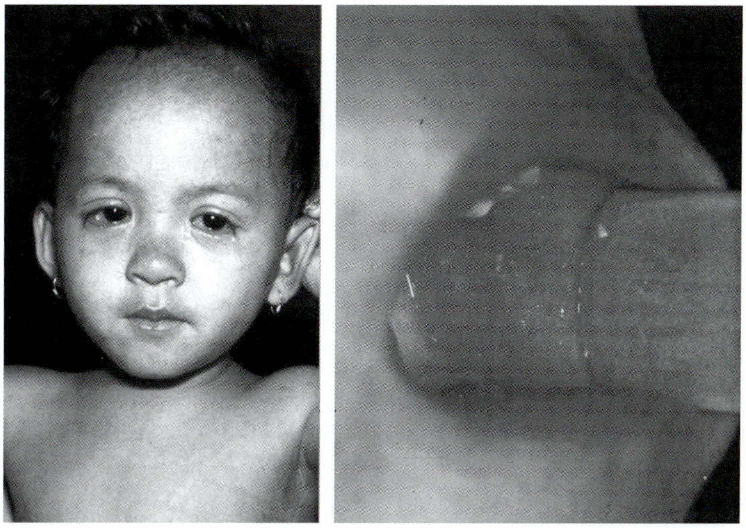

Fig. 15.2. Rougeole : conjonctivite et signe de Köplik. (*Voir aussi dans le cahier couleur.*)

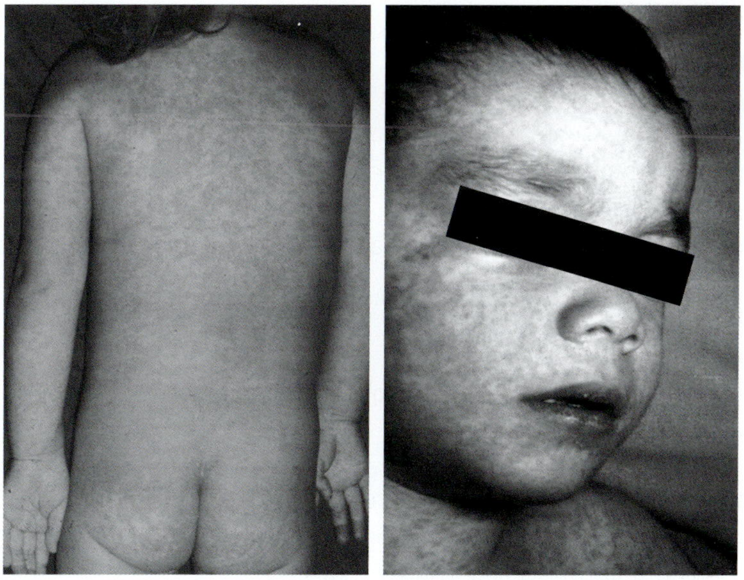

Fig. 15.3. Rougeole : exanthème. (*Voir aussi dans le cahier couleur.*)

Complications possibles :

- infectieuses (à évoquer en cas de réascension thermique) :
  - bronchite, pneumopathie (diffusion virale de la maladie respiratoire),
  - surinfections pulmonaires (pneumocoque, *S. aureus*), OMA purulente (pneumocoque, *H. influenzae*);

- neurologiques (exceptionnelles) :
  - encéphalite aiguë morbilleuse précoce post-éruptive (fréquence 1/1 000),
  - panencéphalite sclérosante subaiguë de Van Bogaert (PESS) de survenue retardée (en moyenne 5 à 10 ans) après la rougeole (fréquence 1/100 000, 1/6 000 si la rougeole est survenue chez le jeune nourrisson).

Clinique : catarrhe oculorespiratoire, exanthème maculopapuleux, ± signe de Köplik.

b. Enquête paraclinique

Le diagnostic de rougeole typique est avant tout clinique.

Comme la rougeole est une maladie à déclaration obligatoire, une confirmation paraclinique doit être réalisée de manière systématique.

Examens biologiques de confirmation possibles :

- diagnostic direct par PCR sur salive ou sérum ;
- recherche d'IgM spécifiques (salive, sérum) ;
- dosage des IgG sur 2 prélèvements (phase aiguë et convalescence) : séroconversion ou augmentation significative du taux d'anticorps (×4) en l'absence de vaccination dans les 2 mois précédents.

Confirmation paraclinique indispensable (maladie à déclaration obligatoire).

3. Prise en charge

a. Mesures thérapeutiques

L'hospitalisation n'est requise qu'en cas de signes de sévérité.

Le traitement est essentiellement symptomatique :

- traitement de la fièvre (paracétamol) ;
- antibiothérapie probabiliste (amoxicilline-acide clavulanique) en cas de surinfection bactérienne.

b. Mesures préventives

Déclaration obligatoire de la maladie :

- signalement sans délai à l'ARS pour enquête autour du cas ;
- notification à visée épidémiologique.

Mesures préventives après diagnostic d'un cas de rougeole :

- recherche systématique d'autres cas (contaminateur, cas secondaires) ;
- vérification du statut vaccinal des sujets contacts ;
- mise en place de mesures thérapeutiques préventives.

L'éviction scolaire est requise jusqu'à 5 jours après le début de l'éruption.

Tout contact entre un sujet non immunisé et un sujet infecté contagieux doit être évité.

Un sujet contact est une personne ayant été en contact proche (famille, crèche) pendant la période comprise entre 5 jours avant et 5 jours après le début de l'éruption (période de forte contagiosité). Les mesures thérapeutiques préventives chez les sujets contact non vaccinés et sans antécédent de rougeole sont rappelées dans le tableau 15.1.

Tableau 15.1. Mesures préventives pour les sujets contact d'un cas de rougeole (2014).

Nourrisson d'âge < 6 mois	– Si mère immunisée (antécédent de rougeole, vaccinée avec 2 doses) : aucune mesure (sérologie maternelle en urgence si besoin). – Si mère non immunisée : Ig polyvalentes IV (efficaces dans les 6 jours après le contage)
Nourrisson âgé de 6 à 11 mois	1 dose de vaccin monovalent (rougeole) dans les 72 h après le contage puis 2 doses de vaccin trivalent (ROR) selon le calendrier habituel
Sujets d'âge > 1 an et nés depuis 1980	– Non vacciné : mise à jour avec 2 doses de ROR (à au moins 1 mois d'intervalle). – Déjà vacciné : aucune mesure.
Terrains particuliers	– Immunodéprimé : Ig polyvalentes IV (dans tous les cas). – Femme enceinte non vaccinée et sans antécédent de rougeole : Ig polyvalentes IV.

Mesures préventives : recherche d'autres cas, vérification du statut vaccinal des sujets contacts.

B. Rubéole

1. Pour bien comprendre

a. Épidémiologie

Il s'agit d'une maladie virale du jeune enfant le plus souvent bénigne.

Elle peut être redoutable pour le fœtus si elle survient avant 18 SA au cours de la grossesse chez une femme non immunisée, en raison d'un risque d'embryofœtopathie sévère ou de rubéole congénitale (voir chapitre 1).

Risque de rubéole congénitale si femme enceinte non immunisée.

b. Rappels d'infectiologie

L'agent causal est un virus à ARN, le *Rubivirus*.

Les nourrissons sont protégés jusqu'à l'âge de 6 mois par les anticorps maternels.

La maladie confère une immunité durable.

Vaccination antirubéoleuse recommandée pour tous les nourrissons (2014) :

- combinée avec les vaccins rougeole et oreillons (vaccination triple ROR) ;
- 1re dose à l'âge de 12 mois (la vaccination précoce à l'âge de 9 mois en cas d'entrée en collectivité n'est plus recommandée hors période épidémique) ;
- 2e dose à l'âge de 16–18 mois.

La transmission est directe, par voie aérienne (rubéole acquise) ou transplacentaire (rubéole congénitale).

L'incubation dure 15 à 21 jours.

La contagiosité est possible une semaine avant et jusqu'à 2 semaines après le début de l'éruption.

2. Diagnostic

a. Enquête clinique

Arguments anamnestiques en faveur du diagnostic :
- absence d'antécédent de rubéole ou de vaccination antirubéoleuse ;
- contage 15–20 jours avant l'éruption (rarement retrouvé car maladie peu symptomatique).

Phase d'invasion :
- fièvre modérée ;
- état général conservé ;
- absence de catarrhe (en particulier la toux) ;
- signes associés possibles : céphalées, courbatures, pharyngite ;
- durée : 1 semaine.

Phase éruptive :
- début : 15–20 jours après le contage ;
- exanthème maculopapuleux :
  - description : macules et maculopapules souvent plus pâles et plus petites que celles de la rougeole,
  - siège : atteinte de la face puis extension au thorax,
  - évolution : une seule poussée sur 72 heures, puis disparition (caractère fugace) ;
- fièvre modérée ;
- signes associés possibles : splénomégalie, adénopathies occipitales.

Complications possibles :
- hématologiques : purpura thrombopénique post-éruptif (fréquence 1/3 000) ;
- articulaires : arthralgies, arthrites (surtout chez l'adulte) ;
- neurologiques : encéphalite, méningo-encéphalite (rares).

Exanthème maculopapuleux précédée d'une phase d'invasion sans catarrhe.

b. Enquête paraclinique

Le diagnostic clinique de rubéole est difficile.

La réalisation d'examens complémentaires de confirmation se justifie dans les formes atypiques ou compliquées, et surtout en cas de contact avec une femme enceinte non immune.

Examens biologiques de confirmation possibles :
- IgM spécifiques en phase aiguë (pendant 2 mois) ;
- élévation significative des IgG (×4) sur deux prélèvements réalisés à 15–21 jours d'intervalle.

L'hémogramme ne montre pas d'hyperleucocytose. La plasmocytose est évocatrice mais inconstante.

3. Prise en charge

a. Mesures thérapeutiques

La prise en charge est habituellement ambulatoire.

Le traitement est essentiellement symptomatique : antipyrétiques.

b. Mesures préventives

L'éviction scolaire n'est pas obligatoire.

Tout contact entre un enfant infecté contagieux et une femme enceinte séronégative doit être formellement prohibé (risque de fœtopathie). En cas de contage, la conduite à tenir est détaillée dans le chapitre 1.

Une femme enceinte séronégative devra être vaccinée en post-partum (le vaccin vivant atténué est contre-indiqué au cours de la grossesse).

Vaccination en post-partum des femmes enceintes séronégatives.

C. Mégalérythème épidémique

1. Pour bien comprendre

a. Épidémiologie

Il survient par épidémies familiales ou scolaires.

L'âge de survenue est 5–14 ans.

b. Rappels d'infectiologie

L'agent causal est le parvovirus B19.

La maladie confère une immunité durable.

La transmission est directe, par voie respiratoire.

L'incubation dure 6 à 14 jours.

La contagiosité est possible durant la phase d'invasion.

2. Diagnostic

a. Enquête clinique

Phase d'invasion :

- fièvre modérée ;
- état général conservé ;
- signes associés : céphalées, myalgies ;
- durée : 2 jours.

Phase éruptive :

- début : 2 semaines après le contage ;
- exanthème maculopapuleux :
  - description : maculopapules puis macules légèrement œdémateuses (en guirlande),
  - siège : début aux joues (rouges d'aspect souffleté) s'atténuant en quelques jours, puis : extension au tronc et aux extrémités (aspect réticulé en carte de géographie) avec fluctuations de 1–3 semaines ;
- autres éruptions possibles : érythème polymorphe, syndrome éruptif en « gants et chaussettes » ;
- fièvre modérée ;
- signes associés : arthralgies, arthrites (rares).

Complications possibles, en cas de survenue sur un terrain particulier :

- enfant atteint d'hémolyse chronique (drépanocytose, sphérocytose, thalassémie) : anémie aiguë érythroblastopénique (voir chapitre 42) ;
- femme enceinte : anasarque fœtoplacentaire, avortement précoce (1er trimestre de grossesse).

Risque d'anémie aiguë érythroblastopénique si terrain d'hémolyse chronique.

b. Enquête paraclinique

Le diagnostic de mégalérythème épidémique typique est avant tout clinique.

La réalisation d'examens complémentaires de confirmation se justifie essentiellement dans les cas de contact avec une femme enceinte, ou chez un enfant atteint d'une anémie hémolytique chronique.

Examens biologiques de confirmation possibles :

- PCR sanguine parvovirus B19 en phase aiguë ;
- IgM spécifiques en phase aiguë ;
- élévation significative des IgG sur 2 prélèvements réalisés à 15 jours d'intervalle.

3. Prise en charge

a. Mesures thérapeutiques

La prise en charge est habituellement ambulatoire.

Le traitement est essentiellement symptomatique : traitement éventuel de la fièvre (paracétamol).

Chez un enfant atteint d'hémolyse chronique, une transfusion sanguine est le plus souvent nécessaire et urgente en cas d'anémie aiguë mal tolérée.

b. Mesures préventives

L'éviction scolaire n'est pas obligatoire.

Tout contact entre un enfant infecté contagieux et un autre enfant atteint d'anémie hémolytique chronique ou une femme enceinte non immunisée doit être formellement prohibé.

Il n'existe pas à ce jour de vaccin dirigé contre ce virus.

D. Exanthème subit

1. Pour bien comprendre

a. Épidémiologie

Cette pathologie est aussi dénommée sixième maladie, ou « roséole infantile ».

C'est une infection quasi ubiquitaire ; 60–90 % des adultes ont des anticorps contre ce virus. L'âge moyen de survenue est entre 6–24 mois.

b. Rappels d'infectiologie

Le principal agent en cause est l'herpès virus de type 6 (HHV6), plus rarement de type 7.

Les nourrissons sont protégés jusqu'à l'âge de 6 mois par les anticorps maternels.
La maladie confère une immunité durable (pour chacun des virus).

La transmission est directe, par voie respiratoire.
Le contaminateur excrète le virus dans sa salive (récurrence périodique et asymptomatique, car il s'agit d'un virus de groupe des *Herpesviridae*).
L'incubation dure 5 à 15 jours.

2. Diagnostic

a. Enquête clinique

Phase d'invasion :

- fièvre isolée d'apparition brutale, jusqu'à 39–40 °C, bien tolérée ;
- chute thermique brutale contemporaine de la sortie de l'éruption cutanée ;
- durée : 3–4 jours.

Phase éruptive :

- début : 1 à 7 jours après le début de la fièvre (en moyenne 3 jours) ;
- exanthème maculopapuleux :
  - description : maculopapules pâles (assez semblables à celles de la rubéole),
  - siège : visage et tronc,
  - évolution : disparition en 12–24 heures (caractère fugace) ;
- apyrexie contemporaine très caractéristique ;
- signes associés : adénopathies cervicales (rares).

Complications possibles :

- crises fébriles simples ;
- méningite, méningo-encéphalite (rares).

Fièvre élevée bien tolérée, éruption contemporaine de la défervescence, ± crises fébriles.

b. Enquête paraclinique

Le diagnostic d'exanthème subit typique est avant tout clinique.
La réalisation d'examens complémentaires de confirmation se justifie essentiellement dans les formes atypiques ou compliquées.

L'examen biologique possible de confirmation est la PCR HHV6 dans le sang.
Une leuconeutropénie à J3–J4 peut avoir une valeur d'orientation (non spécifique).

3. Prise en charge

a. Mesures thérapeutiques

La prise en charge est habituellement ambulatoire.

Le traitement est essentiellement symptomatique : antipyrétiques.

b. Mesures préventives

L'éviction scolaire n'est pas obligatoire.

La fréquentation d'une collectivité à la phase aiguë de la maladie n'est cependant pas souhaitable. Aucune mesure prophylactique vis-à-vis d'éventuels sujets contacts n'est à envisager.

Il n'existe pas à ce jour de vaccin dirigé contre ce virus.

E. Mononucléose infectieuse (MNI)

1. Pour bien comprendre

a. Épidémiologie

La MNI est la primo-infection symptomatique par le virus d'Epstein-Barr (EBV).

Il s'agit d'une infection fréquente ; 80 % des adultes ont des anticorps IgG de type anti-VCA et anti-EBNA persistants toute la vie, traduisant une primo-infection ancienne le plus souvent asymptomatique.

L'éruption fébrile n'est qu'un signe clinique de la maladie.

L'âge classique de la description de la maladie est l'adolescence, mais elle peut être observée à tout âge, en particulier chez le nourrisson où elle se manifeste souvent par une fièvre prolongée.

La MNI est une cause de fièvre prolongée chez le nourrisson et le jeune enfant.

b. Rappels d'infectiologie

L'agent causal est l'herpès virus type 5 ou EBV (Epstein-Barr Virus).

La maladie confère une immunité durable. Les récurrences symptomatiques cliniques n'existent que chez l'immunodéprimé.

La transmission est interhumaine par voie salivaire (contacts rapprochés ou jouets sucés).

L'incubation est longue, durant entre 30 et 50 jours.

La contagiosité est faible et sa durée après contamination inconnue (plusieurs mois).

2. Diagnostic

a. Enquête clinique

Arguments anamnestiques en faveur du diagnostic :

- absence d'antécédent de MNI ;
- contage 30 à 50 jours avant les symptômes.

Symptomatologie habituelle (hors éruption) :

- fièvre d'intensité variable ;
- asthénie profonde ;
- angine :
  - érythémato-pultacée ou pseudo-membraneuse (avec respect de la luette),
  - ± accompagnée d'un purpura du voile du palais, d'un œdème de luette ;

- signes associés :
  - volumineuses adénopathies cervicales bilatérales, œdème des paupières ;
  - splénomégalie (50 %).

Sémiologie dermatologique variable :
- exanthème polymorphe maculopapuleux ou papulovésiculeux souvent discret ;
- éruption classiquement favorisée par la prise d'ampicilline, moins fréquemment par celle d'amoxicilline (souvent prescrite comme traitement de l'angine).

Complications possibles (formes atypiques de la maladie) :
- hépatiques : hépatite cytolytique le plus souvent uniquement biologique ;
- hématologiques : anémie hémolytique et thrombopénie auto-immunes ;
- neurologiques : méningite lymphocytaire, méningo-encéphalite, polyradiculonévrite aiguë ;
- ORL : obstruction aiguë des voies aériennes supérieures (liée à l'hypertrophie amygdalienne) ;
- autres : cardiologiques, pneumologiques, dermatologiques (plus rarement).

Tableau d'angine avec splénomégalie → évoquer une MNI.

b. Enquête paraclinique

La confirmation diagnostique nécessite la réalisation d'examens complémentaires.

Examens de routine pouvant avoir une valeur d'orientation :
- NFS : syndrome mononucléosique (souvent mis en défaut chez le jeune enfant) ;
- bilan hépatique : élévation modérée des transaminases (quasi constante).

Examens biologiques de confirmation possibles :
- MNI test (test rapide d'agglutination) :
  - quasi plus pratiqué,
  - risque de faux négatifs chez le jeune enfant ;
- sérologie EBV (recherche d'anticorps spécifiques) :
  - indiquée si MNI test (–) et forte suspicion clinique, ou surtout si forme compliquée,
  - primo-infection : IgM anti-VCA (+) et IgG anti-EBNA (–),
  - infection ancienne : IgM anti-VCA (–) et IgG anti-EBNA (+).

3. Prise en charge

a. Mesures thérapeutiques

L'hospitalisation n'est requise qu'en cas de formes compliquées.

Le traitement est essentiellement symptomatique :
- asthénie : repos au lit, reprise progressive des activités ;
- ± antipyrétiques.

Une corticothérapie est parfois discutée pour certaines complications de la maladie, telles que l'obstruction aiguë des voies aériennes supérieures (VAS), un purpura thrombopénique.

La survenue d'une éruption cutanée après administration d'une antibiothérapie telle que l'amoxicilline (souvent prescrite après un diagnostic erroné d'angine bactérienne non confirmée par TDR) ne doit pas constituer une contre-indication à sa prescription ultérieure.

Prévenir l'enfant et les parents du caractère durable de l'asthénie.

b. Mesures préventives

L'éviction scolaire n'est pas obligatoire.

Aucune mesure prophylactique pour d'éventuels sujets contacts n'est à envisager.

Il n'existe pas à ce jour de vaccin dirigé contre ce virus.

F. Scarlatine

1. Pour bien comprendre

a. Épidémiologie

Il s'agit d'une éruption liée au streptocoque bêta-hémolytique du groupe A (SGA).

Cette bactérie est quasi exclusivement responsable des angines bactériennes de l'enfant (voir chapitre 17).

b. Rappels d'infectiologie

Le SGA est sécréteur d'une toxine dite érythrogène. La scarlatine constitue la forme bénigne d'une infection toxinique, les formes plus sévères et parfois réanimatoires constituant le *Toxic Shock Syndrome* (TSS).

La bactérie est ainsi responsable le plus souvent d'angine, parfois d'atteintes cutanée, et plus rarement respiratoire ou ostéoarticulaire.

La maladie confère une immunité durable (pour un même type toxinique).

La transmission est directe en cas d'angine, par voie aérienne.

L'incubation dure 3–5 jours.

La contagiosité est possible durant la période d'invasion et dans les 48 heures suivant le début de l'antibiothérapie.

2. Diagnostic

a. Enquête clinique

Anamnèse : contage de scarlatine ou d'angine à SGA.

Phase d'invasion :

- durée : 24 heures;
- fièvre élevée à 39–40 °C avec frissons;
- angine érythémateuse avec :
  - dysphagie et tuméfaction amygdalienne importantes,
  - douleurs abdominales et vomissements;
- signes associés : adénopathies sous-angulomaxillaires.

Phase éruptive :

- début : 24 heures après la phase d'invasion ;
- énanthème (fig. 15.4) :
  - amygdales tuméfiées et inflammatoires pendant 4–6 jours,
  - glossite : langue d'abord saburrale (enduit épais blanc), puis dépapillation (perte de l'enduit blanchâtre qui la recouvre) survenant de la périphérie vers le centre de la langue, réalisant un aspect dit de « V lingual » puis laissant un aspect rugueux dit « framboisé » à J6 (glossite exfoliatrice), puis régression en 1 semaine ;
- exanthème (fig. 15.5) :
  - description : vastes nappes rouge vif uniformes congestives sans intervalles de peau saine, sensation de granité à la palpation,
  - siège : prédominance aux plis de flexion, puis extension en 24 heures à la partie inférieure de l'abdomen et aux extrémités (respect des paumes et plantes), au visage (respect de la région péribuccale),
  - évolution : régression dès J6, desquamation post-éruptive « en doigt de gant » des extrémités.

Complications possibles : rares et identiques à celles de l'angine.

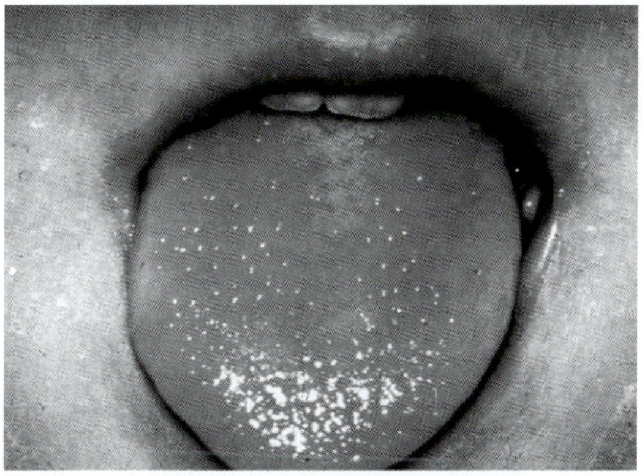

Fig. 15.4. Scarlatine : langue framboisée. (*Voir aussi dans le cahier couleur.*)

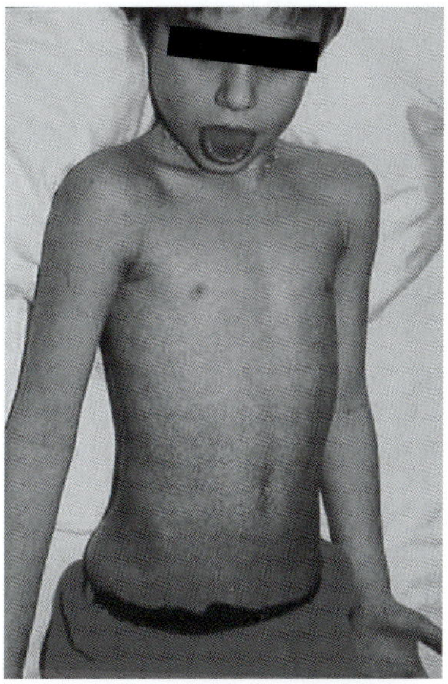

Fig. 15.5. Scarlatine : exanthème. (*Voir aussi dans le cahier couleur.*)

Angine avec vomissements, glossite et exanthème avec granité.

b. Enquête paraclinique

Le diagnostic de scarlatine typique est avant tout clinique.

Le test de diagnostic rapide [TDR] du streptocoque A, avant le début de toute antibiothérapie, permet de confirmer immédiatement l'origine streptococcique de cette éruption fébrile.

L'élévation des ASLO (antistreptoloysines) est tardive (10–15 jours) et inconstante. Leur dosage est inutile en phase aiguë pour le diagnostic.

Confirmation du diagnostic = TDR SGA.

3. Prise en charge

a. Mesures thérapeutiques

L'hospitalisation n'est requise qu'en cas de formes compliquées.

La prise en charge thérapeutique est identique à celle de l'angine bactérienne.
L'antibiothérapie recommandée en 1re intention est l'amoxicilline 50 mg/kg/j en 2 prises pendant 6 jours *per os*.

Antibiothérapie : amoxicilline 50 mg/kg/j pendant 6 jours.

b. Mesures préventives

L'éviction scolaire est requise jusqu'à 48 heures après le début du traitement antibiotique par amoxicilline.

La recherche du SGA dans l'entourage immédiat par prélèvement pharyngé est inutile. Son éradication est en effet difficile (réplication lente intracellulaire).
Seul le traitement antibiotique précoce de l'enfant malade permet la réduction du portage et donc celle du risque de transmission à l'entourage.
Une antibioprophylaxie orale de l'entourage ne se discute qu'en cas d'épidémie familiale ou dans une collectivité fermée ou chez les sujets ayant des facteurs de risque d'infection invasive : âge > 65 ans, varicelle évolutive, lésions cutanées étendues (dont les brûlures), toxicomanie IV, pathologie évolutive (diabète, cancer, hémopathie, VIH, insuffisance cardiaque), traitements prolongés et à doses élevées par corticoïdes.

Il n'existe pas à ce jour de vaccin dirigé contre cette bactérie.

Éviction scolaire pendant 48 heures après le début du traitement antibiotique.

G. Maladie de Kawasaki

1. Pour bien comprendre

a. Épidémiologie

La maladie de Kawasaki ou syndrome adéno-cutanéo-muqueux fébrile se présente comme une vascularite aiguë multisystémique.

Elle a été décrite dans le monde entier, mais demeure la plus fréquente dans les populations asiatiques et en particulier au Japon.

La majorité des enfants atteints est âgée de moins de 5 ans, avec un pic d'incidence vers l'âge de 1 an.

b. Physiopathologie

Aucune explication physiopathologique unique n'est retenue.

On évoque à la fois un terrain génétique prédisposant et l'interaction de l'environnement, probablement de nature infectieuse mais peu contagieuse. Différents agents sont suspectés (*Yersinia enterocolitica*, staphylocoques et streptocoques producteurs de toxines superantigènes, adénovirus, EBV, parvovirus…).

Un mécanisme immunitaire est impliqué avec l'activation du système immunitaire et de l'endothélium vasculaire comme en témoignent l'activation des monocytes/macrophages avec production d'interleukines, l'activation des lymphocytes T et B, celle de cellules endothéliales ainsi que d'adhésion leucocytaire.

Pathologie médiée par les toxines et l'intervention de superantigènes.

2. Diagnostic

a. Enquête clinique

Il existe plusieurs formes cliniques de maladie de Kawasaki :

- la forme typique (fig. 15.6);
- les formes atypiques et incomplètes.

Diagnostic de forme typique :

- $\geq$5 critères parmi les 6 critères majeurs (tableau 15.2);
- dont fièvre de durée $\geq$5 jours (critère constant indispensable).

Autres signes évocateurs :

- une hyperirritabilité chez un enfant difficilement examinable (signe quasi constant);
- une réactivation (induration) de la cicatrice de vaccination par le BCG (considérée au Japon comme un signe très précoce et spécifique de la maladie).

Atteintes d'organes possibles (atteinte inflammatoire multisystémique) :

- articulaires : arthralgies ou arthrites de topographie diverse;
- oculaires : uvéite, rétinite;
- digestives : vomissements, douleurs abdominales;
- hépatobiliaires : hépatite cytolytique, hydrocholécyste (caractéristique), ictère;
- pulmonaires : nodules et infiltrats, atteintes pleurales;
- neurologiques : agitation, troubles du comportement, méningite lymphocytaire, encéphalite avec convulsions, troubles de la conscience voire coma.

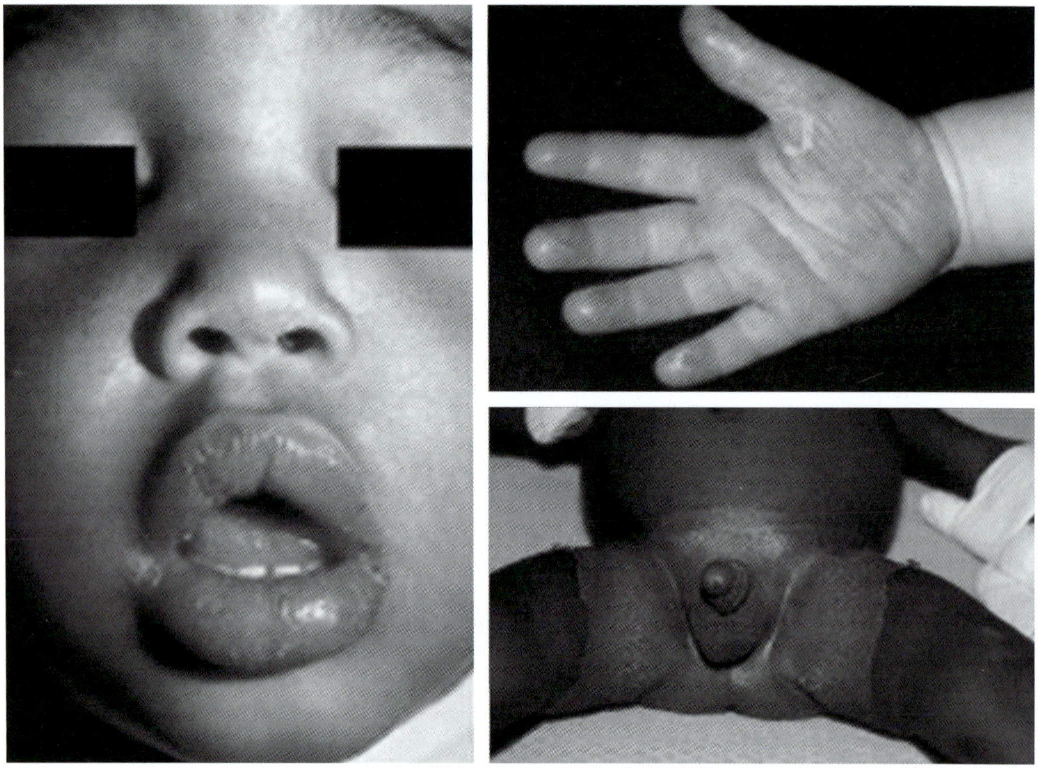

Fig. 15.6. Maladie de Kawasaki. (*Voir aussi dans le cahier couleur.*)

Tableau 15.2. Critères majeurs de maladie de Kawasaki dans sa forme typique.

Critère majeur constant indispensable au diagnostic	
Fièvre	– Généralement élevée (> 39,5 °C) – Non réduite par les antipyrétiques ni les antibiotiques – Durée ≥ 5 jours
Quatre parmi les cinq autres critères majeurs fréquemment retrouvés	
Conjonctivite	– Bilatérale, non exsudative, et indolore
Atteinte buccopharyngée	– Chéilite, stomatite, pharyngite
Éruption cutanée polymorphe	– Maculopapuleuse diffuse morbilliforme ou scarlatiniforme au niveau du tronc et des membres – Évocatrice au niveau du siège avec desquamation précoce dès J5
Atteinte des extrémités	– Érythème des paumes et plantes – Œdème ferme et douloureux du dos des mains et des pieds – Desquamation tardive après le 10e jour d'abord péri-unguéale
Adénopathies cervicales	– Diamètre ≥ 1,5 cm

Formes incomplètes de la maladie de Kawasaki :

- fièvre isolée et élevée;
- nombre limité de critères majeurs de la maladie;
- existence éventuelle d'une complication cardiaque.

Fièvre ≥ 5 jours : toujours évoquer la maladie de Kawasaki.

b. Enquête paraclinique

Le diagnostic de maladie de Kawasaki est avant tout clinique.

Il n'existe aucun marqueur biologique inflammatoire spécifique du diagnostic.

L'augmentation de la VS et de la CRP est quasi constante. Une hyperleucocytose initiale, une anémie de type inflammatoire et une hyperplaquettose (tardive) sont fréquemment associées.

Une leucocyturie amicrobienne est constante et évocatrice.

c. Diagnostic des complications

Les complications sont avant tout cardiovasculaires :

- initialement : myocardite, péricardite ;
- secondairement : anévrismes coronariens.

Elles font la gravité de la maladie de Kawasaki.

Leur diagnostic doit être précisé le plus précocement possible par une échographie cardiaque transthoracique systématique, dont la spécificité est élevée pour la détection des anévrismes au niveau des troncs coronaires proximaux.

Une dilatation sans perte de parallélisme des bords de la coronaire, une irrégularité de la lumière vasculaire, une hyperéchogénécité des parois du vaisseau peuvent témoigner d'une atteinte coronarienne débutante.

Gravité = anévrismes coronariens → échographie cardiaque systématique.

3. Prise en charge

a. Mesures thérapeutiques

L'hospitalisation est systématique en phase aiguë.

Elle permet une prise en charge thérapeutique optimale ainsi que la surveillance, le dépistage et un traitement des formes graves avec myocardite précoce.

Le seul traitement consensuel est l'administration d'immunoglobulines polyvalentes IV (2 g/kg), avec pour objectif de stopper le processus inflammatoire et prévenir les atteintes cardiaques.

L'aspirine est prescrite en phase aiguë à dose anti-inflammatoire (80–100 mg/kg/j). Elle peut être poursuivie à doses antiplaquettaires (3–5 mg/kg/j) en particulier pendant la phase d'hyperplaquettose, pour une durée minimale de 6 à 8 semaines, et en cas de lésions coronariennes.

La surveillance est avant tout échocardiographique.

Une échographie cardiaque est réalisée au moment du diagnostic puis 2 semaines plus tard, et enfin 6–8 semaines après le début de la maladie (en l'absence de complications cardiaques).

En cas de complications cardiovasculaires, un suivi spécialisé doit être réalisé avec des examens d'imagerie adaptés : scintigraphie myocardique, angiographie coronarienne (en cas d'ischémie).

Mesures thérapeutiques : immunoglobulines polyvalentes IV, aspirine.

b. Mesures préventives

Aucune mesure prophylactique pour d'éventuels sujets contacts n'est à envisager.

La prévention générale repose sur la reconnaissance précoce des critères majeurs diagnostiques de la maladie, notamment en cas de fièvre élevée prolongée au-delà de 5 jours.

H. Varicelle

1. Pour bien comprendre

a. Épidémiologie

La varicelle est la primo-infection par le VZV.

Il s'agit d'une maladie fréquente, avec 600 000 à 700 000 cas par an en France, dont 90 % des cas surviennent avant l'âge de 10 ans (âge moyen : 4 ans).

Elle est susceptible d'être plus sévère avant l'âge de 1 an et à l'âge adulte, ainsi que chez les femmes enceintes et les immunodéprimés. La varicelle néonatale est traitée dans le chapitre 1.

b. Rappels d'infectiologie

L'agent causal est l'herpès virus type 3 ou VZV (virus zona varicelle).

Les nouveau-nés sont protégés jusqu'à l'âge de 3–6 mois par les anticorps maternels.

La maladie confère une immunité durable (une 2e varicelle est exceptionnelle). Un zona est l'expression clinique d'une réactivation possible du VZV.

La transmission est directe par les lésions cutanéomuqueuses, mais aussi possible par voie respiratoire pendant les 24–48 heures précédant le début de l'éruption.

L'incubation dure 14 jours en moyenne.

La contagiosité débute 1 à 2 jours avant l'apparition des vésicules et se poursuit au minimum pendant 7 jours, jusqu'à la transformation croûteuse de toutes les vésicules.

2. Diagnostic

a. Enquête clinique

Arguments anamnestiques en faveur du diagnostic :

- absence d'antécédent de varicelle (ou de vaccination antivaricelleuse) ;
- contage 2 semaines avant l'éruption.

Phase d'invasion :

- durée : 2 jours ;
- fébricule modérée ;
- rash scarlatiniforme fugace prééruptif (rare).

Phase éruptive :

- début : environ 2 semaines après le contage ;
- exanthème (fig. 15.7) :
  - description : lésion élémentaire vésiculeuse (éléments de consistance molle, bordés d'une auréole rouge : gouttes de rosée sur une peau saine) puis devenant croûteuse et prurigineuse de J4 à J10,

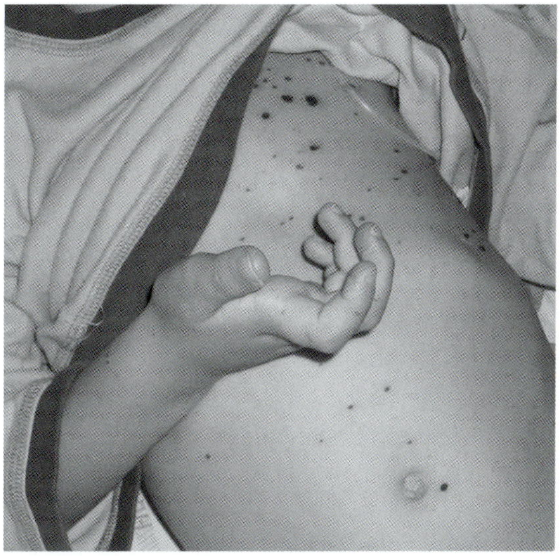

Fig. 15.7. **Varicelle. (*Voir aussi dans le cahier couleur.*)**

- siège : diffus, y compris dans le cuir chevelu,
- évolution : 2 à 3 poussées successives (d'où la coexistence d'éléments d'âges différents), puis chute des croûtes à J10 ;

- fièvre en général modérée ;
- signes associés : énanthème buccal érosif (inconstant), micropolyadénopathies.

Des complications surviennent dans 3 à 5 % des cas.

Les surinfections bactériennes sont fréquentes. Les principaux agents infectieux en cause sont : le staphylocoque doré (60 %) et le streptocoque A (35 %).

Surinfections bactériennes :

- cutanées :
  - impétigo, dermohypodermites, fasciite nécrosante (fig. 15.8),
  - abcès, lésions nécrotiques, syndrome de la peau ébouillantée ;

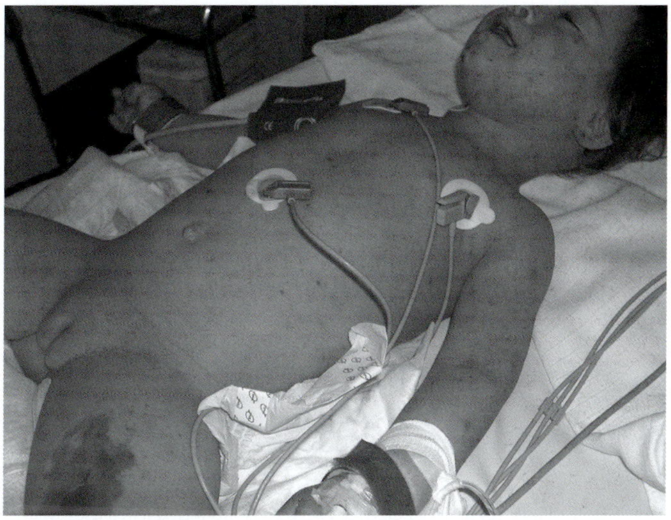

Fig. 15.8. **Varicelle compliquée de fasciite nécrosante. (*Voir aussi dans le cahier couleur.*)**

- surinfections d'autres organes :
  - infections pleuropulmonaires,
  - suppurations ostéoarticulaires,
  - syndromes toxiniques (TSS) streptococciques et staphylococciques.

Autres complications :
- neurologiques :
  - crises fébriles,
  - cérébellite, encéphalite, névrite, thrombose vasculaire cérébrale ;
- syndrome de Reye (en cas de prise d'aspirine) ;
- respiratoires : poumon varicelleux ;
- hématologiques : purpura thrombopénique post-éruptif ;
- hépatiques : hépatite aiguë.

Les formes graves concernent le plus souvent les enfants immunodéprimés.

Les lésions sont alors profuses, volontiers hémorragiques, et s'accompagnent de lésions viscérales dans 30–50 % des cas (pulmonaires, hépatiques, méningo-encéphaliques) avec CIVD.

L'actualité conduit à montrer qu'elles peuvent aussi concerner les enfants immunocompétents.

Les facteurs de risque de varicelle sévère sont :
- l'âge : nourrissons âgés de moins de 1 an, adolescents et adultes ;
- la prise d'AINS ;
- la contamination intrafamiliale (inoculum massif et répété pouvant donner des formes profuses et très fébriles).

Varicelle typique : éruption vésiculeuse prurigineuse avec éléments d'âges différents.
Retenir comme complications : surinfections cutanées, cérébellite.

b. Enquête paraclinique

Le diagnostic de varicelle typique est avant tout clinique.

La réalisation d'examens complémentaires de confirmation ne se justifie que dans les formes sévères (terrains à risque) ou compliquées.

Examens biologiques de confirmation possibles :
- identification par culture virale ou immunofluorescence ;
- IgM spécifiques sériques en phase aiguë ;
- élévation significative des IgG sériques sur 2 prélèvements réalisés à 15 jours d'intervalle.

3. Prise en charge

a. Mesures thérapeutiques

Le traitement de la varicelle usuelle est ambulatoire et symptomatique :
- traitement des lésions cutanées prurigineuses :
  - ongles coupés courts, solution antiseptique (pas de topiques),
  - antihistaminiques (si prurit important) ;

- traitement de la fièvre aiguë :
  - mesures physiques, paracétamol *per os*,
  - contre-indication des AINS (aspirine et ibuprofène) ;
- antibiothérapie probabiliste adaptée en cas de surinfection bactérienne patente ou suspecte :
  - active contre les staphylocoques dorés communautaires (SAMS = sensibles à la méthicilline) et les streptocoques pyogènes (SGA),
  - ex. : association amoxicilline + acide clavulanique (Augmentin®).

Les formes sévères ou compliquées nécessitent un traitement spécifique le plus souvent en hospitalisation :

- traitement antiviral par aciclovir (Zovirax®) IV (pas d'indication de la forme orale au cours de la varicelle simple de l'enfant) ;
- en cas de surinfection bactérienne sévère toxinique, l'antibiothérapie repose sur l'association céfamandole IV (ou amoxicilline + acide clavulanique) + clindamycine IV.

Indications de traitement par aciclovir IV au cours de la varicelle de l'enfant :

- nouveau-nés : varicelle néonatale, varicelle maternelle entre J–5 et J + 2 de l'accouchement ;
- formes graves avant l'âge de 1 an ;
- varicelle compliquée (en particulier pneumopathie varicelleuse) ;
- immunodéprimés.

La posologie de l'aciclovir est de 250 mg/m^2 ou 10 mg/kg/8 h chez l'enfant (doublement de la dose chez l'immunodéprimé), pour une durée de 8 à 10 jours.

Contre-indication formelle des AINS dont l'aspirine en cas de varicelle.

b. Mesures préventives

La fréquentation de la collectivité n'est pas recommandée, mais il n'y a pas d'éviction scolaire à caractère obligatoire (CSHPF, 2010). Celle-ci est souvent peu efficace et limite la diffusion de l'épidémie, contribuant à déplacer l'âge de la maladie vers l'âge adulte (risque majoré de complications).

Les sujets contacts à risque (femmes enceintes non immunes, immunodéprimés, nouveau-nés prématurés) doivent bénéficier d'un avis médical et de mesures de prévention adaptées.

En hospitalisation, l'enfant atteint doit être isolé (mesures de protection : gants, masque).

Tout contact entre un sujet non immunisé (particulièrement le sujet immunodéprimé et la femme enceinte) et un sujet infecté contagieux doit être évité.

La vaccination universelle de l'enfant n'est pas recommandée en France.

Le vaccin varicelle-zona est un vaccin vivant atténué, autorisé à partir de l'âge de 1 an et contre-indiqué chez la femme enceinte et l'immunodéprimé. Le schéma vaccinal comporte 2 doses, espacées d'au minimum 1 mois. Les recommandations du calendrier vaccinal 2014 sont détaillées dans le chapitre Vaccinations (chapitre 28).

En cas de contage varicelleux, une vaccination préventive est indiquée (en l'absence de grossesse évolutive) chez le sujet d'âge > 12 ans immunocompétent sans antécédent de varicelle retrouvé à l'anamnèse (le contrôle de la négativité de la sérologie étant facultatif), et si le contact est inférieur à 3 jours (l'efficacité est réduite mais non nulle jusqu'à 6 jours).

L'administration d'immunoglobulines anti-VZV (Varitect®) est indiquée selon son ATU chez les sujets immunodéprimés et les femmes enceintes non immunisées dans les 6 jours suivant un contage. Elles sont susceptibles de permettre une protection transitoire et partielle.

Connaître le statut sérologique des sujets contacts à risque (femmes enceintes, immunodéprimés, adultes).

I. Gingivostomatite herpétique

1. Pour bien comprendre

a. Épidémiologie

L'infection cutanéomuqueuse est liée à 2 types d'*Herpes virus simplex*.

HSV1 est classiquement relié aux infections herpétiques de la partie supérieure du corps (notamment orofaciale) ; HSV2 à la partie inférieure du corps (même si cette distinction doit être nuancée).

Parmi les herpès cutanéomuqueux, seule la gingivostomatite aiguë est détaillée ici.

L'herpès néonatal est étudié dans le chapitre 1. La récurrence herpétique et l'herpès génital sont traités dans d'autres ouvrages de spécialité.

b. Rappels d'infectiologie

L'agent causal est un virus à ADN de la famille *Herpesviridae* : HSV1 ou 2. L'HSV1 est le type d'HSV le plus fréquemment responsable d'herpès oral chez l'enfant.

La primo-infection correspond au premier contact infectant muqueux ou cutané, symptomatique ou non.

La durée d'incubation après contact infectant dure 5–7 jours.

La maladie confère une immunité mais partielle, n'empêchant pas les réactivations. Les réactivations correspondent à des périodes de réplication virale, séparées par des périodes de latence, survenant soit sous la forme de récurrences cliniques, soit par excrétion virale asymptomatique.

La transmission se fait par contact direct avec un sujet excrétant du virus, par voie cutanée ou génitale (lésions) mais aussi par excrétion virale asymptomatique (salive).

La contagiosité est possible dans les différentes formes d'excrétion virale. Elle est maximale dans les premières heures de constitution des vésicules et décroît ensuite. Au décours d'une primo-infection orale, la durée de contagiosité par excrétion virale varie de 8 à 20 jours.

2. Diagnostic

a. Enquête clinique

La primo-infection à HSV1 survient le plus souvent entre les âges de 1 et 4 ans.

Environ 80 % des enfants d'âge $\geq$5 ans ont des anticorps anti-HSV1, ce qui n'évite pas les réactivations.

Cette primo-infection est le plus souvent asymptomatique. Lorsqu'elle est symptomatique, elle peut revêtir un tableau de gingivostomatite aiguë.

Tableau clinique (fig. 15.9) :

- prodromes : fièvre élevée et dysphagie (avec risque de déshydratation) ;

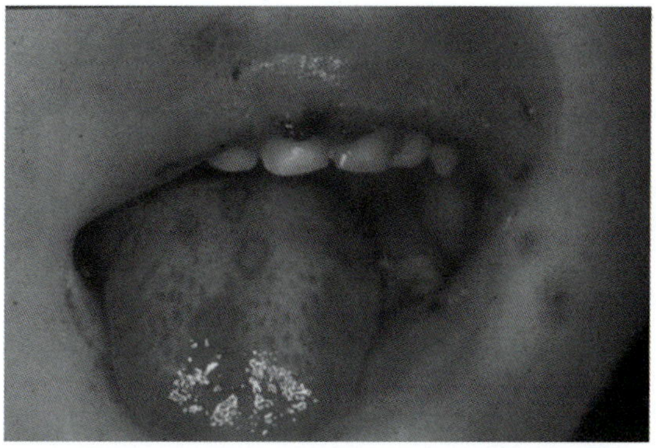

Fig. 15.9. Gingivostomatite herpétique. (*Voir aussi dans le cahier couleur.*)

- éruption ulcéreuse et douloureuse buccogingivale diffuse :
  - description : vésicules rapidement rompues et laissant place à des ulcérations muqueuses ou des croûtes cutanées,
  - siège : langue, palais, gencives, muqueuse buccale et lèvres,
  - évolution : confluence en plaques érosives muqueuses recouvertes d'une membrane grisâtre, avant disparition ;
- signes associés : adénopathies sous-maxillaires, hypersialorrhée, haleine fétide.

Complications rares et liées :
- au terrain : immunodéprimé, dermatite atopique (syndrome de Kaposi-Juliusberg) ;
- à l'association à d'atteintes viscérales : méningite, encéphalite, hépatite.

Tableau classique : éruption vésiculeuse buccogingivale avec difficultés alimentaires.

b. Enquête paraclinique

Le diagnostic de gingivostomatite aiguë est avant tout clinique.

La réalisation d'examens complémentaires de confirmation se justifie essentiellement dans les formes sévères (terrains à risque) ou compliquées.

Examens biologiques de confirmation possibles :
- identification par culture virale ou PCR sur un prélèvement de lésion ;
- sérologie inutile au diagnostic lorsque les lésions cliniques sont évocatrices.

3. Prise en charge

a. Mesures thérapeutiques

Le traitement est avant tout ambulatoire et symptomatique.

Les parents doivent veiller à ce que l'enfant s'hydrate et s'alimente suffisamment.

La douleur doit être traitée également (antalgiques de palier 1 voire 2). L'adjonction d'un traitement local (muqueuses) est difficile à administrer et n'a pas d'intérêt démontré.

La surinfection cutanée locale est rare.

L'hospitalisation n'est requise qu'en cas de formes sévères ou compliquées.

Un traitement antiviral par aciclovir (Zovirax®) peut être recommandé. Son efficacité est liée à la précocité de l'administration par rapport au début des symptômes (24–48 h), pour une durée de 5 à 10 jours.

La voie IV peut être utilisée lorsque l'alimentation est impossible.

Surveillance des capacités nutritionnelles.

b. Mesures préventives

L'éviction scolaire n'est pas obligatoire. La fréquentation d'une collectivité à la phase aiguë de la maladie n'est cependant pas souhaitable.

Une information sur le caractère transmissible de cette infection doit être donnée aux parents, notamment en cas de contact avec un enfant ayant une dermatite atopique en poussée.

Il n'existe pas à ce jour de vaccin dirigé contre ce virus.

Après guérison de la primo-infection, peuvent survenir des récurrences dans le même territoire malgré la présence d'anticorps : bouquet de vésicules à la jonction de la peau et de la muqueuse buccale et sur le bord des lèvres ; c'est l'herpès labial récidivant.

Éviter tout contact avec un enfant atopique : risque de Kaposi-Juliusberg.

Point de vue de l'expert

Chapitre important à connaître car les éruptions fébriles sont fréquentes en pédiatrie.

L'étudiant doit pouvoir analyser et commenter dans un cas clinique, la description sémiologique de l'éruption, les complications à redouter, la justification des attitudes thérapeutiques curatives et préventives.

Des cas cliniques pourraient illustrer :

- la conduite diagnostique devant un tableau de mononucléose infectieuse ;
- des complications de la varicelle (surinfection bactérienne, ataxie cérébelleuse) ;
- le traitement antibiotique d'une scarlatine (celui de l'angine à SGA) ;
- le diagnostic différentiel d'un tableau de Kawasaki (rougeole, scarlatine, TSS).

Actualités pour le futur

Les complications microbiennes des éruptions fébriles virales impliquent la poursuite et l'intensification des politiques de prévention vaccinale (notamment pour la rougeole).

Les données physiopathologiques de la maladie de Kawasaki permettront de mieux cibler les thérapeutiques et accroître la compréhension des complications cardiovasculaires.

Références

Activ. Observatoire des varicelles d'enfants hospitalisés en France.

Beylot, C., 2002. Infections à Herpès virus, varicelle, zona. Journal Dermatol Vénérol 129, 237–243.

Bourrillon, A., 2008. La maladie de Kawasaki sous toutes ces facettes. Arch. Pediatr. 15, 825–828.

Grimprel, E., 2011. Éruptions fébriles chez l'enfant. In : Bourrillon, A., et al. (Eds.), Pédiatrie pour le Praticien. sixth ed. Elsevier-Masson, Paris.

	Guide des conduites à tenir en cas de maladies transmissibles dans une collectivité d'enfants - 2010 - (CSHPF) http://www.sante.gouv.fr/guide-des-conduites-a-tenir-en-cas-de-maladie-transmissible-dans-une-collectivite-d-enfants.html
	Prise en charge de l'herpès cutanéo-muqueux chez le sujet immunocompétent : conférence de consensus - 2001 - (SFD et Anaes) http://www.has-sante.fr/portail/jcms/c_272087/fr/prise-en-charge-de-lherpes-cutaneo-muqueux-chez-le-sujet-immunocompetent-manifestations-oculaires-exclues
	Calendrier vaccinal 2014 - (Ministère de la Santé) http://www.sante.gouv.fr/calendrier-vaccinal.html

CHAPITRE

16

Rhinopharyngite

Item et objectif du CNCI

Item 146 – UE 6 – Angines de l'adulte et de l'enfant et rhinopharyngites de l'enfant

- Savoir prescrire le traitement approprié, à un patient présentant une rhinopharyngite.

Avant de commencer...

Les rhinopharyngites sont les infections virales bénignes les plus fréquentes chez le nourrisson et le jeune enfant.

Elles sont un problème de santé publique car elles induisent :

- des consultations médicales extrêmement fréquentes;
- de très nombreuses prescriptions antibiotiques inappropriées.

Elles doivent bénéficier en pratique le plus souvent d'un seul traitement symptomatique bien conduit.

I. Pour bien comprendre

A. Épidémiologie

La rhinopharyngite est définie comme une atteinte inflammatoire du pharynx (cavum) et des fosses nasales.

C'est une affection bénigne et fréquente, première pathologie infectieuse et première cause de consultation en pédiatrie, notamment chez les jeunes enfants à l'âge préscolaire.

Cette pathologie infectieuse est exclusivement d'origine virale.

Les principaux virus sont : rhinovirus, *Coronavirus*, VRS, virus *influenzae* et *parainfluenzae*.

La contamination est strictement interhumaine par voie aérienne. La contagiosité est importante. La durée d'incubation est brève (48–72 heures).

Affection virale fréquente et bénigne.

B. Rappels anatomiques et immunologiques

Chez le nouveau-né et le nourrisson, le cou est particulièrement court. L'abouchement céphalique du larynx se situe au niveau de C4 à la naissance, au niveau de C7 vers l'âge de 7 ans.

La ventilation est exclusivement nasale jusqu'à l'âge de 6–12 semaines. Au terme de l'âge de 3 mois, la descente relative du larynx facilite la respiration buccale.

Une participation sinusienne est habituelle en raison de l'atteinte diffuse des muqueuses naso-sinusiennes et rhinopharyngées chez l'enfant (voir chapitre 19).

À la naissance, l'enfant est protégé passivement par les immunoglobulines maternelles, et ce durant le temps de maturation de son tissu lymphoïde.

Les antigènes de l'environnement pénétrant par les fosses nasales, vont alors induire une hypertrophie physiologique des végétations adénoïdes, reflétant ainsi la maturation immunitaire.

Jusqu'à l'âge d'environ 7 ans, l'enfant peut ainsi développer plusieurs épisodes annuels de rhinopharyngites aiguës, témoignant de son exposition et adaptation immunitaire aux antigènes de l'environnement. Les végétations adénoïdes involuent ensuite spontanément, pour disparaître totalement à l'âge adulte.

La respiration d'un nouveau-né est quasi exclusivement nasale.

II. Diagnostiquer une rhinopharyngite

A. Diagnostic clinique

1. Rhinopharyngite non compliquée

Données anamnestiques utiles :

- âge du nourrisson ;
- modalités d'allaitement et éventuelle réduction de la prise alimentaire ;
- contage infectieux (entourage familial, collectivité).

Tableau clinique typique :

- rhinite :
  - écoulement nasal antérieur ou postérieur (susceptible d'entraîner des vomissements),
  - ± toux (« rhinobronchite » en cas d'atteinte bronchique virale associée) ;
- pharyngite (muqueuse rouge ± œdémateuse) ;
- signes associés inconstants :
  - fièvre généralement modérée (< 38,5 °C),
  - adénopathies sous-angulomaxillaires bilatérales,
  - otite congestive (fréquente, d'origine virale).

2. Complications possibles

Principales complications bactériennes :

- OMA purulente ;
- conjonctivite purulente ;
- sinusite aiguë (plus rare).

Le caractère puriforme de la rhinorrhée et l'existence d'une fièvre (dans les délais normaux d'évolution) ne sont pas synonymes d'infection ou de surinfection bactérienne (Afssaps, 2005).

Examiner les tympans en cas de rhinopharyngite aiguë.

B. Enquête paraclinique

Le diagnostic de rhinopharyngite aiguë est exclusivement clinique.

Aucun examen complémentaire n'est habituellement utile.

Aucune recherche bactériologique ou virologique sur le sérum ou les sécrétions nasales n'est indiquée en l'absence de données cliniques faisant craindre une complication bactérienne sévère ou un autre diagnostic.

Pas de prescription d'examen complémentaire.

III. Argumenter l'attitude thérapeutique et planifier le suivi de l'enfant

A. Orientation

Il s'agit d'une pathologie bénigne, de prise en charge en ambulatoire.

Les **indications d'hospitalisation** sont exceptionnelles et reliées à la gravité d'éventuelles complications.

Aucune **mesure d'isolement** spécifique n'est requise.

L'éviction d'une collectivité d'enfants n'est pas obligatoire. Sa fréquentation n'est cependant pas souhaitable durant la phase aiguë de l'infection (recommandations du CSHPF, 2010).

B. Prise en charge thérapeutique

1. Généralités

La rhinopharyngite répond au seul traitement symptomatique :

- désobstruction rhinopharyngée (DRP) ;
- prise en charge de la fièvre (si inconfort).

Une antibiothérapie par voie générale ou locale n'est pas justifiée.

Aucune efficacité de l'antibiothérapie n'est démontrée ni vis-à-vis de la durée des symptômes, ni vis-à-vis de la prévention des complications bactériennes (OMA purulentes, sinusites).

Les traitements antibiotiques abusifs contribuent à l'augmentation du portage de germes résistants au sein des voies aériennes supérieures. La prescription d'antibiotiques doit être proscrite (au regard des conséquences individuelles et collectives qu'elle entraîne) pour les rhinopharyngites aiguës, même en cas de sécrétions nasales d'aspect purulent et mucopurulent.

2. Désobstruction rhinopharyngée

Le lavage des fosses nasales se fait avec du sérum physiologique.

L'enfant doit être allongé sur le dos et sa tête penchée d'un côté puis de l'autre. On instille le sérum physiologique dans sa narine supérieure en une seule pression, sa bouche étant fermée par la main. Les mucosités sont alors expulsées par l'autre narine ou dégluties.

Toute prescription de médicaments est le plus souvent inutile.

Les vasoconstricteurs par voie nasale ou générale sont contre-indiqués avant l'âge de 12 ans.

Traitement principal = DRP avec du sérum physiologique.

3. Rares indications de l'antibiothérapie

Elle n'est possiblement indiquée qu'en cas de complications bactériennes (voir chapitres 18 et 19) :

- OMA purulente (± associée à une conjonctivite purulente) ;
- sinusite maxillaire (après l'âge de 3 ans), ethmoïdite aiguë (rare).

Antibiothérapie : seulement en cas de complication bactérienne.

C. Suivi de l'enfant

1. Suivi immédiat et complications

La rhinopharyngite évolue de façon spontanément favorable en 7–10 jours.

Les parents sont informés de la nature bénigne de l'affection, de la durée prévisible des symptômes, ainsi que des signes devant faire évoquer une complication (OMA purulente, conjonctivite purulente, sinusite) et conduire à reconsulter.

Ces consignes de surveillance ont pour objectif d'éviter des consultations itératives inutiles, susceptibles d'induire sous la « pression » parentale des prescriptions d'antibiotiques non justifiées.

Situations devant amener à reconsulter :

- persistance de la symptomatologie :
  - fièvre se poursuivant au-delà de 3 à 5 jours, ou d'apparition secondaire après ce délai,
  - absence d'amélioration des symptômes (rhinorrhée, obstruction nasale, toux) après 10 jours ;
- apparition de nouveaux signes cliniques :
  - otorrhée et/ou otalgie, conjonctivite purulente, œdème palpébral,
  - gêne respiratoire, troubles digestifs (anorexie, vomissements, diarrhée) ;
  - changement de comportement (irritabilité, réveils nocturnes).

Complications possibles : OMA purulente, conjonctivite purulente, sinusite aiguë.

2. Suivi à long terme et pronostic

La récidive des épisodes est liée à la multiplicité des virus responsables et au risque de contamination.

Ces récidives correspondent habituellement à des évolutions non compliquées et s'intègrent parmi les phénomènes de maturation immunitaire de l'enfant.

3. Prise en charge préventive des récidives

a. Adénoïdectomie

Elle est communément dénommée « ablation ou retrait des végétations ».

Son indication en prévention des rhinopharyngites récidivantes (Anaes, 1997) est l'obstruction chronique des voies aériennes supérieures, responsable de troubles fonctionnels persistants en rapport avec une hypertrophie adénoïdienne.

Il s'agit d'une intervention chirurgicale rapide, sous anesthésie générale.

Elle consiste en l'ablation chirurgicale au moyen d'une curette des végétations adénoïdes, situées au niveau des parois supérieures et postérieures du cavum, et dans la périphérie des orifices des trompes auditives.

b. Mesures environnementales

L'arrêt du tabagisme passif est conseillé.

Le mode de garde de l'enfant peut être reconsidéré si les épisodes de rhinopharyngite sont trop fréquents et entravent la vie socioprofessionnelle des parents.

Adénoïdectomie proposée en cas d'épisodes récidivants de rhinopharyngites.

Point de vue de l'expert

Une question « simple », pouvant éventuellement inaugurer un cas d'OMA.

Références

	Antibiothérapie par voie générale en pratique courante dans les infections respiratoires hautes : recommandations - 2011 - (SPILF, SFP, GPIP) http://www.infectiologie.com/site/medias/Recos/2011-inf-respir-hautes-SPILF-SFP-GPIP.pdf
	Indications de l'adénoïdectomie et/ou de l'amygdalectomie chez l'enfant - 1997 - (Anaes) http://umvf.univ-nantes.fr/orl/enseignement/angine/site/html/IndicationOP.pdf

CHAPITRE
17

Angines

Item et objectifs du CNCI

Item 146 – UE 6 – Angines de l'adulte et de l'enfant et rhinopharyngites de l'enfant

- Connaître des principales formes cliniques des angines, leurs agents étiologiques et leurs complications.
- Connaître l'utilisation appropriée du test de diagnostic rapide (TDR).
- Savoir prescrire le traitement approprié, antibiotique et/ou symptomatique, à un patient présentant une angine.

Avant de commencer…

L'angine est une infection des amygdales palatines voire de l'ensemble du pharynx.
Seules les angines érythémateuses et érythémato-pultacées (particulièrement détaillées dans ce chapitre) sont susceptibles d'être évaluées dans un cas clinique de pédiatrie proposé à l'ECN.

On distingue :
- les angines virales (majoritaires);
- les angines bactériennes (dues au SGA).

Le diagnostic positif d'angine est clinique.
Seul l'examen microbiologique (TDR streptocoque du groupe A) réalisé en pratique courante permet de confirmer ou d'infirmer l'étiologie bactérienne, et de porter ainsi une indication justifiée et rationnelle d'antibiothérapie.

La prise en charge thérapeutique des angines bactériennes repose sur :
- l'amoxicilline 50 mg/kg/j pendant 6 jours;
- l'éviction obligatoire de la collectivité d'enfants fréquentée.

I. Pour bien comprendre

A. Définitions

La pharyngite est une inflammation de l'oropharynx.
L'angine (ou amygdalite) est une infection douloureuse et fébrile des amygdales.

Il existe quatre formes anatomo-cliniques d'angines :
- les angines érythémateuses ou érythémato-pultacées;
- les angines pseudo-membraneuses;

- les angines vésiculeuses ;
- les angines ulcéronécrotiques.

Les angines érythémateuses ou érythémato-pultacées sont le point clé de cet item.

Les autres formes d'angine sont très rares chez l'enfant. Un court rappel de leurs particularités cliniques est proposé dans le paragraphe IV. Annexe.

Retenir avant tout les angines érythémateuses ou érythémato-pultacées.

B. Épidémiologie des angines érythémateuses et érythémato-pultacées

Le pic d'incidence se situe entre les âges de 5 et 15 ans.

Les angines sont, avec les otites, les infections ORL les plus fréquentes chez l'enfant.

Elles sont coûteuses, générant 8 millions de prescriptions antibiotiques annuelles en France.

On distingue les angines virales et les angines bactériennes.

Les angines virales sont les plus fréquentes : adénovirus, *influenzae* et *parainfluenzae*, VRS, EBV…

Les angines bactériennes sont liées avant tout à *Streptoccocus pyogenes* = streptocoque bêta-hémolytique du groupe A (SGA).

Seule une angine bactérienne à SGA justifie d'une antibiothérapie active.

D'autres bactéries isolées dans les prélèvements de gorge des enfants atteints d'angines n'ont habituellement aucun rôle pathogène démontré : *Haemophilus influenzae* et *parainfluenzae*, *Moraxella catarrhalis*, pneumocoque, staphylocoque, anaérobies…

Le pourcentage des souches de SGA résistantes aux macrolides (CMI > 4 mg/L à l'érythromycine) était en France de 20 % en 2005 ; il s'est réduit à 3 % en 2011.

Les angines bactériennes ne sont habituellement authentifiées qu'après l'âge de 3 ans.

Pas d'antibiotique sans un test microbiologique affirmant l'origine bactérienne de l'angine.

C. Physiopathologie

La figure 17.1 représente une vue anatomique de l'oropharynx en bouche ouverte.

L'oropharynx est ainsi délimité par le voile du palais (ou palais mou), la luette (ou uvule palatine), les amygdales (ou tonsilles palatines), la racine de la langue avec le V lingual.

À la naissance, l'enfant est protégé passivement par les immunoglobulines maternelles et ce, durant le temps de maturation de son tissu lymphoïde. Les antigènes de l'environnement pénétrant par les fosses nasales, vont alors induire une hypertrophie physiologique des amygdales pharyngées (ou végétations adénoïdes), reflétant ainsi la maturation immunitaire ; celle-ci est ensuite suivie de celle des amygdales palatines (au niveau de l'oropharynx).

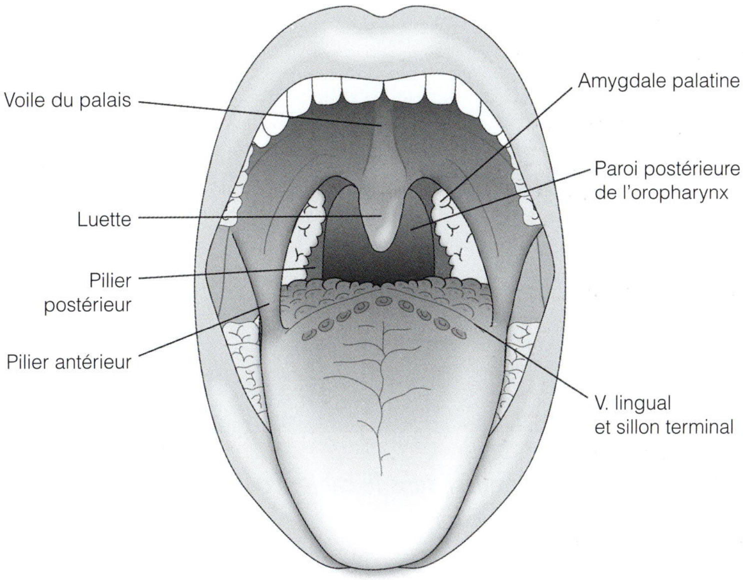

Fig. 17.1. Vue anatomique de l'oropharynx en bouche ouverte.

II. Diagnostiquer une angine

A. Enquête clinique

1. Faire le diagnostic positif d'angine

Données anamnestiques utiles :

- âge de l'enfant ;
- existence d'une fièvre ± élevée ;
- appréciation de l'odynophagie (exprimée chez les enfants les plus âgés) avec éventuelle diminution de la prise alimentaire ;
- contexte viral, contage d'angine (entourage familial, collectivité) ;
- facteurs de risque de rhumatisme articulaire aigu (RAA).

Facteurs de risque de RAA (cas exceptionnel dans les pays industrialisés) :

- antécédents personnels de RAA ;
- âge compris entre 5 et 25 ans associé :
  - à des séjours en régions endémiques de RAA (Afrique subtropicale, Maghreb, DROM-COM),
  - ou à certains facteurs environnementaux (conditions sociales, sanitaires, économiques),
  - ou à des antécédents d'épisodes multiples d'angines à SGA.

Tableau clinique typique associant :

- fièvre de niveau variable ;
- modifications de l'aspect de l'oropharynx :
  - amygdales congestives (fig. 17.2),
  - ± enduit blanchâtre détachable à l'abaisse-langue (fig. 17.3) ;
- autres signes inconstants : adénopathies cervicales sensibles.

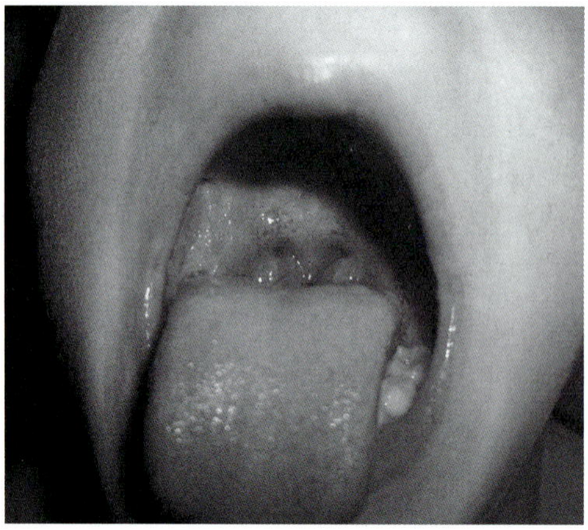

Fig. 17.2. Angine érythémateuse. (*Voir aussi dans le cahier couleur.*)

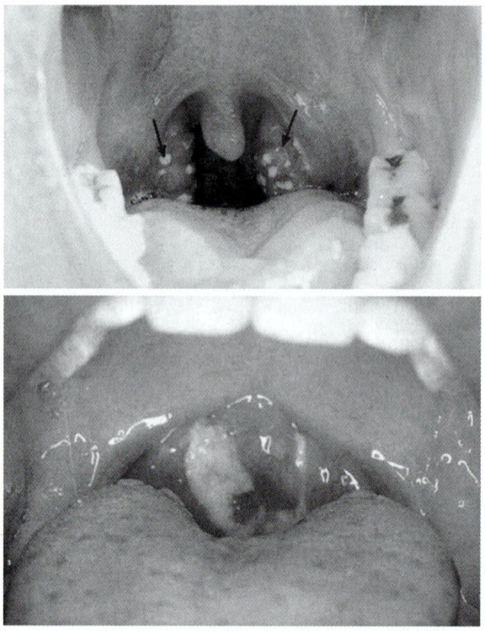

Fig. 17.3. Angine érythémato-pultacée. (*Voir aussi dans le cahier couleur.*)

2. Orientation étiologique

Certains arguments cliniques peuvent orienter (tableau 17.1).

Le score de Mac Isaac, décrit chez l'adulte, n'est pas validé chez l'enfant.

Tableau 17.1. Arguments cliniques évocateurs d'une angine virale et d'une angine à SGA.

	Angine virale	Angine à SGA
Épidémiologie	– Environnement (épidémique) – À tout âge	– Hiver, début du printemps – 3–15 ans (pic à l'âge de 5 ans)
Anamnèse	– Début progressif – Fièvre variable – Odynophagie modérée	– Début brutal – Fièvre élevée – Odynophagie intense
Clinique	– Aspect érythémateux ± vésicules – ± toux, rhinorrhée, myalgies – ± conjonctivite, éruption cutanée	– Érythème pharyngé intense – Purpura du voile – ± adénopathies sensibles

Aucune donnée clinique ne permet d'affirmer l'origine bactérienne ou non d'une angine.

B. Enquête paraclinique

1. Généralités

Le diagnostic positif d'angine est clinique.

Seul l'examen microbiologique (TDR pour le streptocoque du groupe A en pratique courante) permet de confirmer l'étiologie bactérienne, et de porter ainsi l'indication justifiée et rationnelle de l'antibiothérapie.

Examens microbiologiques possibles pour identifier une angine à SGA :

- le test de diagnostic rapide (TDR) pour le streptocoque du groupe A ;
- la mise en culture d'un prélèvement de gorge amygdalien.

2. Examens microbiologiques

a. Test de diagnostic rapide pour le streptocoque du groupe A

Cet examen est de réalisation simple en consultation médicale.

Il consiste en un écouvillonnage effectué sur la face interne des amygdales (la qualité du geste conditionnant la performance technique du test). Le résultat est obtenu en moins de 5 minutes.

La sensibilité du test a été évaluée à 90 % et sa spécificité > 95 %. Il repose sur la mise en évidence des antigènes de paroi (polysaccharide C) de *Streptococcus pyogenes* (streptocoque du groupe A).

Le TDR pour le streptocoque du groupe A (Streptotest®) est recommandé pour tous les enfants âgés de plus de 3 ans chez lesquels le diagnostic d'angine a été porté par l'examen clinique.

Il est inutile chez les enfants âgés de moins de 3 ans, chez lesquels le diagnostic d'angines est rare et le plus fréquemment d'origine virale.

b. Culture du prélèvement pharyngé

La culture à visée diagnostique du prélèvement pharyngé n'est plus réalisée en pratique.

Son résultat n'est en effet obtenu qu'au terme d'un délai de 1 à 2 jours.

Elle est éventuellement utile dans 2 situations (chez l'enfant d'âge ≥ 3 ans) :

- échec thérapeutique à 72 heures d'évolution ;
- négativité du TDR et existence de facteurs de risque de RAA.

Réalisation d'un TDR pour le SGA en cas d'angine chez un enfant âgé de plus de 3 ans.

III. Argumenter l'attitude thérapeutique et planifier le suivi de l'enfant

A. Orientation

Il s'agit d'une pathologie le plus souvent bénigne, de prise en charge en ambulatoire.

Les **indications d'hospitalisation** sont exceptionnelles et reliées à la gravité d'éventuelles complications.

Un **avis spécialisé ORL** n'est nécessaire qu'en cas de complications locorégionales (rares).

Une **éviction d'une collectivité** d'enfants est obligatoire jusqu'à 48 heures d'antibiothérapie en cas d'angine bactérienne à SGA (recommandations du CSHPF, 2010).

B. Antibiothérapie par voie générale des angines

1. Rationnel de prescription

a. Quelles angines ?

Seule l'antibiothérapie au cours des angines érythémateuses et érythémato-pultacées est détaillée dans ce chapitre.

b. Rationnel clinique

Objectifs de l'antibiothérapie :

- la réduction du temps de régression des symptômes ;
- l'éradication et la diminution de la dissémination du SGA à l'entourage ;
- la réduction des complications infectieuses locorégionales ;
- la prévention du RAA si pays à risque.

c. Rationnel épidémiologique

Le streptocoque bêta-hémolytique du groupe A (SGA) est le premier agent bactérien en cause (25 à 35 % des angines de l'enfant).

Il n'existe pas de souches résistantes aux bêtalactamines ; et bien que la résistance de ce germe aux macrolides ait diminué depuis 2005, la prescription première de bêtalactamines (amoxicilline) demeure recommandée.

2. Recommandations actuelles (2014)

a. Qui traiter ?

L'antibiothérapie est indiquée pour les angines bactériennes avec confirmation microbiologique :

- TDR pour le streptocoque du groupe A positif (réalisé chez les enfants âgés de plus de 3 ans) ;
- culture positive (réalisée chez les enfants ayant des facteurs de risque de RAA).

Un TDR pour le streptocoque du groupe A négatif conduit à considérer l'étiologie de l'angine comme très probablement virale.

L'antibiothérapie est alors inutile. Aucun contrôle systématique par culture n'est justifié.

b. Comment traiter ?

L'antibiothérapie de l'angine à SGA est la seule dont la durée de traitement a été microbiologiquement validée à 6 jours. Elle doit être adaptée aux données évolutives de l'épidémiologie (germes, résistances).

L'antibiothérapie de 1re intention (recommandations 2011) est l'amoxicilline 50 mg/kg/j en 2 prises *per os* pendant une durée de 6 jours.

En cas d'allergie aux pénicillines (éventualité rare à suspecter avec prudence) sans contre-indication aux céphalosporines, il peut être prescrit l'une des C3G orales : cefpodoxime-proxétil (Orélox®) pendant 5 jours, céfuroxime-axétil (Zinnat®) pendant 4 jours.

En cas de contre-indication aux bêtalactamines (éventualité exceptionnelle), le recours aux macrolides se trouve justifié : azithromycine (Zithromax®) 20 mg/kg/j en 1 prise *per os* pendant 3 jours, clarithromycine (Zéclar®) 15 mg/kg/j en 2 prises *per os* pendant 5 jours.

Le recours à une antibiothérapie par voie locale n'est pas démontré.

Antibiothérapie de 1re intention pour une angine à SGA = amoxicilline 50 mg/kg/j pendant 6 jours.

C. Mesures symptomatiques

Le traitement antipyrétique antalgique repose sur le paracétamol.

Le traitement symptomatique d'une rhinopharyngite (si associée) est utile.

Ni les AINS à doses anti-inflammatoires, ni les corticoïdes ne sont recommandés en l'absence de données permettant d'établir leurs bénéfices, alors que leurs risques sont notables.

D. Suivi de l'enfant

1. Suivi immédiat

La guérison est habituelle en quelques jours.

Les parents sont informés de la nature peu grave de l'affection, de la durée prévisible des symptômes, des signes devant faire suspecter une complication et justifiant alors une nouvelle consultation.

Le médecin doit particulièrement insister sur l'intérêt de réserver le recours à l'antibiothérapie au seul traitement des angines à SGA identifiées par un TDR, ainsi que de la nécessité de respecter une bonne observance thérapeutique.

Le suivi est évalué sur la régression des signes généraux (fièvre) et fonctionnels (odynophagie).

En cas d'évolution clinique favorable, la pratique d'un TDR systématique de contrôle est inutile.

En revanche, la persistance des symptômes à 72 heures doit conduire à réexaminer l'enfant et à pratiquer un nouveau prélèvement microbiologique (TDR et/ou culture pharyngée).

2. Échec de l'antibiothérapie initiale et complications

a. Échec de l'antibiothérapie initiale

Cette situation, rare en pratique, nécessite un avis infectiologique spécialisé.

Il convient de rechercher à l'examen une complication de l'angine à SGA.

La culture du prélèvement pharyngé peut être utile pour obtention d'un antibiogramme et vérification de l'absence de résistance de la souche de SGA à l'antibiotique utilisé.

Causes d'échec d'éradication du SGA dans le traitement des angines :

- mauvaise compliance (traitement par amoxicilline trop court);
- infections « ping-pong » (réinfection à partir de l'entourage);
- interférence bactérienne :
  - destruction de l'amoxicilline par des bêtalactamases produites par des bactéries de la flore pharyngée,
  - diminution de l'effet barrière de la flore assurant la protection de la recolonisation par un SGA;
- portage chronique de SGA difficile à éradiquer.

Documentation bactériologique par culture pharyngée seulement si échec du traitement antibiotique.

b. Complications

Complications locorégionales (avant tout, mais devenues très rares) :

- phlegmon péri-amygdalien,
- abcès rétropharyngé.

Complications générales (exceptionnelles) :

- contamination d'un sujet à risque (varicelle) par un SGA : fasciite, choc toxique streptococcique;
- syndromes post-streptococciques : RAA, glomérulonéphrite aiguë.

Le **phlegmon péri-amygdalien** reste une rare complication ORL à dépister en cas d'odynophagie majorée avec une fièvre élevée, associée à un trismus et à une otalgie. L'examen ORL retrouve une tuméfaction unilatérale du voile du palais refoulant la luette œdématiée.

La prise en charge nécessite une orientation hospitalière ORL pour antibiothérapie IV ± intervention chirurgicale. Toute incision doit être précédée d'une ponction à visée bactériologique.

Complications post-streptococciques : exceptionnelles dans les pays développés.
Toujours penser à un abcès rétropharyngé ou rétrostylien en cas de torticolis fébrile.

3. Suivi à long terme et pronostic

L'angine érythémateuse n'est que très rarement responsable de séquelles.

Les **amygdalites chroniques** sont définies par la persistance de signes inflammatoires locaux (douleurs pharyngées, halitose, aspect inflammatoire des amygdales) et régionaux (adénopathies cervicales) au cours d'une durée supérieure à 3 mois, sans réponse aux traitements prescrits.

Les **angines récidivantes** sont définies par la survenue d'au moins trois épisodes infectieux par an pendant 3 ans ou cinq épisodes par an pendant 2 ans.

4. Prise en charge préventive des récidives

a. Amygdalectomie

Ses indications en prévention des angines (SF ORL 2010) sont :

- infections amygdaliennes récidivantes :
  - amygdalite aiguë récidivante,
  - amygdalite chronique,
  - abcès péri-amygdaliens récidivants ;
- syndromes post-streptococciques des angines à SGA (sauf la GNA) ;
- amygdalectomie à chaud associée au drainage d'un abcès parapharyngé.

Il s'agit d'une intervention chirurgicale rapide, sous anesthésie générale.

Elle consiste en l'ablation chirurgicale des amygdales. Celle-ci peut être effectuée par différentes techniques : dissection aux instruments froids ou au doigt ou bien par diathermie, coblation, laser ou ultracision.

L'examen histologique systématique des amygdales n'est pas nécessaire sauf en cas de contexte évocateur de pathologie maligne.

La morbimortalité postopératoire reste non négligeable malgré les progrès techniques. Les indications de l'amygdalectomie sont actuellement très réduites et doivent être justifiées.

Les complications primaires sont : les complications respiratoires, les nausées et vomissements postopératoires, l'hémorragie. Les complications secondaires sont : l'hémorragie retardée, une dysphagie douloureuse prolongée, la persistance d'une obstruction respiratoire.

Les parents doivent connaître les signes devant amener à suspecter une complication et justifier alors une nouvelle consultation (fièvre, hémorragie, gêne respiratoire…).

b. Mesures environnementales

L'arrêt du tabagisme passif est conseillé.

Le mode de garde de l'enfant peut être reconsidéré si les épisodes d'angines sont trop fréquents et entravent la vie socioprofessionnelle des parents.

Les indications de l'amygdalectomie sont rares et doivent être toujours rationnellement justifiées compte tenu de la morbimortalité possible.

IV. Annexe

Les autres formes anatomo-cliniques d'angines sont très rares en pédiatrie.

Toutefois, il importe de connaître leurs particularités cliniques (tableau 17.2), afin de ne pas méconnaître dans un contexte évocateur, une urgence diagnostique et thérapeutique.

Tableau 17.2. Autres formes anatomo-cliniques d'angines.

Angines pseudo-membraneuses	Mononucléose infectieuse	– Adolescent, adulte jeune – Fausses membranes non adhérentes – Respect de la luette – Adénopathies cervicales postérieures – Splénomégalie
	Diphtérie	– Pays avec calendrier vaccinal sans DTP – Fausses membranes adhérentes – Envahissement de la luette – Adénopathies sous-angulomaxillaires
Angines vésiculeuses	Primo-infection herpétique	– Enfant âgé de 1–4 ans – Vésicules sur muqueuse inflammatoire – Gingivostomatite aiguë – Ulcérations avec dysphagie majeure – Adénopathies sous-angulomaxillaires
	Herpangine	– Enfant âgé de 1–7 ans, épidémies estivales – Vésicules seulement en région amygdalienne
Angines ulcéronécrotiques	Agranulocytose/hémopathies	– Tout âge, imputabilité d'un médicament – Syndrome d'insuffisance médullaire – Douleurs osseuses, hépatosplénomégalie
	Angine de Vincent	– Mauvaise hygiène buccodentaire – Haleine fétide, odynophagie latéralisée – Ulcération profonde et membranes grisâtres

Point de vue de l'expert

Cet item constitue une question type d'infectiologie pédiatrique :

- pour la rigueur du diagnostic :
  - connaissance des données épidémiologiques et cliniques,
  - pratique d'un TDR pour confirmer l'origine bactérienne : *Streptococcus pyogenes* ;
- pour le rationnel de l'antibiothérapie :
  - objectifs de réduction du portage et de la dissémination du SGA à l'entourage,
  - validation du traitement par l'amoxicilline 50 mg/kg/j *per os* pendant 6 jours.

Références

	Guide des conduites à tenir en cas de maladies transmissibles dans une collectivité d'enfants - 2010 - (CSHPF) http://www.sante.gouv.fr/guide-des-conduites-a-tenir-en-cas-de-maladie-transmissible-dans-une-collectivite-d-enfants.html
	Amygdalectomie de l'enfant : recommandations pour la pratique clinique - 2010 - (Société française d'ORL et de chirurgie de la face et du cou) http://www.orlfrance.org/article.php?id=20
	Antibiothérapie par voie générale en pratique courante dans les infections respiratoires hautes : recommandations - 2011 - (SPILF, SFP, GPIP) http://www.infectiologie.com/site/medias/Recos/2011-inf-respir-hautes-SPILF-SFP-GPIP.pdf

CHAPITRE

18

Otites

Item et objectifs du CNCI

Item 147 – UE 6 – Otites infectieuses de l'adulte et de l'enfant

- Connaître les agents infectieux responsables de l'otite moyenne aiguë (OMA) et leur profil de sensibilité.
- Connaître les éléments diagnostiques et la stratégie de prise en charge d'une OMA purulente, d'une otite externe, d'une otite séromuqueuse.
- Prescrire le traitement approprié, antibiotique et/ou symptomatique, à un patient présentant une OMA purulente en première intention et en cas d'échec.
- Diagnostiquer une otite moyenne chronique dangereuse ou cholestéatomateuse.

Avant de commencer...

L'OMA (otite moyenne aiguë) purulente est le point clé de cet item.
Il s'agit de l'infection bactérienne la plus fréquente chez le nourrisson, compliquant souvent les rhinopharyngites (à distinguer de l'otite congestive également fréquemment associée à celles-ci).

Le diagnostic d'OMA purulente est :
- suspecté essentiellement sur l'otalgie :
  - exprimée directement par les enfants les plus âgés,
  - manifestée par des cris inhabituels, des troubles du sommeil chez les nourrissons ;
- confirmé par l'examen otoscopique : congestion + épanchement (extériorisé ou non).

L'antibiothérapie est systématique au cours des OMA purulentes chez l'enfant d'âge < 2 ans selon les dernières recommandations des sociétés savantes, ainsi que chez l'enfant plus âgé en cas de symptomatologie bruyante (otalgie intense, fièvre élevée).
Elle doit être adaptée aux données évolutives de l'épidémiologie (germes et résistances) et conforme aux dernières recommandations.

I. Pour bien comprendre

A. Définitions

1. Otalgie

Une otalgie caractérise une douleur localisée à l'oreille.

Elle n'est pas toujours liée à une affection de l'oreille. La moitié des otalgies est reliée à une autre affection ORL (pharyngite, angine) ; il s'agit d'otalgies réflexes.

Le terme d'otodynie est utilisé lorsque l'otalgie est liée à une affection de l'oreille (moyenne, externe).

2. Otite

Une otite est une inflammation aiguë ou chronique de l'oreille.

L'**otite externe** est une dermo-épidermite du revêtement cutané du méat acoustique externe (MAE) encore appelé conduit auditif externe, d'origine infectieuse.

L'**otite congestive** est définie par une congestion (inflammation : rougeur, hypervascularisation) bénigne des tympans le plus souvent d'origine virale, souvent associée à une rhinopharyngite (voir chapitre 16), d'évolution spontanément résolutive mais aussi susceptible d'évoluer vers un tableau d'OMA purulente.

L'**otite moyenne aiguë** (OMA) purulente correspond à une surinfection bactérienne de l'oreille moyenne, avec épanchement purulent collecté ou extériorisé dans la caisse du tympan. Le caractère aigu est lié à la brutalité du début de la symptomatologie.

L'**otite séromuqueuse** (OSM) est caractérisée par un épanchement rétrotympanique sans signe d'inflammation, évoluant depuis plus de 2 mois (observée à deux reprises et à au moins 3 mois d'intervalle).

Toute otalgie n'est pas une otite. Toute otite n'est pas purulente.

B. Épidémiologie des OMA purulentes

1. Prévalence et agents infectieux

Les otites sont exceptionnelles avant l'âge de 3 mois.
Le pic d'incidence des OMA purulentes se situe entre les âges de 6 et 24 mois.

Principales bactéries responsables des OMA purulentes du nourrisson :
- *Streptococcus pneumoniae* (pneumocoque) ;
- *Haemophilus influenzae* non typable.

Moraxella catarrhalis est devenue très rare et est peu pathogène.
Les virus respiratoires sont aussi en cause, soit isolément, soit en association avec des bactéries.

Germes de l'OMA purulente : pneumocoque, *Haemophilus influenzae* non typable.

2. Impact des vaccinations

Les actions conjointes du plan de réduction de prescription des antibiotiques (« Les antibiotiques, c'est pas automatique ») et de la généralisation du vaccin pneumococcique conjugué à 7 valences ont été suivies d'une diminution du nombre des OMA à pneumocoque et de la résistance de celui-ci aux pénicillines.
L'émergence de sérotypes de remplacement des 7 sérotypes vaccinaux (en particulier du 19A) a justifié en 2010 la généralisation de la recommandation du vaccin pneumococcique conjugué

à 13 valences (Prévenar 13®). Ce dernier contribue actuellement à la réduction du nombre des OMA purulentes liées aux sérotypes de pneumocoques inclus dans ce vaccin.

Remarque : le vaccin anti-*Haemophilus influenzae* « b » n'entraîne naturellement aucune réduction des souches d'*Haemophilus influenzae* non capsulés et donc « non typables » responsables des OMA.

Impact futur du vaccin pneumococcique conjugué 13 valences.

C. Physiopathologie

L'anatomie de l'oreille se divise en 3 parties :

- oreille externe : auricule (pavillon), méat acoustique externe (MAE) ;
- oreille moyenne : membrane tympanique, caisse du tympan, cavités mastoïdiennes (avec la chaîne ossiculaire : malleus, incus et stapes), trompe auditive (trompe d'Eustache) ;
- oreille interne : labyrinthe antérieur osseux, labyrinthe antérieur membraneux (conduit cochléaire).

Facteurs reliés à une plus forte prévalence des OMA chez les nourrissons :

- les rhinopharyngites à répétition, témoins elles-mêmes de phénomènes d'adaptation immunitaire particuliers à cet âge (voir chapitre 16) ;
- la trompe auditive, plus courte et plus horizontale qu'à l'âge adulte.

La figure 18.1 synthétise la physiopathologie de l'OMA.

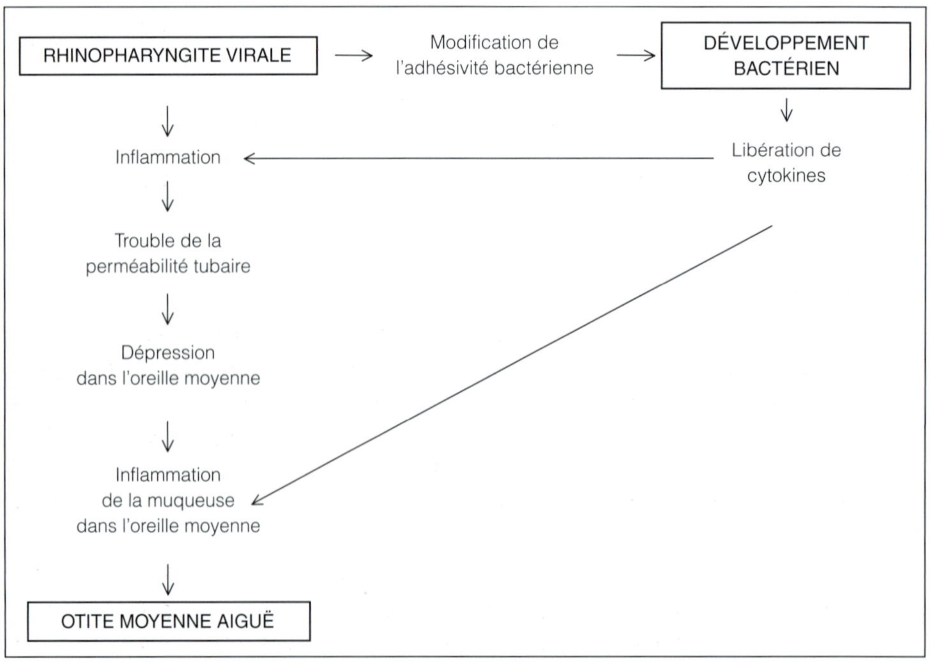

Fig. 18.1. Physiopathologie de l'OMA.

L'inflammation du rhinopharynx dans un contexte de rhinopharyngite virale est responsable d'un trouble de la perméabilité tubaire, et ainsi d'une dépression de l'oreille moyenne, avec inflammation de la muqueuse.

L'OMA est une surinfection bactérienne de l'oreille moyenne par contiguïté avec la trompe auditive.

Rhinopharyngite virale = facteur fréquent de risque de survenue d'OMA chez l'enfant.

II. Diagnostiquer une otite

A. Diagnostic clinique

1. Suspicion sur des signes d'appel

Données anamnestiques utiles :

- âge du nourrisson ;
- existence d'une fièvre ± élevée ;
- évaluation de la douleur liée à l'otalgie ;
- contexte de rhinopharyngite aiguë.

Signes d'appel en fonction des types d'otite (tableau 18.1).

Tableau 18.1. Signes d'appel en fonction des types d'otite.

Otite congestive OMA purulente	– Mode de début brutal – Signes fonctionnels : • otalgies exprimées (à partir de l'âge de 3 ans) • et/ou équivalents : irritabilité, pleurs, insomnie (nourrisson) – Signes généraux : • fièvre, réduction de l'appétit • ± vomissements alimentaires, selles liquides, douleurs abdominales
Otite séromuqueuse	– Hypoacousie : • non-réponse à l'appel, pauvreté du langage • volume sonore de la télévision, difficultés scolaires
Otite externe	– Otalgie provoquée au moindre effleurement de l'auricule

2. Confirmation par l'examen otoscopique

a. Modalités techniques

L'examen doit débuter à titre de référence par l'oreille présumée saine.

L'otoscope est introduit après traction de l'auricule vers le haut et vers l'arrière, mettant en rectitude le MAE. Cet examen est parfois difficile chez le nourrisson en raison de son agitation, de l'étroitesse du champ de vision liée à la structure fibrocartilagineuse des parois du MAE qui sont collabées, ou par la présence de bouchons de cérumen.

L'aperçu d'au moins 75 % de la surface du tympan est nécessaire pour une bonne interprétation.

La connaissance des structures anatomiques visualisées est indispensable (fig. 18.2).

La membrane tympanique normale est quasi transparente, de coloration grisée (fig. 18.3). Le manche du marteau est visualisé en son milieu sous la forme d'un relief oblique en bas et en arrière. À sa pointe inférieure, on observe un triangle lumineux dû au reflet de la lumière de l'otoscope sur la membrane.

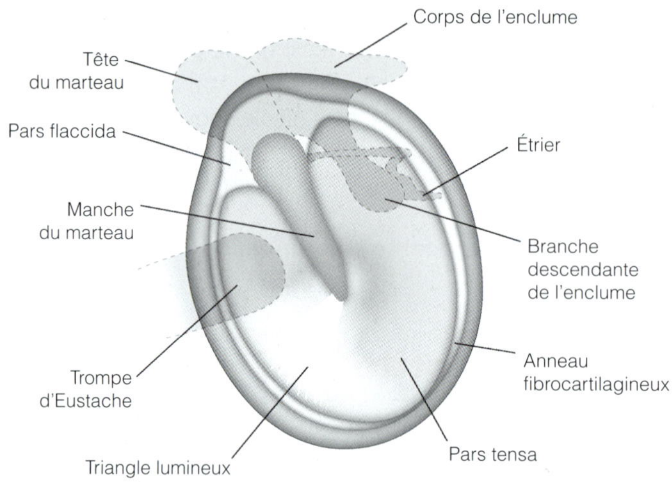

Fig. 18.2. Otoscopie légendée.

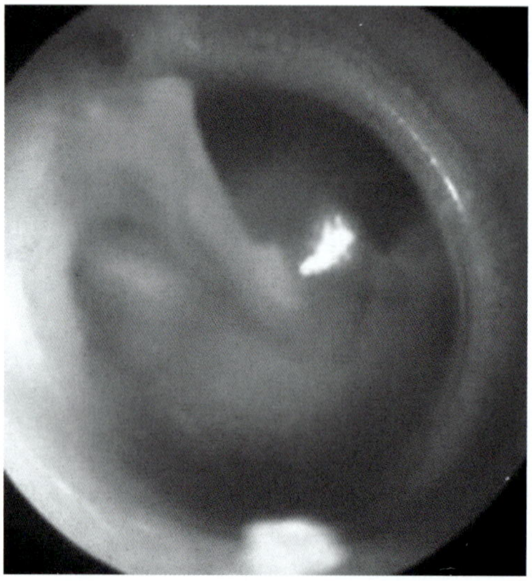

Fig. 18.3. Tympan normal. (*Voir aussi dans le cahier couleur.*)

Un examen otoscopique de bonne qualité permet à lui seul d'affirmer le diagnostic d'otite.

b. Résultats

Le diagnostic d'**otite congestive** (fig. 18.4), évoqué devant une otalgie fébrile, est confirmé à l'examen otoscopique devant l'aspect inflammatoire du tympan (hypervascularisation, à différencier d'une hyperémie transitoire du tympan lors d'une fièvre ou de pleurs) sans épanchement rétrotympanique.

Le diagnostic d'**OMA purulente** (fig. 18.5), évoqué devant une otalgie fébrile, est confirmé à l'examen otoscopique face à un aspect inflammatoire du tympan avec épanchement rétrotympanique, extériorisé (otorrhée) ou non (opacité, effacement des reliefs ou bombement, disparition du triangle lumineux).

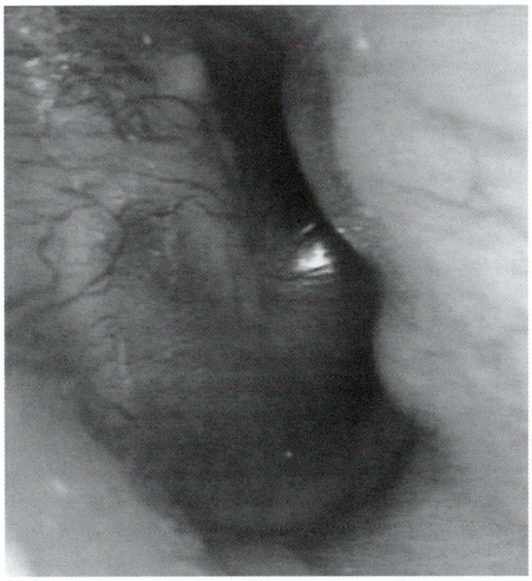

Fig. 18.4. **Otite congestive. (*Voir aussi dans le cahier couleur.*)**

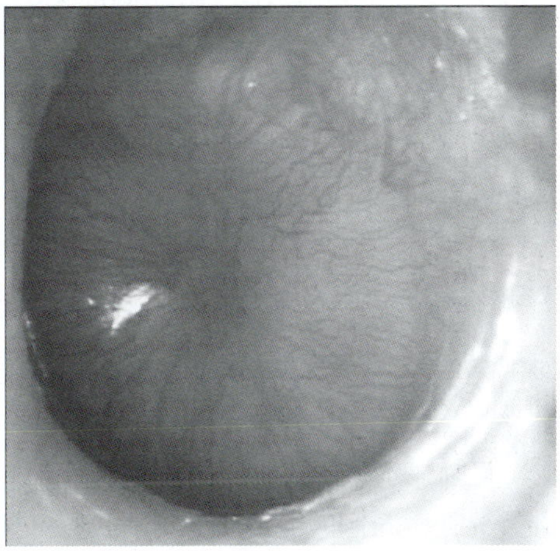

Fig. 18.5. **OMA purulente. (*Voir aussi dans le cahier couleur.*)**

Le diagnostic d'**otite séromuqueuse** (voir fig. 6.3, cahier couleur), évoqué devant une hypoacousie, est confirmé à l'examen otoscopique devant un épanchement rétrotympanique sans inflammation franche, donnant un aspect caractéristique avec des tympans ambrés, mats et rétractés, associés à un niveau liquidien.

Le diagnostic d'**otite externe**, évoqué devant une otalgie provoquée au moindre effleurement de l'auricule, est confirmé à l'otoscopie devant des tympans normaux, un aspect inflammatoire et œdématié du MAE parfois recouvert de sécrétions purulentes peu abondantes.

Apprécier 2 paramètres : l'existence d'une congestion et/ou d'un épanchement.

c. Synthèse

Une synthèse des types d'otites à l'otoscopie est proposée tableau 18.2.

Tableau 18.2. **Tableau comparatif des différents types d'otites.**

	Congestion	Épanchement
Otite congestive	+	–
OMA purulente	+	+
Otite séromuqueuse	–	+
Otite externe	–	–

Caractéristiques cliniques reliées préférentiellement à certaines bactéries :

- otite hyperalgique et hyperthermique (≥ 39 °C) → pneumocoque ;
- syndrome otite-conjonctivite (SOC) purulente → *H. influenzae*.

B. Enquête paraclinique

1. Généralités

Le diagnostic d'otite est clinique et confirmé par l'examen otoscopique.

Aucun examen complémentaire n'est nécessaire en cas de diagnostic d'OMA purulente non compliquée.

2. Indications d'explorations complémentaires

a. Paracentèse

La paracentèse (ou myringotomie) est une technique pouvant permettre l'évacuation d'un épanchement rétrotympanique et l'analyse de son contenu (identification d'une bactérie et évaluation de sa résistance).

Son indication est devenue exceptionnelle et ne concerne que les OMA purulentes collectées, dans certains contextes :

- terrain particulier (écologie bactérienne spécifique) : âge ≤ 3 mois, immunosuppression ;
- 2e échec thérapeutique d'une antibiothérapie bien conduite ;
- complication : mastoïdite, paralysie faciale ;
- hyperalgie résistant à un traitement antalgique chez l'enfant d'âge ≥ 2 ans.

b. Explorations fonctionnelles auditives

Elles ne sont utiles qu'en cas d'otite séromuqueuse.

L'audiométrie tonale liminaire n'est pas réalisable en pratique chez l'enfant ; elle pourrait mettre en évidence une surdité de transmission bilatérale pure ne dépassant pas 30 dB.
Le tympanogramme peut être plat (présence d'un épanchement rétrotympanique), par opposition au tracé normal de courbe en toit de pagode (caisse pleine d'air).

Les indications d'explorations complémentaires sont rares.

III. Argumenter l'attitude thérapeutique et planifier le suivi de l'enfant

A. Orientation

Il s'agit d'une pathologie le plus souvent bénigne, de prise en charge en ambulatoire.
Les **indications d'hospitalisation** sont exceptionnelles et fonction de la gravité d'éventuelles complications.

Un **avis spécialisé ORL** est rarement nécessaire sauf si :

- 2e échec d'un traitement antibiotique (indication de paracentèse);
- complications locorégionales (très rares);
- suspicion diagnostique d'otite séromuqueuse.

B. Antibiothérapie par voie générale des otites

1. Rationnel de prescription

a. Quelles otites?

L'argumentation d'une antibiothérapie par voie générale ne concerne que l'OMA purulente (voir paragraphe suivant).

Les otites congestives, les otites séromuqueuses et les otites externes ne requièrent pas d'antibiothérapie par voie générale.
À noter qu'une antibiothérapie locale peut être indiquée pour les otites externes.

b. Rationnel clinique

Objectifs de l'antibiothérapie :

- le traitement curatif efficace et rapide du foyer infectieux local;
- la prévention d'une diffusion locorégionale ou systémique;
- une réduction plus rapide des douleurs de l'enfant.

On pourrait opposer à ces objectifs d'antibiothérapie, la possibilité d'une guérison spontanée d'un grand nombre d'otites chez l'enfant (100 % des otites virales en l'absence de surinfection, 50 % des OMA purulentes à *H. influenzae*, 10 % seulement des OMA purulentes à pneumocoque).
L'OMA purulente à pneumocoque ne guérit donc spontanément que dans un nombre réduit de cas et elle expose à plus de complications (bactériémie, méningite).

L'OMA purulente constitue donc la meilleure indication à une antibiothérapie probabiliste (si otite non documentée par un examen bactériologique obtenu par une paracentèse), adaptée au germe supposé responsable et à sa résistance.

c. Rationnel épidémiologique

Les études épidémiologiques françaises actuelles conduisent à identifier avant tout 2 bactéries à des pourcentages à peu près égaux : *S. pneumoniae* et *H. influenzae*.

La quasi-totalité des pneumocoques est redevenue sensible à l'amoxicilline; ils sont le plus souvent résistants aux macrolides.

Le pourcentage des souches d'*Haemophilus influenzae* productrices de pénicillinases a récemment diminué pour être actuellement inférieur à 15 %.

L'antibiothérapie par voie générale doit être proscrite au cours des otites congestives et séromuqueuses non surinfectées de l'enfant.

2. Recommandations actuelles (2014) pour l'OMA purulente

a. Qui traiter ?

L'antibiothérapie générale est indiquée en cas d'OMA purulente :

- chez l'enfant d'âge <2 ans : systématiquement ;
- chez l'enfant d'âge ≥2 ans : si symptomatologie bruyante (otalgie intense, fièvre élevée).

Chez l'enfant d'âge ≥2 ans ayant une OMA purulente avec symptomatologie modérée, une abstention d'antibiothérapie est licite.
Elle doit alors s'accompagner d'une réévaluation clinique de l'enfant à 48–72 heures en cas de persistance des symptômes sous traitement symptomatique, dans l'éventualité de l'indication d'une antibiothérapie différée.

b. Comment traiter ?

L'antibiothérapie doit être adaptée aux données évolutives de l'épidémiologie (germes, résistances).

Les antibiotiques de 1re intention sont (recommandations 2011) :

- amoxicilline 80 à 90 mg/kg/j en 3 prises (2 prises à 12 heures d'intervalle si les intervalles d'administration ne peuvent être équidistants) ;
- amoxicilline + acide clavulanique en 3 prises en cas de syndrome otite-conjonctivite (SOC).

En cas d'allergie confirmée aux pénicillines (éventualité en réalité rare, à suspecter avec prudence) sans contre-indication associée aux céphalosporines, il peut être prescrit une des céphalosporines orales dont les paramètres PK/PD garantissent une activité antipneumococcique acceptable : cefpodoxime-proxétil et céfuroxime-axétil.
En cas de contre-indication à l'ensemble des bêtalactamines (éventualité exceptionnelle), il peut être prescrit par défaut soit de l'érythromycine-sulfafurazole soit du cotrimoxazole (sulfaméthoxazole-triméthoprime) en gardant à l'esprit le risque majoré d'échec thérapeutique lié à ce choix.
Le recours à la ceftriaxone IV/IM doit rester exceptionnel (âge <3 mois, immunosuppression, intolérance digestive totale).

La durée du traitement antibiotique est de :

- 8–10 jours chez l'enfant d'âge <2 ans ;
- 5 jours au-delà de cet âge.

OMA purulente du nourrisson : antibiothérapie par voie générale.

C. Mesures symptomatiques

Le traitement de la fièvre et de l'otalgie repose sur le paracétamol.

En cas de douleur intense, il peut être proposé ponctuellement une prescription d'ibuprofène.

Le traitement symptomatique de la rhinopharyngite (si associée) est nécessaire.

Elle consiste en une désobstruction rhinopharyngée par lavage des fosses nasales au sérum physiologique et des techniques de mouchage appropriées.

D. Suivi d'une OMA purulente

1. Suivi immédiat

La guérison est habituelle en quelques jours.

Les parents sont informés de la nature peu grave de l'affection, de la durée prévisible des symptômes, des signes devant faire suspecter une complication et justifiant alors une nouvelle consultation.

Le suivi est évalué sur la régression des signes généraux (fièvre) et fonctionnels (otalgie).

En cas d'évolution clinique favorable, le contrôle systématique des tympans en fin de traitement n'est pas nécessaire. La confirmation otoscopique de la normalisation tympanique serait cependant souhaitable.

Pour les enfants d'âge > 2 ans chez lesquels une abstention d'antibiotique a été jugée licite, une réévaluation clinique est indispensable en cas de persistance des symptômes à 48–72 heures.

Toute situation d'échec de traitement en infectiologie impose :

- l'évaluation de l'observance thérapeutique ;
- la vérification du choix thérapeutique et des posologies médicamenteuses prescrites ;
- la recherche d'une complication reliée à la pathologie ;
- la recherche d'un éventuel autre diagnostic.

Une OMA spontanément perforée qui reste fébrile et algique doit être traitée et faire discuter une mastoïdite débutante.

Persistance des symptômes à 48–72 heures → réévaluation clinique.

2. Échec de l'antibiothérapie initiale et complications

a. Échec de l'antibiothérapie initiale

L'échec du traitement antibiotique probabiliste initial est défini par :

- la persistance ou l'aggravation des symptômes au-delà de 48 heures après le début de l'antibiothérapie ;
- ou leur réapparition dans les 4 jours suivant la fin de l'antibiothérapie ;
- associés à des signes otoscopiques d'OMA purulente.

Il convient de rechercher à l'examen une complication de l'OMA purulente.

En l'absence de complication retrouvée, l'antibiothérapie est modifiée selon le choix initial (en l'absence actuelle de possibilité de paracentèse systématique).

En cas de prescription initiale d'amoxicilline (cas le plus fréquent), il est proposé : amoxicilline + acide clavulanique ou cefpodoxime-proxétil (*Haemophilus influenzae* bêtalactamase (+) très probable).

Le recours à la ceftriaxone IV/IM doit rester exceptionnel même dans les situations d'échec (sauf intolérance digestive totale).

Un 2e échec thérapeutique d'une antibiothérapie bien conduite est une indication à la réalisation d'une paracentèse à visée bactériologique (si possible, après une fenêtre thérapeutique).

Connaître la conduite à tenir en cas d'échec thérapeutique.

b. Complications

Retenir que l'OMA purulente peut être parfois responsable de :

- bactériémies ;
- méningites purulentes (surtout chez le jeune nourrisson).

Complications locorégionales :

- mastoïdite extériorisée (fig. 18.6) :
  - décollement du pavillon de l'oreille vers le dehors et vers l'avant,
  - tuméfaction rétro-auriculaire douloureuse et rénitente ;
- paralysie faciale périphérique (rare) ;
- labyrinthite, abcès du cerveau, thrombophlébite cérébrale (exceptionnelle).

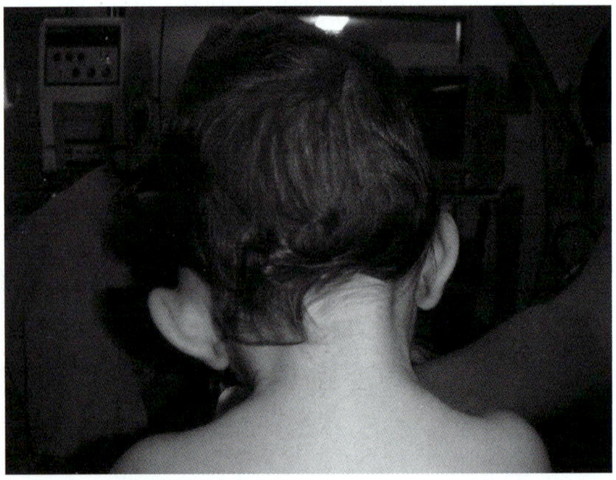

Fig. 18.6. Mastoïdite. (*Voir aussi dans le cahier couleur.*)

Redouter l'association OMA purulente et méningite purulente.

3. Suivi à long terme et pronostic

L'OMA purulente n'est que très rarement responsable de séquelles.

Facteurs de risque d'OMA récidivantes ou chroniques :

- rhinopharyngites à répétition ;
- RGO ;
- allergie ;
- tabagisme passif.

Les **otites moyennes chroniques** sont définies par la persistance d'un processus pathologique actif de l'oreille moyenne pendant une durée supérieure à 3 mois.

On distingue les otites moyennes chroniques séromuqueuses (OSM), de pronostic habituellement bénin et les otites moyennes chroniques cholestéomateuses, de pronostic le plus souvent redoutable par le délabrement osseux qu'elles entraînent.

Les **OMA récidivantes** sont définies par la survenue d'au moins trois épisodes d'OMA au cours d'une durée inférieure à 6 mois, séparés chacun par un intervalle libre d'au moins 3 semaines.

Ces récidives d'otites sont liées à la multiplicité des virus responsables de rhinopharyngite et à l'importance des risques de contamination bactérienne de portage (venant de l'environnement). Elles s'intègrent dans le cadre de la maturation immunitaire du nourrisson et ont des évolutions habituellement simples.

Des récidives trop fréquentes peuvent parfois conduire à une prise en charge complémentaire à visée préventive. Rarement, elles peuvent conduire à réaliser une enquête immunitaire (voir chapitre 46).

4. Prise en charge préventive des récidives

a. Adénoïdectomie

Ses indications en prévention des otites (Anaes, 1997) sont :

- OMA récidivantes après échec des autres thérapeutiques (antibiothérapies répétées des épisodes aigus, supplémentation d'une éventuelle carence martiale) et lorsque le caractère récidivant est mal toléré (retentissement familial, scolaire, social) ;
- OSM chroniques d'emblée compliquées (perte d'audition avec troubles du comportement ou difficultés d'apprentissage, surinfections fréquentes, rétraction tympanique) après échec du traitement médical.

Il s'agit d'une intervention chirurgicale rapide, sous anesthésie générale.

Elle consiste en l'ablation chirurgicale au moyen d'une curette des végétations adénoïdes, situées au niveau des parois supérieures et postérieures du cavum, et dans la périphérie des orifices des trompes auditives.

b. Pose d'aérateurs transtympaniques (ATT)

Ils sont communément dénommés « yoyos ».

La pose d'ATT est une intervention chirurgicale rapide.

Elle consiste en la mise en place d'un tube creux en plastique au travers de la membrane tympanique, afin de favoriser l'aération de l'oreille moyenne et/ou d'assurer la résolution d'un épanchement séreux.

c. Mesures environnementales

L'arrêt du tabagisme passif est conseillé.

Le mode de garde de l'enfant peut être reconsidéré si les épisodes d'OMA purulentes sont trop fréquents et entravent la vie socioprofessionnelle des parents.

Mesures préventives = adénoïdectomie et pose d'aérateurs transtympaniques.

E. Synthèse (fig. 18.7)

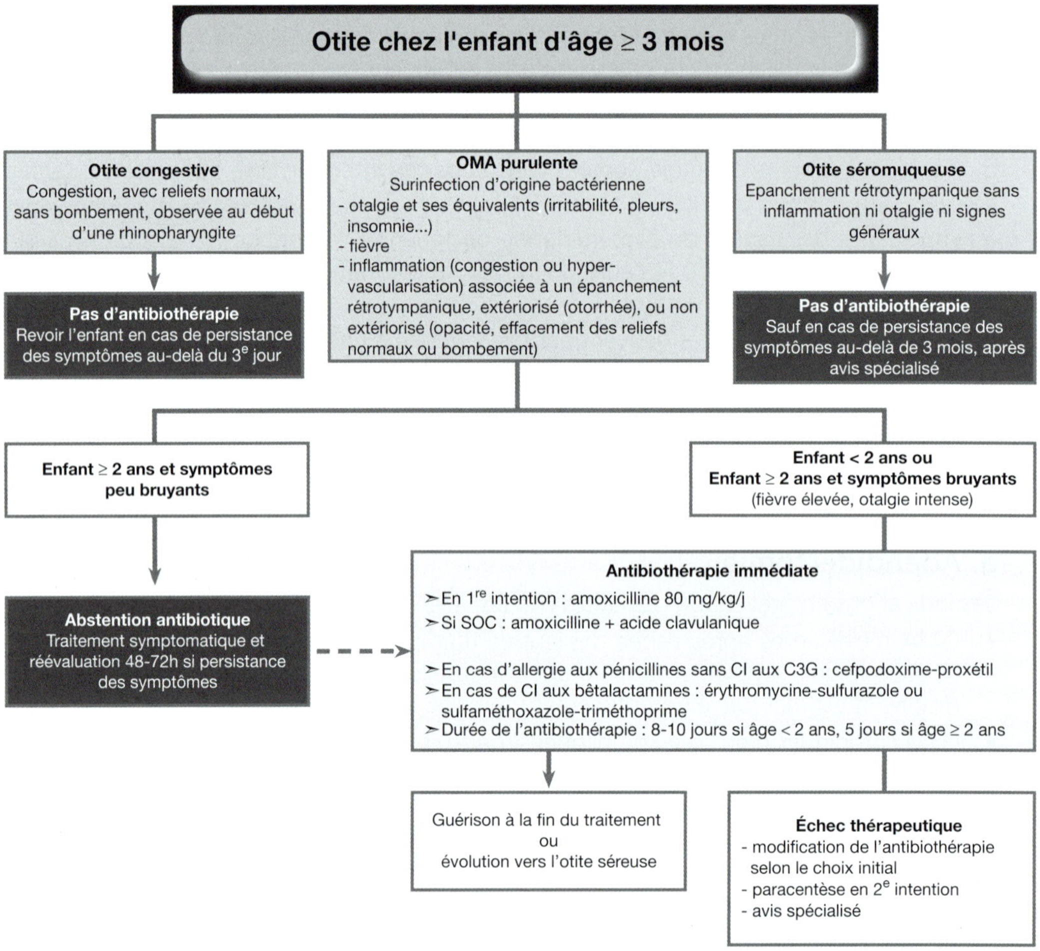

Fig. 18.7. **Prise en charge de l'otite chez l'enfant d'âge ≥ 3 mois d'après les recommandations de 2011.**

Point de vue de l'expert

Item adapté à la rédaction de cas cliniques nécessitant la mémorisation :

- des critères diagnostiques cliniques d'une OMA purulente du nourrisson :
  - signes fonctionnels (otalgies) et signes généraux (fièvre),
  - + anomalies otoscopiques : inflammation + épanchement rétrotympanique (extériorisé ou non) ;
- de l'argumentation de l'attitude thérapeutique antibiotique :
  - indiquée systématiquement pour les OMA purulentes du nourrisson (âge < 2 ans),
  - selon des données épidémiologiques évolutives (fréquence et résistance des bactéries) ;
- des situations où l'évolution n'est pas favorable :
  - définition d'un échec du traitement probabiliste initial, adaptation de l'antibiothérapie,
  - mise en évidence d'une complication (redouter avant tout une méningite purulente).

Un cas clinique de l'ECN 2011 témoigne de cette démarche exigible.

Retenir pour la pratique que la prescription d'antibiotique doit être proscrite au cours des otites congestives et séromuqueuses non surinfectées de l'enfant.

Actualités pour le futur

Les recommandations de 2011 conduisent à proposer actuellement avant tout l'amoxicilline comme antibiothérapie probabiliste de 1re intention des OMA purulentes de l'enfant.

Ces recommandations s'appuient sur :

- le pourcentage actuellement majoritaire des pneumocoques de sensibilité intermédiaire à la pénicilline ;
- la réduction des souches d'*Haemophilus influenzae* bêtalactamases (+) ;
- l'absence d'émergence de BLSE sous amoxicilline, risque confirmé induit par de larges prescriptions de céphalosporines orales comme le cefpodoxime-proxétil.

La prescription du cefpodoxime-proxétil doit être actuellement (2014) extrêmement réduite en 1re intention.

Références

Bourrillon, A., Benoist, G., 2014. Infections bactériennes de l'enfant. EMC. (à paraître).

Dupont, D., François, M., Bonacorsis, S., Bingen, E., 2010. Evolving Microbiology of complicated acute otitis media before and after introduction of the pneumococcal conjugate vaccine in France. Diagn. Microbiol. Infect. Dis. 68 (1), 89–92.

	Site internet de l'Assurance Maladie www.ameli.fr
	Antibiothérapie par voie générale en pratique courante dans les infections respiratoires hautes : recommandations - 2011 - (SPILF, SFP, GPIP) http://www.infectiologie.com/site/medias/Recos/2011-inf-respir-hautes-SPILF-SFP-GPIP.pdf
	Indications de l'adénoïdectomie et/ou de l'amygdalectomie chez l'enfant - 1997 - (Anaes) http://umvf.univ-nantes.fr/orl/enseignement/angine/site/html/IndicationOP.pdf

CHAPITRE

19

Sinusites

Item et objectifs du CNCI

Item 145 – UE 6 – Infections nasosinusiennes de l'adulte et de l'enfant

- Connaître les différentes formes de sinusite et les explorations éventuellement nécessaires pour en étayer le diagnostic.
- Connaître les arguments cliniques permettant de distinguer une sinusite maxillaire aiguë, d'une rhinite ou d'une rhinopharyngite.
- Prescrire le traitement approprié, antibiotique et/ou symptomatique, à un patient présentant une sinusite maxillaire aiguë, une rhinite, une rhinopharyngite.
- Diagnostiquer et connaître les complications et les principes du traitement d'une ethmoïdite aiguë du nourrisson et de l'enfant.

Avant de commencer...

Le terme de « rhinosinusite » aiguë est préféré à celui de sinusite chez l'enfant.
Le diagnostic est avant tout clinique. La prescription des examens paracliniques est limitée.

Les situations cliniques à connaître chez le jeune enfant sont :
- la rhinosinusite aiguë maxillaire;
- l'ethmoïdite aiguë.

Le diagnostic de sinusite maxillaire ne peut être porté avant l'âge de 3 ans.
En effet, le diagnostic de sinusite doit tenir compte chez l'enfant de la chronologie du développement anatomique des cavités sinusiennes (sinus ethmoïdaux au cours des premiers mois de vie; sinus maxillaires à partir de l'âge 3–4 ans; sinus frontaux à partir de l'âge de 5–10 ans; sinus sphénoïdal à partir de l'âge de 10 ans).

I. Pour bien comprendre

A. Définitions

Le terme de « rhinosinusite » aiguë est préféré à celui de sinusite chez l'enfant.

Les définitions cliniques sont parfois controversées. Les recommandations de l'Afssaps ainsi que les conclusions d'une mise au point récente par des experts pédiatres infectiologues et ORL ont contribué à la clarification des définitions et des traitements.

Les situations cliniques à connaître chez le jeune enfant sont :
- la rhinosinusite aiguë maxillaire;
- l'ethmoïdite aiguë.

Pédiatrie

Le diagnostic est avant tout clinique. La prescription des examens paracliniques est limitée.

B. Épidémiologie

Le diagnostic de sinusite aiguë doit tenir compte chez l'enfant de la chronologie du développement anatomique des cavités sinusiennes.

Ainsi, le diagnostic de rhinosinusite maxillaire ne peut être porté avant l'âge de 3 ans.

Elle peut être d'étiologie virale ou bactérienne.

La flore des cavités nasosinusiennes est semblable à celle de la flore rhinopharyngée.

Les principales bactéries pathogènes impliquées dans les sinusites communes sont : *Streptococcus pneumoniae*, *Haemophilus influenzae* non typable et *Moraxella catarrhalis*. *Staphylococcus aureus* et les anaérobies sont plus fréquemment impliqués dans les formes compliquées.

C. Physiopathologie

Les cavités sinusiennes se forment progressivement au cours de la petite enfance :

- sinus ethmoïdal : premiers mois de vie ;
- sinus maxillaire : 3–4 ans ;
- sinus frontal : 5–10 ans ;
- sinus sphénoïdal : 10–15 ans.

Le drainage sinusien nécessite un ostium perméable et une muqueuse saine avec un bon fonctionnement ciliaire, ainsi que des sécrétions muqueuses de viscosité et d'élasticité normales. Il permet ainsi l'évacuation des particules au niveau des sinus, vers les cavités nasales, l'oropharynx puis la bouche œsophagienne.

L'inflammation liée à la sinusite entrave le fonctionnement ciliaire et la perméabilité des ostia, ce qui empêche le drainage du mucus sécrété physiologiquement par les sinus.

Les cavités sinusiennes de la face sont tapissées par un épithélium de type respiratoire en continuité avec celui des cavités nasales. Une atteinte sinusienne est ainsi habituelle au cours des infections des voies aériennes supérieures de l'enfant (virales ou bactériennes).

Cette caractéristique physiopathologique explique la préférence du terme de « rhinosinusite » aiguë à celui de sinusite aiguë.

Formation progressive des sinus → pas de sinusite maxillaire chez le nourrisson.

II. Diagnostiquer une sinusite

A. Diagnostic clinique

1. Rhinosinusite aiguë maxillaire (ou infection rhinosinusienne)

Elle concerne donc surtout les enfants âgés de plus de 3 ans.

On distingue deux formes cliniques : subaiguë et aiguë.

Pour mémoire, les rhinopharyngites aiguës (chapitre 16) se traduisent par une rhinorrhée bilatérale séreuse puis mucopurulente, antérieure et postérieure, dont le caractère puriforme n'est pas synonyme de surinfection bactérienne, accompagnée d'une toux.

La **rhinosinusite subaiguë** est évoquée devant la permanence de signes cliniques de rhinopharyngite aiguë au-delà de 10 jours, sans tendance à leur régression.

La **rhinosinusite aiguë sévère** est évoquée devant une fièvre > 39 °C, une rhinorrhée purulente, des céphalées et parfois un œdème périorbitaire.

Le diagnostic est donc avant tout clinique.

L'examen des cavités nasales est difficile à réaliser ; il montrerait la présence pathognomonique de pus au niveau du méat moyen. La présence de pus dans le rhinopharynx associé à un mouchage purulent se reconstituant rapidement suffit le plus souvent au diagnostic clinique.

Rhinosinusite maxillaire : rhinorrhée purulente prolongée ± signes associés.

2. Ethmoïdite aiguë

L'ethmoïdite aiguë extériorisée est plus rare et sévère.

Elle est la principale complication bactérienne sinusienne d'une rhinopharyngite aiguë du nourrisson ou du jeune enfant, survenant à un âge médian de 2 à 3 ans.

Elle répond à des critères diagnostiques plus facilement identifiables.

On distingue deux stades : fluxionnaire ou suppuré.

Au **stade fluxionnaire**, les signes cliniques sont frustes :

- fièvre modérée ;
- œdème palpébral unilatéral douloureux :
  - se limitant au niveau de la paupière supérieure et de l'angle interne de l'œil,
  - avec bonne ouverture spontanée des paupières.

Au **stade suppuré** :

- fièvre élevée et douleur intense ;
- chémosis majeur rendant l'ouverture palpébrale difficile ou quasi impossible :
  - abcès sous-périosté, phlegmon ou cellulite orbitaire,
  - intérêt du scanner des sinus pour préciser ces différents diagnostics.

Signes de gravité majeurs de l'ethmoïdite aiguë extériorisée :

- immobilité du globe oculaire ;
- existence d'une mydriase ;
- constatation d'une anesthésie cornéenne.

Ethmoïdite : œdème palpébral unilatéral avec fièvre et douleur.

B. Enquête paraclinique

1. Généralités

Le diagnostic est avant tout clinique.

La prescription des examens paracliniques est limitée. Le tableau de rhinosinusite maxillaire aiguë non compliquée ne justifie pas d'explorations complémentaires.

2. Scanner des sinus

L'imagerie des sinus doit être réservée aux formes atypiques ou compliquées.

L'identification de signes radiologiques : opacité des sinus sur les radiographies standards (incidence de Blondeau) ou épaississement de la muqueuse sur un scanner, est très peu spécifique. De tels signes sont fréquemment présents sans signification pathologique, parfois même en dehors de tout symptôme clinique de rhinosinusite aiguë.

Indications d'un scanner des sinus :

- rhinosinusite aiguë compliquée ;
- ethmoïdite aiguë extériorisée ;
- rhinosinusite aiguë persistante malgré un traitement adapté ;
- sinusites récidivantes ou chroniques après avis spécialisé.

La radiographie des sinus n'est pas recommandée.

Scanner des sinus : recommandé pour le diagnostic de certaines complications.

3. Examens biologiques

La ponction sinusienne est d'indication exceptionnelle chez le jeune enfant.

La CRP peut permettre d'apprécier l'intensité du syndrome inflammatoire ; elle n'a aucune spécificité pour le diagnostic.

Les explorations allergologiques ne sont réservées qu'aux rhinosinusites chroniques ou récidivantes avec symptomatologie allergique associée.

III. Argumenter l'attitude thérapeutique et planifier le suivi de l'enfant

A. Orientation

Les **rhinosinusites aiguës maxillaires** non compliquées sont prises en charge en ambulatoire. Les indications d'hospitalisation sont reliées à d'éventuelles complications.

Le diagnostic d'**ethmoïdite** requiert une évaluation hospitalière systématique. La prise en charge thérapeutique se fait le plus souvent au cours d'une hospitalisation.

Un **avis spécialisé ORL** est nécessaire en cas de :

- rhinosinusite aiguë compliquée ;
- ethmoïdite aiguë extériorisée ;
- sinusite récidivante ou chronique.

B. Antibiothérapie par voie générale

1. Rationnel de prescription

a. Quelles sinusites ?

Indications d'une antibiothérapie :

- ethmoïdite aiguë ;
- sinusite frontale ;
- rhinosinusite maxillaire aiguë :
  - forme aiguë sévère ou compliquée : toujours,
  - forme subaiguë : si facteurs de risque (asthme, drépanocytose, cardiopathie) ;
- sinusite sphénoïdale (exceptionnelle).

b. Rationnel clinique

Objectifs de l'antibiothérapie :

- le traitement curatif efficace et rapide du foyer infectieux local ;
- la prévention d'une diffusion locorégionale ou systémique ;
- une réduction plus rapide des douleurs de l'enfant.

c. Rationnel épidémiologique

L'antibiothérapie est habituellement probabiliste.

Elle doit être adaptée aux données évolutives épidémiologiques des germes de portage des VAS, identiques à celles des OMA purulentes : *S. pneumoniae* et *H. influenzae*, mais aussi parfois *S. aureus*.

2. Recommandations actuelles (2014)

a. Sinusite aiguë maxillaire

L'antibiotique de 1re intention est (recommandations 2011) l'amoxicilline 80 à 90 mg/kg/j en 3 prises (2 prises à 12 heures d'intervalle si les intervalles d'administration ne peuvent être équidistants).

La durée du traitement est de 8 à 10 jours.

L'association amoxicilline-acide clavulanique est indiquée en cas d'échec du traitement d'une rhinosinusite aiguë maxillaire par amoxicilline. C'est également l'antibiothérapie de 1re intention en cas de sinusite frontale ou ethmoïdale.

Les autres antibiotiques notamment cefpodoxime-proxetil ont une efficacité moindre et exposent à des risques de résistance bactérienne (entérobactéries à BLSE).

En cas d'allergie aux pénicillines (éventualité rare) sans contre-indication aux céphalosporines, il peut être prescrit du cefpodoxime-proxétil. En cas de contre-indication aux bêtalactamines (situation exceptionnelle), il peut être prescrit du cotrimoxazole (= sulfaméthoxazole-triméthoprime).

b. Ethmoïdite aiguë

Au stade fluxionnaire (formes mineures) :

- traitement ambulatoire possible sous conditions de suivi à 24–48 h ;
- antibiothérapie orale par amoxicilline-acide clavulanique 80 mg/kg/j en 3 prises.

Au stade suppuré :

- traitement hospitalier indispensable;
- antibiothérapie IV par amoxicilline-acide clavulanique (forte dose jusqu'à 150 mg/kg/j d'amoxicilline) ± gentamicine 5 mg/kg IVL si forme septicémique;
- antibiothérapie de recours en cas d'allergie à la pénicilline : céfotaxime 200 mg/kg/j en 3 prises IVL ou ceftriaxone 75 mg/kg/j en 1 prise IVL.

La durée du traitement est de 8 à 10 jours, parfois plus prolongée.

C. Mesures symptomatiques

Le traitement de la fièvre et des douleurs repose sur le paracétamol.

Le traitement symptomatique de la rhinopharyngite (si associée) est indispensable.

Elle consiste en une désobstruction rhinopharyngée par lavage des fosses nasales au sérum physiologique et des techniques de mouchage appropriées.

D. Suivi de l'enfant

1. Suivi immédiat

La rhinosinusite maxillaire aiguë a le plus souvent une évolution favorable en 5 à 10 jours.

Les parents sont informés de la nature peu grave de l'affection, de la durée prévisible des symptômes, des signes devant faire suspecter une complication et justifiant alors une nouvelle consultation.

Le suivi est évalué sur l'évolution des signes généraux (fièvre) et la régression des signes fonctionnels.

2. Échec de l'antibiothérapie initiale et complications

a. Échec de l'antibiothérapie initiale

Cette éventualité est rare et nécessite un avis infectiologique spécialisé.

Il est défini par l'aggravation ou la persistance de la fièvre élevée ou des signes locaux au terme de 3 à 4 jours de traitement.

b. Complications

Les complications sont variables selon les types de sinusites.

Elles sont surtout à redouter au décours des ethmoïdites aiguës et des sinusites frontales.

Elles sont exceptionnelles en cas de sinusite maxillaire (en raison des rapports anatomiques éloignés avec les orbites et les méninges).

Principales complications possibles :

- orbitaires (« cellulite »);
- endocrâniennes : atteinte méningo-encéphalique, abcès intracérébral.

3. Suivi à long terme et pronostic

La rhinosinusite aiguë non compliquée est d'évolution favorable.

Le diagnostic de **sinusite chronique** est habituellement évoqué face à un tableau de sinusite maxillaire ou de sinusite frontale évoluant pendant une durée supérieure à 4 mois.

Elle est le plus souvent indolore en dehors de poussées de surinfection. La confirmation diagnostique peut nécessiter un scanner des sinus.

4. Prise en charge préventive des récidives

Un avis spécialisé est souvent nécessaire.

La sinusite chronique et les sinusites récidivantes doivent faire rechercher des facteurs favorisants susceptibles d'être corrigés : interruption d'un tabagisme passif, reconsidération du mode de garde, traitement antibiotique d'un foyer infectieux dentaire…

Point de vue de l'expert

Une question peu sortable en pédiatrie…

Points de vigilance pour cet item :
- une situation d'urgence à repérer : l'ethmoïdite aiguë extériorisée ;
- des indications limitées de l'imagerie.

Références

GPIP, 2013. Antibiothérapie des infections ORL sévères du nourrisson et de l'enfant : propositions thérapeutiques. Arch. Pediatr. 20, e14–S19.

Klossek, J.M., Quinet, B., Bingen, E., François, M., Gaudelus, J., Larnaudie, S., et al., 2007. État actuel de la prise en charge des infections rhinosinusiennes aiguës de l'enfant en France. Med. Mal. Infect. 37 (3), 127–152.

Antibiothérapie par voie générale en pratique courante dans les infections respiratoires hautes : recommandations - 2011 - (SPILF, SFP, GPIP)
http://www.infectiologie.com/site/medias/Recos/2011-inf-respir-hautes-SPILF-SFP-GPIP.pdf

CHAPITRE

20

Coqueluche

Item et objectifs du CNCI

Item 159 – UE 6 – Coqueluche

- Diagnostiquer une coqueluche.
- Connaître l'attitude thérapeutique et planifier le suivi du patient.
- Connaître les recommandations en termes de prévention de la coqueluche.

Avant de commencer...

La coqueluche est une infection bactérienne due à *Bordetella pertussis*.
Elle est très contagieuse, d'évolution longue, et potentiellement sévère chez le jeune nourrisson.
Il faut l'évoquer à tout âge devant une toux persistante volontiers spasmodique.
L'urgence est liée aux signes de gravité chez le nouveau-né et le jeune nourrisson : intensité des quintes, apnées, bradycardie, cyanose, dénutrition.

La confirmation diagnostique repose avant tout sur la PCR coqueluche.
La prise en charge repose sur une surveillance étroite des jeunes nourrissons.
L'antibiothérapie par macrolides vise surtout à prévenir la transmission du germe.
La recherche d'un contage dans l'entourage ou de cas secondaires doit toujours être effectuée.

La vaccination répond à la meilleure politique préventive.
Son objectif est la prévention de la coqueluche chez le jeune nourrisson par une protection à la fois individuelle mais aussi et surtout collective par la vaccination de son entourage (*cocooning*).
Elle est recommandée dans le calendrier vaccinal pour tous les jeunes nourrissons, sans oublier les rappels tardifs chez l'adolescent et l'adulte.

I. Pour bien comprendre

A. Épidémiologie

La coqueluche est une infection bactérienne due à *Bordetella pertussis* (bacille de Bordet-Gengou).

Elle est très contagieuse et potentiellement sévère chez le jeune nourrisson. Elle est responsable dans le monde d'environ 400 000 décès par an chez l'enfant sur les 60 millions de sujets atteints.

La majorité des coqueluches du nourrisson diagnostiquées actuellement est liée à une contamination par un adulte de son entourage proche (parents ou fratrie).

Les sujets surtout concernés par la coqueluche sont :

- les jeunes nourrissons avant l'âge de la protection vaccinale :
  - protection passive mère-enfant par les anticorps maternels limitée et très brève,
  - 1re injection précoce à l'âge de 2 mois (possible dès 6 semaines), immunité acquise à la 2e injection à l'âge de 4 mois, rappel indispensable à l'âge de 11 mois pour renforcer et prolonger la protection ;
- les adolescents et adultes ayant perdu la protection conférée par le vaccin ou la maladie (durée de protection d'environ 5 ans).

La coqueluche demeure une lourde préoccupation de santé publique en 2014. Malgré une excellente couverture vaccinale, une recrudescence de la maladie a été observée au cours des 20 dernières années, en France comme dans d'autres pays.

Cette constatation épidémiologique est liée à la diminution (sans suppression) de la circulation de *Bordetella pertussis*, du fait de la vaccination des nourrissons, entraînant ainsi une baisse des rappels « naturels » chez les adolescents et les adultes vaccinés dans l'enfance, chez lesquels on observe ainsi une augmentation des cas. Cette population ayant perdu sa protection vaccinale contribue à la circulation de l'agent infectieux et à la contamination des jeunes nourrissons non encore protégés.

Population concernée : jeunes nourrissons non encore vaccinés, adolescents et adultes.

B. Rappels d'infectiologie

Bordetella pertussis est un bacille à Gram négatif très fragile, de culture difficile.

Les *Bordetella parapertussis* peuvent également donner des tableaux similaires.

Les mécanismes physiopathologiques font intervenir l'adhésion du germe sur l'épithélium cilié respiratoire et la libération de toxines à tropisme respiratoire et neurologique. La toxine pertussique a un rôle particulier dans la virulence et n'est sécrétée par aucune autre espèce de *Bordetella*.

La contamination est strictement interhumaine et se fait par voie respiratoire lors de la toux.

La durée d'incubation est de 10 jours en moyenne (7–21 jours) avant les premiers symptômes.

La contagiosité peut durer jusqu'à 3 semaines après le début des signes cliniques en l'absence de traitement antibiotique. À la phase de convalescence, la contagiosité est quasi nulle (même en l'absence de traitement).

La vaccination ou la maladie ne confèrent qu'une protection limitée en durée (quelques années).

En raison de la baisse des rappels naturels précédemment évoquée, les adolescents et les adultes sont à nouveau susceptibles d'être atteints par la coqueluche, et ainsi de transmettre l'agent pathogène à des jeunes nourrissons non ou incomplètement vaccinés (mode de contamination le plus fréquent).

Contagiosité importante. Pas de protection à vie par la vaccination ou la maladie.

C. Recommandations vaccinales

En France, la vaccination contre la coqueluche est recommandée mais non obligatoire (2014).

Les vaccins disponibles actuellement dans notre pays sont les vaccins acellulaires.
Leurs seules contre-indications sont : l'encéphalopathie survenant moins de 7 jours après une dose de vaccin coquelucheux, et l'hypersensibilité à un constituant du vaccin.

Recommandations générales :

- primo-vaccination du nourrisson aux âges de 2 et 4 mois ;
- 1er rappel à l'âge de 11 mois ;
- rappels chez l'enfant à 6 ans et chez l'adolescent à 11–13 ans ;
- rappel chez l'adulte jeune à 25 ans ;

Recommandations particulières (cocooning) :

- rattrapage de l'adulte jeune (25 ans) n'ayant pas reçu de vaccination contre la coqueluche au cours des 5 dernières années ;
- vaccination des membres du foyer à l'occasion d'une grossesse (injection actuellement à ne réaliser qu'après l'accouchement pour la mère, mais discussion en cours sur l'intérêt de vacciner les femmes pendant leur grossesse).

Recommandations professionnelles : adultes en contact professionnel avec les nouveau-nés et les nourrissons d'âge < 6 mois (personnels soignants dans leur ensemble et de la petite enfance).

Connaître les recommandations vaccinales actualisées.

II. Diagnostiquer une coqueluche

A. Diagnostic clinique

1. Formes cliniques

a. Coqueluche typique du grand enfant non vacciné

Elle n'est pas la plus fréquente (bonne couverture vaccinale à cet âge).
Le tableau clinique évolue selon 4 phases distinctes : phase d'incubation, phase catarrhale, phase d'état (période des quintes), phase de convalescence.
La contagiosité est maximale lors de la phase d'état (période des quintes).

Phase d'incubation :

- signes cliniques : phase cliniquement silencieuse ;
- durée moyenne : 10 jours (extrêmes de 7 à 21 jours).

Phase catarrhale :

- signes cliniques :
  - fièvre généralement absente ou modérée (< 38,5 °C),
  - toux banale avec rhinorrhée évoquant initialement une infection virale des VAS,
  - toux devenant tenace, insistante, et caractéristique par sa survenue en quintes ;
- durée moyenne : 10 jours.

Phase d'état :

- signes cliniques = période des quintes :
  - accès répétitifs et violents de toux sans inspiration efficace, entraînant une congestion du visage voire une cyanose, avec reprise inspiratoire comparable au chant du coq,
  - déclenchés par de multiples stimuli (déglutition, cris, effort, examen du pharynx), parfois accompagnés de vomissements (caractère émétisant évocateur chez l'enfant et l'adulte),
  - quintes épuisantes, augmentation de leur fréquence jusqu'à 50 fois par jour, caractère diurne et nocturne évocateur ;
- durée moyenne : 3 à 4 semaines.

Phase de convalescence :

- signes cliniques :
  - toux non quinteuse, spontanée ou provoquée (effort, froid, cris, virose respiratoire),
  - asthénie ;
- durée moyenne : plusieurs mois.

Sémiologie typique : quintes avec reprise inspiratoire comparable au chant du coq.

b. Coqueluche du nourrisson

Elle est également assez caractéristique.

Le diagnostic de coqueluche du nourrisson doit être évoqué devant une toux quinteuse chez tout nourrisson non encore complètement immunisé. Au-delà de 3 injections, la coqueluche, quoique très rare, est possible mais sous une forme généralement atténuée.

La symptomatologie évolue également selon les 4 phases mentionnées précédemment.

Les quintes de la coqueluche du nourrisson sont :

- atypiques car le chant du coq manque généralement à cet âge ;
- mal tolérées avant l'âge de 3 mois (signes de gravité) sur les plans :
  - cardiorespiratoire : accès de cyanose, apnée, bradycardie,
  - neurologique : malaise grave, troubles de conscience,
  - digestif : vomissements (pouvant entraîner : déshydratation, dénutrition).

Les signes de gravité et complications à cet âge sont détaillés par la suite.

Points forts à cet âge = tolérance des quintes (apnée, bradycardie, malaise).

c. Coqueluche de l'adolescent et de l'adulte

Il existe une grande variété d'expression de la maladie, fonction de l'immunité protectrice résiduelle, allant de la forme typique à une toux banale qui doit faire évoquer le diagnostic lorsqu'elle dure.

Le diagnostic doit être évoqué à ces âges devant une toux :

- sans cause évidente, qui persiste ou s'aggrave au-delà d'une semaine ;
- avec notion de contage et d'une incubation longue (10 jours) ;
- ayant un caractère coquelucheux (quintes, recrudescence nocturne et insomniante).

Complications les plus fréquentes à ces âges :

- mécaniques : fractures de côtes, douleurs intercostales et abdominales, emphysème médiastinal, pneumothorax, otites barotraumatiques, hémorragies sous-conjonctivales, hernie, incontinence urinaire transitoire, prolapsus ;
- infectieuses : otites, sinusites et pneumonies ;
- neurologiques : convulsions, encéphalopathies (très rares).

Évoquer le diagnostic en cas de toux qui dure chez un adolescent ou un adulte.

2. Situations graves chez le nourrisson

a. Signes cliniques de gravité

Les signes cliniques de gravité majeurs annoncent les complications :

- signes respiratoires :
  - quintes asphyxiantes, cyanosantes,
  - apnées (au cours des quintes ou isolées) ± cyanose (risque d'arrêt cardiorespiratoire) ;
- signes cardiovasculaires : bradycardie, tachycardie ;
- signes neurologiques : malaise grave, troubles de conscience, convulsions.

L'analyse des quintes doit toujours conduire à préciser :

- le mode et la facilité de leur déclenchement (changes, biberon, examen clinique) ;
- leur tolérance : apnée, bradycardie, cyanose, malaise, vomissements ;
- leur capacité de récupération : spontanée ou assistée (oxygénothérapie) ;
- leur nombre quotidien.

On peut ajouter à ces signes principaux comme marqueurs de gravité :

- une déshydratation aiguë ou une dénutrition, un météorisme abdominal ;
- une hyperlymphocytose majeure, une hyponatrémie (SIADH).

La coqueluche est une cause de malaise grave du nourrisson.

b. Formes compliquées chez le nourrisson d'âge <3 mois

La **coqueluche maligne** rend compte de la majorité des décès.

Elle se traduit par une insuffisance respiratoire décompensée et impose une prise en charge précoce en réanimation. Elle s'accompagne de tachycardie (souvent > 200/min), d'une hypoxie réfractaire et d'une défaillance multiviscérale (rénale, cardiaque, neurologique).

L'enquête biologique montre une hyponatrémie, une hyperlymphocytose majeure (>50 000/mm^3) et une hyperplaquettose (>600 000/mm^3) qui précèdent parfois l'aggravation respiratoire.

L'**encéphalopathie coquelucheuse** est exceptionnelle mais très sévère.

Elle associe un état de mal convulsif, ainsi que des troubles moteurs (hémiplégie, paraplégie, ataxie) et sensoriels (cécité, surdité).

Environ 1/3 des enfants décèdent, 1/3 gardent des séquelles, 1/3 guérissent.

Complications majeures : coqueluche maligne, encéphalopathie coquelucheuse.

B. Enquête paraclinique

1. Examens complémentaires non spécifiques

La NFS peut retrouver une hyperlymphocytose évocatrice. Elle est inconstante dans les formes non graves.

La radiographie de thorax de face est habituellement normale ; elle peut montrer un syndrome bronchique. Elle est parfois utile pour écarter un autre diagnostic.

2. Examens complémentaires spécifiques

a. PCR

La PCR coqueluche est l'examen clé pour confirmer le diagnostic.

Initialement disponible que dans certains centres hospitaliers, elle a obtenu un remboursement depuis 2010 par la Sécurité sociale, et devient ainsi accessible à l'ensemble des laboratoires.

Elle se fait sur écouvillonnage ou liquide d'aspiration nasopharyngés.

Elle doit être pratiquée en cas de toux évoluant depuis moins de 3 semaines.

Elle a une sensibilité de 90 % et une spécificité de 99 % en cas de technique de prélèvement rigoureuse. Le résultat peut être obtenu en 24 heures.

b. Culture

La culture d'une aspiration nasopharyngée nécessite un milieu spécifique (Bordet-Gengou).

Elle a une sensibilité très variable selon sa date de réalisation ainsi que les laboratoires. Au maximum elle est de 60 % au cours de la 1re semaine de toux, chiffre se réduisant à 0 % après 3 à 4 semaines de toux ou 5 jours de traitement par les macrolides.

Le délai de retour des résultats est de 3 à 7 jours.

Bien que peu sensible en pratique, la culture doit continuer à être réalisée pour une surveillance épidémiologique des souches et pour l'étude de leur sensibilité aux antibiotiques.

c. Examens sérologiques

Les examens sérologiques permettaient parfois un diagnostic rétrospectif.

Ils étaient réalisés sur deux prélèvements à 3–4 semaines d'intervalle. Ils devaient être effectués à distance (> 3 ans) d'une vaccination anticoquelucheuse.

Les tests sérologiques réalisés en ville n'étant plus validés, ils ne doivent plus être pratiqués dans un tel contexte. C'est la raison pour laquelle ils ne sont plus remboursés par la Sécurité sociale.

Il n'y a donc pas d'indication à des examens sérologiques chez le nourrisson (*a fortiori* s'il a reçu une 1re injection vaccinale) en raison de la présence d'éventuels anticorps maternels, ainsi que de l'apparition très lente des anticorps au cours d'une infection.

3. Confirmation du diagnostic en pratique

En cas de suspicion clinique de coqueluche, prescrire :

- chez le nouveau-né et le nourrisson :
  - PCR coqueluche sur sécrétions nasopharyngées (sensibilité rendant l'examen contributif au diagnostic jusqu'à 3 semaines d'évolution de la toux),
  - couplée si possible à la culture ;
- chez le grand enfant et l'adulte : PCR coqueluche sur sécrétions nasopharyngées.

L'enquête autour d'un cas de coqueluche est essentielle.

Toute suspicion de coqueluche chez un nourrisson doit faire rechercher un contaminateur potentiel, dans la fratrie (quel que soit l'âge), les adolescents et les adultes de l'entourage.

En l'absence d'examens paracliniques réalisables chez le sujet malade, un contage confirmé de coqueluche dans l'entourage a une grande valeur diagnostique. De même, l'identification de cas secondaires est importante car elle permet parfois de confirmer le diagnostic par PCR coqueluche sur ces nouveaux cas vus à un stade plus précoce.

Nouveau-né ou nourrisson : PCR coqueluche sur sécrétions nasopharyngées + culture (si possible).

III. Argumenter l'attitude thérapeutique et planifier le suivi de l'enfant

A. Orientation

Critères d'hospitalisation habituellement retenus :

- âge < 3 mois ;
- signes cliniques de gravité ;
- forme clinique compliquée.

Les formes comportant apnée, bradycardie, quintes asphyxiantes justifient d'une prise en charge en unité de surveillance continue quel que soit l'âge.

Une surveillance attentive est indispensable dans tous les cas.

En cas de prise en charge ambulatoire, les parents doivent être informés des signes devant conduire à une consultation aux urgences hospitalières.

L'isolement respiratoire de l'enfant malade permet d'éviter des cas secondaires.

Une éviction d'une collectivité d'enfants est obligatoire pendant 5 jours après le début d'une antibiothérapie efficace par un macrolide ou par un autre antibiotique efficace en cas de contre-indication.

Hospitalisation pour tout nourrisson d'âge < 3 mois et/ou en cas de signes cliniques de gravité.
Isolement respiratoire de l'enfant malade pour éviter des cas secondaires.

B. Prise en charge thérapeutique

1. Mesures indispensables chez l'enfant hospitalisé

Mesures veillant particulièrement à la prévention des complications :

- monitoring par scope cardiorespiratoire ;
- masque à oxygène et ballon pour ventilation disponibles et opérationnels dans la chambre ;
- appréciation régulière des paramètres vitaux ainsi que de la tolérance des signes cliniques (quintes, apnées, cyanose, bradycardie) ;
- maintien de l'état d'hydratation et nutritionnel : alimentation fractionnée ou nutrition entérale à débit constant (NEDC).

Les antitussifs sont contre-indiqués chez le nourrisson.

La kinésithérapie respiratoire n'est habituellement pas recommandée.

Monitoring cardiorespiratoire. Support nutritionnel.

2. Antibiothérapie

Le traitement étiologique repose sur une antibiothérapie orale précoce.

Son objectif est de diminuer la contagiosité et il peut écourter la maladie si son administration est précoce. Il n'a en revanche aucun effet sur l'évolution de la maladie une fois la phase des quintes débutée.

Les macrolides sont les antibiotiques de référence contre *Bordetella pertussis*.

Les nouveaux macrolides sont recommandés, en raison de leur pharmacocinétique favorable et d'une durée de traitement plus court.

L'érythromycine n'est plus recommandée ni actuellement utilisée dans cette indication (y compris chez l'adulte). La josamycine est efficace mais nécessite un traitement prolongé de 14 jours.

En 1re intention :

- clarithromycine (Zeclar®) pendant 7 jours :
  - enfant : 15 mg/kg/j en 2 prises,
  - adulte : 500 à 1 000 mg/j en 2 prises ;
- azithromycine (Zithromax®) pendant 3 jours :
  - enfant : 20 mg/kg/j,
  - adulte : 500 mg/j.

En 2e intention (en cas d'allergie documentée aux macrolides):

- cotrimoxazole pendant 14 jours :
  - enfant : 30 mg/kg/j en 2 prises,
  - adulte : 1 600 mg/j en 2 prises.

L'antibiothérapie n'est justifiée qu'au cours des 3 premières semaines de la maladie.

Elle autorise un retour en collectivité 5 jours après son début.

Antibiothérapie au cours des 3 premières semaines de la maladie pour diminuer la contagiosité : nouveau macrolide par voie orale avec durée de traitement court.

C. Suivi de l'enfant

1. Suivi immédiat et complications

L'hospitalisation permet une surveillance rapprochée :

- constantes vitales : FC, FR, PA, T°C ;
- nombre de quintes et tolérance (signes cliniques de gravité) ;
- prise alimentaire.

Complications possibles (outre celles déjà mentionnées) :

- bronchopneumopathie : de surinfection bactérienne ou liée à *Bordetella pertussis* ;
- troubles de ventilation : obstructifs (atélectasie), rarement mécaniques (pneumothorax).

Suivi : paramètres vitaux, tolérance des quintes, prise alimentaire.

2. Recommandations de prévention

a. Généralités

Principales mesures de prévention :

- isolement respiratoire, éviction d'une collectivité pour l'enfant malade ;
- antibiothérapie de l'enfant malade et antibioprophylaxie des sujets contacts ;
- vaccination spécifique selon les recommandations du calendrier vaccinal.

La déclaration de la maladie n'est pas obligatoire en France.

En cas de survenue de cas groupés, le médecin doit toutefois informer le médecin-inspecteur de santé publique (Misp) (au moins 2 cas de coqueluche ayant un lien épidémiologique, contemporains ou successifs, et survenant dans une même unité géographique).

Des recommandations actualisées sont disponibles concernant la conduite à tenir devant un ou plusieurs cas de coqueluche (voir § Références).

La coqueluche n'est pas une maladie à déclaration obligatoire en France.

b. Antibioprophylaxie des sujets contacts asymptomatiques

Sujets contacts concernés (famille, proximité, crèche) :

- nourrissons et enfants non ou mal vaccinés (< 2 ou 3 doses selon l'âge du nourrisson) ou dont la dernière vaccination remonte à plus de 5 ans ;
- adolescents non ou mal vaccinés (< 5 doses) ou dont la dernière vaccination est > 5 ans ;
- parents répondant aux mêmes critères.

L'antibioprophylaxie des sujets contacts repose sur les macrolides, selon les mêmes modalités que pour l'antibiothérapie de l'enfant malade.

Elle est inutile si elle est débutée plus de 21 jours après le contage (la maladie se serait alors déclarée, au terme de la durée habituelle d'incubation).

c. Vaccination

La poursuite du calendrier vaccinal s'impose pour le jeune nourrisson au terme de la guérison clinique (la coqueluche n'est pas une maladie immunisante à cet âge).

La vaccination contre la coqueluche est recommandée pour la population exposée au cas de coqueluche (sujets contacts évoqués ci-dessus) et asymptomatique.

Le rattrapage vaccinal doit être proposé chez les enfants contacts non ou mal vaccinés (mise à jour du calendrier vaccinal selon l'âge), et chez les adultes si la dernière vaccination remonte à plus de 5 ans). Seuls les vaccins combinés dTPca sont à utiliser chez l'adulte (absence de vaccin monovalent coqueluche).

Mesures de prévention chez les sujets contacts : antibiothérapie par macrolides, mise à jour du calendrier vaccinal.

Point de vue de l'expert

Une question d'infectiologie très attractive pour un cas clinique à l'ECN du fait de :

- la fréquence persistante de cette pathologie infectieuse ;
- la variabilité possible des tableaux cliniques selon les âges ;
- la gravité possible reliée au terrain, notamment chez le jeune nourrisson (quintes, apnées, malaises, vomissements, dénutrition, surinfection...) imposant des mesures de surveillance ;
- le diagnostic bactériologique argumenté en fonction de l'âge et de la phase clinique (PCR coqueluche sur sécrétions nasopharyngées, 0 à la question si sérologie mentionnée) ;
- la conduite à tenir vis-à-vis de l'entourage et les mesures de prévention vaccinale.

Références

	Guide des conduites à tenir en cas de maladies transmissibles dans une collectivité d'enfants - 2010 - (CSHPF) http://www.sante.gouv.fr/guide-des-conduites-a-tenir-en-cas-de-maladie-transmissible-dans-une-collectivite-d-enfants.html
	Conduite à tenir relative à un ou plusieurs cas de coqueluche - 2014 - (CSHP) http://www.hcsp.fr/explore.cgi/avisrapports
	Calendrier vaccinal 2014 - (Ministère de la Santé) http://www.sante.gouv.fr/calendrier-vaccinal.html

CHAPITRE

21

Diarrhée aiguë chez l'enfant

Items et objectifs du CNCI

Item 283 – UE 8 – Diarrhée aiguë et déshydratation chez le nourrisson, l'enfant et l'adulte

- Diagnostiquer une diarrhée aiguë chez le nourrisson et l'enfant.
- Diagnostiquer un état de déshydratation chez le nourrisson et l'enfant.
- Identifier les situations d'urgence et planifier leur prise en charge.

Item 172 – UE 6 – Diarrhées infectieuses de l'adulte et de l'enfant

- Connaître les principaux agents infectieux causes de diarrhées.
- Reconnaître les signes de gravité d'une diarrhée infectieuse.
- Connaître les indications et savoir interpréter les résultats d'un examen bactériologique, virologique et parasitologique des selles.
- Connaître les principes des traitements des diarrhées infectieuses.
- Connaître les principes de prévention de la toxi-infection alimentaire et savoir la diagnostiquer.
- Connaître les principes de la conduite à tenir en cas de toxi-infection alimentaire familiale ou collective.

Item 328 – UE 11 – État de choc. Principales étiologies : hypovolémique (ici)

- Diagnostiquer un état de choc chez l'enfant.
- Prise en charge immédiate préhospitalière et hospitalière.

Avant de commencer...

Le plan du chapitre est adapté aux situations cliniques rencontrées :

- diarrhées aiguës liquidiennes avant tout virales :
  - gravité = déshydratation aiguë voire hypovolémie ;
  - prise en charge = réhydratation orale ou IV, renutrition précoce à H4–H6 ;
- diarrhées aiguës glairosanglantes invasives bactériennes :
  - gravité = dissémination systémique,
  - prise en charge = antibiothérapie selon les cas (rarement).

Cet item est important à mémoriser pour l'ECN et la pratique de tout médecin.

I. Pour bien comprendre

La **diarrhée aiguë** est définie comme l'émission brutale, depuis moins de 7 jours, de selles trop fréquentes (> 3/j ou > 6/j en cas d'allaitement maternel) ou trop liquides.

Cette symptomatologie résulte principalement de l'interruption du cycle entérosystémique de l'eau et d'un dérèglement des processus d'absorption et/ou de sécrétion des électrolytes (sodium avant tout).

La **diarrhée aiguë liquidienne** est la plus fréquente.

Elle est majoritairement d'origine virale. Des vomissements (gastroentérite) et une fièvre de degré variable sont souvent associés.

Le principal risque est la déshydratation aiguë qui survient particulièrement chez l'enfant âgé de moins de 5 ans. Sa prévention repose sur la compensation des pertes hydroélectrolytiques par la prescription de solutés de réhydratation orale (SRO) par voie orale ou entérale (sonde) en cas d'échec, ou d'une réhydratation IV dans les cas sévères ou en cas d'intolérance alimentaire totale.

Son risque secondaire est la dénutrition. Elle justifie le choix d'une renutrition précoce qui accompagne le traitement et la prévention de la déshydratation.

La **diarrhée aiguë glairosanglante** est plus rare.

Elle est majoritairement d'origine bactérienne. Elle peut être très fébrile. Des douleurs abdominales et d'éventuels signes neurologiques sont parfois au 1er plan (shigelloses).

Le principal risque est la dissémination bactérienne systémique. Une antibiothérapie est parfois prescrite selon le terrain, la symptomatologie et le germe identifié à la coproculture.

Deux situations bien distinctes : diarrhées aiguës liquidiennes et glairosanglantes.

II. Diarrhées aiguës liquidiennes et déshydratation aiguë

A. Généralités

1. Épidémiologie

Les diarrhées aiguës de l'enfant constituent un problème de santé publique.

Elles sont fréquentes et coûteuses, responsables de nombreuses consultations et hospitalisations dans les pays développés (7–10 % des hospitalisations à cet âge, 0,5 à 1,9 épisode par an chez les enfants âgés de moins de 3 ans).

Il s'agit d'une affection potentiellement sévère chez le nourrisson et le jeune enfant.

La mortalité par diarrhée aiguë représente 20 % de tous les décès des enfants âgés de moins de 5 ans dans les pays en voie de développement. En France, elle serait responsable d'une vingtaine de décès par an.

Le pronostic de la diarrhée aiguë liquidienne est lié avant tout au risque de déshydratation aiguë sévère, ainsi qu'à l'hypovolémie qu'elle est susceptible d'induire.

Les causes de diarrhées aiguës liquidiennes de l'enfant sont le plus souvent virales.

Le rotavirus en est l'agent infectieux le plus fréquemment responsable chez le nourrisson.

La contagion se fait par l'eau, les selles ou les mains souillées. L'enfant gardé en collectivité est particulièrement exposé à ces modes de contamination.

Fréquence de la diarrhée aiguë liquidienne à rotavirus chez le nourrisson.

2. Physiopathologie

a. Diarrhée aiguë liquidienne

Mécanismes physiopathologiques impliqués :

- malabsorption des nutriments (hydrates de carbone surtout) induisant une diarrhée osmotique ;
- hypersécrétion intestinale de chlore et d'eau suite à l'activation de l'adénylcyclase par une entérotoxine.

L'absorption de l'eau à travers la muqueuse intestinale est un phénomène passif selon un gradient osmotique dépendant des mouvements d'électrolytes. L'absorption des électrolytes a lieu au niveau des villosités de l'intestin grêle, avec comme moteur principal le sodium. Le sodium pénètre dans l'entérocyte par diffusion, et surtout par transport couplé avec le glucose, le chlore et les acides aminés.

Le cotransporteur sodium/glucose (SGLT1) situé sur la membrane apicale des entérocytes de l'intestin grêle est à la base de la réhydratation orale avec les solutés de réhydratation orale (SRO). Ainsi, l'absorption couplée du sodium et du glucose par les villosités de l'intestin grêle permet l'absorption de l'eau. Ce principe est la base scientifique de la réhydratation orale avec les SRO.

La composition des SRO doit ainsi respecter un ratio glucose-sodium de 1/1 :

- apport d'électrolytes (Na = 50 mmol/L, Cl = 80 mmol/L, K = 20–25 mmol/L) ;
- apport de sucres (glucose ou dextrine maltose = 20 à 30 g/L) ;
- respect de l'osmolarité de la lumière intestinale (solutions à 250 mOsm/L) ;
- prévention ou traitement d'une acidose par supplémentation en bicarbonates ou citrates.

Les sodas, les jus de fruits ne sont pas adaptés à la réhydratation d'un nourrisson car ils sont trop sucrés (environ 100 g/L de sucre), hyperosmolaires (entre 400 et 550 mmol/L) et pauvres en électrolytes (Na = 1 mm/L, K = 0,1 mmol/L). L'eau pure est également contre-indiquée, responsable d'hyponatrémie.

Pas de réhydratation à l'eau pure.

b. Déshydratation aiguë

La déshydratation aiguë est consécutive à un déficit de la balance hydroélectrolytique, d'installation rapide. La diarrhée aiguë est responsable d'une déshydratation globale avec perte d'eau et de sodium.

Le nourrisson a un métabolisme hydroélectrolytique spécifique.

L'enfant à cet âge est dépendant de ses parents pour la couverture de ses besoins hydriques quotidiens, proportionnellement plus élevés que chez l'enfant plus âgé (100 à 120 mL/kg/j).

Le secteur hydrique est plus élevé que chez l'adulte, avec une composante extracellulaire prédominante ; d'où un risque, en cas de balance hydrique négative, de retentissement rapide sur la volémie. Le doublement des pertes (s'il n'est pas compensé) aboutit à une déshydratation aiguë de 10 % en 24 heures (contre 3 % chez l'adulte).

SRO pour maintien de la balance hydrosodée.

B. Porter le diagnostic et identifier des situations d'urgence

1. Diarrhée aiguë liquidienne

a. Identifier une diarrhée aiguë

La diarrhée aiguë est définie comme l'émission brutale, depuis moins de 7 jours, de selles trop fréquentes (> 3/jour ou > 6/j en cas d'allaitement maternel) ou trop liquides.

La perte de poids est souvent corrélée à l'importance de la déshydratation induite par la perte d'eau et d'électrolytes en raison de la diarrhée et des vomissements, sauf en cas de constitution d'un 3e secteur digestif où la déshydratation peut ne pas être associée à une perte de poids.

On prend comme référence le dernier poids connu de l'enfant (carnet de santé). Le pourcentage de perte de poids correspond au rapport de la perte de poids (poids ancien – poids actuel) sur le poids ancien. Il faudrait tenir compte du gain pondéral théorique entre les 2 dates, et l'ajouter au poids ancien pour le calcul (par exemple, compter 20–30 g/j dans les premiers mois de vie).

b. Conduire l'enquête clinique

Antécédents :

- personnels : épisodes antérieurs de diarrhée prolongés, interventions chirurgicales ;
- familiaux : pathologies digestives.

Caractéristiques de l'enfant :

- âge ;
- terrain à risque de déshydratation (voir *infra*) ;
- croissance pondérale (chiffrer la perte de poids en %) ;
- régime alimentaire (lait artificiel ou maternel ?) ;
- mode de garde, contage infectieux familial ou en collectivité, suspicion de toxi-infection alimentaire collective (TIAC), voyage récent en zone endémique ;
- vaccination contre le rotavirus, médicaments (association amoxicilline et acide clavulanique).

Symptomatologie :

- caractéristiques des selles :
  - date et mode de début : brutal ou progressif,
  - aspect : liquidien ou glairosanglant,
  - modalités : fréquence (nombre/j), abondance (traces, débordement hors de la couche) ;
- signes d'accompagnement :
  - fièvre,
  - vomissements,
  - anorexie, algies abdominales,
  - éruption cutanée, convulsion.

Utilisation et réponse aux thérapeutiques :

- capacité à boire au domicile (sans vomissements consécutifs) ;
- administration correcte du SRO (dilution correcte, volumes, fréquence) ?
- réhydratation entreprise avec un autre liquide que le SRO ?
- modalités de surveillance de l'entourage.

Signes de déshydratation aiguë et d'hypovolémie (voir *infra*).

Examen abdomino-pelvien rigoureux :

- ballonnement abdominal, défense abdominale, orifices herniaires ;
- irritation du siège (liée à la macération dans la couche ou à des selles trop acides).

Examen complet à la recherche d'un foyer infectieux extradigestif.

Perte de poids (en %), vomissements associés, capacité à boire, fièvre, terrain.

c. Identifier les situations d'urgence

La déshydratation aiguë est la situation d'urgence d'une diarrhée aiguë liquidienne.

Comme dans toute pathologie aiguë de l'enfant, sa gravité potentielle est liée à la sévérité clinique, mais aussi au terrain de l'enfant ainsi qu'aux capacités de surveillance de l'entourage.

Signes de sévérité clinique :

- nombre quotidien de selles important, augmentation rapide du débit des selles ;
- vomissements incoercibles, incapacité d'une réhydratation orale ;
- fièvre élevée, troubles de conscience ou du tonus.

Terrain de l'enfant :

- âge < 3 mois, prématurité ;
- RCIU, mucoviscidose, MICI, APLV, résection colique sur maladie de Hirschsprung ;
- immunosuppression.

Capacité de surveillance de l'entourage :

- mauvaise compréhension et risque d'erreur dans la conduite du traitement ;
- difficultés de surveillance, accès restreint à un recours médical libéral ou hospitalier.

Risque majoré de déshydratation aiguë si intolérance alimentaire totale, jeune nourrisson, RCIU.

d. Connaître les causes possibles

Avant tout les causes infectieuses :

- diarrhées virales (surtout) ;
  - à rotavirus (âge < 5 ans, épidémies automno-hivernales) surtout,
  - à norovirus (tout âge, épidémies familiales ou en collectivité),
  - à adénovirus ou à entérovirus ;
- diarrhées bactériennes, parfois reliées à une situation de TIAC (rarement).

Autres causes plus rares :

- accélération du transit liée à une infection extradigestive (en particulier ORL, urinaire) ;
- diarrhées reliées à une cause chirurgicale (appendicite aiguë,…) ;
- diarrhées d'origine allergique (APLV) ;
- diarrhées sous antibiothérapie (association amoxicilline et acide clavulanique).

Des vomissements ou des douleurs abdominales isolées ne doivent pas faire porter trop rapidement le diagnostic de « gastroentérite aiguë » et écarter l'éventualité d'autres diagnostics (syndrome occlusif, acidocétose diabétique, insuffisance surrénalienne, vomissements d'origine neurologique…).

Il est important de détecter par l'anamnèse et la courbe de croissance une diarrhée d'allure aiguë sur un fond de dénutrition (crise cœliaque, diarrhée du retour de pays d'endémie). Le protocole de réhydratation habituel serait alors dangereux.

Ne pas conclure trop vite au diagnostic de GEA infectieuse.

2. Déshydratation aiguë

a. Identifier une déshydratation aiguë

La déshydratation est souvent surévaluée cliniquement.

Le critère théorique le plus adapté est la perte de poids. Le calcul du % de perte de poids est cependant parfois approximatif. De manière théorique, le degré de déshydratation aiguë atteint serait *a posteriori* évalué par le niveau de reprise pondérale obtenu après réhydratation adaptée.

b. Conduire l'enquête clinique

Signes cliniques classiquement reliés :

- à une déshydratation extracellulaire :
  - cernes périoculaires, fontanelle déprimée, pli cutané abdominal,
  - hypovolémie (voir *infra*) ;
- à une déshydratation intracellulaire :
  - soif,
  - sécheresse des muqueuses (face intérieure de langue).

Des situations pièges sont possibles.

La survenue d'un 3e secteur digestif peut être responsable d'une déshydratation avec hypovolémie sans perte de poids, avec un abdomen gonflé et gargouillant.

Le pli cutané abdominal est parfois difficile à apprécier chez un nourrisson ayant un pédicule adipeux épais (« gros bébé »).

Il convient de préciser l'ensemble des données cliniques observées (poids, signes cliniques de déshydratation aiguë) dans tous les documents retranscrivant les conclusions de l'examen clinique initial (dossier de consultation médicale libérale, dossier hospitalier d'urgence).

Signes cliniques les plus fiables : pli cutané et TRC.

c. Identifier les situations d'urgence

L'hypovolémie est la situation d'urgence majeure d'une déshydratation aiguë.

Comme dans toute pathologie aiguë de l'enfant, sa gravité potentielle est liée à la sévérité clinique, mais aussi au terrain de l'enfant ainsi qu'aux capacités de surveillance de l'entourage.

Signes d'hypovolémie = de sévérité clinique :

- accélération de la fréquence cardiaque (non expliquée par la fièvre) ;
- TRC allongé (≥ 3 s), extrémités froides (marbrures) ;

- pouls périphériques mal perçus, diminution de la PA (tardif chez l'enfant);
- réduction de la diurèse;
- troubles de conscience (apathie, somnolence), hypotonie.

En pratique, on peut évaluer rapidement le degré de déshydratation aiguë :
- cernes, sécheresse des muqueuses = perte de poids > 5 %;
- pli cutané persistant (fig. 21.1) = perte de poids > 10 %;
- signes d'hypovolémie = déshydratation > 15 %.

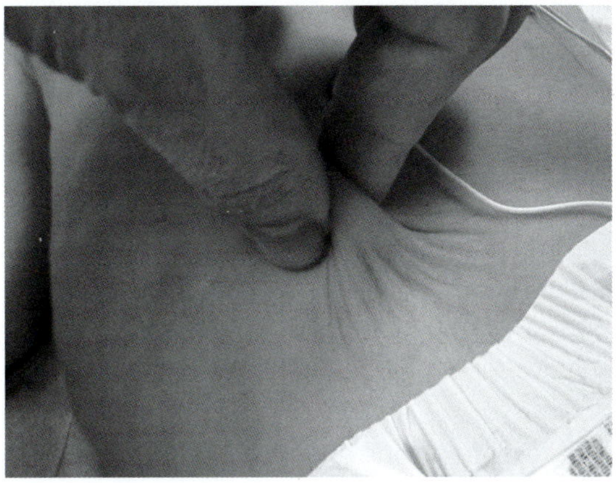

Fig. 21.1. Pli cutané. (*Voir aussi dans le cahier couleur.*)

Diarrhée aiguë → risque de déshydratation aiguë → risque d'hypovolémie et de choc.

d. Connaître les causes possibles

Avant tout les causes digestives :
- diarrhées virales (surtout);
- vomissements, 3e secteur (rare).

Autres causes plus rares :
- pertes extradigestives accrues de sodium ou d'eau :
  - diabète sucré, diabète insipide (syndrome polyuro-polydipsique),
  - insuffisance surrénalienne;
- causes cutanées (perte d'eau) : coup de chaleur.

La persistance d'une diurèse rend peu probable une déshydratation sévère.

Toutefois, en cas de discordance entre déshydratation et diurèse conservée, penser particulièrement au diagnostic de diabète.

Vomissements sans diarrhée avec hypovolémie et polyurie → diabète.

C. Justifier les examens complémentaires pertinents

1. Diarrhée aiguë liquidienne sans ou avec déshydratation modérée (< 5 %)

Aucun examen complémentaire n'est habituellement nécessaire.

2. Diarrhée aiguë liquidienne compliquée de déshydratation aiguë (> 5 %)

Ionogramme sanguin, urée, créatinémie dans les cas où une réhydratation IV est programmée :

- déshydratation aiguë sévère (≥10 %);
- déshydratation modérée (5 à 10 %) avec échec d'une réhydratation orale par SRO;
- terrain à risque de déshydratation.

Le ionogramme sanguin a pour objectifs d'évaluer l'importance du retentissement hydroélectrolytique (hyponatrémie, hypernatrémie, insuffisance rénale fonctionnelle), et d'adapter la composition des solutés de perfusion, notamment celle des apports sodés.

Les autres examens sont d'un intérêt limité ou nul dans ce contexte :

- examen virologique des selles : intérêt épidémiologique;
- coproculture si :
  - retour de voyage récent en zone endémique,
  - diarrhée glairosanglante,
  - âge <3 mois, drépanocytaire, immunosuppression;
- parasitologie des selles si : retour de voyage en zone endémique;
- bilan infectieux si fièvre élevée : CRP, hémocultures;
- frottis sanguin + goutte épaisse si : fièvre associée après retour d'une zone endémique pour le paludisme.

Pas d'ionogramme sanguin pour une diarrhée aiguë prise en charge en ambulatoire.

D. Planifier la prise en charge

1. Orientation de l'enfant

Les **critères d'hospitalisation** répondent aux critères de gravité de la diarrhée :

- sévérité symptomatique laissant craindre une déshydratation importante;
- terrain à risque;
- capacité de surveillance par l'entourage difficilement assurée.

La conduite à tenir peut être schématisée selon le % estimé de perte de poids :

- <5 % (cas le plus fréquent) : prise en charge ambulatoire;
- entre 5–10 % : essai de SRO (en ambulatoire ou aux urgences) et réévaluation clinique;
- ≥10 % (signes de gravité) : hospitalisation pour réhydratation entérale ou IV;
- et en cas d'hypovolémie menaçante : remplissage vasculaire puis réhydratation IV.

La prise en charge ambulatoire concerne la majorité des enfants.

En cas de non-hospitalisation, il est indispensable d'évaluer la capacité de l'entourage à assurer le traitement et la surveillance de l'enfant, ainsi que sa connaissance des règles d'utilisation des SRO (à volonté, proposé souvent, sans limite fixe de quantité…), des signes d'alerte devant conduire à une nouvelle consultation médicale (libérale ou hospitalière). La surveillance impose des réveils nocturnes pour contrôler l'état de l'enfant et lui proposer à boire.

Signes d'alerte à expliquer : enfant apathique, refus de boire, diarrhée profuse, vomissements incoercibles, hypotonie, changement de comportement, fièvre élevée, sang dans les selles, perte de poids significative.

2. Objectifs thérapeutiques communs

La prise en charge thérapeutique a pour objectifs de :

- prévenir et corriger les pertes hydroélectrolytiques : réhydratation exclusive initiale ;
- prévenir la dénutrition et raccourcir la durée de la diarrhée : renutrition précoce.

Les modalités de prise en charge sont synthétisées en figure 21.2 :

- diarrhée avec déshydratation estimée < 10 % :
  - SRO *per os* à volonté ou par voie entérale,
  - perfusion IV (en cas d'échec des SRO, de vomissements répétés) ;
- diarrhée avec déshydratation estimée ≥ 10 % :
  - voie entérale ou perfusion IV pendant au moins 6 heures,
  - relais avec SRO selon l'allure évolutive de la diarrhée et des autres signes ;
- diarrhée avec déshydratation grave :
  - en cas d'hypovolémie : remplissage vasculaire NaCl 0,9 % 20 mL/kg en 20 min,
  - relais avec une perfusion IV pendant plusieurs heures.

Une surveillance attentive est nécessaire dans toutes ces situations.

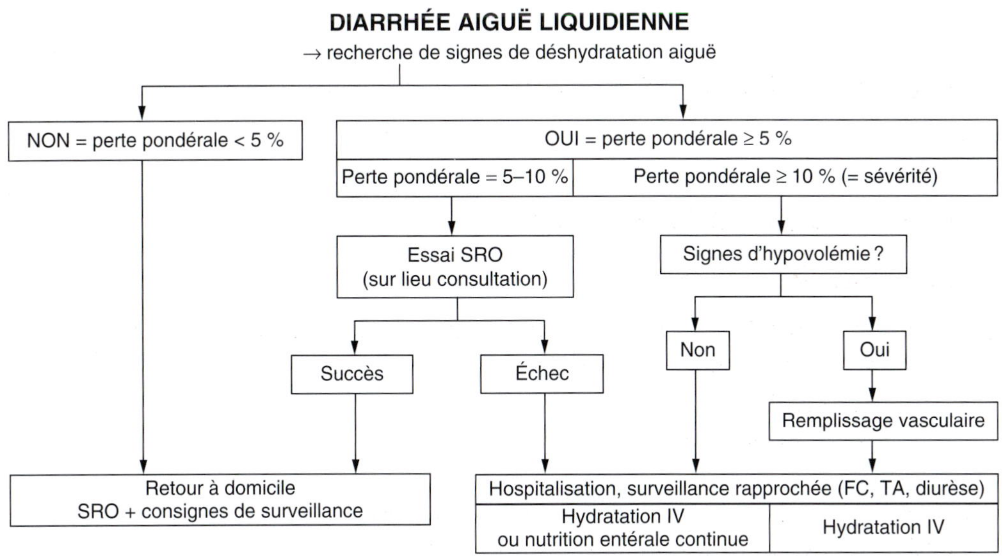

Fig. 21.2. Conduite à tenir en cas de diarrhée aiguë liquidienne.

Réhydratation exclusive initiale (orale, entérale ou IV), renutrition précoce, surveillance.

3. Mesures urgentes en cas d'hypovolémie

En cas d'hypovolémie, la « réhydratation » même IV n'est pas suffisante.

Une expansion volémique permet de corriger un état de choc hypovolémique :

- cristalloïdes NaCl 0,9 % 20 mL/kg sur 20 minutes ;
- voie IV (ou intra-osseuse en cas d'échec de perfusion) ;
- à renouveler éventuellement après réévaluation de l'état hémodynamique.

La surveillance clinique repose avant tout sur la normalisation de l'état hémodynamique (FC, TRC, chaleur des extrémités, pouls périphériques). La reprise de la diurèse est le meilleur critère d'efficacité clinique de la prise en charge thérapeutique de l'hypovolémie induite par une déshydratation aiguë grave.

Remplissage vasculaire = NaCl 0,9 % 20 mL/kg sur 20 min.

4. Réhydratation orale, entérale ou IV

a. Réhydratation orale : SRO

Les SRO constituent le traitement majeur de la déshydratation de l'enfant.

Leur composition en électrolytes et en sucres ainsi que l'osmolarité sont adaptées à la réhydratation orale des nourrissons et jeunes enfants. Ces produits, peu coûteux, efficaces, sécuritaires, sont recommandés par l'OMS. Ils sauvent chaque année la vie de millions d'enfants atteints de gastroentérite aiguë.

Les SRO n'arrêtent pas la diarrhée mais permettent d'empêcher et/ou de corriger la déshydratation aiguë induite par la diarrhée et/ou par les vomissements, ainsi que les troubles ioniques secondaires. Leur teneur en sucres permet souvent d'arrêter les vomissements induits par la cétose de jeune.

La réhydratation d'un nourrisson avec de l'eau pure, des SRO « maison » (sel, sucre et eau), des sodas ou des jus de fruit est dangereuse car elle peut aggraver la diarrhée et être responsable de troubles hydroélectrolytiques sévères.

La prise de SRO doit être précoce, dès les premières diarrhées et/ou vomissements.

Les SRO s'achètent en pharmacie avec (alors remboursés) ou sans ordonnance. Ils se présentent sous la forme d'un sachet à diluer dans 200 mL d'eau pure. La préparation se conserve au réfrigérateur et est à utiliser dans les 24 heures suivant sa reconstitution.

L'enfant déshydraté adapte ses besoins à sa soif (marqueur de l'état d'hydratation).

La dose totale ingérée peut atteindre 200 voire 300 mL/kg le premier jour. Ils doivent ainsi être proposés à volonté, par petites quantités régulières (40–50 mL toutes les 15 minutes).

Des vomissements initiaux ne sont pas une contre-indication à leur utilisation ; la prise fractionnée et répétée de SRO les atténuera le plus souvent. En revanche, des vomissements persistants malgré une administration correcte des SRO témoignent de l'échec de cette technique de réhydratation. On peut alors avoir recours à la voie entérale ou IV.

SRO = traitement de choix en l'absence de signes de gravité immédiate.

b. Réhydratation entérale continue

Elle peut être utile au stade de réhydratation initiale en cas de diarrhée sévère.

Une dose de départ de 200 mL/kg/j de SRO est souvent prescrite, à adapter selon l'évolution.

Les vomissements initiaux et lors de l'essai de prise orale de SRO ne sont pas une contre-indication à la réhydratation orale ou entérale.

Elle est parfois utilisée, lorsqu'un abord veineux apparaît difficile.

c. Réhydratation IV

Elle est indiquée dans les situations suivantes :

- déshydratation ≥ 10 % avec hypovolémie menaçante ;
- échec des SRO par voie orale (vomissements incoercibles) et par voie entérale.

Les détails du contenu des solutés de perfusion ne sont pas à mémoriser pour l'ECN.

Il s'agit de solutés glucosés à 5 % avec au moins 4 g/L de NaCl, dont la composition est adaptée en fonction de l'état clinique, et de la natrémie prélevée avant le début de la perfusion.

La dose totale nécessaire est l'addition des besoins de base (100–120 mL/kg/j chez le jeune nourrisson), du déficit à compenser (% de perte de poids), et des pertes persistantes. Cette dose totale atteint en moyenne 150 mL/kg/j, à adapter selon l'évolution.

La surveillance clinique repose sur la régression des signes de déshydratation et la reprise de poids (en l'absence de 3e secteur). Il convient de noter le nombre des selles et leur allure évolutive, la persistance ou non de vomissements, ainsi que le retour éventuel d'une diurèse.

5. Renutrition

La renutrition précoce permet de prévenir la dénutrition et raccourcit la durée de la diarrhée.

Ses modalités dépendent du régime alimentaire suivi :

- allaitement maternel :
  - pas d'interruption,
  - alterner tétées et SRO ;
- allaitement artificiel et/ou alimentation diversifiée :
  - reprise de l'alimentation après 4 à 6 heures de réhydratation exclusive,
  - en cas de réhydratation entérale, ajout au régime de base d'une quantité de SRO correspondant aux pertes persistantes par la même voie.

Ses modalités en cas d'allaitement artificiel varient selon l'âge et la symptomatologie :

- nourrisson d'âge ≥ 4 mois et diarrhée peu sévère : reprise de l'alimentation avec la préparation lactée antérieurement prescrite ;
- nourrisson d'âge ≥ 4 mois et diarrhée sévère et/ou traînante (> 15 jours) après reprise du lait habituel : lait sans lactose pendant 1 à 2 semaines (voir chapitre 50) ;
- nourrisson non allaité d'âge < 4 mois : arrêt du lait habituel et mise sous hydrolysat extensif de PLV sans lactose et contenant des triglycérides à chaîne moyenne pendant 3 semaines (voir chapitre 50).

Chez les enfants plus âgés, un régime « antidiarrhéique » strict n'est ni indispensable ni d'efficacité prouvée. Il peut même compromettre la renutrition chez un enfant encore anorexique par son caractère hypocalorique et peu attractif. Si la diversification avait déjà été débutée avant l'épisode de diarrhée, on évite des aliments accélérant le transit (épinards, jus d'orange…).

Réhydratation = SRO. Renutrition = lait, aliment de la diversification.

6. Traitements médicamenteux

a. Médicaments antidiarrhéiques

Les antidiarrhéiques sont des traitements symptomatiques.

Leur efficacité sur la réduction du débit des selles ou la durée de l'épisode est très modérée. Ils ne traitent pas la déshydratation et ne corrigent pas les troubles ioniques qu'elle entraîne. Ces médicaments, s'ils sont prescrits, doivent donc toujours être associés à un SRO.

Le racécadotril (Tiorfan®) peut être indiqué du fait de sa capacité à réduire le débit des selles sans effet sur la motricité intestinale. Le lactobacille LB (Lactéol®) aurait une action à divers niveaux du processus diarrhéique. Le diosmectite (Smecta®) a également une AMM dans ces situations.

Le lopéramide (Imodium®) et le *Saccharomyces boulardii* (Ultralevure®) sont contre-indiqués avant l'âge de 2 ans.

b. Antibiothérapie

Elle n'a pas sa place dans le contexte d'une diarrhée aiguë liquidienne.

c. Autres traitements

Les antiémétiques ne sont pas recommandés dans une gastroentérite aiguë.

Les traitements antiseptiques intestinaux n'ont pas d'indication.

SRO avant tout. Indications des traitements médicamenteux très limitées.

E. Assurer le suivi

1. Surveillance de l'enfant

Chez l'enfant hospitalisé et perfusé :

- constantes : T°C, FC, PA ;
- poids et diurèse des 6 heures, nombre de selles et de vomissements ;
- ionogramme sanguin, urée, créatininémie en cas d'anomalie initiale et chez l'enfant perfusé.

Chez l'enfant pris en charge en ambulatoire, reconsulter si :

- enfant apathique, hypotonie, changement de comportement ;
- refus de boire, diarrhée profuse, vomissements incoercibles, perte de poids significative ;
- fièvre élevée, sang dans les selles.

Consignes de surveillance en cas de prise en charge ambulatoire.

2. Complications possibles

Une diarrhée traînante peut s'installer.

Elle peut être due à l'importance des lésions villositaires (rotavirus) et justifierait un régime sans lactose quel que soit l'âge, voire un hydrolysat de protéines avec TCM. Dans d'autres cas elle est secondaire à une dénutrition avec absence de réparation muqueuse du grêle. Une nutrition entérale prolongée semi-élémentaire est parfois nécessaire.

Complications sévères :

- neurologiques :
  - convulsions (parfois reliées à une réhydratation IV trop rapide),
  - hématome sous-dural,
  - thromboses veineuses cérébrales ;
- rénales :
  - insuffisance rénale fonctionnelle (cédant après une réhydratation bien conduite),
  - nécrose corticale (secondaire au choc),
  - thromboses des veines rénales (exceptionnelles après l'âge de 6 mois).

Ces complications sévères sont exceptionnelles. Elles sont liées avant tout à l'intensité et à la durée du choc hypovolémique. Leur prise en charge est du ressort de spécialistes.

3. Mesures préventives

Mesures générales pour lutter contre la transmission infectieuse :

- hygiène des mains dans les collectivités (avec solution hydroalcoolique) ;
- restriction de fréquentation de la collectivité à la phase aiguë (pas d'éviction scolaire stricte) ;
- isolement en milieu hospitalier.

Mesures de protection individuelle (diarrhée à rotavirus) :

- vaccination contre le rotavirus (voir chapitre 28) ;
- réhydratation orale précoce.

Les vaccins vivants Rotarix® et RotaTeq® ont obtenu l'AMM en 2006 pour l'immunisation active du nourrisson à partir de l'âge de 6 semaines. Ils sont administrés par voie orale et ont une efficacité de 90 % sur les diarrhées sévères à rotavirus.

Le Haut Conseil de la santé publique a recommandé en 2014 la vaccination contre le rotavirus des nourrissons âgés de moins de 6 mois selon un schéma vaccinal à 2 doses (2 et 3 mois de vie) pour le vaccin monovalent Rotarix® et à 3 doses (2, 3 et 4 mois de vie) pour le vaccin pentavalent RotaTeq®.

Cette vaccination pourrait être mise au calendrier vaccinal par les autorités de santé si les prix négociés des vaccins conduisent à des ratios coût/efficacité acceptables.

Prévention des épidémies nosocomiales dans les services hospitaliers.

III. Diarrhées aiguës invasives bactériennes

A. Généralités

Mécanismes physiopathologiques impliqués :

- pénétration et multiplication de bactéries invasives amenant à une destruction de l'entérocyte ;
- réaction exsudative inflammatoire conduisant à l'émission de selles glairosanglantes ;
- réduction des capacités d'absorption intestinale due aux lésions entérocytaires et à l'atrophie plus ou moins importante des villosités ; la plupart des diarrhées bactériennes concernent cependant uniquement le côlon (salmonelle, shigelle).

Le risque de sepsis est expliqué dans le chapitre Infectiologie pédiatrique (chapitre 13).

B. Porter le diagnostic et identifier des situations d'urgence

1. Évoquer une diarrhée aiguë invasive bactérienne

Une diarrhée glairosanglante n'atteste pas de l'étiologie bactérienne.

Arguments pour le diagnostic de diarrhée aiguë invasive bactérienne :

- fièvre élevée avec risque de sepsis, selles glairosanglantes ;
- voyage récent en zone endémique ;
- symptomatologie apparaissant au même moment chez deux personnes ayant consommé un repas en commun → évoquer une TIAC.

Orientation diagnostique étiologique :

- approche clinique probabiliste mise en défaut (hormis anamnèse épidémique) ;
- syndrome œdémateux, HTA, purpura, pâleur, oligurie → évoquer un SHU ;
- coproculture systématique dans cette situation.

2. Identifier les situations d'urgence

Le sepsis sévère est la situation d'urgence d'une diarrhée aiguë invasive.

Comme dans toute pathologie aiguë de l'enfant, sa gravité potentielle est liée à la sévérité clinique, mais aussi au terrain de l'enfant ainsi qu'aux capacités de surveillance de l'entourage (voir *supra*).

Signes de sévérité clinique :

- fièvre élevée et mal tolérée (enfant pâle, plaintif, hypotonique, hyporéactif) ;
- sepsis sévère : tachycardie, TRC $\geq$ 3 s, marbrures, extrémités froides, frissons ;
- signes de déshydratation (en général modérés dans ce contexte).

Gravité = sepsis.

C. Justifier les examens complémentaires pertinents

Bilan infectieux devant des signes de sepsis :

- NFS, CRP;
- hémocultures.

Indications générales de la coproculture :

- diarrhée glairosanglante invasive;
- retour d'un voyage récent en zone endémique;
- diarrhée dans l'entourage d'un patient atteint de shigellose;
- contexte évocateur de TIAC;
- diarrhée chez un immunodéprimé ou chez un nourrisson d'âge <3 mois.

La coproculture est ainsi systématique dans ce contexte.

Elle a pour but d'identifier une éventuelle bactérie spécifique et de guider l'antibiothérapie. L'examen direct des selles peut visualiser un *Campylobacter* et permet un diagnostic rapide mais les résultats définitifs de la coproculture ne seront définitifs qu'au bout de 5 jours.

La coproculture « usuelle » recherche ces bactéries pathogènes : salmonelles, shigelles, *Campylobacter jejuni*, *C. difficile*. D'autres germes ne sont pas recherchés car ils n'ont aucun caractère pathogène chez l'enfant immunocompétent : la plupart des *E. coli*, staphylocoques, *Pseudomonas*, *Proteus*.

Coproculture systématique au cours d'une diarrhée aiguë glairosanglante invasive.

D. Planifier la prise en charge

1. Orientation de l'enfant

Hospitalisation nécessaire en cas de :

- diarrhée glairosanglante hautement fébrile avec signes de sepsis;
- survenue sur un terrain fragile.

2. Mesures urgentes en cas de sepsis sévère

La prise en charge thérapeutique est détaillée dans le chapitre 14.

3. Antibiothérapie

a. Rationnel

Objectifs de l'antibiothérapie dans les diarrhées aiguës bactériennes :

- traiter le sepsis général (bactériémie);
- prévenir la survenue de localisations septiques secondaires (infections ostéoarticulaires et méningite) à *Salmonella* sp. (salmonelles mineures) chez les enfants à risque;
- réduire la libération de shigatoxines et prévenir les complications à type de SHU (syndrome hémolytique et urémique) dans les diarrhées à *Shigella*;

- diminuer la durée des symptômes dans les diarrhées à *Campylobacter jejuni* (pour les autres germes, pas d'effet des antibiotiques sur l'évolution de la gastroentérite aiguë) ;
- diminuer la contagion dans une collectivité lors d'épidémie (shigellose, *Campylobacter*, risque de prolongation du portage pour les salmonelles).

Enfants à risque de localisation septique extra-intestinale à *Salmonella* sp. :
- jeune âge : nouveau-né et nourrisson d'âge <3 mois ;
- pathologie digestive sévère : MICI, achlorhydrie ;
- déficit immunitaire : asplénie, drépanocytose, traitement par immunosuppresseurs ou corticothérapie prolongée.

En pratique, la grande majorité des diarrhées aiguës de l'enfant ne nécessite pas d'antibiothérapie, même lorsqu'un pathogène bactérien est retrouvé dans la coproculture, à l'exception des shigelles.
Des recommandations ont été publiées en 2007 restreignant les indications de l'antibiothérapie dans les gastroentérites aiguës de l'enfant (ESPID-ESPGHAN).

b. Recommandations

Antibiothérapie probabiliste (avant résultats de la coproculture) indiquée si :
- diarrhée invasive (selles glairosanglantes et fièvre élevée) avec signes de sepsis ;
- diarrhée invasive au retour de voyage en zone d'endémie ;
- diarrhée dans l'entourage immédiat d'un malade atteint de shigellose avérée.

Antibiothérapie selon un germe entéropathogène isolé à la coproculture indiquée si :
- *Shigella* ;
- *Salmonella* sp (mineures) chez un enfant à risque ou si sepsis sévère.

Antibiothérapie discutée selon le germe et le terrain si :
- *Salmonella* sp (mineures) : pas d'indication si gastroentérite simple et sujet non à risque ;
- *Campylobacter* : intérêt pour la diminution des signes digestifs surtout si débutée tôt dans les 3 premiers jours de la maladie (utilité de l'examen direct des selles).

c. Modalités

Les antibiotiques prescrits sont précisés dans le tableau 21.1.

Voie IV recommandée si :
- impossibilité de prendre le traitement oral (troubles de conscience, vomissements…) ;
- patient immunodéprimé ;
- signes de sepsis ou signes toxiniques.

Tableau 21.1. Choix de l'antibiothérapie selon le germe.

Germe	Antibiothérapie orale	Antibiothérapie IV	Alternative
Shigella sp.	Azithromycine 3 j	Ceftriaxone 3 j	Ciprofloxacine*
Salmonella sp.	Non	Ceftriaxone 3 j	Ciprofloxacine*
Campylobacter	Azithromycine 3 j	Non	Ciprofloxacine*

* Réservé aux cas sévères car pas d'AMM pédiatrique avant l'âge de 15 ans.

Indication de l'antibiothérapie en fonction du terrain, du germe suspecté ou identifié.

E. Mesures associées

1. Surveillance de l'enfant

Chez l'enfant hospitalisé :

- constantes : T°C, hémodynamique (dont diurèse) ;
- bilan inflammatoire en fonction de l'évolution clinique.

2. Mesures préventives

Prévention des infections nosocomiales en hospitalisation :

- isolement de contact ;
- lavages des mains répétés avec des solutions hydroalcooliques.

Éviction des collectivités obligatoire pour :

- shigelloses et diarrhées aiguës à *E. coli* entérohémorragiques ;
- typhoïdes et paratyphoïdes.

Le retour dans la collectivité est autorisé sur présentation d'un certificat médical attestant de 2 coprocultures négatives à au moins 24 heures d'intervalle, et effectuées au moins 48 heures après l'arrêt de l'antibiothérapie (pour shigelloses, typhoïdes et paratyphoïdes, *E. coli* entérohémorragiques).

Un diagnostic de TIAC justifie une déclaration obligatoire aux autorités compétentes.

Mesures administratives : isolement de contact, ± éviction scolaire, déclaration obligatoire.

Point de vue de l'expert

Une question à connaître parfaitement pour l'ECN.
L'étudiant doit retenir particulièrement le chapitre des diarrhées aiguës liquidiennes :

- les données sémiologiques concernant la déshydratation aiguë et ses signes de gravité ;
- le rationnel de la prise en charge (réhydratation et réalimentation) ;
- les exigences de la surveillance et les conseils à donner aux parents.

Actualités pour le futur

Réflexion sur la place des laits infantiles enrichis en probiotiques ou prébiotiques vis-à-vis de la capacité de réduction de l'incidence ou de la sévérité des diarrhées aiguës du nourrisson fréquentant les collectivités.

Références

Gendrel, D., Cohen, R., 2008. Diarrhées bactériennes et antibiotiques : les recommandations européennes. Arch. Pediatr. 15, 93–96.

Groupe Francophone d'Hépatologie, Gastroentérologie et Nutrition Pédiatriques (GFHGNP), 2002. Traitements médicamenteux et nutritionnels des diarrhées aiguës infectieuses : mises au point. Arch. Pediatr.

Guarino, A., Albano, F., Ashkenazi, S., Gendrel, D., Hoekstra, J.H., Shamir, R., et al., 2008. European Society for Paediatric Gastroenterology, Hepatology, and Nutrition/European Society for Paediatric Infectious Diseases. Evidence-based Guidelines for the Management of Acute Gastroenteritis in Children in Europe. J. Pediatr. Gastroenterol. Nutr. 46 (Suppl 2), S81–S122.

Mouterde, O., 2007. Solutions de réhydratation orale : état de lieux. Arch. Pediatr. 14, 165–168.

	Guide des conduites à tenir en cas de maladie transmissible dans une collectivité d'enfants - 2010 - (CSHPF) http://www.sante.gouv.fr/guide-des-conduites-a-tenir-en-cas-de-maladie-transmissible-dans-une-collectivite-d-enfants.html
	Vaccination des nourrissons contre les infections à rotavirus. Recommandations – 2013 – (HCSP) http://www.hcsp.fr/explore.cgi/avisrapportsdomaine?clefr=404

CHAPITRE

22

Infections urinaires

Item et objectifs du CNCI

Item 157 – UE 6 – Infections urinaires de l'enfant et de l'adulte

- Interpréter les résultats des bandelettes urinaires et des examens cytobactériologiques des urines.
- Diagnostiquer et traiter une cystite aiguë.
- Connaître la conduite à tenir face à une cystite récidivante.
- Diagnostiquer et traiter une pyélonéphrite aiguë, identifier les situations nécessitant une hospitalisation.

Avant de commencer...

L'infection urinaire (IU) en pédiatrie est :

- souvent sévère chez le nouveau-né et le nourrisson : pyélonéphrite aiguë (PNA) avec risque septique immédiat et risque ultérieur de cicatrices parenchymateuses;
- habituellement moins grave chez l'enfant plus âgé : cystite aiguë le plus souvent.

Les signes cliniques sont avant tout :

- généraux (fièvre + troubles hémodynamiques) et algiques en cas de PNA;
- fonctionnels au niveau du bas appareil urinaire en cas de cystite aiguë.

Le diagnostic d'IU est confirmé par l'ECBU :

- exigeant une technique de recueil parfaite (difficile chez le nourrisson);
- leucocyturie $\geq 10^4$/mL (examen direct) + bactériurie $\geq 10^5$ UFC/mL (culture).

La prise en charge d'une PNA comporte :

- une hospitalisation systématique pour les nourrissons âgés de moins de 3 mois, discutable et fonction des données cliniques chez les enfants plus âgés;
- une échographie initiale systématique de l'appareil urinaire;
- une antibiothérapie en deux phases successives :
  - traitement initial parentéral (IM ou IV) en ambulatoire ou en hospitalisation,
  - relais par voie orale après 2 à 4 jours, selon les données de l'antibiogramme de l'ECBU.

I. Pour bien comprendre

A. Préambule

Le terme d'infection urinaire (IU) regroupe des contextes cliniques différents :

- la pyélonéphrite aiguë (PNA) : IU atteignant le parenchyme rénal, avec de possibles complications;
- la cystite aiguë : IU localisée à la vessie, habituellement bénigne.

Le diagnostic d'IU ne peut être affirmé que par l'examen des urines, qui met en évidence des quantités significatives de bactéries et de leucocytes.

Ce qui distingue les IU de l'enfant de celles de l'adulte :

- la fréquence des reflux vésico-urétéraux (RVU) primitifs ou secondaires ;
- le risque de bactériémie ou de septicémie avant l'âge de 3 mois ;
- la stratégie antibiotique excluant toute prescription de traitement minute et de quinolones.

B. Épidémiologie

Les IU sont parmi les infections bactériennes les plus fréquentes en pédiatrie.

Leur prévalence dépend de multiples facteurs, notamment de l'âge et du sexe : elles affectent 1 % des enfants âgés de moins de 2 ans, avec une prédominance masculine durant les premiers mois de vie et une prédominance féminine ensuite.

Chez les nourrissons âgés de moins de 1 an, l'IU est une PNA dans 95 % des cas. Toute fièvre inexpliquée à cet âge doit faire suspecter une IU (prévalence de 10 % parmi les fièvres isolées).

E. coli est le germe en cause dans environ 80 % des IU. Les autres bactéries sont : *Proteus mirabilis* (10 %), les entérocoques et *Klebsiella* spp. (plus rares).

L'antibiorésistance croissante de l'ensemble des bactéries responsables d'IU oriente le choix de l'antibiothérapie initiale. Environ 50 % des souches de *E. coli* sont actuellement résistantes ou intermédiaires à l'amoxicilline et 20 à 30 % au cotrimoxazole. Le pourcentage de souches de *E. coli* productrices de bêtalactamases à spectre étendu (BLSE) augmente progressivement mais reste inférieur à 10 % en France encore actuellement (2014).

Les recommandations concernant la prise en charge de l'IU chez l'enfant doivent s'adapter à l'évolution des résistances bactériennes et à la validation de nouveaux schémas diagnostiques et thérapeutiques.

PNA et cystite aiguë de l'enfant sont d'origine bactérienne dans l'immense majorité des cas. Il existe toutefois des PNA fongiques chez le nouveau-né et le nourrisson, des cystites virales chez le jeune enfant et des cystites interstitielles chez l'enfant plus âgé.

C. Physiopathologie, rôle du reflux vésico-urétéral

1. Physiopathologie

La flore digestive normale est habituellement le réservoir des bactéries responsables d'IU. Elle colonise le périnée.

L'urine et l'arbre urinaire sont normalement stériles. La colonisation microbienne se fait par un chemin inverse de l'écoulement normal de l'urine : périnée → urètre → vessie → uretère → bassinet → rein. La PNA correspond à une infection du bassinet (pyélo-) et du parenchyme rénal (-néphrite), traduisant une contamination ascendante, et le terme pyélonéphrite n'est donc pas adapté aux rares infections parenchymateuses hématogènes.

Le mécanisme ascendant est favorisé par l'adhésivité bactérienne à l'épithélium des parois des voies urinaires de certains *E. coli* (dits uropathogènes) du fait de la présence de pili (adhésines bactériennes ayant une structure microfibrillaire capable de se fixer à des récepteurs glycoprotéiques).

Des facteurs favorisants propres à l'âge sont à considérer :

- nourrisson (propreté non acquise) : port de couches, immaturité vésicale, prépuce étroit ;
- enfant (propreté acquise) : troubles mictionnels, vulvite, rétention stercorale, oxyurose, hygiène.

La présence d'une anomalie fonctionnelle (dysfonctionnement vésico-sphinctérien, acquis) ou organique (lésion anatomique, congénitale ou acquise) est également un facteur prédisposant.

2. Reflux vésico-urétéral (RVU)

On distingue le RVU primitif (malformatif) et le RVU secondaire (fonctionnel).

Le RVU **primitif** est en rapport avec une anomalie congénitale de la jonction urétéro-vésicale.

Le RVU **secondaire** est lié à une augmentation de la pression vésicale, habituellement dans le cadre d'un trouble mictionnel le plus souvent mis sur le compte d'une hyperactivité vésicale fonctionnelle (anciennement vessie « instable » ou « immature ») associant fuites urinaires, urgences mictionnelles, dysurie et miction en deux temps. Cette pathologie fonctionnelle est souvent favorisée par la rétention stercorale et/ou par des mauvaises habitudes mictionnelles (acquises lors de l'apprentissage de la propreté). Elle peut avoir pour conséquence un RVU, habituellement de faible grade.

Le reflux en lui-même n'est pas responsable de la colonisation de l'urine vésicale, mais véhicule l'infection vers le haut appareil urinaire, et toute PNA de l'enfant est *a priori* reliée à un RVU, intermittent ou permanent. Cependant, des PNA peuvent survenir en l'absence de RVU identifiable, probablement en rapport avec des *E. coli* uropathogènes très adhésifs.

La croissance permet la maturation du fonctionnement vésico-sphinctérien (RVU fonctionnels) et l'allongement du trajet intramural (qui fait office de système antireflux naturel au niveau de la paroi vésicale) de l'uretère (RVU malformatifs), et fait ainsi régresser voire disparaître la plupart des RVU.

Germes des IU : *E. coli* (80 %), *Proteus mirabilis* (10 %), entérocoques et *Klebsiella*.

II. Diagnostiquer une infection urinaire

A. Enquête clinique

1. Tableaux cliniques

a. Généralités

L'anamnèse recherche :

- les données de l'échographie prénatale, l'existence d'une uropathie ;
- des épisodes antérieurs d'IU.

La notion de diffusion de l'infection au-delà de la jonction vésico-urétérale peut apparaître théorique, mais elle a cependant une bonne concordance avec les données cliniques (tableau 22.1).

b. Pyélonéphrite aiguë

La **PNA du nouveau-né** se caractérise par un syndrome infectieux, avec troubles digestifs et parfois ictère (voir chapitre 2), déshydratation aiguë et perturbations ioniques, parfois insuffisance rénale aiguë (atteinte bilatérale avec reflux massif d'urine infectée). Tout tableau d'infection néonatale doit conduire à évoquer ce diagnostic de PNA (sauf IMF précoce).

La **PNA du nourrisson et du jeune enfant** doit être évoquée en cas de fièvre inexpliquée, volontiers accompagnée de troubles hémodynamiques, ainsi que de signes algiques orientant vers des douleurs abdominales.

La **PNA du grand enfant** est évoquée en cas de fièvre élevée, de frissons, de douleurs abdominales ou lombaires, parfois associés à des signes fonctionnels urinaires (pollakiurie, mictions impérieuses, fuites d'urine).

c. Cystite aiguë

Le diagnostic de cystite aiguë est le plus souvent évoqué chez la petite fille.

Les récidives sont d'autant plus fréquentes qu'il existe un trouble mictionnel et/ou une constipation.

Il existe parfois une fébricule, mais il n'y a pas de signes généraux ni douleurs lombaires.

Les signes fonctionnels urinaires sont variés et parfois intenses : dysurie, brûlures mictionnelles (ou pleurs à la miction), pollakiurie, envies impérieuses d'uriner, douleurs hypogastriques, fuites urinaires. Une hématurie macroscopique peut être associée.

Tableau 22.1. Comparaison des données cliniques entre pyélonéphrite aiguë (PNA) et cystite aiguë.

	PNA	Cystite aiguë
Température	≥ 38,5 °C	≤ 38,5 °C
Signes généraux	+++	0
Signes fonctionnels urinaires	+	+++
Localisation de la douleur	Lombo-abdominale	Hypogastrique
Palpation lombaire	Douloureuse	Indolore

Intérêt de la connaissance des données de l'échographie prénatale.

2. Critères de gravité d'une pyélonéphrite aiguë

Ils doivent être systématiquement recherchés.

Les caractéristiques permettant de définir les infections urinaires « compliquées » chez l'adulte sont difficiles à appliquer en pédiatrie. On préfère identifier chez l'enfant des facteurs de risque et des facteurs de sévérité (tableau 22.2).

La présence de l'un de ces critères de gravité justifie une hospitalisation et une stratégie antibiotique *ad hoc* (voir *infra*).

L'âge < 3 mois occupe une place à part, du fait du tableau clinique souvent trompeur, de la particularité des germes rencontrés, du risque de septicémie et d'essaimage méningé. L'hospitalisation s'impose donc à cet âge. Au-delà de 3 mois, elle dépend de la présentation clinique et des facteurs de risque et de sévérité.

Retenir : âge < 3 mois, sepsis, uropathie sous-jacente.

Tableau 22.2. Facteurs de risque et de sévérité d'une PNA de l'enfant.

Facteurs de risque	– Âge < 3 mois – Uropathie sous-jacente – Immunodépression – Lithiase (cause ou conséquence de l'IU)
Facteurs de sévérité	– Sepsis (fièvre mal tolérée, troubles hémodynamiques) – Signes de déshydratation – Altération de l'état général

B. Enquête paraclinique

1. Examen des urines

a. Généralités

Le diagnostic d'IU, évoqué cliniquement, se fait sur l'examen des urines :

- le dépistage repose sur la BU chez l'enfant âgé de plus de 1–3 mois; avant 3 mois, l'ECBU s'impose d'emblée (BU moins sensible);
- le diagnostic de certitude repose sur l'ECBU.

b. Prélèvement urinaire

La qualité du recueil des urines (préparation, prélèvement, conservation) est essentielle pour le diagnostic. L'objectif est de recueillir l'urine vésicale (normalement stérile), en évitant sa contamination lors de la miction par la flore commensale colonisant l'urètre et le périnée.

Le prélèvement par collecteur adhésif (avec désinfection soigneuse et temps de pose de la poche ≤ 30 min) est encore le plus souvent utilisé, mais la qualité du recueil est médiocre et la valeur prédictive positive est insuffisante.

Le prélèvement d'urines en milieu de jet est la technique à privilégier, mais est parfois difficile, notamment chez la petite fille.

Le cathétérisme urétral « aller-retour » (surtout chez la fille) par sonde souple est une bonne méthode (en milieu hospitalier) chez les enfants âgés de moins de 2 ans, afin d'éviter toute contamination par la flore périnéale.

La ponction sus-pubienne échoguidée n'a que des indications limitées.

c. Bandelette urinaire (BU) réactive

La BU est un examen de dépistage chez l'enfant d'âge > 1–3 mois.

La sensibilité du résultat est accrue si les urines sont recueillies dans de bonnes conditions.

Elle permet la détection :

- des **leucocytes** (si leucocyturie ≥ 10^4/mL);
- des **nitrites** (si la bactérie en cause possède une nitrate réductase : *E. coli*, *Proteus mirabilis* et *Klebsiella* spp.).

La positivité des leucocytes et/ou des nitrites à la BU impose la réalisation d'un ECBU pour confirmation diagnostique. La négativité de la BU pour ces 2 paramètres a une valeur prédictive négative (VPN) de 97 %. Au-delà de l'âge de 1–3 mois, la négativité de la BU autorise à ne pas réaliser d'ECBU. En dessous de cet âge, la BU a une mauvaise VPN et l'ECBU s'impose d'emblée.

La BU peut être mise en défaut :

- pour les leucocytes : en cas de leucopénie ;
- pour les nitrites : lorsque la bactérie ne produit pas de nitrate réductase (par exemple, entérocoque = streptocoque D), lorsque l'alimentation est pauvre en nitrates (allaitement maternel exclusif), ou lorsque l'urine a séjourné trop peu de temps dans la vessie (pollakiurie, sonde à demeure).

d. Examen cytobactériologique des urines

L'ECBU est indispensable à la confirmation diagnostique des IU.

Il comporte systématiquement un examen direct et une mise en culture.

L'**examen direct** est effectué au microscope dans un délai ≤ 1 heure.

Il permet de quantifier la leucocyturie et de caractériser la bactérie (morphologie, Gram).

La leucocyturie est significative si ≥ 10^4/mL.

La coloration de Gram a un intérêt majeur car elle peut orienter d'emblée le traitement antibiotique : bacilles Gram– orientant vers *E. coli*, cocci Gram + en chaînettes orientant vers un entérocoque (résistance naturelle aux céphalosporines).

La leucocyturie et la bactériurie sont à interpréter en fonction des méthodes de prélèvement et de conservation des urines. Elles peuvent être mises en défaut par une antibiothérapie récente.

La **culture** des urines est systématique.

Elle permet d'identifier l'espèce bactérienne (en 24 h), de la quantifier, et d'effectuer un antibiogramme (en 48 h).

Une bactériurie est significative pour un taux ≥ 10^5 UFC/mL (UFC = unités formant colonie) pour des urines recueillies par collecteur ou au milieu du jet, ≥ 10^4 par cathétérisme vésical.

La présence de plusieurs espèces bactériennes à l'examen direct et/ou à la culture témoigne généralement d'une contamination du prélèvement (le plus souvent sur collecteur) et doit conduire à répéter l'examen dans de meilleures conditions (milieu de jet ou sondage).

L'absence de leucocyturie et de bactériurie à l'examen direct a une VPN proche de 100 %. L'absence de leucocyturie significative a une VPN proche de 97 %. Une bactériurie sans leucocyturie doit faire évoquer une souillure ou une IU débutante.

La valeur prédictive positive (VPP) d'une leucocyturie isolée est inférieure à 50 %, mais une leucocyturie sans bactériurie doit faire évoquer une IU décapitée par un traitement antibiotique, une vulvite, ou encore une maladie inflammatoire (ex. : maladie de Kawasaki). De plus, comme déjà explicité, il existe des cas de PNA et de cystite d'étiologie non bactérienne.

Confirmation diagnostique par l'ECBU :

- exigeant une technique de recueil parfaite (difficile chez le nourrisson) ;
- leucocyturie ≥ 10^4/mL (examen direct) + bactériurie ≥ 10^5 UFC/mL (culture).

2. Autres prélèvements biologiques en cas de PNA

Une cystite aiguë ne requiert pas d'autre examen biologique que l'ECBU.

En cas de PNA, d'autres examens peuvent s'avérer nécessaires.

Les **marqueurs plasmatiques de l'inflammation** (CRP, procalcitonine) ont une bonne sensibilité en cas d'atteinte parenchymateuse rénale, mais ne sont pas suffisamment spécifiques. Une CRP normale au-delà de 24–48 heures d'évolution des symptômes (fièvre) doit conduire à remettre en question la fiabilité de l'examen d'urines et le diagnostic de PNA.

L'**hémoculture** est recommandée chez le nourrisson d'âge < 3 mois et chez les enfants hospitalisés (notamment si sepsis) ; elle n'est pas systématique dans les autres cas. Elle est positive dans 30 % des cas avant l'âge de 1 mois, 15 % entre 1 à 2 mois, 5 % entre 2 et 3 mois.

La **ponction lombaire** est largement indiquée chez l'enfant âgé de moins de 6 semaines, et même jusqu'à 3 mois, car les PNA à cet âge s'accompagnent plus souvent d'hémocultures positives avec un risque de méningite associée.

3. Examens d'imagerie

a. Généralités

Il n'existe pas actuellement de consensus quant au type et à la séquence des examens d'imagerie proposés au décours d'une IU de l'enfant.

b. Échographie de l'appareil urinaire

La plupart des enfants ont eu une échographie lors du suivi obstétrical, permettant le plus souvent d'éliminer une uropathie grave.

Toutefois, l'échographie de l'appareil urinaire (vessie pleine) reste recommandée actuellement en première intention devant une IU.

En cas de PNA, elle est indiquée à chaque épisode dans les premiers jours de prise en charge.

La PNA comporte à divers degrés un œdème interstitiel et un infiltrat de polynucléaires, ce qui explique la variété des aspects échographiques (augmentation globale du volume rénal, aspect de néphrite focale). L'épaississement des parois pyéliques n'est pas constant mais assez spécifique. Une échographie normale n'élimine cependant pas le diagnostic de PNA.

Cet examen peut également révéler des signes évocateurs d'un RVU de haut grade, diagnostiquer une uropathie obstructive, ou exceptionnellement objectiver un abcès, une lithiase ou une tumeur.

En cas de cystite, elle est indiquée surtout en cas d'épisodes récidivants.

Cet examen retrouve habituellement un épaississement de la paroi vésicale et permet d'éliminer une autre pathologie.

c. Cystographie rétrograde

Seule la cystographie rétrograde ou sus-pubienne permet d'objectiver le RVU (fig. 22.1), mais elle n'est plus réalisée systématiquement car c'est un examen invasif et le bénéfice de l'antibioprophylaxie qui pourrait en découler n'est pas démontré.

Elle est indiquée lorsqu'il existe des anomalies échographiques qui nécessitent d'être précisées ou parfois lors d'épisodes répétés de PNA en dehors d'un contexte typique d'instabilité vésicale.

d. Autres examens d'imagerie

La scintigraphie rénale, l'uro-TDM et l'uro-IRM ne sont pas réalisés en pratique courante chez l'enfant.

Un épisode de PNA justifie la réalisation d'une échographie rénale dès les premiers jours de prise en charge.

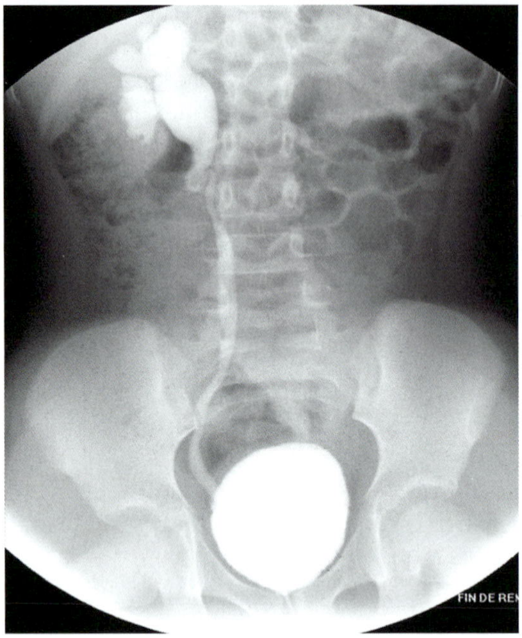

Fig. 22.1. **RVU de haut grade objectivé sur un cliché de cystographie.**

III. Argumenter l'attitude thérapeutique et planifier le suivi de l'enfant

A. Orientation

1. Pyélonéphrite aiguë

L'**hospitalisation** est recommandée en cas de :

- présence de facteurs de risque et/ou de sévérité (tableau 22.2) ;
- risque de non-observance ou d'accès difficile à un traitement rapide.

En dehors de ces situations, un traitement ambulatoire peut être proposé.

Le médecin traitant doit s'assurer de la compréhension de sa prescription et de la connaissance par la famille des signes nécessitant une consultation urgente. Une réévaluation médicale à J2 du traitement est indispensable (température, signes fonctionnels et BU si fièvre persistante).

2. Cystite aiguë

La cystite aiguë est une pathologie bénigne, ne requérant qu'une prise en charge ambulatoire.

B. Prise en charge thérapeutique d'une infection urinaire

1. Antibiothérapie de la pyélonéphrite aiguë

a. Généralités

La PNA est une IU potentiellement grave.

L'antibiothérapie a pour but d'éviter la dissémination bactérienne et de limiter le risque de cicatrices rénales. Il convient de recourir à des antibiotiques ayant une bonne concentration dans le sang et le parenchyme rénal, ainsi qu'une bonne élimination urinaire (ce qui exclut les macrolides).

L'antibiothérapie est débutée dès que possible, idéalement après les résultats de l'examen direct des urines s'il est possible et rapide. Elle est probabiliste dans sa phase initiale, avant les résultats de la culture et de l'antibiogramme, et tient compte des profils de sensibilité habituels des principaux germes responsables d'IU en milieu communautaire (*E. coli*).

La conduite de l'antibiothérapie comporte habituellement 2 phases successives :

- antibiothérapie initiale parentérale : choix de type probabiliste;
- relais par une antibiothérapie orale : choix adapté aux données de l'antibiogramme.

b. Modalités de prescription pour une PNA à BGN (nouveau-né exclu)

Les recommandations de l'Afssaps de 2007 sont détaillées ci-dessous.

Antibiothérapie initiale parentérale probabiliste comportant :

- une C3G injectable :
  - ceftriaxone par voie IV ou IM (50 mg/kg en 1 injection quotidienne, sans dépasser 1 g/j),
  - ou céfotaxime par voie IV (100 mg/kg en 3 à 4 injections quotidiennes, sans dépasser 4 g/j);
- en cas de facteurs de risque ou de sévérité : adjonction d'un aminoside type gentamycine par voie IV ou IM (5 mg/kg en 1 injection quotidienne).

La durée de cette phase de traitement injectable est de 2 à 4 jours.

En cas de traitement ambulatoire, l'administration de la C3G injectable est réalisée soit par voie IV (cathéter), soit par voie IM, à domicile ou au cours de consultations quotidiennes.

Antibiothérapie orale en relais, avec recours selon les données de l'antibiogramme :

- soit au cotrimoxazole (sulfaméthoxazole 30 mg/kg/j + triméthoprime 6 mg/kg/j), contre-indiqué avant l'âge de 1 mois;
- soit à une C3G type céfixime (8 mg/kg/j en 2 prises), ayant l'AMM à partir de l'âge de 3 ans mais utilisée en pratique dès l'âge de 3 mois; elle devrait être réservée aux souches résistantes au cotrimoxazole.

Le délai de 2 à 4 jours permet de choisir l'antibiothérapie orale de relais selon les données de l'antibiogramme de l'ECBU, au terme d'une évolution clinique favorable (apyrexie obtenue en général en moins de 48 h).

La durée globale du traitement (injectable puis oral) est de 10 à 14 jours.

c. Remarques

Même si l'antibiogramme fait apparaître qu'*E. coli* est sensible à l'amoxicilline et à l'amoxicilline + acide clavulanique, les caractéristiques pharmacocinétiques et pharmacodynamiques (PK/PD) de ces molécules n'autorisent pas leur recours en cas de PNA.

La stratégie antibiotique chez l'enfant exclut habituellement la prescription de quinolones.

En cas d'allergie aux bêtalactamines, l'antibiothérapie recommandée repose sur un aminoside en monothérapie IV.

En cas d'IU à entérocoque, l'antibiothérapie à proposer est amoxicilline ± aminoside.

d. Perspectives

Les propositions thérapeutiques émises par l'Afssaps en 2007 ont été actualisées en 2014 par le GPIP.

La place de la voie orale d'emblée, souvent préconisée chez l'adulte, pourrait pour certaines équipes s'appliquer chez l'enfant (céfixime) dans les PNA sans facteur de risque ou de sévérité.

Toutefois, le céfixime, du fait de ses propriétés PK/PD médiocres sur les souches de CMI limite (0,5 mg/L), expose à une moindre rapidité d'action, une moindre efficacité et un moindre bénéfice en situation de sepsis.

L'émergence puis la diffusion récente de souches BLSE en milieu communautaire, donc résistantes à toutes les bêtalactamines (pénicillines et céphalosporines, y compris injectables) excepté les carbapénèmes, pourrait, au-delà d'un seuil de fréquence de 10 % par exemple, conduire à recommander une antibiothérapie parentérale initiale différente, couvrant mieux l'ensemble des souches, y compris productrices de BLSE. L'usage probabiliste des carbapénèmes ne peut être retenu dans cette indication afin de ne pas favoriser la diffusion des souches productrices de carbapénémases apparues récemment.

Les aminosides (gentamicine, amikacine) en monothérapie représentent une bonne option car la résistance aux aminosides n'est pas affectée par la présence d'une BLSE. Leur efficacité a été démontrée dans cette indication et leur usage recommandé en dose journalière unique intraveineuse (et non en IM) rend possible la gestion ambulatoire des patients. De surcroît, leur choix préférentiel permettrait de limiter l'usage des céphalosporines, principales molécules responsables de la sélection et de la diffusion des entérobactéries BLSE. L'amikacine, à cet égard couvre le mieux les colibacilles sécréteurs de BLSE (95 %).

Certaines équipes pédiatriques appliquent déjà ces modalités thérapeutiques selon leur expérience et leur épidémiologie (traitement oral par céfixime après l'âge de 3 mois et en dehors d'une situation septique et/ou malformative; traitement injectable par amikacine IV ambulatoire en cas de taux jugé élevé de bactéries urinaires sécrétrices de BLSE en milieu communautaire).

Adaptation probable des recommandations à l'évolution des résistances bactériennes et à la validation de nouveaux schémas diagnostiques et thérapeutiques.

2. Antibiothérapie de la cystite aiguë

La cystite aiguë est typiquement l'IU de la petite fille qui présente un trouble mictionnel.

Elle est sans gravité potentielle en l'absence d'uropathie, et sans risque de retentissement parenchymateux. Elle ne doit pas conduire à l'utilisation d'antibiotiques par voie injectable.

Il convient de prescrire :

- soit du cotrimoxazole *per os* (sulfaméthoxazole 30 mg/kg/j + triméthoprime 6 mg/kg/j);
- soit du céfixime (8 mg/kg/j en deux prises) : elle devrait être réservée aux souches résistantes au cotrimoxazole;
- soit l'association amoxicilline + acide clavulanique : possible du fait de son excellente concentration urinaire qui permet d'atteindre localement des seuils de CMI élevés, y compris pour des bactéries productrices de BLSE.

La durée du traitement est de 3 à 5 jours.

L'efficacité du « traitement antibiotique minute » n'est pas validée chez l'enfant.

3. Traitement symptomatique

Afin d'améliorer le confort de l'enfant, il convient de traiter la fièvre et la douleur par du paracétamol.

On conseille aussi aux parents de proposer suffisamment de boissons à leur enfant, et de l'encourager (s'il est en âge de le comprendre) à effectuer des mictions régulières et fréquentes.

C. Planifier le suivi de l'enfant

1. Suivi médical d'une pyélonéphrite aiguë

a. Suivi immédiat et complications

La stratégie antibiotique permet habituellement d'obtenir l'apyrexie et la stérilisation des urines en moins de 48 heures. Elle limite considérablement le risque de réinfection à moyen terme, et probablement le risque de cicatrices parenchymateuses à long terme.

La surveillance est avant tout clinique. En cas de PNA traitée en ambulatoire, une réévaluation médicale à J2 permet d'apprécier l'évolution et d'effectuer le relais oral de l'antibiothérapie conforme aux résultats de l'antibiogramme de l'ECBU.

La pratique d'un ECBU de contrôle de manière systématique à 48 heures de traitement antibiotique, ou au terme de celui-ci, est inutile. L'ECBU s'impose en revanche, au même titre que la BU préalable, en cas d'évolution défavorable (avant tout persistance de la fièvre), comme dans tous les cas où la bactérie isolée s'est avérée, sur l'antibiogramme, résistante au traitement antibiotique initialement prescrit.

En l'absence d'argument bactériologique pour un échec thérapeutique, une nouvelle échographie de l'appareil urinaire doit être réalisée pour rechercher une complication locorégionale (abcès rénal).

b. Suivi à long terme et pronostic

Le pronostic des PNA de l'enfant est lié au risque de cicatrices parenchymateuses.

Celles-ci sont susceptibles d'induire une protéinurie, une HTA et une réduction néphronique, notamment en cas de PNA répétées et/ou traitées tardivement ou par une antibiothérapie initialement inadaptée. La responsabilité de lésions dysplasiques préexistantes est difficile à apprécier.

Pas d'ECBU de contrôle systématique.

2. Prise en charge préventive des PNA récidivantes

a. Généralités

On parle de PNA récidivantes à partir du 3e épisode.

b. Enquête paraclinique

La recherche d'une anomalie fonctionnelle ou organique est indiquée dès le 1er épisode de PNA, orientée par l'échographie de l'appareil urinaire.

La cystographie peut alors être proposée en cas de PNA récidivantes, même si l'échographie ne montre pas d'anomalie, mais elle est généralement normale ou n'objective qu'un RVU de bas grade, secondaire au dysfonctionnement vésico-sphinctérien.

c. Conduite thérapeutique

Une antibioprophylaxie, ayant pour but de réduire la fréquence des IU et de limiter les lésions rénales secondaires aux PNA récidivantes, peut être proposée, mais le niveau de preuve est insuffisant et ce choix est indissociable du risque de non-observance et de résistance bactérienne.

L'antibiotique proposé est le cotrimoxazole, habituellement pour une durée de quelques mois (pas de consensus) ou jusqu'à la suppression des couches si la propreté des selles (principal contaminant) n'est pas acquise. L'antibiotique est administré à faible dose (un tiers de la posologie curative) en une prise unique vespérale.

Le traitement conjoint des facteurs favorisants est essentiel : laxatifs osmotiques en cas de rétention stercorale, anticholinergiques type oxybutine en cas d'instabilité vésicale, rééducation vésico-sphinctérienne en cas de trouble urinaire plus complexe.

d. Place du RVU

Une synthèse sur les RVU est proposée dans le tableau 22.3.

Les indications chirurgicales sont controversées (chirurgie antireflux selon Cohen ou traitement endoscopique). Elles concernent surtout les RVU malformatifs avec PNA récidivantes.

Cette correction n'influence cependant pas les risques de cicatrices parenchymateuses, ni celui d'HTA ou d'insuffisance rénale à long terme, mais réduit le risque de récidives des épisodes de PNA.

Tableau 22.3. Reflux vésico-urétéraux : synthèse.

	RVU fonctionnel	RVU malformatif
Fréquence	+++	+
Âge	Enfant	Nouveau-né et nourrisson
Prédominance du sexe	Féminin	Masculin
Mode de révélation	PNA (souvent répétées)	PNA (ou diagnostic anténatal)
Troubles mictionnels	+++	+
Caractère du reflux	Intermittent	Permanent
Imagerie – Échographie – Grade (cystographie) – Jonction urétéro-vésicale	 – Souvent normale – Faible (0 à 2) – Normale	 – Souvent anormale – Élevé (3 à 5) – Anormale
Risque rénal	+	+++
Antibioprophylaxie	+++	+
Traitement chirurgical	0	±

3. Conduite à tenir en cas de cystites récidivantes

On parle de cystites récidivantes à partir du 3e épisode.

Elles s'inscrivent souvent dans le cercle vicieux créé par le dysfonctionnement vésico-sphinctérien, la rétention stercorale et l'infection.

La réalisation d'une échographie, si elle n'a pas déjà été faite, est alors nécessaire mais n'objective souvent qu'un épaississement de la paroi vésicale (compression vésicale par le contenu rectal).

La prise en charge thérapeutique commence par celle de la rétention stercorale, puis celle du dysfonctionnement vésico-sphinctérien si nécessaire. La répétition des IU entretient le trouble et une antibioprophylaxie est parfois indiquée (idem PNA, voir § III. C. 2. Prise en charge préventive des PNA récidivantes).

Point de vue de l'expert

La PNA chez le nourrisson est une pathologie à bien connaître pour l'ECN.

Des cas cliniques pourraient évaluer : les circonstances du diagnostic (non spécifiques chez le nourrisson), les exigences de recueil des urines, les critères de définition de l'IU, les connaissances d'épidémiologie bactérienne illustrant le rationnel antibiotique, ainsi que la place de l'imagerie.

Actualités pour le futur

Étude de la virulence spécifique de chaque souche d'*E coli* pour appréhender la physiopathologie des IU.

Craintes d'une augmentation de la fréquence des PNA à entérobactéries multirésistantes (bêtalactamases à spectre élargi [BLSE]).

Références

Bacchetta, J., Hees, L., Demède, D., Gillet, Y., Cochat, P., 2013. Infections urinaires de l'enfant. Revue du Praticien. Med. Gen. 27, 9–11.

Cohen, R., Gillet, Y., Faye, A., 2012. Synthèse de la prise en charge des infections urinaires de l'enfant. Arch. Pediatr. 19, S124–S128.

Prise en charge des infections urinaires de l'enfant. Recommandations du GPIP, de la SFP et de la SPILF 2014. Arch. Pediatr., disponible en ligne, prépublication 1, nov 2014. doi : 10.1016/j.arcped.2014.10.005.

CHAPITRE

23

Méningites bactériennes

Item et objectifs du CNCI

Item 148 – UE 6 – Méningites, méningo-encéphalites chez l'adulte et l'enfant

- Connaître l'épidémiologie des méningites et encéphalites chez l'enfant.
- Diagnostiquer un purpura fulminans (voir item 328), une méningite, une méningo-encéphalite.
- Connaître les principaux agents infectieux responsables de méningites, de méningo-encéphalites, d'abcès cérébraux.
- Connaître la conduite à tenir dont le traitement en urgence face à un purpura fulminans, une suspicion de méningite ou de méningo-encéphalite, au domicile, au cabinet médical et aux urgences hospitalières.
- Hiérarchiser les examens complémentaires en cas de suspicion de méningite, de méningo-encéphalite.
- Interpréter le résultat d'un examen du liquide céphalorachidien.
- Connaître le traitement de première intention d'une méningite communautaire présumée bactérienne.
- Connaître les recommandations de la prophylaxie des infections à méningocoque dans l'entourage d'un cas de méningite à méningocoque.

Avant de commencer...

Les méningites bactériennes ont été individualisées dans ce chapitre en raison de leur fréquence chez l'enfant ainsi que de leur sévérité.
Elles sont liées à l'envahissement du LCR par une bactérie qui s'y développe.

Le diagnostic doit être systématiquement :

- suspecté rapidement sur les données cliniques (plus difficilement évaluables chez le nourrisson);
- évalué en terme de gravité sur l'état hémodynamique et neurologique;
- confirmé par l'étude du liquide céphalorachidien obtenu par ponction lombaire.

La prise en charge thérapeutique initiale repose sur une antibiothérapie IV :

- la plus précoce possible;
- probabiliste et argumentée sur des données épidémiologiques actualisées :
  - pneumocoque (*S. pneumoniae*) : chez le nourrisson (1re bactérie avant 1 an),
  - méningocoque (*N. meningitidis*) : à tout âge;
- avec comme objectif premier la stérilisation rapide du LCR :
  - C3G injectables dose méningée classique 200 mg/kg/j si *N. meningitidis* ou *H. influenzae* b,
  - C3G injectables dose méningée renforcée 300 mg/kg/j si *S. pneumoniae*.

Le suivi nécessite des évaluations neurologiques, cognitives et auditives.
Des mesures préventives pour les sujets contacts sont indiquées pour les méningites à méningocoque.

I. Pour bien comprendre

A. Épidémiologie

1. Prévalence et principaux agents infectieux

L'incidence des méningites bactériennes est beaucoup plus élevée chez l'enfant que chez l'adulte.
Elle est estimée tous âges et tous germes confondus à 2,2/100 000 habitants en France, et à 50/100 000 habitants dans les pays en voie de développement.

La mortalité et les séquelles sont très élevées dans les pays en voie de développement.
Elles demeurent élevées également dans les pays industrialisés. En France, les méningites à pneumocoque ont, malgré le recours à des stratégies antibiotiques adaptées, une mortalité évaluée à 10 % et des séquelles chiffrées à 30 % en moyenne.

Deux bactéries prédominent chez l'enfant (nouveau-nés exclus) :

- *Streptococcus pneumoniae* : plus fréquent entre les âges de 2 et 12 mois ;
- *Neisseria meningitidis* : plus fréquent après l'âge de 12 mois.

2. Pneumocoque (Streptococcus pneumoniae)

a. Généralités

S. pneumoniae est un germe de portage des VAS du jeune enfant.
Les méningites à pneumocoque sont plus fréquentes entre 2 et 12 mois de vie. Elles représentent environ 60 % des méningites bactériennes à ces âges.

b. Impact de la vaccination

L'impact de la généralisation du vaccin pneumococcique conjugué à 7 valences s'est initialement traduit par une réduction du pourcentage des méningites purulentes liées aux sérotypes inclus dans ce vaccin ainsi que par une réduction de la résistance de ceux-ci aux pénicillines. En 2007, le nombre de cas de méningites à pneumocoque s'était accru, en particulier du fait de l'émergence de sérotypes de remplacement comme le pneumocoque de sérotype 19A non contenu dans le vaccin 7 valences. Ce sérotype représentait en 2010 près de 20 % des pneumocoques responsables de méningites purulentes chez l'enfant.
L'émergence de sérotypes de remplacement (1, 3, 5, 6A, 7F, et surtout 19A) a justifié en 2010 la généralisation de la recommandation du nouveau vaccin pneumococcique conjugué à 13 valences (Prévenar 13®) contenant les 7 valences du Prévenar 7® additionnées de 6 autres sérotypes 1, 3, 5, 6A, 7F et surtout 19A.

Depuis 2013, les souches résistantes ont quasiment disparu permettant de simplifier les recommandations thérapeutiques.

c. Résistances

La réduction de la sensibilité aux bêtalactamines concerne actuellement environ 10 % des souches de pneumocoque et varie en fonction des sérotypes. Ainsi parmi les souches de sérotypes 19A, respectivement 80 % et 70 % étaient de sensibilité diminuée (I + R) à la pénicilline et à l'amoxicilline et 14 % avaient une sensibilité diminuée au céfotaxime.

La résistance de *S. pneumoniae* à la pénicilline G est liée à une diminution d'affinité des PLP d'origine chromosomique. L'émergence de cette résistance est liée à la fois à la diffusion de clones résistants et au transfert horizontal de gènes de résistance.

En pédiatrie, la prévalence de la résistance de *S. pneumoniae* aux bêtalactamines impose d'effectuer une détermination des CMI par la méthode du E-Test® de la pénicilline, de l'amoxicilline mais aussi du céfotaxime ou de la ceftriaxone pour toutes les souches isolées.

3. Méningocoque (*Neisseria meningitidis*)

a. Généralités

N. méningitidis est une bactérie de portage du rhinopharynx.

Le germe possède une capsule polyosidique déterminant son sérogroupe. Parmi les 12 sérogroupes, celui prédominant en France au cours des infections invasives à méningocoque est le B (2/3 environ), suivi du C (1/3 environ) puis du W135 (fréquence épidémiologique variable) et du Y.

Les méningites à méningocoque sont fréquentes après 12 mois de vie. Elles représentent alors environ 60 % des méningites bactériennes.

b. Impact de la vaccination

Les recommandations vaccinales effectives depuis 2010 d'un vaccin méningococcique C conjugué ont pour objectif de réduire le nombre d'infections invasives méningococciques de sérogroupe C (dont les méningites) en mettant en place une immunité de groupe.

c. Résistances

Les CMI de la pénicilline observées chez les souches de *N. méningitidis* isolées en France sont presque toutes comprises entre 0,1 et 0,5 mg/L. Les C3G injectables sont toujours très sensibles avec des CMI 90 du céfotaxime et de la ceftriaxone <0,01 mg/L.

L'émergence de souches intermédiaires à la pénicilline n'a pas été associée à des échecs de traitement à posologies augmentées.

De telles données valident le maintien d'un traitement en 1re intention par une C3G injectable (cefotaxime ou ceftriaxone). Celui-ci assurant l'éradication du portage de ce germe, il dispense en outre de prescrire chez l'enfant atteint un traitement complémentaire par la rifampicine.

Deux mécanismes de résistance ont été décrits :

- le premier est lié à la production de bêtalactamases ; les C3G restent actives vis-à-vis de ces souches ;
- le second est lié à la diminution de l'affinité des protéines liant les pénicillines (PLP) pour la pénicilline ; l'analyse des séquences des gènes codant les PLP met en évidence la présence de gènes mosaïques selon un mécanisme proche de celui décrit pour *S. pneumoniae*.

4. Autres germes

L'incidence des autres bactéries est plus rare.

Le streptocoque du groupe B est le 1er germe responsable des méningites chez les enfants âgés de moins de 2 mois. *E. coli* est le second germe aux mêmes âges.

Haemophilus influenzae b est actuellement exceptionnellement responsable de méningites depuis la généralisation en France de la vaccination anti-*Haemophilus influenzae* b.

D'autres bactéries sont responsables de méningites dans des contextes particuliers, habituellement chez des enfants plus âgés : salmonelles (enfants drépanocytaires), staphylocoque coagulase négatif et bacilles Gram négatif (infections nosocomiales), germe opportuniste (immunodéprimés).

Redouter : le pneumocoque surtout avant l'âge de 1 an, le méningocoque à tout âge.

B. Physiopathologie

Les études physiopathologiques permettent de mieux comprendre l'approche clinique et thérapeutique des méningites bactériennes de l'enfant.

L'envahissement des bactéries vers les espaces méningés et le LCR s'effectue quasi exclusivement par voie hématogène. La pénétration par continuité (brèche méningée) susceptible d'induire des méningites à pneumocoque ou à *Haemophilus influenzae* non typable est exceptionnelle.

Étapes préalables à l'envahissement des espaces méningés (fig. 23.1) :

- colonisation bactérienne :
  - des muqueuses nasopharyngées (pneumocoque, méningocoque),
  - des muqueuses digestives (streptocoque du groupe B, *E. coli*) ;
- survenue d'une bactériémie élevée et prolongée, d'où :
  - la fréquente positivité des hémocultures (pneumocoque : 75 %, méningocoque : 40 %),
  - la nécessité d'une antibiothérapie précoce avec activité bactéricide systémique ;
- franchissement de la barrière hématoméningée par les bactéries :
  - le maintien d'un seuil critique des bactériémies apparaît comme un prérequis pour la traversée de la barrière hématoméningée par les pneumocoques,
  - l'incidence de ce seuil est moins clairement établie pour le méningocoque ;
- multiplication bactérienne lente dans le LCR,
  - mais absence d'activité bactéricide naturelle dans le LCR (à la différence du sérum) ;
  - réponse de l'hôte par la production de cytokines par les cellules à activité macrophagique *in situ* (TNFα, interleukines 1 et 6) :
    - afflux des PNN et augmentation de la perméabilité de la barrière hématoméningée,
    - conduisant à l'inflammation méningée, l'œdème cérébral et la réduction des flux vasculaires cérébraux responsables d'ischémie et de séquelles.

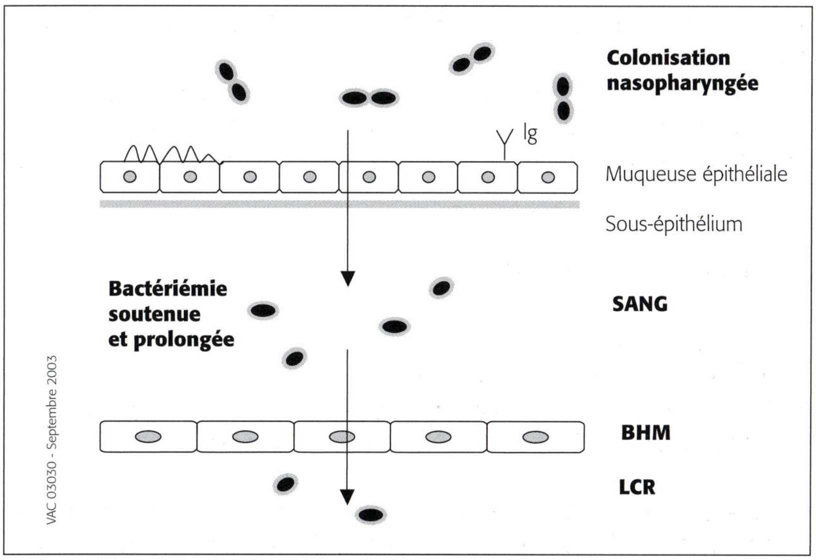

Fig. 23.1. Physiopathologie de la pénétration des germes dans le LCR.

Objectifs du traitement : bactéricidie rapide dans le LCR et lutte contre l'inflammation méningée et l'œdème cérébral.

II. Diagnostiquer une méningite bactérienne

A. Généralités

Le diagnostic de méningite bactérienne est urgent car il implique un traitement urgent.

Il doit être systématiquement :

- suspecté rapidement sur les données cliniques (plus difficilement évaluables chez le nourrisson);
- évalué en terme de gravité sur l'état hémodynamique et neurologique;
- confirmé par l'étude du liquide céphalorachidien obtenu par ponction lombaire.

B. Enquête clinique

1. Données cliniques faisant suspecter le diagnostic

a. Chez le nourrisson

Points d'appel (parfois difficiles à identifier) :

- fièvre élevée;
- signes d'infection potentiellement sévère :
  - teint pâle ou gris, caractère geignard, somnolence,
  - cris et pleurs inhabituels à la mobilisation, hyper-irritabilité, inconsolabilité;
- refus du biberon, vomissements;
- convulsions même brèves et apparemment isolées.

Signes neurologiques à particulièrement rechercher :

- bombement de la fontanelle antérieure (au mieux identifié en position assise en dehors des cris);
- modification du tonus neurologique :
  - hypotonie de la nuque,
  - ou raideur anormale à la mobilisation du rachis avec rejet de la tête en arrière;
- signes neurologiques de localisation.

Autres signes à l'examen clinique :

- signes de gravité (notamment hémodynamiques);
- coexistence de signes d'infections :
  - OMA purulente (méningites à pneumocoque : 35 %),
  - foyer pulmonaire.

Évoquer le diagnostic de méningite chez un nourrisson fébrile geignard et hypotonique.

b. Chez le grand enfant

Tableau clinique souvent proche de celui décrit chez l'adulte :

- syndrome infectieux :
  - fièvre à début le plus souvent brutal,
  - parfois au décours d'une infection des VAS ou d'un syndrome grippal ;
- syndrome méningé avec :
  - céphalées, cervicalgies, photophobie,
  - vomissements et/ou refus alimentaire.

Signes neurologiques à particulièrement rechercher :

- raideur de nuque (flexion de nuque douloureuse et limitée alors que les mouvements de latéralité restent possibles) ;
- signe de Kernig (flexion sur le tronc des membres inférieurs maintenus en extension, entraînant une flexion invincible des jambes sur les cuisses) ;
- signes neurologiques de localisation.

Évoquer le diagnostic de méningite chez un enfant ayant un syndrome méningé fébrile.

2. Situations d'urgence à identifier

Signes de gravité hémodynamiques → sepsis sévère :

- signes : tachycardie, TRC ≥ 3 s , marbrures, extrémités froides, anurie ;
- urgence : remplissage vasculaire, contre-indication à la réalisation d'une PL.

Signes de gravité cutanés → purpura fulminans (voir chapitre 43) :

- signes : purpura rapidement extensif et nécrotique (voir fig. 43.1, cahier couleur) ;
- urgence : antibiothérapie par C3G IV/IM avant transfert en réanimation.

Signes de gravité neurologiques → HTIC, abcès ou empyème sous-dural :

- signes : troubles de conscience, coma, convulsions ;
- urgence : transfert en neurochirurgie, imagerie cérébrale préalable avant toute PL.

Gravité = signes hémodynamiques, cutanés et neurologiques.

C. Enquête paraclinique

1. Hiérarchiser les examens complémentaires

En pratique, 2 examens biologiques sont recommandés :

- l'examen du LCR ;
- l'hémoculture.

Le diagnostic ne peut être affirmé que par l'examen du LCR qui doit être fait en urgence.

Aucun examen complémentaire systématique : examen de l'hémostase (sauf en cas de purpura extensif ou saignement clinique) ou imagerie cérébrale (sauf en cas de signes d'hypertension intracrânienne menaçante ou de signes de localisation neurologique), ne saurait retarder la pratique de la ponction lombaire. Le fond d'œil, compte tenu des difficultés pratiques de sa réalisation en urgence ainsi que du retard d'apparition de l'œdème papillaire en cas d'œdème cérébral débutant, n'est pas utile avant la PL.

Contextes exigeant de ne pas réaliser ou de différer la PL :

- le purpura fulminans et/ou une instabilité hémodynamique :
  → urgence = remplissage vasculaire et injection de C3G ;
- des signes évocateurs d'engagement cérébral :
  → urgence = hémoculture (si possible), injection de C3G et TDM cérébrale.

Le pronostic dépend de la rapidité de mise en route de l'antibiothérapie.

Contre-indication à la PL : purpura fulminans et/ou troubles hémodynamiques, signes d'engagement cérébral.

2. Interpréter le résultat d'un examen du LCR

Analyse macroscopique :

- liquide hypertendu purulent ;
- perte de la limpidité habituelle.

Analyse cytologique :

- nombre de cellules > 10/mm^3 (liquide trouble > 200/mm^3) ;
- réaction panachée (PNN et lymphocytes) également possible, liée :
  - à la précocité de l'examen,
  - à une antibiothérapie préalable insuffisante (méningite bactérienne partiellement traitée ou « décapitée ») ;
- un prélèvement traumatique peut « faussement » élever la cellularité.

Analyse biochimique :

- protéinorachie > 0,40 g/L ;
- rapport glucose LCR/sang < 40 % de la glycémie (se = 80 %, spe = 90 %) :
  - nécessité absolue de doser la glycémie,
  - une hypoglycorachie très basse serait un indice de mauvais pronostic ;
- dosage des lactates dans le LCR > 3,2 mmol/L (parfois utile).

Examen microbiologique direct :

- coloration de Gram :
  - sensibilité améliorée par concentration du LCR par cytocentrifugation,
  - un inoculum > 10^5 bactéries/mL est nécessaire pour être visible ;
- résultat en 30 min mais opérateur dépendant :
  - cocci Gram positif en diplocoque : *S. Pneumoniae*,
  - diplocoque Gram négatif : *N. meningitidis*,
  - bacille Gram négatif polymorphe : *H. influenzae*.

Culture microbienne (systématique) :

- confirmation de l'identification de la bactérie ;
- étude de l'antibiogramme ;
- évaluation de la CMI du germe aux C3G et à la pénicilline (pneumocoque).

3. Autres examens biologiques

a. Hémoculture

Elle est systématique et permet d'isoler fréquemment la bactérie causale.

Elle ne se substitue pas à l'examen du LCR qui permet à lui seul de porter le diagnostic de méningite.

b. Autres examens à visée diagnostique

Intérêt complémentaire d'orientation vers une cause bactérienne :

- NFS : hyperleucocytose à polynucléaires (aucune spécificité) ;
- CRP élevée (en fait peu discriminante avec une infection virale) ;
- PCT > 0,5 ng/mL (bon marqueur distinctif entre méningite bactérienne et méningite virale) ;
- dosage des lactates dans le LCR > 3,2 mmol/L.

Examens pouvant confirmer la bactérie causale (hors culture du LCR et hémocultures) :

- si examen du LCR négatif (cellularité sans germe au direct) :
  - test immunochromatographique Binax® : détecte les molécules de polysaccharides C contenues dans toutes les souches de *S. pneumoniae* (excellente sensibilité),
  - PCR pneumocoque ou PCR méningocoque dans le LCR ;
- PCR méningocoque sérique (inutile si > 18 h après le début du traitement) ;
- biopsie cutanée sur lésion nécrotique en cas de suspicion de méningococcémie (intérêt majeur si examen du LCR négatif ou impossible).

c. Examens utiles à la prise en charge thérapeutique

La détermination du sérogroupe du méningocoque éventuellement isolé est le complément indispensable pour pouvoir instituer la prophylaxie vaccinale des sujets contacts.

Le ionogramme sanguin est surtout utile en cas de réduction de la diurèse afin d'authentifier une complication de type SIADH (sécrétion inappropriée d'hormone antidiurétique).

Examens systématiques recommandés : examen du LCR et hémoculture.
PCR et biopsie cutanée des lésions purpuriques peuvent parfois permettre le diagnostic en cas d'examen du LCR négatif.

4. Examens d'imagerie

L'imagerie cérébrale n'est pas un examen systématique.

Le scanner cérébral, au mieux l'IRM cérébrale, ne sont indiqués qu'en cas de signes cliniques évocateurs d'engagement cérébral (par déséquilibre de pression), ou plus exceptionnellement au stade d'une complication abcédée précoce tel un empyème cérébral (fig. 23.2).

L'échographie transfontanellaire n'a pas d'indication dans ce contexte.

Indications de l'imagerie cérébrale avant toute PL (consensus) :

- signes d'engagement cérébral :
  - mydriase unilatérale, hoquet, mouvements d'enroulement,
  - troubles ventilatoires, instabilité hémodynamique ;
- troubles de vigilance sévères avec un score de Glasgow < 11 ;

- crises épileptiques récentes ou en cours :
  - si focales ou généralisées après l'âge de 5 ans,
  - seulement si hémicorporelles avant l'âge de 5 ans;
- signes de localisation neurologique (paralysies oculomotrices, paralysie faciale ou des membres, ataxie, troubles sensitifs).

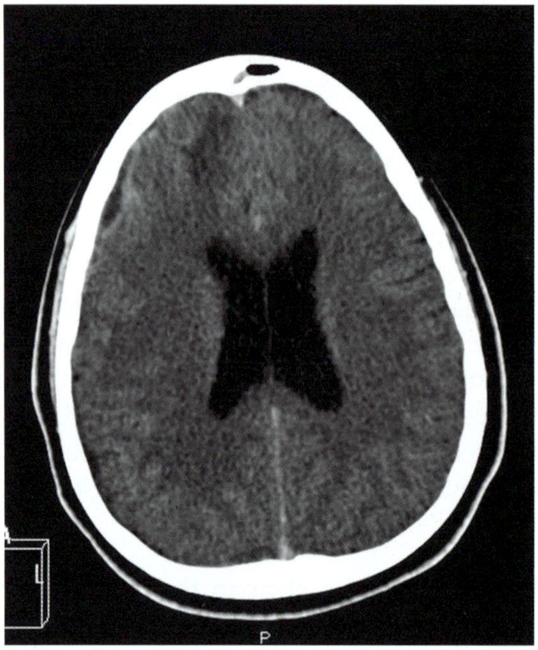

Fig. 23.2. Empyème cérébral.

Connaître les indications limitées de l'imagerie cérébrale.

III. Argumenter l'attitude thérapeutique et planifier le suivi de l'enfant

A. Orientation

La prise en charge thérapeutique d'une méningite purulente est une urgence.

La moindre suspicion clinique du diagnostic doit conduire à l'hospitalisation, avec monitoring cardiorespiratoire et pose de voies veineuses périphériques de bon calibre.

Critères d'admission en réanimation médicale (consensus) :

- purpura extensif;
- instabilité hémodynamique;
- score de Glasgow ≤ 8;
- signes neurologiques focaux, signes de souffrance du tronc cérébral;
- état de mal convulsif.

L'orientation de l'enfant doit être discutée avec le réanimateur pédiatrique.

Si l'enfant n'est pas hospitalisé en réanimation, l'admission devra se faire une unité de soins intensifs pendant les 24 premières heures, à proximité d'un service de réanimation prévenu de l'état clinique de l'enfant.

Un éventuel transfert dans un autre centre hospitalier doit être médicalisé.

Discuter de l'orientation initiale de l'enfant avec un réanimateur pédiatrique.

B. Antibiothérapie

1. Rationnel de prescription

a. Rationnel clinique

Objectifs de la prise en charge :

- la rapidité d'obtention d'un effet bactéricide dans le LCR;
- la lutte contre l'inflammation méningée et l'œdème cérébral.

Le pronostic d'un enfant atteint de méningite bactérienne dépend de la précocité de la mise en route de l'antibiothérapie. Celle-ci doit être débutée dès la réalisation de la PL diagnostique, ou même avant si cet examen est contre-indiqué ou à différer.

b. Rationnel épidémiologique

L'antibiothérapie repose sur la prescription d'une C3G injectable (céfotaxime ou ceftriaxone).

Une monothérapie à doses méningées est suffisante pour les méningites bactériennes à méningocoque et à pneumocoque « sensible ».

La crainte d'une méningite à pneumocoque « résistant » a conduit les pédiatres (SFP) en 2008 à proposer chez l'enfant une antibiothérapie avec une C3G injectable à doses majorées méningées (pour augmenter la concentration méningée), associé à un glycopeptide synergique tel que la vancomycine (pour baisser la CMI).

L'association de la vancomycine ne semble plus justifiée en 2014 chez l'enfant du fait de l'évolution des souches de pneumocoque responsables de méningites en France sous l'effet de la vaccination pneumococcique conjuguée 13 valences et des CMI.

Antibiothérapie parentérale à doses méningées à débuter précocement (facteur pronostique majeur).

2. Recommandations actuelles (2014)

a. Qui traiter ?

En pratique, l'antibiothérapie s'impose :

- dès la suspicion diagnostique en cas de signes de détresse vitale (instabilité hémodynamique, signes d'engagement cérébral), et ce même avant la réalisation de la PL ou d'une hémoculture;
- dès la réalisation de la PL ou dès ses premiers résultats (aspect macroscopique, cellularité du LCR, examen microbiologique direct).

Si LCR purulent avec cellularité > 10/mm^3 et germe au direct :
- probable méningite bactérienne ;
- antibiothérapie probabiliste en fonction de l'âge et du germe au Gram.

Si LCR clair avec cellularité > 10/mm^3 sans germe au direct :
- possible méningite virale ;
- pas d'antibiothérapie en l'absence de signes de gravité clinique et/ou biologique.

Les autres critères classiques d'infection bactérienne méningée tels que l'hypoglycorachie franche avec ratio LCR/sérum < 0,4 ; l'hyperprotéinorachie (> 0,8 g/L) ; le syndrome infectieux biologique franc (hyperleucocytose ou leucopénie, élévation de la CRP ou de la PCT) sont utiles au diagnostic mais en pratique, le diagnostic différentiel entre méningite bactérienne et virale reste parfois difficile.

En effet, il n'existe aucun signe clinique ou biologique qui permette à lui seul d'éliminer l'hypothèse d'une méningite bactérienne. En particulier, aucun marqueur de l'inflammation n'a suffisamment de sensibilité et de spécificité dans ce contexte, même la procalcitonine (PCT). En effet, lors d'un épisode infectieux bactérien, la réaction inflammatoire (CRP, PCT) demande un délai et peut rester négative ou peu importante dans les premières heures (12 à 24 heures) d'évolution. C'est donc sur un ensemble de symptômes que doit se fonder en urgence la décision thérapeutique.

Trois règles de décision clinique ont été proposées pour aider le clinicien à distinguer méningites bactérienne et virale, combinant des données cliniques et biologiques. La conférence de consensus de 2008 a pu recommander le recours éventuel à l'un de ces tests. Toutefois, rien ne doit remplacer l'expertise du clinicien.

b. Comment traiter ?

Les C3G injectables sont les antibiotiques de référence.

Si le diagnostic de méningite à pneumocoque est suspecté (âge < 1 an, OMA purulente) ou confirmé (cocci Gram positif à l'examen direct du LCR, Binax Now® *Streptococcus pneumoniae* positif) :
- monothérapie IV = céfotaxime 300 mg/kg/j répartie en 4 injections ;
- durée de l'antibiothérapie IV : 10 à 15 jours.

Si le diagnostic de méningite à méningocoque est suspecté (âge > 1 an, contage, purpura) ou confirmé (diplocoque Gram négatif à l'examen direct du LCR) :
- monothérapie IV = céfotaxime 200 mg/kg/j répartie en 4 injections (ou ceftriaxone 100 mg/kg/j) ;
- durée de l'antibiothérapie IV : 4 à 7 jours.

Si le diagnostic de méningite à *Haemophilus influenzae* est suspecté (bacille Gram négatif à l'examen direct du LCR) :
- monothérapie IV = céfotaxime 200 mg/kg/j répartie en 4 injections (ou ceftriaxone 100 mg/kg/j) ;
- durée de l'antibiothérapie IV : 7 jours.

Les recommandations à propos de l'antibiothérapie des méningites à pneumocoque sont susceptibles de changer dans le futur selon l'évolution des sérotypes invasifs des pneumocoques chez l'enfant et leur profil de sensibilité aux antibiotiques sous l'effet de la vaccination.

Pneumocoque : C3G IV à doses méningées renforcées en monothérapie.
Méningocoque : C3G IV à doses méningées classiques en monothérapie.

C. Autres traitements

1. Corticothérapie systémique

Les indications de la corticothérapie (dexaméthasone) ont été revues dans la conférence de consensus de 2008.

L'efficacité d'une corticothérapie est clairement démontrée au cours des méningites à *Haemophilus influenzae* b. Elle aurait également un possible bénéfice au cours des méningites à pneumocoque.

En cas d'orientation vers un diagnostic de méningite à *Haemophilus influenzae* b ou à pneumocoque suspecté (contexte et/ou nourrisson de moins de 1 an) ou confirmé (cocci Gram positif à l'examen direct du LCR, Binax Now® *Streptococcus pneumoniae* positif), la prescription de dexaméthasone IV 0,15 mg/kg/6 h est recommandée de manière simultanée ou au plus tard dans l'heure suivant le début de l'antibiothérapie.

Elle est en revanche inutile au cours des méningites à méningocoque et doit être arrêtée si elle a été débutée.

Méningite à pneumocoque ou *H. influenzae* b (rare) : adjonction possible de dexaméthasone IV.

2. Traitements symptomatiques associés

Un traitement antalgique est indispensable pour lutter contre les douleurs sources d'agitation et d'augmentation de la pression intracrânienne du patient.

Le traitement d'une crise convulsive et la prévention de ses récidives sont justifiés et font appel aux antiépileptiques conventionnels. Le bénéfice des anticonvulsivants en prévention primaire n'est pas démontré.

Le monitoring de la pression intracrânienne et le traitement de l'œdème cérébral sont discutés selon les équipes et les cas.

Pas de traitement anticonvulsivant en prévention primaire.

D. Suivi de l'enfant

1. Suivi immédiat

Surveillance de l'état hémodynamique et de l'hypertension intracrânienne (USI ou USC).

Paramètres cliniques et biologiques :

- hémodynamique (FC, TRC, PA) ;
- fièvre : retour à l'apyrexie le plus souvent en 48 h (chez le nourrisson) ;

- examen neurologique : conscience (Glasgow), mesure du PC (nourrisson);
- NFS, CRP, PCT : caractère parfois durable du syndrome inflammatoire.

Imagerie cérébrale (consensus 2008) :
- indiquée à H48–H72 en cas d'évolution clinique défavorable;
- recommandée en cas de méningite à germe inhabituel.

Examen du LCR de contrôle (consensus 2008) :
- inutile en cas d'évolution clinique rapidement favorable;
- indiqué à H48–H72 en cas d'évolution clinique défavorable, après imagerie cérébrale si permanence des anomalies neurologiques;
- recommandé à H48 d'antibiothérapie en cas de méningite à pneumocoque avec CMI aux C3G > 0,5 mg/L, ou en cas de méningite à germe inhabituel.

Adaptation du traitement antibiotique au résultat de la culture du LCR et de la CMI (choix des molécules et doses).

Suivi immédiat : fièvre, examen neurologique (PC), ± bilan inflammatoire.

2. Risques pendant la phase initiale d'évolution

a. Échec de l'antibiothérapie initiale

Une évolution clinique défavorable est définie par la persistance au-delà de 48–72 heures après le début du traitement de : fièvre > 38,5 °C, troubles de conscience, céphalées importantes.

Conduite diagnostique en pratique :
- contrôle des marqueurs infectieux et inflammatoires (NFS, CRP/PCT);
- rechercher une complication : imagerie cérébrale à la recherche d'un abcès;
- contrôle de l'examen du LCR avec dosage de la C3G dans le LCR.

b. Survenue de complications (possibles malgré l'antibiothérapie)

Les principales complications neurologiques en phase aiguë sont :
- coma, convulsions, état de mal convulsif;
- paralysies, atteinte des paires crâniennes (en particulier III et VI);
- troubles neurovégétatifs : vasomoteurs, hypo- ou hypertension, tachycardie, irrégularités du rythme respiratoire.

Le risque à ce stade est l'engagement cérébral.

Au-delà, la survenue de signes neurologiques nouveaux : augmentation du PC (nourrisson), crises convulsives, anomalies durables de l'examen neurologique, modification de la vision, doit faire rechercher :
- un empyème;
- une autre complication intracérébrale (hématome sous-dural, accident vasculaire cérébral, hydrocéphalie par blocage de la circulation du LCR);
- syndrome de sécrétion inappropriée d'ADH (SIADH) devant une prise anormale de poids avec hyponatrémie et parfois convulsions.

Évolution clinique défavorable : imagerie cérébrale et contrôle de l'examen du LCR.

3. Suivi à long terme et pronostic

Les méningites bactériennes sont susceptibles de mettre en jeu le pronostic vital et séquellaire.

Elles sont à l'origine d'une mortalité élevée dans les pays en voie de développement, et demeurent à l'origine de redoutables séquelles neurodéveloppementales et sensorielles dans les pays industrialisés.

La méningite à pneumocoque est la 1re cause de surdité acquise chez le nourrisson.

Éléments à évaluer au cours du suivi :

- une surdité acquise :
  - audiométrie comportementale et potentiels évoqués auditifs (PEA), audiogramme conventionnel (à l'âge où celui-ci est possible),
  - à J15 de l'épisode aigu, puis tous les 3 mois pendant 1 an,
  - en cas d'hypoacousie précoce : consultation ORL, TDM des rochers et IRM labyrinthique (dépistage d'une ossification intracochléaire susceptible de justifier la mise en place d'implants cochléaires) ;
- un retard de développement psychomoteur et des séquelles motrices ;
- une hydrocéphalie : mesure du périmètre crânien ;
- une comitialité : survenue ou récidive de crises.

Éléments de mauvais pronostic :

- le retard à la mise en route d'un traitement antibiotique bactéricide ;
- l'âge : nourrisson ;
- le germe causal : pneumocoque ;
- la gravité du tableau neurologique initial : coma, signes neurologiques de localisation ;
- l'existence d'un collapsus associé (choc septique) ;
- la faible réaction cellulaire, l'hypoglycorachie, l'hyperprotéinorachie (LCR).

Un enfant précocement et correctement traité et dont l'examen neurologique s'est rapidement normalisé au décours de la phase aiguë, peut être habituellement considéré comme préservé de séquelles tardives, avec une incertitude cependant vis-à-vis de l'éventualité de séquelles cognitives.

Une infection sévère et invasive (sepsis, méningite) à bactéries encapsulées (pneumocoque, méningocoque et *H. influenzae* b), même au terme d'un épisode unique, peut faire rechercher un déficit immunitaire (voir chapitre 46).

Une méningite bactérienne récidivante (pneumocoque) doit faire rechercher systématiquement une brèche méningée.

Évaluation systématique d'une surdité acquise.

E. Mesures préventives

1. Qui cibler?

L'identification des sujets contacts est utile dans certaines situations.

Les bactéries responsables des méningites purulentes proviennent du nasopharynx et sont ainsi susceptibles d'être diffusées à l'entourage avec un risque minime de cas secondaires dans les pays développés.

Actions pour réduire la survenue de cas secondaires (selon les bactéries) :

- isolement en milieu hospitalier du sujet malade jusqu'à la guérison clinique (méningocoque, *Haemophilus influenzae* b);
- antibioprophylaxie des sujets contacts (méningocoque, *Haemophilus influenzae* b);
- vaccination des sujets contacts (méningocoque);
- déclaration obligatoire (infections invasives à méningocoque).

L'éviction de la collectivité des sujets contacts (ex. : éviction scolaire de la fratrie), la désinfection ou la fermeture d'un établissement scolaire fréquenté par le malade sont inutiles.

Isolement en cas de méningite à méningocoque.

2. Méningite à méningocoque

a. Isolement en milieu hospitalier

Il s'agit d'un isolement type « gouttelettes ».

b. Antibioprophylaxie des sujets contacts

Objectifs de l'antibioprophylaxie :

- éliminer le portage chez les sujets exposés aux sécrétions oropharyngées de l'enfant atteint;
- prévenir la diffusion dans la population d'une souche pathogène par des porteurs sains.

Rationnel de l'antibioprophylaxie :

- elle concerne les sujets contacts définis comme à risque :
  - proximité : distance < 1 mètre et durée du contact > 1 heure,
  - pas de notion de temps en cas de bouche-à-bouche (sauveteur);
- elle repose sur un rationnel bactériologique :
  - efficacité sur *N. meningitidis*, avec concentration salivaire > CMI de la bactérie,
  - action rapide et prolongée, administration sur une courte durée, pas de contre-indication.

Modalités pratiques :

- elle doit être administrée rapidement :
  - dans les 24–48 heures suivant le diagnostic d'infection invasive à méningocoque,
  - aucune utilité au-delà de 10 jours après le dernier contact avec le malade;
- la molécule de choix est la rifampicine par voie orale pendant 2 jours :
  - nouveau-né : 5 mg/kg/12 h, nourrisson et enfant : 10 mg/kg/12 h, adulte : 600 mg/12 h,
  - en informant de la coloration orange des urines et des sécrétions lacrymales (porteurs de lentilles de contact).

Infection invasive à méningocoque : antibioprophylaxie des sujets contacts par rifampicine *per os*.

c. Vaccination ciblée

Une prophylaxie vaccinale est parfois possible.

Elle complète l'antibioprophylaxie lorsque la souche de méningocoque responsable est d'un sérotype vis-à-vis duquel existe un vaccin approprié.

Elle est réalisée de manière concomitante à l'antibioprophylaxie, selon les mêmes conditions (définition des sujets contacts, délai maximal de 10 jours).

Seule la vaccination contre les méningocoques des sérogroupes A, C, Y et W est possible (dans les conditions prévues par l'instruction du 24 juin 2011).

L'utilisation de vaccins polyosidiques conjugués doit être privilégiée :

- vaccin méningococcique C conjugué monovalent en cas d'infection invasive à méningocoque liée au même sérogroupe ;
- vaccin tétravalent conjugué (ou A/C/Y/W135) en cas d'infection invasive à méningocoque liée à l'un de ces sérogroupes chez les enfants âgés de 11 ans et plus.

La vaccination contre le sérogroupe B majoritaire en France (2/3 des cas) n'est pas recommandée autour des cas sporadiques en France (vaccin protéique Bexsero®). Elle est réservée aux situations particulières (grappes de cas et épidémies).

Prophylaxie vaccinale en fonction du sérogroupe du méningocoque isolé.

d. Déclaration obligatoire

L'infection invasive à méningocoque est une pathologie infectieuse à déclaration obligatoire.

Le signalement est une procédure d'urgence et d'alerte. Il doit être effectué sans délai par téléphone ou télécopie auprès du responsable de la veille sanitaire de l'ARS.

Cette procédure permet à l'ARS d'identifier les sujets contacts, d'évaluer les mesures éventuelles de prophylaxie, d'organiser leur mise en œuvre, et de s'assurer qu'elles sont bien effectives.

Les signalements transmis à l'ARS sont ensuite dirigés vers l'InVS pour le suivi épidémiologique.

Déclaration obligatoire des infections invasives à méningocoque.

3. Autres méningites

a. Méningite à pneumocoque

Les méningites à pneumocoque ne sont pas épidémiques.

Aucune action spécifique n'est nécessaire :

- l'isolement n'est pas recommandé ;
- aucune antibioprophylaxie n'est nécessaire, même chez les sujets non ou mal vaccinés ;
- le calendrier vaccinal (Prévenar 13®) doit être complété le cas échéant chez le sujet malade et son entourage, sans délai particulier ;
- elle ne fait pas l'objet d'une déclaration obligatoire.

Méningite à pneumocoque : aucune mesure prophylactique pour les sujets contacts.

b. Méningite à *Haemophilus influenzae* b

Il n'existe pas de recommandation officielle en France.

Mesures préventives à envisager :

- l'isolement est recommandé pendant les premières 24 heures de traitement par l'Académie Américaine de Pédiatrie [Red Book, 2009]) ;
- l'antibioprophylaxie chez l'enfant malade en relais du traitement curatif est discutée (rifampicine : 20 mg/kg/j en une seule prise pendant 4 jours) ; elle est considérée comme nécessaire en cas de vaccination incomplète chez les sujets contacts âgés de moins de 4 ans ;
- le calendrier vaccinal doit être complété le cas échéant chez le sujet malade et les sujets de son entourage âgés de moins de 5 ans et non ou incomplètement vaccinés ;
- elle ne fait pas l'objet d'une déclaration obligatoire.

Point de vue de l'expert

Une question d'infectiologie très appréciée par les pédiatres infectiologues.
Il convient d'analyser avec une extrême rigueur les signes cliniques évocateurs du diagnostic (notamment chez le nourrisson), les critères de gravité, le rationnel épidémiologique de l'antibiothérapie selon l'âge ainsi que celui des stratégies vaccinales préventives.

Ce qui distingue les méningites purulentes de l'enfant de celles de l'adulte :

- une sémiologie clinique spécifique chez le nourrisson (hypotonie, geignements...) ;
- la moindre fréquence des tableaux neurologiques aigus (signes neurologiques de localisation, crises épileptiques) ne justifiant que rarement une imagerie cérébrale après réalisation d'une hémoculture et début de l'antibiothérapie probabiliste ;
- la sévérité des méningites à pneumocoque avec risque de séquelles (surdité, retard psychomoteur) et celle des méningites à méningocoque notamment en cas de purpura fulminans ;
- la nécessité d'un suivi d'au moins 1 an pour le dépistage d'une surdité sévère susceptible de bénéficier de nouvelles techniques d'implants cochléaires.

Bien dissocier dans un cas clinique : méningite purulente à méningocoque et purpura fulminans (choc infectieux souvent sans méningite), tous deux s'intégrant dans le cadre des infections invasives à méningocoque.

Actualités pour le futur

La vigilance doit être maintenue dans l'avenir vis-à-vis des structures de surveillance épidémiologique des méningites bactériennes de l'enfant et de l'adulte et des réseaux de surveillance clinique par des professionnels de santé.
Toutes les informations nouvelles repérées par ces différents dispositifs de surveillance pourront conduire à réviser dans les mois, voire les années à venir, les recommandations actuelles.

Méningites à pneumocoque

La généralisation effective des recommandations du vaccin pneumococcique conjugué à 13 valences (Prévenar 13®) depuis juin 2010 doit conduire à la surveillance étroite de l'évolution des sérotypes de pneumocoques non inclus dans ce nouveau vaccin.

Méningites à méningocoque

La couverture du vaccin méningococcique conjugué C proposé actuellement de l'âge de 1 an à celui de 24 ans est encore actuellement insuffisante pour permettre d'obtenir à court terme une immunité de groupe selon le schéma vaccinal limité à une seule dose. Ce schéma sera peut-être révisé dans les recommandations futures.
La vaccination contre le sérogroupe B (vaccin protéique Bexsero®) est réservée aux situations particulières (grappes de cas et épidémies).

Références

Bourrillon, A., Bingen, E., 2011. Méningites infectieuses chez l'enfant. In : Bourrillon, A., et al. (Eds.), Pédiatrie pour le Praticien. sixth ed. Elsevier-Masson, Paris.

Bourrillon, A., Bingen, E., 2013. Méningites du nourrisson et de l'enfant. EMC - Pédiatrie - Maladies infectieuses 8 (3), 1–14 (Article 4-210-B-10).

Floret, D., 2011. Traitement des méningites bactériennes : antibiotiques et traitement adjuvant. Arch. Pediatr. 181, 90–97.

	Prise en charge des méningites bactériennes aiguës communautaires : conférence de consensus - 2008 - (SPILF) http://www.infectiologie.com/site/medias/_documents/consensus/Meningites_consensus-long.pdf
	Calendrier vaccinal 2014 - (Ministère de la Santé) http://www.sante.gouv.fr/calendrier-vaccinal.html

CHAPITRE

24

Méningites virales

Item et objectifs du CNCI

Item 148 – UE 6 – Méningites, méningo-encéphalites chez l'adulte et l'enfant

- Connaître l'épidémiologie des méningites et encéphalites chez l'enfant.
- Diagnostiquer un purpura fulminans (voir item 328), une méningite, une méningo-encéphalite.
- Connaître les principaux agents infectieux responsables de méningites, de méningo-encéphalites, d'abcès cérébraux.
- Connaître la conduite à tenir dont le traitement en urgence face à un purpura fulminans, une suspicion de méningite ou de méningo-encéphalite, au domicile, au cabinet médical et aux urgences hospitalières.
- Hiérarchiser les examens complémentaires en cas de suspicion de méningite, de méningo-encéphalite.
- Interpréter le résultat d'un examen du liquide céphalorachidien.

Avant de commencer...

Méningites virales (souvent appelées à tort méningites « à liquide clair »)

Elles sont les plus fréquentes des méningites infectieuses chez l'enfant. Les agents responsables les plus fréquents sont les entérovirus (dont les virus ECHO).

Le diagnostic est porté devant l'identification d'un LCR d'aspect optique non purulent (translucide, parfois opalescent) avec une réaction cellulaire modérée (< 500 éléments/mm^3), de formule lymphocytaire ou panachée (50–100 % de lymphocytes), demeurant stérile à la culture.

Méningo-encéphalites infectieuses

Elles sont aussi essentiellement d'origine virale.

Les signes encéphalitiques sont notamment des troubles prolongés de la conscience ou du comportement, des signes neurologiques en foyer, des crises convulsives volontiers durables.

L'urgence est de porter le diagnostic de (méningo-)encéphalite herpétique, dont la moindre suspicion doit faire débuter immédiatement un traitement probabiliste par aciclovir IV.

I. Méningites infectieuses non purulentes

A. Généralités

Les méningites infectieuses non purulentes sont avant tout d'origine virale :

- entérovirus dont virus ECHO (surtout);
- virus coxackie (plus rare);
- mais aussi : HHV6, virus varicelle-zona, virus EBV ou ourlien;
- en redoutant toujours : HSV (à évoquer systématiquement en cas d'atteinte encéphalique sévère).

Des bactéries sont plus rarement en cause :

- BK : méningite tuberculeuse (enfants immigrés ou immunodéprimés);
- *Listeria* (exceptionnel).

Étiologie fréquente chez l'enfant : méningite virale à entérovirus.

B. Diagnostic

1. Présentation clinique

Les données anamnestiques et cliniques devant faire suspecter le diagnostic de méningite (bactérienne ou virale) sont identiques à celles mentionnées dans le chapitre 23.

Tout syndrome méningé fébrile ou tout signe suspect chez le nourrisson doit faire pratiquer une ponction lombaire (en l'absence de contre-indication).

Données anamnestiques évocatrices d'une méningite virale à entérovirus :

- contexte épidémique : plusieurs cas en collectivité;
- caractère saisonnier : été, début d'automne;
- âge : le plus souvent entre 5 et 14 ans;
- manifestations cliniques associées : éruptions, diarrhées, algies diffuses.

Il est indispensable de faire préciser une antibiothérapie en cours, pouvant mettre en défaut l'analyse microbiologique directe du LCR.

Faire préciser la prise en cours d'une antibiothérapie.

2. Situations d'urgence

Recherche d'une atteinte encéphalitique : voir paragraphe II. B. 1. Enquête clinique.

La situation d'urgence demeure le diagnostic de (méningo-)encéphalite herpétique, en raison de son pronostic redoutable.

Toujours rechercher des signes d'atteinte encéphalitique.

3. Enquête paraclinique

a. Examen du liquide céphalorachidien

Analyse macroscopique :

- liquide clair ;
- liquide parfois opalescent (en cas de forte cellularité, comme par exemple avec les virus ourliens).

Analyse cytologique :

- nombre de cellules habituellement entre 50 et 1 500/mm^3 ;
- formule lymphocytaire ou panachée : 50–100 % de lymphocytes ;
- formule initiale parfois trompeuse chez l'enfant en cas de diagnostic précoce : prédominance de PNN.

Analyse biochimique :

- protéinorachie normale ou peu augmentée : 0,40–0,60 g/L ;
- normoglycorachie le plus souvent (hypoglycorachie évocatrice d'une cause bactérienne).

Examen microbiologique direct :

- pas de mise en évidence de bactérie ;
- à réévaluer selon l'éventualité d'une antibiothérapie en cours.

Culture microbienne :

- pas de mise en évidence de bactérie ;
- systématique (même si le LCR est clair et l'examen direct négatif).

b. Autres examens à visée diagnostique

Intérêt complémentaire d'orientation vers une cause virale :

- NFS-CRP : hyperleucocytose et élévation de la CRP habituellement absentes ou modérées ;
- PCT <0,5 ng/mL (meilleur marqueur distinctif entre méningite bactérienne et méningite virale mais non absolu) ;
- dosage des lactates dans le LCR <3,2 mmol/L (rarement effectué) ;
- hémoculture : souvent pratiquée.

Examens susceptibles d'argumenter le virus causal :

- dosage de l'interféron alpha en faveur d'une origine virale ;
- PCR entérovirus (se = 86–100 %) en cas d'orientation clinique ;
- PCR HSV en cas de signes encéphalitiques.

Le recours à la PCR ARN 16S peut être, en cas de disponibilité, utile pour éliminer une origine bactérienne devant un tableau supposé de méningite décapitée.

Ne pas oublier la culture du LCR, même en cas de méningite à liquide clair.

c. Examens d'imagerie

L'imagerie cérébrale n'est pas un examen systématique.

Les indications sont comparables à celles mentionnées au chapitre 23.

Elles seraient identiques devant un tableau commun de signes évocateurs d'encéphalite : troubles de la conscience variables ou prolongés, crises convulsives, signes de localisation neurologique persistants, modifications durables du comportement.

Cette imagerie (si indiquée) doit être pratiquée avant toute PL, afin d'éliminer un processus expansif intracrânien, et d'éviter ainsi tout risque d'un engagement cérébral.

En cas de suspicion de (méningo-)encéphalite herpétique, un traitement par aciclovir IV doit être initié avant même l'imagerie cérébrale (et donc la PL).

Imagerie cérébrale en cas de signes d'encéphalite associés.

C. Prise en charge thérapeutique et suivi de l'enfant

1. Prise en charge thérapeutique

L'hospitalisation n'est pas systématique (gestion ambulatoire possible en cas de forme bénigne, sans hésitation diagnostique avec une méningite bactérienne ou une encéphalite).

Aucune mesure d'isolement spécifique n'est recommandée.

En cas d'orientation très évocatrice de méningite virale commune :

- traitement symptomatique : repos, antipyrétiques et antalgiques, antiémétiques, hydratation ;
- surveillance clinique étroite.

En cas de doute ou d'orientation vers :

- une méningite bactérienne:antibiothérapie probabiliste IV orientée selon l'âge ;
- une méningo-encéphalite herpétique : aciclovir IV.

Seul l'examen du LCR permet d'exclure le diagnostic de méningite bactérienne.

Trois règles de décision clinique ont été proposées pour distinguer méningites bactérienne et virale, combinant des données cliniques et biologiques. Rien ne doit remplacer l'expertise du clinicien.

Si doute diagnostique avec une méningite bactérienne : antibiothérapie probabiliste IV.

2. Suivi de l'enfant

Le suivi immédiat est avant tout infectieux et neurologique.

L'apyrexie est obtenue en moins de 7 jours, souvent en moins de 48 heures pour les méningites à entérovirus.

Le contrôle du LCR est alors inutile.

Le pronostic est habituellement bon, sans dépistage systématique ultérieur.

II. Méningo-encéphalites infectieuses

A. Généralités

Les encéphalites sont fréquemment associées à une réaction inflammatoire modérée du LCR (méningo-encéphalite).

Les méningo-encéphalites infectieuses partagent des causes virales identiques à celles des méningites virales. Il peut exister ainsi un continuum entre un tableau de méningite de type viral isolé et un tableau évocateur de méningo-encéphalite.

D'autres agents infectieux peuvent être responsables d'encéphalite aiguë et doivent être recherchés en fonction du contexte, notamment *Plasmodium falciparum* (neuropaludisme).

D'autres causes non infectieuses peuvent être responsables d'encéphalite aiguë chez l'enfant, en particulier immunologiques, et devront systématiquement être discutées si l'étiologie infectieuse ne se confirme pas.

Germes impliqués dans les méningo-encéphalites :

- HSV (en 1er lieu) ;
- VZV, VIH, CMV, EBV, HHV6, entérovirus, grippe, adénovirus ;
- mycoplasme, Lyme, *Bartonella henselae*, chickungunya, BK, *Listeria*.

HSV à redouter en 1er lieu.

B. Diagnostic

1. Enquête clinique

Données cliniques évocatrices d'une atteinte encéphalitique :

- troubles variables et prolongés de la conscience (voir chapitre 67) ;
- crises convulsives (parfois état de mal épileptique) ;
- signes de localisation neurologique focaux, syndrome pyramidal ;
- troubles de l'équilibre, atteinte des paires crâniennes ;
- modifications durables du comportement, troubles mnésiques ou du langage ;
- troubles hémodynamiques.

Des signes encéphalitiques associés à une fièvre ± syndrome méningé doivent faire suspecter une (méningo)-encéphalite. L'étiologie herpétique doit être évoquée en premier et conduire à la prescription en urgence d'aciclovir IV, avant même tout examen paraclinique de confirmation diagnostique.

Tableau clinique de (méningo-)encéphalite → aciclovir IV en urgence.

2. Enquête paraclinique

a. Examen du LCR

Analyses macroscopique, cytologique et biochimique :

- en cas de méningo-encéphalite : liquide clair avec pléiocytose modérée à prédominance lymphocytaire et hyperprotéinorachie modérée ;
- en cas d'encéphalite : liquide clair avec cellularité le plus souvent normale.

Autres examens sur le LCR susceptibles d'argumenter l'étiologie :

- dosage de l'interféron alpha ;
- PCR HSV (indispensable) ;
- ± en seconde intention selon le contexte : VZV, VIH, CMV, EBV, HHV6, Lyme…

b. Examens d'imagerie

L'imagerie cérébrale est un examen indispensable en cas de signes évocateurs d'encéphalite, ne devant être pratiquée avant toute PL qu'en cas d'HTIC menaçante ou suspicion de processus expansif intracrânien.

Elle ne doit pas pour autant retarder l'instauration du traitement probabiliste par aciclovir IV, qui doit ainsi être initié avant même l'imagerie cérébrale (et donc la PL).

L'IRM cérébrale peut montrer des hypersignaux souvent bilatéraux et asymétriques des lobes temporaux en pondération T2 et FLAIR (fig. 24.1).

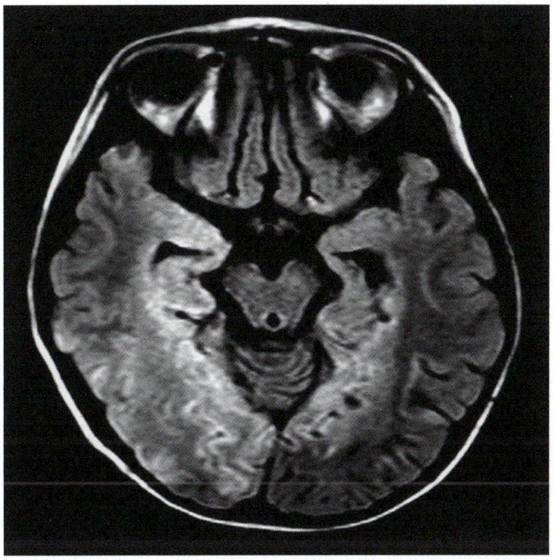

Fig. 24.1. Lésions IRM d'encéphalite herpétique.

c. Électroencéphalogramme (EEG)

L'EEG peut mettre en évidence dans la méningo-encéphalite herpétique, un tracé évocateur d'aspect ralenti avec ondes lentes périodiques et pointes-ondes frontotemporales.

Examens pour argumenter le diagnostic d'encéphalite : IRM cérébrale, EEG.

C. Prise en charge thérapeutique et suivi de l'enfant

1. Prise en charge thérapeutique

L'**hospitalisation** est indispensable.

Mesures thérapeutiques urgentes :

- monitoring cardiorespiratoire, voies veineuses périphériques;
- traitement antiviral probabiliste : aciclovir 500 mg/m²/8 h IV;
- traitement symptomatique : antipyrétiques, antiépileptiques si convulsions.

Dans les formes graves en réanimation :

- mesures générales chez l'enfant comateux : ventilation mécanique si Glasgow < 8...
- traitement de l'HTIC éventuelle (posture, ventilation, mannitol...).

Aucun examen paraclinique ne doit retarder la mise en route d'un traitement par aciclovir IV. Ce traitement pourra être arrêté en cas de négativité d'au mieux deux PCR HSV dans le LCR à 48 heures d'intervalle. Dans le cas contraire, il doit être poursuivi pendant une durée de 15 à 21 jours.

2. Suivi de l'enfant

Le suivi immédiat est avant tout infectieux et neurologique.

Le pronostic d'une méningo-encéphalite herpétique est fonction avant tout de la précocité du traitement par aciclovir IV.

La mortalité à la phase aiguë est élevée. Le risque de séquelles cognitives est également important.

Aciclovir IV : instauration précoce au moindre signe de suspicion clinique.

Point de vue de l'expert

Un tableau évocateur de méningite virale peut faire l'objet d'un cas clinique à l'ECN.

Dans le doute d'une étiologie bactérienne, une prescription par l'étudiant d'une antibiothérapie probabiliste « secondairement révisée » ne saurait induire des points négatifs.

Un tableau évocateur d'encéphalite herpétique peut aussi faire l'objet d'un cas clinique.

Le diagnostic est à évoquer devant un syndrome méningé confusionnel fébrile et durable, impliquant la prescription précoce d'aciclovir IV.

Références

De Tiège, X., Rozemberg, F., Héron, B., 2008. The spectrum of herpes simplex encephalitis in children. Eur. J. Paediatr. Neurol. 12 (2), 72–81.

Stahl, J.P., Mailles, A., Vaillant, V., Floret, D., 2007. Les encéphalites infectieuses aiguës : recommandations pour un diagnostic étiologique. Reanim 16, 785–789.

CHAPITRE

25

Infections cutanées chez l'enfant

Item et objectifs du CNCI

Item 152 – UE 6 – Infections cutanéomuqueuses et des phanères, bactériennes et mycosiques de l'adulte et de l'enfant

- Diagnostiquer un impétigo, une folliculite, un furoncle, une dermohypodermite bactérienne (DHB) et ses signes de gravité.
- Connaître les principes du traitement de l'impétigo, de la folliculite, du furoncle, de la dermohypodermite bactérienne (DHB).

Avant de commencer...

Les infections cutanées sont très fréquentes chez l'enfant.
Elles peuvent être superficielles (furoncle, impétigo) ou profondes (dermohypodermites).

Seuls les points essentiels du diagnostic et du traitement seront détaillés dans ce chapitre.

I. Pour bien comprendre

A. Préambule

Les infections cutanées **superficielles** sont fréquentes et bénignes :

- l'impétigo ;
- le furoncle.

Les infections cutanées **profondes** sont plus rares et comportent :

- les dermohypodermites bactériennes (anciennement cellulites) **non compliquées** ;
- les dermohypodermites bactériennes **compliquées** de choc septique (ou de choc toxinique) ou de nécrose des tissus profonds (dermohypodermites nécrosantes et fasciites nécrosantes), pouvant mettre en jeu le pronostic vital.

B. Épidémiologie

Les infections cutanées sont très fréquentes chez l'enfant.

Staphylococcus aureus et le streptocoque du groupe A (*Streptococcus pyogenes*) sont les pathogènes responsables de ces infections. Ces deux germes peuvent être associés.

L'antibiothérapie doit tenir compte des données actualisées de résistance de ces bactéries aux antibiotiques.

S. aureus est naturellement résistant à l'amoxicilline ; actuellement, il est dans 90 % des cas sensible à la méticilline ce qui témoigne de sa sensibilité aux pénicillines M (oxacilline et cloxacilline) et à l'association amoxicilline-acide clavulaniques.

Le streptocoque de groupe A est toujours sensible à l'amoxicilline.

II. Démarche diagnostique

A. Infections cutanées superficielles

1. Impétigos

Impétigo :

- pustulose intradermique (*S. aureus* et/ou streptocoque de groupe A) ;
- évolution en plusieurs phases : vésicule sous-cornée, pustule (ou bulle) fragile flasque fugace puis érosion recouverte d'une croûte mélicérique ;
- lésions souvent multiples près des orifices naturels ou sur le scalp ;
- transmission directe par voie manuportée conduisant à l'extension de l'infection chez un même patient (auto-inoculation) ou à la contagion d'autres enfants ;
- parfois adénite de voisinage ; pas de fièvre ;
- un impétigo creusant (ulcération plus ou moins croûteuse) constitue un echtyma.

Impétiginisation (fig. 25.1) :

- impétigo secondaire à la surinfection d'une dermatose primitive souvent prurigineuse ;
- ex. : varicelle, piqûres d'insecte, plaies post-traumatiques, eczéma, gale.

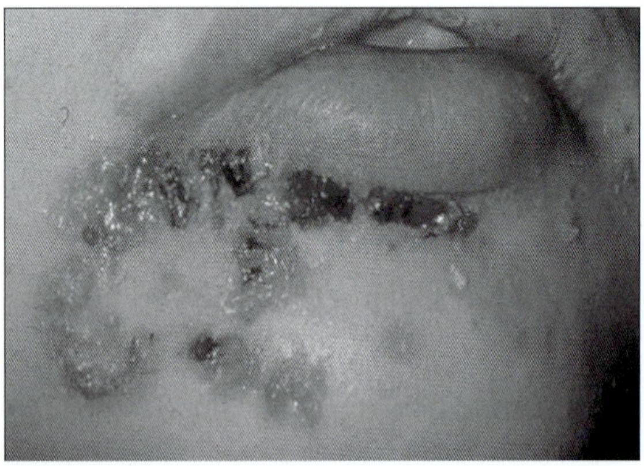

Fig. 25.1. Lésions impétiginisées. (*Voir aussi dans le cahier couleur.*)

2. Furoncles

Folliculite :

- inflammation superficielle d'un ou de plusieurs follicules pileux (*S. aureus*) ;
- prélèvements bactériologiques inutiles.

Furoncle :

- infection profonde du follicule pilosébacé (*S. aureus)*;
- sites : dos, fesses, jambes; sur la partie médiane du visage : risque d'extension vers une infection sévère (thrombophlébite du sinus caverneux);
- plusieurs furoncles groupés constituent un anthrax;
- prélèvements bactériologiques inutiles.

Furonculose :

- répétition dans le temps d'épisodes de furoncles (*S. aureus*);
- prélèvements bactériologiques utiles : écouvillonnage du (des) furoncles, prélèvement nasal (2 narines) à la recherche d'un portage de *S. aureus*, prélèvement du périnée en cas de furonculose des fesses ou des membres inférieurs.

B. Infections cutanées profondes

1. Dermohypodermites bactériennes non compliquées

Ce sont des infections bactériennes aiguës de la peau et du tissu sous-cutané habituellement caractérisées par un œdème, une augmentation de la chaleur locale, un érythème et une induration douloureuse de la peau, parfois associés à de la fièvre. Elles sont rarement multifocales ou bilatérales.

L'examen clinique recherche une porte d'entrée cutanée (plaie cutanée, intertrigo, brûlure, piqûre d'insecte, varicelle…) et une lymphangite associée.

De nombreuses entités cliniques (urticaire, dermite allergique de contact, phlébite, cellulite amicrobienne par exemple consécutive à une piqûre d'insecte) peuvent revêtir des tableaux cliniques proches de ceux des dermohypodermites bactériennes. Ces tableaux sont à leur différence peu ou pas fébriles ni douloureux.

2. Dermohypodermites bactériennes compliquées

Elles regroupent les dermohypodermites bactériennes non nécrosantes avec choc toxinique, les dermohypodermites nécrosantes et les fasciites nécrosantes.

Elles peuvent engager le pronostic vital et nécessitent la mise en route rapide d'une antibiothérapie probabiliste ciblant *S. aureus* et le streptocoque de groupe A, après réalisation d'au moins 2 hémocultures.

Le **choc toxinique** est classiquement associé aux infections invasives liées au streptocoque du groupe A producteur de toxines mais il peut également être lié à des infections à *S. aureus*.

Le tableau clinique du choc toxinique streptococcique associe une fièvre à un rash scarlatiniforme avec une progression rapide vers le choc (souvent chaud et vasoplégique) et une défaillance multiviscérale.

Les **dermohypodermites bactériennes nécrosantes** sont définies par une nécrose des tissus conjonctifs et adipeux (derme et hypoderme). La douleur est intense et spontanée, disproportionnée par rapport aux signes locaux visibles.

La **fasciite nécrosante** correspond à une nécrose profonde des tissus (fascias intermusculaires) dépassant l'aponévrose superficielle. L'infection et la nécrose débutent initialement en profondeur entre le tissu sous-cutané et le fascia du muscle.

Ces infections sévères nécessitent une prise en charge médico-chirurgicale précoce en réanimation.

III. Prise en charge thérapeutique

A. Infections cutanées superficielles

1. Impétigo

Nettoyage des lésions cutanées à l'eau et au savon :

- le savonnage décolle les bactéries ;
- le rinçage les élimine.

Antibiothérapie locale dans les formes peu sévères :

- surface cutanée atteinte < 2 % (1 % correspondant à la taille de la paume de la main de l'enfant), sites lésionnels ≤ 5, absence d'extension rapide des lésions ;
- application locale d'acide fusidique (action médiocre sur le streptocoque de groupe A) ou de mupirocine (actif sur *S. aureus* et sur le streptocoque de groupe A) 2 à 3 fois par jour pendant 5 à 10 jours.

Antibiothérapie par voie générale dans les formes sévères :

- surface cutanée atteinte > 2 % de la surface corporelle totale, plus de 10 lésions, impétigo bulleux ou ecthyma (forme nécrotique creusante), extension rapide ;
- association amoxicilline-acide clavulanique par voie orale 80 mg/kg/j pendant 7 jours ; la pristinamycine est efficace mais non adaptée au jeune enfant (forme comprimé) ; la cloxacilline orale est inefficace du fait de ses paramètres PK/PD médiocres et ne doit pas être prescrite, même sur une souche de staphylocoque sensible à la méthicilline.

Éviction d'une collectivité d'enfant (crèche, école) :

- non indiquée si les lésions sont protégées ;
- indiquée si les lésions sont étendues et ne peuvent être protégées, pendant 72 heures après le début de l'antibiothérapie.

2. Furoncle

En plus du lavage quotidien à l'eau et au savon, une antibiothérapie locale (mupirocine ou acide fusidique) sous forme de crème pendant 5 à 10 jours peut être nécessaire associée à l'évacuation du bourbillon.

B. Infections cutanées profondes

1. Dermohypodermite non compliquée

Antibiothérapie par voie générale :

- association amoxicilline-acide clavulanique (efficace sur *S. aureus* et le streptocoque de groupe A) ; à noter que les pénicillines M (cloxacilline et oxacilline) ne peuvent pas être prescrites par voie orale en raison de leur mauvaise biodisponibilité ;
- si facteur de risque d'évolution vers une forme compliquée (immunodépression, âge < 1 an, fièvre élevée, mauvaise compliance thérapeutique) :
  - hospitalisation initiale,
  - voie IV, à la posologie de 150 mg/kg/j ;

- en l'absence de facteur de risque :
  - traitement ambulatoire possible,
  - voie orale, à la posologie de 80 mg/kg/j ;
- durée variable selon l'évolution, entre 10 et 20 jours.

Surveillance rapprochée.

2. Dermohypodermite compliquée

Hospitalisation initiale en réanimation pour traitement du choc septique :
- remplissage vasculaire, inotropes ;
- prévention et surveillance des défaillances d'organes.

Antibiothérapie par voie intraveineuse en urgence :
- association amoxicilline-acide clavulanique 150 mg/kg/j ;
- et clindamycine 40 mg/kg/j (action antitoxinique).

Exérèse chirurgicale des zones nécrotiques (primordiale dans les dermohypodermites nécrosantes et fasciites nécrosantes).

Antipyrétiques, antalgiques : paracétamol, morphiniques.
Surveillance rapprochée.

Point de vue de l'expert

Un cas clinique ECN pourrait comporter une ou deux questions à propos par exemple d'une varicelle compliquée d'une surinfection cutanée superficielle (impétiginisation) ou profonde (dermohypodermite bactérienne).

Références

Lorrot, M., Doit, C., Bourrat, E., Dauger, S., Blondé, R., Prot Labarthe, S., Bonacorsi, S., 2014. Infections superficielles de la peau et dermohypodermites bactériennes. Arch. Pediatr. (à paraître).

Moulin, F., Quinet, B., Raymond, J., Gillet, Y., Cohen, R., 2008. Propositions thérapeutiques pour le traitement des infections cutanées bactériennes. Arch. Pediatr. 15 (Supl 2), S62–S67.

Société de pathologie infectieuse de langue française et Société française de dermatologie, 2000. Erysipèle et fasciite nécrosante : prise en charge. Med. Mal. Infect. 30, 241–245.

Traitement antibiotique des infections superficielles de la peau et des dermohypodermites bactériennes. Recommandation du GPIP, 2014. Arch. Pediatr. à paraître.

Prescription des antibiotiques par voie locale dans les infections cutanées bactériennes primitives et secondaires - 2004 - (Afssaps)
http://www.infectiologie.com/site/medias/_documents/consensus/2005-atb-locale-dermato-argu-afssaps.pdf

CHAPITRE

26

Pathologies d'inoculation

Item et objectifs du CNCI

Item 169 – UE 6 – Zoonoses

- Diagnostiquer et connaître les principes du traitement des principales zoonoses : brucellose, fièvre Q, leishmaniose, toxoplasmose, maladie de Lyme, maladie des griffes du chat, pasteurellose, rickettsioses, tularémie, échinococcoses (hydatidose).
- Connaître et expliquer les mesures préventives contre la rage.

Avant de commencer…

La peau est la 1re barrière de défense vis-à-vis des agents infectieux.
L'inoculation peut être liée à une plaie traumatique par un matériel inerte (aiguille, végétaux), ou plus souvent (dans le cadre de ce chapitre) à une piqûre, une morsure, ou des griffures.

Toute effraction cutanée comporte un risque potentiel d'infection locorégionale et systémique :

- non spécifique : bactéries oropharyngées et cutanées (staphylocoques, streptocoques, anaérobies) ;
- spécifique : certaines bactéries (*Rochalimaea henselae, Borrelia burgdorferi*).

Les pathologies d'inoculation regroupent l'ensemble des affections secondaires à la rupture de la barrière cutanée et à l'introduction dans l'organisme d'un agent infectieux (souvent bactérien).
Ce chapitre traitera parmi les zoonoses au programme de l'ECN des spécificités pédiatriques de deux pathologies infectieuses : la **maladie des griffes du chat** et la **maladie de Lyme**.

I. Maladie des griffes du chat

A. Généralités

La maladie des griffes du chat (lymphoréticulose bénigne d'inoculation) concerne principalement l'enfant (80 % des cas).

L'agent bactérien en cause, *Bartonella henselae*, est un bacille à Gram négatif intracellulaire, principalement hébergé dans la cavité buccale des chats (surtout des chatons bactériémiques et asymptomatiques) et déposé pendant la toilette sur le pelage et les griffes.

La transmission se fait souvent par griffure, morsure voire léchage sur une plaie, au niveau des régions cutanées facilement exposées chez l'enfant (membres).

Pédiatrie

L'épisode initial (souvent méconnu) est caractérisé par la survenue d'une papule rouge et indolore au point d'inoculation, puis d'une vésicule et/ou d'une pustule, puis d'une croûte régressive.

L'incubation dure 1 à 2 semaines. Les signes reliés à la maladie sont diagnostiqués habituellement 2 à 4 semaines plus tard.

Bactérie en cause : *Bartonella henselae.*

B. Diagnostic de la maladie

1. Enquête clinique

a. Anamnèse

Données à faire préciser :

- présence d'un chat dans l'environnement ;
- existence d'une éruption dans la zone des griffures, 2 à 4 semaines plus tôt.

Le motif de consultation est souvent la découverte d'une adénopathie, rarement d'une fièvre isolée prolongée (forme systémique la plus rare).

b. Formes typiques

Le diagnostic repose avant tout sur la palpation d'adénopathie(s) :

- unique, ou parfois multiples dans un ou plusieurs territoires ;
- superficielles, de diamètre compris entre 1 et 5 cm ;
- élastiques, mobiles, indolores ou sensibles à la palpation, avec une peau saine en regard ;
- de siège axillaire, cervical, sous-maxillaire, parfois inguinal.

Les signes associés à rechercher sont :

- la fièvre ;
- des éruptions variées ;
- des arthralgies.

Le chapitre 45 traite de la démarche diagnostique face à des adénopathies.

Il faut éliminer une cause tumorale en cas d'adénopathies d'allure suspecte (fermes, peu mobiles, extensives).

c. Formes atypiques

Évoquer le diagnostic en cas de :

- fièvre prolongée avec ou sans adénopathies ;
- atteintes multiples ou de siège atypique.

D'autres atteintes prédominantes sont possibles, mais plus rares :

- neurologiques : encéphalite, myélite, paralysie faciale, neuropathies périphériques ;
- osseuses : lésions ostéolytiques (surtout vertébrales) ;
- hépatospléniques : zones hypoéchogènes de petite taille (à l'échographie abdominale) ;
- hématologiques : anémie hémolytique, purpura thrombopénique ;
- tumorales : masse parotidienne ou mammaire ;

- articulaires : arthralgies, arthrites ;
- dermatologiques : érythème noueux, rash maculeux ou maculopapuleux, urticaire.

Le syndrome oculoglandulaire de Parinaud associe :
- une conjonctivite unilatérale non purulente, douloureuse avec chémosis ;
- un œdème des paupières ;
- des adénopathies prétragiennes.

Triade clinique typique : contact avec un chat, traces de griffures, adénopathies dans le territoire satellite.

2. Enquête paraclinique

Le diagnostic est le plus souvent clinique et probabiliste.

La réalisation d'examens complémentaires de confirmation se justifie en cas de formes atypiques ou compliquées.

Examen de confirmation possible : sérologie des griffes du chat (*Barthonella Henselae*).

L'analyse histologique de la biopsie-exérèse, dans les rares cas où elle s'avère nécessaire, permet un diagnostic de présomption (lymphadénite nodulaire abcédée) et d'éliminer d'autres diagnostics (lymphomes).

Des examens d'imagerie peuvent être prescrits en cas de suspicion clinique d'atteintes inhabituelles (échographie abdominale, IRM osseuse…).

Pas de bilan paraclinique en cas de forme typique.

C. Prise en charge

1. Mesures thérapeutiques

L'évolution habituelle est une régression lente et spontanée des signes.

Aucun traitement antibiotique n'apparaît justifié dans les formes typiques.

Dans les formes systémiques, une régression plus rapide des signes cliniques a été obtenue avec certains antibiotiques : azithromycine, rifampicine, ciprofloxacine (âge > 12 ans).

L'exérèse chirurgicale d'une adénopathie n'est indiquée que si le diagnostic étiologique de l'adénopathie semble incertain et son évolution anormalement durable.

Évolution spontanément favorable sans antibiothérapie le plus souvent.

2. Mesures préventives

L'exclusion des chats de l'environnement n'est pas indiquée.

II. Maladie de Lyme

A. Généralités

La maladie de Lyme est une affection à la fois infectieuse et immunologique.

L'agent bactérien en cause est un spirochète du groupe des *Borrelia burgdorferi*.

Ces borrélias sont transmises par piqûre/morsure des tiques du genre *Ixodes* dont les mammifères sont le réservoir (cervidés, bétail, chiens, rongeurs). L'homme est un hôte accidentel.

Le risque de transmission du germe de la tique à l'homme dépend de l'abondance et du taux d'infestation des tiques (sous-bois humides), de l'activité saisonnière de la tique (majorée au cours des périodes chaudes de l'année et des heures chaudes de la journée), ainsi que du temps de contact (maximal entre 48 et 72 heures). Ainsi, le risque de transmission en cas de piqûre en zone d'endémie varie de 1 à 4 % en Europe et aux États-Unis.

Trois phases cliniques sont susceptibles de se succéder :

- phase primaire (3 à 30 jours après la piqûre de tique) :
  - multiplication locale des *Borrelia* = érythème chronique migrant,
  - durée : quelques jours à quelques semaines ;
- phase secondaire (entre 1 semaine et 3 mois après la piqûre) :
  - dissémination hématogène des *Borrelia* = manifestations neurologiques et rhumatologiques,
  - durée : quelques semaines à quelques mois ;
- phase tertiaire :
  - phase chronique immunologique = encéphalomyélites, myélites,
  - durée : quelques mois à quelques années.

Bactérie en cause : *Borrelia burgdorferi*.

B. Diagnostic de la maladie

1. Enquête clinique

a. Anamnèse

Recherche d'un contexte évocateur :

- promenades en régions boisées ;
- piqûres de tiques.

b. Phases cliniques

Phase primaire (stade initial) = érythème chronique migrant :

- macule érythémateuse annulaire de plusieurs centimètres avec éclaircissement central d'évolution centrifuge ;
- localisation préférentielle au niveau des zones découvertes : creux poplités, cuisses ;
- régression spontanée en quelques jours à quelques semaines.

La présence d'un érythème chronique migrant (fig. 26.1) permet d'affirmer le diagnostic.

Phase secondaire (si phase primaire inaperçue et non traitée) :

- neuroborrélioses précoces :
  - paralysie faciale périphérique (fig. 26.2),
  - méningo-radiculite avec douleurs radiculaires,
  - méningite isolée, méningo-myélite, méningo-encéphalite (plus rares);
- signes rhumatologiques : mono- ou oligoarthrites (genou habituellement);
- lymphocytome ou atteinte cardiaque (exceptionnellement).

Phase tertiaire (exceptionnelle chez l'enfant) :

- neuroborréliose tardive : encéphalomyélite, polynéphrites sensitives et axonales;
- acrodermatite chronique atrophiante;
- arthrites aiguës récidivantes;
- syndrome post-Lyme : algies diffuses et plaintes psychosomatiques; sa réalité est discutée.

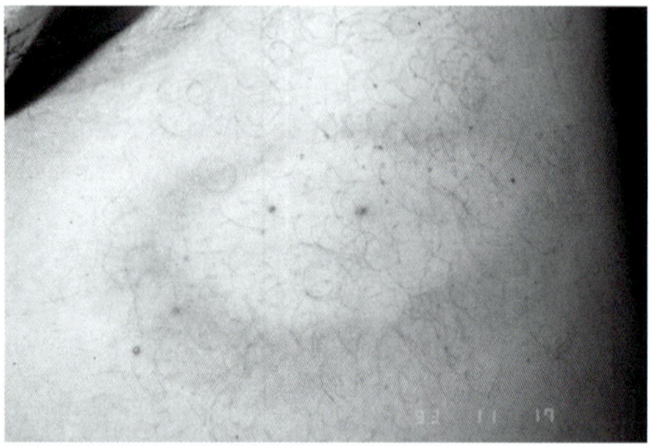

Fig. 26.1. Érythème chronique migrant (maladie de Lyme). (*Voir aussi dans le cahier couleur.*)

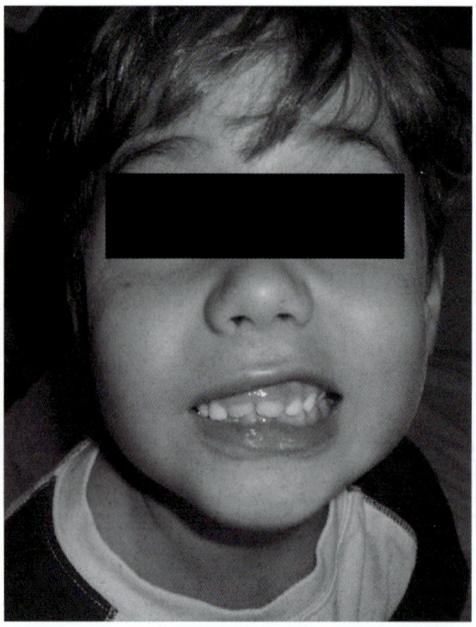

Fig. 26.2. Paralysie faciale périphérique (maladie de Lyme). (*Voir aussi dans le cahier couleur.*)

Évoquer une neuroborréliose de Lyme en cas de paralysie faciale périphérique.

2. Enquête paraclinique

À la phase primaire (érythème chronique migrant) :

- le diagnostic est clinique ;
- examen sérologique inutile.

À la phase secondaire :

- sérologie Elisa dans tous les cas :
  - si négative : aucun examen sérologique de confirmation,
  - si positive : confirmation par immuno-empreinte *Western Blot* (nombreux faux positifs) ;
- examen du LCR si neuroborréliose (atteinte neuroméningée ?) :
  - réaction cellulaire lymphocytaire et/ou hyperprotéinorachie,
  - synthèse intrathécale des anticorps spécifiques (LCR/sérum),
  - détection du génome par PCR ;
- ± PCR Lyme sur tissus et/ou liquides biologiques selon les atteintes.

Ainsi, chez un enfant ayant une paralysie faciale périphérique dans un contexte évocateur de maladie de Lyme, il paraît nécessaire de pratiquer un examen du LCR afin d'étayer le diagnostic.

La sérologie de Lyme n'est pas indiquée si :

- (érythème chronique migrant typique) ;
- sujet asymptomatique, piqûre(s) de tique(s) sans manifestation clinique ;
- dépistage systématique des sujets exposés ;
- contrôle sérologique chez les enfants traités.

Aucun bilan paraclinique en cas d'érythème chronique migrant typique.

C. Prise en charge

1. Mesures thérapeutiques

L'objectif du traitement est l'éradication complète des *Borrelia*.
Un examen sérologique de contrôle est inutile dans tous les cas.

Phase primaire :

- ECM unique : amoxicilline 50 mg/kg/j en 3 prises (sans dépasser 3 g/j) ; doxycycline 4 mg/kg/j en 2 prises (sans dépasser 100 mg/prise) si âge ≥ 8 ans, *per os* pendant 14 à 21 jours ;
- ECM multiples : mêmes molécules *per os* pendant 21 jours.

Phase secondaire :

- neuroborréliose avec atteinte méningée : ceftriaxone IM/IV pendant 14–21 jours ; alternatives : pénicilline G IV 18–24 MUI/j ou doxycycline *per os* pendant 21 à 28 jours ;

- paralysie faciale isolée (LCR normal) : amoxicilline *per os* pendant 14–21 jours ou doxycycline 200 mg/j *per os* pendant 14 à 21 jours ou ceftriaxone IV 75 à 100 mg/kg/j (sans dépasser 2 g/j) pendant 14 à 21 jours.

2. Mesures préventives

Prévention primaire :

- informations :
  - modalités de transmission des *Borrelia*,
  - reconnaître un érythème chronique migrant ;
- recommandations générales :
  - ne pas fréquenter les sous-bois (hors sentiers),
  - ne pas faire la sieste l'été dans les zones riches en herbes et en végétations basses ;
- recommandations spécifiques en zones d'endémie :
  - port de vêtements longs et fermés, ± recouverts de répulsif (perméthrine),
  - utilisation de répulsifs cutanés antitiques (si âge ≥ 30 mois).

Prévention secondaire :

- détection et retrait rapide d'une ou des tiques :
  - examen des localisations à risque (aisselles, plis du genou, région génitale, cuir chevelu),
  - ablation la plus précoce possible de la tique entière (pince, tire-tiques),
  - absence de recours concomitant à des substances chimiques type éther ou alcool (risque de régurgitation de la tique) ;
- antibioprophylaxie non systématique ;
- surveillance de la zone afin de dépister un érythème chronique migrant.

Une antibioprophylaxie après piqûre n'est possiblement indiquée qu'en cas de situations à haut risque de transmission : piqûres multiples, long délai d'attachement (> 36 heures), fort taux d'infestation connu. Elle est alors à entreprendre dans les 72 heures suivant la piqûre.

Dans ce cas, on a recours avant tout à l'amoxicilline *per os* pendant 10 jours si âge < 8 ans, éventuellement à la doxycycline *per os* si âge ≥ 8 ans.

Point de vue de l'expert

Ces deux pathologies d'inoculation peuvent faire l'objet de cas cliniques :

- **maladie des griffes du chat : adénopathie, contexte de griffure de chat ;**
- **maladie de Lyme : paralysie faciale périphérique, contexte de balade en forêt.**

Références

Armengaud, J.B., 2011. Piqûres de tiques et maladie de Lyme. In : Bourrillon, A., et al. (Eds.), Pédiatrie pour le Praticien. sixth ed. Elsevier-Masson, Paris.

Blin-Rochemaure, N., Quinet, B., 2012. Doit-on faire une PL devant une paralysie faciale suspecte de borréliose de Lyme chez l'enfant ? Arch. Pediatr. 19, 1354–1356.

Bourrillon, A., Leclainche, L., 1997. Maladie des griffes du chat : formes atypiques chez l'enfant immunocompétent. Arch. Pediatr. 4S, 178–179.

Quinet, B., 2013. Borréliose de Lyme : recommandations de diagnostic et de traitement en phase aiguë. Arch. Pediatr. 20 (5S1), H13–H14.

	Borréliose de Lyme : démarche diagnostique, thérapeutique et préventive. 16e conférence de consensus en thérapeutique anti-infectieuse - 2006 - (SPILF) http://www.infectiologie.com/site/medias/_documents/consensus/2006-lyme-long.pdf

CHAPITRE
27
Pathologies infectieuses du migrant et de l'enfant voyageur

Items et objectifs du CNCI

Item 170 – UE 6 – Pathologie infectieuse chez les migrants adultes et enfants

- Diagnostiquer les pathologies infectieuses les plus fréquentes rencontrées chez les migrants.
- Connaître les conseils d'hygiène et de prévention adaptés aux conditions de vie des migrants.

Item 171 – UE 6 – Voyage en pays tropical de l'adulte et de l'enfant : conseils avant le départ, pathologies du retour : fièvre, diarrhée, manifestations cutanées

- Connaître les conseils d'hygiène et de prévention adaptée, y compris la vaccination antiamarile.
- Connaître les principales causes de fièvre, diarrhée et de manifestations cutanées au retour d'un pays tropical.
- Connaître les symptômes d'une dengue, d'une infection à chikungunya.

Item 166 – UE 6 – Paludisme

- Connaître les circonstances imposant la recherche d'un paludisme et les examens complémentaires permettant de confirmer le diagnostic et d'évaluer le retentissement.
- Connaître les critères de gravité, les principes de l'hospitalisation.
- Connaître le traitement et les principes de la surveillance d'un accès palustre.
- Connaître les principes de la prévention antivectorielle et de la protection médicamenteuse.
- Accéder aux sources d'information permettant la mise en œuvre des mesures de prophylaxie adaptées.
- Identifier les situations d'urgence et planifier leur prise en charge.

Avant de commencer…

La situation de migrant primo-arrivant est moins fréquente chez l'enfant que chez l'adulte. Les enfants migrants sont surtout vus dans le cadre des consultations d'adoption ou de regroupement familial.
Le nombre d'enfants voyageurs en pays tropical nés en France et issus de familles de migrants est lui en constante augmentation. Ces voyages au pays d'origine sont particulièrement à risque par rapport au tourisme classique.

L'enfant voyageur nécessite une prise en charge spécifique en cas de fièvre, diarrhée ou manifestations cutanées au retour.
Parmi les pathologies de retour, le paludisme est une des affections les plus sévères, dont il faut connaître les principaux aspects pédiatriques.
Il est important de souligner la nécessité de la prévention des risques en amont du voyage et de ses spécificités pédiatriques.

I. Pathologie infectieuse des enfants migrants

A. Généralités

La population des enfants migrants comporte :

- les enfants adoptés, souvent pris en charge dans des consultations d'orientation et de conseils pour l'adoption internationale ;
- les enfants primo-arrivants dans le cadre du regroupement familial.

On retrouve aussi dans la population pédiatrique des migrants, des enfants en provenance de pays tropicaux et rendant visite à de la famille lors de vacances en France et qui ont un problème médical nécessitant une consultation et/ou hospitalisation en urgence.

Ce problème de santé peut être bénin et lié à une infection acquise en France ; mais il peut aussi être lié à une pathologie d'importation. Le raisonnement de prise en charge est celle de l'enfant voyageur (voir § Orientation diagnostique devant une fièvre ou un autre symptôme chez l'enfant au retour d'un voyage en pays tropical).

B. Première consultation

Elle doit se dérouler rapidement, dans le mois suivant l'arrivée.

L'évaluation de la protection vaccinale et la recherche de pathologies sous-jacentes en particulier infectieuses sont essentielles.

Cette consultation comporte :

- un examen clinique détaillé ;
- une courbe staturo-pondérale et une évaluation de l'état nutritionnel ;
- une courbe de périmètre crânien et une évaluation du développement psychomoteur (en particulier pour l'enfant adopté) ;
- le recueil des vaccinations réalisées dans le pays d'origine (le programme de vaccination de chaque pays est accessible sur le site internet de l'OMS) et en cas de doute ou information incomplète des sérologies vaccinales ;
- la recherche de maladies transmissibles par la mère : sérologies syphilis, VIH, hépatites B et C ;
- une recherche de tuberculose (radiographie de thorax, IDR) ;
- une parasitologie des selles ;
- une NFS et une férritinémie à la recherche d'une anémie par carence martiale.

C. Situations rencontrées

Des problèmes de santé peuvent ainsi être retrouvés dans près de la moitié des cas : problèmes nutritionnels, parasitoses digestives, pathologies dermatologiques, anémies, difficultés comportementales.

Dans certaines situations, l'enfant est porteur d'une pathologie chronique et est emmené en France pour un diagnostic ou une prise en charge de cette pathologie.

Des pathologies infectieuses telles que la tuberculose, les infections osseuses chroniques, les hépatites, l'infection à VIH sont fréquentes et doivent être recherchées. Une maladie chronique sous-jacente est parfois diagnostiquée (drépanocytose…).

En dehors de la situation spécifique de l'adoption, il est important de prendre en compte rapidement la précarité très fréquente de ces familles qui peut considérablement alourdir la prise en charge des enfants migrants (assistante sociale, demande d'aide médicale d'État, aide à la régularisation, aide à l'obtention d'un logement…).

Si une admission est nécessaire, un isolement septique jusqu'à la vérification de l'absence de portage de bactéries multirésistantes doit être effectué chez les enfants ayant été hospitalisés dans leur pays d'origine.

II. Orientation diagnostique devant une fièvre ou un autre symptôme chez l'enfant au retour d'un voyage en pays tropical

A. Particularités des enfants voyageurs

1. Risques reliés à l'âge pédiatrique

Les activités évoluent en fonction de l'âge et du comportement de l'enfant : exposition au péril orofécal par de nombreux contacts mains-bouche, aux infections parasitaires acquises par contact avec le sol (ascaridiose, ankylostomiase…) ainsi qu'aux risques liés aux animaux (morsures, rage…).

L'immaturité du système immunitaire, en particulier chez le nourrisson, les expose à des risques d'infections plus sévères et d'évolution plus rapide. Le jeune âge est un facteur de risque classique d'évolution vers une forme grave d'accès palustre.

Le diagnostic des pathologies exotiques est parfois difficile. Les signes cliniques chez l'enfant sont souvent peu spécifiques, difficiles à mettre en évidence en l'absence de coopération chez les plus jeunes enfants et ils peuvent varier avec l'âge. Ceci peut conduire à un accroissement des délais diagnostiques.

La prophylaxie de certaines infections est difficile à l'âge pédiatrique. Des formes galéniques mal adaptées à la pédiatrie compliquent l'observance, en particulier chez les nourrissons. Chez ces derniers, la chimioprophylaxie antipalustre est parfois inexistante, et souvent mal prise ou inadaptée au pays visité.

2. Particularités des enfants séjournant dans leur famille d'origine

La plupart des enfants voyageurs quittant la France pour un pays tropical ou subtropical sont nés en France métropolitaine de parents migrants, et rendent visite à leur famille restée dans leur pays d'origine.

Leurs séjours sont souvent plus prolongés que ceux d'enfants voyageant dans un cadre touristique. Les enfants sont plus jeunes et ont des risques plus importants de contracter des maladies en rapport avec leur séjour.

Ces familles consultent fréquemment dans un délai court avant leur départ rendant difficile ou incomplet le suivi des recommandations (prophylaxie, vaccins…). De plus, ces familles, originaires du pays visité, n'ont pas toujours la perception des risques encourus et du temps nécessaire pour bien préparer le séjour.

Enfin, les voyageurs visitant leur famille dans leur pays d'origine ont souvent des difficultés à pouvoir respecter au sein de leur famille les règles hygiéno-diététiques préconisées avant le départ.

B. Épidémiologie des pathologies de retour chez l'enfant voyageur

Chez l'enfant voyageur, il existe beaucoup moins de données épidémiologiques concernant la proportion d'enfants fébriles et le type de pathologies associées à la fièvre en comparaison avec l'adulte.

Les pathologies varient en fonction du lieu de provenance. Les principales pathologies associées à de la fièvre sont les diarrhées, les infections respiratoires basses en provenance d'Afrique du Nord, le paludisme, les infections respiratoires basses, les diarrhées en provenance d'Afrique subsaharienne, les atteintes cutanées en provenance d'Amérique du Sud (en général non fébriles).

Les diarrhées peuvent être d'origine bactérienne à salmonelles (le plus souvent mineures), shigelles, *Campylobacter*, *E. coli* enterotoxinogène, *Yersinia* mais aussi à des virus (*Rotavirus* en particulier), ou des parasites (giardiase…). Elles peuvent être aussi classiquement associées à d'autres infections.

Parmi les atteintes dermatologiques, les morsures, les piqûres ou plaies impétiginisées, les larva migrans (infection sous-cutanée par une larve d'ankylostome du chien ou du chat souillant le sol) sont les plus fréquentes. La leishmaniose cutanée est moins fréquente.

Aucun signe clinique n'a de valeur prédictive positive significative d'une étiologie particulière mais l'ictère et l'hépatomégalie ont une bonne valeur prédictive positive d'hépatite.

Même si au final les affections cosmopolites (simples ou sévères) sont les plus fréquentes, les affections « tropicales » ou « importées » doivent être éliminées car elles sont potentiellement très sévères (ex. : paludisme).

C. Démarche diagnostique devant une fièvre de retour chez l'enfant (fig. 27.1)

1. Anamnèse

La notion d'un voyage à l'étranger, en particulier en zone tropicale, est une information à systématiquement rechercher à l'interrogatoire devant toute fièvre quelle que soit la période de l'année.

L'anamnèse doit être rigoureuse, avec accès aux caractéristiques épidémiologiques actualisées des pays visités ([http://www.invs.sante.fr/international/index.html], épidémies en cours, pathologies endémiques…).

Le délai entre le retour en métropole et le début de la fièvre ne doit pas être un argument pour éliminer formellement toute probabilité de maladie d'importation. Ce délai est très variable d'une étude à une autre (de 1 mois à 10 ans). Toutefois ces pathologies surviennent le plus souvent dans les 3 mois suivant le retour.

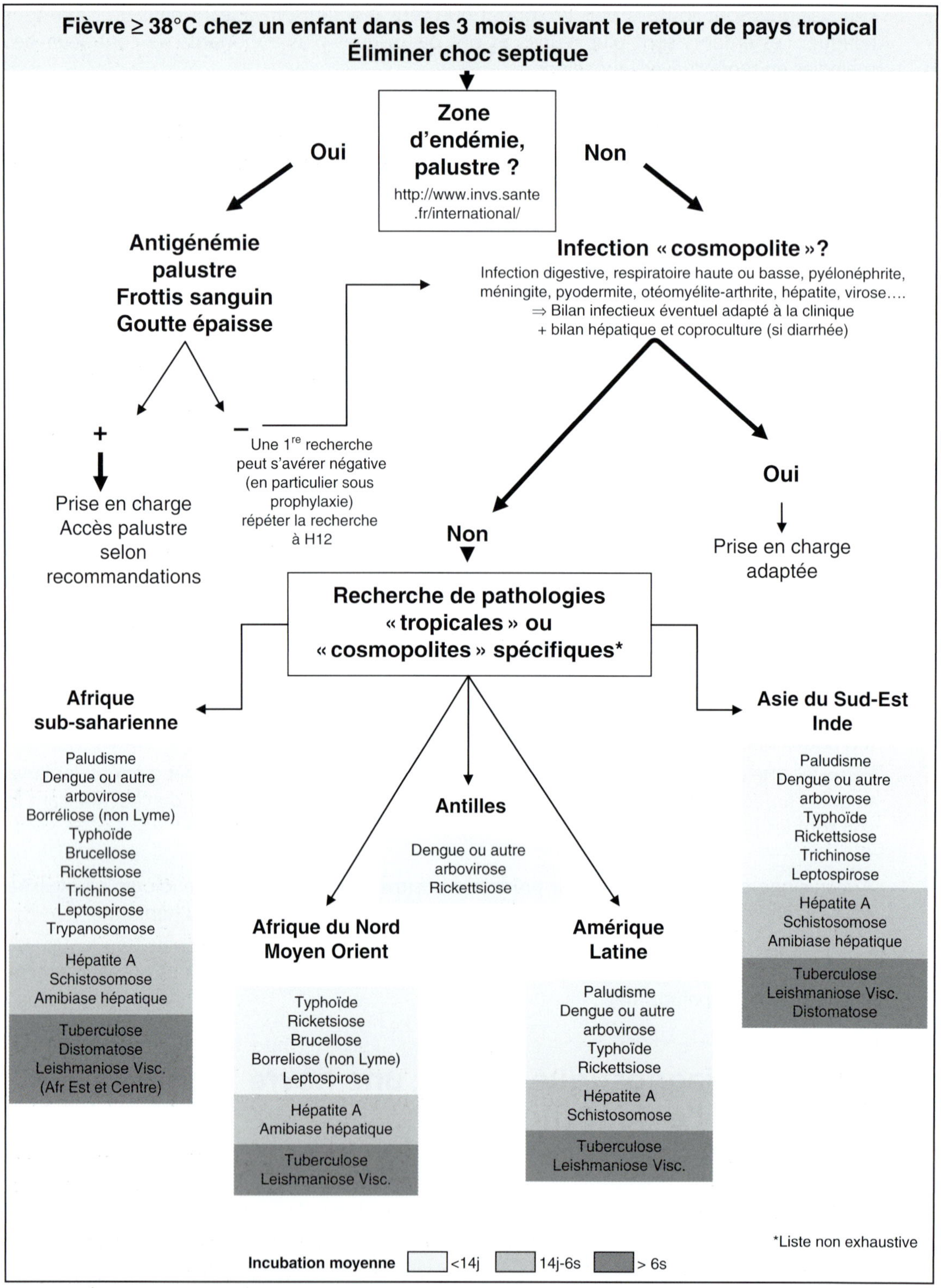

Fig. 27.1. Algorithme diagnostique d'une fièvre de retour de pays tropical chez l'enfant.

Informations indispensables :

- les conditions de séjour (ville, campagne, mixte), saison ;
- la prévention du péril orofécal (eau de boisson, baignade) ;

- le contact avec des animaux et piqûres, les éventuels traumatismes ou plaies;
- les vaccinations et prophylaxie antipalustre si séjour en zone d'endémie (prophylaxie adaptée, compliance à la prophylaxie...).

Il convient de prendre en compte, en premier lieu, la zone de provenance de l'enfant.

Si cette dernière est une zone d'endémie palustre, cela doit conduire immédiatement à effectuer une recherche de paludisme en particulier à *Plasmodium falciparum*.

2. Examen physique

Recherche systématique des signes de gravité évoquant un sepsis grave.

Recherche ensuite des signes d'orientation : digestifs (nausées, vomissements, diarrhées, perte de poids, hépatosplénomégalie...), neurologiques (altération de l'état général, trouble de la conscience, syndrome méningé, crise convulsive...), cutanés (éruption, pâleur cutanéomuqueuse, ictère, plaies...), ORL, locomoteurs, une toux, des symptômes grippaux, des adénopathies.

Bien que les signes soient peu spécifiques, certains peuvent orienter vers une étiologie.

Un ictère peut être observé en cas d'hépatite aiguë, de paludisme, de leptospirose.

Une hépatomégalie doit évoquer la possibilité d'une fièvre typhoïde, d'une hépatite aiguë ou d'un paludisme.

La mise en évidence d'une splénomégalie est possible en cas de paludisme, de brucellose, d'une fièvre typhoïde ou d'une dengue.

3. Enquête paraclinique

En dehors de la recherche systématique de paludisme en cas de fièvre dans les 3 mois suivant le retour de zone d'endémie, un bilan paraclinique ne sera pas nécessairement systématique.

Il sera effectué en fonction de la sévérité des symptômes et de points d'appel éventuels : NFS-plaquettes, CRP, hémoculture, bandelette urinaire, ponction lombaire en cas de signes méningés, bilan hépatique en cas d'ictère, coproculture et parasitologie des selles en cas de diarrhée, radiographie de thorax en cas de toux chronique ou de signes de détresse respiratoire.

La recherche du paludisme (frottis sanguin, goutte épaisse, antigénémie palustre) chez les enfants qui ont voyagé en zone d'endémie doit être systématique et urgente devant toute fièvre survenant dans les 3 mois suivant le retour de zone d'endémie et ce quels que soient les symptômes associés.

Les premiers résultats doivent être disponibles dans les 2 heures. Il est important de répéter cette recherche 12 heures après si la première est négative, en particulier si l'enfant a pris une prophylaxie antipalustre.

Bien que *Plasmodium falciparum* soit l'espèce la plus fréquemment retrouvée dans les cas de paludisme d'importation en France après un séjour en Afrique subsaharienne, d'autres espèces peuvent donner des fièvres récurrentes qui peuvent se révéler plusieurs mois après le retour (*P. vivax*, *malariae* et *ovale*).

En l'absence de pathologie « cosmopolite » retrouvée, des examens de 2e intention pourront être réalisés en tenant compte du pays visité et du délai d'incubation des pathologies recherchées et des principaux signes cliniques et paracliniques d'orientation (fig. 27.1, tableau 27.1).

Tableau 27.1. Caractéristiques des principales pathologies infectieuses spécifiques de zones tropicales et subtropicales (Liste non exhaustive par ordre alphabétique).

Pathologies	Incubation	Contamination	Signes cliniques d'appel	Signes biologiques d'appel	Diagnostic
Amibiase hépatique	14 j–plusieurs mois	Orofécale	Hématomégalie douloureuse Autres localisations viscérales	Polynucléose	Sérologie Imagerie
Borreliose	1–10 j	Tiques	Céphalées Troubles digestifs SMG	Polynucléose Cytolise hépatique Méningite lymphocytaire	Frottis sanguin (QBC®)
Brucellose	7–28 j	Lait Viandes ovins, caprins Rurale	HSMG Adénopathies Foyers tardifs ostéoarticulaires	Leucopénie	Hémoculture Sérologie de Wright
Dengue ou autre arbovirose	4–8 j	Moustiques (Aedes) Rurale Urbaine	Syndrome pseudo-grippal Éruption	Thrombopénie Leucopénie	Sérologie Antigénémie NS1
Distomatose	1 mois	Consommation végétaux crus	Ictère fébrile récurrent	Hyperéosinophilie	Sérologie
Hépatite A	28–30 j	Orofécale	Ictère	Cytolyse hépatique	Sérologie
Leishmaniose viscérale	2–6 mois	Phlébotome	HSMG Adénopathies	Anémie Leucopénie Thrombopénie Hyper-IGM	Frottis moelle Leucoconcentration Sérologie
Leptospirose	7–12 j	Morsures de rongeurs Baignades eaux souillées	Ictère Conjonctivite Myalgies Syndrome méningé	Hyperpolynucléose Cytolyse hépatique Méningite liquide clair	Sérologie
Paludisme	6 j–plusieurs années	Moustiques (Anophèle)	Troubles digestifs Splénomégalie	Thrombopénie	Antigénémie Frottis Goutte épaisse
Rickettsiose	7–21 j	Tiques	Exanthème « Fièvre boutonneuse »	Polynucléose	Sérologie
Schistosomose	4–8 semaines	Baignades eau douce	Phénomènes allergiques	Hyperéosinophilie	Sérologie
Trichinose	2 j–1 mois	Ingestion de viande contaminée (porc)	Myalgies Œdèmes (face, extrémités)	Hyperéosinophilie	Sérologie
Trypanosomose	5–20 j	Glossines (forêts, savane)	HSMG Adénopathies Signes encéphalitiques	Hyperlymphocytose Hyper-IGM	Frottis sg et LCR Goutte épaisse Sérologie sg et LCR

Tuberculose	4 semaines-plusieurs années	Aérienne Rarement ingestion	Signes respiratoires Amaigrissement	Leucopénie	Radio de thorax IDR Quantiféron® Recherche BK
Typhoïde	7–18 j	Orofécale	Asthénie Céphalées Taches rosées « Tuphos »	Leucopénie	Hémoculture Coproculture Sérologie Widal et Felix

En cas de fièvre, recherche d'un voyage en zone tropicale.
Rechercher un paludisme en cas de fièvre survenant dans les 3 mois suivant le retour de zone d'endémie et ce quels que soient les symptômes associés : frottis sanguin, goutte épaisse, antigénémie palustre.

III. Paludisme chez l'enfant

A. Généralités

En raison des migrations de populations et de l'augmentation des voyages en zones d'endémie palustre, la France est la nation européenne la plus concernée par le paludisme d'importation.

La population pédiatrique compte environ 1 000 accès palustres importés par an, dont 10 % chez les nourrissons. Plus de 80 % de ces accès palustres sont dus à *P. falciparum*.

Les principales spécificités pédiatriques du paludisme d'importation sont :

- la difficulté du diagnostic clinique ;
- le risque d'évolution vers un accès sévère ;
- le caractère souvent inadapté des formulations galéniques des antipaludiques.

Seul le paludisme d'importation à *Plasmodium falciparum* (espèce plasmodiale potentiellement mortelle la plus fréquente) sera traité dans ce chapitre.

Des recommandations pour la pratique clinique concernant la prise en charge et la prévention du paludisme d'importation à *P. falciparum* ont été émises par la SPILF en 2007.

B. Diagnostiquer un accès palustre

1. Rechercher un paludisme

a. Circonstances diagnostiques

Le diagnostic d'un accès palustre chez l'enfant peut être parfois difficile.

En pratique, il doit être évoqué chez un enfant symptomatique ayant séjourné récemment dans une zone d'endémie, habituellement dans les 15 jours suivant le retour, mais jusqu'à 3 mois voire plus.

Signes d'appel :

- la fièvre (90 % des cas) :
  - pouvant être constatée ou « ressentie » par les parents (sans avoir été mesurée) au domicile et être absente au moment de la consultation médicale,
  - parfois associée à une co-infection bactérienne ou virale bénigne (ORL, digestive…) pouvant entraîner une errance diagnostique, ou à une infection sévère (méningée);
- une hépatosplénomégalie (inconstante);
- des complications (parfois) :
  - neurologiques : convulsions fébriles, prostration,
  - pulmonaires : détresse respiratoire aiguë,
  - autres : syndrome anémique sévère, ictère;
- une altération de l'état général.

Tout retard à la prise en charge thérapeutique peut avoir des conséquences graves.

b. Confirmation paraclinique

Le diagnostic biologique doit pouvoir être effectué dans un délai de 2 heures suivant le prélèvement.

Les principales méthodes utilisées sont :

- le frottis sanguin à la recherche de trophozoïtes de *Plasmodium falciparum*;
- la goutte épaisse;
- les tests de diagnostic rapide sur bandelettes détectant des antigènes palustres (indispensables en urgence en attendant la confirmation du diagnostic microscopique par un laboratoire expérimenté);
- les techniques de PCR (très sensibles mais non encore utilisées en pratique).

Ces méthodes diagnostiques sont comparables à celles utilisées chez l'adulte.

Confirmation diagnostique = urgence : frottis sanguin + goutte épaisse + tests de diagnostic rapide.
Savoir répéter la recherche biologique si l'enfant a pris une prophylaxie antipalustre.

2. Situations d'urgence

Les critères cliniques et biologiques de gravité ont été définis par l'OMS en 2000.
Le tableau 27.2 présente la fréquence et la valeur pronostique de ces critères (SPILF, 2007).

Les examens biologiques appréciant le retentissement sont ainsi :

- NFS, CRP;
- ionogramme sanguin (avec urée et créatinine);
- glycémie;
- bilan hépatique complet;
- ± gaz du sang et lactates.

Toujours réaliser un ECG avant de démarrer un traitement antipaludique à la recherche d'un QT long ou de troubles du rythme.

Tableau 27.2. Fréquence et valeur pronostique des critères OMS 2000 (SPILF, 2007).

Critère de gravité (OMS 2000)		Fréquence chez l'adulte	Fréquence chez l'enfant	Pronostic chez l'enfant
Cliniques	Coma : Glasgow < 11	+++	+++	+++
	Troubles de conscience : 9 < Glasgow < 15	++	+++	+++
	Convulsions répétées : > 1/24 h	+	+++	+
	Prostration	+++	+++	+
	Syndrome de détresse respiratoire : – battement continu des ailes du nez – dépression inspiratoire de la base du thorax – dyspnée de Küssmaul	++	+++	+++
	Ictère	+++	+	++
	Défaillance cardiocirculatoire : – PAS < 60 mmHg avant 5 ans – PAS < 80 mmHg après 5 ans – insuffisance circulatoire périphérique	++	+	+++
	Saignement anormal	+	±	+++
	Œdème pulmonaire radiologique : – syndrome interstitiel périhilaire – images alvéolaires (bronchogramme aérien) – images en ailes de papillon – lignes de Kerley B – ± épanchement pleural	+	±	+++
	Hémoglobinurie macroscopique	+	±	+
Paracliniques	Hypoglycémie : < 2,2 mM	+	+++	+++
	– Acidose métabolique : bicarbonates < 15 mM – Acidémie : pH < 7,35	+++	+++	+++
	Anémie grave : Hb < 5 g/dL ou Ht < 15 %	++	+++	+
	Hyperlactatémie : > 5 mmol/L	++	++	+++
	Hyperparasitémie : ≥ 4 % (non immun)/ ≥ 20 % (semi-immun)	+++	+	±
	Insuffisance rénale : diurèse < 12 mL/kg/24 h, créatininémie élevée	+++	+	++

Retenir avant tout : convulsions fébriles, ictère, anémie sévère, hypoglycémie.

C. Prendre en charge un accès palustre

1. Orientation

L'hospitalisation est systématique en cas de diagnostic d'un accès palustre simple chez l'enfant. Elle peut se dérouler en unité d'hospitalisation de courte durée.

La prise en charge d'un accès grave doit s'effectuer en réanimation. Les enfants ayant un accès simple avec une intolérance digestive, doivent être hospitalisés en unité de surveillance continue ou en réanimation pédiatrique et bénéficier d'un traitement antipaludique par voie intraveineuse.

Hospitalisation systématique en raison du risque d'évolution rapide vers un accès palustre grave.

2. Modalités thérapeutiques

a. Actualités

La prise en charge initiale d'un accès palustre est synthétisée dans la figure 27.2.

Un traitement par quinine IV était recommandé jusqu'à 2011 chez les enfants ayant un accès grave. Depuis 2012, un traitement par artésunate IV (ATU) est préconisé car sa tolérance en particulier au niveau glycémique et cardiaque est meilleure que la quinine IV. Son efficacité est comparable voire meilleure en terme de mortalité (études en zone d'endémie chez l'adulte et l'enfant) et son utilisation en pratique plus simple que la celle de la quinine IV.

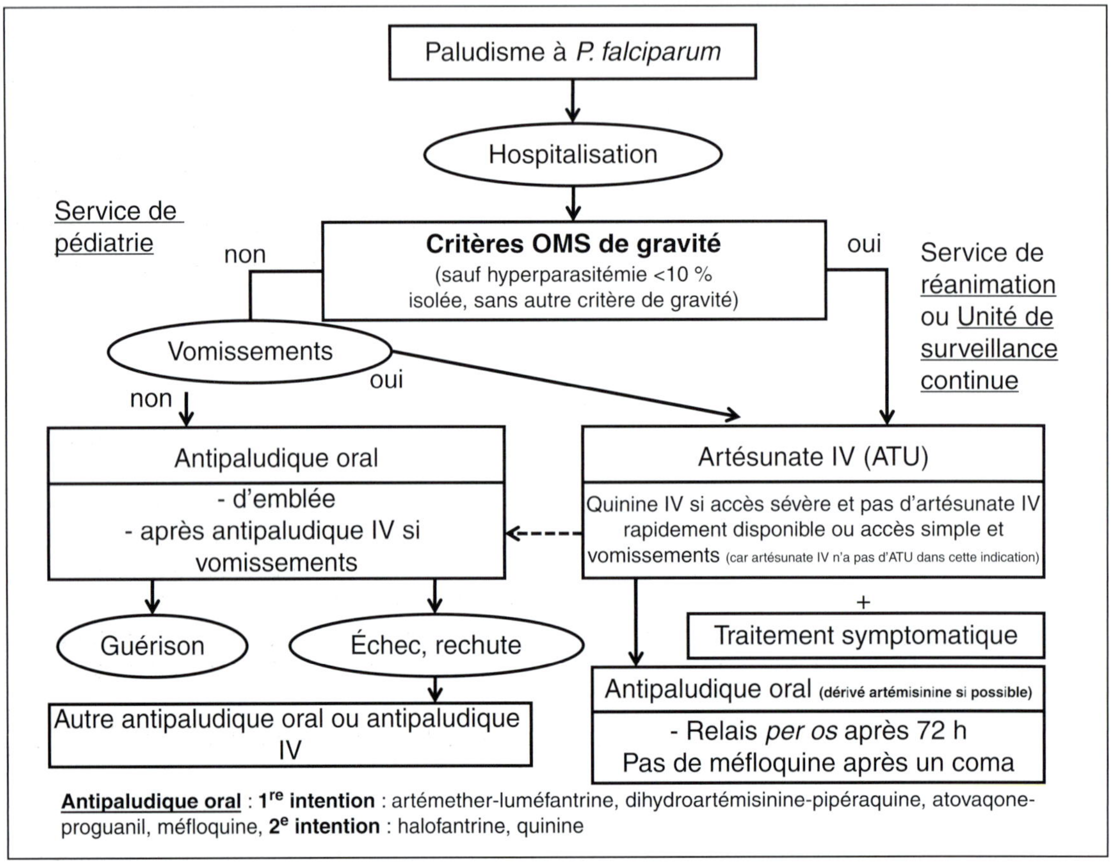

Fig. 27.2. Principes de prise en charge d'un accès palustre chez l'enfant (adapté de SPILF, 2007).

b. Antipaludique oral

Les médicaments de première ligne chez l'enfant sont :

- l'arthéméther-luméfantrine (Riamet® ou Coartem®) en 6 prises réparties en 3 jours ;
- la dihydroartémisinine pipéraquine (Eurartesim®) en 1 prise 3 jours de suite ;
- l'atovaquone-proguanil (Malarone®) en 1 prise pendant 3 jours ;
- la méfloquine (Lariam®) en 3 prises pendant 1 jour ;

Contrairement à l'adulte où elle n'est plus utilisée du fait des risques de cardiotoxicité (troubles de la conduction liés à une augmentation du QT), l'halofantrine (Halfan®) peut être administrée en seconde ligne par des équipes spécialisées. Il s'agit du seul antipaludique ayant une présentation en suspension adaptée à l'enfant.

Avant l'âge de 6 ans, les comprimés doivent être écrasés avant administration.

En cas de vomissements dans l'heure suivant la prise, le médicament doit être repris. S'ils persistent, un traitement IV doit être considéré.

Antipaludiques oraux de 1re ligne : arthéméther-luméfantrine, atovaquone-proguanil, méfloquine.

c. Antipaludique IV

L'artésunate IV est le traitement de choix dans les accès sévères.

Son obtention *via* une procédure d'ATU nécessite son prépositionnement à la pharmacie hospitalière afin de ne pas retarder la mise sous traitement. La posologie est de 2,4 mg/kg à H0, H12, H24, puis 2,4 mg/kg 1 fois par jour au minimum jusqu'à J3 (5 doses au total) et au maximum jusqu'à J7, avec un relais *per os* dès que la prise orale est possible par un traitement complet de 3 jours d'artéméther-luméfantrine (Riamet®) à dose adaptée au poids. Sa prescription doit se faire en lien étroit avec le service de soins intensifs ou de réanimation pédiatrique, avec une surveillance initiale sous monitoring cardiorespiratoire et la réalisation d'un ECG pour éliminer un QT long, ainsi que NFS, réticulocytes, LDH et haptoglobine à J3, J7, J14 et J28.

La quinine IV est indiquée dans deux situations :

- accès palustre grave en l'absence d'artésunate IV disponible ;
- intolérance digestive (vomissements) ne permettant pas la prise d'un antipaludique oral.

La posologie recommandée de quinine IV est de 8 mg/kg/8 h de quinine base (pas de dose de charge chez l'enfant) si l'artésunate IV n'a pas encore d'ATU dans cette indication. Sa prescription doit se faire en unité de surveillance continue ou en réanimation pédiatrique, avec une surveillance ECG continue et un contrôle régulier de la glycémie.

Un contrôle de la quininémie doit être effectué à partir de H24, avec une attention particulière chez l'enfant du fait d'un index thérapeutique faible et du risque d'accidents de surdosage.

Un relais par des antipaludiques oraux est effectué dès que possible (sauf par l'halofantrine).

Artésunate IV en cas d'accès palustre grave, sous étroite surveillance.

3. Suivi de l'enfant et autres mesures

La surveillance du traitement est comparable à celle de l'adulte.

La tolérance digestive en cas de prise orale doit être évaluée.

Une surveillance clinique et biologique incluant un frottis sanguin et une goutte épaisse est recommandée à J3 (la parasitémie doit être < 25 % de la valeur initiale) et J7 (en cas de parasitémie encore faiblement positive à J3 ; elle doit être négative à ce stade), ainsi qu'à J28 à la recherche d'une rechute liée à une résistance du parasite.

Il n'y a pas lieu de reprendre une chimioprophylaxie après traitement (pour les schémas avec poursuite quelques jours après le retour), sauf en cas de nouveau séjour en zone d'endémie.

Le paludisme d'importation en France n'est pas une maladie à déclaration obligatoire.

Apprécier la tolérance digestive en cas de prise orale des antipaludiques.
Frottis sanguin + goutte épaisse à J3, (J7) et J28.

D. Mesures de prophylaxie

1. Prophylaxie antivectorielle personnelle

L'utilisation de moustiquaires imprégnées de pyréthrinoïdes est recommandée.

Le port de vêtements amples et couvrants imprégnés de pyréthrinoïdes à partir du coucher du soleil est également utile pour prévenir les piqûres de moustique.

L'utilisation d'insectifuges est limitée chez le petit nourrisson.

Avant l'âge de 6 mois, aucun répulsif cutané ne peut être prescrit (toxicité potentielle encéphalique en raison de l'immaturité de la barrière hémato-encéphalique). Entre les âges de 6–30 mois, il peut être prescrit : DEET 10–30 %, citriodiol 20–30 %, IR 3535 20 % (âge ≥ 12 mois).

Le répulsif doit être appliqué sur la plus petite surface de peau découverte non lésée. Il ne faut pas enduire les lèvres, les paupières, les doigts, et les zones de peau lésées. Il est préférable de laver la peau enduite quand le risque de piqûre s'est éloigné. Quel que soit le répulsif, il convient de limiter le nombre d'applications à 1 fois par jour avant 30 mois, 2 fois par jour entre 30 mois et 12 ans, et 3 fois par jour après 12 ans, ainsi que d'éviter les applications massives sur de longues périodes.

2. Chimioprophylaxie antipaludique

Elle doit tenir compte de l'âge, du terrain, de la zone visitée :

- la chloroquine (Nivaquine®) : 1,5 mg/kg/j (pays du groupe 1) ; pendant toute la durée du séjour, à poursuivre jusqu'à 4 semaines après le retour ;
- le proguanil (Paludrine®) : 3 mg/kg/j en association avec la chloroquine (pays du groupe 2) ; pendant toute la durée du séjour, à poursuivre jusqu'à 4 semaines après le retour ;
- la méfloquine (Lariam®) : 5 mg/kg/sem (pays du groupe 3) après recherche d'une contre-indication psychiatrique (rare chez l'enfant) ou neurologique ; à débuter 10 jours avant le voyage, pendant toute la durée du séjour et à poursuivre jusqu'à 3 semaines après le retour ;
- l'atovaquone-proguanil (Malarone Enfants®) : 1/2 à 3 cp/j selon le poids (pays des groupes 2 et 3) ; pendant toute la durée du séjour, à poursuivre jusqu'à 1 semaine après le retour ;
- la doxycycline (Doxypalu®) : 50 mg/j si âge > 8 ans (pays du groupe 3) ; pendant toute la durée du séjour, à poursuivre jusqu'à 4 semaines après le retour.

Prophylaxie antivectorielle = moustiquaires et vêtements imprégnés, insectifuges-répulsifs (> 6 mois).
Chimioprophylaxie antipaludique en fonction de l'âge, du terrain, de la zone visitée.

IV. Conseils d'hygiène et de prévention pour les enfants voyageurs

A. Évaluation des risques liés au voyage

État de santé de l'enfant :

- antécédents, terrain particulier ;
- traitements habituels.

Paramètres reliés aux risques :

- la ou les régions visitées et l'environnement du séjour (campagne, ville, bord de mer, altitude) ;
- la date et la durée du séjour (séjour prolongé, saison sèche ou des pluies…) ;
- le type de voyage (itinérant, villégiature expatriée ou au village familial) et les conditions de transport et d'hébergement ;
- le niveau de médicalisation locale et l'accessibilité aux soins.

B. Prévention et conseils à l'enfant voyageur

1. Vaccinations

La mise à jour du calendrier vaccinal constitue la 1re étape et est indispensable.

Des vaccinations peuvent être spécifiques au voyage en pays tropical (tableau 27.3).

Il faut vacciner l'enfant à partir de l'âge de 9 mois contre la fièvre jaune s'il part en zone d'endémie et en fonction de la réglementation du pays visité et des contre-indications éventuelles (vaccin vivant).

La vaccination contre l'hépatite A est aussi particulièrement importante car les pays tropicaux ou subtropicaux sont souvent des régions de forte prévalence et il s'agit d'une infection potentiellement sévère, 1re cause dans le monde d'hépatite fulminante chez l'enfant.

Les autres vaccinations : antirabique, antiméningoccique A-C ou ACYW135, anti-encéphalite japonnaise et anti-encéphalite à tiques, antithypoide, peuvent être considérées en fonction du pays visité, de la saison, de l'âge et du contexte et de la durée du voyage.

2. Prévention du paludisme en cas de séjour en zone d'endémie

Cette prévention comporte (voir § III. Paludisme chez l'enfant) :

- la protection antivectorielle personnelle (répulsifs, moustiquaires et vêtements imprégnés d'insecticides) et port de vêtements longs ;
- la chimioprophylaxie.

3. Prévention et conseils de prise en charge initiale de la diarrhée du voyageur

a. Règles hygiéno-diététiques

L'hygiène des mains est essentielle.

Faire se laver les mains à l'enfant à l'eau et au savon avant le repas et après le passage aux toilettes.

Des précautions concernent les boissons et l'alimentation.

Tableau 27.3. Principaux vaccins de l'enfant voyageur.

Vaccins	Âge minimal	Modalités	Régions	Commentaires
Fièvre jaune *Vaccin vivant*	9 mois (6 mois si épidémie)	> 10 j avant le départ Rappel tous les 10 ans	Régions intertropicales d'Afrique et d'Amérique du Sud	– Principales contre-indications : • immunodépression • allergie à l'œuf – Vaccin obligatoire en zone d'endémie – Si nécessité de ROR et si possible, faire les 2 vaccins vivants soit à 1 mois d'intervalle soit en même temps en 2 sites différents
Hépatite A *Vaccin inactivé*	1 an	> 15 j avant le départ Rappel M6 à M12	Toutes régions tropicales ou intertropicales ou pays où l'hygiène générale est précaire	Vaccin à proposer largement
Méningocoque ACYW135* conjugué *Vaccin inactivé*	1 an	> 10 j avant le départ Rappel 3 ans	Afrique subsaharienne en hiver et au printemps (saison sèche)	Possibilité de vaccination sans délai particulier après un vaccin conjugué méningoccoccique C (méningocoque C rarement responsable d'épidémies en Afrique)
Rage *Vaccin inactivé*	Dès l'âge de la marche	J0–J7–J21 à 28	Asie, Afrique, Amérique du Sud	– Séjour en milieu isolé ou prolongé dans un pays à risque – Ne dispense pas d'un traitement curatif (2 rappels en cas d'exposition)
Fièvre typhoïde *Vaccin inactivé polysacharidique*	2 ans	> 15 j avant le départ Rappel 3 ans	Sous-continent indien, Asie du SE, Afrique	– Séjour prolongé – Mauvaises conditions – Facteurs de risque (drépanocytose…) – Protection limitée (50–80 %)
Encéphalite japonaise *Vaccin inactivé*	2 mois	> 10 j avant le départ (dernière injection) J0–J28 (1/2 dose ≤ 3 ans) Rappel 12 à 24 mois	Asie du SE et sous-continent indien	– Séjour prolongé (> 30 j) – Activités extérieures proches des rizières et marécages en saison des pluies
Encéphalite à Tique *Vaccin inactivé*	1 an	M0, M1 à 3, M5 à 12 Rappel 5 ans	Europe centrale, orientale, septentrionale, nord de l'Asie centrale, de la Chine et du Japon	Séjour en région rurale ou boisée en zone d'endémie de mars à novembre

Dans tous les cas ne pas oublier la mise à jour du calendrier vaccinal.

Ne pas consommer l'eau du robinet, les glaçons, les glaces artisanales, les boissons lactées coupées d'eau, les jus de fruit non pressés par soi-même. Utiliser une eau en bouteille capsulée ou une eau filtrée et désinfectée soit par microfiltration, ébullition pendant au moins 1 minute ou chloration avec du DCCNa. Encourager l'allaitement maternel chez les nourrissons.

Ne faire consommer que des aliments (viandes, œufs, poissons, crustacés, légumes) cuits et chauds ou des crudités et des fruits lavés avec une eau potable ou pelés au dernier moment. Éviter les laitages non pasteurisés, les plats refroidis, les coquillages, les charcuteries, les plats à base d'œufs crus (crèmes, entremets, glaces, mousses).

b. Donner une conduite à tenir aux parents en cas de diarrhée

Le risque est la survenue rapide d'une déshydratation en particulier chez le nourrisson.

Sa prévention repose sur l'administration précoce de soluté de réhydratation orale (SRO) selon les modalités décrites dans le chapitre Diarrhée aiguë (chapitre 21). L'enfant doit être rapidement réalimenté au décours (6 heures).

Les signes de gravité devant faire consulter immédiatement un médecin doivent être expliqués : fièvre ou selles glairosanglantes ou signes de déshydratation.

Une antibiothérapie probabiliste (azythromycine ou ciprofloxacine) peut être proposée dans les formes cliniques moyennes ou sévères fébriles ou avec selles glairosanglantes en l'absence de possibilité de consultation rapide et de diagnostic étiologique.

4. Prévention des risques liés aux piqûres d'arthropodes

En dehors du paludisme les moustiques sont vecteurs d'autres infections : dengue, chikunguya (piqûres de jours de moustiques du genre Aedes). Les mesures de protection antivectorielle personnelle sont les mêmes que pour le paludisme.

La prévention des morsures de tiques repose sur les répulsifs, le port de vêtement longs et clairs, l'inspection cutanée des enfants après une promenade en forêt.

5. Autres mesures de prévention

a. Soleil-chaleur

Ne pas exposer les enfants âgés de moins de 1 an au soleil. Éviter les heures chaudes (11 h–15 h).

Faire porter des vêtements légers, amples à mailles serrées. Protéger la tête par un chapeau à bords larges, protéger la peau découverte par une crème solaire de FPS $\geq$ 30 à réappliquer toutes les 2 heures. Protéger les yeux par des lunettes de soleil de forme enveloppante à verres filtrants (CE 3 ou 4).

Donner à boire de l'eau potable fréquemment.

b. Peau et plaies

Veiller à une hygiène corporelle quotidienne avec savonnage et séchage en particulier des plis.

Savonner et désinfecter toute plaie même minime (risques de surinfection fréquents en climat tropical).

c. Marche sur le sol pieds nus – Baignades – Accidents

Éviter le contact de la peau nue avec la terre humide ou le sable sec pour éviter le risque de certaines parasitoses (larva migrans, ankylostomiase).

Proscrire toute baignade en eau douce en région intertropicale (leptospirose, bilharziose). Risque de noyade (piscine et plages non surveillées).

Prévenir les accidents de la voie publique et les accidents domestiques.

d. Animaux

La rage animale est fréquente dans de nombreux pays. Il est recommandé d'éviter les contacts avec les animaux (mammifères), voire d'avoir recours à la vaccination préventive en cas de séjour prolongé. En cas de morsure, griffure ou simple léchage d'une peau excoriée, une consultation rapide s'impose pour évaluer le risque de rage et éventuellement traiter.

6. Pharmacie de l'enfant voyageur

Elle correspond à l'équipement sanitaire pour continuer un éventuel traitement chronique, observer si nécessaire une chimioprophylaxie et parer rapidement aux événements de santé les plus fréquents en voyage (thermomètre, SRO, paracétamol, nécessaire de désinfection/pansements/traitement des brûlures…).

Informations sur les conditions du voyage. Constituer une pharmacie.
Mise à jour du calendrier vaccinal et programmation des vaccins spécifiques.
Lutte contre le péril orofécal et prise en charge initiale de la diarrhée du voyageur (SRO).
Prévention du paludisme et des risques liés aux piqûres d'arthropodes.
Hydratation et protection solaire. Pas de marche pieds nus. Pas de baignade en eau douce.

Point de vue de l'expert

Enfant migrant

La prise en charge d'un nourrisson adopté originaire d'un pays tropical peut constituer une bonne question transversale de pédiatrie (bilan initial, prise en charge de problèmes mineurs de santé tels que dermatose infectieuse, diarrhée).

Fièvre de retour

Les diagnostics différentiels, la prise en charge d'une diarrhée de retour peuvent être abordés dans une question.

Paludisme

Un cas clinique pourrait conduire à évoquer le paludisme chez un enfant fébrile ou au cours d'une convulsion fébrile au retour d'une zone d'endémie palustre.

Conseils aux voyageurs chez l'enfant

Ce thème peut faire l'objet d'une question transversale concernant les conseils aux voyageurs pour toute une famille dont des enfants.

Références

BEH, 2013. Recommandations sanitaires pour les voyageurs.

Naudin, J., Blondé, R., Alberti, C., Angoulvant, F., De Lauzanne, A., Armoogum, P., 2012. L et coll. Aetiology and epidemiology of fever in children presenting to the emergency department of a French paediatric tertiary care centre after international travel. Arch. Dis. Child. 97 (2), 107–111.

	Prise en charge et prévention du paludisme d'importation à *Plasmodium falciparum* : révision de la conférence de consensus de 1999–2008 - (SPILF) http://www.infectiologie.com/site/medias/_documents/consensus/2007-paludisme-long.pdf
	Place de l'artésunate injectable dans le traitement du paludisme grave de l'adulte et de l'enfant - 2013 - (HCSP) www.hcsp.fr/explore.cgi/hcspr20130201_palugraveartesunate.pdf

CHAPITRE

28

Vaccinations chez l'enfant

Item et objectifs du CNCI

Item 143 – UE 6 – Vaccinations

- Connaître les différents types de vaccins et les modalités d'administration.
- Connaître le calendrier vaccinal pour la population générale.
- Savoir programmer un rattrapage vaccinal.
- Adapter l'indication des vaccinations en fonction du risque individuel et collectif.
- Connaître les contre-indications et les principaux effets indésirables des vaccins.
- Argumenter la balance bénéfices/risques des principaux vaccins.

Avant de commencer...

Un chapitre incontournable pour l'ECN et la pratique médicale.
Le rationnel et les modalités des schémas vaccinaux doivent être « compris » avant d'être appris.

Les vaccinations constituent les moyens optimaux de prévention pour le contrôle voire (selon les situations) l'éradication de maladies infectieuses et contagieuses. La diminution de la perception du risque peut conduire à négliger l'importance de la vaccination (couverture vaccinale) et l'entretien d'une immunité suffisante (injections de rappel).

Le contenu actualisé du calendrier vaccinal du nourrisson (vaccins recommandés) de l'année en cours doit être parfaitement mémorisé (site du ministère de la Santé). Le respect de ses modalités doit être évalué à chaque consultation de suivi de l'enfant.

I. Pour bien comprendre

A. Bases immunologiques

1. Connaître les différents types de vaccins

a. Définition d'un vaccin

Les vaccins à usage humain sont des préparations contenant des substances antigéniques destinées à induire, chez le sujet auquel elles sont administrées, une immunité active spécifique contre un agent infectieux donné (bactérien, viral, voire parasitaire).

b. Compositions des préparations vaccinales

Vaccins vivants ou atténués :

- agents infectieux entiers (virus, bactéries) dont la virulence est réduite après mutation;
- ex. : BCG, ROR, vaccin varicelle.

Vaccins tués ou inactivés :

- agents infectieux entiers inaptes à la multiplication du fait d'un traitement physique ou chimique;
- ex. : vaccin poliomyélite, hépatite A.

Vaccins sous-unités (antigènes vaccinaux purifiés) :

- antigènes spécifiques de l'agent infectieux après traitement ou après fabrication *de novo*;
- ex. : anatoxines diphtérique et tétanique, polyosides (polysaccharides) capsulaires des pneumocoques, méningocoques et d'*Haemophilus influenzae* b, antigènes divers et purifiés des vaccins coquelucheux acellulaires, hépatite B...

Les préparations vaccinales contiennent en outre le plus souvent un adjuvant (tous les vaccins inactivés sauf le vaccin grippe injectable saisonnier), le plus souvent à base d'aluminium.

Types de vaccins : vivants, inactivés, sous-unités.

2. Réponse immune

La réponse immune liée à l'administration du vaccin a pour effet d'éviter ou d'atténuer la maladie naturelle ou ses conséquences délétères lors d'un contact ultérieur avec l'agent infectieux.

Elle est proche de celle induite par l'agent infectieux lui-même. L'augmentation de l'immunogénicité des vaccins est assurée par les substances dites adjuvantes (hydroxyde ou phosphate d'aluminium).

L'antigène vaccinal est capté par la cellule présentatrice d'antigène (cellule APC ou dendritique), qui le dégrade en peptides pouvant se lier aux antigènes du complexe majeur d'histocompatibilité, avant d'activer les lymphocytes (CD4+ et CD8+). Le premier contact avec l'antigène produit une réponse anticorps dite primaire, mettant en jeu une synthèse rapide d'IgM, puis une synthèse plus lente d'IgG et IgA, ainsi que la production de cellules B mémoires.

Tout contact ultérieur avec l'agent infectieux va générer par la mise en jeu de ces cellules mémoires, une réponse dite secondaire, plus rapide, plus intense et plus spécifique, faite immédiatement d'IgG et d'IgA. Les anticorps de la réponse secondaire ont plus d'affinité pour l'agent infectieux et sont donc plus efficaces.

Le rôle de ces anticorps vaccinaux est de reconnaître et de s'assembler aux épitopes de l'agent infectieux, pour le neutraliser au terme d'une lyse cellulaire faisant intervenir les lymphocytes T (cytotoxicité, activation de cytokines comme l'interféron gamma), avec une activation réciproque contribuant à renforcer la réponse immunitaire.

Les adjuvants accélèrent, augmentent, améliorent et/ou prolongent l'immunité induite contre l'antigène avec lequel ils sont combinés, en agissant sur une ou plusieurs étapes de la réponse immune, en particulier lors de la présentation de l'antigène au système immunitaire.

Mises en jeu successives de l'immunité humorale et de l'immunité cellulaire.

B. Efficacité vaccinale

1. Nature de l'immunité et protection vaccinale

a. Vaccins vivants ou atténués

Ces vaccins réalisent une infection *a minima* chez un sujet dont l'immunité est normale et induisent une réponse immune de même nature que celle conférée par la maladie, le plus souvent mixte (humorale et cellulaire). Ils ont, par contre, une virulence importante en cas d'immunodépression et sont donc contre-indiqués dans ces situations.

Ils n'exigent qu'une ou deux doses pour conférer une protection optimale et durable (ex. : ROR).

b. Vaccins tués ou inactivés et vaccins sous-unités

Ces vaccins induisent une réponse avant tout humorale. Une réponse cellulaire existe aussi pour les vaccins *Haemophilus influenzae* b, hépatite B et coqueluche. L'immunité cellulaire engendrée par le vaccin contre l'hépatite B est durable.

Ils nécessitent plusieurs injections successives, espacées d'une durée d'au moins un mois, pour initier et amplifier la réponse immune initiale. Ces premières injections constituent la primo-vaccination. Par la suite, des injections supplémentaires appelées rappels permettent de renforcer et maintenir une immunité efficace (réponse de type secondaire). Le 1er rappel est espacé de quelques mois par rapport à la primo-vaccination. Les rappels ultérieurs sont espacés de plusieurs années.

Enfin, les contacts itératifs avec l'agent infectieux, lorsqu'il continue de circuler dans la population, réalisent autant de rappels dits naturels, permettant le maintien de l'immunité vaccinale (ex. : vaccin *Haemophilus influenzae* b pour lequel les rappels vaccinaux tardifs ne sont pas nécessaires après l'âge de 5 ans). En cas de réduction importante de la circulation de l'agent infectieux, les rappels naturels deviennent aléatoires, rendant nécessaire des rappels vaccinaux tardifs pour certaines maladies (ex. : coqueluche).

c. Spécificités des vaccins sous-unités

Les **antigènes protéiques** sont thymodépendants et donnent lieu à une réponse primaire faible (IgM), puis secondaire forte (IgG), qui se renforcera après des injections ultérieures (effet rappel grâce à la constitution d'un *pool* de cellules mémoire).

Les **antigènes polyosidiques** (ou polysaccharidiques) sont thymo-indépendants et donnent lieu à une réponse primaire faible et lente sans création de cellules mémoires et donc sans possibilité d'effet rappel ultérieur. Cette réponse immune est de surcroît médiocre, avant l'âge de 2 ans.

Leur combinaison avec des antigènes protéiques thymodépendants (appelée conjugaison) augmente leur immunogénicité en réponse primaire et ce, dès l'âge de 6 semaines. Elle leur confère par ailleurs un effet mémoire amplifiant de façon durable la réponse initiale au moment du rappel (ex. : vaccins *Haemophilus influenzae* b, méningococciques C et ACWY et pneumococcique conjugués).

Distinguer : injections de primo-vaccination et injections de rappel.

2. Évaluation de l'efficacité vaccinale

L'efficacité vaccinale peut se mesurer de deux façons :

- par le dosage des anticorps vaccinaux lorsqu'il existe une corrélation entre le taux sérique d'anticorps et la protection individuelle ; c'est le cas par exemple pour les anticorps diphtériques, tétaniques, polio, *Haemophilus influenzae* b, rougeole…
- par la mesure du nombre de sujets vaccinés protégés (non infectés) après exposition à l'agent infectieux et par comparaison avec une population non vaccinée.

L'efficacité vaccinale peut être affectée chez le nourrisson par la présence d'anticorps maternels neutralisants. Certains anticorps maternels transmis au nourrisson ont un effet protecteur vis-à-vis de la maladie, mais lorsque leur taux sérique est élevé, ils inactivent aussi le vaccin (vivant) en neutralisant la souche vaccinale, entraînant ainsi un échec vaccinal. Par exemple, les anticorps rougeoleux maternels protègent le nourrisson au cours des 6 premiers mois, mais rendent inefficace la vaccination avant cet âge.

À l'inverse, la protection du nourrisson par les anticorps maternels est quasi nulle pour la coqueluche (taux bas d'anticorps maternels), et limitée à 2 mois pour le tétanos et la diphtérie.

En pratique, le dosage des anticorps post-vaccinaux a des indications limitées :

- lors des essais cliniques vaccinaux pour vérifier leur immunogénicité ;
- au cours de l'enquête paraclinique de 1re intention en cas de suspicion de déficit immunitaire (voir chapitre 46) ;
- pour connaître le statut d'immunité contre certaines maladies à prévention vaccinale en cas de contage (rougeole, rubéole, varicelle par exemple) ;
- pour tester l'immunité mémoire après rappel chez un sujet dont on ignore le passé vaccinal.

Connaissances

Immunité active spécifique reliée au type de vaccin utilisé et à l'âge de l'enfant.

II. Vacciner un enfant en pratique courante

A. Informations aux parents

1. Généralités

L'objectif d'une stratégie vaccinale peut être :

- l'élimination d'une maladie : arrêt de la circulation de l'agent infectieux (ex. : rougeole) ;
- le contrôle de l'infection : réduction de la morbidité et de la mortalité à un niveau acceptable (ex. : tétanos, coqueluche).

Toute vaccination est un acte médical qui doit être expliqué par le médecin et compris par la famille au terme d'un entretien adapté. Sa pratique doit être consignée sur les pages « vaccinations » du carnet de santé qui tiennent lieu de certificat.

En France, trois vaccins seulement sont « obligatoires » (diphtérie, tétanos et polio) ; les autres étant éventuellement « recommandés » selon le calendrier vaccinal en vigueur. Cette notion d'obligation vaccinale n'est en réalité pas essentielle au cours d'une consultation prévaccination au regard de la balance bénéfices/risques attendue. Cette terminologie entrave en effet souvent la communication en matière de politique vaccinale. Une réflexion est en cours concernant la suppression de l'obligation vaccinale en population générale.

Tout examen de santé systématique, toute consultation médicale (au cabinet ou aux urgences hospitalières) doit conduire à la vérification du respect du calendrier vaccinal actualisé (primo-vaccinations, rappels, rattrapages).

Vérifier le respect du calendrier vaccinal à chaque consultation.

2. Proposer une vaccination adaptée en fonction du risque

La protection induite par la vaccination peut être :

- individuelle (ou directe) : immunité post-vaccinale pour le sujet vacciné ;
- collective (ou indirecte) : réduction de la transmission interhumaine au sein d'une collectivité ou d'un groupe familial ou social.

Ainsi, la stratégie du « cocooning » permet la protection des jeunes nourrissons (les plus fragiles) vis-à-vis d'une contamination par leur entourage, grâce à l'obtention d'une immunité collective de l'entourage du sujet vulnérable (ex. : coqueluche, grippe). Ce concept s'applique également à la protection des sujets immunodéprimés.

Le calendrier vaccinal distingue trois types de recommandations :

- **générales** = pour l'ensemble de la population :
  - la maladie constitue par sa fréquence ou sa gravité une priorité de santé publique,
  - le bénéfice est toujours individuel et parfois également collectif ;
- **particulières** = pour une population ciblée :
  - seuls certains sujets identifiés et considérés à risque sont concernés,
  - ex. : vaccins contre la varicelle ou la grippe ;
- **professionnelles** = pour les professionnels de santé (surtout) :
  - le risque d'exposition est évalué par le médecin du travail,
  - ex. : hépatite B (tous), typhoïde (biologie médicale).

Types de recommandations : générales, particulières, professionnelles.

3. Connaître les contre-indications, les effets indésirables

a. Contre-indications

Les contre-indications générales des vaccins doivent être connues des médecins et recherchées systématiquement avant tout geste vaccinal. Elles sont en réalité peu nombreuses.

D'une façon générale, les vaccins sont contre-indiqués en cas de réaction allergique (hypersensibilité à l'un des composants du vaccin) lors d'une administration antérieure.

Les vaccins tués ou inactivés ainsi que les vaccins sous-unités (anatoxiniques, polyosidiques) n'ont pas d'autre contre-indication. Les vaccins combinés contenant une valence coquelucheuse sont contre-indiqués chez les sujets ayant développé une encéphalopathie d'origine inconnue dans les 7 jours suivant l'administration d'un vaccin contenant des antigènes coquelucheux.

Les contre-indications spécifiques des autres vaccins sont régulièrement actualisées au niveau du texte de l'AMM (voir dictionnaire *Vidal*).

Les vaccins vivants ou atténués sont tous contre-indiqués en cas de : grossesse, déficit immunitaire congénital ou acquis (infection à VIH), immunosuppression thérapeutique, infection néoplasique en cours de traitement. Les vaccins Rougeole-Rubéole-Oreillons peuvent en revanche être administrés chez la femme allaitante.

Pour les jeunes filles en âge de procréer, la réalisation d'un vaccin vivant ou atténué doit être précédée d'un test négatif de grossesse, ainsi que d'une contraception efficace pendant 3 mois après chaque dose vaccinale.

Les néphropathies, l'insuffisance cardiaque ou respiratoire, certaines pathologies systémiques (PTI, maladies dermatologiques) ne sont pas des contre-indications, à la condition que les vaccins soient effectués en dehors d'une période de poussée de la maladie.

Il est habituel de différer temporairement (de quelques jours) un vaccin, lorsque l'enfant est en période d'incubation ou au décours immédiat d'une maladie infectieuse. L'objectif est d'éviter ainsi d'attribuer à tort au vaccin des effets secondaires qui seraient liés à la maladie intercurrente. Toutefois, en cas d'infection banale et peu sévère (rhume), la vaccination peut être effectuée.

Enfin, les réactions fortes antérieures survenues après vaccination (fièvre élevée supérieure à 40 °C, syndrome hypotonie-hyporéactivité, syndrome des cris persistants, convulsions avec ou sans fièvre) ne justifient que de « précautions d'emploi » et non de contre-indications vraies. Elles nécessitent une analyse bénéfices/risques préalable, le plus souvent en faveur de la vaccination.

Contre-indication des vaccins vivants en cas de déficit immunitaire, immunosuppression, grossesse.

b. Tolérance et complications

Les vaccins, comme tous les produits médicamenteux sont susceptibles de donner des effets non voulus et qualifiés d'« indésirables » (EI); ils peuvent être :

- induits par le vaccin (ex. : paralysie vaccinale et vaccin polio oral) et constituent alors les caractéristiques intrinsèques de la préparation vaccinale;
- potentialisés par le vaccin (ex. : crise fébrile chez un enfant prédisposé);
- mais aussi liés à une erreur de programme vaccinal comme par exemple une mauvaise conservation ou une erreur d'administration du vaccin (ex. : BCG en IM au lieu de la voie intradermique);
- ou bien encore chronologiquement associés à la vaccination mais liés le plus souvent au hasard ou exceptionnellement à un terrain ou une pathologie sous-jacente inconnue (ex. : survenue d'une maladie auto-immune).

Les EI induits sont listés dans le résumé des caractéristiques du produit vaccinal enregistré par les agences sanitaires internationales et figurent dans le *Vidal*. Selon leur fréquence, observée dans les essais et en pharmacovigilances, on distingue les EI :

- très fréquents : ≥ 1/10 vaccinés;
- fréquents : ≥ 1/100 vaccinés et < 1/10 vaccinés;
- peu fréquents : ≥ 1/1 000 vaccinés et < 1/100 vaccinés;
- rares : ≥ 1/10 000 vaccinés et < 1/1 000 vaccinés;
- très rares : < 1/10 000 vaccinés.

Les EI peu fréquents à très fréquents sont :

- réactions locales au site d'injection : douleurs, érythème, induration, tuméfaction ;
- réactions générales : fièvre, asthénie, irritabilité, troubles du sommeil chez le nourrisson ; céphalées, malaise, arthromyalgies, rash chez l'adolescent et l'adulte…

Ces manifestations surviennent avec la plupart des vaccins et généralement dans les 24–48 heures suivant l'administration du vaccin.

Avec certaines combinaisons vaccinales du nourrisson (DTCaPHib ± hépatite B) :

- un syndrome hypotonie-hyporéactivité transitoire (EI très rare impressionnant mais bénin et transitoire) ;
- un syndrome des cris persistants : plus de 3 heures dans les 48 heures après vaccination (EI rare également bénin) ;
- un œdème étendu du membre vacciné (EI rare bénin et transitoire).

Vaccin contre la rougeole :

- fièvre ± éruption cutanée du 5e au 12e jour suivant l'injection (5 à 10 %) ;
- fièvre > 39 °C (5 %) ;
- convulsions fébriles chez l'enfant aux ATCD personnels ou familiaux de convulsions (1/4 millions de doses) ;
- thrombopénie (1/50 000 à 100 000 doses) ;
- encéphalite (3,4/10 millions de doses *versus* 1/1 000 après une infection naturelle).

Vaccin BCG :

- induration puis ulcération locale < 1 cm avec adénopathie satellite dans les 3–5 mois après (1–4 %) ;
- adénite suppurée (< 1/1 000) ;
- bécégite généralisée chez l'immunodéprimé (2 à 5/million de vaccinés).

Effets indésirables allégués mais non fondés après enquêtes et avis des agences sanitaires :

- vaccination coquelucheuse et mort subite inexpliquée du nourrisson (l'explication retrouvée est la position de couchage en décubitus ventral) : 1980 ;
- vaccination hépatite B et maladie démyélinisante (sclérose en plaques) sur 19 années de suivi de pharmacovigilance : 1994 (Afssaps) ;
- vaccin ROR et autisme : 1998 (Royaume Uni) ;
- myofasciite à macrophages et hydroxyde d'aluminium : 2002 (Afssaps).

4. Argumenter la balance bénéfices/risques des principaux vaccins

Les maladies évitées par les vaccinations doivent être connues du médecin et expliquées aux familles pendant l'entretien, de même que les effets indésirables possibles.

Les effets secondaires sévères et les complications sont très rares, et ne sauraient contre-indiquer la pratique des vaccinations habituelles de l'enfant, à toujours évaluer dans un contexte bénéfices/risques.

Il faut également lutter contre certaines « fausses idées » reçues.

Par exemple, la vaccination du nourrisson ne représente pas une « surcharge » du système immunitaire, au contraire, et le nourrisson a toutes les capacités pour répondre à ces sollicitations.

B. Modalités d'administration

1. Voies d'administration

Plusieurs voies d'administration possibles :

- voie intramusculaire (IM)
  - avant l'âge de 2 ans : dans la face antérolatérale de la cuisse,
  - après l'âge de 2 ans : dans le deltoïde ; en réalité, possibilité de vacciner dans le deltoïde (voie moins douloureuse) si : âge > 1 an ou poids > 10 kg et/ou marche acquise ;
- voie sous-cutanée profonde (SC)
  - avant l'âge de 2 ans : face antérolatérale de la cuisse,
  - après l'âge de 2 ans : face postérieure du bras ;
- et selon les vaccins :
  - intradermique,
  - orale,
  - intranasal.

La plupart des vaccins sont administrés par voie IM (ou SC profonde). La voie IM est préférée, sauf en cas de troubles sévères de l'hémostase où la voie SC profonde est préférée.

Le BCG est administré par voie intradermique, le vaccin contre le *Rotavirus* par voie orale et un nouveau vaccin grippal par voie nasale.

2. Intervalles à respecter

Vaccins inactivés combinés comportant les valences DTCaPHib et DTCaPHib-hépatite B :

- l'intervalle minimal accepté est de 3 semaines entre 2 injections lors de la primo-vaccination mais l'intervalle recommandé est variable selon le schéma choisi (2 mois en France pour le schéma de primo-vaccination à deux doses 2, 4 mois) ;
- premier rappel minimum 6 mois plus tard (rappel à l'âge de 11 mois en France après primo-vaccination à deux doses 2, 4 mois) ;
- en cas de retard : poursuivre le calendrier vaccinal en le complétant mais sans recommencer une vaccination complète.

Vaccins viraux atténués : intervalle minimum de 4 semaines entre 2 injections (risque d'inactivation vaccinale par la sécrétion d'interféron en cas de délai trop court).

3. Associations vaccinales

Les vaccins **combinés** correspondent à un mélange contenant plusieurs composants vaccinaux différents. Le produit est réalisé par le fabriquant et est contenu dans une même seringue. Les vaccins combinés sont administrés en une seule injection (et donc dans un même site).

Principales combinaisons vaccinales disponibles :

- D = diphtérie (d = petite dose adaptée à l'adulte), T = tétanos, Ca = coqueluche acellulaire (ca = petite dose adaptée à l'adulte), Hib = *Haemophilus influenzae* b, P = polio 1/2/3, HB = hépatite B ; R = rougeole, O = oreillons, R = rubéole ;
- vaccins tétravalent (DTCaP et dTcaP), pentavalent (DTCaPHib) et hexavalent (DTCaPHib-HB) ;
- vaccin trivalent ROR.

Les autres vaccins peuvent être pour la plupart administrés un même jour. En revanche, ils ne peuvent pas être mélangés et ils doivent donc être injectés en des sites séparés. On parle de vaccination **simultanée**.

Exemple type aux âges de 2 et 4 mois (voir § IV. Calendrier vaccinal en France) : administration le même jour du vaccin hexavalent et du vaccin pneumococcique conjugué mais dans 2 sites différents (quadriceps droit et gauche).

III. Principaux vaccins prescrits chez l'enfant

A. Recommandations générales

1. Vaccins contre la diphtérie, le tétanos et la poliomyélite

Quels vaccins ?

- vaccins combinés DTP et dTP (d = petite dose d'anatoxine diphtérique adaptée à l'adulte) ;
- intégrés dans une combinaison tétravalente (DTCaP et dTcaP), pentavalente (DTCaPHib) ou hexavalente (DTCaPHib-hépatite B) ;
- ces trois vaccins sont encore obligatoires au calendrier vaccinal français en 2014.

Population pédiatrique concernée : tous les nourrissons (mais rappels chez l'enfant et l'adulte).

Caractéristiques :

- nature : anatoxine (antitétanique et antidiphtérique), virus inactivé (poliomyélite) ;
- voie d'administration : IM ;
- contre-indication spécifique : aucune.

Schéma vaccinal (depuis 2013) :

- primo-vaccination : âges de 2 mois et 4 mois ;
- rappels : 1er rappel à 11 mois, puis à 6 ans et 11–13 ans chez l'enfant (rappels tous les 20 ans à partir de 25 ans et tous les 10 ans après 65 ans).

2. Vaccin contre les infections invasives à Haemophilus influenzae *b (Hib)*

Quel vaccin ? Vaccin intégré dans les combinaisons pentavalentes et hexavalentes.

Population concernée : tous les nourrissons et enfants jusqu'à 5 ans.

Caractéristiques :

- nature : vaccin sous-unité ; polyosides capsulaires conjugués à une protéine porteuse antigénique ;
- voie d'administration : IM ;
- efficacité additionnelle : diminution du portage nasopharyngé et des infections invasives, notamment les méningites à *H. influenzae* b ;
- contre-indication spécifique : aucune.

Schéma vaccinal (depuis 2013) :

- primo-vaccination : âges de 2 mois et 4 mois;
- rappel : un seul à l'âge de 11 mois;
- rattrapage du non-vacciné après l'âge de 1 an : une seule dose jusqu'à 5 ans.

3. Vaccin contre la coqueluche (Ca)

Quel vaccin ?

- vaccin à dose normale (Ca) intégré dans les combinaisons hexavalentes et pentavalentes du nourrisson et de l'enfant;
- ou à petite dose (ca) combinée avec dTP chez l'adolescent et l'adulte (tétravalent).

Population pédiatrique concernée : tous les nourrissons (mais rappels chez l'adolescent et l'adulte).

Caractéristiques :

- nature : vaccin sous-unité appelé acellulaire (a pour acellulaire) par opposition au vaccin entier (e) qui n'est plus utilisé en France; il contient selon les vaccins 3 à 5 antigènes différents;
- voie d'administration : IM;
- contre-indication spécifique : encéphalopathie survenue dans les 7 jours suivant l'administration d'un vaccin coquelucheux.

Schéma vaccinal (depuis 2013) :

- primo-vaccination : âges de 2 mois et 4 mois;
- rappels : à l'âge de 11 mois, puis 6 ans, 11–13 ans et 25 ans.

Autres recommandations : voir chapitre 20.

4. Vaccin contre l'hépatite B

Quel vaccin ?

- vaccin existant sous une forme monovalente (uniquement l'hépatite B);
- ou combinée chez le nourrisson (vaccin hexavalent), l'enfant et l'adulte (vaccin bivalent hépatites A et B, non remboursé par la Sécurité sociale).

Population concernée : tous les nourrissons, enfants ou adolescents jusqu'à l'âge de 15 ans.

Caractéristiques :

- nature : vaccin sous-unité recombinant par génie génétique;
- voie d'administration : SC ou IM;
- contre-indication spécifique : aucune.

Schéma vaccinal :

- primo-vaccination : 2 injections à au moins 1 mois d'intervalle;
- rappel : 1 dose entre 5 et 12 mois après la 2e injection;

- ainsi selon ce schéma, la vaccination hépatite B peut être intégrée au schéma de vaccination du nourrisson (2–4–11 mois) avec une combinaison hexavalente DTCaPHib-hépatite B ;
- schéma réduit à deux doses séparées d'au moins 6 mois chez l'adolescent.

Autres recommandations :
- pour les professionnels de santé : vaccination obligatoire ;
- pour les nouveau-nés de mère VHB+ : voir chapitre 1.

5. Vaccin contre les infections invasives à pneumocoque

Quel vaccin ?
- vaccin pneumococcique conjugué 13 valences (VPC13) ;
- après une version contenant 7 valences capsulaires, le vaccin contient désormais 13 valences (sérotypes capsulaires 1, 3, 4, 5, 6A, 6B, 7 F, 9 V, 14, 18C, 19A, 19 F, 23 F), conjuguées à la protéine CRM 197 (toxine diphtérique mutante).

Population concernée : tous les nourrissons.

Caractéristiques :
- nature : vaccin sous-unité ; polyosides capsulaires conjugués à une protéine porteuse antigénique ;
- voie d'administration : IM ;
  - efficacité démontrée sur les bactériémies et les méningites liées à un sérotype vaccinal,
  - sur le portage nasopharyngé,
  - sur les pneumonies documentées à pneumocoque,
  - et sur les otites à pneumocoque de sérotype vaccinal ;
- tolérance : excellente, identique à celle du DTCaPHib ;
- contre-indication spécifique : aucune.

Schéma vaccinal :
- primo-vaccination : âges de 2 mois et 4 mois (dose supplémentaire à l'âge de 3 mois pour les prématurés et les nourrissons à haut risque d'infection invasive à pneumocoque) ;
- rappel : à 11 mois (depuis 2013) ;
- rattrapage du non vacciné après l'âge de 1 an : deux doses à 2 mois d'intervalle.

6. Vaccin contre les infections invasives à méningocoque C

Quel vaccin ?
- vaccin méningococcique C conjugué (MenCC) ;
- recommandé depuis 2009 et remboursé depuis 2010.

Population concernée :
- tous les nourrissons entre 1 et 2 ans ;
- et rattrapage recommandé pour tous les sujets de 2 à 24 ans (disposition temporaire pour installer une immunité collective ou de groupe).

Caractéristiques :

- nature : vaccin sous-unité ; polyosides capsulaires conjugués à une protéine porteuse antigénique ;
- voie d'administration : IM ;
- efficacité : sur les bactériémies et les méningites, et sur le portage nasopharyngé ;
- tolérance : excellente ;
- contre-indication spécifique : aucune.

Schéma vaccinal : 1 seule dose.

Vaccins contre d'autres sérogroupes :

- vaccins polyosidiques conjugués tétravalents dirigés contre les sérogroupes A, C, Y et W : voir chapitre 23 ;
- vaccin protéique dirigé contre le sérogroupe B (AMM obtenue en 2012) :
  - recommandation limitée en 2014 aux sujets à haut risque d'infection invasive méningococcique ainsi qu'en situation de cas groupés ou d'épidémies,
  - schéma vaccinal à 3 (2 + 1) ou 4 doses (3 + 1) selon l'âge.

7. Vaccins contre la rougeole, les oreillons et la rubéole

Quels vaccins ? Vaccins combinés ROR.

Population pédiatrique concernée : tous les nourrissons.

Caractéristiques :

- nature : vaccins viraux atténués ;
- voie d'administration : SC ou IM ;
- efficacité : 90 % après une dose, 95–98 % après deux doses ;
- contre-indication spécifique : aucune.

Schéma vaccinal :

- 1re dose à l'âge de 12 mois ;
- 2e dose à l'âge de 16–18 mois ; cette dose n'est pas un rappel mais une dose de rattrapage des enfants (10 %) qui n'auraient pas répondu à la 1re dose ;
- depuis 2013, la vaccination précoce dès 9 mois des nourrissons en collectivité n'est plus recommandée.

8. Vaccins contre les papillomavirus humains (HPV)

Les virus HPV se transmettent par voie sexuelle.

Ils sont en cause dans la survenue de lésions précancéreuses et cancéreuses du col de l'utérus. Environ 70 % des cancers invasifs sont dus aux sérotypes 16 et 18. Les sérotypes 6 et 11 sont impliqués dans la survenue des condylomes acuminés (non cancéreux).

Quels vaccins ?

- vaccins contre les infections à HPV ;
- deux vaccins disponibles : le vaccin quadrivalent (16, 18, 6, 11) et le vaccin bivalent (16, 18).

Population pédiatrique concernée :

- toutes les jeunes filles âgées de 11 à 14 ans (afin de les protéger avant qu'elles ne soient exposées au risque d'infection à HPV) ;
- ainsi que celles âgées de 15 à 19 ans (rattrapage).

Caractéristiques :

- nature : vaccins inactivés ;
- voie d'administration : IM ;
- efficacité (proche de 100 %) sur les lésions précancéreuses en rapport avec les sérotypes 16 et 18 ;
- tolérance : excellente ;
- contre-indication spécifique : aucune.

Schémas vaccinaux à 2 doses depuis 2014 :

- Gardasil® :
  - vaccin quadrivalent : sérotypes 6, 11, 16 et 18,
  - 2 doses espacées de 6 mois (adolescent entre 11 et 13 ans révolus) ;
- Cervarix® :
  - vaccin bivalent : sérotypes 16 et 18,
  - 2 doses espacées de 6 mois (adolescent entre 11 et 14 ans révolus).

Cette vaccination vient renforcer les mesures de prévention déjà existantes et qui doivent être rappelées : dépistage des lésions par le frottis cervico-utérin, préservatif prévenant des autres IST.

9. Vaccins contre les infections à rotavirus

Quels vaccins ?

- deux vaccins ont eu une AMM européenne en 2006 : Rotarix® et RotaTeq® ;
- le Haut Conseil de la santé publique (HCSP) a recommandé en 2014 la vaccination contre les rotavirus des nourrissons âgés de moins de 6 mois ;
- cette vaccination pourrait être mise au calendrier vaccinal par les autorités de santé si les prix négociés des vaccins conduisent à des ratios coût/efficacité acceptables.

Caractéristiques :

- nature : vaccins atténués ;
- voie d'administration : orale ;
- efficacité :
  - $>$ 70 % contre toutes les formes de gastroentérite aiguë (GEA) à rotavirus,
  - $\approx$ 100 % pour les formes sévères de GEA à rotavirus (sérotypes couverts) ;
- tolérance : excellente ; risque faible d'invagination intestinale aiguë (1 à 6/100 000 après la 1re dose) ;
- contre-indications spécifiques : antécédents d'invagination intestinale aiguë, malformation du tractus gastro-intestinal.

Schémas vaccinaux selon les vaccins :

- Rotarix® : schéma à 2 doses (2 mois et 3 mois de vie) ;
- RotaTeq® : schéma à 3 doses (2, 3 et 4 mois de vie) ;
- co-administration possible avec les vaccins du calendrier vaccinal 2014.

Le HCSP recommande par ailleurs de mettre en œuvre les actions nécessaires à une prise en charge optimale des GEA du jeune enfant (voir chapitre 21).

B. Recommandations particulières

1. Vaccin contre la tuberculose

Quel vaccin ?

- vaccin BCG ;
- obligation vaccinale suspendue depuis 2007 (n'est plus exigible à l'entrée en collectivité).

Population pédiatrique concernée = nourrissons et enfants à risque de tuberculose :

- nés dans un pays de forte endémie tuberculeuse (selon les estimations de l'OMS) ;
- dont au moins un des parents est originaire de l'un de ces pays ;
- devant séjourner au moins un mois consécutif dans l'un de ces pays ;
- ayant des antécédents familiaux de tuberculose (collatéraux ou ascendants directs) ;
- résidant en Île-de-France ou en Guyane (incidence élevée) ;
- vivant dans toute situation jugée par le médecin comme étant à risque d'exposition.

Caractéristiques :

- nature : vaccin bactérien atténué ;
- voie d'administration : intradermique (seule voie possible depuis 2006) ;
- efficacité : prouvée (80 %) pour les formes graves de l'enfant (miliaire, méningite) ;
- tolérance : très bonne le plus souvent (risque faible de bécégite et d'adénite) ;
- contre-indication spécifique : immunosuppression (car vaccin atténué).

Schéma vaccinal :

- 1 seule dose suffit, sans nécessité de contrôle de la réaction tuberculinique ;
- dose injectée : 0,05 mL avant 12 mois, 0,1 mL après 12 mois ;
- IDR préalable à la vaccination seulement chez l'enfant âgé de plus de 3 mois.

Autres recommandations : professionnels de santé : vaccination encore obligatoire en 2014.

2. Vaccin contre les infections invasives à pneumocoque

Quel vaccin ?

- vaccin polyosidique non conjugué (Pneumo 23®) ;
- contient 23 sérotypes différents d'antigènes capsulaires de *S. pneumoniae* virulent.

Population concernée : sujets à risque d'infection invasive à pneumocoque = enfants d'âge > 2 ans et < 5 ans (après primo-vaccination par vaccin conjugué 13 valent) et enfants d'âge > 5 ans et adultes :

- asplénie fonctionnelle ou splénectomie, drépanocytose homozygote ;
- syndrome néphrotique, insuffisance respiratoire, insuffisance cardiaque, diabète ;
- antécédents d'infection pulmonaire ou invasive à pneumocoque ;
- déficit immunitaire congénital ou secondaire (maladie ou traitement), infection à VIH ;
- brèche ostéoméningée.

Caractéristiques :
- nature : vaccin sous-unité ;
- voie d'administration : SC ;
- efficacité : moyenne pour les infections invasives à pneumocoque ;
- tolérance : excellente ;
- contre-indication spécifique : aucune.

Schéma vaccinal : 1 seule dose (nécessité de rappels et intervalles non établis).

3. Vaccin contre la varicelle

Quel vaccin ? Vaccins varicelle Varilrix® et Varivax®.

Population pédiatrique concernée :
- adolescents âgés de 12 à 18 ans n'ayant pas d'antécédent clinique de varicelle ou dont l'histoire est douteuse (contrôle sérologique préalable possible mais non recommandé) ;
- pour les jeunes filles en âge de procréer, la vaccination doit être précédée d'un test négatif de grossesse, ainsi que d'une contraception efficace pendant 3 mois après chaque dose de vaccin.

Caractéristiques :
- nature : vaccin atténué ;
- voie d'administration : IM ;
- efficacité : excellente ;
- tolérance : excellente ;
- contre-indications spécifiques : immunosuppression (car vaccin atténué), grossesse.

Schéma vaccinal :
- deux doses à 2 mois d'intervalle ;
- pas de rappel.

Autres recommandations :
- entourage d'enfants immunodéprimés, enfants non immunodéprimés mais candidats receveurs de greffe ;
- professionnels de santé et de la petite enfance : vaccination fortement recommandée ;
- sujets immunocompétents à partir de 12 ans n'ayant pas d'antécédent clinique de varicelle ou dont l'histoire est douteuse, et exposés à la varicelle (vaccination à effectuer dans les 3 jours après le contage).

4. Vaccin contre la grippe saisonnière

Quel vaccin ?
- vaccin contre la grippe saisonnière (nombreuses préparations) ;
- deux types désormais :
  - le vaccin saisonnier trivalent injectable pour tout âge au-delà de 6 mois,
  - le vaccin atténué trivalent nasal réservé aux enfants âgés de 2 à 18 ans ;
- composition du vaccin adaptée tous les ans selon les souches ayant circulé dans l'hémisphère sud.

Population pédiatrique concernée : enfants d'âge > 6 mois atteints d'une des pathologies suivantes :

- affections bronchopulmonaires chroniques : asthme, mucoviscidose ;
- cardiopathies congénitales mal tolérées, insuffisances cardiaques graves ;
- néphropathies chroniques graves, syndromes néphrotiques idiopathiques et primitifs ;
- drépanocytose, diabète insulinodépendant ;
- déficit immunitaire cellulaire.

Caractéristiques pour le vaccin injectable :

- nature : vaccin inactivé ;
- voie d'administration : IM ;
- efficacité : moyenne chez le nourrisson et l'enfant ;
- tolérance : excellente ;
- contre-indication spécifique : allergie à l'œuf.

Schéma vaccinal pour le vaccin injectable :

- entre les âges de 6 et 35 mois : 1 demi-dose de 0,25 mL ;
- à partir de l'âge 3 ans : 1 dose de 0,50 mL ;
- faire deux injections à un mois d'intervalle la première année de vaccination chez l'enfant âgé de moins de 9 ans.

Nouveau vaccin (non encore disponible en 2014) : vaccin atténué nasal :

- chez l'enfant âgé de 2 à 18 ans ;
- schéma vaccinal : 1 dose de 0,1 mL instillée dans chaque narine ;
- pour les enfants âgés de 24 mois à 8 ans révolus, non vaccinés antérieurement contre la grippe, une seconde dose (0,1 mL dans chaque narine) doit être administrée au moins quatre semaines plus tard ;
- contre-indiqué chez la femme enceinte et chez l'immunodéprimé.

Autres recommandations :

- entourage des nourrissons de moins 6 mois à risque de grippe grave :
  - prématurés (bronchodysplasie pulmonaire),
  - cardiopathie congénitale, déficit immunitaire congénital,
  - pathologie pulmonaire, neurologique ou neuromusculaire ;
- professionnels de santé : vaccination fortement recommandée.

5. Vaccins de l'enfant voyageur

Ces vaccinations sont détaillées en partie dans le chapitre Pathologies infectieuses du migrant et de l'enfant voyageur (chapitre 27).

Pour toute information relative à ces vaccins, consulter le site du ministère de la Santé.

IV. Calendrier vaccinal en France

A. Stratégies vaccinales

Le calendrier vaccinal définit la politique vaccinale d'un pays et s'applique aux enfants et aux adultes.

Il répond à un choix stratégique tenant compte de différents éléments : épidémiologie des pathologies infectieuses dans le pays concerné, disponibilité des vaccins et caractéristiques de ceux-ci (efficacité, durée de protection), rapport bénéfices/risques et coût/efficacité de la vaccination selon les stratégies envisagées, harmonisation avec les recommandations de l'OMS Europe.

Trois vaccinations conservent en 2014 un caractère obligatoire en France : diphtérie, tétanos et poliomyélite.

D'autres vaccins sont recommandés et figurent à cet égard au calendrier vaccinal.

Seuls les vaccins obligatoires et recommandés justifient d'une prise en charge financière par la Sécurité sociale.

Tout médecin doit parfaitement connaître le calendrier vaccinal actualisé.

Le calendrier vaccinal est élaboré et révisé chaque année en France par le Comité technique des vaccinations (CTV), comité du Haut Conseil de la santé publique (HCSP), sous la forme d'un avis proposé au ministère de la Santé, et publié sur le site du ministère de la santé (http://www.sante.gouv).

B. Calendrier vaccinal

Le calendrier général a subi d'importantes modifications en 2013, dans l'objectif de réduire le nombre d'injections au strict nécessaire pour une protection identique et optimiser la couverture vaccinale (tableau 28.1).

Ces modifications concernent principalement :

- la primo-vaccination du jeune nourrisson qui a été réduite à deux injections dans la première année et le premier rappel avancé à 11 mois;
- la vaccination de rappel coqueluche à 6 ans;
- la vaccination HPV qui peut être débutée dès 11 ans;
- les rappels dTP de l'adulte qui ont été espacés à tous les 20 ans jusqu'à 65 ans.

La calendrier vaccinal est actualisé chaque année et publié depuis 2014 uniquement sur le site du ministère de la Santé (www.sante.gouv.fr/calendrier-vaccinal.html).

Tableau 28.1. Calendrier vaccinal simplifié.

Âge	Vaccins
2 mois	DTCaPHib-hépatite B + VPC13
4 mois	DTCaPHib-hépatite B + VPC13
11 mois	DTCaPHib-hépatite B + VPC13
12 mois	ROR (1) + MenC
16–18 mois	ROR (2)
6 ans	DTCaP
11–13 ans	dTcaP + HPV (11–14 ans filles)
25 ans	dTcaP (ou dTP)
45 ans	dTP
65 ans	dTP + grippe*
75 ans	puis tous les 10 ans dTP + grippe*

* Vaccination grippe saisonnière, recommandée chaque année chez les personnes âgées de 65 ans et plus.

C. Rattrapage vaccinal

1. Rationnel

a. Généralités

La programmation d'un rattrapage vaccinal vise à proposer un calendrier de rattrapage le plus raisonnable possible.

Objectifs principaux :

- protéger en priorité contre les infections les plus sévères (infections invasives, rougeole en période épidémique…);
- terminer le rattrapage le plus rapidement possible;
- réduire le nombre d'injections en utilisant les combinaisons disponibles, quitte à administrer une valence vaccinale de plus que nécessaire;
- respecter la tolérance de l'enfant et des parents (rarement plus de 2 injections le même jour).

b. Données à prendre en compte

Vaccinations déjà réalisées :

- comparaison avec celles qu'il aurait dû recevoir selon le calendrier en vigueur;
- on détermine pour chaque antigène le nombre de doses que l'enfant aurait dû recevoir au jour de l'examen.

Âge actuel de l'enfant et maladies contre lesquelles il est souhaitable qu'il soit protégé (certaines vaccinations sont essentielles à son âge, d'autres ne sont pas ou plus nécessaires) :

- pour la vaccination pneumococcique conjuguée : elle n'est plus indiquée passé l'âge de 2 ans, sauf si l'enfant est à haut risque d'infection invasive pneumococcique (indication prolongée jusqu'à 5 ans);
- pour la vaccination Hib : elle n'est plus indiquée après l'âge de 5 ans;
- pour la vaccination coqueluche : la période à risque de formes graves est celle des 6 premiers mois, et particulièrement les trois premiers mois où peut survenir la coqueluche maligne; au-delà chez l'adolescent et l'adulte, le rattrapage reste utile afin d'éviter une infection longue et surtout contagieuse pour l'entourage.

Urgence de la protection infectieuse à assurer, la priorité doit être accordée :

- aux infections à germes invasifs encapsulés avant l'âge de 2 ans (pneumocoque, *Haemophilus influenzae* b, méningocoque);
- à la coqueluche avant l'âge de 6 mois;
- aux pathologies épidémiques telles que la rougeole à tout âge;
- à l'hépatite B, aux infections à HPV, et à nouveau la coqueluche à l'adolescence.

2. Modalités pratiques

Règles de base en vaccinologie :

- chaque dose de vaccin déjà donnée compte, quel que soit son type; on ne reprend plus, comme cela a été fait dans le passé, la vaccination à son début; il faut simplement compléter (ou mettre à jour) le calendrier;
- l'intervalle optimal de temps à respecter entre 2 injections d'un même vaccin dépend du temps vaccinal (primo-vaccination ou rappels) et du schéma recommandé.

a. Primo-vaccination

Le nouveau calendrier vaccinal 2013 a réduit à deux le nombre de doses de primo-vaccination du nourrisson, mais à la condition que l'intervalle entre les deux doses de vaccins (DTPCaHib-hépatite B et pneumocoque conjugué) soit élargi à 2 mois. Si l'intervalle a été de 1 mois seulement, comme cela était recommandé avant 2013, il faut alors poursuivre selon le schéma antérieur de primo-vaccination qui préconisait trois doses espacées de 4 semaines.

Enfin, le minimum toléré entre deux injections lors d'une primo-vaccination est de 3 semaines. En deçà, la seconde injection ne doit pas être prise en compte dans le calendrier de l'enfant.

b. Rappel

Pour être considérée comme une dose de rappel, celle-ci doit être administrée au mieux 6 mois après la dernière dose de la primo-vaccination, afin que la maturation de la réponse immune initiale ait eu le temps de s'effectuer (développement des cellules mémoires). Un délai plus long n'est pas préjudiciable à l'effet rappel proprement dit mais représente un risque pour le sujet dont la date de protection a été retardée. Le minimum toléré et validé pour le délai entre primo-vaccination et rappel est de 4 mois (hépatite B).

c. Types de vaccin

Tous les vaccins inactivés et sous-unités peuvent être administrés simultanément (le même jour en deux sites d'injection séparés). Il n'y a aucun intervalle à respecter entre deux vaccins inactivés ou sous-unités s'ils sont différents. On peut par exemple vacciner avec quelques jours d'intervalle dans cette situation.

Les vaccins atténués peuvent être administrés simultanément (le même jour) et avec n'importe quel autre vaccin (atténué ou inactivé ou sous-unité). Mais l'intervalle à respecter entre deux vaccins viraux atténués différents qui n'auraient pas été administrés le même jour est de 4 semaines (afin de ne pas neutraliser le second vaccin par la sécrétion d'interféron induite par le premier virus vaccinal).

3. Exemples

Des exemples type de rattrapages vaccinaux concernent :

- le BCG : dans les populations à risques jusqu'à l'âge de 15 ans;
- le vaccin ROR : 2 doses espacées de 1 mois minimum à toute personne née depuis 1980;
- le vaccin méningocoque conjugué C : 1 seule dose suffit après l'âge de 1 an (si non effectuée jusqu'à l'âge de 24 ans);
- le vaccin hépatite B (jusqu'à l'âge de 15 ans) : un schéma réduit à 2 doses est recommandé chez l'adolescent (11 à 15 ans) avec 6 mois d'intervalle entre les deux doses;
- le vaccin coquelucheux : l'application de la stratégie du *cocooning* pour prévenir la coqueluche du petit nourrisson s'effectue par la mise à jour du calendrier vaccinal des parents (et du reste de l'entourage de l'enfant; la fratrie, la nounou, les grands-parents le cas échéant…) non protégés (non à jour de leur calendrier vaccinal).

Point de vue de l'expert

Un cas clinique pourrait comporter des questions concernant :

- des vaccinations omises ou des interrogations parentales vis-à-vis d'un calendrier vaccinal à normaliser au cours des mois suivants;
- les recommandations actuelles du vaccin pneumococcique conjugué 13 valences et ses conséquences épidémiologiques vis-à-vis des infections des voies aériennes supérieures, inférieures ou méningées;
- un rattrapage vaccinal (sujet à bien connaître car très riche de questions quelles que soient les modalités de l'examen).

Actualités pour le futur

Propositions du CTV possiblement à venir : recommandations concernant les vaccins contre les infections à *Rotavirus*.

Performances accrues d'une politique vaccinale vis-à-vis du vaccin contre la rougeole et le méningocoque de groupe C.

Renforcement de la stratégie de *cocooning* du nourrisson (coqueluche, grippe).

Références

Grimprel, E., 2011. Vaccinations de l'enfant. In : Bourrillon, A. (Eds.), Pédiatrie pour le Praticien. sixth ed. Elsevier Masson, Paris.

	Calendrier vaccinal 2014 - (Ministère de la Santé) http://www.sante.gouv.fr/calendrier-vaccinal.html
	Site Infovac www.infovac.fr
	Vaccination des nourrissons contre les infections à rotavirus. Recommandations – 2013 – (HCSP) http://www.hcsp.fr/explore.cgi/avisrapportsdomaine?clefr=404

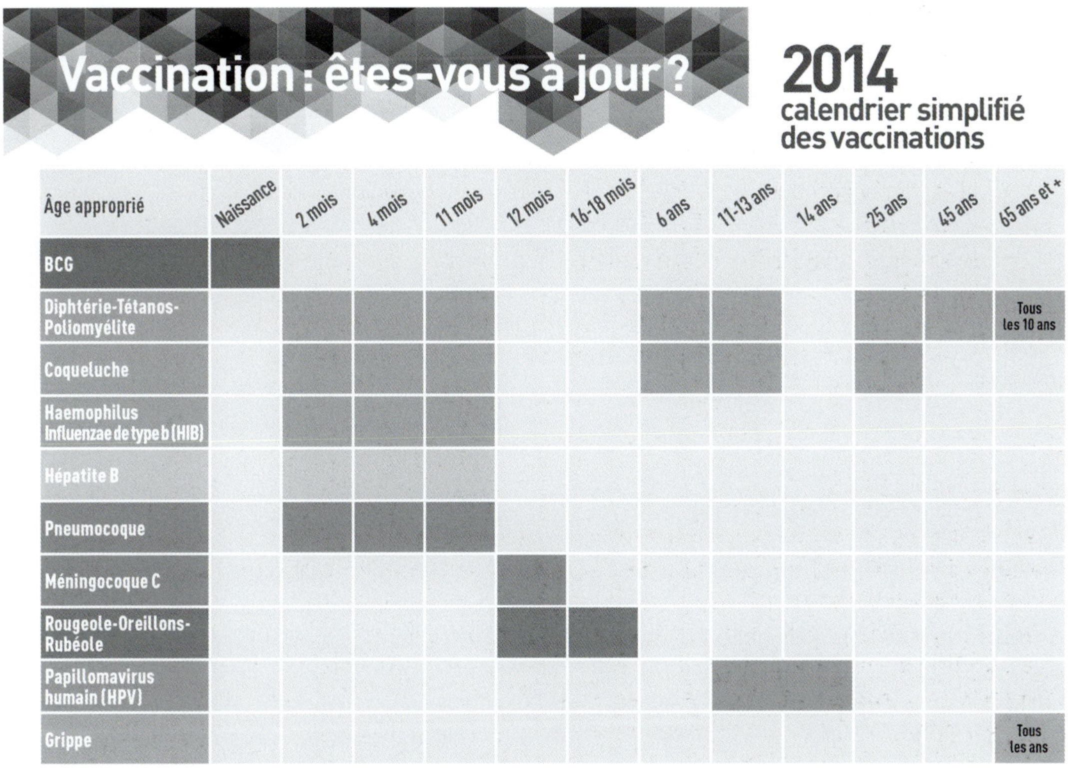

V

Pneumologie – Cardiologie

CHAPITRE

29

Détresse respiratoire aiguë chez le nourrisson et l'enfant

Items et objectifs CNCI

Item 199 – UE 7 – Dyspnée aiguë et chronique

- Diagnostiquer une dyspnée aiguë chez l'enfant.

Item 354 – UE 11 – Détresse respiratoire aiguë du nourrisson, de l'enfant et de l'adulte

- Diagnostiquer un corps étranger du carrefour aérodigestif et des voies aériennes.
- Diagnostiquer une détresse respiratoire aiguë du nourrisson, de l'enfant.
- Identifier les situations d'urgences et planifier leur prise en charge préhospitalière et hospitalière.

Item 355 – UE 11 – Insuffisance respiratoire aiguë

- Diagnostiquer une insuffisance respiratoire aiguë.
- Connaître les principes de la prise en charge en urgence.

Avant de commencer…

Une gêne respiratoire est un motif fréquent et parfois urgent de consultation chez les enfants.

La démarche d'analyse sémiologique, centrée sur l'inspection, suffit le plus souvent à :

- porter le diagnostic de détresse respiratoire aiguë ;
- évaluer sa tolérance ;
- apprécier son mécanisme et sa topographie.

L'urgence est d'assurer le maintien des fonctions vitales et d'identifier la cause.
Le plus souvent, il s'agit d'une infection des voies aériennes ou d'une crise d'asthme.
La recherche de signes d'insuffisance cardiaque aiguë doit être systématique.
Toute dyspnée d'installation brutale après 6 mois doit faire évoquer une inhalation de corps étranger.

I. Pour bien comprendre

A. Généralités

Les objectifs indispensables de l'évaluation médicale sont de :

- reconnaître les symptômes de gêne respiratoire chez un nourrisson et un enfant ;
- chiffrer la fréquence respiratoire et se référer aux valeurs normales pour l'âge ;
- apprécier la tolérance d'une détresse respiratoire aiguë ;
- assurer les gestes d'urgence permettant la préservation des fonctions vitales ;
- cerner rapidement le contexte d'apparition des signes respiratoires ;
- trouver une cause en s'orientant avant tout sur les données sémiologiques cliniques.

B. Définitions

Plusieurs termes sont utilisés pour décrire un enfant « gêné pour respirer » :

- dyspnée aiguë (item 199) ;
- détresse respiratoire aiguë (item 354) ;
- insuffisance respiratoire aiguë (item 355).

La **dyspnée aiguë** caractérise une perception anormale et désagréable de la respiration qu'est susceptible de rapporter un patient. Ceci n'est évidemment pas possible chez le nourrisson et le jeune enfant. À ces âges, c'est l'entourage immédiat qui est alerté par une respiration jugée rapide ou une irrégularité du rythme respiratoire, des accès de toux, des bruits respiratoires, des signes de lutte, parfois des difficultés alimentaires. L'enfant plus âgé peut exprimer des difficultés à parler ou à la reprise inspiratoire.

La **détresse respiratoire aiguë** (DRA) est la manifestation clinique de la gravité d'une affection de l'appareil respiratoire, traduisant la difficulté de répondre à la demande ventilatoire (polypnée, signes de lutte respiratoire).

L'**insuffisance respiratoire aiguë** correspond à l'existence d'une hypoxie tissulaire, dont les causes possibles sont l'hypoxémie (diminution de la PaO_2 reliée possiblement à une baisse de la fraction inspirée en oxygène, une hypoventilation alvéolaire, une anomalie de diffusion ou de ventilation/perfusion, un shunt anatomique), un défaut de transport de l'oxygène (anémie), un débit sanguin insuffisant (choc), une anomalie d'extraction cellulaire.

C. Normes de fréquence respiratoire

Les normes de fréquence respiratoire (FR) chez l'enfant varient avec l'âge, la fièvre, l'agitation, l'anxiété (tableau 29.1). Elles sont à connaître pour la pratique médicale et l'ECN.

Ainsi, un nouveau-né qui respire à une FR de 15/min est en détresse respiratoire aiguë avec épuisement, alors qu'un adolescent avec la même FR est eupnéique.

Tableau 29.1. Normes de fréquence respiratoire chez l'enfant.

Âge	FR (/min)
< 1 mois	30–50
1–6 mois	20–40
6–24 mois	20–30
2–12 ans	16–24
13–18 ans	12–25

II. Détresse respiratoire aiguë

A. Évaluer la détresse respiratoire

1. Reconnaître un enfant en détresse respiratoire

L'analyse de la ventilation repose sur 4 paramètres :

- fréquence respiratoire : comparaison aux normes pour l'âge;
- travail respiratoire : recherche des signes de lutte respiratoire :
  - balancement thoraco-abdominal,
  - tirage (valeur localisatrice du siège de l'obstruction : sus-sternal, intercostal, sous-sternal),
  - battement des ailes du nez,
  - entonnoir xiphoïdien,
  - geignement expiratoire (traduisant souvent une atteinte alvéolaire);
- volumes pulmonaires : inspection de l'expansion thoracique et auscultation;
- oxygénation : appréciation de la coloration de l'enfant, et prise de la sat(O_2).

Chiffrage de la fréquence respiratoire, signes de lutte.

2. Apprécier les facteurs de gravité et la tolérance de la DRA

Terrains spécifiques à risque d'exacerbation grave :

- prématurité, âge <6 semaines (indication d'hospitalisation pour une bronchiolite);
- cardiopathie ou maladie respiratoire sous-jacente (mucoviscidose);
- drépanocytose, immunosuppression.

La qualité de l'environnement familial intervient dans l'estimation du risque de gravité. L'évaluation des capacités de compréhension des parents et de la qualité du suivi à domicile est essentielle en cas de décision de prise en charge ambulatoire.

Signes de mauvaise tolérance symptomatique :

- signes de gravité respiratoires :
  - difficultés à parler (si en âge),
  - bradypnée secondaire (épuisement), apnées,
  - signes d'hypoxie (pâleur, cyanose, SaO_2 <92 %) ou d'hypercapnie (sueurs);
- troubles hémodynamiques (retentissement ou cause) :
  - tachycardie, TRC ≥3 secondes, pouls filants,
  - hépatomégalie, souffle cardiaque;
- retentissement neurologique :
  - épuisement avec hypomimie,
  - agitation, somnolence;
- retentissement sur l'alimentation :
  - difficultés à la prise des biberons ou des tétées,
  - signes de déshydratation et/ou de dénutrition.

Examens complémentaires potentiellement utiles :

- radiographie de thorax : identifier une éventuelle cause à la DRA ;
- gaz du sang veineux : chiffrer la capnie dans les DRA les plus sévères (norme de PCO_2 chez l'enfant < 46 mmHg).

Identifier : apnées, signes d'insuffisance cardiaque, difficultés alimentaires, terrain.

B. Identifier la cause de la détresse respiratoire

1. Reconnaître d'emblée les tableaux cliniques typiques (tableau 29.2) :

Tableau 29.2. Situations typiques de DRA.

- Dyspnée expiratoire avec toux, *wheezing* et sibilants chez un asthmatique : **crise d'asthme**
- Dyspnée expiratoire avec toux, *wheezing* et sibilants chez un nourrisson : **bronchiolite**
- Dyspnée inspiratoire et toux rauque, à début nocturne : **laryngite sous-glottique**
- Dyspnée persistante après syndrome d'inhalation : **corps étranger inhalé**
- Polypnée fébrile, avec foyer de crépitants à l'auscultation : **bronchopneumonie**
- Polypnée, avec souffle cardiaque, tachycardie et hépatomégalie : **insuffisance cardiaque**

La plupart de ces causes sont détaillées dans d'autres chapitres.

La laryngite aiguë sous-glottique, l'inhalation de corps étranger et l'insuffisance cardiaque sont traitées ci-après.

2. S'orienter par la clinique dans les tableaux moins typiques (tableau 29.3)

Tableau 29.3. Principales causes de dyspnée aiguë.

Bruits associés	Temps de la dyspnée et caractéristiques auscultatoires	Signes associés	Diagnostic à évoquer
Dyspnées bruyantes (auscultation variable)	Inspiratoire	Obstruction nasale	Rhinopharyngite obstructive
		Fièvre, douleur à la déglutition	Amygdalite, abcès rétropharyngé
		Début nocturne Cornage	Laryngite sous-glottique
		Début brutal, lors d'une ingestion	Corps étranger laryngé
		Toux quinteuse émétisante ± Chant du coq (jeune enfant)	Coqueluche
	Expiratoire	± *Wheezing*	Bronchiolite Asthme
		Syndrome d'inhalation	Corps étranger bronchique
	Aux 2 temps		Compression trachéale extrinsèque Corps étranger trachéal
Dyspnées non bruyantes (auscultation anormale)	Crépitants	Fièvre, altération état général	Pneumopathie, pleurésie
		Tachycardie, hépatomégalie ± Souffle	Myocardite aiguë Insuffisance cardiaque, OAP
	Silence auscultatoire	Douleur thoracique aiguë	Pneumothorax

Bruits associés	Temps de la dyspnée et caractéristiques auscultatoires	Signes associés	Diagnostic à évoquer
Dyspnées sine materia (auscultation normale)		Polyuro-polydipsie Perte de poids	Acidocétose diabétique
		Variable	Hyperthermie État de choc, anémie Pathologie neuroméningée Causes psychogènes

3. Prescrire d'éventuels examens complémentaires

Radiographie du thorax de face en inspiration :

- indications détaillées dans chaque chapitre spécifique ;
- systématique dès qu'il existe un doute diagnostique, ou dès que la DRA est sévère.

Gaz du sang veineux :

- signes d'hypoventilation :
  - apnées, pauses respiratoires,
  - sueurs, troubles de conscience ;
- acidocétose diabétique.

Autres (selon le contexte) :

- glycémie capillaire : dyspnée sine materia ;
- NFS : syndrome anémique, drépanocytose, sepsis, fièvre avant l'âge de 3 mois ;
- endoscopie bronchique : suspicion de corps étranger inhalé (voir *infra*).

L'orientation diagnostique est quasi exclusivement clinique.

C. Prendre en charge une DRA

Mesures urgentes, quel que soit le diagnostic :

- libération des voies aériennes supérieures ;
- mise en proclive (nourrisson) ou position 1/2 assise (enfant) ;
- initiation du traitement spécifique si cause évidente (par ex. : crise d'asthme) ;
- si hors milieu hospitalier : évaluer la nécessité d'un transfert médicalisé (Samu) ;
- si en service d'urgences :
  - oxygénothérapie adaptée à la saturation en O_2,
  - voie veineuse périphérique si altération de l'état hémodynamique ou général,
  - évaluer la nécessité d'un transfert en USI ;
- réévaluation clinique régulière.

Mesures spécifiques :

- en poursuivant la prise en charge symptomatique ;
- se référer à chaque chapitre spécifique.

Ne pas allonger un enfant en détresse respiratoire.

III. Points clés à propos de certaines causes

A. Laryngite aiguë sous-glottique

1. Généralités

Il s'agit de la cause la plus fréquente de dyspnée laryngée de l'enfant.

Elle concerne avant tout l'enfant entre les âges de 1 et 3 ans.

Elle succède volontiers à une rhinopharyngite aiguë virale (*Myxovirus parainfluenzae* et adénovirus).

2. Diagnostic

Les signes respiratoires s'installent de manière progressive, souvent la nuit.

Il s'agit le plus souvent d'une toux rauque, accompagnée d'un cornage (bruit laryngé attestant du siège sous-glottique). Une détresse respiratoire peut être présente, habituellement une bradypnée inspiratoire, parfois une tachypnée chez le nourrisson, avec des signes de lutte respiratoire hauts.

L'enfant a une température modérément élevée. Sont état général est conservé.

Diagnostics différentiels possibles :

- angiome sous-glottique : à évoquer systématiquement en cas de laryngite chez un nourrisson âgé de moins de 6 mois ; le diagnostic nécessite une fibroscopie ORL ;
- corps étranger laryngé ou trachéal : à systématiquement évoquer en cas d'atypies cliniques : début très brutal, début diurne (surtout si au cours de jeux dans sa chambre), absence de contexte viral ;
- épiglottite aiguë (rarissime depuis la généralisation de la vaccination anti-*Haemophilus influenzae* b) : à évoquer en cas de tableau clinique alarmant avec sepsis et asphyxie ; classiquement la voix a disparu et il existe une hypersalivation ; appel immédiat du Samu impératif.

Laryngite aiguë avant l'âge de 6 mois → évoquer un angiome sous-glottique.

3. Prise en charge thérapeutique

En l'absence de signes de détresse respiratoire = toux rauque isolée :

- prise en charge ambulatoire ;
- corticothérapie *per os* pendant 1 à 3 jours.

En cas de détresse respiratoire = signes de lutte respiratoire au repos :

- en urgence : nébulisation(s) de corticoïdes et/ou d'adrénaline, :
  - surveillance de 4 heures souhaitable après une nébulisation d'adrénaline,
  - hospitalisation en cas de mauvaise réponse aux nébulisations ;
- corticothérapie *per os* pendant 1 à 3 jours.

Un avis ORL est indiqué en cas de laryngite avant 6 mois ou de laryngites récidivantes.

Laryngite avec détresse respiratoire : nébulisations d'adrénaline + corticothérapie orale.

B. Corps étranger des voies aériennes

1. Généralités

Il s'agit d'un accident de la vie courante fréquent chez l'enfant. L'incidence est maximale entre les âges de 1 et 2 ans, lorsque l'enfant commence à porter les objets à sa bouche (pas avant l'âge de 6 mois).

Les contextes de l'accident sont les apéritifs ou repas, les périodes de jeux. Le corps étranger (CE) est alimentaire dans près de 3/4 des cas (cacahuètes, noisettes, pistaches). Plus rarement, il s'agit de petits morceaux de jouets en plastique ou d'objets métalliques variés.

Le diagnostic de CE inhalé doit être évoqué chez tout nourrisson ou jeune enfant antérieurement sain ayant des signes de détresse respiratoire inhabituels et soudains, dans un contexte évocateur.

L'accident se traduit le plus souvent par un syndrome d'inhalation (accès asphyxique brutal, avec toux et cyanose). Le CE peut rester enclavé dans le larynx ou la partie haute de la trachée, responsable de signes cliniques persistants immédiats (tableau d'asphyxie ou signes de DRA). Dans la très grande majorité des cas, le CE est mobilisé par les efforts de toux. Il peut soit être expulsé des voies aériennes (absence de CE intrabronchique), soit être inhalé et se bloquer dans une bronche souche, une bronche lobaire, ou une bronche segmentaire. Dans ce dernier cas, l'enfant peut rester symptomatique, avec toux et polypnée. Si l'inhalation est méconnue, le CE se révèle à distance par une infection du territoire pulmonaire obstrué.

Dyspnée brutale chez un enfant → évoquer une inhalation de corps étranger.

2. Enquête diagnostique et mesures immédiates

a. Enquête clinique

Le diagnostic de CE inhalé peut être évoqué dans 3 circonstances :

- asphyxie brutale chez un enfant sans pathologie respiratoire connue ;
- syndrome d'inhalation typique rapporté par les parents (accès brutal de suffocation avec toux quinteuse puis cyanose, chez un enfant antérieurement sain, survenant au cours d'un repas ou d'un jeu, habituellement résolutif en quelques minutes) ;
- toux chronique ou pneumopathie prolongée malgré une antibiothérapie adaptée.

Le diagnostic topographique de l'enclavement du CE est aidé par la sémiologie :

- CE laryngé : dyspnée inspiratoire, toux permanente, dysphonie ;
- CE trachéal : dyspnée aux 2 temps variable suivant la position ;
- CE bronchique : dyspnée expiratoire modérée, asymétrie/anomalie auscultatoire.

Rechercher un syndrome d'inhalation à l'anamnèse.

b. Mesures immédiates

La figure 29.1 synthétise les mesures urgentes en cas d'asphyxie.

Un tableau d'asphyxie ou de dyspnée sévère impose l'hospitalisation en réanimation. Le transfert doit se faire par Samu, en évitant toute mobilisation accidentelle du CE lors du transport.

En cas de DRA sévère, une intubation immédiate permet de refouler le CE dans une bronche souche, de ventiler ainsi le côté libre, en attendant l'extraction du CE par un endoscopiste dans les plus brefs délais.

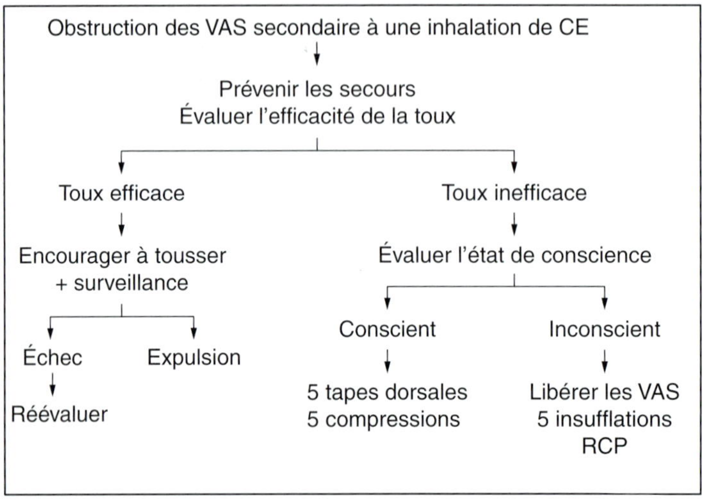

Fig. 29.1. Mesures d'urgence en cas d'asphyxie.
RCP : réanimation cardiopulmonaire.

Pas de manœuvres d'expulsion en cas de toux efficace.

c. Enquête paraclinique

La seule notion de syndrome d'inhalation doit conduire à rechercher un CE.

La **radiographie du thorax** de face en inspiration et en expiration (fig. 29.2) peut :

- objectiver un CE radio-opaque ;
- repérer des signes indirects de CE enclavé (créant un obstacle) :
  - atélectasie (obstacle complet) : opacité dense rétractile homogène et systématisée, attraction du médiastin du côté de l'opacité,
  - emphysème obstructif localisé (obstacle incomplet) : hyperclarté, élargissement des espaces intercostaux, refoulement médiastinal du côté opposé ;
- apparaître faussement normale dans les premières heures.

Le diagnostic repose sur la **fibroscopie bronchique**. Lorsque la probabilité diagnostique d'un CE récent est élevée (par exemple syndrome de pénétration typique et radiographie évocatrice), une endoscopie bronchique avec tube rigide est justifiée en première intention, car permettant l'extraction du CE dans de bonnes conditions. Dans les autres situations une endoscopie bronchique au tube souple est réalisée en première intention, car moins invasive (fig. 29.3).

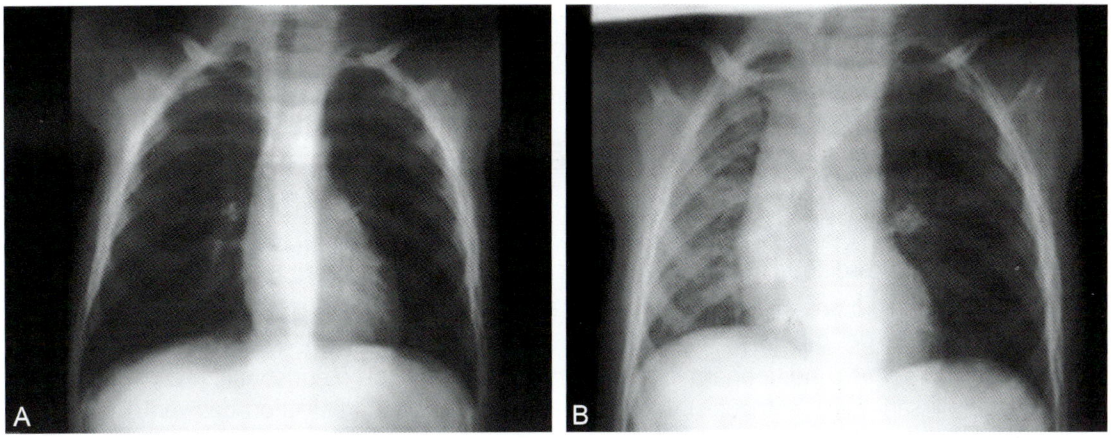

Fig. 29.2. Corps étranger inhalé chez un garçon de 19 mois.

A. Le cliché en inspiration est normal. B. Le cliché en expiration montre un trappage du poumon gauche.
Source : Imagerie thoracique en urgence chez l'enfant. C Durand et al., J Radiol 2005; 86 : 198–206. © Éditions Françaises de Radiologie, Paris.

Prescrire une radiographie du thorax en inspiration ET en expiration.

3. Prise en charge selon les circonstances (fig. 29.3)

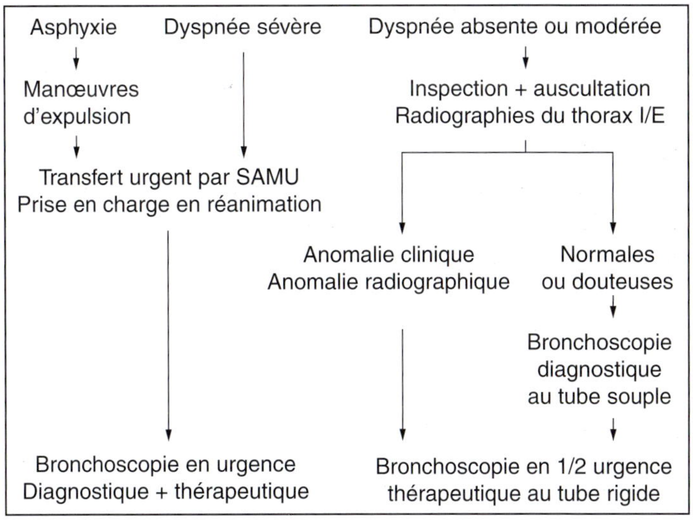

Fig. 29.3. Conduite à tenir en cas de situation de CE inhalé.

Extraction du CE enclavé par bronchoscopie rigide sous AG.

C. Insuffisance cardiaque aiguë

1. Généralités

L'insuffisance cardiaque (IC) aiguë est une cause rare de détresse respiratoire.

Elle correspond à une incapacité du cœur à assurer un débit sanguin adéquat et une oxygénation suffisante des différents organes.

Les 3 paramètres conditionnant le fonctionnement normal du cœur sont la précharge (qualité du remplissage des ventricules), la post-charge (résistances à l'éjection des ventricules) et la contractilité myocardique.

L'insuffisance cardiaque aiguë peut constituer un piège diagnostique pour le praticien.

La symptomatologie est liée aux signes de congestion pulmonaire par insuffisance cardiaque gauche (polypnée superficielle ou à l'effort, crépitants/sibilants, tachycardie, sudation) et aux signes de congestion veineuse par insuffisance cardiaque droite (hépatomégalie, œdèmes, turgescence jugulaire).

Les formes graves associent des signes d'insuffisance circulatoire (teint gris, marbrures, pouls filants, hypotension artérielle).

2. Diagnostic

a. Identification des signes d'insuffisance cardiaque aiguë

La présentation clinique chez le nourrisson peut être variable :

- symptômes digestifs :
  - refus du biberon, vomissements,
  - mauvaise prise pondérale ;
- symptômes respiratoires :
  - polypnée parfois isolée, essoufflement aux biberons avec sueurs,
  - détresse respiratoire aiguë avec crépitants et/ou sibilants ;
- symptômes cardiovasculaires :
  - tachycardie,
  - hépatomégalie,
  - souffle cardiaque (inconstant),
  - œdèmes (inconstant).

Chez le nouveau-né, le tableau est souvent celui d'un choc cardiogénique.

Chez l'enfant, la symptomatologie cardiorespiratoire domine à l'effort ou la nuit.

Une insuffisance cardiaque peut être facilement confondue avec une bronchiolite aiguë. Tachycardie en l'absence de fièvre, mauvaise prise pondérale depuis quelques semaines, hépatomégalie et/ou souffle auscultatoire doivent impérativement faire évoquer l'insuffisance cardiaque.

Symptômes d'IC chez le nourrisson : dyspnée aux biberons, tachycardie, hépatomégalie.

b. Enquête paraclinique

Avant tout :

- radiographie du thorax (cardiomégalie, opacités alvéolo-interstitielles, pleurésie);
- ECG (troubles du rythme, hypertrophie ventriculaire, ischémie myocardique);
- échocardiographie (cardiopathie, fonction ventriculaire, épanchement péricardique).

Autres examens utiles :

- gaz du sang;
- NFS, ionogramme sanguin, fonction rénale, transaminases, lactates.

Échocardiographie en urgence dans un service spécialisé.

c. Causes à évoquer chez le nourrisson

Avant tout :

- les shunts gauche-droite :
  - communication interventriculaire (CIV),
  - canal atrioventriculaire (CAV),
  - persistance du canal artériel (PCA);
- les myocardites infectieuses;
- les troubles du rythme cardiaque (notamment les tachycardies supraventriculaires).

Plus rarement :

- la coarctation de l'aorte (dépistée par l'absence des pouls fémoraux);
- une anomalie de naissance de la coronaire gauche;
- les myocardiopathies métaboliques.

Trois données cliniques à évaluer : cyanose, souffle cardiaque, pouls périphériques.

3. Prise en charge thérapeutique

Un service de réanimation pédiatrique doit être contacté.
Le respect de la séquence « ABC » est fondamentale (voir chapitre 66).

Le traitement symptomatique consiste à réduire la congestion et à augmenter le débit cardiaque :

- diminution des pressions de remplissage : diurétiques de l'anse IV = furosémide (Lasilix®);
- augmentation de la contractilité myocardique : inotrope positif = dobutamine (Dobutrex®);
- mesures adjuvantes : restriction hydrique initiale, apports caloriques suffisants ou augmentés.

Le traitement étiologique est essentiel.
Le pronostic est fonction de la cause diagnostiquée.

Détresse respiratoire + troubles hémodynamiques → palper le foie avant un remplissage vasculaire.

Point de vue de l'expert

Item à très bien connaître pour l'ECN et dans sa pratique médicale.

L'analyse des critères diagnostiques d'une détresse respiratoire aiguë du nourrisson, l'évaluation de sa sévérité, l'argumentation étiologique et les paramètres de surveillance sont à bien mémoriser.
Un cas clinique de l'ECN 2010 témoigne de l'importance d'une conduite diagnostique raisonnée.

Références

Benoist, G., 2013. Dyspnée aiguë. Pédiatrie. In : Berrebi, W. (Ed.), Diagnostics et thérapeutique. Guide pratique du symptôme à la prescription. sixth ed. Estem, Paris.

Biarent, D., Bingham, R., Eich, C., López-Herce, J., Maconochie, I., Rodríguez-Núñez, A., et al., 2010. European Ressuscitation Council Guidelines for Ressuscitation 2010. Paediatric life support. Ressuscitation 81 (10), 1364–1388.

CHAPITRE
30

Bronchiolite aiguë du nourrisson

Item et objectifs du CNCI

Item 151 – UE 6 – Infections bronchopulmonaires communautaires de l'adulte et de l'enfant

- Connaître la prévalence et les agents infectieux.
- Diagnostiquer les complications et connaître les critères d'hospitalisation ainsi que les traitements des bronchiolites.

Avant de commencer...

C'est une pathologie infectieuse virale très fréquente chez le nourrisson.

Le diagnostic est exclusivement clinique.
Les situations d'urgence sont liées à la sévérité des symptômes et aux risques liés au terrain.

L'attitude thérapeutique répond à un rationnel encore discuté malgré les conclusions de la dernière conférence de consensus (2000), auxquelles il convient à l'étudiant de se rapporter pour l'ECN.
Elle repose actuellement avant tout sur des mesures symptomatiques (désobstructions rhinopharyngées et fractionnement alimentaire), et sur des mesures d'hygiène pour la prévention des transmissions en milieu hospitalier.
La prise en charge est le plus souvent ambulatoire, avec des consignes de surveillance délivrées aux parents sur les signes devant conduire à une nouvelle évaluation médicale.

I. Pour bien comprendre

A. Définition

Le terme de bronchiolite englobe l'ensemble des bronchopathies obstructives.
Chez le nourrisson, elle est essentiellement d'origine infectieuse et liée le plus souvent au virus respiratoire syncytial humain (VRS).

La bronchiolite aiguë du nourrisson est à bien connaître pour la pratique médicale et l'ECN. L'attitude codifiée concerne le 1er épisode de cette affection (consensus de 2000).

La répétition des épisodes (au moins 3) définit l'asthme du nourrisson. La prise en charge diagnostique et thérapeutique est alors modifiée, elle est détaillée dans le chapitre Asthme (chapitre 32).

B. Épidémiologie

Cette pathologie infectieuse virale concerne par définition les nourrissons, particulièrement ceux âgés entre 2 et 8 mois. Le pic épidémique est hivernal.

Elle est hautement contagieuse et constitue un problème de santé publique. On évalue à 460 000 le nombre de nourrissons concernés par an (soit 30 % des nourrissons).

Le VRS est l'agent infectieux principal (60–70 %).

D'autres virus peuvent être identifiés, notamment le rhinovirus (environ 20 %), le virus *parainfluenzae*, le virus *influenzae* (grippe), le métapneumovirus, le coronavirus, et l'adénovirus.

C. Physiopathologie

La contamination est interhumaine, favorisée par la mise en collectivité.

Le VRS se transmet soit directement par les sécrétions contaminées, soit indirectement par les mains ou le matériel souillé. L'incubation est de 2 à 8 jours.

Une rhinopharyngite aiguë peu fébrile inaugure souvent l'infection à VRS. Dans environ 20 % des cas, cette rhinopharyngite se complète d'une atteinte bronchiolaire, responsable d'une dyspnée.

La multiplication virale débute dans les cellules des voies aériennes supérieures. Le VRS se localise et se multiplie ensuite dans les cellules épithéliales des bronchioles.

L'obstruction des voies aériennes, à la fois endoluminale (bouchon muqueux) et murale (inflammation pariétale) entraîne un piégeage de l'air, et contribue à un sifflement expiratoire souvent audible (*wheezing*). Un spasme bronchique par contraction musculaire lisse peut être présent, mais n'a qu'un rôle mineur dans les mécanismes de l'obstruction.

L'élimination du virus se prolonge sur 3 à 7 jours, parfois jusqu'à 4 semaines.

Infection virale (VRS surtout), épidémique et saisonnière, contagieuse.

II. Diagnostiquer une bronchiolite

A. Diagnostic clinique

1. Reconnaître une bronchiolite

Tableau clinique habituel :

- début par rhinopharyngite ;
- toux ;
- augmentation de la fréquence respiratoire ;
- signes de lutte respiratoire : tirage intercostal, balancement thoraco-abdominal, battement des ailes du nez, entonnoir xiphoïdien ;
- température normale ou peu élevée ;
- retentissement alimentaire : prises diminuées, vomissements faciles.

Anomalies de l'auscultation pulmonaire :

- dont la sémiologie témoigne du niveau de l'atteinte :
  - bronchiolaire : râles sibilants et freinage expiratoire (temps d'expiration augmenté),
  - alvéolaire (= broncho-alvéolite) : râles crépitants et/ou sous-crépitants ;
- silence auscultatoire parfois dans les formes graves.

2. Identifier une situation urgente

Comme dans toute pathologie aiguë, la gravité potentielle est liée à 3 facteurs :

- le terrain de l'enfant ;
- la sévérité clinique ;
- les capacités de surveillance de l'entourage.

Le tableau 30.1 présente les critères retenus par la conférence de consensus (2000).

Remarques :

- ne pas oublier l'évaluation de la prise alimentaire dans l'appréciation du retentissement clinique ; une prise < 50 % du volume habituel est un critère de gravité ;
- seule « l'intensité » des signes de lutte respiratoire, et non leur simple présence (fréquente dans cette pathologie), constitue un caractère de gravité.

Tableau 30.1. Critères de gravité de la bronchiolite aiguë.

Terrain	– Âge < 6 semaines – Prématurité < 34 SA, âge corrigé < 3 mois – Cardiopathie sous-jacente (shunt gauche-droite) – Pathologie pulmonaire chronique sévère (dysplasie bronchopulmonaire, mucoviscidose) – Immunosuppression – Antécédent de bronchiolite sévère
Sévérité clinique	– Aspect toxique (altération de l'état général), fièvre élevée – Apnées, cyanose (hypoxie), sueurs (hypercapnie), malaise – Fréquence respiratoire > 60/min – $sa(O_2)$ < 94 % sous air et au repos ou lors de la prise des biberons – Intensité des signes de lutte – Difficultés alimentaires, troubles digestifs compromettant l'hydratation – Trouble de ventilation (atélectasie) confirmé par une radiographie thoracique
Environnement	– Difficultés de condition de vie et de ressources sanitaires locales – Incapacité de surveillance, de compréhension, d'accès aux soins

Éléments importants : âge < 6 semaines et terrain à risque, $sa(O_2)$ < 94 %, difficultés alimentaires.

3. Écarter l'éventualité d'un autre diagnostic

Un 1er épisode de dyspnée sifflante peut être le mode de révélation d'autres diagnostics que celui d'une bronchiolite aiguë.

Signes d'inquiétude pouvant orienter vers ces diagnostics :

- manifestations respiratoires préalables (toux, encombrement), orientant vers une pathologie respiratoire chronique (trachéobronchomalacie, mucoviscidose...) ;
- stridor, orientant vers une pathologie obstructive congénitale (laryngomalacie, trachéobronchomalacie, obstruction bronchique...) ;
- souffle cardiaque, tachycardie, parfois hépatomégalie et œdèmes, orientant vers une insuffisance cardiaque ;
- mauvaise prise pondérale, orientant vers une pathologie chronique (cardiaque ou respiratoire).

Évoquer une myocardite aiguë en cas de dyspnée avec tachycardie et hépatomégalie.

B. Enquête paraclinique

1. Généralités

Le diagnostic de bronchiolite aiguë est exclusivement clinique.

Aucun examen complémentaire n'est nécessaire en cas de forme non sévère.

2. Indications d'explorations complémentaires

a. Radiographie de thorax de face

Prescription justifiée en cas de :

- signes de sévérité clinique (indiquant alors l'hospitalisation) ;
- suspicion d'un diagnostic différentiel ;
- persistance des symptômes après 5 à 7 jours d'évolution d'une bronchiolite initialement « banale ».

Signes radiographiques possibles (fig. 30.1) :

- distension thoracique :
  - hyperclarté des deux champs pulmonaires,
  - élargissement des espaces intercostaux, horizontalisation des côtes,
  - abaissement des coupoles diaphragmatiques,
  - le cœur apparaît souvent comme de petit volume ;
- atélectasie ;
- foyer de surinfection pulmonaire.

Repérer des éléments sémiologiques en rapport avec un diagnostic différentiel :

- cardiomégalie, pouvant argumenter le diagnostic de myocardite aiguë ;
- anomalies vasculaires...

b. Virologie respiratoire

La recherche du VRS dans les sécrétions rhinopharyngées n'est pas de pratique courante.

Elle n'a qu'un intérêt épidémiologique ou pour confirmer le diagnostic dans certains cas difficiles.

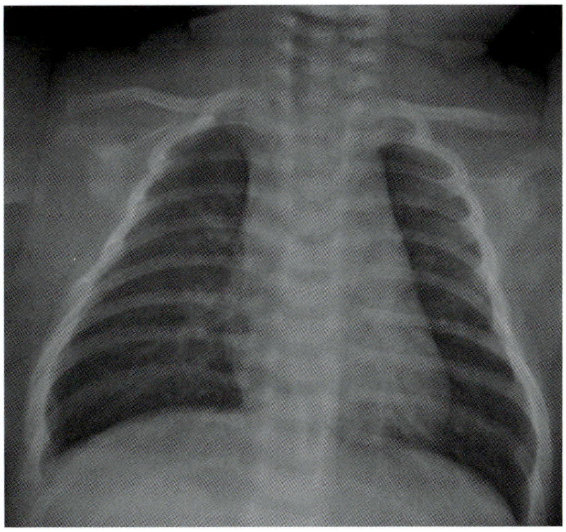

Fig. 30.1. **Radiographie de bronchiolite aiguë.**

c. Autres examens

Ils ne sont indiqués qu'au cas par cas, en fonction des données cliniques :

- NFS, CRP, hémoculture : en cas de fièvre mal tolérée ou si âge <3 mois;
- gaz du sang : en cas de détresse respiratoire aiguë sévère avec épuisement respiratoire, faisant poser la question d'un transfert en soins intensifs ou réanimation; une évaluation sur sang veineux est le plus souvent suffisante pour mesurer le degré d'hypercapnie;
- ionogramme sanguin : en cas de vomissements ou de perte de poids >5 %.

> Radiographie du thorax si signes de sévérité clinique ou doute diagnostique.

III. Argumenter l'attitude thérapeutique et planifier le suivi de l'enfant

A. Orientation

Le recours hospitalier ne doit concerner qu'une minorité d'enfants.

Il repose sur une décision médicale évaluée selon des critères précis.

Une unité hospitalière de très court séjour peut permettre d'apprécier l'évolution immédiate de la détresse respiratoire du nourrisson et la réponse aux mesures thérapeutiques proposées.

Les **critères d'hospitalisation** répondent aux critères de gravité mentionnés (tableau 30.1) :

- terrain à risque;
- sévérité symptomatique (détresse respiratoire, difficultés alimentaires);
- capacités de surveillance limitées de l'entourage.

En l'absence de ces critères, un traitement ambulatoire peut être proposé.

Le médecin doit néanmoins dispenser à la famille une information précise sur l'histoire naturelle de la maladie (notamment vis-à-vis de l'éventualité d'une toux résiduelle prolongée), et s'assurer de la bonne compréhension des signes d'aggravation devant conduire à une nouvelle consultation médicale (libérale ou hospitalière).

L'**isolement respiratoire** de l'enfant malade permet d'éviter des cas secondaires.

L'éviction de la collectivité d'enfants n'est pas obligatoire, mais sa fréquentation n'est pas souhaitable durant la phase aiguë de l'infection (recommandations du CSHPF, 2010).

Hospitalisation : en cas de signes de gravité (terrain, sévérité clinique, entourage).

B. Prise en charge thérapeutique

1. Principaux moyens thérapeutiques

a. Traitements symptomatiques

La **désobstruction rhinopharyngée** est essentielle.

Le lavage des fosses nasales se fait avec du sérum physiologique.

L'enfant doit être allongé sur le dos et sa tête penchée d'un côté puis de l'autre. On instille le sérum physiologique dans sa narine supérieure en une seule pression, sa bouche étant fermée par la main. Les mucosités sont alors expulsées par l'autre narine ou dégluties (informer les parents de l'éventualité d'émission de glaires non digérées dans les selles).

Une **hydratation suffisante** permet de fluidifier les sécrétions.

Un **traitement antipyrétique** est à prescrire en cas de fièvre élevée ou mal tolérée.

b. Traitements médicamenteux

Les **nébulisations** de bêta2-mimétiques ou d'adrénaline sont de faible intérêt. Elles peuvent parfois diminuer l'intensité de la gêne respiratoire. Les nébulisations de bêta2-mimétiques de courte durée d'action ne sont pas actuellement recommandées pour un 1er épisode de bronchiolite par la conférence de consensus de 2000. Elles peuvent toutefois apporter une amélioration symptomatique transitoire, et peuvent donc être tentées en pratique dans les formes sévères, mais ne doivent être poursuivies que si une amélioration est observée.

Les nébulisations de sérum salé hypertonique ne sont actuellement pas recommandées, mais pourraient avoir, comme les bronchodilatateurs, un effet symptomatique modeste.

Les **antibiotiques** n'ont pas d'indication en 1re intention (pathologie virale).

Ils sont nécessaires en cas de suspicion de surinfection bactérienne (fièvre $\geq$38,5 °C persistante, surtout si mal tolérée, d'apparition secondaire et/ou associée à un foyer radiologique), ou en cas d'OMA purulente associée.

Les germes redoutés sont les bactéries de surinfection les plus fréquemment en cause : *Haemophilus influenzae* non b, *Streptococcus pneumoniae*, plus rarement *Moraxella catarrhalis*. Les antibiotiques de recours sont : amoxicilline ou amoxicilline + acide clavulanique.

Les mucolytiques sont contre-indiqués chez le nourrisson.

Les corticoïdes oraux ou inhalés sont sans efficacité et ne doivent pas être prescrits.

c. Kinésithérapie respiratoire

Son application systématique est sans effet sur la guérison ou la durée d'hospitalisation.

Elle peut permettre une amélioration symptomatique transitoire chez les enfants les plus encombrés. Ses indications devraient être prochainement redéfinies par rapport aux conclusions de la conférence de consensus de 2000.

Le kinésithérapeute participe à l'éducation thérapeutique et la surveillance.

Lors d'une séance de kinésithérapie respiratoire, le praticien évalue :

- son indication et ses conditions de réalisation :
  - degré d'encombrement,
  - absence de critères de sévérité clinique justifiant un recours hospitalier,
  - nourrisson à jeun depuis au moins 2 heures;
- son efficacité et sa tolérance :
  - caractère productif et efficace de la toux,
  - éventuels épisodes sévères durant la séance (malaise, apnée, cyanose),
  - état clinique au décours (coloration, dyspnée, signes de lutte) ± contrôle oxymétrique.

Mesures symptomatiques avant tout : DRP, hydratation.
Kinésithérapie respiratoire non systématique.

2. Prise en charge en pratique

a. Formes cliniques sans gravité prises en charge en ambulatoire

Mesures symptomatiques avant tout :

- désobstructions rhinopharyngées avant chaque biberon;
- fractionnement des repas et, éventuellement, épaississement du lait artificiel;
- médicaments antipyrétiques (si température ≥ 38,5 °C).

Autres recommandations :

- aération de la pièce et température ≤ 19 °C;
- évitement du tabagisme passif.

b. Formes cliniques sévères prises en charge en milieu hospitalier

Mise en condition :

- scope cardiorespiratoire :
- voie veineuse périphérique si état cardiorespiratoire précaire;
- isolement respiratoire de type « gouttelettes » et mesures d'hygiène adaptées (masque, surblouse lors des soins, lavage mains au SHA à l'entrée et à la sortie de la chambre, stéthoscope spécifique).

Mesures symptomatiques :

- désobstruction rhinopharyngée ;
- hydratation et apports caloriques suffisants :
  - fractionnement des repas,
  - si asthénie ou persistance de vomissements malgré le fractionnement, mise en place d'une nutrition entérale,
  - rarement si épuisement respiratoire : arrêt de toute alimentation entérale, et mise en place d'une hydratation par voie veineuse périphérique ;
- kinésithérapie respiratoire :
  - indiquée si encombrement bronchique manifeste,
  - contre-indiquée si épuisement respiratoire ;
- médicament antipyrétique (si température $\geq 38{,}5$ °C).

Mesures spécifiques :

- oxygénothérapie pour assurer une $SaO_2 > 94$ % ;
- essai de nébulisations de bêta2-mimétiques ou d'adrénaline ;
- antibiothérapie orale si surinfection pulmonaire bactérienne suspectée, ou si OMA purulente associée.

C. Suivi de l'enfant

1. Suivi immédiat

Surveillance attentive de l'enfant hospitalisé :

- scope cardiorespiratoire, T°C, FR, sat(O_2), FC, conscience ;
- signes de lutte respiratoire, pauses respiratoires, auscultation pulmonaire ;
- poids, hydratation, aptitude à la prise alimentaire.

Consignes de surveillance en cas de prise en charge ambulatoire :

- T°C, état général, aptitude à la prise alimentaire ;
- surveillance parentale de l'évolution symptomatique ;
- évaluation de la réponse aux mesures de kinésithérapie respiratoire.

Une prise en charge ambulatoire doit être « encadrée ».

Les conseils de surveillance doivent être notés sur l'ordonnance et/ou dans le carnet de santé (signes de détresse respiratoire, difficultés à la prise alimentaire, fièvre mal tolérée).

Traitement ambulatoire : ne pas oublier de noter les consignes de surveillance.

2. Suivi à long terme et pronostic

L'évolution habituelle d'une bronchiolite conduit le plus souvent vers la guérison.

Un délai de 3 à 4 semaines étant nécessaire avant que ne soit renouvelée une activité mucociliaire efficace, il peut persister une toux résiduelle prolongée.

Le pronostic à long terme est lié à la fréquence des récidives. Ces récidives sont principalement favorisées à court terme par les facteurs suivants : sexe masculin, tabagisme maternel durant la grossesse, tabagisme passif à domicile, fréquentation de collectivités.

La persistance à plus long terme de manifestations d'asthme à l'âge scolaire est surtout influencée par le terrain atopique, familial ou personnel.

Troisième épisode de dyspnée sifflante = asthme de l'enfant âgé de moins de 36 mois.

3. Prévention des infections à VRS

a. Mesures préventives

Objectifs :

- réduire l'incidence de la bronchiolite et différer l'âge d'un 1er épisode ;
- éviter la dissémination de cette affection (caractère épidémique).

Mesures générales :

- éviction de facteurs favorisants (tabagisme passif, garde en collectivité avant l'âge de 6 mois pour les enfants les plus à risque) ;
- informations sur le mode de contamination, éducation aux DRP ;
- apprentissage de règles d'hygiène simples (lavage des mains avant de s'occuper de l'enfant) ; pour les enfants les plus à risque : port d'un masque et lavage des mains au SHA pour les personnes proches dès qu'elles sont atteintes d'une infection ORL ;
- décontamination quotidienne des objets et des surfaces en collectivité.

Mesures spécifiques en milieu hospitalier :

- mise en place d'un « plan bronchiolite » dans les services de pédiatrie ;
- port du masque et de gants pour le personnel soignant ; lavage des mains au SHA ; surblouse lors des soins proches.

b. Palivizumab

Le palivizumab (Synagis®) est un anticorps monoclonal humanisé dirigé contre le VRS. Il n'existe pas à ce jour de vaccin anti-VRS.

Du fait de son coût élevé, sa prescription est limitée en France aux enfants les plus à risque d'hospitalisation liée au VRS.

Indications retenues en France :

- enfants nés à un terme ≤ 32 SA et ayant une dysplasie bronchopulmonaire au moins légère :
  - si âge < 6 mois au début de la période épidémique,
  - si âge < 2 ans et ayant nécessité un traitement à visée respiratoire dans les 6 mois précédents ;
- enfants atteints d'une cardiopathie congénitale hémodynamiquement significative.

Son administration doit être initiée au début présumé de la saison épidémique, et poursuivie à raison de 1 injection par mois pendant la période considérée comme à risque d'infection à VRS.

Règles d'hygiène simples : lavages des mains, port de masque.

Point de vue de l'expert

Une question de pathologie respiratoire infectieuse extrêmement appréciée par les experts du CNCI :

- maladie fréquente et donc très utile à connaître pour un futur praticien ;
- rigueur des critères cliniques (diagnostic positif, évaluation de la gravité) ;
- prise en charge habituellement ambulatoire avec nécessité des consignes de surveillance.

Actualités pour le futur

La reformulation des indications de la kinésithérapie respiratoire devrait être prochainement précisée.
L'indication des bronchodilatateurs reste encore discutée.
L'étudiant doit cependant dans ces domaines « imprécis », toujours se référer aux conclusions actuelles de la conférence de consensus, susceptibles d'être nuancées dans les années à venir.

Références

Bourrillon, A., Holvoet-Vermaut, L., Vitoux-Brot, C., Thelot, B., 1997. Bronchiolites aiguës du nourrisson : tolérance ou intolérance ? Arch. Pediatr. 2, 111–115.

Gajdos, V., 2011. Bronchiolites aiguës. In : Bourillon, A., et al. (Eds.), Pédiatrie pour le praticien. sixth ed. Elsevier Masson, Paris.

	Antibiothérapie par voie générale dans les infections respiratoires basses : recommandations - 2005 - (Afssaps) http://ansm.sante.fr/var/ansm_site/storage/original/application/b33b6936699f3fefdd075316c40a0734.pdf
	Prise en charge de la bronchiolite du nourrisson : consensus - 2000 - (Anaes) http://www.has-sante.fr/portail/upload/docs/application/pdf/bronchio.pdf

CHAPITRE

31

Pneumonies aiguës communautaires de l'enfant

Item et objectifs du CNCI

Item 151 – UE 6 – Infections bronchopulmonaires communautaires de l'adulte et de l'enfant

- Connaître la prévalence et les agents infectieux.
- Diagnostiquer les complications et connaître les critères d'hospitalisation ainsi que les traitements des pneumonies communautaires.
- Connaître le traitement de la pneumonie à pneumocoque.

Avant de commencer...

La suspicion du diagnostic de pneumonie aiguë est clinique.
La confirmation par une radiographie du thorax doit être systématique.
L'approche étiologique est habituellement probabiliste. La confirmation bactériologique est rarement obtenue (faible sensibilité des hémocultures).

Les situations d'urgence sont liées à la sévérité de la détresse respiratoire aiguë.
Le pneumocoque reste le germe redouté à tout âge.
L'argumentation thérapeutique repose sur des données épidémiologiques actualisées.

Le suivi immédiat est relié à l'évolution des signes infectieux et respiratoires.
La conduite à tenir en cas d'échec thérapeutique à 48–72 heures doit être connue.
Les pleurésies purulentes sont la complication évolutive la plus fréquente chez l'enfant.

I. Pour bien comprendre

A. Préambule

Le terme de **pneumopathie** traduit une pathologie pulmonaire, pas forcément d'origine infectieuse, par exemple : pneumopathie d'inhalation, pneumopathie interstitielle, pneumopathie d'hypersensibilité.

Les **pneumonies** aiguës traduisent une atteinte infectieuse du parenchyme pulmonaire.

Le qualificatif de **communautaires** concerne les infections acquises en ambulatoire, par opposition au terme de « nosocomiales » définissant celles acquises en milieu hospitalier.

Ce qui distingue les pneumonies aiguës de l'enfant de celles de l'adulte :

- des tableaux cliniques atypiques avec des signes extrathoraciques parfois au 1er plan : douleurs abdominales, syndrome pseudo-méningé (dans tous les cas, compter la fréquence respiratoire);
- la responsabilité prépondérante d'un agent infectieux selon l'âge : pneumocoque avant l'âge de 3 ans, *Mycoplasma pneumoniae* ensuite (caractère exceptionnel des pneumonies à légionnelles);
- l'absence d'indication habituelle des fluoroquinolones.

B. Épidémiologie

1. Prévalence

Les pneumonies aiguës représentent une cause majeure de mortalité chez les enfants âgés de moins de 5 ans dans les pays en voie de développement (près de 4 millions de décès par an).

Les données épidémiologiques sont à évaluer selon l'âge de l'enfant et le pays. En France, la majorité des pneumonies ou des pleuropneumopathies à pneumocoque concerne des enfants âgés de moins de 5 ans.

2. Agents infectieux

Virus à tropisme respiratoire.

Bactéries :

- avant tout :
  - *Streptococcus pneumoniae* (pneumocoque) : fréquent à tout âge,
  - *Mycoplasma pneumoniae* (mycoplasme) : principalement après 3 ans;
- plus rarement :
  - *Staphylococcus aureus* : pleuropneumopathie bulleuse du nourrisson et pneumonie nécrosante possiblement reliées à la leucocidine de Panton et Valentine,
  - Streptocoque bêta-hémolytique du groupe A : tableau clinique volontiers sévère,
  - *Haemophilus influenzae* b : exceptionnellement en cause depuis la généralisation de la vaccination anti-*Haemophilus influenzae* b.

Des co-infections (virus + bactérie; pneumocoque + mycoplasme) sont parfois observées.

Redouter en 1er lieu le pneumocoque à tout âge.

3. Impact de la vaccination pneumococcique

La vaccination pneumococcique est détaillée dans le chapitre 28.

Il existe 2 types de vaccin : vaccin pneumococcique conjugué 13 valences (Prévenar 13®) recommandé pour tous les enfants avant l'âge de 2 ans, et le vaccin polyosidique 23 valent (Pneumo 23®) recommandé après l'âge de 5 ans pour certains terrains à risque.

Aucun de ces vaccins ne contient tous les sérotypes de pneumocoque. Une couverture vaccinale même correcte ne remet donc pas en cause les indications antibiotiques proposées.

C. Physiopathologie

La contamination des agents infectieux en cause est interhumaine.

La voie de pénétration s'effectue le plus souvent à partir des VAS (initialement atteintes) *via* les gouttelettes de Pflügge. Les VAS et les VAI ont une continuité anatomique, une structure mucociliaire et des mécanismes de défense proches.

La voie hématogène au cours de bactériémies est beaucoup plus rare.

Les voies respiratoires basses (sous-glottiques) sont physiologiquement stériles.

Elles sont protégées contre les infections bactériennes et virales par divers systèmes de défense mécanique (filtration de l'air inspiré par le nez, réflexes d'expulsion, protection mucociliaire) et immunophagocytaire (macrophages alvéolaires, PNN, immunoglobulines, cytokines).

La survenue d'une pneumonie résulte schématiquement de la conjonction d'une agression pulmonaire bactérienne (pneumocoque le plus souvent) ou virale et d'une altération des mécanismes de défense dans un contexte de vulnérabilité accrue chez l'enfant : jeune âge (nourrisson), promiscuité (logement, transport en commun, garde en crèche), environnement (tabagisme passif, pollution).

La pneumonie n'est pas une maladie contagieuse en elle-même.

Aucun isolement n'est recommandé en cas de pneumonie bactérienne communautaire.

Il convient d'en prévenir la survenue et les complications plus sévères chez le jeune enfant par le respect du calendrier vaccinal (notamment vaccination pneumococcique) dont l'objectif est de prévenir l'infection bactérienne à partir des germes de portage dans un contexte fréquent de co-infection virale.

Aucun isolement n'est recommandé en cas de pneumonie bactérienne communautaire.

II. Diagnostiquer une pneumonie aiguë

A. Diagnostic positif

1. Évocation clinique

L'origine basse d'une infection est cliniquement évoquée devant l'association :

- d'une toux fébrile ;
- et d'au moins un des paramètres suivants :
  - augmentation de fréquence respiratoire (parfois reliée au niveau thermique),
  - existence de signes de lutte,

- anomalies à l'auscultation pulmonaire (diminution du murmure vésiculaire, crépitants en foyer, souffle tubaire).

Seule la radiographie de thorax permet d'affirmer le diagnostic.

Elle doit donc être prescrite lorsque les signes d'orientation clinique sont présents.

2. Confirmation radiographique

Le cliché de 1re intention est une radiographie du thorax de face en inspiration.

Il pourra être complété d'un cliché de profil si cela est jugé nécessaire par le radiologue ou le clinicien.

Les images évoquant la pneumonie sont habituellement précoces.

La pneumonie se traduit par une opacité. Il est important de préciser son caractère systématisé ou non, la présence en son sein d'un éventuel bronchogramme aérien (qui permet d'en affirmer la nature alvéolaire), son éventuel caractère rétractile ou expansif (qui fera redouter un autre diagnostic), l'association à des complications (épanchement, abcès), et sa localisation.

La localisation de la pneumonie peut être parfois précisée grâce à des règles simples (fig. 31.1) :

- une opacité de la base droite effaçant le bord droit du cœur mais pas la ligne diaphragmatique droite siège dans le lobe moyen ;
- une opacité de la base droite effaçant la ligne diaphragmatique droite, mais pas le bord droit du cœur siège dans le lobe inférieur droit ;
- une opacité de la base gauche effaçant le bord gauche du cœur mais pas la ligne diaphragmatique gauche siège dans la lingula ;
- une opacité de la base gauche effaçant la ligne diaphragmatique gauche, mais pas le bord gauche du cœur siège dans le lobe inférieur gauche ; elle peut-être entièrement rétrocardiaque et identifiable seulement par la perte de la ligne diaphragmatique.

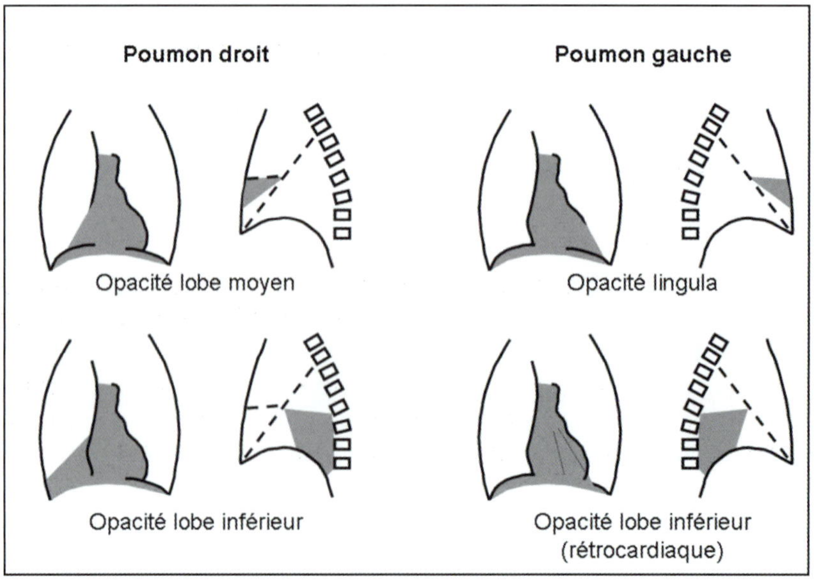

Fig. 31.1. Localisation de la pneumonie aiguë.

Toute toux fébrile n'est pas une pneumonie. Chiffrer la FR.
Confirmer le diagnostic par un cliché thoracique de face.

B. Appréciation de la gravité

Comme dans toute pathologie aiguë, la gravité potentielle est liée à 3 facteurs :

- le terrain de l'enfant ;
- la sévérité clinique ;
- les capacités de surveillance de l'entourage.

Le tableau 31.1 présente les critères retenus par les recommandations de l'Afssaps (2005).

Tableau 31.1. Critères de gravité d'une pneumonie aiguë.

Terrain	– Âge < 6 mois – Cardiopathie sous-jacente, pathologie pulmonaire chronique – Drépanocytose, immunosuppression
Sévérité clinique	– Fièvre élevée, aspect toxique, troubles hémodynamiques – FR très élevée pour l'âge, intensité des signes de lutte – Cyanose, sat(O_2) < 95 % sous air (signes d'hypoxie) – Sueurs, troubles de conscience (signes d'hypercapnie) – Difficultés à s'alimenter (dyspnée à la prise des biberons) – Pneumonie très étendue (≥ 2 lobes), adénopathies intertrachéobronchiques – Épanchement pleural (en dehors d'un comblement du cul-de-sac), abcès
Environnement	– Difficultés de conditions de vie et de ressources sanitaires locales – Incapacité de surveillance, de compréhension, d'accès aux soins

Retenir : terrain, dyspnée à la prise des biberons, oxygénodépendance, pneumopathie étendue.

C. Orientation étiologique

1. Principaux germes

Certains arguments cliniques et radiographiques peuvent orienter le diagnostic étiologique. Ils ne sont proposés qu'à titre de « repères » pour les trois principaux agents infectieux en cause (tableau 31.2).

Radiologiquement, les foyers de condensation segmentaire ou lobaire sont évocateurs mais non spécifiques d'une pneumonie à pneumocoque (fig. 31.2). Un syndrome interstitiel peut orienter vers une pneumonie à mycoplasme. Les pneumonies rondes (fig. 31.3) sont particulières à l'enfant.

En pratique, cette approche probabiliste est souvent mise en défaut.

Tableau 31.2. **Orientation étiologique des pneumonies aiguës.**

	Virus	Pneumocoque	Mycoplasme
Âge	Tout âge	Tout âge	> 3 ans
Contexte	Épidémique	Sporadique	Épidémique
Mode de début	Progressif	Brutal	Progressif
Fièvre	++	+++	+
Signes respiratoires	Rhinopharyngite, toux Ronchis ± sibilants Pas de foyer auscultatoire	Toux parfois différée Douleur thoracique Foyer auscultatoire	Toux sèche durable ± Foyer auscultatoire
Signes associés	État général conservé Diarrhée Éruptions, myalgies	AEG Tableau pseudo-appendiculaire Signes pseudo-méningés	État général conservé Éruption, érythème polymorphe Myalgies Conjonctivite
Tolérance clinique	Bonne	Mauvaise	Souvent bonne
Radiologie	Opacités mal limitées et bilatérales	Opacité systématisée habituellement unilobaire et avec bronchogramme aérien	Opacités mal limitées et bilatérales
Biologie	Sd inflammatoire absent ou modéré	Sd inflammatoire franc	Sd inflammatoire modéré

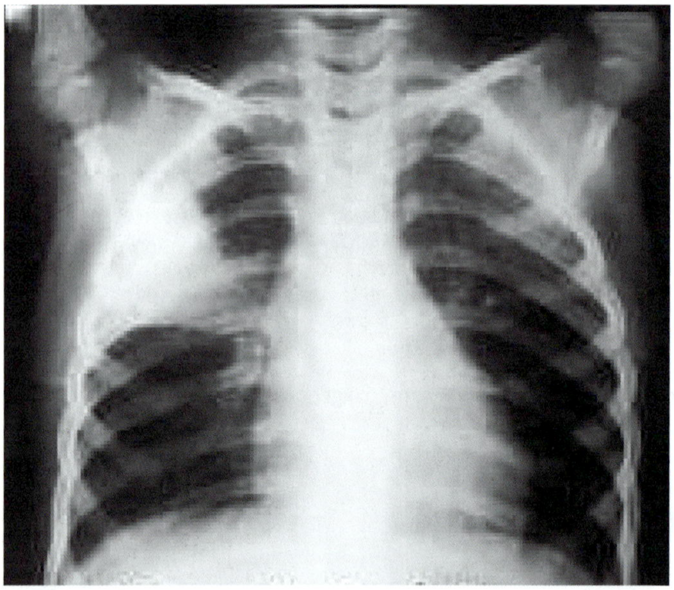

Fig. 31.2. **Foyer du lobe supérieur droit.**

2. Staphylococcie pleuropulmonaire du nourrisson

Le germe en cause est *Staphylococcus aureus*.

La porte d'entrée est avant tout respiratoire, parfois par voie hématogène à point de départ cutané. En cas d'allaitement au sein, un abcès mammaire doit être recherché.

Le tableau clinique n'est pas spécifique mais volontiers sévère.

Il existe fréquemment des signes de détresse respiratoire et des signes généraux marqués témoignant souvent d'un sepsis sévère (tachycardie, TRC allongé). Les signes digestifs peuvent être au premier plan notamment chez le jeune nourrisson avec un météorisme abdominal « pseudo-occlusif ».

Radiologiquement, des images bulleuses doivent faire suspecter ce diagnostic (fig. 31.4).

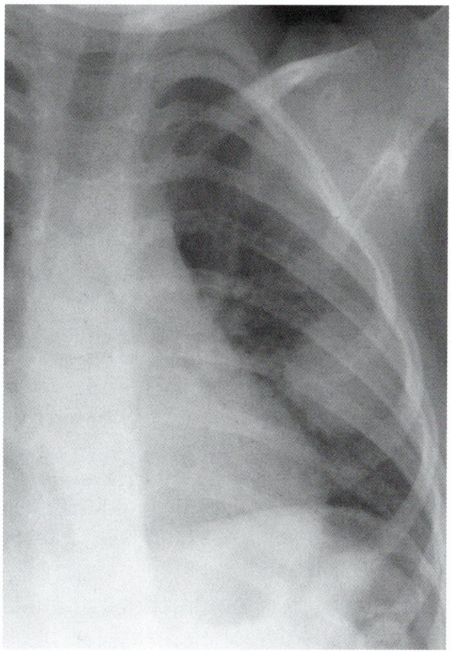

Fig. 31.3. Pneumonie ronde.

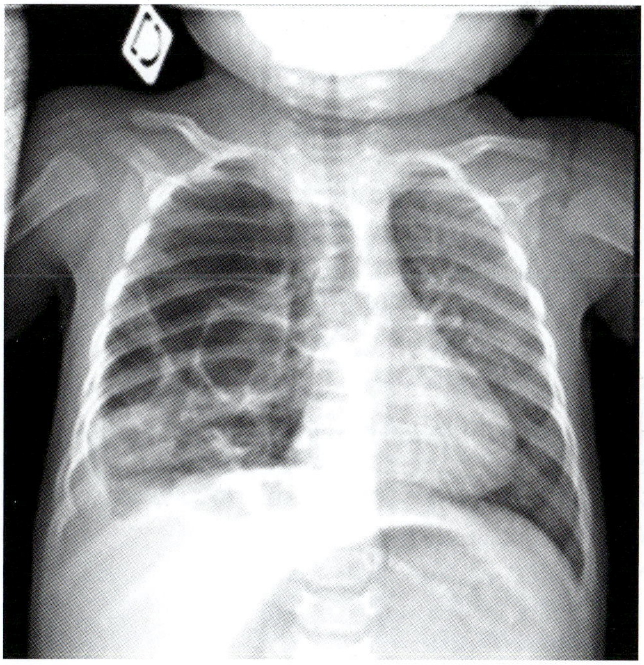

Fig. 31.4. Pleuropneumopathie à *S. aureus*.

D. Enquête paraclinique

1. Généralités

La confirmation diagnostique par une radiographie du thorax doit être systématique.

Aucun autre examen complémentaire n'est habituellement nécessaire en cas de pneumonie aiguë sans critères de gravité, autorisant une prise en charge en ambulatoire. Les indications d'autres examens paracliniques sont surtout réservées aux formes sévères justifiant d'une prise en charge hospitalière.

Aucun de ces autres examens ne doit retarder le début de l'antibiothérapie.

Celle-ci est dans tous les cas initialement probabiliste, adaptée selon l'âge, le contexte clinique et les données épidémiologiques bactériennes locales.

2. Autres examens paracliniques (en dehors du cliché thoracique)

a. Examens biologiques

Le bilan inflammatoire (NFS, CRP ou PCT) peut orienter vers la responsabilité d'un pyogène dans la pneumopathie, en cas de CRP élevée (notamment si > 100 mg/L), de PCT élevée (notamment si > 5 μg/L) ou d'hyperleucocytose à PNN marquée (notamment si > 10 000/mm^3). Toutefois, leurs valeurs prédictives positives et négatives sont insuffisantes pour permettre un diagnostic microbiologique fiable.

La répétition de ce bilan au cours de l'évolution peut être intéressante pour juger de l'efficacité thérapeutique.

Le mycoplasme peut s'accompagner d'une anémie hémolytique. Exceptionnellement, anémie et thrombopénie peuvent être présentes, secondaires à un syndrome hémolytique et urémique post-pneumococcique.

Le ionogramme sanguin peut parfois montrer des conséquences de troubles digestifs, possible SIADH associé au pneumocoque (hyponatrémie), exceptionnellement insuffisance rénale par SHU post-pneumococcique.

b. Examens microbiologiques

En cas de pneumonie aiguë :

- hémoculture : systématique (diagnostic de certitude mais sensibilité < 10 %);
- recherche d'antigène pneumococcique dans les urines (test Binax®) : faible intérêt chez l'enfant d'âge < 5 ans, du fait de faux positifs fréquents liés au portage pharyngé de pneumocoque; utile chez le plus âgé (avec une bonne VPN et VPP);
- recherche de mycoplasme par PCR sur sécrétions nasopharyngées et/ou sérologie, en fonction du contexte clinique;
- recherches virales par immunofluorescence ou PCR sur sécrétions nasopharyngées (surtout chez le nourrisson).

En cas d'épanchement pleural :

- ponction pleurale avec culture : systématique;
- recherche d'antigène pneumococcique sur liquide pleural : excellentes VPN et VPP; confirmation possible par PCR pneumocoque lorsque la culture reste négative;
- PCR d'ADNr 16 s sur liquide pleural, augmentant la sensibilité de la culture pour une identification bactérienne (à faire si culture négative);

E. Autres diagnostics

Hémoculture systématique chez un enfant hospitalisé pour pneumonie aiguë.

Il s'agit des diagnostics différentiels d'opacités radiologiques en climat fébrile.

Des éléments sémiologiques doivent attirer l'attention s'ils sont présents :

- opacité expansive, refoulant les organes de voisinage, et sans bronchogramme aérien : cet aspect oriente vers un processus tumoral ou malformatif;

- images aériques multiples au sein de l'opacité, faisant évoquer un processus malformatif ;
- antécédent récent de pneumopathie au même site, ou absence de guérison de l'épisode actuel, faisant évoquer un processus malformatif ou une obstruction endobronchique (corps étranger notamment).

F. Complications

1. Épanchement pleural

a. Diagnostic

Il est le plus souvent unilatéral :

- soit inflammation pleurale réactionnelle avec exsudat stérile ;
- soit infection pleurale avec épanchement purulent riche en bactéries.

Suspicion clinique :

- fièvre persistante malgré l'antibiothérapie initiale ;
- douleur thoracique ;
- immobilité d'un hémithorax ;
- diminution ou abolition du murmure vésiculaire du côté de l'épanchement ;
- matité du côté de l'épanchement ;

Confirmation radiographique (fig. 31.5) :

- opacité effaçant l'ensemble des lignes de voisinage (parfois limitée à un comblement d'un cul-de-sac pleural) ;
- ligne pleurale surnuméraire témoignant de l'épaississement pleural ;
- classique ligne de Damoiseau lorsque l'épanchement n'est pas cloisonné.

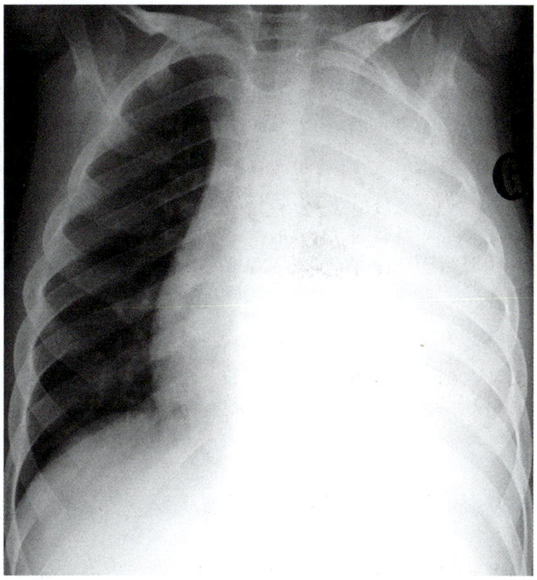

Fig. 31.5. Foyer pulmonaire gauche + épanchement supposé de grande abondance.

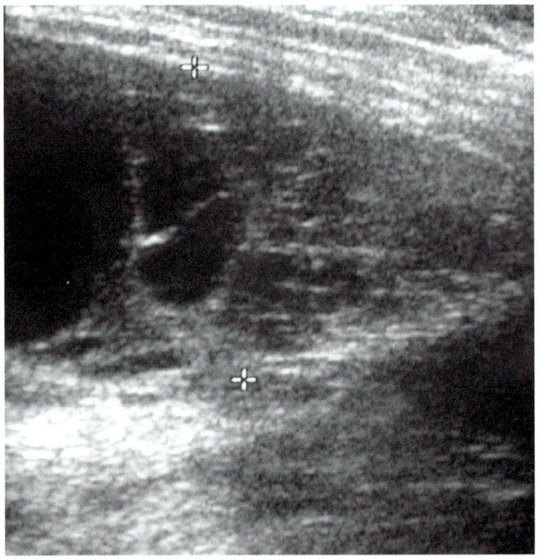

Fig. 31.6. Échographie thoracique d'un épanchement pleural cloisonné.

Échographie pleurale utile en complément du cliché thoracique (fig. 31.6) :

- évaluation quantitative du volume de l'épanchement (épaisseur);
- identification de l'existence de cloisons parfois précoce (pneumocoque);
- repérage initial avant ponction.

Scanner thoracique (injecté) réservé à certaines situations :

- évaluation des parts respectives de l'atteinte pleurale et des lésions parenchymateuses;
- élimination d'un diagnostic différentiel;
- guide pour la mise en place éventuelle d'un drain.

b. Ponction pleurale indispensable

Elle s'impose devant tout épanchement pleural fébrile.

Les analyses à faire sur le liquide pleural sont : biochimie (protides, glucose, LDH, pH), cytologie (numération cellulaire et formule), anatomo-pathologie (recherche de cellules anormales), bactériologie (examen direct, cultures, antigènes pneumococciques, PCR).

Dans le cadre d'un épanchement d'origine infectieuse, l'analyse montre un exsudat : protides > 30 g/L et LDH > 200 U/L. L'épanchement réactionnel est d'aspect citrin, sans germe au direct ou à la culture. Le caractère purulent est affirmé sur au moins l'un des critères suivants : aspect macroscopique, glucose inférieur à 0,4 g/L, LDH > 1 000 U/L, présence de bactéries. La présence d'une lymphocytose pleurale doit faire évoquer d'autres diagnostics : tuberculose, lymphome.

Ponction pleurale indispensable en cas d'épanchement.

2. Abcès

Il témoigne d'une nécrose tissulaire induite par l'infection.

Il est suspecté par la persistance de la fièvre malgré l'antibiothérapie initiale.

Il est confirmé par la radiographie de thorax : image aérique à paroi épaisse et irrégulière, avec ou sans niveau horizontal liquidien.

Une évaluation spécialisée est indispensable.

3. Pneumatocèle

Il témoigne également d'une nécrose tissulaire induite par l'infection, suivie d'un effet de « soufflage », aboutissant à un aspect de bulle à paroi fine, dont la disparition spontanée en plusieurs semaines est quasi constante. Elles peuvent être multiples.

La différence avec la notion « d'abcès » est assez ténue.

III. Argumenter l'attitude thérapeutique et planifier le suivi de l'enfant

A. Orientation

La connaissance des **critères d'hospitalisation** est exigée dans l'item.

Ils correspondent aux critères de gravité déjà mentionnés :

- terrain à risque;
- sévérité symptomatique (détresse respiratoire, difficultés alimentaires);
- capacités de surveillance limitées de l'entourage.

En l'absence de ces critères, un traitement ambulatoire peut être proposé.

Le médecin doit néanmoins dispenser à la famille une information précise sur l'histoire naturelle de la maladie, et s'assurer de la bonne compréhension des signes d'aggravation devant conduire à une nouvelle consultation médicale (libérale ou hospitalière).

Une réévaluation médicale à 48–72 heures du début du traitement est toujours indispensable en cas de prise en charge ambulatoire, et ce quelle que soit l'évolution.

Réévaluation systématique à 48–72 heures en cas de prise en charge ambulatoire.

B. Prise en charge thérapeutique

1. Antibiothérapie

a. Rationnel

Le traitement étiologique d'une pneumonie repose sur une antibiothérapie :

- systématique (car 1/3 de causes virales, 1/3 de causes bactériennes, 1/3 de causes mixtes);
- urgente (notamment en cas de signes de sévérité);
- probabiliste (selon l'âge de l'enfant et les données épidémiologiques locales actualisées).

Le choix initial d'un antibiotique peut s'avérer difficile car :

- aucun signe clinique ou paraclinique n'est prédictif de l'agent infectieux responsable;
- aucun examen bactériologique ne permet le plus souvent un diagnostic étiologique immédiat;
- aucun antibiotique ayant l'AMM pédiatrique ne recouvre toutes les bactéries potentielles.

Les profils de résistances aux antibiotiques sont actuellement :

- pour le pneumocoque : 30 % de PSDP (péni I + R), 30 % de résistance aux macrolides ;
- pour le mycoplasme : résistance naturelle aux bêtalactamines (car absence de paroi bactérienne), sensibilité constante aux macrolides.

Les C1G, C2G et C3G orales, le cotrimoxazole, et les tétracyclines ne sont pas indiqués.

b. Pneumonies sans signes de gravité : avant l'âge de 3 ans

Rappel : le pneumocoque est l'agent en cause le plus fréquent avant l'âge de 3 ans.

L'antibiothérapie recommandée en 1re intention est l'amoxicilline (Clamoxyl®) 80–100 mg/kg/j *per os* (sans dépasser 3 g/j) en 3 prises, pendant 10 jours.

En cas d'allergie aux pénicillines (diagnostic à porter avec prudence) sans contre-indication aux céphalosporines, il peut être prescrit une C3G injectable (céfotaxime, ceftriaxone).
En cas de contre-indication aux bêtalactamines (situation très rare), l'hospitalisation est souhaitable pour instituer une antibiothérapie adaptée par voie injectable.

En cas de souche supposée de PSDP (antécédents de pneumonie avant l'âge de 1 an, traitements antérieurs par bêtalactamines, hospitalisation récente il y a moins de 3 mois), il est inutile de prescrire des posologies élevées d'amoxicilline.
Dans de rares cas, seules l'absence de vaccination ou une vaccination incomplète contre *Haemophilus influenzae* de type b, et/ou la coexistence d'un syndrome otite-conjonctivite peuvent conduire à proposer l'association amoxicilline + acide clavulanique (Augmentin®) dosée à 80 mg/kg/j d'amoxicilline.

c. Pneumonies sans signes de gravité : après l'âge de 3 ans

Rappel : le pneumocoque et le mycoplasme sont les principaux agents infectieux en cause à partir de l'âge de 3 ans.
Le choix antibiotique initial probabiliste s'appuie sur l'analyse du tableau clinique et radiographique, bien que ceux-ci n'aient pas de valeur prédictive étiologique.
Chez un enfant sans terrain à risque, une bithérapie n'est pas indiquée d'emblée.

En cas de tableau évocateur d'une infection à pneumocoque, l'antibiothérapie recommandée est l'amoxicilline (Clamoxyl®) 80–100 mg/kg/j *per os* (sans dépasser 3 g/j) en 3 prises, pendant 10 jours.
En cas de contre-indication aux bêtalactamines (situation très rare), la pristinamycine (Pyostacine®) peut être utilisée après l'âge de 6 ans (sinon l'hospitalisation est souhaitable).

En cas de tableau évocateur d'une infection à mycoplasme, l'antibiothérapie recommandée est un macrolide ayant l'AMM dans cette indication (en privilégiant ceux prescrits pendant une durée courte) : azithromycine (Zithromax®) pendant 3 jours, clarithromycine (Zéclar®) pendant 5 à 10 jours, josamycine (Josacine®) pendant 14 jours.
Lorsque le tableau n'est pas franc, il faut toujours privilégier l'amoxicilline, le pneumocoque restant le germe le plus redouté.

d. Pneumonies avec signes de gravité

Le pneumocoque est toujours pris en compte en premier lieu.

En cas de vomissements ou d'altération de l'état général, la voie IV est nécessaire.

En cas de pneumonie aiguë chez un enfant drépanocytaire, il peut être prescrit une bithérapie : amoxicilline et macrolide. L'antibiothérapie peut être modifiée par une C3G injectable dans les formes sévères.

En cas de pleurésie purulente, une antibiothérapie intraveineuse forte dose est débutée, couvrant pneumocoque, staphylocoque doré et streptocoque A.

Pneumonie avant l'âge de 3 ans : amoxicilline.
Pneumonie après l'âge de 3 ans : amoxicilline voire macrolide.
Pneumonie avec signes de gravité : élargissement possible aux associations couvrant PSDP, staphylocoque doré, et streptocoque du groupe A.

2. Traitements symptomatiques

En cas de détresse respiratoire (selon sa sévérité) :

- libération des voies aériennes supérieures ;
- mise en position proclive ou demi-assise ;
- oxygénation adaptée à la saturation artérielle en oxygène.

Indications du drainage pleural en cas d'épanchement :

- en aucun cas systématique ;
- justifié en cas de pleurésie volumineuse ou cloisonnée, responsable d'une mauvaise tolérance clinique immédiate (gêne respiratoire importante, hypoxémie) et/ou d'une déviation médiastinale radiologique.

Kinésithérapie respiratoire : pas d'indication habituelle.

Traitement de la fièvre et de la douleur : paracétamol 15 mg/kg/6 heures.

C. Suivi

1. Critères de surveillance

Surveillance attentive de l'enfant hospitalisé :

- scope cardiorespiratoire, T°C, FR, sat(O_2), FC, conscience ;
- signes de lutte respiratoire, auscultation pulmonaire ;
- poids, hydratation, aptitude à la prise alimentaire.

Consignes de surveillance en cas de prise en charge ambulatoire :

- T°C, état général, aptitude à la prise alimentaire ;
- surveillance parentale de l'évolution symptomatique ;
- nécessité d'une bonne observance thérapeutique.

Une prise en charge ambulatoire doit être « encadrée ».

Les conseils de surveillance doivent être notés sur l'ordonnance et/ou dans le carnet de santé (signes de détresse respiratoire, difficultés à la prise alimentaire, fièvre mal tolérée).

Une réévaluation médicale à 48–72 heures après le début du traitement est indispensable, et ce quelle que soit l'évolution.

Traitement ambulatoire : ne pas oublier les consignes de surveillance.

2. Évolution habituelle d'une pneumonie

La normalisation thermique est le principal critère d'efficacité thérapeutique.

L'apyrexie est obtenue en 24–48 heures sous amoxicilline pour une pneumonie à pneumocoque (critère diagnostique indirect), en 3 à 5 jours pour une pneumonie virale, parfois plus pour une pneumonie à mycoplasme.

La toux se réduit en quelques jours, plus durablement en cas de pneumonie à mycoplasme (par hyperréactivité bronchique). La fréquence respiratoire et les signes de lutte se réduisent de façon parallèle.

L'évolution est beaucoup plus longue en cas d'épanchement pleural associé.

La fièvre peut-être présente pendant 7 à 10 jours. Sa persistance inhabituelle ou sa réascension importante doivent faire évoquer soit une infection bactérienne non contrôlée avec épanchement enkysté, soit un syndrome inflammatoire durable (éventualité plus fréquente).

Les radiographies pulmonaires ne doivent pas être multipliées en cas de normalisation des signes cliniques et de stabilité des images radiologiques initiales. La normalisation complète n'est pas observée avant plusieurs semaines.

3. Échec de l'antibiothérapie initiale

La permanence de la fièvre ou sa réascension à 48–72 heures laisse craindre :

- une inadaptation de l'antibiothérapie initiale à l'agent microbien en cause ;
- une mauvaise compliance thérapeutique, une erreur de posologie, ou une non-prise (par exemple en raison de vomissements) ;
- une complication à type de pleuropneumopathie infectieuse ou d'abcès ;
- un diagnostic différentiel.

Cette situation d'échec impose la prescription de nouveaux examens (fig. 31.7) :

- un cliché radiographique thoracique ;
- une hémoculture et un bilan inflammatoire (NFS, CRP ± PCT).

La radiographie du thorax recherche avant tout une complication pleurale :

- si le cliché thoracique est inchangé :
  - éventualité d'une bactérie atypique (mycoplasme),
  - remplacement de l'amoxicilline par un macrolide en monothérapie ;
- si le cliché thoracique montre un épanchement pleural :
  - hospitalisation pour poursuite des explorations,
  - antibiothérapie IV selon les modalités détaillées.

Si un diagnostic différentiel est suspecté, un scanner thoracique peut être prescrit.

Craindre une pleurésie purulente en cas d'échec thérapeutique à 48–72 heures du début de l'antibiothérapie.

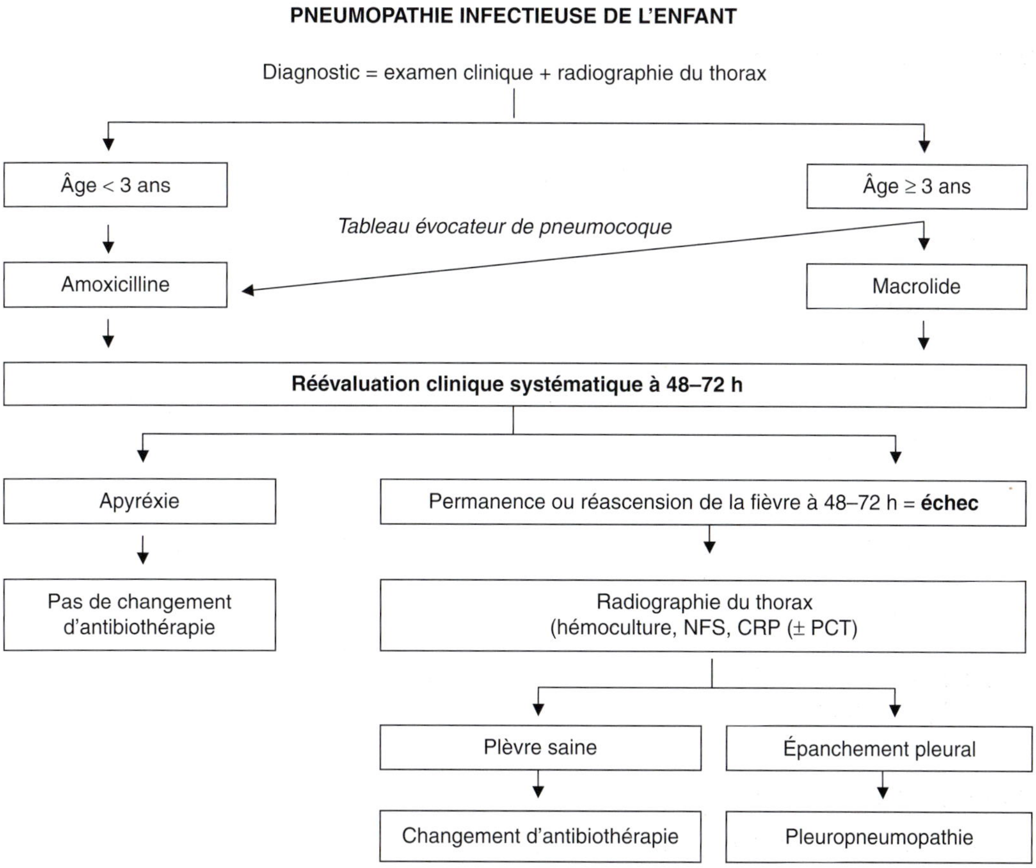

Fig. 31.7. Synthèse de la prise en charge d'une pneumonie aiguë.

4. Suivi à long terme et pronostic

La pneumonie à pneumocoque n'induit pas généralement de séquelles à long terme.

La pneumonie à *Mycoplasma pneumoniae* peut parfois être responsable d'une hyperréactivité bronchique résiduelle, avec toux prolongée.

La normalisation du cliché thoracique est habituelle en 1 mois.

Un premier épisode de pneumonie d'allure pneumococcique facilement résolutif, chez un enfant sans facteur de risque, ne justifie pas de contrôle radiographique à 1 mois (Afssaps, 2005).

En pratique, un cliché thoracique est cependant régulièrement effectué afin de s'assurer qu'un nouvel épisode ultérieur de pneumonie aiguë soit bien considéré comme une authentique récidive.

Un cliché radiographique de contrôle à 1 mois est régulièrement pratiqué.

5. Prise en charge des récidives

Les principales causes à évoquer sont :

- un équivalent d'asthme (très fréquent, signes évocateurs d'hyperréactivité bronchique, normalisation radiologique entre 2 épisodes, atteinte fréquente du lobe moyen);

- l'existence d'une pathologie sous-jacente pulmonaire :
  - malformation pulmonaire congénitale (même localisation des récidives, absence de normalisation radiologique entre 2 épisodes, images kystiques),
  - dilatation des bronches, pathologie mucociliaire, mucoviscidose (toux grasse chronique, bronchorrhée, pathologie bronchique en imagerie) ;
- une cause obstructive :
  - corps étranger inhalé (récidives de même localisation),
  - compression extrinsèque des voies aériennes, notamment par des adénopathies tuberculeuses ;
- un possible déficit immunitaire (si ≥ 2 pneumonies/an).

Ces récidives de pneumonies doivent motiver des explorations complémentaires :
- TDM thoracique ;
- endoscopie bronchique ;
- explorations fonctionnelles respiratoires ;
- enquête immunitaire (voir chapitre 46).

Pneumonies récidivantes dans un même territoire : évoquer un corps étranger intrabronchique.

Point de vue de l'expert

Une question type d'infectiologie très appréciée par les experts de l'ECN.
Un cas clinique proposé en 2012 aux ECN témoigne de la démarche clinique devant une opacité thoracique en contexte fébrile. Un autre cas clinique pourrait débuter par une pneumonie aiguë se compliquant par un épanchement pleural.

Ne pas confondre : pneumonie aiguë primitive à *Haemophilus influenzae* b (exceptionnelle) et pathologie pulmonaire à *Haemophilus influenzae* non b liée à une surinfection de bronchiolite (fréquente).
Ne pas proposer des posologies élevées d'amoxicilline pour traiter une pneumonie aiguë supposée à pneumocoque, car inutiles même vis-à-vis des souches supposées ou confirmées de PSDP.

Actualités pour le futur

Les trois sérotypes de pneumocoque (1, 3, 19A) majoritaires en 2010 au cours des pleuropneumopathies à pneumocoque, sont inclus dans le Prévenar 13®. L'évolution épidémiologique bactérienne justifie la permanence des réseaux de surveillance des sérotypes ; les émergences de pathologies invasives étant à craindre à partir des 78 sérotypes identifiés et non couverts par le Prévenar 13®.
De nouvelles techniques diagnostiques (multiplex PCR) sont en cours de validation (hors réponses attendues pour l'ECN), afin de déterminer rapidement devant une pleurésie purulente le sérotype du pneumocoque, et sa comparaison avec ceux contenus dans le Prévenar 13®.

La responsabilité éventuelle des AINS vis-à-vis de l'augmentation de la fréquence des pleuropneumopathies est discutée (études prospectives en cours d'analyse).

Références

Gaudelus, J., Dubos, F., Dommergues, M.A., Vu Thien, H., Bingen, E., Cohen, R., 2008. Antibiothérapie des pleuro-pneumopathies de l'enfant : quelles leçons tirer des études cliniques publiées et propositions thérapeutiques. Arch. Pediatr. 12, 84–92.

Houdouin, V., Bourrillon, A., 2011. Pneumopathies et pleuropneumopathies bactériennes. In : Bourrillon, A., et al. (Eds.), Pédiatrie pour le Praticien. sixth éd. Elsevier-Masson, Paris.

	Antibiothérapie par voie générale dans les infections respiratoires basses : recommandations - 2005 - (Afssaps) http://ansm.sante.fr/var/ansm_site/storage/original/application/b33b6936699f3fefdd075316c40a0734.pdf
	Recommandations sur l'utilisation des nouveaux outils diagnostiques étiologiques dans les infections respiratoires basses de l'enfant de plus de trois mois - 2012 - (Groupe de travail SP2A-GRAPP) http://www.sp2a.fr/pdf/CFP2A-2012/diagnostiques-infections-respiratoires.pdf

CHAPITRE

32

Asthme chez l'enfant

Item et objectifs du CNCI

Item 184 – UE 7 – Hypersensibilité et allergies respiratoires chez l'enfant et chez l'adulte. Asthme, rhinite

- Expliquer la physiopathologie de l'asthme.
- Diagnostiquer un asthme de l'enfant.
- Identifier les situations d'urgence et planifier leur prise en charge.
- Argumenter l'attitude thérapeutique et planifier le suivi du patient.
- Décrire les principes de la prise en charge au long cours.

Avant de commencer...

Spécificités de l'asthme pédiatrique à connaître :

- toujours évoquer les autres diagnostics :
  - recherche de signes d'inquiétude, dont les plus importants sont le ralentissement staturo-pondéral, l'absence d'intervalles libres et la résistance à un traitement bien conduit,
  - prescription systématique d'une radiographie de thorax;
- réalisation d'EFR (VEMS ou DEP possible à partir de 6 ans) et de tests cutanés allergologiques (systématique dès 3 ans);
- nécessité absolue d'une chambre d'inhalation jusqu'à 6 ans pour tout aérosol-doseur;
- traitement de fond de 1re intention par une corticothérapie inhalée à faibles doses;
- absence d'AMM pour les bronchodilatateurs de longue durée d'action avant l'âge de 4 ans;
- grande fréquence des non-prises (manque d'observance) ou des mauvaises prises (défauts techniques) médicamenteuses dans les échecs apparents de traitement.

Particularités supplémentaires pour l'enfant âgé de 0 à 36 mois :

- définition arbitraire mais consensuelle basée sur la répétition d'au moins trois épisodes dyspnéiques avec sifflements avant l'âge de 3 ans;
- vigilance accrue vis-à-vis des diagnostics différentiels;
- rôle majeur des infections virales dans le déclenchement des exacerbations;
- pas d'EFR réalisables en routine, indications ciblées d'exploration allergologique;
- nécessité d'ajouter un masque facial à la chambre d'inhalation, possible recours à des nébulisations à domicile.

I. Pour bien comprendre

A. Épidémiologie

La prévalence de l'asthme chez l'enfant est située aux alentours de 8 % chez l'enfant d'âge scolaire, faisant de l'asthme la 1re maladie chronique de l'enfant.

La maladie connaît une augmentation de fréquence et de sévérité. L'exacerbation d'asthme est l'une des premières causes de consultation aux urgences pédiatriques.

Maladie chronique la plus fréquente de l'enfant.

B. Physiopathologie

L'asthme est une maladie inflammatoire chronique des voies aériennes. Elle entraîne chez un sujet prédisposé des épisodes récidivants de sifflements, gêne respiratoire et toux.

Ces symptômes sont dus à une obstruction diffuse mais variable des voies aériennes, réversible spontanément ou après inhalation de bêta2-mimétiques.

La triade de l'atopie comprend : asthme, dermatite atopique et rhinoconjonctivite.

L'asthme allergique est une maladie polygénique et multifactorielle, survenant souvent sur un terrain atopique. Les pneumallergènes le plus souvent impliqués, à l'origine des manifestations asthmatiques, sont : les acariens, les pollens et les phanères d'animaux domestiques.

Ces allergènes entraînent une dégranulation des mastocytes bronchiques, en se liant aux IgE fixés en surface. Les médiateurs libérés vont provoquer un bronchospasme et initier une réponse inflammatoire.

De nombreux facteurs non allergiques jouent également un rôle.

Les infections, surtout virales, sont reconnues non seulement comme facteur déclenchant, mais aussi comme facteur important d'une hyperréactivité bronchique durable, notamment chez le nourrisson.

L'exercice entraîne un bronchospasme chez 85 % des enfants asthmatiques. L'inhalation buccale d'air froid et sec joue un rôle important dans son déclenchement.

Les polluants atmosphériques (au 1er rang desquels le tabagisme parental) peuvent favoriser et augmenter une hyperréactivité bronchique.

Asthme : obstruction diffuse mais variable des voies aériennes réversible.

II. Diagnostiquer un asthme

A. Évoquer le diagnostic d'asthme

1. Asthme de l'enfant âgé de moins de 36 mois

Des recommandations de la HAS ont défini cette entité clinique spécifique :

- tout enfant âgé de moins de 36 mois ;
- ayant eu au moins trois épisodes dyspnéiques avec sibilants ;

- et ce, quels que soient l'âge de début, l'existence ou non de signes d'atopie, et la cause apparemment déclenchante des épisodes.

Les profils évolutifs de ces asthmes précoces ne peuvent être établis que rétrospectivement et ne sont pas utilisables pour la prise en charge individuelle.

Classiquement, le caractère transitoire de ces manifestations est associé au sexe masculin et au tabagisme maternel durant la grossesse. L'atopie familiale et la sensibilisation allergénique précoce sont au contraire des facteurs prédictifs de la pérennisation de l'asthme dans l'enfance.

Asthme de l'enfant d'âge < 3 ans : ≥ 3 épisodes dyspnéiques avec sibilants.

2. Asthme du jeune enfant et de l'adolescent

Le diagnostic d'asthme est le plus souvent évoqué devant :

- des épisodes récidivants de dyspnée expiratoire, avec sibilants à l'auscultation ;
- des épisodes de toux nocturnes, notamment en 2e partie de nuit, réveillant l'enfant ;
- des épisodes de toux ou sibilants après l'effort ou ses équivalents (rires, pleurs) ;
- des épisodes de toux, sibilants ou gêne respiratoire après exposition à des allergènes ou polluants ;
- *a fortiori* s'il existe un terrain atopique personnel et/ou familial.

La disparition des symptômes, spontanée ou à l'aide de bronchodilatateurs, est également un bon argument diagnostique.

Signes évocateurs = dyspnée expiratoire, *wheezing* et sibilants.

B. Éliminer d'autres diagnostics

1. Diagnostics différentiels et signes d'appel

Des épisodes de dyspnée sifflante peuvent révéler d'autres pathologies que l'asthme.

Les données de l'anamnèse et du carnet de santé, l'examen physique vont souvent permettre de s'orienter vers ces diagnostics différentiels (tableau 32.1).

En pratique, les éléments suivants doivent être systématiquement recherchés, et faire douter du diagnostic d'asthme lorsqu'ils sont présents :

- un terrain particulier (antécédents de prématurité, déformation thoracique, cardiopathie connue), un début très précoce de la symptomatologie, dès le 1er mois de vie ;
- l'absence d'intervalles libres entre les exacerbations, avec des signes intercritiques :
  - stridor, cornage,
  - dyspnée aux deux temps, *wheezing*,
  - bronchorrhée ;
- des signes extrarespiratoires associés :
  - souffle cardiaque, dyspnée d'effort,
  - cassure staturo-pondérale, diarrhée chronique,
  - fausses routes, infections ORL bactériennes fréquentes ;
- l'échec des mesures thérapeutiques bien conduites.

Tableau 32.1. Diagnostics différentiels de l'asthme de l'enfant (d'après HAS, 2009).

Obstruction des voies aériennes proximales	– Trachéomalacie, bronchomalacie – Corps étranger inhalé – Anomalie des arcs aortiques – Kyste bronchogénique – Sténose trachéale, sténose bronchique – Tumeur, adénopathie, granulome
Obstruction des petites voies aériennes	– Mucoviscidose – Dysplasie bronchopulmonaire – Dyskinésie ciliaire primitive – Bronchiolite oblitérante (séquelle grave de virose)
Pathologie d'inhalation	– Reflux gastro-œsophagien – Fistule œsotrachéale – Troubles de déglutition
Cardiopathie congénitale	– Shunt gauche-droite – Cardiomégalie
Pneumopathies en contexte d'immunosuppression	

2. Indication d'éventuels examens complémentaires

Une **radiographie du thorax de face,** pouvant être complétée par un cliché en expiration si doute sur asymétrie, réalisée en période intercritique, s'ajoute systématiquement à cette démarche clinique. Le diagnostic d'asthme s'accompagne habituellement d'une radiographie du thorax normale.

Lorsque la clinique n'emporte pas la conviction diagnostique, la réalisation d'EFR peut apporter des arguments positifs chez l'enfant âgé de plus de 3 ans : syndrome obstructif réversible, ou mise en évidence d'une hyperréactivité bronchique par un test de provocation.

En cas de doute avec un diagnostic différentiel, d'autres examens paracliniques sont réalisés. L'endoscopie bronchique représente l'examen le plus informatif. Elle est souvent associée à un scanner thoracique ; et selon le contexte, à une pH-métrie de 24 heures, un test de la sueur, un examen ORL spécialisé, une enquête immunitaire humorale.

Poser le diagnostic d'asthme, c'est avoir éliminé les autres diagnostics.
Traquer les signes cliniques d'alarme et faire une radiographie du thorax.

C. Évaluer le retentissement clinique de l'asthme

L'enquête clinique ne se limite pas à l'estimation du nombre d'exacerbations.

Elle doit rechercher la présence de symptômes certes moins impressionnants, mais souvent plus fréquents que les exacerbations asthmatiques.

Éléments anamnestiques à rechercher :

- fréquence des exacerbations ;
- fréquence des symptômes en dehors des exacerbations :
  - toux ou sifflements diurnes,
  - toux ou sifflements nocturnes,
  - toux ou sifflements à l'effort ou aux équivalents d'effort (pleurs, rires) ;

- retentissement sur les activités, gêne à la pratique sportive ;
- absentéisme scolaire lié à l'asthme ;
- consommation de bêta2-mimétiques.

C'est cette évaluation du « contrôle » de l'asthme au quotidien qui permettra de décider de l'indication d'un traitement de fond et son adaptation.

Appréciation du « contrôle » de l'asthme au quotidien.

D. Indications des EFR et de l'enquête allergologique

1. Explorations fonctionnelles respiratoires (EFR)

Les EFR peuvent apporter des arguments positifs pour le diagnostic (voir *supra*).

Elles contribuent aussi à l'appréciation de la sévérité de l'asthme et à la qualité du contrôle sous traitement. Elles doivent être répétées au moins une fois par an en cas d'asthme persistant léger et au moins tous les 6 mois en cas d'asthme persistant sévère.

Le choix des tests à pratiquer dépend de l'âge de l'enfant (degré de coopération).

Les EFR ne sont pas recommandées sauf rares cas chez l'enfant d'âge < 36 mois.

L'enfant âgé de 3 à 6 ans est incapable de réaliser des manœuvres respiratoires forcées. On peut réaliser au cours de la ventilation spontanée, une mesure des résistances des voies aériennes (techniques de pléthysmographie corporelle, interruption du débit aérien, ou oscillations forcées).

L'enfant âgé de plus de 6 ans est capable de réaliser des manœuvres expiratoires forcées, comme chez l'adulte. On peut alors réaliser une courbe débit/volume, permettant la mesure des volumes pulmonaires mobilisables (capacité vitale forcée [CVF]) et des débits bronchiques (volume expiratoire maximal en 1 seconde [VEMS]).

Les EFR recherchent la présence d'un trouble ventilatoire obstructif réversible après bronchodilatateur de courte durée d'action, ou la présence d'une hyperréactivité bronchique lors d'un test de provocation (à la métacholine).

Un trouble ventilatoire obstructif est défini par un VEMS < 80 % des valeurs prédites ou par un VEMS/CV (rapport de Tiffeneau) < 80 %. Cette obstruction est dite significativement réversible lorsque la valeur du VEMS s'améliore d'au moins 12 % après bronchodilatateur.

EFR : courbe débit/volume réalisable dès l'âge de 6 ans.

2. Enquête allergologique

Elle est susceptible d'identifier des facteurs déclenchants.

L'anamnèse de l'enfant et de ses parents est essentielle pour établir un lien entre une exposition allergénique et la survenue de symptômes, et orienter ainsi le bilan allergologique.

Il est recommandé de faire une enquête allergologique :

- chez tout asthmatique âgé de plus de 3 ans ;

- chez l'asthmatique âgé de moins de 3 ans ayant :
  - des signes respiratoires persistants et/ou récidivants et/ou sévères,
  - et/ou nécessitant un traitement continu,
  - et/ou associés à des signes extrarespiratoires compatibles avec une origine allergique.

Les *prick-tests* sont recommandés en 1re intention dans le bilan allergologique.

Les allergènes à tester sont détaillés dans le chapitre 33. Une positivité des tests cutanés allergologiques avant l'âge de 3 ans révèle le plus souvent un facteur de risque de persistance des symptômes respiratoires plutôt qu'une allergie vraie.

Le dosage des IgE spécifiques d'un pneumallergène n'est recommandé qu'en cas de discordance entre la clinique et les résultats des *prick-tests* (ou si réalisation ou interprétation impossible).

Les tests multiallergéniques *in vitro* n'ont leur utilité qu'en cas de réalisation difficile des tests cutanés : Phadiatop® pour les allergènes respiratoires, Trophatop® pour les allergènes alimentaires.

Enquête allergologique : anamnèse et *prick-tests* cutanés en 1re intention.

III. Argumenter l'attitude thérapeutique et planifier le suivi de l'enfant

A. Conduite à tenir en cas de crise d'asthme

1. Évaluation de la crise d'asthme

a. Caractériser l'épisode aigu

Toujours préciser à l'anamnèse :

- les antécédents familiaux et personnels notamment atopiques ;
- la date du dernier épisode aigu, le traitement de fond éventuel ;
- le début des symptômes et leurs modalités évolutives ;
- la survenue d'un facteur déclenchant connu ou supposé ;
- la conduite thérapeutique débutée au domicile.

La **crise d'asthme** est définie par un accès paroxystique de durée brève. Les symptômes cèdent rapidement, spontanément ou après inhalation de bronchodilatateurs de courte durée d'action (BDCA).

L'**exacerbation asthmatique** est définie par la persistance des symptômes respiratoires au-delà de 24 heures, quel que soit le mode de début, progressif ou brutal.

L'**asthme aigu grave** (AAG) est une crise ne répondant pas au traitement, ou dont l'intensité est inhabituelle dans son évolution ou sa symptomatologie. Elle peut évoluer vers l'insuffisance respiratoire aiguë, menaçant alors le pronostic vital. Des facteurs de risque d'AAG ont été retenus et doivent être systématiquement recherchés (tableau 32.2).

Préciser : les facteurs de risque d'AAG, le traitement actuel de l'enfant.

Tableau 32.2. Facteurs de risque d'asthme aigu grave (d'après le GRAPP).

Terrain	– Jeune enfant (< 4 ans) et adolescent – Syndrome d'allergie multiple, allergie alimentaire, allergie médicamenteuse (aspirine) – Mauvaise perception de l'obstruction – Déni de l'asthme, mauvaise observance, troubles sociopathologiques
Histoire de la maladie	– Antécédent d'hospitalisation en réanimation – Asthme instable, consommation anormalement élevée de BDCA, augmentation des crises – Moindre sensibilité aux thérapeutiques usuelles – Facteurs déclenchants spécifiques : aliment, anesthésie, stress

b. Apprécier la gravité des signes cliniques

En fonction de certains paramètres (tableau 32.3), une crise d'asthme peut être qualifiée de légère, modérée ou sévère. La présence d'un seul signe suffit au diagnostic de crise sévère.

La mesure du débit expiratoire de pointe (DEP ou *Peak-Flow*) est utile à partir de 6 ans.

Elle permet une évaluation du degré d'obstruction bronchique. Cette mesure est toutefois peu sensible car le DEP est surtout représentatif du degré obstructif des grosses voies aériennes, alors que l'atteinte distale prédomine plutôt chez l'enfant.

Tableau 32.3. Évaluation de la gravité d'une crise d'asthme (d'après le GRAPP).

Légère	Modérée	Sévère
Sibilants ± Toux	Sibilants ± Toux	Sibilants rares MV diminué ou absent
FR normale Ni DR ni cyanose	FR augmentée Mise en jeu des muscles respiratoires accessoires	FR > 30/min si âge > 5 ans FR > 40/min si âge de 2 à 5 ans DR franche + cyanose
Activité normale Parole normale	Marche difficile Chuchote 3 à 5 mots	Activité impossible Troubles de l'élocution
sat(O_2) ≥ 95 % PA normale	90 % < sat(O_2) < 95 % PA normale	sat(O_2) ≤ 90 % Chute des PAS et PAD
DEP ≥ 75 % Réponse aux β2	50 % < DEP < 75 % Réponse aux β2	DEP ≤ 50 % Faible réponse aux β2

MV : murmure vésiculaire ; DR : détresse respiratoire ; β2 : bêta2-mimétiques.

c. Savoir quand prescrire des examens complémentaires

Leur prescription n'est pas systématique lors d'une crise d'asthme.

Une **radiographie du thorax de face** est indiquée en cas : de premier épisode, de fièvre, d'anomalies auscultatoires (crépitants localisés, asymétrie auscultatoire) ou de crise sévère justifiant une hospitalisation.

Elle peut montrer : une distension thoracique, une complication (atélectasie, pneumopathie, pneumothorax, pneunomédiastin).

Des **examens biologiques** ne sont pratiqués que s'ils ont un intérêt pour la prise en charge : NFS-CRP en cas de sepsis, ionogramme sanguin à la recherche de troubles d'hydratation et d'hypokaliémie (administration importante de bêta2-mimétiques), recherche d'une hypercapnie par gazométrie en cas d'indication de transfert en réanimation.

Crise sévère en cas de : silence auscultatoire, troubles d'élocution, sat(O_2) ≤ 90 %.

d. Orienter le patient

La présence de signes de crise sévère nécessite une évaluation médicale, au mieux hospitalière, avec surveillance de plusieurs heures pour juger de l'évolution.

Une hospitalisation est toujours nécessaire lorsqu'une amélioration franche n'est pas observée. Les critères d'hospitalisation doivent également tenir compte du terrain de l'enfant et de ses antécédents (notamment des facteurs de risque d'AAG), ainsi que des critères non spécifiques de recours aux soins et d'environnement social.

Avis médical en cas de crise ne cédant pas après application du plan d'action.

2. Moyens thérapeutiques et indications

a. Généralités

La prise en charge d'une crise d'asthme constitue une urgence thérapeutique.

La mise en condition d'une crise modérée à sévère évaluée en milieu hospitalier impose : une libération des voies aériennes, la mise en position 1/2 assise, un monitoring cardiorespiratoire, une oxygénothérapie adaptée à la saturation en oxygène.
Des signes de gravité extrêmes doit faire poser un abord veineux et prévenir le réanimateur.

Urgence thérapeutique. Oxygénothérapie adaptée à la saturation en O_2.

b. Bêta2-mimétiques de courte durée d'action (BDCA)

C'est le traitement de 1re intention quel que soit le niveau de gravité.

La voie inhalée est la voie d'administration préférentielle.

Principales molécules utilisées :
- salbutamol (Ventoline®) ;
- sulfate de terbutaline (Bricanyl®).

Modes d'administration possibles :
- aérosols-doseurs avec chambre d'inhalation : 1 bouffée (100 µg) pour 2 kg de poids (10 bouffées maximum) équivalent salbutamol ;
- nébulisations avec 6–8 L d'oxygène (avantage de ne nécessiter aucune coopération de l'enfant) : 150 µg/kg/nébulisation d'équivalent salbutamol, soit 1 dosette 1,25 mg (0–10 kg), 2,5 mg (10–16 kg), 5 mg (> 16 kg) équivalent salbutamol.

L'administration est répétée toutes les 20 minutes pendant 1 heure.

La situation clinique doit ensuite être réévaluée, avant de réitérer éventuellement ce même schéma thérapeutique en fonction de l'amélioration ou non des symptômes respiratoires.

c. Anticholinergiques de synthèse

Ils n'ont pas d'indication dans les crises légères ou modérées.

Le bromure d'ipratropium (Atrovent®) est un bronchodilatateur ayant un intérêt additionnel aux BDCA en cas de crise sévère, dans la 1re heure de traitement, avec comme schéma thérapeutique : 3 nébulisations de 0,25 mg pour les enfants d'âge < 6 ans, 0,50 mg pour les enfants d'âge ≥ 6 ans.

Traitement de crise = bêta2-mimétiques de courte durée d'action.
Évaluation indispensable de la réponse thérapeutique après inhalations.

d. Corticothérapie orale

Elle est toujours indiquée en cas de crise d'asthme sévère, et souvent en cas de crise modérée.

La voie préférentielle est la voie orale. La voie parentérale doit être réservée aux enfants incapables d'ingérer ce traitement (vomissements, troubles de la conscience).
La corticothérapie inhalée n'est en aucun cas un traitement de la crise d'asthme.

Principales molécules utilisées :
- la bétaméthasone (Célestène®) ;
- la prednisone (Cortancyl®) ;
- la prednisolone (Solupred®).

La posologie habituelle est de 1 à 2 mg/kg/j d'équivalent prednisone (sans dépasser 60 mg) en 1 prise, pour une durée de 3 à 5 jours (sans décroissance progressive).

Corticothérapie orale de courte durée en cas de crise d'asthme modérée à sévère.

e. Autres ressources thérapeutiques

Certains traitements sont réservés aux crises sévères, avec indication de passage en unité de soins intensifs : salbutamol intraveineux, sulfate de magnésium intraveineux.

La kinésithérapie respiratoire n'est pas indiquée dans la crise d'asthme.
Les agents mucolytiques ne sont pas recommandés, et même contre-indiqués chez le nourrisson. Les sédatifs sont contre-indiqués.

L'antibiothérapie est rarement indiquée, même si la crise d'asthme est sévère ou fébrile. En effet, les virus représentent le facteur déclenchant principal chez l'enfant de la crise d'asthme.

Pas d'antibiothérapie systématique en cas de crise d'asthme fébrile.

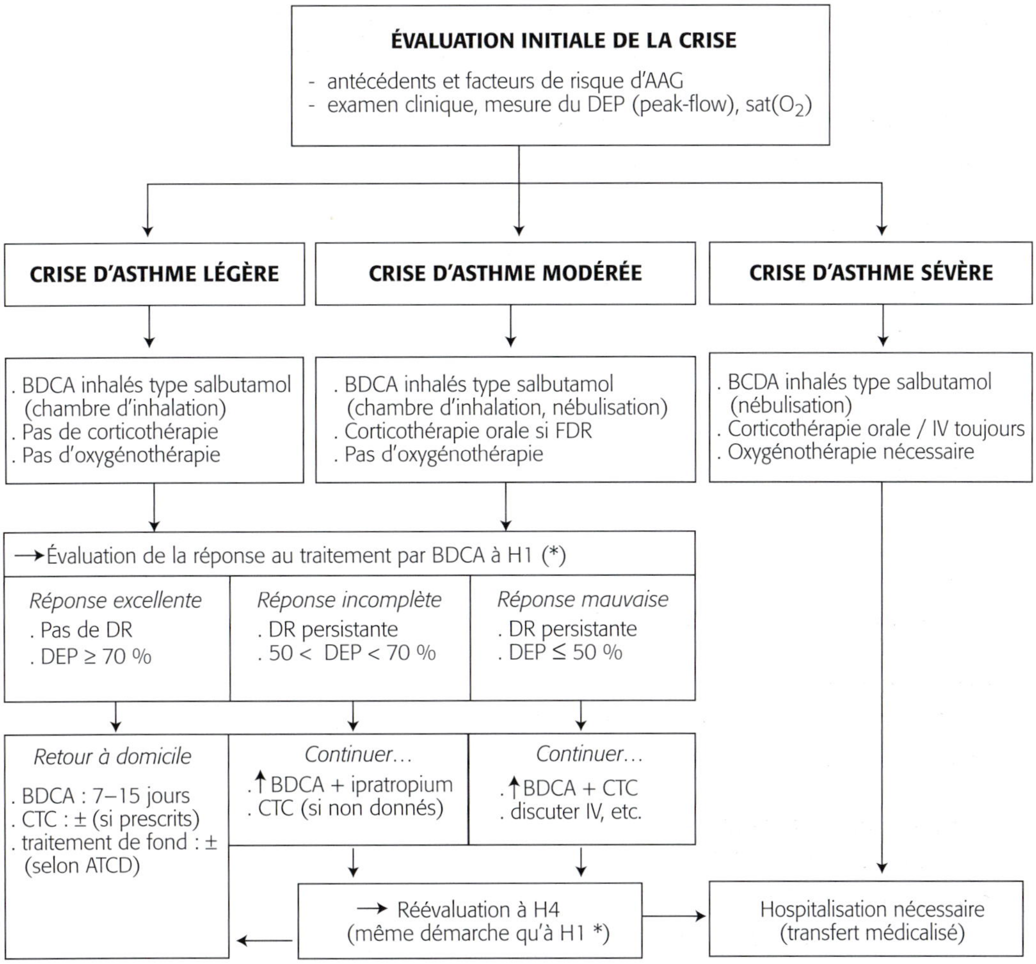

Fig. 32.1. Conduite à tenir en cas de crise d'asthme (d'après le GRAPP).

AAG : asthme aigu grave ; FDR : facteurs de risque ; DR : détresse respiratoire ; CTC : corticothérapie ; ATCD : antécédents.

3. Conduite pratique

L'algorithme proposé (fig. 32.1) synthétise la conduite à tenir en pratique en cas de crise d'asthme, selon les recommandations actuelles.

Critères de retour au domicile après un traitement initial :

- FR ≤ 30/min (si âge ≥ 2 ans), absence de signes de lutte respiratoire ;
- DEP ≥ 70 % (de la théorique de l'enfant), enfant exprimant qu'il se sent bien (si en âge de parler) ;
- compréhension du traitement de sortie, proximité d'un hôpital en cas de récidive de la gêne respiratoire.

L'**ordonnance de sortie** pour une crise d'asthme non hospitalisée (fig. 32.2) comprend la poursuite des inhalations de BDCA pendant 5 à 7 jours (jusqu'à disparition des symptômes) et des corticoïdes oraux (si prescrits).

Un traitement de fond est souvent initié au décours d'une crise d'asthme hospitalisée, et poursuivi pour une durée d'au moins 3 mois.

	Nom, prénom de l'enfant Âge, poids de l'enfant
Chambre d'inhalation : 1 unité. Salbutamol (*Ventoline*) : 2 bouffées 4 fois par jour, jusqu'à disparition des symptômes. Prednisolone (*Solupred*) : 1–2 mg/kg, pendant 3 à 5 jours au total.	
Consignes de surveillance : reconsulter en cas de réapparition de la gêne respiratoire.	
	Date. Signature
	Cachet.

Fig. 32.2. Exemple d'ordonnance de sortie pour une crise d'asthme non hospitalisée.

Une consultation avec le médecin traitant est nécessaire dans les 48 heures pour une réévaluation clinique et éventuelle indication à un traitement de fond.

La décision de retour à domicile doit s'accompagner d'explications à propos des techniques d'inhalation, de conseils de prévention de futures crises (éviction des facteurs déclenchants), et de la conduite à tenir en cas de réapparition des symptômes (plan d'action).

BDCA ± corticoïdes *per os*, consignes de surveillance et plan d'action expliqués.

B. Traitement de fond

1. Évaluer le degré de sévérité de l'asthme

Les recommandations insistent sur la qualité du contrôle clinique et fonctionnel de l'asthme.

Le niveau thérapeutique initial est décidé en fonction du degré de sévérité de la maladie : intermittent, persistant léger, persistant modéré, ou persistant sévère (tableau 32.4). Pour chaque stade, la présence d'un seul item suffit à classer l'enfant dans ce stade.

Le but du traitement est le contrôle total de la maladie asthmatique, défini par :

- l'absence de symptômes diurnes et nocturnes ;
- l'absence de limitation de l'activité physique ;
- l'absence de recours aux bronchodilatateurs de courte durée d'action ;
- l'absence d'absentéisme (crèche ou école pour l'enfant, travail pour les parents) ;
- l'absence de recours aux soins en urgence pour asthme.

Tableau 32.4. Degré de sévérité de l'asthme (classification GINA).

	Intermittent	Persistant		
		Léger	Modéré	Sévère
Symptômes	< 1 fois/semaine Asymptomatique	≥ 1 fois/semaine ± Activités gênées	Quotidiens Activités gênées	Permanents Activité physique limitée
Symptômes nocturnes	≤ 2 fois/mois	> 2 fois/mois	> 1 fois/semaine	Fréquent
DEP/VEMS ΔDEP	≥ 80 % < 20 %	≥ 80 % 20–30 %	60–80 % > 30 %	< 60 % > 30 %

Objectif du traitement de fond = « contrôle » de la maladie asthmatique.

2. Moyens thérapeutiques et indications

a. Corticoïdes inhalés

Ils constituent, par leur action anti-inflammatoire, la base du traitement de fond.

Tout enfant avec un asthme persistant (léger, modéré ou sévère) doit bénéficier d'une corticothérapie inhalée. Seuls les asthmes intermittents ne justifient pas d'un traitement de fond.

La corticothérapie par voie générale n'a pas sa place dans le traitement de fond; elle n'est indiquée que dans le traitement des exacerbations.

Principales molécules utilisées :

- fluticasone (Flixotide®);
- budésonide (Pulmicort®);
- béclométasone (Bécotide®).

Les doses sont fonction du degré d'asthme persistant : faibles (≤200 μg/j de fluticasone, ≤500 μg/j de béclométasone/j, ≤400 μg/j de budésonide) pour les stades léger ou modéré; fortes (≥500 μg/j d'équivalent béclométasone) pour le stade sévère.

Les effets secondaires locaux sont : candidose (prévenue par le rinçage de la bouche après administration) et dermite périorale. Les effets secondaires systémiques sont plus rares : ralentissement transitoire de la vitesse de croissance (mais taille finale inchangée) et possible freinage de l'axe corticotrope.

La pertinence clinique de ce retentissement biologique n'est pas démontrée. Elle justifie néanmoins, une fois les manifestations d'asthme contrôlées, d'utiliser la dose minimale de corticoïdes inhalés efficace sur les plans clinique et fonctionnel respiratoires, et de surveiller la croissance staturale.

Traitement de fond = corticoïde inhalé à dose minimale efficace.

b. Méthodes d'inhalation

Le choix de la méthode d'inhalation est fonction de la molécule, de l'âge et des préférences de l'enfant.

Schématiquement (fig. 32.3) :

- de la naissance à l'âge de 3 ans :
  - aérosols-doseurs avec chambre d'inhalation et masque facial,
  - nébulisations avec un générateur pneumatique dans les formes sévères;
- entre les âges de 3 et 6 ans :
  - aérosols-doseurs avec chambre d'inhalation sans masque facial (respiration buccale);
- à partir de l'âge de 6 ans :
  - aérosols-doseurs autodéclenchés,
  - inhalateurs de poudre.

Avant 3 ans : aérosols-doseurs avec chambre d'inhalation + masque facial.

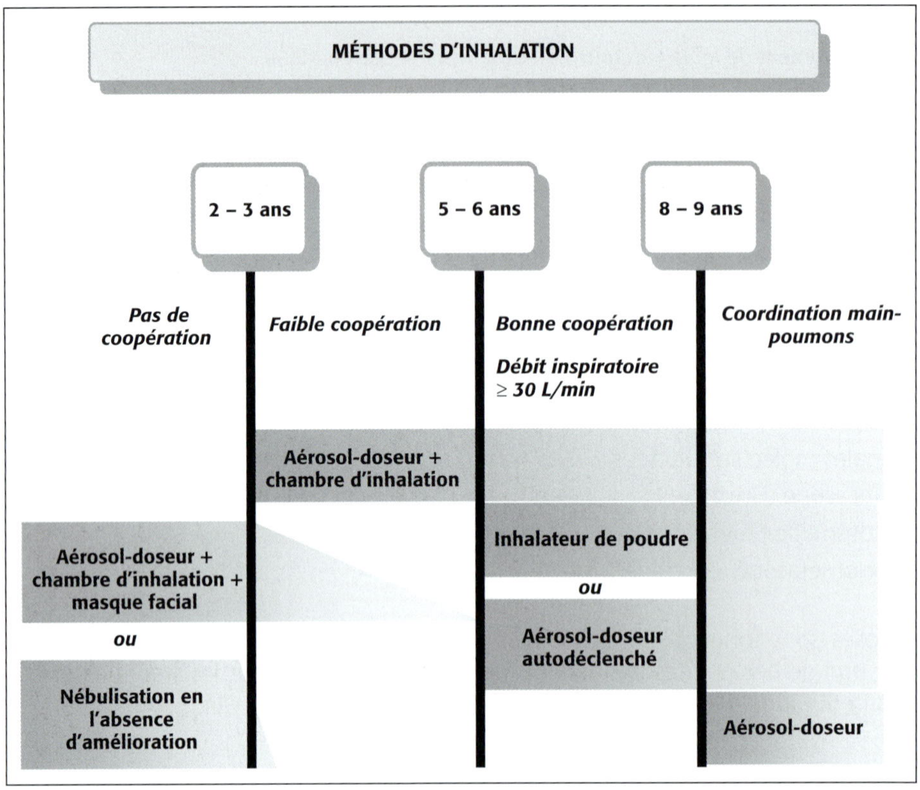

Fig. 32.3. **Méthodes d'inhalation.**

c. Autres ressources thérapeutiques

Lorsqu'un contrôle optimal de l'asthme n'est pas obtenu avec une dose faible de corticoïdes inhalés, il est recommandé en 1re intention d'associer une autre classe médicamenteuse, plutôt que d'augmenter les doses de corticoïdes inhalés.

Les bronchodilatateurs à longue durée d'action (BLDA) et les antileucotriènes ont démontré leur efficacité dans cette indication. Un avis spécialisé est habituellement recommandé à ce niveau de prise en charge thérapeutique.

Les **BDLA** n'ont l'AMM qu'à partir de l'âge de 4 ans.

Les molécules principalement utilisées sont : le salmétérol et le formotérol.

Les associations médicamenteuses combinant corticoïde inhalé et BDLA sont à privilégier en cas de prescription conjointe des deux molécules, afin de faciliter l'observance : fluticasone-salmétérol (Sérétide®), budésonide-formotérol (Symbicort®), fluticasone-formotérol (Flutiform®).

Les **antileucotriènes**, antagonistes des récepteurs aux leucotriènes, constituent une classe thérapeutique plus récente, sous forme orale.

Seul le montelukast (Singulair®) a actuellement l'AMM (4 mg à partir de l'âge de 6 mois, 5 mg entre 6 et 14 ans, 10 mg après 15 ans). Il peut être associé aux corticoïdes inhalés en cas d'asthme persistant insuffisamment équilibré avec une corticothérapie inhalée seule. En monothérapie, son indication est restreinte aux asthmes d'effort ou aux asthmes légers pour lesquels une corticothérapie inhalée a fait la preuve de son échec (mauvaises techniques d'inhalation, corticophobie) chez les enfants de plus de 2 ans.

Les **anticorps monoclonaux humanisés anti-IgE** n'ont que très peu d'indications.

L'omalizumab (Xolair®) peut être prescrit après l'âge de 6 ans, en cas d'asthme allergique persistant sévère non contrôlé.

BDLA autorisés seulement à partir de l'âge de 4 ans.

d. Contrôle de l'environnement et vaccinations

La prise en compte de l'environnement est essentielle.

Même chez un enfant non allergique, des mesures simples sont recommandées : arrêt du tabagisme passif, mesures d'hygiène en période d'infection virale saisonnière, bonne aération du domicile, pas d'acquisition d'animaux domestiques.

Ces mesures seront d'autant plus poussées qu'il existe un allergène responsable de symptômes (éviction d'un animal présent au domicile, housses anti-acariens). Un traitement antihistaminique peut être associé en cas de symptômes allergiques ORL. Une immunothérapie spécifique sublinguale peut être discutée si l'asthme est bien contrôlé.

La vaccination contre la grippe saisonnière est recommandée chez l'enfant asthmatique âgé de plus de 6 mois.

Mesures associées : arrêt du tabagisme passif, vaccination antigrippale.

3. Conduite pratique

L'algorithme suivant permet de schématiser l'escalade thérapeutique du traitement de fond, en fonction du degré de sévérité de la maladie asthmatique (fig. 32.4).

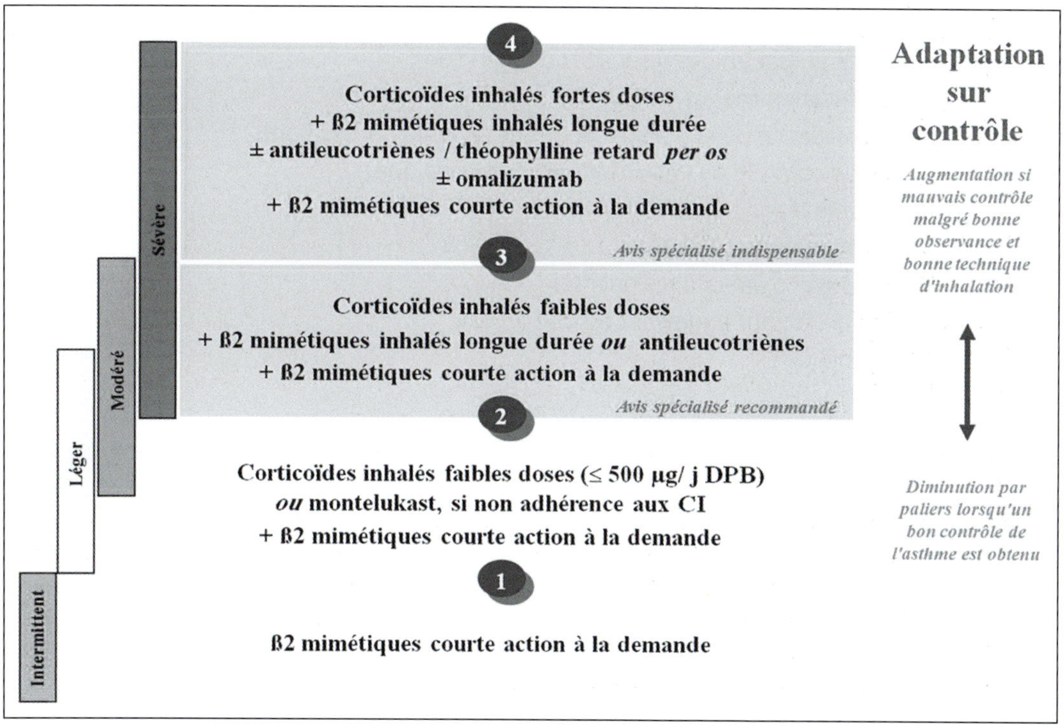

Fig. 32.4. Escalade thérapeutique du traitement de fond.
DPB : dipropionate de béclométasone ; CI : corticoïde inhalé.

C. Planifier le suivi

1. Modalités du suivi de l'enfant asthmatique

Le suivi de l'enfant asthmatique doit être régulier et rigoureux.

La fréquence des consultations est fonction de la sévérité de l'asthme et de son contrôle, environ tous les 3 à 6 mois, avec réalisation d'EFR (si en âge) au moins 1 fois par an.

Les objectifs de ces consultations de suivi sont multiples :

- apprécier le contrôle de l'asthme et adapter le traitement;
- évaluer l'observance et l'éducation thérapeutiques;
- apprécier le retentissement de l'asthme sur la vie de l'enfant et de sa famille.

Dans différentes enquêtes, l'observance n'est que d'environ 50 % chez l'enfant.

Elle peut être améliorée par un suivi étroit, une bonne compréhension du traitement (explication des ordonnances, démonstration des méthodes d'inhalation), une implication parentale et un accompagnement médical.

Suivi médical régulier : évaluation clinique et EFR.

2. Stratégie en cas de non-contrôle de l'asthme

Démarche diagnostique et thérapeutique en cas de non-contrôle :

- vérifier l'observance thérapeutique du traitement de fond :
  - oublis de prise des corticoïdes inhalés, corticophobie,
  - mauvaise utilisation des dispositifs d'inhalation;
- évaluer l'éducation thérapeutique :
  - méconnaissance de la maladie et de ses facteurs déclenchants,
  - défaut de contrôle de l'environnement domestique;
- reconsidérer le diagnostic d'asthme :
  - présence de signes d'alarme,
  - examens complémentaires orientés;
- rechercher un facteur aggravant associé :
  - pathologie ORL,
  - RGO.

Lorsque le non-contrôle n'est pas clairement attribuable à l'un de ces facteurs, il faut augmenter la pression thérapeutique :

- association d'un BDLA ou d'un antileucotriène;
- augmentation de la posologie des corticoïdes inhalés.

Un avis spécialisé doit être facilement demandé dans cette situation.

Non-contrôle de l'asthme : vérifier l'observance thérapeutique, évoquer un autre diagnostic.

3. Éducation thérapeutique et mesures sociales

Une éducation thérapeutique de l'enfant et de ses parents est indispensable.

La démarche éducative doit être adaptée à l'âge de l'enfant et à sa capacité d'autonomisation.

Le recours à une consultation d'éducation thérapeutique comme l'école de l'asthme peut être utile.

Objectifs de l'éducation thérapeutique de l'enfant asthmatique :

- la compréhension de la maladie ;
- l'identification des facteurs d'exacerbation ;
- la connaissance des moyens de prévention des crises ;
- la maîtrise des techniques d'inhalation ;
- la reconnaissance des signes requérant une consultation médicale urgente ;
- la prise de mesures adaptées d'autogestion d'une crise ;
- la connaissance et la bonne observance du traitement de fond.

Le plan d'action pour la gestion d'une crise d'asthme à domicile indique les doses de BCDA à administrer, celles d'une éventuelle corticothérapie orale, ainsi que les signes imposant un avis médical urgent.

La mise en place d'un projet d'accueil individualisé (PAI) est nécessaire pour organiser la gestion d'une crise d'asthme à l'école, ou en collectivité.

Une prise en charge à 100 % peut être demandée pour les asthmes les plus sévères.

Éducation thérapeutique indispensable. PAI en collectivités.

Point de vue de l'expert

L'asthme de l'enfant est une question à bien connaître.

Retenir avant tout pour un cas clinique à l'ECN :

- la symptomatologie de la crise d'asthme, l'appréciation de sa gravité et sa prise en charge thérapeutique ;
- les arguments devant faire évoquer un « faux asthme » ;
- les critères de contrôle de la maladie asthmatique ;
- les principes de la corticothérapie inhalée chez l'enfant ;
- la spécificité des méthodes d'inhalation suivant l'âge ;
- l'importance des mesures environnementales et d'éducation thérapeutique.

Références

Delacourt, C., 2011. Asthme de l'enfant. In : Bourrillon, A., et al. (Eds.), Pédiatrie pour le Praticien, sixth éd. Elsevier-Masson, Paris.

Groupe de recherche sur les avancées en pneumopédiatrie (GRAPP), 2007. Observance thérapeutique chez l'enfant asthmatique. Rev. Mal. Respir. 24, 419–425.

Asthme de l'enfant de moins de 36 mois : diagnostic, prise en charge et traitement - 2009 - (HAS) http://www.has-sante.fr/portail/upload/docs/application/pdf/2009-05/asthme_de_lenfant_de_moins_de_36_mois_-_recommandations.pdf
Insuffisance respiratoire chronique secondaire à un asthme. Guide ALD 30–2006 - (HAS) http://www.has-sante.fr/portail/upload/docs/application/pdf/07-008_insuf-asthm-guide_sans_lap.pdf
Asthme et allergie, conférence de consensus - 2007 - (SPLF) http://www.splf.org/s/spip.php ? article937
Prise en charge de la crise d'asthme de l'enfant - 2007 - (GRAPP) http://www.sp2a.fr/pdf/documents/PriseEnChargeCriseAsthme.pdf

CHAPITRE

33

Hypersensibilités et allergies chez l'enfant

Items et objectifs du CNCI

Item 182 – UE 7 – Hypersensibilités et allergies chez l'enfant et l'adulte : aspects physiopathologiques, épidémiologiques, diagnostiques et principes de traitement

- Expliquer la physiopathologie des réactions d'hypersensibilité : allergique et non allergique.
- Expliquer l'épidémiologie, les facteurs favorisants et l'évolution des principales hypersensibilités de l'enfant : alimentaire, respiratoire, cutanée, médicamenteuse et peranesthésique, venins d'hyménoptères.
- Expliquer les principales manifestations cliniques et biologiques et argumenter les procédures diagnostiques.
- Argumenter les principes du traitement et de la surveillance au long cours d'un sujet hypersensible, en tenant compte des aspects psychologiques.

Item 184 – UE 7 – Hypersensibilité et allergies respiratoires chez l'enfant et chez l'adulte. Asthme, rhinite

- Expliquer la physiopathologie de l'asthme et de la rhinite.
- Diagnostiquer une hypersensibilité respiratoire chez l'enfant.

Avant de commencer...

L'allergie concerne 30 % des enfants âgés de moins de 15 ans.
L'allergie est une réaction immunologique excessive et anormale au contact d'une substance étrangère (allergène) : c'est un facteur étiologique et/ou de comorbidité.
L'asthme et l'allergie sont de mécanismes physiopathologiques différents; l'allergie est un facteur de non-contrôle de l'asthme.

On distingue les allergies en fonction de leur expression (respiratoire, digestive, cutanée, ophtalmique, systémique) et des allergènes (pneumallergènes, trophallergènes, médicaments, contact).
Le diagnostic repose avant tout sur la clinique ainsi que des tests permettant d'identifier l'allergène.
Un test positif (cutané ou sanguin) témoigne d'une sensibilisation. Pour évoquer une allergie, il doit être associé à des signes cliniques; la clinique prime pour le diagnostic.

Les traitements aidant au contrôle des manifestations allergiques sont les médicaments, la désensibilisation (induction d'une tolérance à l'allergène), l'éviction de l'allergène.
Éducation thérapeutique et contrôle de l'environnement sont importants pour la prise en charge.

I. Pour bien comprendre

A. Physiopathologie des réactions allergiques et non allergiques

1. Définitions

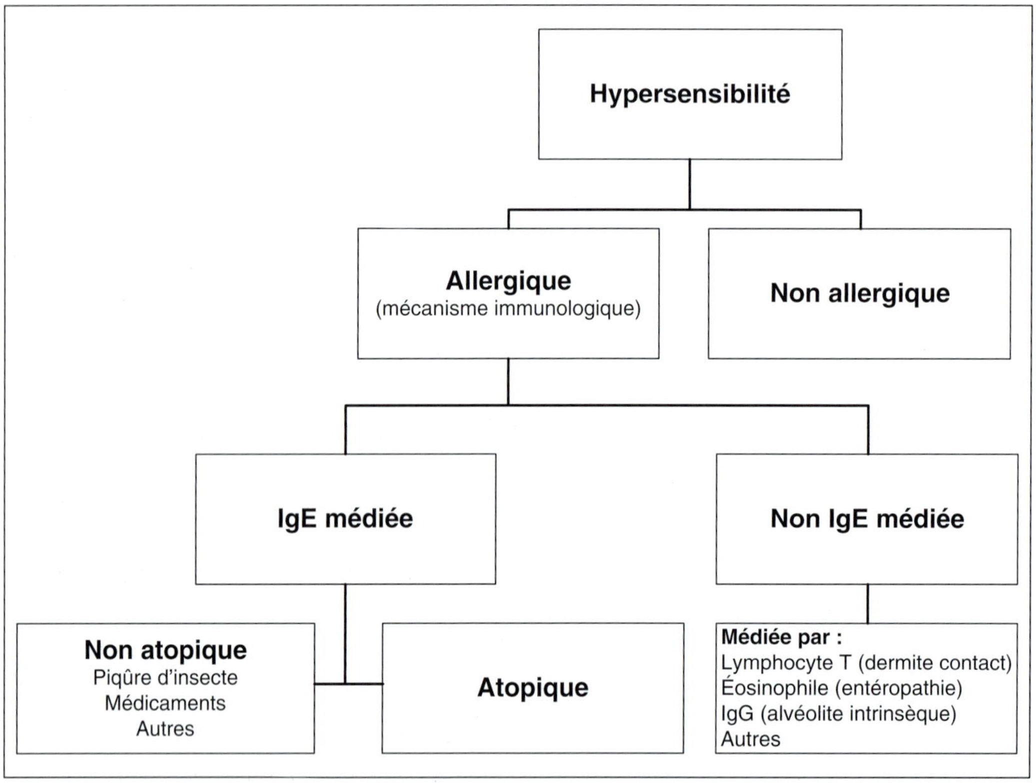

Fig. 33.1. Nomenclature des réactions allergiques et non allergiques.
D'après Johansson SG, Hourihane JO, Bousquet J, Bruijnzeel-Koomen C, Dreborg S, Haahtela T et coll. A revised nomenclature for allergy. Allergy 2001 ; 56(9) : 813–24.

L'**hypersensibilité** recouvre les manifestations allergiques et non allergiques (fig. 33.1).
C'est la capacité à présenter des signes reproductibles, lors de l'exposition à un stimulus bien défini, pour une dose qui n'entraîne pas de réaction chez le sujet normal.

L'**hypersensibilité est non allergique** quand le mécanisme immunologique n'est pas prouvé.
C'est le cas des réactions à l'aspirine, des fausses allergies alimentaires par excès de consommation de produits riches en amines vasoactives, de l'intolérance au lactose…

Pour l'allergie alimentaire ou médicamenteuse, cette hypersensibilité non allergique était appelée intolérance.

L'**hypersensibilité allergique** peut être médiée par l'un des 4 types de réactions immunologiques décrites par Gell et Coombs :

- type I ou hypersensibilité IgE médiée ;
- type II (réactions cytotoxiques) ;
- type III (réactions Arthus-type) ;
- type IV (réactions retardées des cellules T).

Les réactions de type I ou IgE médiées sont les mieux caractérisées et représentent les classiques réactions allergiques immédiates.

Les trois autres types, collectivement désignés comme les allergies non immédiates, tardives, non IgE médiées, sont moins fréquents, de connaissance plus récente, notamment pour les réactions allergiques alimentaires non IgE médiées.

L'**hypersensibilité allergique IgE médiée** est **atopique** quand il existe une tendance personnelle ou familiale à produire des IgE en réponse à une petite dose d'allergènes, en général des protéines, et à développer des signes typiques comme asthme, rhinoconjonctivite, eczéma, anaphylaxie.

L'atopie est transmissible génétiquement.

L'**hypersensibilité allergique IgE médiée non atopique** correspond aux réactions IgE médiées survenant lors des piqures d'insectes (hyménoptères) ou lors de la prise de médicaments.

Cette hypersensibilité n'est pas transmissible génétiquement.

L'**hypersensibilité allergique non IgE médiée** correspond aux réactions de types II à IV de la classification de Gell et Coombs :

- dermatite de contact, maladie cœliaque, ou certains eczémas (médiation cellulaire) ;
- œsophagite à éosinophiles provoquée par des aliments ;
- pneumopathies d'hypersensibilité : inhalation de moisissures, déjections d'oiseaux (production d'anticorps IgG, IgA, IgM) ;
- certaines entérocolites (mécanisme inconnu).

2. Application pratique de cette classification

Une même substance peut provoquer des manifestations d'hypersensibilté différentes.

Par exemple, pour le le lait de vache :

- l'intolérance au lactose due à un déficit partiel en lactase est une hypersensibilité non allergique ;
- l'allergie aux protéines de lait de vache IgE médiée atopique à la bêta-lactoglobuline ou à la caséine (les plus fréquentes) ;
- les réactions d'hypersensibilité allergique non IgE médiée, avec des symptômes digestifs variables, non spécifiques ou évocateurs d'œsophagite à éosinophiles, syndrome d'entérocolite.

Retenir les données de la figure 33.1.

B. Manifestations à caractères allergiques

Les manifestations devant faire évoquer l'allergie sont souvent banales (tableau 33.1). Le caractère récidivant doit attirer l'attention et faire évoquer l'allergie.

Certaines manifestations sont spécifiques de l'allergie : l'anaphylaxie.

L'allergie est un facteur étiologique de maladies souvent multifactorielles.

Ainsi l'allergie est un facteur étiologique de non-contrôle de l'asthme. Les crises d'asthme sont néanmoins le plus souvent déclenchées par une infection virale, même chez un enfant ayant une allergie associée.

Tableau 33.1. Manifestations devant faire évoquer l'allergie.

Signes ORL et respiratoires récidivants	– Rhinites – Obstruction nasale – Laryngites – Sinusites – Toux – Asthme non contrôlé
Signes cutanés	– Urticaire aiguë – Œdème – Eczéma
Signes ophtalmologiques récidivants	– Conjonctivite – Kératite
Signes digestifs récidivants	– Non spécifiques : • vomissements, diarrhées, constipation • douleurs abdominales – Évocateurs : • éviction spontanée d'un aliment • syndrome oral : prurit vélopalatin, œdème localisé des lèvres ou urticaire péribuccale, dysphagie
Signes généraux	– Anaphylaxie (risque mortel en l'absence de traitement) – Anaphylaxie induite par l'exercice physique – Retard de croissance pondérale (entéropathie exsudative)

C. Épidémiologie de l'allergie

La prévalence de l'allergie augmente : 30 % des enfants d'âge < 15 ans sont maintenant allergiques, toutes pathologies confondues.

L'allergie alimentaire est en France estimée entre 5 et 7 % chez l'enfant ; 5 % de ces enfants ont des manifestations graves (choc anaphylactique).

L'évolution naturelle dépend de l'allergène :

- l'évolution de l'allergie alimentaire dépend de l'aliment en cause : l'allergie au lait de vache disparaît dans l'année qui suit (> 80%), l'allergie à l'œuf disparaît fréquemment avant l'âge de 6 ans (52–80 %), l'allergie à l'arachide disparaît rarement (22 % des enfants), les allergies aux oléagineux, aux poissons et aux crustacés persistent ;
- l'existence d'une ou plusieurs allergies alimentaires dans la petite enfance est un facteur de risque d'autres manifestations allergiques, notamment respiratoires ;
- les allergies respiratoires persistent généralement ;
- les allergies médicamenteuses ont une évolution variable selon les mécanismes.

D. Principaux allergènes

1. Généralités

Les allergènes potentiels sont nombreux, mais seules quelques familles d'allergènes sont à l'origine de la plupart des maladies allergiques de l'enfant.

La liste des principaux allergènes évolue en fonction du mode de vie et des habitudes alimentaires.

2. Allergènes respiratoires (pneumallergènes)

Les allergènes respiratoires dominants sont : acariens de la poussière de maison, pollens de graminées, de bétulacées, de cyprès (sud de la France), d'ambroisie (région lyonnaise), chat, chien, moisissures (*Alternaria*), blattes (grandes villes).

Les **acariens de poussières de maison** sont l'allergène respiratoire le plus fréquent, ubiquitaire et universel. Il est responsable d'une allergie perannuelle, l'allergène étant dans les déjections de ces arachnoïdes. Chez l'enfant, la literie est le réservoir principal.

La prolifération des acariens est favorisée par les chauffages domestiques, la faible luminosité, la présence d'animaux, les tapis. Elle est freinée par l'aération, la lumière et la chaleur naturelle du soleil, et par le lavage des textiles, couettes, sols.

Des symptômes récurrents le matin au réveil (rhinite, toux sèche), ou nocturnes sont évocateurs.

Les **pollens de graminées, herbacées ou arboracées** sont généralement saisonniers selon le calendrier de floraison, variable d'une région à l'autre.

Il existe un relevé pollinique. Les graminées surviennent en général à la fin du printemps et en période estivale, le bouleau au début du printemps, le cyprès en hiver dans les régions concernées.

L'exposition est variable d'une année à l'autre, diminue lorsqu'il pleut, augmente lorsqu'il y a du soleil, du vent.

Les **allergènes chat et chien, rongeurs, chevaux** sont en relation étroite avec la possession de cet animal. Les symptômes augmentent en intensité au fur et à mesure des contacts. Les symptômes peuvent varier selon la race de l'animal.

Vivre en contact avec un chat dès la naissance peut être protecteur d'une allergie au chat, ce n'est pas vrai pour les autres animaux.

Les **allergies aux moisissures** sont de multiples sources :

- habitat : appartements insalubres ou humides, serres ;
- à prédominance extérieure : *Alternaria* (spores) en période estivale ;
- en extérieur et intérieur : *Aspergillus* sp présent dans la poussière de maison, fréquent lors de travaux, et pendant l'automne (feuilles mortes).

Les aspergilloses bronchopulmonaires allergiques sont exceptionnelles chez l'enfant (sauf mucoviscidose).

3. Allergènes alimentaires (trophallergènes)

Le lait de vache est l'allergène est le plus fréquent chez le nourrisson ; l'arachide chez l'enfant.

Puis, on retrouve : l'œuf, les fruits, le kiwi, les poissons, les fruits à coque, les crustacés, le blé, moutarde, lentilles, etc. Les allergies aux protéines végétales augmentent avec l'âge, les allergènes aux protéines animales diminuent avec l'âge.

Le premier contact avec l'allergène est parfois passé inaperçu.

4. Autres allergènes

Les **allergies aux médicaments** (bêtalactamines, AINS, paracétamol) sont rares chez l'enfant. Les allergies aux antibiotiques sont diagnostiquées par excès (6 sur 7 n'en sont pas).

Les allergies aux **hyménoptères** (abeilles, guêpes) sont rares chez l'enfant, et dépendent des régions.

Les allergies au **latex** sont devenues rares depuis l'éviction du matériel médical en latex.

Les **allergies de contact** sont sous-estimées chez l'enfant et l'adolescent. Elles sont rencontrées en milieu professionnel (formation par apprentissage, cosmétiques).

II. Enquête diagnostique allergologique

A. Différencier la sensibilisation de l'allergie

Ceci concerne essentiellement les mécanismes IgE médiée. Les tests épicutanés (TC) sont positifs pour l'allergène, les IgE spécifiques peuvent être présents dans le sang.

Il n'existe pas de manifestations cliniques : on parle de **sensibilisation**.

Par exemple, l'enfant qui a toujours vécu avec un chat a souvent un TC positif, parfois des taux d'IgE présents (faibles). Lorsqu'il joue avec son chat, il n'a aucun symptôme.

Il existe des manifestations allergiques, on parle d'**allergie**.

Par exemple, la famille acquiert le chat lorsque l'enfant a l'âge de 6 ans, celui-ci se met à éternuer lorsqu'il joue avec son chat après un délai plus ou moins long.

Bien différencier la sensibilisation de l'allergie.

B. L'allergie est un diagnostic avant tout clinique

Antécédents :

- familiaux : la présence d'atopie chez les parents (dermatite atopique, rhinite saisonnière, allergie prouvée) est pertinente : si les 2 parents ont des manifestations allergiques, le risque est de 65 % dans leur descendance, si 1 seul des parents est allergique, le risque est de 30 % ;
- personnels : la présence d'un eczéma ou d'une sensibilisation a une faible valeur prédictive positive ; une dermatite atopique étendue ou sévère fait rechercher une allergie alimentaire.

L'interrogatoire recherche une histoire clinique permettant une **relation de cause à effet** entre l'exposition à un allergène et les manifestations cliniques de l'enfant.

La relation de cause à effet est très évocatrice généralement dans les allergies IgE médiée :

- les manifestations saisonnières : rhinite pollinique survenant à la même époque ; le médecin est aidé par le relevé pollinique national ;

- les manifestations anaphylactiques : elles surviennent dans les 2 heures qui suivent l'exposition ; c'est le cas des allergies alimentaires ;
- la récurrence de symptômes identiques lors de l'exposition à une même substance, ou dans un même lieu : exemple de la présence récidivante de symptômes lorsque l'enfant dort chez ses grands-parents où les oreillers sont en plumes, l'allergie aux acariens est fortement probable.

La relation de cause à effet est difficile à mettre en évidence :

- dans le cadre des symptômes chroniques : l'exemple typique est l'allergie aux acariens de poussière de maison, où l'exposition est perannuelle ; elle est recherchée de façon systématique ;
- dans le cadre de symptômes non spécifiques souvent dans les allergies non IgE médiée : l'allergie alimentaire avec des signes digestifs par exemple ; il faut faire un relevé des aliments ingérés et des symptômes pour rechercher une éventuelle concordance ;
- dans le cas où l'identification de l'allergène est techniquement complexe (composés organiques volatiles, moisissures au domicile), on peut s'aider d'un technicien d'environnement.

Il existe une relation de cause à effet mais le mécanisme immunologique est difficile à identifier :

- le cas des fausses allergies, avec des manifestations compatibles avec une réaction IgE médiée (éruption, prurit, syndrome oral) mais dues à l'ingestion d'aliments riches en tyramine (gruyères, chocolats) ou en histamine (tomates, fraises) ;
- les éruptions après l'ingestion d'un médicament avec un délai de plusieurs heures ou jours : éruption virale ou cohaptène, AINS…

Interrogatoire primordial : rechercher une atopie familiale et une relation de cause à effet entre l'exposition à un allergène et les manifestations cliniques.

C. Tests diagnostiques

1. Tests cutanés

a. Tests épicutanés par *prick*

C'est le test diagnostique de 1re intention de l'allergie IgE médiée pour les pneumallergènes et trophallergènes.

Ils sont pratiqués par *prick* (lancette en plastique), avec des extraits d'allergènes qui peuvent être de fabrication pharmaceutique (extraits) ou avec le produit natif.

Il y a systématiquement :

- un test de contrôle de la réactivité de la peau (témoin positif à l'histamine par dégranulation des mastocytes) ;
- un témoin négatif pour éliminer un dermographisme facilitant des faux positifs.

Le nombre d'allergènes testés varie selon l'enquête allergologique souhaitée.

La lecture se fait après un délai de 10–20 minutes.

L'apparition d'une papule est le témoin d'une réactivité de la peau (l'érythème associé n'est pas suffisant). Le diamètre de 3 mm est considéré comme significatif. Une papule > 5 mm est généralement bien corrélée avec l'allergie clinique.

Les antihistaminiques doivent être arrêtés depuis 7 à 21 jours selon les molécules. Les tests peuvent être négativés par l'application de dermocorticoïdes, d'une corticothérapie orale au long cours. Ils sont difficiles à réaliser sur une dermatite atopique étendue et sévère.

Il n'existe pas de limite inférieure d'âge pour pratiquer les tests cutanés. La réactivité cutanée est plus faible chez les jeunes enfants, avec une reproductibilité médiocre.

b. Tests intradermiques

C'est un test diagnostique de l'allergie IgE médiée.

Ils sont utilisés dans l'exploration des allergies aux médicaments et aux hyménoptères.

Ils doivent être réalisés dans un environnement médicalisé avec une surveillance adaptée.

c. Patch tests

La substance à tester est déposée sous un dispositif occlusif pendant 48 heures.

Ils sont :

- utilisés dans l'exploration des allergies de contact (cosmétiques, métaux), pour lesquelles il existe des batteries standardisées ;
- discutés mais non recommandés dans les allergies alimentaires ou digestives non IgE médiées ;
- inutiles dans l'exploration des allergies IgE médiées.

La lecture se fait 24 heures après le retrait du patch. Le test est à l'évidence positif s'il reproduit une lésion d'eczéma franche. Les critères d'interprétation d'une induration ou du nombre de papules nécessitent d'être expérimenté.

2. Éosinophilie

Une éosinophilie supérieure à 400/mm^3 reste un argument pour l'origine allergique des troubles, mais ce test manque de spécificité et de sensibilité.

L'hyperéosinophilie est aussi retrouvée en cas de parasitose, de stress, de prise médicamenteuse, voire d'infection virale.

3. Tests biologiques de dépistage de l'allergie

Les tests sériques de dépistage sont des tests unitaires vis-à-vis d'allergènes mélangés dans le même réactif (pneumallergènes, ou trophallergènes) ou sur le même support sans identification de l'allergène. La réponse est binaire : positive ou négative.

4. IgE totales

Le dosage des IgE totales ne peut pas être utilisé comme test de dépistage de l'atopie. Les IgE totales ne sont pas spécifiques de l'atopie : elles peuvent être élevées dans des maladies de système, des déficits immunitaires, des parasitoses.

Les indications des IgE totales sont limitées :

- à l'argumentation du diagnostic d'atopie, essentiellement chez l'enfant âgé de moins de 3 ans ; les taux sont alors élevés (> 20 × l'âge en année) ;
- à l'adaptation de la dose à administrer d'omalizumab (anti-IgE monoclonal).

5. IgE spécifiques

Les tests unitaires vis-à-vis d'allergènes séparés dans un même réactif ou sur un même support, permettant d'identifier les IgE spécifiques ne peuvent être utilisés comme tests de dépistage.

Des IgE spécifiques ne sont pas disponibles pour tous les allergènes. Leur prescription est guidée par le résultat des tests cutanés par *prick*.

La prescription est limitée à 5 pneumallergènes, 5 trophallergènes, ou 5 autres (hyménoptères, latex, médicaments…).

Dans l'allergie respiratoire, leur dosage n'est pas obligatoire pour confirmer le diagnostic si le test épicutané par *prick* du pneumallergène est fortement positif. Il est souvent réalisé avant la mise en place d'une désensibilisation.

Leur dosage est systématique pour les allergies alimentaires. Certains taux seuils prédictifs d'allergie vraie ont été rapportés pour des trophallergènes mais restent discutés.

On distingue deux types d'IgE spécifiques :

- ceux dirigés contre les composants naturels (ex. : bouleau);
- ceux dirigés vis-à-vis de composants moléculaires de l'allergène, dits recombinants (ex. : pour le bouleau, BetV1 qui est une PR10, BetV2 qui est une profiline).

Les IgE recombinants déterminent des protéines allergéniques (épitopes), partagées par des allergènes de différentes familles :

- ils éclairent les réactions allergiques croisées (ex. : bouleau et de nombreux fruits ou légumes);
- ils permettent de classifier pour un même produit des allergènes majeurs avec des réactions potentiellement sévères, et des allergènes mineurs avec des réactions légères;
- la relation clinico-biologique reste variable, et se limite à un risque relatif plus ou moins important.

Il existe des biopuces à allergènes qui mesurent avec seulement 20 μL de sérum les IgE spécifiques de 112 allergènes recombinants ou naturels purifiés, issus de 45 sources allergéniques. Cet examen n'est pas remboursé.

6. Épreuve d'éviction-réintroduction

Elle est indiquée en cas de suspicion d'allergie non IgE médiée.

Ce test est proposé dans l'allergie alimentaire avec une éviction de 4 semaines de l'aliment suspect. Une amélioration doit être constatée. La réintroduction de ce même aliment provoque la réapparition des symptômes.

C'est le « gold-standard » dans l'allergie aux protéines de lait de vache non IgE médiée.

7. Tests de provocation

Il consiste à exposer l'organe cible à l'allergène présumé responsable des manifestations et à mesurer la réponse au niveau de cet organe.

Le **test de provocation orale** est le test diagnostique de référence pour l'allergie IgE médiée alimentaire ou médicamenteuse :

- le patient ingère des quantités croissantes de l'aliment selon une procédure établie (plusieurs heures), à intervalle de temps régulier, avec une augmentation quantitative pour atteindre une dose cumulée;

- l'objectif est de provoquer des signes cliniques d'allergie ;
- le risque anaphylactique impose son déroulement en hospitalisation de jour, dans un environnement adapté et sécurisé pour le patient ; la surveillance est au minimum de 2 heures après la fin de l'ingestion ;
- si la relation de cause à effet est certaine entre l'aliment et les signes cliniques IgE médiés, le test de provocation permet de déterminer un seuil de tolérance pour une induction de tolérance ;
- si les signes cliniques mettent en jeu le pronostic vital (anaphylaxie systémique) et l'allergène alimentaire est identifié, le test de provocation orale est inutile voire dangereux ; cette règle n'est pas toujours vraie pour les médicaments (cohaptène).

Le **test de provocation inhalée** peut s'avérer utile :

- en cas de manifestations respiratoires, on expose le nez ou les bronches à des concentrations croissantes de l'allergène, le test est positif si le patient a une obstruction bronchique ou nasale ou des signes cliniques, parfois une augmentation de l'éosinophilie nasale ;
- il ne s'agit pas d'un examen de routine et nécessite un matériel spécifique.

8. Dosage des allergènes

Le dosage des allergènes, ou d'un produit reflet du taux d'allergène, dans l'environnement du patient est maintenant possible pour certains allergènes.

Il permet, dans les cas difficiles, de vérifier la concordance entre la présence de signes cliniques et un niveau élevé d'allergènes dans l'environnement. Il est notamment possible de mesurer les concentrations d'acariens au domicile, de composants organiques volatiles, de recueillir les moisissures.

Ces techniques sont appelées à se développer avec les techniciens (conseillers) d'environnement qui se déplacent à domicile.

D. Démarche diagnostique

1. Comment ?

Évaluation clinique :

- **interrogatoire** ;
- **examen clinique** (anaphylaxie, atteintes cutanées).

Tests diagnostiques de 1re ligne :

- les tests cutanés sont les tests de 1re intention : *prick*-tests pour l'allergie respiratoire et alimentaire, patch-tests pour les allergies de contact ;
- les tests de dépistage biologiques sont utiles lorsque les tests cutanés ne peuvent être réalisés ;
- les dosages unitaires des IgE (IgE spécifiques naturels ou recombinants selon les allergènes et le tableau clinique) peuvent les compléter.

Tests diagnostiques de 2e ligne :

- les tests cutanés avec la substance native ;
- les tests cutanés intradermiques à concentrations croissantes (médicaments, hyménoptères) ;
- les tests de provocation orale (aliments, certains médicaments) ;
- les tests d'éviction-réintroduction dans les allergies non IgE médiées (lait de vache, dermatite atopique).

Nouveaux outils (en cours d'évaluation) :

- les patchs non standardisés;
- les puces IgE;
- le dosage pharmacologique (médicaments);
- les tests de stimulation cellulaire.

2. Quels allergènes tester?

Avant l'âge de 3 ans :

- les pneumallergènes domestiques : acariens, chat, chien, pollens de graminées;
- et certains trophallergènes : lait de vache, œuf (blanc), arachide, soja, morue, noisette.

Après l'âge de 3 ans :

- les pneumallergènes domestiques : acariens, chat, chien, pollens d'arbres, de graminées, d'herbacées (ambroise, armoise, plantain), moisissures (*Aspergillus, Alternaria, Cladosporium*);
- les autres allergènes dont les blattes selon l'interrogatoire et les particularités locorégionales.

III. Prise en charge de l'enfant allergique

A. Généralités

L'avenir de l'allergologie est probablement dans la prévention primaire de l'allergie qui se situe entre la conception et l'âge de 3 ans. Quand les manifestations à caractère allergique sont déjà installées, la prévention secondaire et tertiaire repose avant tout sur le contrôle de l'environnement, l'éducation du patient, les traitements médicamenteux, la désensibilisation.

B. Prévention primaire de l'allergie

Peu de mesures ont montré leur efficacité. Il est raisonnable de conseiller uniquement celles qui ont fait la preuve de leur efficacité par des études cliniques.

En synthèse :

- pas de régime chez la femme enceinte;
- allaitement maternel pendant 4 à 6 mois, sans exclusion chez la femme allaitante; si le nourrisson allaité a un eczéma franc, rechercher une allergie alimentaire *via* le lait de mère;
- ne pas appliquer de topique à base de protéines chez le nouveau-né et nourrisson;
- en cas d'utilisation de lait artificiel ou en complément de l'allaitement maternel, le choix du lait est fonction du risque atopique : en présence d'un terrain familial atopique (asthme, eczéma, rhinoconjonctivite allergique, allergies alimentaires chez l'un des parents ou l'un des membres de la fratrie), un lait HA ayant fait la preuve de son efficacité doit être prescrit; dans les autres cas, aucune mesure particulière n'est nécessaire;
- diversification entre les âges de 4 à 6 mois de vie en gardant du bon sens, mais sans différer l'introduction d'un quelconque aliment;
- pas d'éviction préventive systématique des animaux de compagnie;
- pas d'éviction préventive systématique de la crèche.

C. Désensibilisation ou immunothérapie

C'est le seul traitement qui permet de modifier le cours de la maladie allergique, en limitant le développement de nouvelles sensibilisations ou l'expression de nouvelles manifestations allergiques.

La désensibilisation (DS) est réservée aux enfants allergiques :

- monosensibilisé ou lorsqu'un allergène est dominant ;
- si la composante allergique des manifestations cliniques est au premier plan ;
- si l'éviction de cet allergène est impossible (ex. : graminées, acariens) ;
- si la pression thérapeutique pour le contrôle des symptômes est importante.

La DS est habituellement limitée aux pneumallergènes.
Elle est autorisée à partir de l'âge de 5 ans.
Elle peut être saisonnière ou perannuelle. La DS sublinguale est actuellement favorisée, mais la DS injectable est aussi possible.

La désensibilisation aux hyménoptères est indiquée si les réactions à la piqûre sont étendues ou systémiques ; elle est administrée de façon injectable selon des procédures bien codifiées. Elle peut se faire en *rush*, sur quelques jours en milieu hospitalier.
Pour l'allergie alimentaire, l'immunothérapie spécifique ou l'induction de tolérance est encore du domaine de la recherche.

D. Contrôle de l'environnement

Il faut limiter au maximum, quand cela est réalisable, les contacts avec les allergènes déclenchants.
Des mesures physiques permettent de diminuer l'exposition à des allergènes domestiques, comme les acariens : aération quotidienne des pièces, housses antiacariens pour les matelas, acaricides et élimination des acariens morts (aspirateur).

Il est aussi indispensable de limiter les cofacteurs déclenchant des manifestations : tabagisme passif chez le petit, tabagisme actif chez l'adolescent, utilisation de sprays.

E. Éducation thérapeutique

Quand les manifestations à composante allergique sont présentes, tout particulièrement en cas d'asthme, d'eczéma et d'allergie alimentaire, l'éducation thérapeutique du patient et de son entourage est un élément fondamental de la prise en charge.

Les patients à risque de réactions allergiques sévères doivent avoir sur eux une carte mentionnant leur allergie, ainsi qu'une trousse d'urgence comprenant de l'adrénaline auto-injectable.
À l'école, les enfants allergiques bénéficient de la mise en place d'un projet d'accueil individualisé (PAI) permettant d'informer le personnel scolaire et de donner les traitements d'urgence. Le médecin doit rédiger le plan d'action.

F. Traitements médicamenteux

Antihistaminiques H1 de seconde génération :

- ils limitent les manifestations liées à la dégranulation des mastocytes ;
- ils s'administrent par voie orale, ou par voie topique (ex. : gouttes ophtalmiques).

Autres traitements :

- traitements des pathologies actives à cause de l'allergie (asthme, rhinite, eczéma), une composante est l'inflammation générée par l'allergie (corticoïdes topiques, inhalés) ;
- anti-IgE monoclonaux (omalizumab, Xolair®) : leur indication est l'asthme sévère allergique non contrôlé à partir de l'âge de 6 ans.

G. Gestion de l'anaphylaxie

1. Généralités

L'anaphylaxie est la manifestation la plus grave des réactions d'hypersensibilité immédiates.

Il s'agit d'un syndrome clinique associant de manière variable des signes respiratoires (dyspnée et bronchospasme) et/ou circulatoires (tachycardie, hypotension, collapsus) et le plus souvent des signes cutanéomuqueux (urticaire, œdème, grave lorsqu'il touche le larynx). D'autres signes (douleurs abdominales, diarrhée, vomissements) peuvent être associés (HAS).

Chez l'enfant, la première cause est l'allergie alimentaire.

La mortalité est estimée à 1,5 % (Réseau Allergo-Vigilance 2001–2007).

Il existe des facteurs de risque associés à la gravité des manifestations :

- un événement antérieur d'anaphylaxie peu sévère ou non pris en compte ;
- le patient asthmatique ;
- certains allergènes : fruits à coque, lait de vache, venins d'hyménoptères ;
- le patient sous bêtabloquant (rare chez l'enfant).

2. Identifier des manifestations anaphylactiques

Les manifestations d'anaphylaxie apparaissent dans les minutes suivant l'ingestion ou l'injection de l'allergène (<2 h). La sévérité du trouble et le tableau clinique sont variables et imprévisibles.

En cas de suspicion de réaction anaphylactique il est important de noter la présence de symptômes aigus faisant craindre la mise en jeu du pronostic vital (tableau 33.2).

Tableau 33.2. Signes d'anaphylaxie.

Signes cutanéomuqueux (très fréquents)	– Prurit généralisé (palmoplantaire) – Flush – Urticaire – Œdème de la face ou de la langue, muqueuses, conjonctives, extensif
Signes cardiovasculaires	– Malaise, perte de connaissance, sensation de mort imminente – Collapsus cardiovasculaire
Signes respiratoires	– Voies aériennes supérieures : œdème laryngé, pharyngé, luette, se manifestant par une dysphagie, dysphonie, dyspnée laryngée – Voies aériennes inférieures : bronchospasme, tachypnée, asthme
Signes gastro-intestinaux	– Nausées, vomissements – Douleurs abdominales

3. Prise en charge thérapeutique urgente

a. Manifestations sévères et/ou d'évolution (extension) rapide

Adrénaline :

- à la dose de 0,01 mg/kg par voie IM ;
- si stylo auto-injectable à disposition (Vidal 2014) : 0,15 mg de 15 à 25 kg, 0,30 mg si > 25 kg ;
- peut être répétée ;
- la voie IV continue (0,001 mg/kg/h) est réservée en cas d'échec de la voie IM (réanimation).

L'adrénaline a une demi-vie courte et est bien tolérée chez l'enfant.
Il n'y a pas de contre-indication absolue puisque le pronostic vital est engagé.

Traitements d'urgence associés :

- libération des voies aériennes supérieures ;
- bronchodilatateurs de courte durée d'action indispensables en cas de bronchospasme (l'adrénaline ne suffit pas) ;
- remplissage vasculaire en cas de collapsus.

Les corticoïdes n'ont pas de place à la phase aiguë de l'anaphylaxie, leur rôle est peut-être d'éviter ou de limiter les réactions tardives (non prouvé).

b. Traitements des manifestations peu sévères

Certaines réactions anaphylactiques se limitent à une urticaire, un œdème localisé.
Les **antihistaminiques** peuvent être proposés en première intention avec une surveillance étroite.

c. Surveillance médicale au décours immédiat

Elle est au minimum de 6 heures en milieu hospitalier, dépendant de l'évolution et de la gravité initiale.

4. Enquête diagnostique

Préciser la **chronologie de la réaction** :

- noter l'heure de début de survenue des symptômes ;
- noter les circonstances ayant précédé leur début pour aider à identifier un ou des possibles facteurs déclenchants (repas et composition des repas).

Réaliser un **dosage sanguin de la tryptase** en cas de suspicion de réaction anaphylactique :

- le plus tôt possible après avoir débuté le traitement d'urgence ;
- un 2e échantillon est à prélever idéalement 1 à 2 heures après le début de l'épisode sans dépasser 4 heures.

Orientation vers une consultation d'allergologie :

- objectifs : prise en charge diagnostique, thérapeutique et éducationnelle ;
- envoyer un courrier au médecin traitant.

5. Mesures préventives

Éviter une récidive avant la consultation spécialisée :

- prescription d'une **seringue auto-injectable d'adrénaline** au domicile, enseignement de son utilisation ;
- **éviction** du ou des allergènes suspectés.

Carte d'allergique remise par le professionnel de santé avec informations sur :

- le mécanisme et les symptômes de la réaction anaphylactique, y compris le risque de réaction biphasique (en 2 temps);
- la conduite à tenir en cas de réaction anaphylactique (utiliser la seringue auto-injectable d'adrénaline et appeler le Samu 15 ou le 112), l'utilisation correcte de la seringue auto-injectable d'adrénaline (comprenant une démonstration pratique) et quand l'utiliser;
- si un allergène possible a été identifié, la stratégie d'éviction du ou des allergènes;
- le service d'allergologie et/ou l'allergologue à contacter, les associations de patients.

Chez l'enfant, un **projet d'accueil individualisé** est mis en place à la demande des parents auprès de l'établissement scolaire (ou centre de vacances) et une **trousse d'urgence** comprenant anti-H1 et stylo auto-injectable d'adrénaline associé à un plan d'action est disponible à l'école.

IV. Points clés sur certaines allergies

A. Allergie alimentaire : APLV

1. Éléments diagnostiques

Réactions d'hypersensibilité allergique **IgE médiée** :

- manifestations quasi immédiates après l'ingestion de lait ou laitage;
- répétition des signes en cas de poursuite du lait ou laitage, disparition sous régime d'éviction;
- confirmation par les tests cutanés en *prick* et dosage des IgE spécifiques pour le lait de vache (F2) et différentes protéines du lait (F76, F77, F78); en cas de négativité, la clinique prime.

Réactions d'hypersensibilité allergique **non IgE médiée** :

- manifestations digestives ou cutanées traînantes sans lien évident avec l'ingestion de lait ou laitage;
- disparition des signes sous régime d'éviction de 2 à 4 semaines, réapparition lors d'une réintroduction;
- aide possible de l'*atopy patch test* au lait de vache : une franche positivité est très en faveur du diagnostic;
- dans tous les cas, le diagnostic devra être confirmé par l'épreuve d'exclusion-réintroduction ou test de provocation orale.

2. Principes de prise en charge

Un régime d'éviction du lait et des laitages, ainsi que de tout produit contenant des protéines du lait de vache, doit être entrepris au moins jusqu'à l'âge de 9–12 mois.

En cas d'allaitement maternel :

- le poursuivre de manière exclusive si possible;
- en cas de persistance des signes sous allaitement, évoquer une allergie *via* le lait de mère nécessitant alors soit un régime pour la mère (exclusion du lait et des laitages avec supplément en calcium) soit le passage à un lait spécifique.

En cas d'allaitement artificiel :

- en 1re intention :
  - formule à base d'un hydrolysat extensif des PLV ayant fait la preuve de son efficacité (une préparation couplée à des probiotiques LGG semble accélérer la guérison),
  - alternatives possibles : formule à base de protéines de soja (âge > 6 mois et après avoir établi la tolérance clinique), formule à base de protéines de riz hydrolysées ;
- en 2e intention : formule à base d'acides aminées en cas d'échec de l'hydrolysat extensif, dans certaines formes d'allergie comme la gastro-entérocolo-proctite IgE médiée avec retard de croissance, l'eczéma atopique sévère, les symptômes survenant sous allaitement exclusif ;
- éviction de tout produit laitier d'origine animale (notamment lait de chèvre ou brebis), viandes de bœuf et de veau autorisées, poisson autorisé.

Expliquer les **règles d'étiquetage** aux parents.

Le lait et les produits à base de lait sont d'étiquetage obligatoire. Leur mention doit figurer dans la liste des ingrédients (directive européenne 2003/89/CE). Le plus souvent les termes de lait, beurre, fromage, crème figurent dans la liste des ingrédients. Parfois des produits à base de lait peuvent être uniquement indiqués sous le terme : caséinate, caséine, lactalbumine, lactoglobuline, lactoprotéines, sérum albumine, lactose, protéines lactées.

Éduquer à la gestion d'une réaction allergique.

Prescrire une trousse d'urgence en cas de réaction IgE médiée. Sa composition est adaptée au type de manifestations. Au minimum : antihistaminique, voir β2-adrénergiques inhalées et adrénaline injectable (stylo à 0,15 mg possible dès le poids de 7,5 kg selon les recommandations européennes).

3. Planification du suivi

En cas de **réaction IgE médiée** :

- refaire des tests en *prick* et des IgE vers l'âge de 12 mois, ou après 6 mois de régime d'éviction ;
- en cas d'évolution favorable des tests, faire un test de provocation par voie orale au lait « cru » en milieu hospitalier ;
- en cas d'évolution défavorable, refaire l'enquête vers l'âge de 18–24 mois ; en fonction des résultats discuter un test de provocation par voie orale au lait « cru » ou aux produits à base de lait cuit en milieu hospitalier.

En cas de **réaction non IgE médiée** :

- s'assurer vers l'âge de 9–12 mois qu'il n'y ait pas eu un passage à une forme IgE médiée par *prick* et/ou IgE spécifiques (10 à 15 % des cas) ;
- en cas de passage à une forme IgE médiée, faire un test de provocation par voie orale au lait en milieu hospitalier ;
- en cas *a priori* de réaction toujours non IgE médiée, réintroduction progressive possible au domicile mais un test de provocation par voie orale au lait en milieu hospitalier demeure préférable et devra donc être privilégié.

Classiquement, la tolérance est le plus souvent acquise entre 12 et 18 mois. La guérison est observée dans 85–90 % des cas à l'âge de 3 ans.

En cas d'allergie IgE médiée, rechercher d'autres manifestations atopiques associées. Prévenir de la possibilité du développement d'autres allergies alimentaires.

Si l'allergie persiste avec l'âge, discuter avec des équipes spécialisées la mise en place d'un régime facilitant l'acquisition de la tolérance aux protéines du lait.

APLV : exclusion de tout produit contenant des PLV + hydrolysat extensif.

B. Allergie respiratoire : allergie aux pollens de graminées

1. Conduite diagnostique

Évoquer un « rhume des foins » :

- manifestations cliniques :
  - épisodes d'éternuements, hydrorrhée, obstruction nasale, prurit nasal souvent associé à un prurit oculaire, avec petit fébricule si les signes sont intenses,
  - plus en extérieur, par beau temps avec un peu de vent, avec saisonnalité nette ;
- test cutané positif pour l'extrait de graminées (dactyle, phléole).

Apprécier la sévérité des manifestations

- durée des signes : rhinite intermittente si moins de 4 jours par semaine ou moins de 4 semaines par an, sinon rhinite persistante ;
- intensité : réveils, gêne dans le sommeil et dans l'activité ; permet de classer l'allergie en légère ou sévère.

Rechercher d'autres manifestations allergiques associées :

- interrogatoire, examen clinique ;
- EFR indispensable pour rechercher un asthme cliniquement muet.

2. Principes de prise en charge

En période d'exposition :

- traitements médicamenteux :
  - antihistaminiques par voie générale,
  - traitements locaux par antihistaminiques ou corticoïdes (selon la durée et l'intensité de la rhinite) ;
- conseils généraux :
  - renforcer le traitement avant les expositions intenses et inévitables aux pollens.
  - éviter de rouler en voiture fenêtre ouverte, éloigner l'enfant au moment de la tonte de l'herbe.

Au décours de la saison pollinique : discuter une désensibilisation en fonction de l'intensité des signes et de leur ancienneté, à commencer avant la saison et poursuivre pendant la saison.

Apprécier la sévérité de la rhinite : intermittente/persistante, légère/sévère.

C. Autres allergies

1. Réactions aux médicaments

Les allergies médicamenteuses sont surdiagnostiquées et justifient d'une démarche rigoureuse.

Les médicaments les plus couramment suspectés sont les anti-infectieux (bêtalactamines notamment); et les antalgiques antipyrétiques et AINS.

La **description clinique** de la réaction médicamenteuse est essentielle; distinguer :

- les réactions immédiates, IgE médiées, survenant dans les 2 heures qui suivent la prise médicamenteuse;
- les réactions non immédiates : exanthèmes maculopapuleux, éruptions urticariennes, toxidermies potentiellement sévères (syndrome de Stevens-Johnson, pustulose exanthématique aiguë généralisée, nécro-épidermolyse toxique et DRESS [*Drug-induced Reaction with Eosinophilia and Systemic Symptoms*]); toutes ces manifestations non immédiates sont souvent concomitantes à une infection dont l'agent causal (virus) peut jouer le rôle de co-haptène, rendant l'établissement de la responsabilité du médicament souvent difficile ou non reproductible;
- la pseudo-maladie sérique associant fièvre, arthralgies et urticaire après un délai de 5 à 10 jours.

Le **diagnostic** repose sur une analyse détaillée de l'histoire clinique, sur les tests cutanés et sur les tests de provocation-réintroduction (fig. 33.2). La valeur diagnostique des tests *in vitro* explorant les réactions d'hypersensibilité immédiate ou non immédiate est faible ou non validée.

Le **traitement** est l'éviction du médicament et des molécules croisées (liste fournie au patient).

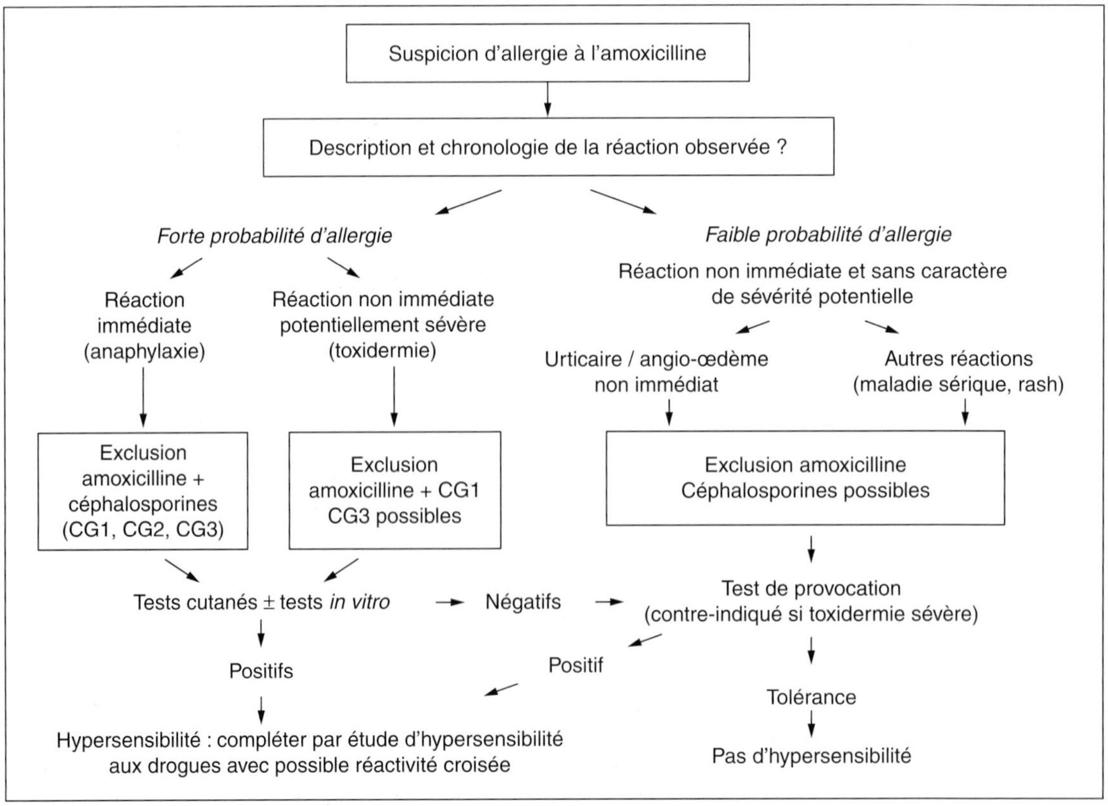

Fig. 33.2. Conduite à tenir en cas de suspicion d'allergie à l'amoxicilline.

2. Réactions peranesthésiques

Les curares sont les agents anesthésiques les plus fréquemment responsables des accidents peranesthésiques, largement devant le latex et les autres drogues.

Les symptômes de l'allergie aux curares sont habituellement sévères.

Le diagnostic repose sur l'histoire clinique, le prélèvement pour un dosage de tryptase lors de l'accident, puis au décours des tests cutanés intradermiques à concentration croissante selon une procédure standardisée et un dosage d'IgE.

Les conseils pour une future anesthésie sont fondés sur les résultats des tests cutanés en recherchant toujours une sensibilisation croisée.

3. Réactions aux venins d'hyménoptères

Les hyménoptères comprennent principalement les abeilles, bourdons, guêpes, frelons.

Les réactions d'hypersensibilité allergique IgE médiée non atopique sont dues le plus souvent aux piqûres de guêpes et d'abeille.

Des réactions locales bénignes sont fréquentes : réaction inflammatoire locale, parfois douloureuse qui peut durer quelques heures ou quelques jours. Le traitement est local, désinfection, dermocorticoïdes, antihistaminiques *per os*.

Des réactions locorégionales à proximité du point de piqûre sont possibles ; elles peuvent s'étendre à tout un membre indépendamment de la présence d'un terrain atopique. Le traitement est identique à celui des réactions locales bénignes.

Des réactions généralisées modérées ou sévères avec anaphylaxie sont également possibles.

Les enfants doivent bénéficier d'une enquête allergique pour prouver la sensibilisation IgE médiée et discuter d'une désensibilisation débutée en milieu hospitalier par une technique accélérée, poursuivie tous les mois pour une durée minimale de 3 ans.

L'évolution de l'allergie aux hyménoptères est souvent spontanément favorable chez l'enfant, limitant ainsi les indications de la désensibilisation.

Retenir la conduite diagnostique face à une suspicion d'allergie à un antibiotique.

Point de vue de l'expert

Savoir conduire l'enquête allergologique chez un enfant asthmatique ou un enfant ayant une dermatite atopique sévère possiblement reliée à une APLV. Ne pas omettre la démarche clinique dans la réponse.

Actualités pour le futur

Le développement des techniques biologiques a pour objectif de poser un diagnostic de certitude, une évaluation du risque encouru lors d'une réaction allergique, et d'éviter de recourir aux tests de provocation. L'avenir est aux nouvelles voies de désensibilisation (injection intralymphatique, voie percutanée, voie nasale...) avec des nouveaux produits (peptides, allergènes recombinants hypoallergéniques, allergoïdes, allergènes couplés au TLR-9 agonistes...), seul traitement étiologique.

Références

Karila, C., et al., 2003. Réactions per-anesthésiques. Allergies aux curares chez l'enfant. Rev. Fr. Allergol. 43, 463–469.

Ponvert, C., 2010. Réactions aux médicaments. Diagnostic et prévention des réactions toxidermies de l'enfant. Médecine & enfance.

Rancé, F., Deschildre, A., Bidat, E., Just, J., Couderc, L., Wanin, S., Weiss, L., 2010. Groupe de recherche sur les avancées en pneumopédiatrie (GRAPP). Prévention secondaire et tertiaire de l'asthme allergique de l'enfant. Rev. Mal. Respir. 27, 1221–1230.

	Asthme et allergie, conférence de consensus - 2007 - (SPLF) http://www.splf.org/s/spip.php ? article937
	Conduite à tenir après le traitement d'urgence d'une suspicion d'anaphylaxie - 2013 - (HAS) http://www.has-sante.fr/portail/jcms/c_1695744/fr/ conduite-a-tenir-apres-le-traitement-d-urgence-d-une-suspicion-d-anaphylaxie
	Site internet avec de nombreux liens vers les conférences de consensus et recommandations http://www.allergienet.com/liens/

CHAPITRE

34

Toux chez l'enfant

Item et objectifs du CNCI

Item 200 – UE 7 – Toux chez l'enfant (avec le traitement)

- Devant une toux aiguë ou chronique chez l'enfant, argumenter les principales hypothèses diagnostiques et justifier les examens complémentaires pertinents.
- Argumenter l'attitude thérapeutique et planifier le suivi du patient.

Avant de commencer...

La toux est un symptôme fréquent, notamment chez les jeunes enfants.
Elle est définie comme aiguë si elle dure moins de 3 semaines et comme chronique si elle dure depuis plus de 3 à 8 semaines.

En cas de toux aiguë, il importe de :

- repérer des signes de sévérité clinique évoquant une urgence diagnostique ;
- prescrire parfois des examens complémentaires orientés par l'enquête clinique.

En cas de toux chronique, il importe de :

- repérer des signes d'alerte évoquant une pathologie sous-jacente ;
- prescrire toujours une radiographie du thorax de face ;
- compléter l'enquête diagnostique en fonction des données cliniques.

I. Pour bien comprendre

A. Généralités

La toux est un symptôme banal, très fréquent chez le jeune enfant.

Il s'agit d'un phénomène réflexe et physiologique, nécessaire à l'épuration et à la protection des voies aériennes. Un enfant sain peut tousser jusqu'à 30 fois par jour. Une toux persistante est observée de manière quasi physiologique au décours d'une infection des voies aériennes avant la régénération d'une activité mucociliaire efficace.

La toux est pourtant responsable d'un grand nombre de consultations. Elle est souvent source d'inquiétude pour les parents : horaire nocturne faisant craindre un étouffement, caractère prolongé faisant redouter une maladie potentiellement sévère.

La conduite diagnostique repose sur l'interrogatoire et l'examen clinique.

En cas de toux aiguë, il s'agit le plus souvent d'une toux reliée à une infection des voies aériennes. Il importe néanmoins de repérer des signes de sévérité clinique nécessitant une prise en charge thérapeutique urgente (détresse respiratoire reliée à une crise d'asthme, une pneumonie, une laryngite, une inhalation de corps étranger…).

En cas de toux chronique, une enquête clinique exhaustive complétée d'une radiographie du thorax de face en inspiration (et en expiration au moindre doute d'asymétrie ou de corps étranger) systématique permet d'orienter le diagnostic. L'identification de signes d'alerte est fondamentale afin de ne pas méconnaître une pathologie potentiellement grave.

> Une toux est souvent banale au décours immédiat d'une infection des voies aériennes.

B. Définitions

La toux est définie comme **aiguë** si elle dure moins de 3 semaines.

Il est essentiel d'identifier à l'anamnèse des rémissions parfois d'une seule journée afin de distinguer une succession d'épisodes aigus d'une réelle toux persistante.

La toux est définie comme **chronique** si elle dure depuis plus de 3 à 8 semaines.

Cette variabilité de durée de définition est liée au temps considéré comme normal de résolution spontanée de la toux au décours d'une infection virale. Des recommandations anglo-saxonnes proposent le terme de toux aiguë prolongée entre 3 et 8 semaines d'évolution.

En pratique, la toux persistant plus de 3 semaines doit être considérée.

> Toux aiguë : durée $<$ 3 semaines. Toux chronique : durée $>$ 3 semaines.

II. Argumenter les principales hypothèses diagnostiques

A. Toux aiguë

La toux aiguë est le plus souvent liée à une infection virale des voies aériennes supérieures.

Son apparente banalité ne doit pas dispenser d'une enquête clinique rigoureuse (tableau 34.1), le plus souvent suffisante pour poser un diagnostic.

B. Toux chronique

La conduite diagnostique nécessite de l'expérience et de la méthodologie, en raison du large éventail de pathologies possibles (parfois intriquées), et de la nécessité d'une enquête clinique approfondie malgré un temps limité de consultation.

Les **signes cliniques d'alerte** à identifier sont indiqués dans le tableau 34.2.

Tableau 34.1. Orientation clinique en cas de toux aiguë.

Caractéristiques de la toux	Facteur déclenchant	Signes associés	Diagnostic probable	Examens complémentaires
Grasse Majorée au décubitus	Infection virale	Rhinite ± Fébricule	Rhinopharyngite	Aucun
Rauque	Infection virale	Rhinite ± Dyspnée inspiratoire ± Fébricule	Laryngite (voir chapitre 29)	Aucun
Sèche	Syndrome d'inhalation	± Dyspnée	Inhalation de corps étranger (voir chapitre 29)	Radio de thorax inspiration + expiration ± Fibro bronchique
Sèche	Infection virale Effort ou équivalent Exposition allergénique	± *Wheezing* ± Dyspnée	Asthme (voir chapitre 32) Bronchiolite (voir chapitre 30)	Radio de thorax si signes de sévérité
Sèche	Aucun	Fièvre Polypnée	Pneumonie (voir chapitre 31)	Radio de thorax
Sèche, quinteuse, majorée la nuit	Contage (entourage)	± Vaccination incomplète	Coqueluche (voir chapitre 20)	PCR coqueluche

Tableau 34.2. Principaux signes cliniques d'alerte en cas de toux chronique, imposant de rechercher une pathologie sous-jacente.

- Début néonatal
- Persistance estivale
- Encombrement bronchique permanent
- Fausses routes alimentaires
- Malaise
- Cyanose
- *Wheezing* ou stridor intercritiques, dyspnée aux 2 temps
- Souffle cardiaque
- Épisodes infectieux répétés, hépatosplénomégalie
- Retentissement général (croissance, sommeil, activités)
- Déformation thoracique
- Hippocratisme digital
- Diarrhée chronique

La stratégie diagnostique est orientée essentiellement par les données cliniques (tableau 34.3). Un cliché thoracique de face doit toujours être pratiqué.

En l'absence de signes cliniques d'alerte, et lorsque la radiographie de thorax est normale, les causes ORL chroniques ou l'asthme sont le plus souvent responsables de la toux.

Parfois, la radiographie peut révéler certaines anomalies orientant vers des pathologies spécifiques : dilatation des bronches, situs inversus, atélectasie…

Connaître les signes cliniques d'alerte.
Le cliché thoracique est indispensable.

Tableau 34.3. Orientation clinique en cas de toux chronique.

Caractéristiques de la toux	Antécédents	Signes associés	Diagnostic probable	Examens complémentaires (hormis radio de thorax)
Sèche Accès de 3–4 sem	Aucun	Saisonnalité nette, rythmée par viroses	Hyperréactivité bronchique post-virale	± EFR
Sèche Accès de 3–4 sem Prédominance en 2e partie de nuit	Atopie personnelle ou familiale	*Wheezing* Saisonnalité nette, rythmée par viroses Bonne réponse aux β2	Asthme	EFR, exploration allergologique
Rauque Disparaît la nuit Déclenchable à la demande	Terrain anxieux	Aucun	Toux psychogène	Psychologue, ± orthophoniste
Sèche Quinteuse Majoration nocturne	Contage (entourage)	Vaccination incomplète Durée de 3 à 6 sem	Coqueluche (voir chapitre 20)	PCR coqueluche
Grasse Avec expectoration	Début précoce	Cassure pondérale Selles graisseuses Hippocratisme digital	Mucoviscidose	Test de la sueur
Grasse Avec expectoration	Début précoce	Souvent peu marqués	Dilatation des bronches (hors mucoviscidose) Séquelles de corps étranger BPCO de l'enfant	Explorations en milieu spécialisé
Grasse	Aucun	Jetage postérieur Obstruction nasale	Infection ORL chronique	Explorations ORL
Variable	Début précoce Rythmés par alimentation	Fausses routes alimentaires ± Cyanose ± Malaise	Pathologie laryngée Fistule œsotrachéale	Explorations en milieu spécialisé
Variable Majorée par décubitus	Aucun	± Douleurs abdominales ± Pyrosis ± Infections ORL	RGO	pH-métrie ou traitement d'épreuve

C. Points clés sur certaines pathologies

La **principale cause de toux sèche** chez l'enfant à tout âge est l'asthme, individualisé dans un item (voir chapitre 32). La toux persistante au décours d'une infection des voies aériennes (et disparaissant après régénération d'une activité mucociliaire efficace) est également fréquente.

Les autres causes de toux sèche sont beaucoup plus rares : cardiopathie, pathologie infiltrante diffuse (maladie interstitielle) et s'accompagnent de signes d'alerte cliniques ou radiographiques.

Les **causes d'encombrement bronchique avec toux grasse** sont principalement les bronchopathies chroniques obstructives, responsables de dilatations des bronches (DDB). En dehors de la mucoviscidose individualisée dans un item (voir chapitre 39), ces pathologies relèvent de l'ultraspécialisation et sont évoquées dans le chapitre BPCO de l'enfant (voir chapitre 38) :

dyskinésie ciliaire primitive, séquelles d'infection, complications des déficits immunitaires. Une entité nouvellement décrite appelée bronchite bactérienne prolongée et définie comme une toux productive isolée répondant à une antibiothérapie de longue durée pourrait être un intermédiaire avant la constitution des DDB.

Les autres causes sont les obstructions trachéobronchiques. En dehors du corps étranger inhalé détaillé dans un item de l'ECN, leur connaissance ne relève pas aussi du domaine du 2e cycle : trachéomalacie, anomalie vasculaire, fistule œsotrachéale, tumeur, pathologies d'inhalation (troubles de déglutition).

Les **troubles respiratoires somatoformes** se situent au croisement de l'organique, du fonctionnel et du psychologique : toux psychogène, toux d'irritation, raclement de gorge, dysfonction des cordes vocales, syndrome d'hyperventilation.

Toutes les toux chroniques ne sont pas de l'asthme.

III. Argumenter l'attitude thérapeutique et planifier le suivi

A. Traitement étiologique

Le traitement d'une toux est avant tout celui de sa cause.

Un traitement spécifique est habituellement initié après confirmation diagnostique.

En cas de toux chronique, un traitement probabiliste d'épreuve peut être instauré sur des arguments cliniques ± paracliniques. En cas d'inefficacité du traitement prescrit, une réévaluation clinique (avec recherche de signes d'alerte) et un avis pneumopédiatrique sont nécessaires. Il n'est pas rare que plusieurs causes contribuent à la chronicité de la toux (par ex. : surinfection, RGO, asthme).

La conduite à tenir en cas de toux chronique est schématisée dans la figure 34.1.

Évaluation systématique de l'efficacité d'un traitement d'épreuve.

B. Traitement symptomatique

La prise en charge d'une toux de l'enfant intègre :

- la prescription éventuelle d'antitussifs en respectant les limites d'âge;
- le contrôle d'éventuels facteurs environnementaux favorisants;
- la prise en compte de l'anxiété parentale et du retentissement familial.

Les **antitussifs** ont une place très limitée en pédiatrie.

La mise au point de l'Afssaps sur la prise en charge de la toux aiguë chez le nourrisson rappelle qu'aucune spécialité prescrite contre la toux n'a démontré son efficacité dans la diminution de la durée et de l'intensité des épisodes de toux. Toutes ces molécules présentent des effets indésirables qui les ont faites contre-indiquer récemment chez le nourrisson.

Les mucolytiques (acétylcystéine, carbocistéine), les mucofluidifiants (benzoate de méglumine), l'hélicidine sont contre-indiqués chez le nourrisson en raison du risque d'encombrement bronchique. Les antihistaminiques H1 (oxomémazine, carbocistéine + prométhazine, alimémazine, fenspiride) sont contre-indiqués chez le nourrisson en raison du risque de potentialisation de l'effet sédatif. Les suppositoires à base de dérivés terpéniques sont contre-indiqués chez l'enfant d'âge < 30 mois ou en cas d'antécédents de crises fébriles ou d'épilepsie en raison du risque convulsif.

Le respect d'une toux productive permet l'évacuation des sécrétions.

En cas d'encombrement nasal associé, la désobstruction rhinopharyngée avec du sérum physiologique est utile afin d'éviter un écoulement nasal postérieur responsable de toux.

En cas d'encombrement bronchique associé, des séances de kinésithérapie respiratoire peuvent être un traitement d'appoint efficace. L'hydratation régulière permet d'aider à fluidifier les sécrétions.

Le **contrôle d'éventuels facteurs environnementaux** est utile.

On peut ainsi identifier : des allergènes, l'exposition au tabac et/ou à la pollution atmosphérique, l'humidité, le stress.

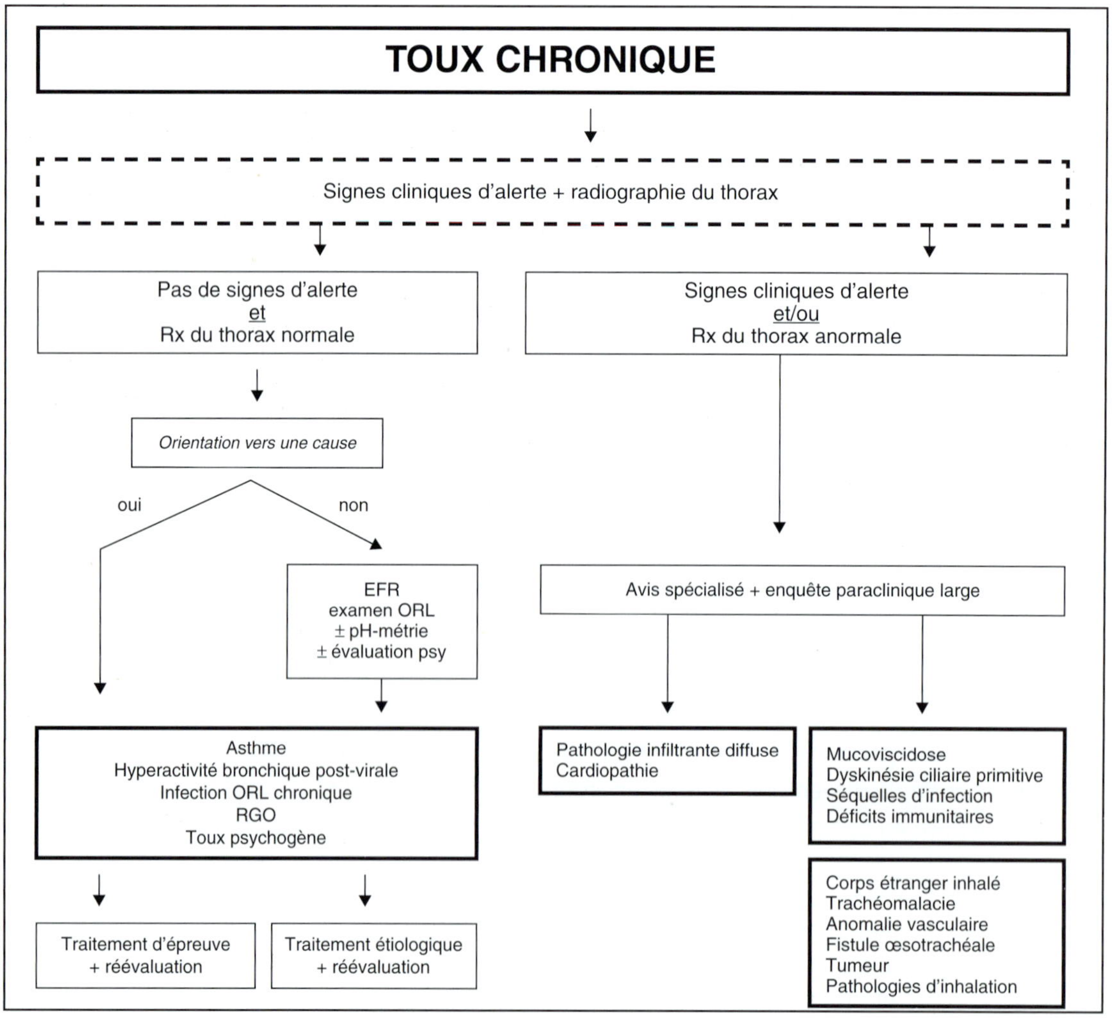

Fig. 34.1. Conduite à tenir en cas de toux chronique.

Pas d'antitussifs chez le nourrisson.

Point de vue de l'expert

Question susceptible d'être intégrée dans un cas clinique transversal :

- toux aiguë : bronchiolite, pneumopathie, corps étranger ;
- toux chronique : asthme, coqueluche, tuberculose.

Références

Benoist, G., 2013. Toux chronique. Pédiatrie. In : Berrebi, W. (Ed.), Diagnostics et thérapeutique. Guide pratique du symptôme à la prescription, sixth éd. Estem, Paris.

Benoist G., Bidat E. Toux trainantes de l'enfant et de l'adolescent. Archiv. Pédiatr. *A paraître*.

	Prise en charge de la toux aiguë chez le nourrisson de moins de 2 ans - 2010 - (Afssaps) http://www.sp2a.fr/pdf/documents/prise-en-charge-de-la-toux-aigue-chez-le-nourrisson-de-moins-de-deux-ans.pdf
	Médicaments mucolytiques, mucofluidifiants et Hélicidine® : contre-indication chez l'enfant de moins de deux ans - Communiqué - 2010 - (ANSM) http://ansm.sante.fr/S-informer/Presse-Communiques-Points-presse/Medicaments-mucolytiques-mucofluidifiants-et-Helicidine-R-contre-indication-chez-l-enfant-de-moins-de-deux-ans-Communique
	Contre-indication chez l'enfant de moins de deux ans des médicaments antitussifs antihistaminiques H1 de 1re génération et du fenspiride utilisés dans le traitement de la toux - Communiqué - 2011 -(ANSM) http://ansm.sante.fr/S-informer/Presse-Communiques-Points-presse/Contre-indication-chez-l-enfant-de-moins-de-deux-ans-des-medicaments-antitussifs-antihistaminiques-H1-de-1ere-generation-et-du-fenspiride-utilises-dans-le-traitement-de-la-toux-Communique

CHAPITRE

35 Tuberculose chez l'enfant

Item et objectifs du CNCI

Item 155 – UE 6 – Tuberculose de l'adulte et de l'enfant

- Connaître les populations à risque de tuberculose et l'épidémiologie de la résistance du BK.
- Connaître les indications et savoir interpréter une IDR à la tuberculine, un test interféron gamma.
- Diagnostiquer une primo-infection tuberculeuse, une tuberculose dans ses différentes localisations et chez l'immunodéprimé.
- Connaître les principes du traitement d'une tuberculose dans ses différentes localisations, et de sa surveillance notamment de l'observance.
- Connaître les mesures de prévention à appliquer dans l'entourage d'un patient atteint de tuberculose.

Avant de commencer...

Les principales spécificités pédiatriques de la tuberculose sont :

- la difficulté du diagnostic clinique chez le jeune nourrisson ;
- le risque majoré d'évolution vers une tuberculose-maladie si âge < 5 ans (surtout < 2 ans) ;
- la gravité particulière des formes du nourrisson et de l'adolescent.

La conduite à tenir en cas de contage tuberculeux doit être très bien connue.
Le dépistage des enfants exposés à un cas de tuberculose pulmonaire est un élément clé de la lutte antituberculeuse : examen clinique, radiographie pulmonaire et test immunitaire.
Il permet de repérer et traiter les infections latentes avant toute évolution vers la tuberculose-maladie.

I. Pour bien comprendre

A. Définitions

L'enfance est habituellement le moment du premier contact de l'hôte avec le bacille de la tuberculose.

La contamination de l'enfant est presque toujours secondaire au contact avec un adulte ayant une tuberculose pulmonaire.

L'**infection tuberculeuse** se définit par une multiplication bacillaire induisant une réponse immunitaire spécifique. La positivité d'un test immunitaire (intradermoréaction à la tuberculine [IDR] ou test *in vitro* mesurant la libération de l'interféron gamma) en est la marque.

L'**infection tuberculeuse latente** est une infection au cours de laquelle la multiplication bacillaire est contrôlée efficacement par la réponse immunitaire : il n'y a ni signe radiologique ni signe clinique.

La **tuberculose-maladie** est une infection au cours de laquelle la multiplication bacillaire se poursuit malgré la réponse immunitaire spécifique, aboutissant à des signes radiologiques, accompagnés ou non de signes cliniques.

Le risque de progression immédiate d'une infection tuberculeuse latente vers une tuberculose-maladie est majoré chez les enfants âgés de moins de 5 ans (surtout ceux de moins de 2 ans), ainsi que chez les immunodéprimés.

Enjeu : dépistage des enfants exposés à un cas de tuberculose pulmonaire.

B. Rappels sur le BCG

La vaccination antituberculeuse est traitée dans le chapitre 28.

Quel vaccin ?

- vaccin BCG ;
- obligation vaccinale suspendue depuis 2007 (n'est plus exigible à l'entrée en collectivité).

Population pédiatrique concernée = nourrissons et enfants à risque de tuberculose :

- nés dans un pays de forte endémie tuberculeuse (selon les estimations de l'OMS) ;
- dont au moins un des parents est originaire de l'un de ces pays ;
- devant séjourner au moins un mois consécutif dans l'un de ces pays ;
- ayant des antécédents familiaux de tuberculose (collatéraux ou ascendants directs) ;
- résidant en Île-de-France ou en Guyane (incidence élevée) ;
- vivant dans toute situation jugée par le médecin comme étant à risque d'exposition.

Schéma vaccinal :

- 1 seule dose suffit, sans nécessité de contrôle de la réaction tuberculinique ;
- dose injectée : 0,05 mL avant 12 mois, 0,1 mL après 12 mois ;
- IDR préalable à la vaccination seulement chez l'enfant âgé de plus de 3 mois.

Recommandation vaccinale forte chez les enfants résidant en Ile-de-France.

C. Épidémiologie

La tuberculose reste un problème majeur de santé publique au niveau mondial : 8,6 millions de nouveaux cas de tuberculose-maladie sont identifiés chaque année dans le monde, occasionnant 1,3 million de décès (chiffres OMS 2013). Parmi ces nouveaux cas, le nombre de tuberculoses multirésistantes (MDR = *Multiple drug resistance*), c'est-à-dire résistantes au moins à l'isoniazide et la rifampicine, est estimé autour de 600 000. Près de 60 % de ces cas MDR sont concentrés en Inde, en Chine et dans la Fédération de Russie.

Concernant l'enfant, il est estimé qu'environ 500 000 enfants sont atteints de tuberculose chaque année dans le monde, occasionnant 70 000 décès. Il est également estimé que, chaque année, 10 millions d'enfants deviennent orphelins à cause du décès d'un des deux parents par tuberculose.

En France, il y a environ 5 000 nouveaux cas de tuberculose-maladie chaque année. L'incidence en 2012 était de 7,6/100 000. Plus du tiers des nouveaux cas sont déclarés en Île-de-France. Moins de 100 souches bacillaires identifiées chaque année sont MDR. Les cas pédiatriques (<15 ans) représentent 5 % des cas déclarés (n = 252 en 2012), plus de la moitié de ces cas étant observée chez l'enfant de moins de 5 ans. Deux à trois cas de méningite tuberculeuse sont déclarés chaque année chez l'enfant de moins de 5 ans, avec une exception en 2012 (6 cas).

Depuis l'arrêt de l'obligation vaccinale par le BCG au niveau national, on observe une légère augmentation des cas de tuberculose-maladie chez les enfants non vaccinés. Cette augmentation reste toutefois bien inférieure aux simulations qui avaient précédé les modifications du calendrier vaccinal.

D. Facteurs de risque d'infection tuberculeuse chez l'enfant

L'exposition de l'enfant à une personne contagieuse est une condition indispensable au développement d'une infection tuberculeuse chez cet enfant. Le risque d'infection chez l'enfant exposé est toutefois modulé par différents facteurs, liés à la contagiosité du cas index, aux conditions d'exposition, et à l'enfant lui-même.

La bonne connaissance de ces facteurs est importante lors du dépistage, car elle permet d'évaluer le niveau de risque pour chaque enfant et de guider les indications thérapeutiques (tableau 35.1).

Tableau 35.1. Facteurs de risque d'infection et de progression vers la maladie chez des enfants exposés à un cas de tuberculose respiratoire.

	Facteurs augmentant le risque d'infection	Facteurs augmentant le risque de progression vers la maladie en cas d'infection
Facteurs liés au contaminateur	– Nombre croissant de bacilles à l'examen direct – Présence de cavernes à la radiographie de thorax – Tabagisme actif	– Nombre croissant de bacilles à l'examen direct – Présence de cavernes
Facteurs liés à l'enfant exposé	– Mauvaises conditions socio-économiques – Adolescent – Lien familial de premier degré avec le contaminateur – Tabagisme actif (adolescent) – Tabagisme passif	– Âge < 5 ans, et surtout < 2 ans – Immunodépression – Insuffisance rénale – Diabète
Facteurs liés aux conditions d'exposition	– Durée d'exposition – Répétition des expositions – Confinement lors de l'exposition – Proximité nocturne avec le contaminateur	

Des facteurs génétiques de susceptibilité jouent également un rôle significatif. Ces facteurs pourraient notamment contribuer à la grande variabilité de l'histoire naturelle de l'infection tuberculeuse selon les individus.

Les premières approches concluantes ont été la découverte de gènes de susceptibilité aux infections graves, sur la voie IL12-interféron gamma.

Facteurs de risque d'infection et de progression de la maladie liés à : contagiosité du cas index, conditions d'exposition, enfant lui-même.

II. Faire le diagnostic d'infection tuberculeuse

A. Contage tuberculeux chez un enfant

1. Généralités

La stratégie de dépistage a été actualisée et simplifiée (HCSP, 2013).

Le dépistage doit être initié le plus rapidement possible, moins de 2 semaines après l'identification du cas index. Les enfants âgés de moins de 5 ans exposés au domicile du cas index doivent être évalués en priorité.

L'enquête autour d'un cas est coordonnée par le Centre de lutte antituberculeuse (CLAT) du département, auquel doit être rapidement notifié tout cas d'infection tuberculeuse.

2. Étapes du dépistage (fig. 35.1)

À la 1re évaluation, quel que soit l'âge de l'enfant :

- examen clinique complet ;
- radiographie du thorax de face, facilement complétée par un profil chez l'enfant âgé de moins de 5 ans.

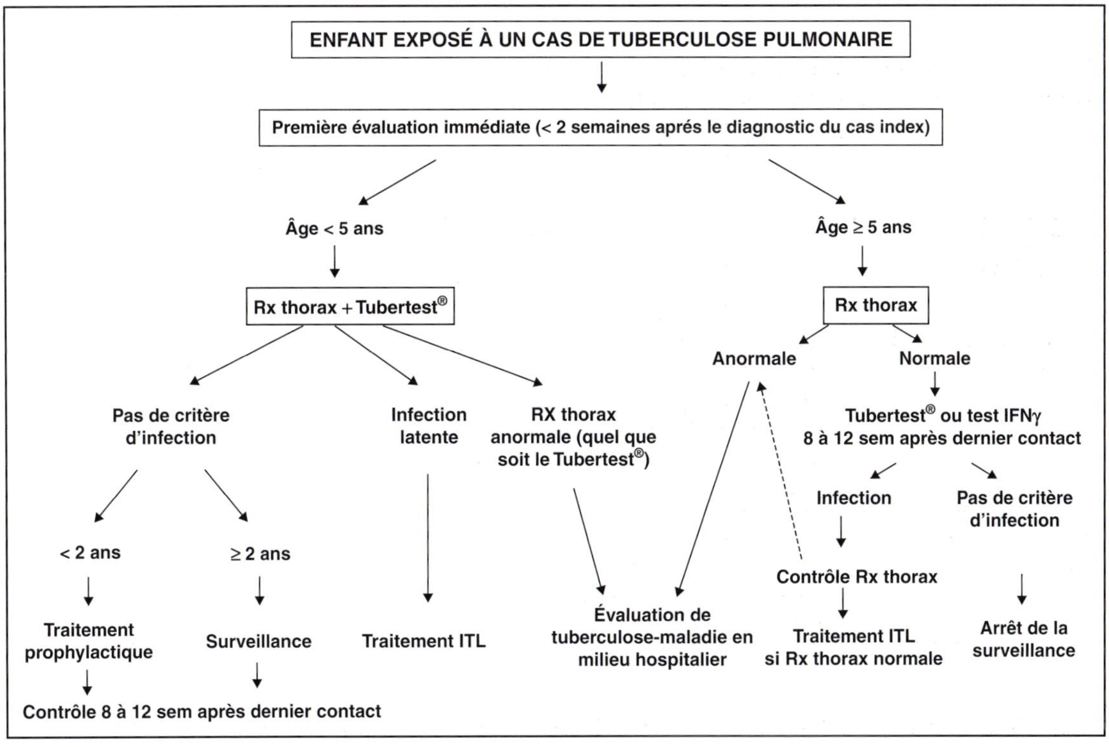

Fig. 35.1. Conduite à tenir chez l'enfant exposé à un cas de tuberculose pulmonaire.

Chez l'enfant immunocompétent âgé de moins de 5 ans, une IDR à la tuberculine (Tubertest®) est également systématiquement réalisée lors de cette 1re évaluation. Les règles d'interprétation de l'IDR dépendent de la vaccination par le BCG (tableau 35.2). Les tests interféron gamma ne sont actuellement pas recommandés pour le dépistage des enfants d'âge < 5 ans (HAS, 2011).

En l'absence de critères d'infection, une nouvelle évaluation par IDR et radiographie de thorax sera réalisée 8 à 12 semaines après le dernier contact avec le cas index.

Durant cet intervalle, les enfants âgés de moins de 2 ans doivent bénéficier d'une prophylaxie, c'est-à-dire en pratique d'un traitement d'infection tuberculeuse latente.

Chez l'enfant immunocompétent âgé de 5 ans ou plus, du fait du très faible risque de progression rapide vers la tuberculose-maladie, le test immunitaire n'est pas réalisé initialement si la radiographie de thorax est normale, mais seulement après un délai de 8 à 12 semaines après le dernier contact avec le cas index. Un test *in vitro* de libération de l'interféron gamma (Quantiféron®, SPOT-TB®) peut remplacer l'IDR. Tout test positif définit une infection tuberculeuse.

Chez l'enfant immunodéprimé, le risque de progression rapide vers la tuberculose-maladie est élevé. La stratégie de dépistage est donc superposable à celle réalisée chez l'enfant âgé de moins de 5 ans. Les tests immunitaires ont souvent une sensibilité diminuée dans ces situations, mais doivent néanmoins être réalisés.

Une prophylaxie est indiquée pour tous ces enfants, entre les deux évaluations.

Toute radiographie anormale doit faire considérer le diagnostic de tuberculose-maladie, quel que soit le résultat des tests immunitaires.

Quel que soit l'âge de l'enfant, toute infection tuberculeuse latente (ITL) à bacille supposé sensible doit être traitée.

Tableau 35.2. Critères d'ITL chez un enfant exposé avec radiographie du thorax normale (SPLF, 2004).

Enfant non vacciné par le BCG	– IDR $\geq$ 10 mm (ou phlyctène) – IDR $\geq$ 5 mm en cas de très fort risque de contamination (contage étroit avec un patient ayant des cavernes et/ou très bacillifère)
Enfant vacciné par le BCG	– IDR $\geq$ 15 mm (ou phlyctène) – IDR $\geq$ 10 mm en cas de très fort risque de contamination (contage étroit avec un patient ayant des cavernes et/ou très bacillifère)

Le dépistage des enfants exposés doit être rapidement mis en place, les enfants âgés de moins de 5 ans exposés au domicile du cas index étant prioritaires.
Chez un enfant exposé à un cas de tuberculose pulmonaire, toute radiographie anormale doit faire considérer le diagnostic de tuberculose-maladie, quel que soit le résultat des tests immunitaires.
Tout enfant ayant un diagnostic d'ITL doit bénéficier d'un traitement.
En l'absence de critère d'ITL, tout enfant âgé de moins de 2 ans ou immunodéprimé doit bénéficier d'une prophylaxie jusqu'à la 2e évaluation, 8 à 12 semaines après le dernier contact.

B. Diagnostic de tuberculose-maladie

1. Généralités

Le diagnostic de tuberculose-maladie peut être difficile chez l'enfant, particulièrement chez le nourrisson. La tuberculose-maladie de l'enfant étant le plus souvent pauvre en bacilles, la preuve microbiologique fait souvent défaut, contrairement à la tuberculose de l'adulte.

Le diagnostic est donc le plus souvent posé sur un faisceau d'arguments intégrant la notion de contage, une réponse immunitaire spécifique positive (IDR ou test interféron gamma), et des anomalies radiologiques évocatrices.

2. Circonstances diagnostiques

La tuberculose-maladie de l'enfant peut être asymptomatique. Elle est alors suspectée devant des anomalies radiologiques évocatrices, découvertes lors d'un dépistage après exposition à un cas contaminant.

Lorsque des symptômes sont présents, ils sont souvent peu spécifiques, mais attirent l'attention par leur installation progressive et leur caractère traînant :

- une infection bronchopulmonaire persistante, résistante aux antibiotiques usuels ;
- une cassure pondérale inexpliquée dans un contexte à risque ;
- un état subfébrile prolongé (surtout si associé à des sueurs nocturnes) ;
- une asthénie, avec léthargie ou baisse d'activité inexpliquées ;
- un aspect pseudo-septique, avec hépatosplénomégalie parfois observé chez le nourrisson âgé de moins de 3 mois.

Toute suspicion de tuberculose-maladie doit faire réaliser un bilan en milieu hospitalier.
Un isolement respiratoire est initialement nécessaire afin d'éviter tout cas secondaire.

3. Enquête paraclinique au diagnostic

a. Examens microbiologiques

Ces recherches sont systématiques et réalisées 3 jours de suite.
Elles sont réalisées le plus souvent par tubages gastriques lorsque l'enfant ne crache pas spontanément.

L'examen microscopique est positif chez moins de 20 % des enfants avec une tuberculose-maladie. La culture est positive dans moins de 50 % des cas.
Malgré cette faible rentabilité, les recherches microbiologiques sont systématiques devant toute suspicion de tuberculose-maladie. Leur positivité imposera un dépistage autour de l'enfant.

b. Imagerie thoracique

La **radiographie de thorax** peut être d'emblée très évocatrice, en montrant des adénopathies latéro-trachéales droites, médiastinales et hilaires, typiques de la tuberculose de l'enfant. Ces adénopathies peuvent comprimer les voies aériennes adjacentes avec éventuellement atélectasie ou emphysème obstructif. Des opacités parenchymateuses alvéolaires sont également fréquentes.
Le classique complexe primaire, associant nodule parenchymateux d'un sommet et adénopathie satellite, est en fait rarement objectivé. La présence de cavernes est rare chez l'enfant (sauf chez l'adolescent).
Une extension locorégionale à la plèvre se traduit par un épanchement unilatéral non cloisonné de la grande cavité. La dissémination hématogène se traduit au niveau thoracique par un aspect de miliaire (micromodules à contours nets, de distribution diffuse).

Le **scanner thoracique** avec injection de produit de contraste permet de préciser les aspects radiologiques.

Les adénopathies tuberculeuses ont typiquement un centre hypodense (nécrose) et une périphérie discrètement rehaussée lors de l'injection de produit de contraste (aspect toutefois inconstant).

c. Endoscopie bronchique

Elle est nécessaire pour objectiver l'atteinte endobronchique, et est réalisée dès que le scanner suggère une compression des voies aériennes.

Elle permet la mise en évidence de compressions extrinsèques par les adénopathies, les réactions inflammatoires de la paroi bronchique sous forme de granulome, et d'éventuelle fistulisation ganglionnaire avec irruption de caséum.

Les prélèvements endobronchiques, ou le lavage bronchoalvéolaire, n'ont pas de meilleur rendement microbiologique chez l'enfant que 3 tubages gastriques consécutifs. L'endoscopie bronchique n'est donc pas réalisée à but uniquement microbiologique.

Bilan de tuberculose-maladie : BK tubages, TDM thoracique, ± endoscopie bronchique.

III. Prendre en charge une infection tuberculeuse

A. Traitements médicamenteux

1. Contage et infection tuberculeuse latente

Une ITL de l'enfant doit être traitée par une bithérapie pendant 3 mois :

- isoniazide (Rimifon®) : 10 mg/kg/j ;
- rifampicine (Rifadine®) : 15 mg/kg/j.

Chez les enfants âgés de moins de 2 ans ou les immunodéprimés exposés mais sans critère initial d'infection, cette même bithérapie est proposée à titre prophylactique, jusqu'à la 2e évaluation, 8 à 12 semaines après le dernier contact.

Le traitement doit être administré en une prise unique le matin à jeun.

La dose des antituberculeux est à adapter au poids de l'enfant, n'autorisant que rarement l'utilisation des formulations combinées (possible chez l'adolescent).

Bithérapie si critères d'ITL et chez le nourrisson ou l'immunodéprimé.

2. Tuberculose-maladie

Une tuberculose-maladie non compliquée de l'enfant doit être traitée par :

- une trithérapie pendant 2 mois :
  - isoniazide (Rimifon®) : 10 mg/kg/j,
  - rifampicine (Rifadine®) : 15 mg/kg/j,
  - pyrazinamide (Pirilène®) : 30–35 mg/kg/j ;
- suivie d'une bithérapie pendant 4 mois :
  - isoniazide (Rimifon®),
  - rifampicine (Rifadine®).

La prescription d'éthambutol (20 mg/kg/j) pendant les 2 premiers mois n'est pas systématique chez l'enfant, et est réservée aux formes riches en bacilles, en cas de suspicion de BK résistant à l'INH, ou de tuberculose disséminée.

L'utilisation d'une corticothérapie pendant les premières semaines est réservée aux diminutions du calibre bronchique de plus de 50 % et aux localisations méningées ou péricardiques.

Traitement de la tuberculose-maladie en deux phases, pendant 6 mois.

B. Suivi et mesures associées

1. ITL

La surveillance clinique mensuelle est indispensable.

Les accidents hépatiques secondaires à la bithérapie sont exceptionnels, et ne justifient pas de surveillance biologique systématique, initialement ou lors du suivi, sous réserve de la compréhension par la famille des signes de toxicité.

L'éducation thérapeutique concernant les modalités d'administration des antituberculeux et la nécessité d'une stricte observance du traitement est fondamentale.

Les parents sont informés des éventuels signes de toxicité devant faire consulter en urgence : douleurs abdominales, vomissements, ictère.

L'ITL chez l'enfant < 15 ans est une maladie à déclaration obligatoire à l'ARS.

2. Tuberculose-maladie

La fréquence du suivi clinique et radiologique doit être adaptée au tableau initial. Il peut être bimensuel initialement lorsque le risque de compression bronchique est important.

Du fait de l'adjonction du pyrazinamide, la surveillance biologique des transaminases toutes les 2 semaines est impérative.

Une information sur la transmissibilité de la maladie doit être donnée à l'entourage.

L'éviction scolaire est obligatoire jusqu'à présentation d'un certificat médical de non-contagiosité. Il peut être donné après négativation de l'examen direct sous traitement lorsque celui-ci était positif initialement, ou après 2 semaines de traitement lorsque l'examen direct était négatif.

Le contaminateur doit être recherché dans l'entourage. Tous les enfants de la fratrie doivent être examinés.

La tuberculose-maladie est prise en charge à 100 % par la Sécurité sociale (ALD). Un accompagnement social peut être nécessaire, pour s'assurer d'une bonne délivrance ainsi que de l'observance du traitement antituberculeux.

La tuberculose-maladie doit faire l'objet d'une notification au CLAT du département et d'une déclaration obligatoire à l'ARS.

Surveillance clinique mensuelle. Compliance thérapeutique. Déclaration obligatoire.

Point de vue de l'expert

Le diagnostic de contage tuberculeux chez le nourrisson ou celui d'une tuberculose pulmonaire chez un adolescent peuvent être l'objet de cas cliniques.
Ne pas oublier d'évaluer dans ces contextes l'enquête concernant l'entourage.

Références

Recommandations sur la prise en charge de la tuberculose - 2003 - (SPLF) http://www.splf.org/s/spip.php?article938
Test de détection de la production d'interféron gamma pour le diagnostic des infections tuberculeuses - 2006 - (HAS) http://www.has-sante.fr/portail/jcms/r_1498744/fr/test-de-detection-de-la-production-difng-interferon-gamma-pour-le-diagnostic-des-infections-tuberculeuses
Révision des posologies d'antituberculeux standards chez l'enfant - 2013 - (Ansm) http://ansm.sante.fr/S-informer/Points-d-information-Points-d-information/Revision-des-posologies-des-antituberculeux-standards-chez-l-enfant-Point-d-Information
Enquête autour d'un cas de tuberculose. Recommandations pratiques - 2013 - (HCSP) http://www.hcsp.fr/explore.cgi/avisrapportsdomaine?clefr=391
Calendrier vaccinal 2014 - (Ministère de la Santé) http://www.sante.gouv.fr/calendrier-vaccinal.html

CHAPITRE

36

Troubles du sommeil chez l'enfant – le SAOS

Item et objectifs du CNCI

Item 108 – UE 4 – Troubles du sommeil de l'enfant et de l'adulte

- Diagnostiquer les troubles du sommeil du nourrisson et de l'enfant.
- Argumenter l'attitude thérapeutique et planifier le suivi du patient.

Avant de commencer…

Troubles du sommeil de l'enfant

Ils constituent un motif de consultation fréquent chez l'enfant.
Les troubles du sommeil les plus communément invoqués sont les insomnies du jeune enfant reliées à des troubles de l'installation ou du maintien du sommeil.
Ce chapitre traite particulièrement du syndrome d'apnée obstructive du sommeil (SAOS) de l'enfant, cause organique de troubles du sommeil largement sous-diagnostiquée et sous-traitée.

SAOS de l'enfant

Leur principale cause est l'hypertrophie amygdalienne et/ou adénoïdienne.
Les signes cliniques associés regroupent des signes nocturnes et diurnes qui sont très variables d'un enfant à l'autre et qui sont peu corrélés à la polysomnographie.
La polysomnographie est l'examen paraclinique de référence pour poser le diagnostic et pour en apprécier la sévérité, mais sa réalisation n'est en routine pas systématique. Elle est en particulier inutile lorsque l'hypertrophie amygdalienne est évidente.
L'adéno-amygdalectomie est le traitement de première intention. Cette intervention corrige le SAOS dans environ 70 % des cas. Son efficacité est moindre en cas d'obésité ou lors d'une pathologie malformative cranio-maxillo-faciale associée. Les traitements orthodontiques ou anti-inflammatoires locaux sont réservés à des cas particuliers.

I. Pour bien comprendre

A. Sommeil normal : spécificités pédiatriques

1. Quantité et rythme de sommeil

Un enfant dort plus qu'un adulte et à des moments différents (tableau 36.1).

Tableau 36.1. Quantité normale de sommeil en fonction de l'âge.

Âge	Durée idéale de sommeil (heures)
0–2 mois	10–19
2–12 mois	9–10 (nuit) + 3–4 (siestes)
1–3 ans	9,5–10,5 (nuit) + 2–3 (siestes)
3–5 ans	9–10
6–12 ans	9–10
13–18 ans	Besoin 9–9,5 (durée réelle 7,0–7,5)

2. Structure de sommeil

La structure de sommeil, c'est-à-dire la répartition des différents stades de sommeil varie également en fonction de l'âge.

Stades de sommeil :

- sommeil « non-REM » avec 4 stades à partir de l'âge de quelques mois :
  - stades 1 et 2 : sommeil léger,
  - stades 3 et 4 : sommeil profond ;
- sommeil « REM » (sommeil paradoxal).

B. Troubles du sommeil : généralités

1. Définitions

Un trouble du sommeil est un phénomène perturbant le cycle du sommeil et susceptible d'entraîner des conséquences chez l'enfant.

Les **dysomnies** correspondent à la perturbation de la quantité, de la qualité ou des horaires du sommeil.
On y classe les insomnies et troubles du rythme circadien ainsi que les hypersomnies.

Les **parasomnies** correspondent aux phénomènes anormaux survenant lors du sommeil.
On y classe les cauchemars, les terreurs nocturnes, ou encore le somnambulisme.

2. Quand y penser chez un enfant ?

Plusieurs circonstances doivent faire évoquer un trouble du sommeil :

- difficultés à l'endormissement ou au maintien du sommeil, pleurs nocturnes ;
- réveil difficile, réapparition ou persistance de siestes après l'âge de 6 ans ;
- endormissement en classe, agitation ou irritabilité, troubles de l'humeur.

II. Troubles du sommeil chez l'enfant

A. Démarche diagnostique

1. Enquête clinique

Antécédents médicaux à connaître :

- à propos de l'enfant :
  - terme de naissance,
  - alimentation, croissance staturo-pondérale,
  - développement psychomoteur, comportement habituel,
  - mise en collectivité, scolarité (résultats);
- à propos de la famille :
  - personnes au domicile (parents, fratrie),
  - modalités éducatives, difficultés connues,
  - pathologies neuropsychiatriques.

Analyse du trouble du sommeil :
- modalités d'endormissement, réveil, siestes;
- symptômes éventuels (ronflement...);
- retentissement diurne, vécu familial;
- calendrier du sommeil.

Examen clinique détaillé :
- rechercher des arguments pour une pathologie organique :
  - toxisyndrome évocateur d'une prise de médicaments/toxiques,
  - examen complet notamment ORL et neurologique,
- évaluation d'un éventuel trouble psychiatrique.

2. Enquête paraclinique

La polysomnographie est l'examen de référence pour le diagnostic de SAOS.
Ses indications dans cette pathologie sont précisées dans le paragraphe III. SAOS de l'enfant.

Aucun examen complémentaire n'est systématique.
La HAS recommande la réalisation d'une polysomnographie dans certains troubles respiratoires du sommeil, dans les insomnies chroniques sévères (fort retentissement diurne) ou après échec de prise en charge, dans les hypersomnies centrales (narcolepsie, hypersomnie idiopathique ou récurrente), dans les parasomnies atypiques ou se traduisant par un comportement dangereux.

B. Étiologie des troubles du sommeil

1. Dysomnies

a. Insomnies

Les **insomnies du nourrisson et du jeune enfant** sont très souvent liées à une mauvaise adaptation éducative de la part des parents : conditionnement anormal à l'endormissement (rituel du coucher), prise alimentaire nocturne, insuffisance de limites. Certains troubles correspondent à des comportements non pathologiques. La peur du noir et le désir de dormir avec les parents sont transitoires.

Parfois, des causes médicales peuvent expliquer ces insomnies. Certaines sont bénignes : coliques du nourrisson, erreurs alimentaires. D'autres méritent d'être diagnostiquées : rhinite et asthme, diabète (énurésie secondaire chez un enfant antérieurement continent).

Certains enfants ont une insomnie idiopathique durable. Ce type d'insomnie pédiatrique a des liens avec le déficit d'attention-hyperactivité ou avec un tempérament capricieux.

Les **insomnies du grand enfant et de l'adolescent** correspondent généralement à un syndrome de retard de phase. Ce trouble du sommeil est la conséquence d'un coucher et d'un lever trop tardifs. Il est conditionné par des facteurs environnementaux et sociaux (activités scolaires et parascolaires, pression scolaire, diminution de la surveillance parentale). Des études récentes ont confirmé que les adolescents dorment moins profondément (baisse de la qualité et de la quantité du sommeil).

Il convient de dépister également à ces âges des symptômes de dépression.

b. Hypersomnies

L'**hypersomnie idiopathique** survient après l'âge de 10 ans. Elle se caractérise par une somnolence diurne excessive sans attaque de sommeil ni accès de cataplexie, sans hallucinations hypnagogiques ni paralysie du sommeil.

Ces caractéristiques sont en revanche présentes au cours de la **narcolepsie**, survenant chez des enfants habituellement plus âgés.

Il convient de rechercher chez ces enfants des signes cliniques de SAOS ou encore des prises de toxiques, causes organiques susceptibles d'expliquer des troubles de vigilance à l'éveil.

2. Parasomnies

Les **cauchemars** surviennent chez l'enfant âgé de 3 à 6 ans, durant le sommeil paradoxal. L'enfant est réveillé par des rêves angoissants. Il n'y a pas d'amnésie au décours.

Les **terreurs nocturnes** surviennent chez l'enfant prépubère, avec un réveil brutal quelques heures après l'endormissement. L'enfant est retrouvé en train de crier, avec une peur intense non apaisée par les parents. Il a une amnésie totale de l'épisode le lendemain matin.

Le **somnambulisme** survient le plus souvent chez le garçon âgé de 7 à 12 ans, au cours de la première moitié de nuit. L'enfant se lève et déambule, a parfois une activité plus complexe toujours identique, puis se recouche. Il a une amnésie totale de l'épisode le lendemain matin.

Il convient également d'évoquer dans ce contexte l'éventualité d'une épilepsie focale (frontale, temporale) ou une prise de toxiques en cas de présentation atypique ou de survenue durant l'éveil.

C. Principes de prise en charge

Le rôle de l'intervenant de 1re ligne est fondamental.

En cas de nécessité, il est possible de recourir à une équipe d'appui psychologique.

En cas de troubles du sommeil reliés à une mauvaise adaptation éducative parentale, une écoute empathique et des conseils sur l'hygiène du sommeil sont utiles.

Le traitement d'une cause organique éventuellement identifiée permet le plus souvent la régression de ces troubles du sommeil.

Insomnies : mauvaise adaptation éducative parentale chez le nourrisson et le jeune enfant, syndrome de retard de phase chez le grand enfant et l'adolescent.

Parasomnies : cauchemars, terreurs nocturnes, somnambulisme.

Ne pas méconnaître une cause organique.

III. SAOS de l'enfant

A. Généralités

1. Données physiopathologiques

a. Modifications physiologiques de la respiration au cours du sommeil

Elles expliquent pourquoi la respiration est moins efficace pendant le sommeil.

Au niveau de la commande de la respiration :

- diminution de l'activité inspiratoire ;
- baisse de la sensibilité des chémorécepteurs périphériques.

Au niveau musculaire :

- relâchement des muscles dilatateurs des voies aériennes supérieures ;
- diminution de l'activité des muscles inspiratoires intercostaux ;
- préservation de l'activité du diaphragme, principal muscle inspiratoire.

Au niveau pulmonaire :

- diminution de la capacité résiduelle fonctionnelle ;
- augmentation des résistances des voies aériennes ;
- majoration des inégalités des rapports ventilation-perfusion.

Elles expliquent également l'augmentation d'environ 5 à 10 mmHg du CO_2 et la diminution d'environ 2 à 3 % de la SpO_2 au cours du sommeil chez le sujet sain.

b. Évolution du tissu lymphoïde adéno-amygdalien au cours de l'enfance

Les infections récidivantes des voies aériennes sont associées à une hypertrophie progressive des tissus lymphoïdes des VAS que sont les végétations adénoïdes, les amygdales palatines et linguales.

L'hypertrophie des tissus lymphoïdes culmine entre les âges de 3 et 6 ans, ce qui explique le pic de fréquence du SAOS à cet âge.
Celle-ci peut en effet contribuer à obstruer les voies aériennes supérieures, surtout lorsque l'enfant dort en décubitus dorsal du fait de la chute des amygdales et du relâchement des structures musculaires du pharynx pendant le sommeil. Cette obstruction est aggravée en cas d'obésité ou d'anomalie anatomique associée, comme un micro- ou rétrognatrisme, ou toute autre malformation maxillo-faciale qui réduit le calibre aérien.

2. Conséquences du SAOS

La **morbidité neurocognitive** se traduit par une hyperactivité, une irritabilité, voire un déficit d'attention-hyperactivité (TDAH). L'agitation, un défaut de concentration ou de mémoire sont souvent au premier plan et peuvent être responsables de difficultés ou d'un retard scolaire. En effet, les épisodes répétés d'apnées ou d'hypopnées sont responsables de réveils et microréveils, entraînant une fragmentation et une mauvaise qualité du sommeil. Ainsi, il est important de rechercher un SAOS chez tout enfant ayant un TDAH. Une amélioration des troubles neurocognitifs est observée après traitement du SAOS dans la très grande majorité des cas.

La **morbidité cardiovasculaire** est moins importante que chez l'adulte. Les épisodes répétés d'obstruction des voies aériennes sont associés à une hyperactivation sympathique avec augmentation de la fréquence cardiaque et de la tension artérielle.

La **morbidité métabolique** consiste en une dysrégulation du système glucidique et lipidique.

Ces perturbations sont très variables d'un enfant à l'autre. Une susceptibilité spécifique liée à l'âge, au terrain, à la durée et l'importance du SAOS, peut expliquer ces différences.

B. Diagnostic

1. Enquête clinique

a. Anamnèse

Le SAOS est associé à des **signes cliniques** nocturnes et diurnes dont la présence et la sévérité sont variables (tableau 36.2).

Aucun signe clinique n'est spécifique ou pathognomonique du SAOS et aucune association de signes, même si on y intègre l'examen physique, n'est suffisamment informative pour poser ou infirmer le diagnostic de SAOS chez l'enfant.

Il est important de réaliser un recueil d'informations le plus complet possible afin de contrôler au mieux les modifications cliniques observées sous traitement.

Un **terrain à risque** doit être systématiquement recherché :

- obésité ;
- anomalie orthodontique ;
- pathologie associée à une malformation ou déformation maxillo-faciale ou des VAS rétrécissant les voies aériennes : cranio-facio-sténose, achondroplasie, hypoplasie ou microsomie faciale, syndrome de Pierre Robin, mucopolysaccharidose, trisomie 21, ou syndrome de Prader-Willi.

Tableau 36.2. Signes évocateurs d'un SAOS (d'après « Amygdalectomie de l'enfant », recommandation pour la pratique clinique, SFORL 2009–2010).

Signes nocturnes	Signes à l'éveil
Ronflement Pauses respiratoires Sueurs Nycturie Sommeil agité Parasomnie Position anormale pendant le sommeil (tête en hyperextension)	Difficultés de réveil Irritabilité, hyperactivité, troubles de l'attention et de la mémoire Asthénie, somnolence diurne (hypersomnie) Céphalées ou vomissements Anorexie au petit-déjeuner Respiration buccale Troubles de la croissance (tardifs)

b. Examen physique

Il est indispensable mais est insuffisant pour poser le diagnostic de SAOS.

Cet examen doit être fait par un médecin ORL qui analyse les fosses nasales à la recherche d'une hypertrophie adénoïdienne, le pharynx à la recherche d'une hypertrophie amygdalienne, et d'éventuelles anomalies ou malformations associées des voies aériennes supérieures. L'examen recherchera également une malposition dentaire ou une anomalie maxillo-faciale.

2. Enquête paraclinique

a. Polysomnographie

La polysomnographie (PSG) est le test de référence permettant de quantifier et qualifier des troubles du sommeil. Elle n'est en aucun cas systématique.

Elle se justifie lors d'un SAOS lié à une hypertrophie amygdalienne lorsque :

- l'amygdalectomie risque de ne pas être suffisante pour corriger le trouble obstructif du sommeil : existence d'une pathologie associée (obésité morbide, anomalie craniofaciale ou des VAS, maladie neuromusculaire) ;
- il y a discordance entre l'examen clinique et les troubles respiratoires : absence d'obstacle amygdalien ou adénoïdien ;
- il existe un risque opératoire élevé : troubles de l'hémostase, anomalie cardiaque.

Cet examen se déroule habituellement la nuit dans une chambre-laboratoire d'un centre des troubles du sommeil. Un contrôle rigoureux des paramètres enregistrés est ainsi assuré. Selon la condition de l'enfant, la PSG peut aussi être réalisée dans la journée chez le nourrisson qui fait encore la sieste, et à domicile.

Différentes étapes d'une PSG :

- électroencéphalographie : enregistrement de l'activité du cerveau par l'application d'électrodes sur le cuir chevelu ;
- électromyographie : enregistrement de l'activité des muscles par l'application d'électrodes au menton, aux jambes ou aux bras ;
- électrocardiographie : enregistrement de l'activité du cœur par un ECG ;
- électro-oculographie : enregistrement de l'activité oculaire par l'application d'électrodes près des yeux ;
- débit d'air entrant par le nez et la bouche : enregistrement de la ventilation par l'application d'une canule nasale sous le nez ;
- efforts des muscles thoraciques et abdominaux : enregistrement de l'activité des muscles respiratoires par l'application d'une sangle au niveau du thorax et d'une autre au niveau des abdominaux ;
- ronflement : enregistrement du bruit du passage de l'air à la hauteur des tissus mous du palais ou de la luette par un microphone appliqué au niveau du cou ;
- saturation de l'oxygène dans l'hémoglobine : enregistrement du niveau d'oxygène dans le sang, par un capteur placé au bout du doigt.

La sévérité du SAOS est évaluée sur l'IAH (index apnée-hypopnée) :

- IAH $< 1,5$/h : absence de SAOS ;
- IAH entre 1,5 et 5/h : SAOS modéré ;
- IAH ≥ 5/h : SAOS sévère.

Aucun autre paramètre ne rentre actuellement en ligne de compte pour quantifier la sévérité du SAOS : index de fragmentation du sommeil, réveils et microréveils, limitations de débits, efforts respiratoires, qualité et organisation du sommeil.

Il n'y a par ailleurs pas de corrélation entre le volume des amygdales noté à l'examen, l'importance des signes cliniques, et les résultats de la polysomnographie.

b. Examens radiologiques

La radiographie de cavum peut confirmer une hypertrophie adénoïdienne et/ou amygdalienne. Elle n'est pas systématique ; son but étant de dépister une pathologie associée.

L'examen tomodensitométrique n'a pas d'indication dans le SAOS typique de l'enfant.

C. Prise en charge

1. Adéno-amygdalectomie

L'adéno-amygdalectomie est le traitement de première intention d'un SAOS modéré à sévère chez l'enfant âgé de plus de 3 ans. Un SAOS est une contre-indication à une chirurgie ambulatoire.

En l'absence de pathologie ou de comorbidité associée comme une obésité, elle permet la correction totale de l'obstruction dans environ 70 % des cas.

2. Traitement anti-inflammatoire local

L'association d'un corticoïde nasal et d'un antileucotriène pendant 3 mois a montré son efficacité pour corriger un SAOS résiduel modéré persistant après adéno-amygdalectomie.

3. Particularités thérapeutiques chez l'enfant avec comorbidités

Une prise en charge multidisciplinaire spécialisée est nécessaire.

Par exemple, la prise en charge du SAOS chez l'enfant obèse (en premier lieu adéno-amygdalectomie après PSG) doit être associée à un contrôle du poids, bien qu'en pratique la perte de poids soit rarement obtenue.

La **pression positive continue** (PPC) est une technique d'assistance respiratoire qui respecte les VAS supérieures du patient, par opposition à l'intubation endotrachéale, au masque laryngé, et à la trachéotomie. Elle consiste en la délivrance d'une pression positive pendant tout le cycle respiratoire par un masque nasal, facial ou par des canules nasales en fonction de l'âge, de la tolérance, et de la morphologie faciale. L'élément déterminant est le maintien d'une pression positive minimale tout au long du cycle respiratoire, aussi bien à l'inspiration qu'à l'expiration. L'efficacité de la PPC s'explique par le fait que les résistances à l'écoulement d'un fluide dans un conduit, comme c'est le cas de l'air dans les VAS, sont proportionnelles à l'inverse de la puissance quatrième du rayon. Ainsi, une augmentation modérée du diamètre des voies aériennes, maintenues perméables par la PPC, se traduit par une diminution importante des résistances. La PPC est utilisée pendant le sommeil quand l'obstruction est la plus importante. Il s'agit d'un traitement qui est fait pour être réalisé au domicile après une adaptation de l'enfant et une éducation de l'enfant et sa famille.

Un **traitement orthodontique** est indiqué lorsqu'il existe une malposition ou une anomalie orthodontique. Selon les cas, il est réalisé soit isolément, soit associé à une adénoamygdalectomie.

La **neurochirurgie**, ou la chirurgie ORL et/ou maxillo-faciale sont réservées à des cas bien particuliers.

Tableau 36.3. SAOS typique de l'enfant.

Prévalence	1–4 %
Âge	3–5 ans
Physiopathologie	Hypertrophie (isolée) des amygdales ± végétations adénoïdes
Sévérité	Modérée
Évolution	Amélioration spontanée dans 30–50 % cas
Facteurs de risque	Obésité Terrain allergique
Diagnostic	Interrogatoire + examen clinique Pas de polysomnographie
Conséquences	Dysfonction neurocognitive Stress cardiovasculaire Syndrome métabolique
Traitement	Adéno-amygdalectomie

Point de vue de l'expert

Des questions générales sur les modalités diagnostiques (signes cliniques d'appel, critères de réalisation d'une polysomnographie) pourraient être intégrées dans un cas clinique transversal à propos d'un enfant trisomique 21 ou obèse.

Actualités pour le futur

- Validation d'alternatives simplifiées à la polysomnographie.
- Identification de paramètres de sommeil qui seraient mieux corrélés aux signes cliniques et à la morbidité du SAOS (neurocognitive, cardiovasculaire, métabolique).
- Validation de critères de mise en place d'une PPC.
- Réversibilité de la morbidité associée à un SAOS sévère ou modéré.

Références

Amygdalectomie de l'enfant : recommandations pour la pratique clinique - 2010 - (Société française d'ORL et de chirurgie de la face et du cou)
http://www.orlfrance.org/article.php?id=20

Amygdalectomie avec ou sans adénoïdectomie chez l'enfant ou l'adolescent - 2012 - (HAS)
http://www.has-sante.fr/portail/upload/docs/application/pdf/2013-05/amydalectomie_avec_ou_sans_adenoidectomie_chez_lenfant_ou_ladolescent_moins_de_18_ans_-_note_de_problematique.pdf

Place et conditions de réalisation de la polysomnographie et de la polygraphie respiratoire dans les troubles du sommeil - 2012 - (HAS)
http://www.has-sante.fr/portail/jcms/c_1056842/en/the-place-of-and-conditions-for-carrying-out-polysomnography-and-respiratory-polygraphy-in-sleep-disorders

CHAPITRE

37

Opacités et masses intrathoraciques chez l'enfant

Item et objectif du CNCI

Item 203 – UE 7 – Opacités et masses intrathoraciques chez l'enfant et chez l'adulte

- Diagnostiquer une opacité ou une masse intrathoracique, argumenter les principales hypothèses diagnostiques et justifier les examens complémentaires pertinents.

Avant de commencer...

Chez l'enfant, les circonstances de découverte d'une opacité ou d'une masse intrathoracique varient beaucoup avec l'âge. Les symptômes associés (fièvre, altération de l'état général, dyspnée, signes neurologiques...) orientent souvent le diagnostic.
Parmi les examens d'imagerie, certains ont une place de choix, en raison des particularités pédiatriques (échographie notamment), ou de leur caractère non irradiant (IRM). Les examens biologiques sont demandés en fonction de la symptomatologie et des caractéristiques radiologiques.

Par rapport à l'adulte, la pathologie tumorale maligne est plus rare alors que les causes malformatives doivent être évoquées en priorité, en particulier dans la pathologie médiastinale du petit enfant.

I. Circonstances de découverte

A. Manifestations respiratoires

Ces manifestations sont le motif de découverte le plus fréquent, mais elles sont peu spécifiques.

Manifestations respiratoires possibles :

- toux sèche, parfois productive, voire hémoptoïque, devant inquiéter par sa persistance et sa résistance aux traitements symptomatiques habituels (corticoïdes, bronchodilatateurs) ;
- stridor, dyspnée aux 2 temps, détresse respiratoire, imposant la pratique d'explorations radiologiques ;
- *wheezing*, parfois étiqueté « asthme », sans efficacité des traitements antiasthmatiques ;
- syndrome pleural (douleur thoracique, toux d'irritation), plus rarement.

B. Manifestations neurologiques

Elles sont très variables dans leur expression et heureusement plus rares.

Elles peuvent être la conséquence d'une simple irritation du trajet nerveux ou être occasionnées par une compression nerveuse. Tout trajet nerveux dans l'espace cervico-thoracique peut être concerné.

Manifestations neurologiques possibles :

- paralysie récurrentielle ;
- compressions médullaires (tumeurs en sablier) ;
- syndrome opsomyoclonique (neuroblastome) ;
- syndrome de Claude-Bernard-Horner (myosis, ptosis, énophtalmie) ou de Pancoast-Tobias (douleur irradiant dans le bras, l'avant-bras et la main) : exceptionnels chez l'enfant.

C. Manifestations digestives

En cas de compression œsophagienne :

- régurgitations, pyrosis, vomissements ;
- dysphagie ou hypersialorrhée.

Sécrétion tumorale d'une hormone digestive (peptide vasoactif intestinal) : syndrome diarrhéique.

D. Manifestations circulatoires

Elles sont le fait d'une pathologie maligne le plus souvent.

Avant tout, compression de la veine cave supérieure :

- au début : bouffissure du visage, œdème des paupières, empattement de la base du cou ;
- ensuite : œdème en pèlerine touchant la face, le cou, les membres supérieurs ;
- circulation collatérale avec cyanose du visage et céphalées pulsatiles.

Plus exceptionnellement :

- syndrome cave inférieur ;
- compression du tronc artériel pulmonaire, obstruction des veines pulmonaires ;
- chylothorax (effraction du canal thoracique).

E. Manifestations générales

État général et constantes :

- fièvre isolée ;
- asthénie, anorexie, perte de poids ou stagnation pondérale.

Syndrome paranéoplasique :

- puberté précoce ;
- Cushing ;
- myasthénie ;
- dysthyroïdie ;
- hypertension artérielle.

F. Manifestations pariétales

Manifestations pariétales possibles :

- point douloureux costal ;
- névralgie intercostale ;
- tuméfaction palpable.

G. Découverte radiologique

Lors de la réalisation d'un examen d'imagerie.

II. Examens complémentaires pertinents

A. Pour décrire l'opacité médiastinale

La radiographie de thorax permet d'identifier la présence d'une opacité intrathoracique, dont l'aspect sera précisé par scanner thoracique avec injection.

L'IRM est également informative pour le médiastin, notamment pour préciser les rapports de la masse avec les vaisseaux. Elle a l'avantage d'être un examen non irradiant, mais reste actuellement plus difficile d'accès. Elle ne permet toutefois pas l'analyse du parenchyme pulmonaire.

Une échographie peut être suffisante pour affirmer l'hyperplasie bénigne du thymus devant une masse antérieure.

B. Pour orienter le diagnostic étiologique

Ils varient en fonction du contexte clinique et radiologique.

Devant des adénopathies médiastinales :

- suspicion de tuberculose : IDR (ou test interféron gamma) ;
- selon le contexte : examens orientant vers mycoplasme, CMV, EBV, hydatidose ;
- suspicion de lymphome, leucémie : NFS, frottis sanguin, LDH, myélogramme.

En cas de suspicion de tumeur germinale : α-fœtoprotéine et β-HCG.

En cas de suspicion de neuroblastome : complément de l'imagerie par IRM médullaire, catécholamines urinaires.

Devant une image en grelot : recherche d'aspergillose.

Devant des cavernes parenchymateuses ou un aspect de miliaire : recherche de tuberculose.

C. Pour obtenir une histologie

Techniques possibles si un prélèvement tissulaire est nécessaire :

- ponction transpariétale : en cas de masse volumineuse antérieure ou postérieure ;
- médiastinoscopie : exploration en théorie jusqu'à la carène (rarement réalisée chez l'enfant, plus facile chez l'adolescent) ;
- thoracoscopie : simple prélèvement biopsique ou exérèse d'emblée (exploration de choix en pédiatrie).

III. Hypothèses diagnostiques

A. Opacités pulmonaires

1. Généralités

La recherche d'une cause est guidée par le contexte clinique, la taille, l'aspect des nodules ou de l'opacité (tableau 37.1).

Le tableau 37.2 répertorie les principales causes d'opacités pulmonaires en fonction de leurs spécificités radiologiques.

Tableau 37.1. Nodules et masses intrathoraciques.

Aspect	Taille
Miliaire	< 3 mm
Micronodule	< 6 mm
Nodule	6–10 mm
Macronodule	10–30 mm
Masse	> 3 cm

Tableau 37.2. Principales causes d'opacités tissulaires chez l'enfant.

Nodules et masses pulmonaires	– Métastases – Tumeur pulmonaire – Tuberculose – Aspergillome – Malformation pulmonaire – Abcès pulmonaire
Opacités alvéolaires	– Pneumopathie – Infarctus pulmonaire
Opacités bronchiques	– Dilatation des bronches – Corps étranger bronchique – Tumeur bronchique
Opacités vasculaires	– Malformation artérioveineuse

2. Syndromes parenchymateux

a. Nodules et masses

Chez l'enfant, on a rarement à faire le diagnostic d'un nodule pulmonaire solitaire.

Les nodules parenchymateux multiples évoquent avant tout des métastases dont le point d'origine est souvent évoqué par la présentation clinique (fig. 37.1).

Les masses pulmonaires peuvent correspondre à des tumeurs bénignes ou malignes (fig. 37.2), plus rarement à des malformations types séquestration, malformation kystique adénomatoïde (tableau 37.3).

b. Images cavitaires

Elles sont plus faciles à relier à une étiologie, notamment les abcès du poumon (fièvre, toux, altération de l'état général, images de contours flous à cavité nette avec souvent un niveau hydroaérique).

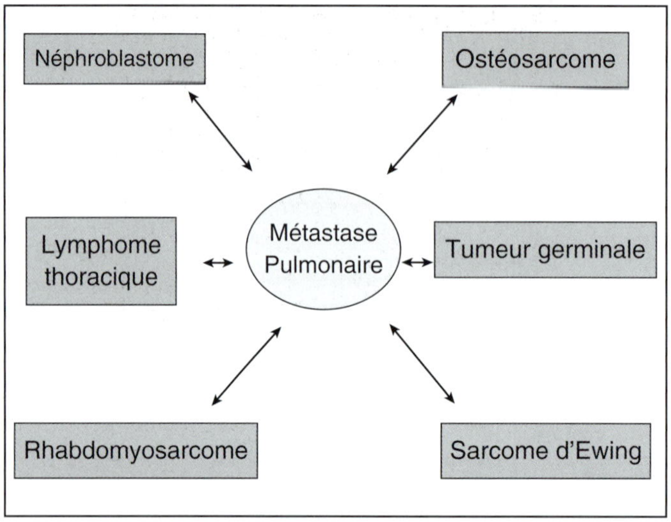

Fig. 37.1. Origines des métastases pulmonaires.

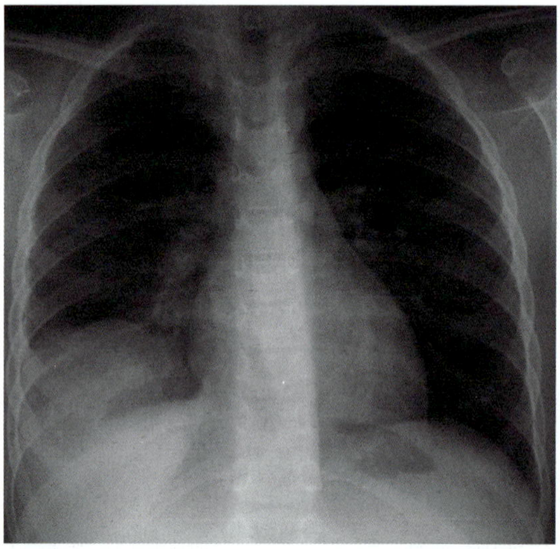

Fig. 37.2. Tumeur pulmonaire.
Fille de 9 ans, syndrome douloureux thoracique. Tumeur myofibroblastique siégeant au-dessus du diaphragme à droite.

Tableau 37.3. Principales tumeurs bénignes et malignes thoraciques.

Tumeurs bénignes	Tumeurs malignes
Tumeurs inflammatoires myofibroblastiques Harmatomes et chondromes Tumeurs neurogènes Tératomes Papillomes	Tumeurs carcinoïdes Sarcomes osseux et des parties molles Neuroblastomes et tumeurs neuroblastiques Tumeurs germinales malignes médiastinales Mésothéliomes

Les cavernes tuberculeuses siègent avec prédilection au sommet (contamination familiale, IDR ou interféron +, asthénie). Le kyste hydatique est surtout fréquent chez les enfants originaires du Maghreb et y séjournant. Il peut être très volumineux (fig. 37.3).

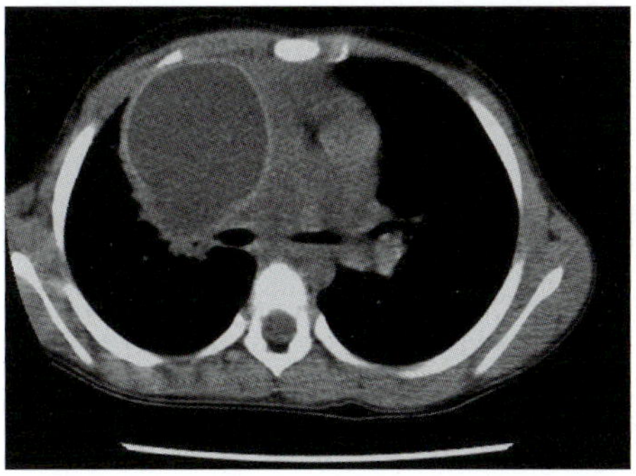

Fig. 37.3. Kyste hydatique.
Fille de 6 ans née en Algérie, en France depuis 5 ans. Adressée pour toux fébrile. Volumineux kyste hydatique visualisé par l'examen tomodensitométrique.

Les images en grelot sont évocatrices d'un aspergillome (cavité plus ou moins volumineuse au sein de laquelle on observe une masse dense à la partie déclive surmontée d'un croissant clair).

c. Opacités alvéolaires

Elles sont essentiellement d'origine infectieuse (voir chapitre 31).

L'hypothèse d'un infarctus pulmonaire ne peut être évoquée que devant un ensemble évocateur (circonstances favorisantes, dyspnée, hémoptysie, douleur thoracique).

d. Hyperclartés

Elles peuvent être diffuses (emphysème) ou localisées traduisant un piégeage de l'air dans un territoire (fig. 37.4).

Elles peuvent être également cerclées (bulles).

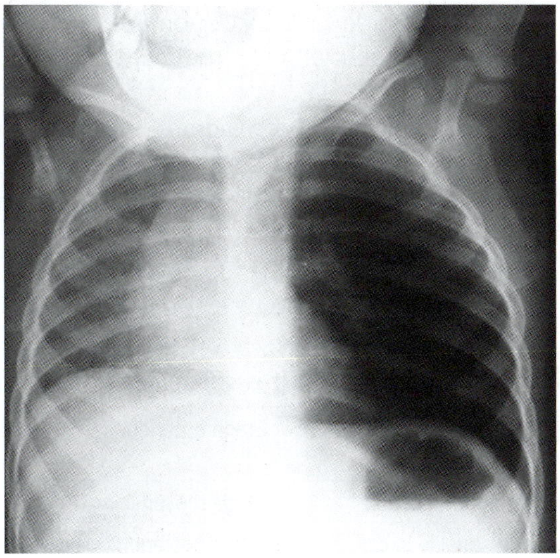

Fig. 37.4. Hyperclarté.
Petit enfant de 2 ans. Syndrome de pénétration clinique. Hyperclarté de l'ensemble du poumon gauche liée à un piégeage de l'air bien visible sur ce cliché en expiration. Corps étranger végétal enclavé dans la bronche principale gauche.

e. Calcifications

Les calcifications (de nodules) sont fréquentes dans la tuberculose.

3. Syndrome bronchique, obstruction bronchique

Il est défini par des signes :

- directs : épaississement de parois bronchiques avec image en rail ou dilatation de la lumière ;
- et indirects : trouble de ventilation allant de l'atélectasie en bande à l'atélectasie complète d'un territoire, et au piégeage de l'air si l'obstacle est incomplet.

Les diagnostics à évoquer sont des dilatations des bronches, un corps étranger intrabronchique, ou encore une tumeur bronchique.

4. Syndrome vasculaire

Les anomalies vasculaires focales comme les malformations artérioveineuses ou les varices pulmonaires se présentent sous la forme d'opacités arrondies bien mises en évidence par l'imagerie vasculaire.

Nous n'évoquerons pas les opacités liées à la modification de la vascularisation pulmonaire qui s'intègrent dans un contexte spécifique (cardiopathie congénitale, hypertension artérielle pulmonaire, insuffisance cardiaque).

B. Opacités médiastinales

Une masse médiastinale est caractérisée sur le cliché standard par une opacité hydrique le plus souvent homogène, convexe vers le poumon, à limite externe nette, et à limite interne noyée dans le médiastin.

La classification de Felson permet de localiser l'anomalie médiastinale dans un des cadrans antérieur, postérieur, moyen, supérieur et inférieur (tableau 37.4 et fig. 37.5).

En fonction de la localisation dans un de ces cadrans, les principales causes sont suspectées (fig. 37.6 à 37.8).

Piège classique chez l'enfant : le thymus qui est bien visible chez le nourrisson (fig. 37.9).

Tableau 37.4. Loges médiastinales selon les limites verticales et antéropostérieures.

Étage supérieur	Au-dessus de la crosse aortique	Étage antérieur	En avant de la trachée, des vaisseaux et du péricarde
Étage moyen	Entre aorte et carina	Étage moyen	Axe trachéobronchique
Étage inférieur	Au-dessous de la carina	Étage postérieur	En arrière de l'axe trachéobronchique

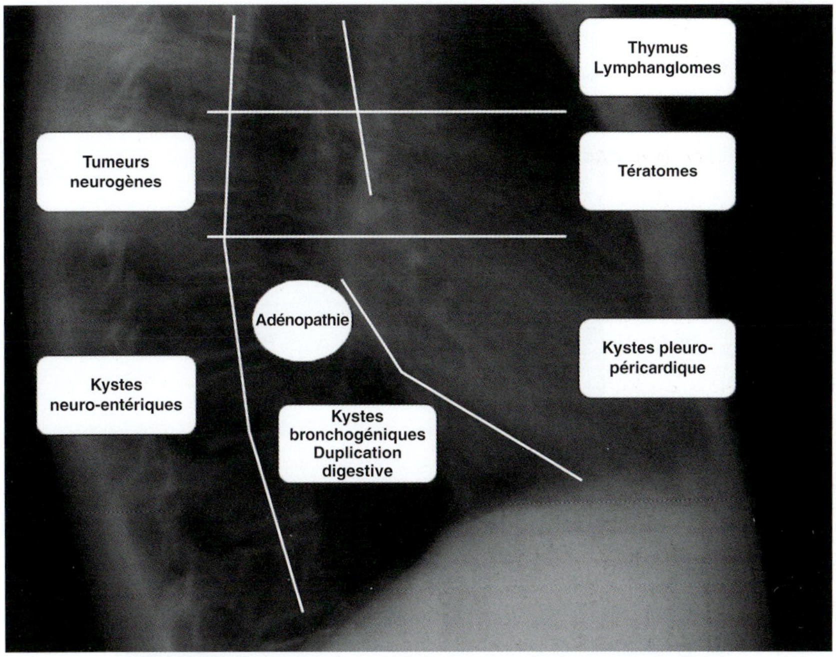

Fig. 37.5. Les loges médiastinales sont délimitées par la crosse aortique, la trachée, le cœur et la colonne vertébrale.

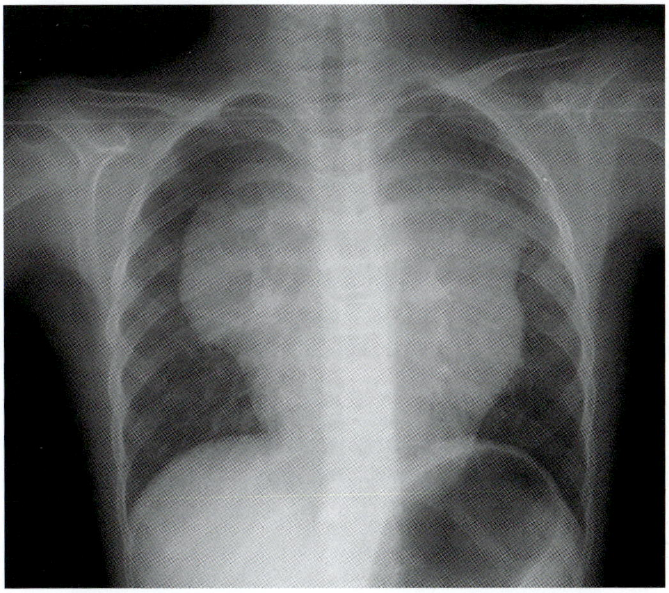

Fig. 37.6. Tératome.

Jeune homme de 12 ans. Volumineuse tumeur médiastinale (tératome) découverte lors d'un bilan systématique.

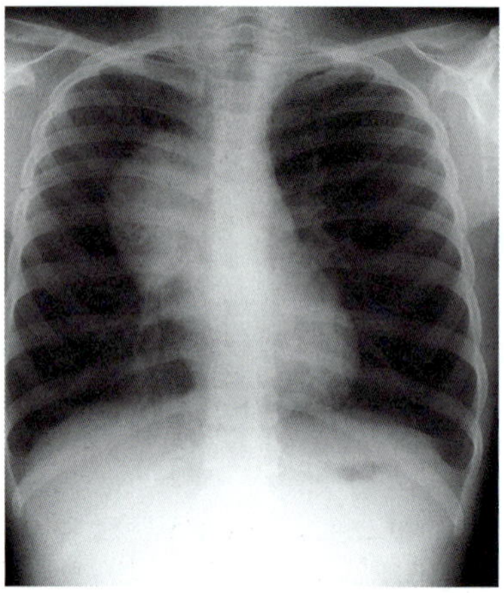

Fig. 37.7. Lymphome.
Jeune fille de 13 ans admise aux urgences pour fièvre vespérale avec asthénie et perte de poids de 4 kg. Volumineuse adénopathie médiastinale à droite. Maladie de Hodgkin.

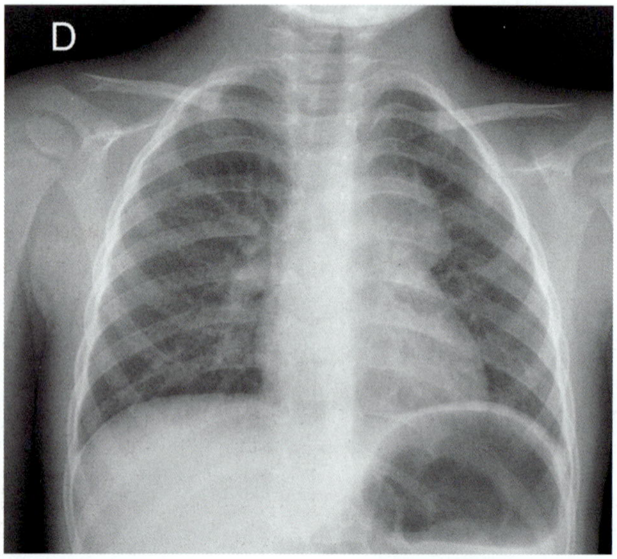

Fig. 37.8. Adénopathie médiastinale gauche.
Enfant de 5 ans examiné pour virage des réactions cutanées tuberculeuses dans un contexte de tuberculose familiale.

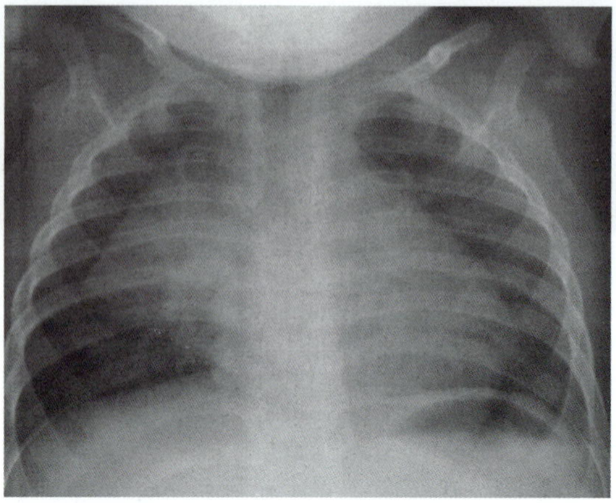

Fig. 37.9. Élargissement physiologique du médiastin chez ce jeune nourrisson lié à la persistance du thymus.

C. Opacités pariétales

Elles peuvent se développer à partir des tissus mous ou de l'os (tableau 37.5).

Elles sont découvertes à l'occasion de phénomènes douloureux pariétaux ou après constatation d'une tuméfaction palpable.

Les tumeurs malignes sont surtout liées au sarcome d'Ewing et aux ostéosarcomes.

Parmi les tumeurs bénignes, on peut citer les ostéochrondromes et l'histiocytose (rarement isolée).

Tableau 37.5. Principales causes de tumeurs pariétales.

Tumeurs malignes		Tumeurs bénignes
Osseuses	**Tissus mous**	
Sarcome d'Ewing Ostéosarcome Métastases osseuses	Sarcome d'Ewing Rhabdomyosarcome Fibromyosarcome	Histiocytose Dysplasie fibreuse Dysplasie osseuse Kyste anévrismal Ostéochondrome Chondromatose Hamartome

Points clés (à bien retenir)

Opacités pulmonaires

- Le cliché thoracique et l'échographie sont proposés en 1re intention.
- Une miliaire doit faire penser en 1er lieu à une tuberculose.
- Une opacité cavitaire doit conduire à rechercher 3 causes principales : la tuberculose, l'aspergillome, le kyste hydatique.
- Les opacités alvéolaires sont le plus souvent d'origine infectieuse.
- Une hyperclarté sur le cliché en expiration signe un piégeage de l'air lié à un obstacle bronchique.

Masse médiastinale (tableau 37.6)

- Le diagnostic est basé sur la localisation dans une des loges.
- La tomodensitométrie thoracique est l'examen clé pour le médiastin antérieur et moyen, alors que c'est l'IRM pour le médiastin postérieur.
- Le dosage de l'alphafœtoprotéine et des β-HCG est systématique devant une tumeur du médiastin antérieur.
- Le kyste bronchogénique est la malformation à évoquer en 1er lieu devant une tumeur du médiastin moyen comprimant les axes bronchiques principaux ou la trachée.
- Un élargissement du médiastin antérieur et supérieur chez un adolescent doit faire évoquer en 1er lieu un lymphome malin non hodgkinien ou une maladie de Hodgkin.

Tableau 37.6. Opacités médiastinales : orientation selon la localisation et les caractéristiques radiologiques.

Loge médiastinale	Diagnostic	Caractéristiques radiologiques évocatrices (si présentes)	Examens complémentaires utiles
Antérieure	Hyperplasie simple du thymus	Masse molle (modifications de position et de contour sur cliché positionnel ou en expiration)	Échographie
	Tumeurs germinales (tératome, kystes dermoïdes, séminome, choriocarcinome)	*Tératome* : calcifications; présence de dérivés mésodermiques (dents, os, graisse)	α-fœto-protéine et β-HCG
	Lymphomes	Épanchement pleural associé	NFS, frottis, LDH, myélogramme
Moyenne	Adénopathies (infections, lymphome)	*Tuberculose* : nécrose (rare mais possible dans lymphome de Hodgkin)	*Tuberculose* : IDR (ou test interferon gamma) *Autres infections* : sérologies, PCR. Lymphome : NFS, frottis, LDH, myélogramme
Postérieure	Tumeurs neurogènes (neuroblastome, ganglioneurome, neurofibrome)	Calcifications punctiformes Lésions osseuses associées	*Neuroblastome* : IRM médullaire, catécholamines urinaires

Ce tableau n'est pas exhaustif, et ne comporte que les diagnostics les plus fréquents, ou à éliminer de principe du fait de leur gravité.

Point de vue de l'expert

Question très spécialisée dont il faut retenir les principales orientations diagnostiques.

Un cas clinique à l'ECN de 2012 témoigne de la démarche diagnostique raisonnée face à une masse intra-thoracique chez un jeune enfant.

CHAPITRE

38

Bronchopneumopathie chronique obstructive chez l'enfant

Item et objectifs du CNCI

Item 205 – UE 7 – Bronchopneumopathie chronique obstructive chez l'adulte et l'enfant

- Diagnostiquer une bronchopneumopathie chronique obstructive.
- Identifier les situations d'urgence et planifier leur prise en charge.
- Argumenter l'attitude thérapeutique et planifier le suivi du patient.
- Décrire les principes de la prise en charge au long cours.

Avant de commencer…

Il n'y a pas de définition consensuelle d'une « BPCO » de l'enfant, contrairement à l'adulte.

Sous cet item, pourraient en théorie être concernées :

- la mucoviscidose, sous ses aspects cliniques (voir chapitre 39);
- les autres pathologies avec obstruction fonctionnelle fixée : dysplasie bronchopulmonaire du prématuré, dyskinésie ciliaire primitive, séquelles d'infection (bronchiolites oblitérantes), complications des déficits immunitaires.

La mucoviscidose est à connaître. Un chapitre spécifique lui est consacré.
Les autres pathologies sont du domaine de la spécialisation, voire de l'ultraspécialisation. Il n'y a donc pas lieu de connaître les spécificités de chacune d'entre elles.

I. Diagnostic d'une BPCO

A. Définitions

Il n'y a pas de définition consensuelle d'une « BPCO » de l'enfant.

Les BPCO de l'enfant sont caractérisées par l'installation d'une obstruction des voies aériennes, non réversible après inhalation d'un bronchodilatateur.

À partir de l'âge de 6 ans : une mesure du VEMS est possible.

Les définitions de l'adulte s'appliquent : obstruction si VEMS inférieur à 80 % des valeurs théoriques, non-réversibilité si l'amélioration du VEMS induite par l'inhalation de salbutamol est inférieure à 12 % par rapport à la valeur de base.

Avant l'âge de 6 ans : le VEMS est peu reproductible.
L'interprétation des tests réalisables n'est pas du domaine du 2e cycle.

B. Symptômes orientant vers une BPCO

Signes pneumologiques :

- dyspnée, notamment à l'effort ;
- toux grasse récurrente, avec ou sans expectoration ;
- déformation thoracique, notamment thorax en carène ;
- hippocratisme digital ;
- râles bronchiques bilatéraux à l'auscultation.

Autres :

- ralentissement (ou cassure) de la croissance staturo-pondérale ;
- ± signes spécifiques de chaque pathologie.

C. Conduite diagnostique générale

Le diagnostic étiologique est basé sur l'analyse des antécédents, sur un examen clinique complet, et sur le résultat des examens complémentaires (tableau 38.1).

Tableau 38.1. Principaux arguments diagnostiques des BPCO de l'enfant.

Diagnostic	Antécédents évocateurs	Signes cliniques évocateurs	Examens complémentaires déterminants
Dysplasie bronchopulmonaire	Longue période d'O_2 après la naissance (au moins jusqu'au terme corrigé de 36 SA)	*Wheezing*	TDM thoracique : aspect en mosaïque + triangles sous-pleuraux + bandes de fibrose
Mucoviscidose	Autres cas familiaux	Bronchorrhée Retard pondéral Diarrhée chronique graisseuse	Test de la sueur positif
Déficit immunitaire humoral	Autres cas familiaux Infections bactériennes répétées (ORL, pulmonaires, cutanées)	Bronchorrhée	Dosage pondéral Ig : hypo-IgG ou agammaglobulinémie Sérologies vaccinales : absence de réponse
Dyskinésie ciliaire primitive	Autres cas familiaux Infections ORL répétées Stérilité	Bronchorrhée Polypes nasaux Surdité de transmission	Biopsie ciliaire (nasale ou bronchique) : absence de battement + structure anormale en ME
Séquelles d'infection virale (bronchiolite oblitérante)	Infection virale sévère	*Wheezing*	TDM thoracique : aspect en mosaïque + atteinte bronchique

ME : microscopie électronique.

Examens complémentaires indispensables :

- radiographie de thorax, le plus souvent complétée par un scanner thoracique ;
- épreuves fonctionnelles respiratoires, qui confirment l'obstruction non réversible des voies aériennes ;
- test de la sueur (même si le dépistage néonatal a été réalisé car 3–3,5 % de faux négatifs) ;
- recherche de déficit immunitaire humoral : NFS, dosage pondéral des immunoglobulines et sérologies vaccinales (voir chapitre 46).

Examens complémentaires fréquemment utiles :

- endoscopie bronchique avec biopsie pour étude ciliaire en microscopie optique (battement) et en microscopie électronique (structure) ;
- échographie cardiaque.

II. Prise en charge

A. Prise en charge symptomatique

La prise en charge d'une BPCO est avant tout symptomatique.

Elle associe de façon variable selon les causes :

- une kinésithérapie respiratoire régulière, en cas d'encombrement bronchique ;
- une antibiothérapie lors des exacerbations infectieuses, adaptée aux bactéries identifiées sur un examen bactériologique des expectorations ;
- parfois, une antibiothérapie préventive au long cours ;
- une prévention anti-infectieuse optimale : le calendrier vaccinal recommandé pour tous les enfants est complété par le vaccin pneumococcique polysaccharidique (Pneumo 23®) après l'âge de 2 ans, et par une vaccination antigrippale annuelle ;
- une corticothérapie inhalée en cas d'hyperréactivité bronchique associée ;
- une oxygénothérapie au long cours, adaptée grâce à des enregistrements continus de la saturation en oxygène.

Chez un nourrisson, par exemple atteint de dysplasie bronchopulmonaire, l'oxygénothérapie est indiquée de façon formelle si la SpO_2 moyenne est < 93 % pendant le sommeil ou à l'éveil ; ou si le temps de sommeil passé avec une $SpO_2 < 90$ % est supérieur à 5 % ; ou s'il existe une hypertension pulmonaire. Chez l'enfant âgé de plus de 2 ans, par exemple atteint de mucoviscidose, l'oxygénothérapie est indiquée si : la SpO_2 moyenne pendant le sommeil est < 90 % ; ou si le temps de sommeil passé avec une $SpO_2 < 90$ % est supérieur à 10 % ; ou s'il existe une hypertension pulmonaire (GRAPP, 2012).

B. Prise en charge étiologique

La prise en charge détaillée de la mucoviscidose est exposée dans le chapitre 39.

Les autres pathologies avec obstruction fonctionnelle fixée relèvent d'une prise en charge spécialisée, sortant du domaine du 2e cycle.

Point de vue de l'expert

Seule la mucoviscidose peut faire l'objet de questions à l'ECN (voir chapitre 39).

Références

Recommandations sur l'oxygénothérapie chez l'enfant - 2012 - (GRAPP)
http://www.sp2a.fr/pdf/documents/recommandations-GRAPP-long.pdf

CHAPITRE

39

Mucoviscidose chez l'enfant

Items et objectifs du CNCI

Item 43 – UE 2 – Problèmes posés par les maladies génétiques, à propos d'une maladie génique : la mucoviscidose

- Expliquer les bases du conseil génétique, les possibilités de diagnostic prénatal (modalités et options de prise en charge dans le cadre d'une maladie d'une particulière gravité).
- Expliquer les problèmes liés à la maladie et les retentissements de l'arrivée d'un enfant souffrant de maladie génétique sur le couple et la famille.

Item 205 – UE 7 – Bronchopneumopathie chronique obstructive chez l'adulte et l'enfant

- Diagnostiquer une bronchopneumopathie chronique obstructive.
- Identifier les situations d'urgence et planifier leur prise en charge.
- Argumenter l'attitude thérapeutique et planifier le suivi du patient.
- Décrire les principes de la prise en charge au long cours.

Avant de commencer...

La mucoviscidose est la plus fréquente des maladies génétiques autosomiques récessives létales dans la population caucasienne. Elle est due à des mutations du gène *CFTR*, dont la plus fréquente en France est la délétion du 508e acide aminé (phénylalanine) appelée F508del.

Le dépistage néonatal généralisé en France est réalisé à J3 de vie sur papier buvard. Le diagnostic postnatal est souvent retardé, car les manifestations cliniques (principalement pulmonaires et digestives) sont variées et peu spécifiques.
Le test de la sueur est l'examen de confirmation diagnostique de référence.

Il s'agit d'une maladie chronique demeurant particulièrement sévère. Un suivi multidisciplinaire dans des centres spécialisés appelés CRCM est de règle, afin de prendre en charge au mieux ces patients et d'améliorer leur pronostic et leur qualité de vie.
La prise en charge thérapeutique repose avant tout sur une kinésithérapie respiratoire quotidienne et le traitement des surinfections bronchopulmonaires, ainsi que sur des recommandations nutritionnelles et le recours aux extraits pancréatiques gastroprotégés et aux vitamines liposolubles.

I. Pour bien comprendre

A. Épidémiologie

La mucoviscidose est la plus fréquente des maladies génétiques autosomiques récessives létales dans la population caucasienne.

En France, sa fréquence est de 1/4500 naissances et la proportion des sujets hétérozygotes porteurs sains estimée à 1/30.

C'est une maladie chronique demeurant particulièrement sévère. Un suivi multidisciplinaire dans des centres spécialisés appelés CRCM (centre de ressources et de compétences pour la mucoviscidose) est de règle, afin de prendre en charge au mieux ces patients et d'améliorer leur pronostic et la qualité de vie.

La survie des patients s'est considérablement améliorée puisque l'on considère que la médiane de survie d'un enfant né en l'an 2010 est proche de 50 ans.

B. Rappels de génétique et physiopathologie

Cette affection est due à des mutations du gène *CFTR* (*Cystic Fibrosis Transmembrane Conductance Regulator*), gène situé sur le bras long du chromosome 7, codant pour une protéine transmembranaire intervenant dans la régulation du transport transépithélial des ions chlorure (Cl^-).

L'absence ou la dysfonction de la protéine CFTR entraîne alors un défaut du transport du Cl^-, donc une augmentation de la réabsorption de sel et d'eau, et, notamment au niveau de l'épithélium bronchique, une réduction du liquide de surface bronchique.

Il s'agit donc d'une exocrinopathie généralisée, touchant les glandes séreuses et les glandes à sécrétion muqueuse qui entraîne une accumulation de sécrétions visqueuses et déshydratées.

Ce « mucus visqueux » (d'où le nom de mucoviscidose) obstrue différents sites de l'organisme, notamment l'appareil respiratoire, le tube digestif et ses annexes (pancréas, voies biliaires et foie), les glandes sudoripares et le tractus génital.

Plus de 2000 mutations ont été identifiées à ce jour. Elles peuvent être soit identiques sur les 2 allèles (homozygotie) soit différentes (hétérozygotie composite).

En France, la mutation la plus fréquente (environ 70 % des cas) est la délétion du 508e acide aminé (phénylalanine) appelée F508del.

1/4500 naissances, transmission autosomique récessive, gène *CFTR*, F508del.

II. Diagnostiquer une mucoviscidose

A. Quand évoquer le diagnostic ?

1. Diagnostic anténatal ciblé

a. Généralités

Au cours d'une grossesse, le diagnostic peut être recherché en cas de :

- découverte de signes échographiques évocateurs dans le cadre d'une surveillance systématique anténatale ;
- conseil génétique dans un contexte familial ou d'hétérozygotie connue.

Un diagnostic anténatal de mucoviscidose peut motiver une demande d'interruption médicale de grossesse, au titre de « maladie d'une particulière gravité et incurable au moment du diagnostic ».

Comme dans toute démarche de diagnostic anténatal, les parents doivent avoir reçu une information claire, objective, complète et adaptée à leur compréhension.

On doit évaluer avec eux le rapport bénéfices/risques du diagnostic anténatal (risque de fausse couche iatrogène de 0,5 % en cas d'amniocentèse, 1–2 % en cas de biopsie de trophoblaste).

b. Suspicion échographique anténatale en l'absence d'histoire familiale

Les anomalies échographiques faisant évoquer le diagnostic sont :

- des calcifications intestinales, une hyperéchogénicité intestinale ;
- des images évoquant une atrésie du grêle ou une péritonite méconiale.

La conduite diagnostique consiste à réaliser dans un 1er temps une étude génétique chez les deux parents, avec tracé de l'arbre généalogique et recherche de la mutation F508del, ainsi que des autres mutations habituelles (sur une trousse de 30 mutations) après information éclairée en consultation et consentement signé de chacun des deux parents.

Si les deux parents sont hétérozygotes, il y a un risque élevé (1/4) d'atteinte fœtale. Le recours à une étude en biologie moléculaire peut être alors proposé chez le fœtus.

Si aucun des deux parents n'est porteur de mutation, le diagnostic est quasiment éliminé.

En revanche, si l'un des deux parents est hétérozygote pour une mutation courante, l'incertitude demeure quant à l'éventualité que l'autre soit porteur d'une mutation rare. Le recours à une étude par biologie moléculaire chez le fœtus est discuté avec les parents.

Si le fœtus n'est pas porteur de la mutation décelée chez l'un des deux parents, il est alors indemne.

Si le fœtus est par contre porteur de cette mutation décelée, la crainte est qu'il soit également porteur d'une mutation rare hypothétiquement présente chez l'autre parent, et donc qu'il soit homozygote et malade. Un séquençage complet du gène à la recherche d'autres mutations moins courantes est alors débuté ; mais sa réalisation est souvent difficile et longue, ne résolvant que très rarement ce dilemme diagnostique.

c. Histoire familiale (situation de conseil génétique)

Un conseil génétique se justifie si le risque d'avoir un enfant atteint est de 1/4 :

- antécédent de mucoviscidose chez un enfant du couple ;
- situation d'hétérozygotie connue chez l'un des deux parents ;
- (et parfois) couples ayant des apparentés proches avec enfant atteint.

Dans la situation où il existe un antécédent de mucoviscidose chez un enfant du couple, les deux parents (sains) sont donc obligatoirement hétérozygotes.

Si les mutations sont identifiées, la recherche de celles-ci chez le fœtus doit être réalisée sur une biopsie de trophoblaste dès 12 SA.

Si les mutations ne sont pas identifiées, des dosages biologiques (immunoenzymes intestinales, PAL et γGT, leucine aminopeptidase) par amniocentèse au terme de 18 SA, apportent des arguments diagnostiques (situation de plus en plus rare).

Dans la situation où il existe une situation d'hétérozygotie chez l'un des deux parents, la recherche d'une mutation fréquente peut être réalisée chez l'autre parent.

Diagnostic anténatal = ciblé : signes évocateurs échographiques, conseil génétique.
Recours à la biologie moléculaire selon le contexte.

2. Dépistage néonatal

Le dépistage néonatal pour la mucoviscidose est généralisé en France depuis 2002 (fig. 39.1). L'intérêt de ce dépistage réside dans la prise en charge précoce des manifestations pulmonaires et digestives de la mucoviscidose, semblant ralentir l'évolution de la maladie, et améliorer son pronostic en terme de survie.

Le dépistage est réalisé à partir du sang recueilli à 72 heures de vie sur papier buvard pour le test de Guthrie, après recueil du consentement signé des parents (pour la recherche génétique éventuelle).

Il repose sur le dosage de la trypsine immunoréactive (TIR), enzyme pancréatique dont un taux élevé reflète une souffrance pancréatique, suivi d'un diagnostic moléculaire en cas de résultat élevé.

En cas de mutation identifiée sur au moins un allèle, l'enfant est convoqué au CRCM régional pour confirmation diagnostique par un test de la sueur. En l'absence de mutation retrouvée, l'enfant ne sera convoqué au CRCM que si un nouveau dosage de TIR prélevé à 3 semaines reste élevé.

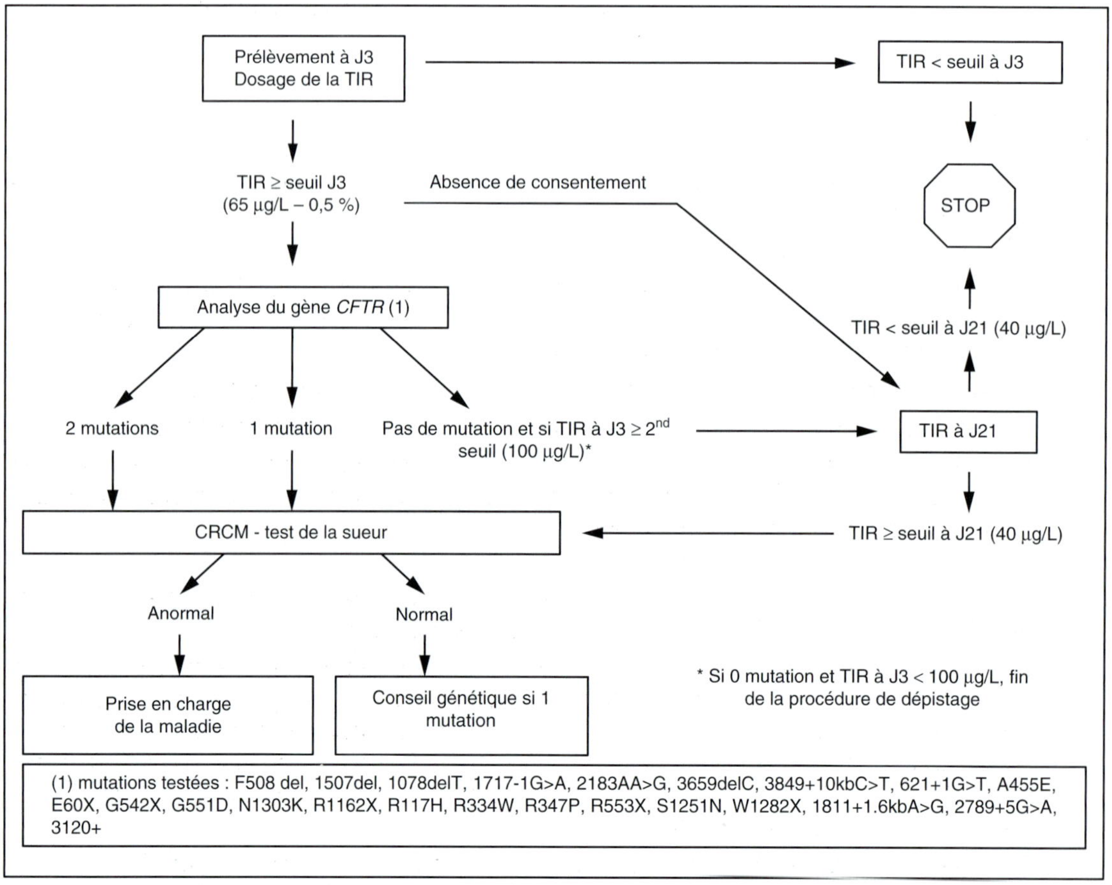

Fig. 39.1. Algorithme du dépistage néonatal de la mucoviscidose (HAS, 2009).

Ce mode de dépistage est assez sensible mais peu spécifique (plus de 2 enfants sur 3 convoqués au CRCM suite à un dépistage positif n'ont pas la mucoviscidose). Le taux de faux négatifs du dépistage (= proportion d'enfants avec mucoviscidose et non reconnus par le dépistage néonatal) est entre 3 et 3,5 %.

Dépistage néonatal = généralisé : TIR à 72 heures de vie ± biologie moléculaire.

3. Diagnostic chez l'enfant sur des manifestations cliniques évocatrices

a. Généralités

Rarement désormais, le diagnostic de mucoviscidose peut être fait sur des symptômes au cours de l'enfance, voire à l'âge adulte (enfants nés dans un pays sans dépistage néonatal, ou faux négatif du dépistage néonatal).

Il faut de ce fait continuer à évoquer systématiquement cette pathologie dans certains contextes, particulièrement chez un nourrisson avec des symptômes respiratoires récurrents, notamment s'ils s'accompagnent d'une cassure de la courbe staturo-pondérale.

b. Manifestations respiratoires et infectieuses

Elles dominent le tableau clinique chez l'enfant. Elles sont responsables de 90 % de la morbidité et de la mortalité et conditionnent ainsi le pronostic et la qualité de vie.

Près de 75 % des nourrissons ayant une mucoviscidose sont symptomatiques dès la 1re année de vie :

- bronchiolites récidivantes, bronchites « asthmatiformes » ;
- encombrement bronchique persistant.

L'évolution est marquée chez l'enfant plus grand par l'évolution vers la bronchopathie chronique :

- toux chronique avec bronchorrhée permanente ;
- exacerbations récurrentes avec expectorations mucopurulentes, pendant lesquelles la toux se majore, les crachats se modifient (augmentation du volume et de leur viscosité), la tolérance à l'effort diminue et l'appétit s'altère ;
- dilatations des bronches et leurs complications (notamment hémoptysie) ;
- distension thoracique majeure, avec emphysème, et risque de pneumothorax ;
- insuffisance respiratoire chronique, s'associant initialement à une hypoxie nocturne puis diurne, une dyspnée d'effort puis permanente, et se décompensant tardivement avec une hypercapnie et une hypertension pulmonaire.

La colonisation bactérienne survient très tôt dans l'histoire naturelle de la maladie. Les premiers germes en cause sont *Haemophilus influenzae* et *S. aureus*.

La colonisation à *Pseudomonas aeruginosa* représente un tournant évolutif péjoratif de la maladie. La primo-colonisation correspond au 1er isolement de *P. aeruginosa* dans l'arbre bronchique, sans signes directs (signes cliniques) ou indirects (anticorps spécifiques) d'infection. La colonisation chronique correspond à la présence de *P. aeruginosa* dans l'arbre bronchique pendant au moins 6 mois, attestée par au moins 3 cultures positives à au moins 1 mois d'intervalle, sans signes directs d'infection.

Des infections mycobactériennes (*Mycobacterium abscessus* ou *avium*), aspergillaires (avec des manifestations immunoallergiques, notamment dans le cadre d'une aspergillose bronchopulmonaire allergique) peuvent également survenir.

c. Manifestations digestives

Le nouveau-né peut présenter :

- un iléus méconial : syndrome occlusif, retard d'élimination du méconium ;
- un ictère cholestatique rétentionnel.

Les manifestations digestives chez le nourrisson et l'enfant associent :

- une insuffisance pancréatique exocrine (95 % des nourrissons) :
  - stéatorrhée (diarrhée chronique avec selles graisseuses et nauséabondes, responsable d'une maldigestion des graisses),
  - avec pour conséquence (si elle n'est pas compensée), un retard pondéral puis statural et une dénutrition, malgré une hyperphagie initiale ;
- des carences en :
  - vitamines liposolubles A, D, E, K,
  - oligoéléments du fait d'une malabsorption digestive ;
- une atteinte hépatobiliaire :
  - stéatose hépatique (asymptomatique),
  - lithiases biliaires,
  - cirrhose biliaire multifocale (5–15 % des patients), pouvant évoluer vers l'hypertension portale et plus rarement l'insuffisance hépatocellulaire ;
- d'autres atteintes :
  - RGO,
  - prolapsus rectal,
  - constipation ± épisodes de subocclusion répétés par obstruction distale du grêle.

La dénutrition est fréquente chez le grand enfant et résulte de l'inadéquation entre les besoins importants liés à l'hypercatabolisme en rapport avec l'infection, les pertes digestives liées à la maldigestion mal compensée, et des ingestas souvent insuffisants.

d. Autres manifestations

D'autres manifestations cliniques sont évocatrices mais plus rares :

- ORL : sinusite maxillaire, polypose nasale ;
- endocriniennes : intolérance au sucre et diabète insulinodépendant ;
- métaboliques : déshydratation aiguë hyponatrémique avec coups de chaleur ;
- génitales : infécondité masculine par atrésie bilatérale des canaux déférents systématique chez le garçon, retard pubertaire, hypofertilité féminine ;
- cardiaques : myocardiopathie non obstructive.

Évoquer la mucoviscidose en cas de « bronchiolites récidivantes » avec cassure pondérale.
Colonisation à *Pseudomonas aeruginosa* = tournant évolutif péjoratif.

B. Comment confirmer le diagnostic ?

1. Test de la sueur

Il constitue l'examen de confirmation diagnostique de référence. Les progrès de la génétique ne l'ont pas remis en question.

L'anomalie fonctionnelle de la protéine CFTR se traduit en effet au niveau de la glande sudoripare par un syndrome de perte de sel, principe de cet examen biologique. On dose les chlorures sudoraux dans la sueur recueillie après stimulation galvanique indolore au niveau de l'avant-bras ou de la cuisse chez le jeune nourrisson.

La sueur contient normalement moins de 30 mmol/L de chlorure. Le test est pathologique si la valeur mesurée est supérieure à 60 mmol/L. Le diagnostic de mucoviscidose est affirmé après 2 examens positifs.

En cas de valeurs intermédiaires (30–59 mmol/L), il faut répéter ultérieurement le test, s'aider des examens de biologie moléculaire, voire réaliser des mesures électrophysiologiques du transport des ions chlorures en centre spécialisé (mesures de différence de potentiel nasal, courant de court-circuit sur biopsie rectale).

2. Biologie moléculaire

L'étude génétique en biologie moléculaire est le complément nécessaire du test de la sueur.

Elle a pour objectif de déterminer le génotype chez le patient : tout d'abord recherche de mutations parmi un kit comportant les mutations les plus fréquentes, puis étude plus extensive si besoin.

Le sujet malade est soit homozygote à la même mutation, soit hétérozygote composite (porteur de 2 mutations différentes).

Confirmation diagnostique = test de la sueur (et non la génétique).

C. Comment évaluer le retentissement de la maladie ?

1. Enquête clinique

Elle recherche les signes respiratoires et extrarespiratoires décrits plus haut.

2. Enquête paraclinique

Évaluation du retentissement pulmonaire et ORL :

- gaz du sang, saturation nocturne en O_2 (si atteinte respiratoire évoluée);
- radiographie de thorax, scanner pulmonaire (si besoin, et de façon systématique tous les 5 ans) pouvant montrer : un syndrome bronchique, des dilatations des bronches, des atélectasies, des opacités micro- et macronodulaires, des impactions mucoïdes, des adénopathies médiastinales (fig. 39.2);

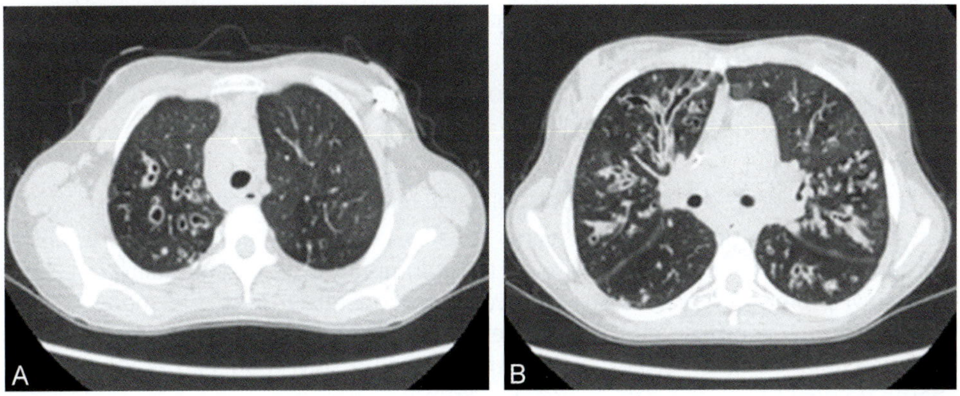

Fig. 39.2.
A. TDM coupe axiale montrant des dilatations bronchiques du lobe supérieur droit. B. TDM coupe axiale montrant des impactions mucoïdes et des dilatations des bronches cylindriques et sacculaires.

- EFR avec test de réversibilité aux bronchodilatateurs pouvant montrer : un syndrome obstructif (diminution du VEMS et du débit expiratoire maximal 25–75 %, augmentation des résistances des voies aériennes), associé ensuite à un syndrome restrictif (diminution de la capacité vitale fonctionnelle, de la capacité pulmonaire totale) et une distension pulmonaire (augmentation du volume résiduel).

Évaluation de la colonisation infectieuse :

- examen cytobactériologique des crachats (ECBC) recueillis au cours d'une expectoration profonde, au mieux tous les 3 mois et avant toute antibiothérapie pour exacerbation ;
- dépistage d'une aspergillose bronchopulmonaire allergique : sérologie aspergillaire, IgE totales et spécifiques aspergillaires.

Évaluation du retentissement digestif et nutritionnel :

- NFS, albuminémie, IGF1 ;
- TP, transaminases, γGT, échographie hépatopancréatique ;
- glycémie ± hyperglycémie provoquée par voie orale (après l'âge de 10 ans) ;
- stéatorrhée (à discuter au cas par cas si prise pondérale non satisfaisante) ;
- vitamines liposolubles, surtout la vitamine D (25[OH]D3).

Évaluation d'autres atteintes spécifiques :

- âge osseux, ostéodensitométrie osseuse à partir de l'âge de 8 ans ;
- échographie cardiaque pour dépister d'exceptionnelles myocardiopathies et surtout réaliser une surveillance en cas de chambre implantable.

Évaluation paraclinique : imagerie pulmonaire, EFR, ECBC...

III. Principes de prise en charge thérapeutique

A. Généralités

Objectifs de la prise en charge du patient atteint de mucoviscidose :

- améliorer la fonction respiratoire ou ralentir sa dégradation ;
- identifier et traiter les colonisations bactériennes et les infections bronchopulmonaires ;
- maintenir un état nutritionnel optimal ;
- dépister et traiter les autres complications (pancréatiques, hépatiques, ORL...) ;
- assurer la prise en charge psychologique et améliorer la qualité de vie.

Cette prise en charge doit être multidisciplinaire, régulière, à vie.

Des centres hospitaliers coordonnent ce suivi spécialisé dans le cadre des CRCM. L'organisation des soins doit se faire au maximum au domicile. La qualité et l'acceptation d'un suivi prolongé reposent sur une collaboration étroite entre le médecin hospitalier référent, le médecin traitant, l'infirmière à domicile, le kinésithérapeute, la diététicienne et le psychologue. Elle permet la mise en place d'un suivi régulier, garant d'une prise en charge de qualité.

Il est recommandé de voir l'enfant en consultation tous les 3 mois et de faire une évaluation paraclinique annuelle.

B. Traitement des principales manifestations

1. Prise en charge respiratoire

La diminution de l'encombrement des voies aériennes est assurée par :

- la kinésithérapie respiratoire, systématique ;
- souvent précédée d'aérosols de mucolytiques comme la rhDNase (Pulmozyme®).

Des recommandations pour une bonne qualité de l'environnement respiratoire sont données : hygiène domestique, éviction du tabac, réduction de la pression allergénique, mode de garde individuel plutôt que collectif pour éviter au mieux les viroses respiratoires pendant la 1re année de vie.

La poursuite d'une activité physique, adaptée aux performances respiratoires est recommandée.

Une oxygénothérapie de longue durée (nocturne ou continue) est indiquée au stade de l'insuffisance respiratoire chronique. On peut y associer éventuellement une ventilation non invasive (VNI) en cas d'hypercapnie > 55 mmHg.

La transplantation pulmonaire est discutée en cas d'insuffisance respiratoire chronique sévère.

2. Prise en charge anti-infectieuse

L'antibiothérapie doit être adaptée aux germes isolés sur l'ECBC.

Selon le germe visé, elle peut être orale, inhalée, ou intraveineuse. Les cures antibiotiques durent habituellement 2 à 3 semaines.

La mise à disposition de diffuseurs portables et de sets de perfusion prêts à l'emploi facilite la pratique ambulatoire de l'antibiothérapie intraveineuse.

Le respect du calendrier vaccinal et des vaccinations ciblées est essentiel.

Les enfants atteints de mucoviscidose doivent notamment être vaccinés contre la grippe (tous les ans), le pneumocoque, l'hépatite A et éventuellement la varicelle (en l'absence d'antécédent clinique).

3. Prise en charge digestive

L'opothérapie pancréatique est la compensation de l'insuffisance pancréatique exocrine par des extraits pancréatiques gastroprotégés. Les gélules de pancréatine (Créon®) doivent être prises en début de repas.

Le traitement de l'atteinte hépatobiliaire fait appel à l'acide ursodésoxycholique (Ursolvan®), composant de la bile.

4. Prise en charge nutritionnelle

Les apports énergétiques totaux doivent être supérieurs aux apports journaliers recommandés pour un enfant sain (120–150 %). L'aide d'un diététicien est précieuse. En cas de défaillance nutritionnelle, il convient de débuter une nutrition entérale.

Une supplémentation en vitamines liposolubles est indispensable (vitamines A, E, D et K), ainsi que des compléments en sodium (notamment en cas de forte chaleur où la déperdition sudorale est maximale).

Le lait ayant un apport protidique et sodé insuffisant, il est nécessaire d'apporter du sel de manière systématique chez le nourrisson avant la diversification (environ 2 meq/kg/j en plus du lait) et de proposer à boire systématiquement des solutions de réhydratation.

Prise en charge multidisciplinaire, CRCM.
Kinésithérapie respiratoire systématique, contrôle de l'environnement, activité physique.
Cure d'antibiothérapie adaptée aux germes de l'ECBC, vaccinations.
Extraits pancréatiques gastroprotégés, régime hypercalorique, supplémentation en vitamines liposolubles et en sodium.

C. Autres mesures

1. Éducation thérapeutique

Elle vise l'autonomisation avec pour objectifs :

- la compréhension de la maladie et de son évolution (complications) ;
- la connaissance et la bonne observance du traitement de fond ;
- la planification des consultations de suivi et des dépistages.

2. Soutien psychologique et mesures sociales

Il faut se montrer attentif au vécu de la maladie par l'enfant et sa famille.
L'aide d'associations est importante (par ex. : Vaincre la Mucoviscidose).

La maladie est prise en charge à 100 % par la Sécurité sociale.
La mise en place éventuelle d'un PAI (projet d'accueil individualisé) permet la gestion optimale du traitement et d'une éventuelle complication aiguë en milieu scolaire.

Éducation thérapeutique. Soutien psychologique. Prise en charge à 100 %.

D. Perspectives thérapeutiques

Ces dernières années, une meilleure compréhension de la physiopathologie de la maladie a permis des avancées thérapeutiques majeures.
Ces progrès ont été centrés sur les agents mucomodulateurs, la recherche de voies alternatives de la sécrétion ionique, la thérapie protéique, et la mise au point de nouvelles stratégies anti-infectieuses.

De nouvelles molécules sont en cours de développement et pourraient améliorer considérablement la survie illustrant à quel point la mucoviscidose est l'exemple type de maladie où les avancées en recherche fondamentale conduisent à des applications thérapeutiques directes pour les patients.
Les thérapies protéiques notamment, agissant sur l'origine moléculaire de la maladie ouvrent des perspectives passionnantes et très encourageantes à l'heure où les politiques nationales de dépistage néonatal mises en place par de nombreux pays permettent une prise en charge très précoce de la maladie.

Point de vue de l'expert

Connaître pour l'ECN :

- le dépistage néonatal ciblé, avec une conduite guidée à proposer aux parents en fonction des résultats des examens génétiques auxquels ils ont été soumis ;
- les manifestations cliniques pouvant faire évoquer au sein d'un cas clinique transversal le diagnostic de mucoviscidose : toux chronique avec bronchorrhée, diarrhée chronique avec retard pondéral ;
- les examens à prescrire pour affirmer le diagnostic et son retentissement ;
- les principes de prise en charge thérapeutique au long cours, en prenant en compte le retentissement psychologique intrafamilial.

Références

Sermet-Gaudelus, I., et al., 2012. La mucoviscidose. Arch. Pediatr. 19 (Supp. 1), S1–S46.

Sermet-Gaudelus, I., et al., au nom du Groupe de travail dépistage de la Fédération des centres de ressources et de compétences de la mucoviscidose, 2014. Recommandations nationales pour la prise en charge du nourrisson dépisté atteint de mucoviscidose. Consensus de la fédération des centres de ressources et de compétences de la mucoviscidose. Arch. Pediatr. 21, 654–9.

Le dépistage néonatal systématique de la mucoviscidose en France : état des lieux et perspectives après 5 ans de fonctionnement - 2009 - (HAS)
http://www.has-sante.fr/portail/jcms/c_765713/fr/le-depistage-neonatal-systematique-de-la-mucovsicidose-en-france-etat-des-lieux-et-perspectives-apres-5-ans-de-fonctionnement

CHAPITRE

40

Hypertension pulmonaire chez l'enfant

Item et objectif du CNCI

Item 222 – UE 8 – Hypertension artérielle pulmonaire de l'enfant

- Diagnostiquer une hypertension artérielle pulmonaire de l'enfant

Avant de commencer...

Le principal symptôme de l'hypertension pulmonaire est la dyspnée.
L'hypertension pulmonaire est définie par une élévation de la pression artérielle pulmonaire moyenne au-dessus de 25 mmHg confirmée au cathétérisme cardiaque. Dans certaines situations comme la période néonatale, le diagnostic d'hypertension pulmonaire est fait uniquement en échocardiographie.
Le retentissement de l'hypertension pulmonaire sur le ventricule droit conditionne le pronostic.

I. Pour bien comprendre

A. Généralités

L'hypertension pulmonaire est définie par une élévation de la pression artérielle pulmonaire moyenne au-dessus de 25 mmHg confirmée au cathétérisme cardiaque. Dans certaines situations cliniques, l'échocardiographie suffit au diagnostic (par exemple la période néonatale).

Chez l'enfant, 3 grandes causes sont observées :

- les hypertensions artérielles pulmonaires (HTAP) idiopathiques et du nouveau-né ;
- les hypertensions artérielles pulmonaires associées aux cardiopathies congénitales ;
- les hypertensions pulmonaires associées aux maladies respiratoires.

B. Physiopathologie

L'hypertension pulmonaire peut être liée :

- à une pathologie vasculaire pulmonaire autonome ;
- à une augmentation du débit sanguin pulmonaire ;
- à une vasoconstriction artériolaire physiologique en cas d'hypoxie.

Dans les HTAP idiopathiques, les vaisseaux pulmonaires sont le siège d'une hypertrophie intimale progressive qui aboutit à leur occlusion progressive et à une raréfaction vasculaire. Il s'agit fréquemment d'une maladie génétique à transmission autosomique dominante à pénétrance variable (mutations dans les gènes *BMPR2*, *AIK1*, endogline, *SMAD8*).

Dans les cardiopathies congénitales, le gradient de pression transpulmonaire (différence entre la pression artérielle pulmonaire moyenne et la pression capillaire pulmonaire moyenne) est égal au produit du débit sanguin pulmonaire et des résistances vasculaires pulmonaires ($\Delta P = Q \times Rp$).
Dans les shunts gauche-droite (communications interventriculaire et auriculaire, persistance du canal artériel), le débit pulmonaire est augmenté, le gradient de pression peut être élevé alors que les résistances vasculaires pulmonaires restent basses.

II. Diagnostiquer une hypertension pulmonaire

A. Conduite diagnostique générale

1. Circonstances de découverte

Les circonstances révélatrices sont :

- la dyspnée;
- la syncope ou lipothymie d'effort;
- la cyanose;
- les symptômes en rapport avec la pathologie causale (cardiopathie congénitale ou pathologie respiratoire).

Le diagnostic de l'hypertension pulmonaire clinique peut être fait sur un éclat du deuxième bruit au foyer pulmonaire, des signes d'insuffisance cardiaque droite ou en rapport avec la pathologie causale (cyanose, hippocratisme digital, souffle cardiaque).

2. Examens complémentaires

La démarche diagnostique est synthétisée dans la figure 40.1.

Le diagnostic est toujours suspecté sur l'échocardiographie qui montre une élévation de la pression dans le ventricule droit (mesure de la vitesse de la fuite tricuspide à plus de 2,8 m/s) voire des signes d'hypertension pulmonaire sévère avec un changement de la géométrie du septum interventriculaire qui s'inverse.

Le cathétérisme cardiaque confirme l'hypertension pulmonaire et fournit des informations pronostiques comme la réactivité vasculaire pulmonaire.

3. Appréciation de la gravité

Le diagnostic de gravité repose sur :

- l'évaluation de la classe fonctionnelle NYHA;
- le retentissement sur la croissance staturo-pondérale;
- les tests fonctionnels : test de marche de 6 minutes ou test d'effort;
- l'évaluation de la fonction du ventricule droit en échographie;

- la mesure de biomarqueurs (NT-proBNP, troponine, acide urique);
- les mesures hémodynamiques : élévation majeure des résistances vasculaires pulmonaires, bas débit cardiaque.

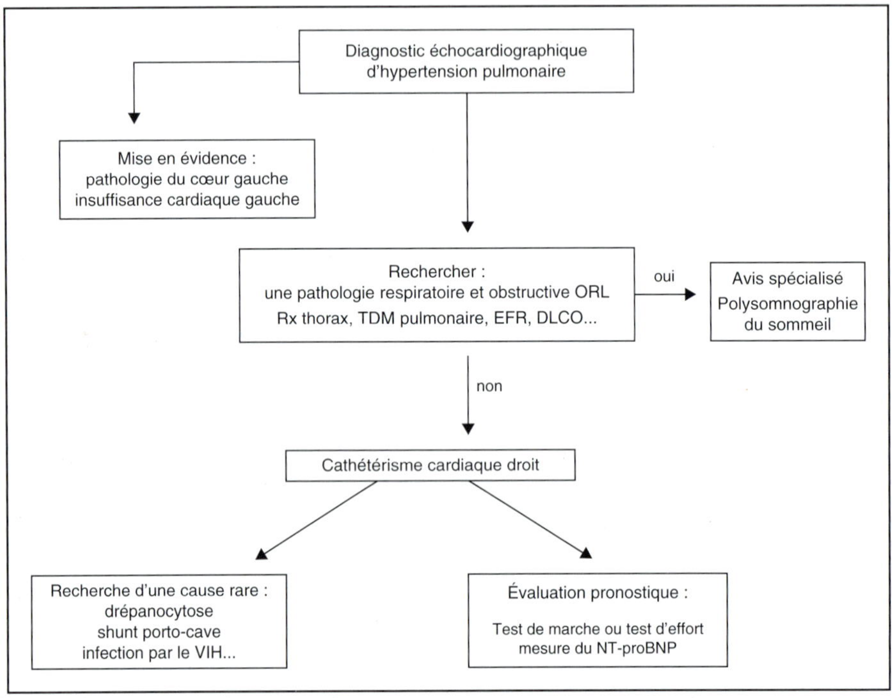

Fig. 40.1. **Démarche diagnostique en cas d'hypertension pulmonaire.**

B. Points clés sur certaines pathologies

1. Hypertension artérielle pulmonaire idiopathique

Il s'agit d'une maladie rare.

L'âge du diagnostic est variable. Les syncopes sont révélatrices dans 20 % des cas et la dyspnée est quasi constante, l'insuffisance cardiaque droite est rare.

Il est indispensable d'éliminer une cause curable rare comme un shunt portocave congénital avant de conclure au caractère idiopathique.

L'enquête familiale est justifiée pour dépister les apparentés asymptomatiques.

Le pronostic chez l'enfant est effroyable en l'absence de traitement avec une survie moyenne de 10 mois après le diagnostic.

2. Hypertension artérielle pulmonaire persistante du nouveau-né

Elle complique fréquemment les détresses respiratoires néonatales sévères : infection materno-fœtale en particulier à streptocoques, maladie des membranes hyalines, inhalation méconiale, et pathologies respiratoires des malformations thoraciques (hernie de coupole diaphragmatique).

En dehors de ces situations, elle est rare chez le nouveau-né à terme, mais fréquente chez le prématuré. Elle est réversible dans la plupart des cas.

Sa prise en charge est conjointe avec celle de la pathologie respiratoire qu'elle complique. La prise d'inhibiteurs du recaptage de la sérotonine par la mère serait un facteur de risque d'HTAP néonatale.

3. Hypertension pulmonaire des maladies respiratoires

Elle est rare chez l'enfant.

Les obstructions des voies aériennes supérieures et les apnées du sommeil en sont les principales causes.

Elle ne doit pas être méconnue car traiter l'hypoxie corrige l'hypertension pulmonaire.

4. Hypertension artérielle pulmonaire des cardiopathies congénitales et syndrome d'Eisenmenger

L'hypertension artérielle pulmonaire des cardiopathies congénitales à type de shunt gauche-droite peut être réversible lors de la fermeture du shunt sous réserve que la maladie vasculaire pulmonaire ne soit pas trop évoluée. La fermeture doit être précoce (< 1 an) dans les shunts dits post-tricuspides (communication interventriculaire et canal artériel persistant) et peut être différée jusqu'à l'âge adulte dans les shunts prétricuspides (communication interauriculaires).

Quand l'HTAP est très évoluée, les résistances vasculaires pulmonaires deviennent supérieures aux résistances vasculaires systémiques et le shunt s'inverse devenant droite-gauche.

Le syndrome d'Eisenmenger défini par l'inversion du shunt qui devient droite-gauche est l'évolution ultime de ces shunts gauche-droite non corrigés précocement. Le patient est alors cyanosé et il développe les complications de la cyanose chronique et des shunts droite-gauche vrais : polyglobulie secondaire, hyperviscosité, et risque d'abcès du cerveau.

Point de vue de l'expert

Question marginale pouvant être évoquée dans différentes situations : cardiopathies congénitales et pathologies respiratoires sévères du nouveau-né (infection maternofœtale, MMH).

Le domaine des cardiopathies congénitales est trop complexe pour faire l'objet de questions.

Actualités pour le futur

L'HTAP idiopathique et le syndrome d'Eisenmenger sont des maladies incurables.

Les traitements en développement cherchent à limiter le remodelage et la prolifération vasculaires pulmonaires en utilisant des analogies avec les traitements anticancéreux.

Références

Task Force Members, Galiè, N., Hoeper, M.M., Humbert, M., Torbicki, A., Vachiery, J.L., Barbera, J.A., et al., 2009. Guidelines for the diagnosis and treatment of pulmonary hypertension : The Task Force for the Diagnosis and Treatment of Pulmonary Hypertension of the European Society of Cardiology (ESC) and the European Respiratory Society (ERS), endorsed by the International Society of Heart and Lung Transplantation (ISHLT). Eur. Heart J. 30, 2493–2537.

CHAPITRE

41

Souffle cardiaque

Item et objectif du CNCI

Item 236 – UE 8 – Souffle cardiaque chez l'enfant

- Argumenter les principales hypothèses diagnostiques et justifier les examens complémentaires pertinents.

Avant de commencer…

La découverte d'un souffle cardiaque n'est pas rare chez l'enfant.
Il est diagnostiqué avec une fréquence d'environ 5 % chez le nouveau-né (turbulences circulatoires souvent, malformations cardiaques parfois), et plus fréquente encore chez l'enfant plus âgé (souffle alors le plus souvent fonctionnel).
L'objectif principal de l'enquête diagnostique est de savoir distinguer un souffle cardiaque organique d'un possible souffle fonctionnel.

L'âge de l'enfant et les circonstances de découverte ont valeur d'orientation :
- nouveau-né et nourrisson d'âge < 1 an : souvent organiques ;
- enfant plus âgés : souvent fonctionnels.

L'examen clinique, au 1er rang duquel l'auscultation cardiaque, permet le diagnostic de souffle et précise ses caractéristiques.
Au moindre doute étiologique, la réalisation d'une échocardiographie par un médecin cardiologue expérimenté permet de porter le plus souvent un diagnostic précis.

I. Pour bien comprendre

A. Généralités

1. Physiopathologie

a. Chez le nouveau-né

La naissance est marquée par une adaptation cardiocirculatoire transitionnelle :
- suppression brutale de la circulation placentaire ;
- accroissement du débit artériel pulmonaire lié à la diminution des résistances artériolaires pulmonaires fœtales ;

- fermeture progressive des shunts conditionnant l'oxygénation fœtale : canal artériel, foramen ovale interauriculaire;
- mise en place d'une ventilation pulmonaire par déplissement alvéolaire et résorption du liquide alvéolaire.

La recherche d'un souffle cardiaque en période néonatale doit être systématique et répétée.

Chez le nouveau-né, il peut être ainsi banal de percevoir un souffle fonctionnel lié à des turbulences circulatoires pendant l'éjection systolique, rendant compte de la morphologie de l'arbre artériel pulmonaire à cet âge.

Les pressions pulmonaires étant encore élevées durant les premiers jours de vie, les communications anormales (shunts) ne s'expriment souvent qu'après un délai de quelques jours de vie, surtout si elles sont volumineuses.

b. Chez le grand enfant

La fréquence de découverte d'un souffle est accrue par rapport à l'adulte :

- vitesse du sang dans les gros vaisseaux plus élevée;
- diamètre de l'aorte plus réduit;
- paroi thoracique peu épaisse (stéthoscope très proche des structures cardiovasculaires).

Les souffles fonctionnels (anorganiques) sont les plus fréquents.

Les cardiopathies congénitales sont en général dépistées plus tôt (nouveau-né, jeune nourrisson).

Les anomalies cardiaques acquises (post-streptococciques) sont exceptionnelles dans les pays industrialisés.

2. Cardiopathies congénitales

Elles ont une prévalence élevée chez l'enfant : 0,8 à 1 %.

La plupart de ces malformations cardiaques s'expriment par un souffle cardiaque organique découvert le plus souvent au cours du 1er mois de vie (tableau 41.1); 95 % d'entre elles sont diagnostiquées avant l'âge de 4 ans. Toutefois, l'absence de souffle ne suffit pas à écarter le diagnostic de cardiopathie.

Tableau 41.1. Classification des principales cardiopathies congénitales avec souffle organique.

Shunts G/D		– Communication interventriculaire (CIV) – Communication interauriculaire (CIA) – Persistance du canal artériel (PCA) – Canal atrioventriculaire (CAV)
Obstacle	Au niveau du cœur G	– Sténose valvulaire aortique – Coarctation de l'aorte
	Au niveau du cœur D	– Sténose valvulaire pulmonaire – Sténose supravalvulaire pulmonaire – Sténose des 2 branches pulmonaires – Tétralogie de Fallot
Fuites des valves auriculoventriculaires		– Insuffisance mitrale – Insuffisance tricuspide

Connaître la classification des cardiopathies congénitales avec souffle cardiaque organique.

B. Spécificités pédiatriques

1. Sémiologie cardiovasculaire

Particularités **auscultatoires** à connaître :

- bruits du cœur bien frappés ;
- arythmie sinusale respiratoire (accélération à l'inspiration, ralentissement à l'expiration) ;
- dédoublement variable du B2 au foyer pulmonaire ;
- B3 physiologique fréquent en protodiastole (remplissage rapide du VG).

Particularités de l'évaluation **hémodynamique** :

- valeurs normales de FR, FC et PA fonction de l'âge (voir chapitre 66) ;
- marbrures physiologiques appelées livedo présentes chez le nourrisson normal, sans lien systématique avec une insuffisance circulatoire périphérique ;
- palpation du bord inférieur du foie 1 à 2 cm sous le rebord costal habituelle chez l'enfant normal ; bien différencier l'hépatomégalie pouvant être un signe d'insuffisance cardiaque aiguë (foie débordant à gauche de la ligne médiane) et le foie ptosé (le bord supérieur du foie est abaissé et son bord inférieur palpable, ne dépassant pas à gauche la ligne médiane) observé en cas de distension pulmonaire.

Particularité auscultatoire : arythmie cardiaque d'origine respiratoire.

2. Électrocardiogramme

Particularités **ECG** à connaître :

- fréquence cardiaque (FC) rapide, même au repos ;
- rythme cardiaque sinusal avec souvent une arythmie respiratoire ;
- intervalle QT dépendant de la FC (calcul du QT corrigé expliqué chapitre 8) ;
- prépondérance électrique initiale du ventricule droit, donnant à l'ECG un aspect d'hypertrophie ventriculaire droite : axe principal de dépolarisation du cœur (axe de QRS) dévié à droite, onde T négative en précordiales droites (V1 à V4).

Elles témoignent des modifications hémodynamiques : développement progressif des signes de prépondérance ventriculaire gauche, évolution des chiffres de la FC avec l'âge.
Elles vont s'estomper progressivement, l'ECG de l'enfant se rapprochant ensuite de celui de l'adulte, avec un aspect de prépondérance électrique du ventricule gauche.

Particularité ECG : intervalle QT dépendant de la FC.

II. Orientation diagnostique

A. Démarche diagnostique

1. Conduire l'enquête clinique

a. Anamnèse

Circonstances de découverte du souffle cardiaque :

- découverte fortuite lors d'une consultation ;

- chez le nouveau-né ou le jeune nourrisson :
  - dyspnée et sudation lors de l'allaitement,
  - mauvaise prise pondérale, cassure pondérale ;
- chez l'enfant plus âgé :
  - dyspnée d'effort, retard de croissance staturo-pondérale,
  - palpitations, malaises ou syncopes, douleurs thoraciques.

Antécédents familiaux :
- cardiopathie congénitale, myocardiopathie,
- maladie génétique, mort subite, HTA.

Antécédents personnels :
- déroulement de la grossesse : toxiques (alcool), infections, diabète ;
- nombre et nature des vaisseaux ombilicaux, adaptation à la vie extra-utérine.

Prudence accrue en cas d'antécédents familiaux de cardiopathies.
Repérer chez un nourrisson : dyspnée et sueurs à l'allaitement, mauvaise prise pondérale.

b. Auscultation cardiaque

Caractéristiques du souffle cardiaque :
- temps :
  - systolique : holo (de B1 à B2, typique de CIV), méso (souffle éjectionnel), télé (prolapsus valvulaire),
  - diastolique : toujours pathologique (fuite aortique ou pulmonaire),
  - continu : systolique et diastolique ;
- intensité :
  - chiffrée en 1/6e, forte si > 3/6e (pas de corrélation avec la gravité du souffle),
  - variabilité : position, repos/effort, fièvre ;
- localisation maximale :
  - foyer pulmonaire : sténose pulmonaire, CIA,
  - dos : coarctation de l'aorte, sténose de la branche pulmonaire,
  - xiphoïde : CIV,
  - foyer aortique : sténose aortique, sténose de l'artère pulmonaire droite ;
- irradiation :
  - en rayons de roue : CIV,
  - dans le cou : sténose valvulaire aortique,
  - dans le dos : CIA, sténose pulmonaire.

Autres anomalies auscultatoires cardiaques possiblement associées :
- éclat ou dédoublement de B2 pulmonaire ;
- bruits de galop ;
- roulement diastolique à l'apex ;
- clic protosystolique (anomalie de la valve aortique type bicuspidie), clic télésystolique (prolapsus mitral).

Caractéristiques du souffle cardiaque : temps, intensité, localisation maximale, irradiation.

c. Autres points de l'examen physique

Données cardiovasculaires :

- paramètres cardiorespiratoires (FR, FC, PA) ;
- coloration : cyanose (évocatrice d'un shunt D/G) ;
- palpation des pouls périphériques :
  - perception moindre voire absence des pouls fémoraux → coarctation de l'aorte,
  - caractère hyperpulsatile des pouls fémoraux → persistance du canal artériel ;
- œdèmes des membres inférieurs ;
- hépatomégalie.

Signes généraux pertinents :

- état général, état nutritionnel ;
- éléments syndromiques (dysmorphie) : trisomie 21 et CAV, syndrome de Turner et coarctation de l'aorte.

Toujours évaluer : cyanose, pouls périphériques, hépatomégalie.

2. Distinguer un souffle cardiaque fonctionnel ou organique

a. Arguments cliniques pour un souffle fonctionnel

On distingue donc les souffles fonctionnels (bénins) et les souffles organiques.

Les données anamnestiques et l'examen physique (tableau 41.2) permettent habituellement de reconnaître un souffle cardiaque fonctionnel, et ainsi de le distinguer d'un souffle organique.

L'absence d'un seul critère de souffle fonctionnel permet de le définir comme très probablement organique et doit conduire à demander un avis spécialisé cardiopédiatrique et une échographie cardiaque.

Tableau 41.2. Caractéristiques sémiologiques en faveur d'un souffle cardiaque fonctionnel.

Symptomatologie	Pas de symptomatologie fonctionnelle
Temps	Bref, mésosystolique
Intensité	Faible (< 3/6), non frémissant
Variabilité	↓ si orthostatisme ou repos, ↑ si fièvre ou effort
Localisation maximale	Endapexien, foyer pulmonaire
Irradiations	Pas ou peu d'irradiation
Anomalies auscultatoires associées	B1 et B2 normaux, diastole libre
Reste de l'examen cardiovasculaire	Normal (pouls, PA, circulation périphérique)

Connaître parfaitement la sémiologie d'un souffle cardiaque fonctionnel.

b. Justification des examens complémentaires

L'**échographie cardiaque** est l'examen le plus performant pour affirmer qu'il n'y a pas d'anomalie cardiaque à l'origine du souffle cardiaque. Elle est à demander au moindre doute clinique, mais est inutile si le souffle a les caractères d'un souffle fonctionnel.

L'échographie bidimensionnelle permet d'étudier selon diverses incidences l'architecture cardiaque. L'échocardiographie unidimensionnelle dite TM (temps-mouvements) permet de mesurer les cavités et les vaisseaux, ainsi que de calculer les indices de contractilité ventriculaire. Le Doppler, pulsé ou continu, étudie les flux transvalvulaires normaux ainsi que les flux pathologiques (shunts).

La **radiographie du thorax** n'a plus sa place dans cette indication.

Réalisée pour un autre motif, elle peut orienter vers une cardiopathie en révélant une cardiomégalie.

L'**électrocardiogramme** n'est pas systématique en cas de souffle cardiaque.

Un tracé complètement normal est rassurant, mais il ne permet pas d'écarter une anomalie cardiaque mineure (petite CIV ou petite CIA, fuite ou sténose valvulaire de faible degré). Il est habituellement pratiqué en cas de souffle organique.

Des recommandations de 2009 incitent à réaliser un ECG chez les enfants âgés de plus de 12 ans pratiquant un sport de compétition, afin de dépister des anomalies infracliniques (cardiomyopathie hypertrophique, syndrome du QT long, dysplasie arythmogène du VD, syndrome de Brugada) ou d'autres orientations vers une cardiopathie encore asymptomatique (CIA, HTAP…). Il est donc utile de réaliser un ECG en cas de souffle cardiaque même fonctionnel à cet âge chez les enfants effectuant un sport de compétition.

Pas de radiographie du thorax systématique en cas de souffle cardiaque.

3. Conduite pratique

a. Souffle cardiaque chez un nouveau-né

La découverte d'un souffle cardiaque au cours du 1er mois de vie peut se faire :

- au cours de l'examen en salle de naissance : conséquence quasi exclusive d'une anomalie valvulaire ou vasculaire (les shunts ne sont pas encore décelables par l'auscultation) ;
- au bout de quelques jours de vie lors de l'examen de sortie de la maternité : les causes étant alors plus nombreuses.

La découverte d'un souffle cardiaque même isolé chez le nouveau-né doit laisser supposer qu'il peut s'agir plus vraisemblablement d'un souffle organique.

Les souffles organiques témoignent de l'existence d'une cardiopathie congénitale le plus souvent dépistée dans les premiers mois de vie (en l'absence de dépistage anténatal), avec parfois des signes d'appel fonctionnels. Ils témoignent souvent d'une communication malformative entre au moins deux cavités cardiaques, d'un obstacle sur le cœur gauche ou droit, ou bien d'une inadéquation entre les débits sanguins et l'orifice traversé.

L'auscultation attentive du souffle cardiaque permet souvent d'identifier son origine.

Dans tous les cas, la présence d'un souffle à cet âge nécessite un avis spécialisé cardiopédiatrique, ainsi que la réalisation d'une échocardiographie.

Un souffle cardiaque associé à des signes d'insuffisance cardiaque impose un transfert rapide du nouveau-né dans un centre permettant une expertise cardiopédiatrique et, si besoin, une prise en charge en réanimation. L'échocardiographie permet de préciser le type de cardiopathie et définit la prise en charge immédiate et ultérieure.

En cas de souffle cardiaque complètement isolé, le nouveau-né doit bénéficier idéalement avant la sortie de la maternité ou à défaut avant l'âge de 8 jours d'une échocardiographie, afin de préciser le diagnostic et de pouvoir rassurer les parents lorsqu'il s'agit d'une anomalie mineure.

b. Souffle cardiaque chez un jeune nourrisson

À l'instar du nouveau-né, la découverte d'un souffle cardiaque même isolé chez le nourrisson âgé de moins de 1 an, doit laisser supposer qu'il peut s'agir d'un souffle organique en lien avec une cardiopathie congénitale non encore diagnostiquée.

Ainsi, tout souffle cardiaque découvert avant l'âge de 1 an doit habituellement faire demander un avis cardiopédiatrique avec une échographie cardiaque.

La consultation est urgente en cas de signes évocateurs d'insuffisance cardiaque. Elle peut être en revanche différée en l'absence de signes cliniques évocateurs d'organicité.

c. Souffle cardiaque chez l'enfant plus âgé

La découverte fortuite (aucune symptomatologie fonctionnelle) d'un souffle cardiaque ayant toutes les caractéristiques auscultatoires d'un souffle fonctionnel, chez un enfant âgé de plus de 1 an (faible probabilité d'avoir une cardiopathie congénitale non diagnostiquée) permet de retenir très probablement le diagnostic de souffle cardiaque anorganique.

Des causes évidentes de souffle peuvent être parfois identifiées : fièvre, anémie.

Aucun examen complémentaire « cardiologique » n'est habituellement indiqué, hormis peut-être un ECG chez l'enfant âgé de plus de 12 ans (voir *supra*).

Seul un souffle cardiaque d'allure non fonctionnelle, ou bien survenant dans un contexte familial de pathologies cardiaques à risque nécessite une experte cardiopédiatrique.

Certaines malformations cardiaques peuvent passer inaperçues longtemps et être diagnostiquées chez un grand enfant. Les anomalies cardiaques acquises (post-streptococciques) sont exceptionnelles en France.

Une échocardiographie est indiquée en cas de souffle cardiaque si :
- souffle même isolé chez un enfant d'âge < 1 an ;
- souffle d'allure organique quel que soit l'âge ;
- antécédents de pathologies cardiaques familiales (mort subite, myocardiopathie).

Souffle cardiaque + signes d'insuffisance cardiaque aiguë chez un nouveau-né = urgence.

B. Points clés à propos des souffles organiques

1. Communication interventriculaire (CIV)

Elle correspond à un défect septal entre les deux ventricules. Il s'agit souvent de CIV membraneuses ou musculaires de petites dimensions.

Le souffle cardiaque est rarement présent à la naissance et apparaît à quelques jours de vie, après diminution des résistances vasculaires pulmonaires.

Il est typiquement holosystolique, intense, maximum à l'endapex et au foyer tricuspide, avec irradiations en rayons de roue.

2. Communication interauriculaire (CIA)

Elle correspond à un défect septal entre les deux oreillettes.

Le souffle cardiaque apparaît au cours des premiers mois de vie, après augmentation du débit pulmonaire.

Il est typiquement systolique, maximum au 2e espace intercostal gauche, avec irradiations dans les creux axillaires et le dos. Il s'accompagne d'un dédoublement du B2.

3. Persistance du canal artériel (PCA)

Elle correspond au maintien de la communication fœtale entre aorte et artère pulmonaire.

Le souffle cardiaque n'est pas présent à la naissance et apparaît dans les premiers jours de vie, parfois plus tôt chez le prématuré (diminution plus rapide des résistances pulmonaires).

Il est typiquement continu avec un renforcement systolique, maximum dans la région sous-claviculaire gauche. On retrouve également une hyperpulsatilité artérielle.

4. Tétralogie de Fallot

Il s'agit d'une cardiopathie avec shunt droite-gauche ventriculaire, mais la cyanose peut manquer à la naissance et apparaître plus tard. Elle associe : CIV + sténose pulmonaire + hypertrophie du ventricule droit + dextroposition aortique.

Le souffle cardiaque a les caractéristiques à la fois du souffle de CIV et du souffle de sténose pulmonaire.

5. Coarctation de l'aorte

Cette cardiopathie est fréquente dans le syndrome de Turner (voir chapitre 4).

Le souffle cardiaque est typiquement systolique, perçu dans le dos, parfois en sous-claviculaire gauche et dans l'aisselle gauche. On retrouve également une diminution de perception des pouls fémoraux.

6. Sténose valvulaire pulmonaire

La sténose pulmonaire valvulaire est une cause assez commune de souffle cardiaque.

Le souffle cardiaque est généralement perçu dès les premiers jours de vie. Il est systolique, maximum au foyer pulmonaire, d'intensité faible si la sténose est peu serrée, et irradie dans le dos. En cas de sténose serrée, le souffle est intense et peut s'accompagner de cyanose par shunt droite-gauche auriculaire.

7. Rétrécissement valvulaire aortique

Il s'agit d'une cardiopathie plus rare que la sténose pulmonaire. La présence d'une bicuspidie aortique est souvent la cause de la sténose.

Le souffle cardiaque est systolique au foyer aortique, et perçu à la naissance si le rétrécissement est significatif. En cas de sténose serrée, les pouls sont faiblement perçus et des signes d'insuffisance cardiaque peuvent survenir rapidement.

Connaître les caractéristiques cliniques des principaux souffles organiques.

III. Principes de prise en charge

A. Souffle cardiaque fonctionnel

Rassurer avant tout les parents et l'enfant :

- situer le souffle cardiaque comme *a priori* « bénin » ;
- les informer du bon pronostic (disparition en quelques années).

Aucune mesure préventive :

- activités quotidiennes normales, pas de contre-indication à la pratique du sport ;
- pas de prévention du risque d'endocardite d'Osler.

B. Souffle cardiaque organique

Toute cardiopathie de l'enfant doit être prise en charge par un cardiopédiatre. Le suivi clinique et échocardiographique permet de déterminer la prise en charge et le pronostic.

Le médecin traitant doit connaître le type de cardiopathie ainsi que les traitements médicamenteux éventuels prescrits.

L'antibioprophylaxie de l'endocardite d'Osler est recommandée seulement en cas de :

- prothèse valvulaire aortique ou mitrale ;
- cardiopathie cyanogène non opérée ou traitée de façon palliative ;
- antécédents d'endocardite infectieuse.

Point de vue de l'expert

Cet item pourrait faire l'objet de deux types de cas cliniques à l'ECN :

- situation évoquant une cardiopathie congénitale chez un jeune nourrisson atteint d'une pathologie intercurrente (ex. : souffle systolique découvert lors d'une bronchiolite aiguë) ;
- découverte d'un souffle anorganique chez un grand enfant anémique ou fébrile, avec évaluation des caractéristiques sémiologiques de souffle cardiaque fonctionnel.

L'analyse de la sémiologie cardiovasculaire (auscultation, pouls...) et l'argumentation de la réalisation des examens complémentaires seront particulièrement évaluées.

Références

Chantepie A. Attitude pratique en cas de découverte d'un souffle cardiaque chez un nouveau-né. SFP.

Contenu du bilan cardiovasculaire de la visite de non contre-indication à la pratique du sport en compétition entre 12 et 35 ans - 2009 - (SFC)
http://www.sfcardio.fr/recommandations/sfc/contenu-du-bilan-cardiovasculaire-de-la-visite-de-non-contre-indication-a-la-pratique-du-sport-en-competition-entre-12-et-35-ans/

VI

Hématologie – Cancérologie

CHAPITRE

42

Anémie et pathologies du fer chez l'enfant

Items et objectifs du CNCI

Item 209 – UE 7 – Anémie chez l'adulte et l'enfant

- Argumenter les principales hypothèses diagnostiques et justifier les examens complémentaires pertinents.
- Argumenter l'attitude thérapeutique dans les anémies carentielles et planifier leur suivi.

Item 208 – UE 7 – Hémogramme chez l'adulte et l'enfant : indications et interprétation

- Argumenter les principales indications de l'hémogramme, discuter l'interprétation des résultats et justifier la démarche diagnostique si nécessaire.

Item 215 – UE 7 – Pathologie du fer chez l'adulte et l'enfant

- Diagnostiquer une carence ou une surcharge en fer.
- Argumenter l'attitude thérapeutique et planifier le suivi du patient.

Item 325 – UE 10 – Transfusion sanguine et produits dérivés du sang : indications, complications. Hémovigilance

- Expliquer les risques transfusionnels, les règles de prévention, les principes de traçabilité et d'hémovigilance.
- Prescrire une transfusion des médicaments dérivés du sang.
- Appliquer les mesures immédiates en cas de transfusion mal tolérée.

Avant de commencer...

L'anémie est définie par un taux d'hémoglobine (Hb) au-dessous des valeurs habituelles selon l'âge et le sexe de l'enfant.
Elle peut être découverte soit à l'occasion d'une NFS prescrite de manière systématique, soit devant la présence de signes cliniques liés à l'anémie (notamment pâleur et asthénie).

Devant la constatation clinique ou biologique d'une anémie, il importe :

- de rechercher avant tout des signes de gravité afin de traiter rapidement d'éventuelles situations d'urgence;
- de réaliser ensuite une enquête étiologique structurée, afin de pouvoir assurer une prise en charge spécifique.

Les examens complémentaires d'orientation, au premier rang desquels la NFS, le VGM ainsi que les réticulocytes, permettent d'évoquer des cadres étiologiques spécifiques.

Nous avons choisi de détailler les « spécificités pédiatriques » de cet item. Les points clés de deux causes seront particulièrement développés : la carence martiale et la drépanocytose.
La surcharge en fer est une situation rare chez l'enfant.

I. Hémogramme chez l'enfant

A. Normes d'Hb et anémie

Les normes d'hémoglobine varient selon l'âge et le sexe.

L'anémie est définie par la diminution du taux d'hémoglobine (exprimée en g/dL) en dessous de – 2 DS par rapport à la moyenne pour l'âge (tableau 42.1).

B. Normes des autres lignées de la NFS

De même, ces normes varient selon l'âge et le sexe (tableau 42.2).

Il est important de connaître leur évolution au cours de la vie, afin de pouvoir apprécier l'intégrité des lignées telles que les leucocytes et les plaquettes, et de ne pas méconnaître une pathologie médullaire.

Tableau 42.1. Anémie et normes de la NFS.

Paramètre	Nouveau-né	3–6 mois	6–24 mois	26 ans	6–12 ans	12–18 ans	
						Fille	Garçon
Hb moyenne (g/dL)	16,5	11,5	12,5	12	13,5	14	14,5
– 2 DS (g/dL) = anémie	13,5	9,5	10,5	11,5	11,5	12	13
VGM (fL)	90–120	72–82	75–85	78–88	80–90	90	88
Réticulocytes (g/L)	200–400	40–80	40–80	40–80	40–80	40–80	40–80

Tableau 42.2. Valeurs de référence des leucocytes, neutrophiles, lymphocytes et plaquettes (10^9/L) chez l'enfant*.

Paramètre	Naissance	1 mois	6 mois	2 ans	4 ans	10 ans
Leucocytes	18,1 (9–30)	10,8 (5–19,5)	11,9 (6–17,5)	10,6 (6–17)	9,1 (5,5–15,5)	8,1 (4,5–13,5)
Neutrophiles	11 (6–26) 61 %	3,8 (1–9) 35 %	3,8 (1–8,5) 32 %	3,5 (1,5–8,5) 33 %	3,8 (1,5–8,5) 42 %	4,4 (1,8–8) 54 %
Lymphocytes	5,5 (2–11) 31 %	6 (2,5–16,5) 56 %	7,3 (4–13,5) 61 %	6,3 (3–9,5) 59 %	4,5 (2–8) 50 %	3,1 (1,5–6,5) 38 %
Plaquettes	175–500	175–500	175–500	175–420	175–420	175–375

* D'après Swaanenburg JC, Rutten WP, Holdrinet AC, van Strik R. The determination of reference values for hematologic parameters using results obtained from patient populations. Am J Clin Pathol 1987 ; 88(2) : 182-91.

II. Diagnostiquer une anémie et planifier la prise en charge

A. Identifier une anémie

Suspicion clinique devant :

- une asthénie révélée par des difficultés à la prise alimentaire chez le nourrisson, une dyspnée d'effort, une baisse d'attention scolaire chez l'enfant plus âgé ;
- une pâleur cutanéomuqueuse (téguments, lèvres et conjonctives en particulier chez l'enfant noir), un teint cireux ;
- un souffle systolique fonctionnel maximal à l'apex, une tachycardie, des malaises avec hypotension, une polypnée isolée (pas de cyanose, pas de fièvre) en cas d'anémie sévère ;
- une hypotrophie avec cassure de la courbe staturo-pondérale (en cas d'anémie chronique).

Confirmation biologique : NFS.

B. Apprécier la gravité

Terrain à risque :

- âge (en particulier jeune nourrisson), antécédents de transfusion ;
- maladie cardiorespiratoire, drépanocytose, immunodéprimé ;
- pathologie de l'hémostase connue, prise de médicaments (AINS, anticoagulants).

Signes de mauvaise tolérance symptomatique de l'anémie :

- retentissement cardiovasculaire :
  - tachycardie, polypnée, dyspnée au moindre effort, malaise,
  - souffle > 2/6,
  - collapsus en cas d'hémorragie aiguë, signes d'insuffisance cardiaque ;
- troubles de la conscience ou du comportement :
  - agitation, angoisse, hypotonie,
  - diminution voire arrêt de la tétée chez le nourrisson.

Signes orientant vers une cause potentiellement grave :

- signes évoquant une cause centrale (atteinte des autres lignées médullaires) :
  - syndrome hémorragique grave avec purpura (thrombopénie),
  - fièvre, angine, stomatite (neutropénie),
  - syndrome tumoral : adénopathies, hépatosplénomégalie ;
- signes d'hémolyse aiguë : urines rouges ou foncées, ictère conjonctival ;
- autres : hémorragie extériorisée, plaie ouverte.

Une anémie inférieure à 7 g/dL est considérée comme sévère.

L'existence d'une atteinte des autres lignées doit alerter. Une thrombopénie ou un trouble de l'hémostase associé sont des indices complémentaires de sévérité.

La décision d'une transfusion de produits sanguins repose plus sur la tolérance clinique de l'anémie que sur le chiffre de l'hémoglobine (voir § II. E. Savoir prescrire une transfusion de CGR).

Gravité : troubles hémodynamiques, atteinte des autres lignées.

C. Connaître les mesures d'urgence

Toute anémie mal tolérée cliniquement, et/ou liée à une hémorragie active importante, et/ou majeure à la NFS, constitue une urgence thérapeutique symptomatique.

Aucun examen complémentaire ne doit retarder les mesures d'urgence. Il convient d'effectuer si possible un minimum de prélèvements à visée étiologique en fonction du tableau clinique avant toute transfusion de produits sanguins (difficultés diagnostiques pour certaines causes après transfusion).

Mesures urgentes éventuelles dans les formes sévères :

- mise en condition en box de déchocage :
  - monitoring cardiorespiratoire, oxygénothérapie,
  - pose d'au moins une voie veineuse périphérique de gros calibre ;
- gestes thérapeutiques immédiats :
  - compression d'une plaie, arrêt d'éventuels anticoagulants,
  - remplissage vasculaire : NaCl 0,9 % 20 mL/kg en 5–20 min (avant transfusion),
  - transfusion avec urgence vitale immédiate : O Rh négatif sans hémolysine ;
- réalisation d'un premier bilan paraclinique :
  - groupe ABO (2 déterminations), Rhésus, RAI,
  - NFS + frottis sanguin, réticulocytes, haptoglobine, bilirubine, hémostase, test de Coombs ;
- surveillance clinique rapprochée :
  - température, FR, sat(O_2), FC, PA,
  - évaluations hémodynamique et neurologique répétées.

En cas d'hémorragie sévère : groupe ABO (2 déterminations), Rhésus, RAI.

D. Conduire l'enquête étiologique

1. Enquête clinique minutieuse

a. Anamnèse

Éléments du dossier obstétrical (si nouveau-né) et antécédents familiaux :

- hémoglobinopathie, enzymopathie, anomalies de membrane du globule rouge ;
- carence martiale maternelle, multiparité, prématurité, RCIU.

Terrain :

- âge, sexe, origine ethnique, croissance staturo-pondérale (cassure) ;
- antécédents personnels de maladie chronique, œsophagite, ulcère.

Mode de vie :

- prise de médicaments (aspirine, AINS…) ou de fèves, voyage à l'étranger ;
- allaitement maternel prolongé, régime pauvre en fer, pica, ingestion de peinture au plomb.

Mode d'installation de l'anémie :

- mode de révélation, date de début des symptômes ;
- rapidité de constitution de l'anémie et retentissement cardiorespiratoire.

Signes fonctionnels :

- diarrhée chronique, anorexie, dégoût de la viande, épigastralgies ;
- épistaxis répétées, règles abondantes, saignement aigu.

b. Examen physique

Signes de sévérité symptomatique et de cause potentiellement grave :

- cause tumorale : adénopathies, hépatosplénomégalie, purpura, fièvre ;
- hémolyse aiguë : urines rouges (hémoglobinurie), signes généraux liés à l'hémolyse elle-même (frissons, fièvre, douleurs lombaires).

Autres signes à rechercher :

- signes de carence martiale : ongles mous, perlèche, glossite, infections ;
- signes de pathologie auto-immune ou inflammatoire.

Deux tableaux cliniques distincts permettent d'orienter l'enquête étiologique d'une anémie hémolytique :

- hémolyse aiguë : urines rouges en rapport avec l'hémoglobinurie, subictère et splénomégalie peu marquée ; risque de complication aiguë (insuffisance rénale avec oligo-anurie par précipitation tubulaire d'hémoglobine, malaise, voire choc anémique) ;
- hémolyse chronique : urines foncées, ictère marqué, splénomégalie volumineuse avec risque de complication par lithiase biliaire.

Rechercher : urines foncées, ictère, syndrome tumoral, purpura.

2. Enquête paraclinique orientée

a. Paramètres à considérer en priorité devant une anémie

Réticulocytes :

- réticulocytes < 50–100 G/L : anémie arégénérative ou peu régénérative ;
- réticulocytes > 120 G/L : anémie régénérative.

Volume globulaire moyen (VGM) :

- VGM < 80 fL : anémie microcytaire ;
- VGM > 100 fL : anémie macrocytaire.

À noter que le nouveau-né a une macrocytose physiologique, puis le VGM diminue rapidement (on définit la microcytose pour un VGM < 70 fL chez le nourrisson). Le VGM augmente ensuite pour rejoindre très progressivement les normes adultes vers l'âge de 10 ans.

b. Autres examens effectués selon l'orientation clinique

En cas d'anémie microcytaire :

- bilan martial : ferritine (en 1re intention), fer, transferrine ;
- bilan inflammatoire : VS, CRP ;
- électrophorèse de l'hémoglobine, dosage du plomb (en 2e intention).

En cas d'hémolyse aiguë :

- frottis sanguin : anomalies morphologiques du globule rouge → recherche de schizocytes, recherche de parasites (paludisme) en cas de voyage en pays d'endémie ;
- test de Coombs : AHAI (anémie hémolytique auto-immune) ;
- dosage de la G6PD ;
- créatinémie, protéinurie.

En cas d'hémolyse chronique :

- test de Coombs : AHAI ;
- étude des différents compartiments du globule rouge en rapport avec une cause corpusculaire d'hémolyse : membrane, enzymes (pyruvate kinase), électrophorèse de l'hémoglobine.

À noter que plusieurs causes d'anémie peuvent être intriquées ; ce qui peut rendre parfois l'interprétation des paramètres biologiques difficiles (ex. : hémolyse constitutionnelle et carence martiale).

Orientation diagnostique : contexte clinique, VGM et réticulocytes.

3. Principales causes d'anémie chez l'enfant

Une anémie est schématiquement due :

- à des causes centrales (arégénératives) :
  - insuffisance médullaire d'origine carentielle (défaut de production),
  - envahissement ou aplasie médullaire ;
- à des causes périphériques (régénératives) :
  - hémolyse (excès de destruction),
  - hémorragie (perte excessive).

L'arbre diagnostique proposé figure 42.1 permet de schématiser la conduite diagnostique et de synthétiser les causes d'anémie en pédiatrie.

L'ensemble des causes d'anémie ne sont pas détaillées dans ce chapitre.
Certaines anémies hémolytiques du nouveau-né sont explicitées dans le chapitre 2.
Les points clés de la carence martiale et de la drépanocytose seront traitées ci-dessous.

La thalassémie bêta homozygote ou maladie de Cooley représente un tableau tout à fait spécifique du très jeune enfant. Le diagnostic est porté entre les âges de 6 et 24 mois, dans un contexte d'anémie sévère arégénérative et d'hémolyse par dysérythropïèse. Le tableau clinique est marqué par un ictère intense, une splénomégalie très volumineuse et des déformations osseuses.

E. Savoir prescrire une transfusion de CGR

La décision de transfuser un enfant doit prendre en compte :

- la tolérance clinique ;
- la profondeur de l'anémie ;
- le risque d'aggravation (hémorragie ou hémolyse actives) et le potentiel de récupération rapide (réticulocytose).

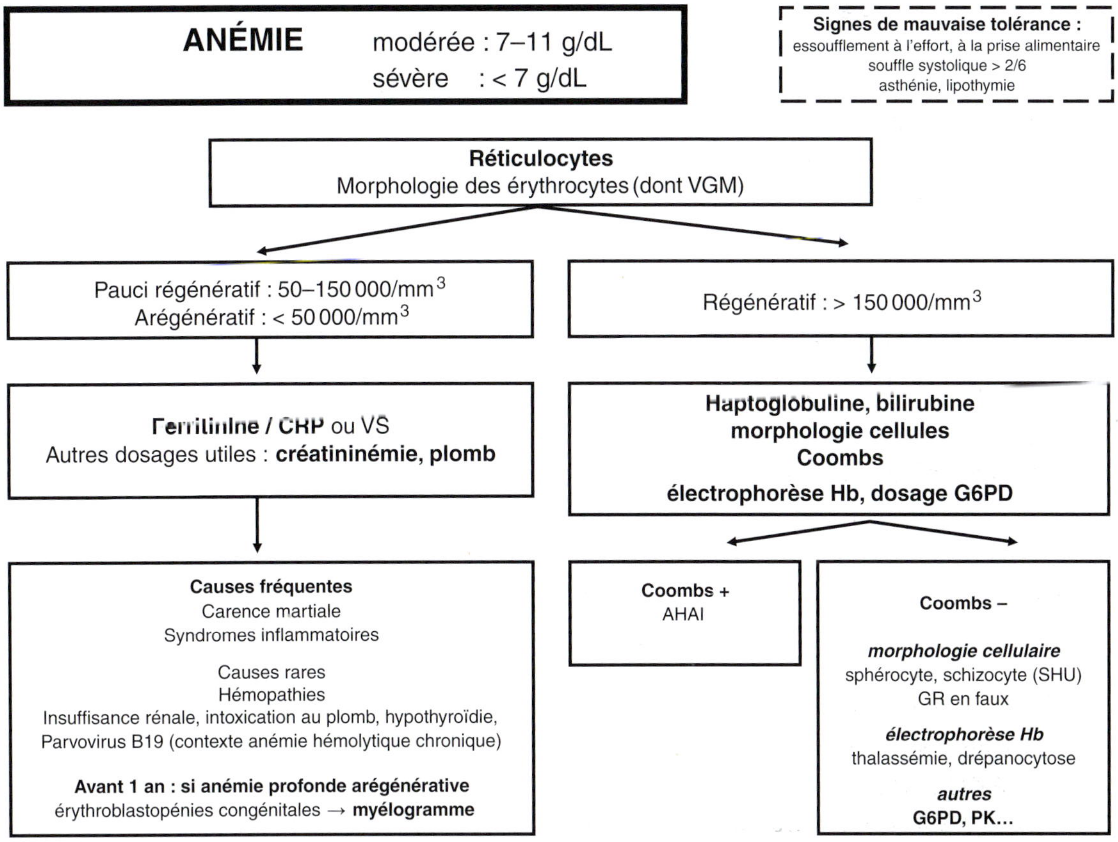

Fig. 42.1. **Arbre diagnostique d'une anémie de l'enfant.**

Les grands principes de transfusion de CGR sont proches de ceux appliqués chez l'adulte. Nous ne rappelons ici que les messages essentiels pour la pratique clinique.

Avant la transfusion :

- connaître les antécédents de transfusion de l'enfant (nombre, accidents éventuels) ;
- information des parents ± de l'enfant sur le rapport bénéfices/risques, accord parental ;
- bilan prétransfusionnel (± éventuels prélèvements à visée étiologique).

Commande des culots globulaires :

- nom, prénom, âge, poids de l'enfant, chiffre d'hémoglobine, tolérance clinique ;
- date, identification du prescripteur, signature, degré d'urgence ;
- quantité à transfuser = ΔHb × 3–4 × poids en kg (sans dépasser 20 mL/kg) ;
- systématiquement : isogroupe et iso-Rhésus, déleucocytés ;
- particularités : phénotypés si transfusions itératives, compatibilisés si RAI+, irradiés si hémopathie en cours de traitement, greffé ou autre déficit immunitaire.

Modalités de la transfusion :

- contrôle ultime au lit : concordance de l'identité, méthode de Beth-Vincent ;
- durée de transfusion : 4 heures en règle générale ;
- surveillance rapprochée des paramètres vitaux (température, hémodynamique, conscience).

Après la transfusion :

- traçabilité : notification dans les dossiers transfusionnel et médical ainsi que le carnet de santé;
- vérification de l'efficacité de la transfusion : examen clinique, NFS de contrôle (retenir que : 3–4 mL/kg de CGR élèvent habituellement l'hémoglobine de 1 g/dL);
- bilan post-transfusionnel : RAI à 3 mois (sérologies virales non recommandées).

Transfusion : CGR isogroupes déleucocytés, Beth-Vincent, surveillance clinique, NFS.

III. Points clés à propos de 2 causes d'anémie

A. Carence martiale

1. Généralités

La carence martiale est la première cause d'anémie en pédiatrie.

Elle est responsable d'une anémie microcytaire (VGM < 80 fL), hypochrome (TCMH < 32 %), arégénérative, ± associée à une thrombocytose modérée.

Les carences martiales sont dues :

- le plus souvent : à une carence d'apport et/ou une majoration des besoins;
- parfois : à un défaut d'absorption;
- rarement : à un excès de pertes, en particulier des saignements chroniques digestifs.

Les besoins en fer sont importants à couvrir chez le nourrisson, en raison du rôle essentiel du fer dans la synthèse de l'hémoglobine et comme cofacteur de croissance (voir chapitre 50).

Pour mémoire, quel que soit l'âge, l'absorption intestinale du fer est basse, de l'ordre de 10 % environ, ce qui explique que les ANC atteignent 6–7 mg/j jusqu'à 10 ans pour couvrir des besoins de 1–2 mg/j. Le fer héminique (viande, poisson) est mieux absorbé que le fer non héminique (lait, végétaux, œuf). La teneur en fer du lait de vache est très faible, ce qui le rend inadapté à l'alimentation du nourrisson.

Chez l'enfant né à terme, l'allaitement maternel ou la prise d'au moins 500 mL/j de préparation infantile couvrent ces besoins quotidiens dans les premières années de vie.

Cause de carence martiale fréquente : erreur nutritionnelle.

2. Diagnostic

a. Identifier une carence martiale

Le diagnostic (biologique) d'anémie par carence martiale repose sur :

- une microcytose;
- une ferritine sérique effondrée.

La HAS recommande en 1re intention le dosage sérique de la ferritine.

Les paramètres biologiques sont concernés selon la cinétique suivante : baisse de la ferritine, baisse du coefficient de saturation de la transferrine, élévation de la transferrinémie, baisse du fer sérique, microcytose, hypochromie, baisse du taux d'hémoglobine.

Si la ferritinémie est normale, il peut s'agir d'une anémie inflammatoire ou d'une anémie mixte (inflammatoire et carentielle). Le syndrome inflammatoire peut en effet augmenter le taux de ferritine et le normaliser, alors qu'il existe pourtant une carence martiale associée.

Anémie par carence martiale : VGM < 80 fL, ferritine et fer ↓.

b. Faire le diagnostic étiologique

L'enquête clinique doit rechercher :

- une carence nutritionnelle : carence maternelle, régime lacté prolongé et/ou pauvre en fer ;
- des infections anormalement fréquentes (notamment des voies respiratoires) ;
- des troubles du comportement alimentaire (pica) ;
- des signes d'atrophie muqueuse et de fragilité des phanères (rares).

Le tableau 42.3 synthétise les causes possibles de carence martiale.

Tableau 42.3. Causes de carence martiale chez l'enfant.

Insuffisance d'apport	– Régime lacté exclusif prolongé
Majoration des besoins	– Prématurité, gémellité, hypotrophie – Cardiopathie cyanogène, mucoviscidose, insuffisance rénale chronique hémodyalisée
Défaut d'absorption	– Maladie cœliaque – Autres diarrhées chroniques
Saignements répétés	– Œsophagite sur RGO, infection à *Helicobacter pylori* – Diverticule de Meckel – Troubles de l'hémostase, prise d'aspirine ou d'AINS – Parasitoses intestinales – Hémosidérose pulmonaire

Réaliser un bilan martial en cas d'infections répétées des voies aériennes.

3. Planification de la prise en charge et suivi de l'enfant

a. Traitement curatif

Le traitement étiologique est essentiel et propre à la cause retrouvée.

La supplémentation en fer est indispensable dès le diagnostic.

La prescription de fer se fait sous la forme de fer ferreux, à la dose de 5 à 10 mg/kg/j (fractionnée au mieux en trois prises à distance de repas farineux). Les molécules disponibles sont : fumarate de fer (Fumafer®), ferédétate de sodium (Ferrostrane®). Les parents et l'enfant doivent être informés des effets secondaires potentiels : coloration noire des selles, troubles digestifs, céphalées, vertiges.

Ce traitement peut être associé à de la foldine (Spéciafoldine®) pendant 1 mois afin de répondre aux besoins en acide folique pour la régénération érythrocytaire.

La supplémentation martiale dure de 3 à 6 mois, selon le taux d'Hb et la cause.

La réponse au traitement est rapide, avec la survenue d'une crise réticulocytaire vers J10.

La correction progressive des paramètres biologiques se fait selon une cinétique inversée par rapport à celle décrite précédemment : l'anémie se corrige généralement en 1 mois, mais c'est la normalisation différée de la ferritine qui permet de mettre un terme au traitement.

Prise en charge = traitement étiologique et supplémentation martiale.

b. Traitement préventif

La prévention de la carence martiale intervient :

- chez tout nouveau-né ou nourrisson :
  - au moins 500 mL d'équivalent de lait (lait maternel ou préparation de suite),
  - diversification de l'alimentation ;
- en cas de terrain à risque identifié : éducation alimentaire et supplémentation en fer.

Il convient toujours de rechercher d'autres carences, notamment en vitamine D (responsable de rachitisme).

Prévention chez le nourrisson : au moins 500 mL de lait maternel ou préparation de suite.

B. Drépanocytose

1. Généralités

a. Définition

La drépanocytose est une maladie génétique autosomique récessive.

Elle concerne surtout les sujets d'origine africaine et antillaise. Cette population est concernée par le dépistage néonatal ciblé de J3 pour cette maladie, lorsque les parents sont originaires de ces pays.

Une enquête familiale avec dépistage éventuel de la fratrie, ainsi qu'un conseil génétique en cas de future grossesse doivent être systématiquement proposés.

Le syndrome drépanocytaire majeur regroupe 3 types de manifestations :

- anémie hémolytique chronique ;
- phénomènes vaso-occlusifs ;
- susceptibilité aux infections (en particulier à germes encapsulés).

Les sujets hétérozygotes AS (ou trait drépanocytaire) sont asymptomatiques.

Les sujets homozygotes SS et double hétérozygote SC ou thalasso-drépanocytaires sont susceptibles de présenter des signes de syndrome drépanocytaire majeur.

Anémie hémolytique chronique, phénomènes vaso-occlusifs, infections.

b. Physiopathologie

La drépanocytose est liée à une anomalie de structure de la chaîne β de la globine.

Celle-ci est responsable d'une hémoglobine S anormale, se polymérisant au sein du globule rouge (GR) en situation désoxygénée. Les GR sont déformés alors en forme de faucille (drépanocytes). Ils se bloquent au niveau des petits vaisseaux, entraînent une hypoxie et une ischémie en aval, puis sont détruits par hémolyse.

Les facteurs favorisants des complications aiguës doivent être connus.

On peut citer : l'hypoxie (effort excessif, altitude), le refroidissement (bain), la fièvre ou une température extérieure élevée sans adaptation corrélée des apports hydriques, la déshydratation (vomissements, diarrhée), le stress, la prise de toxiques (excitants, alcool, tabac, drogues illicites), certains médicaments (corticothérapie).

Éviter toute corticothérapie par voie systémique chez le drépanocytaire.

2. Diagnostic

Le diagnostic peut être évoqué chez un enfant à risque sur :

- les résultats du dépistage néonatal ciblé de J3 ;
- les signes cliniques d'anémie hémolytique chronique (pâleur, ictère, splénomégalie) ;
- la survenue d'une crise vaso-occlusive (CVO) ou d'une autre complication aiguë.

La confirmation diagnostique repose sur des arguments biologiques :

- hémogramme : anémie normo-/macrocytaire régénérative de type hémolytique ;
- frottis sanguin : drépanocytes (globules rouges falciformes) ;
- électrophorèse de l'hémoglobine : bande d'HbS, absence de bande d'HbA.

Le bilan initial recommandé au diagnostic comprend :

- NFS (chiffre d'hémoglobine de base), réticulocytes ;
- groupe sanguin avec phénotypage étendu (carte de groupe définitive après l'âge de 1 an) ;
- dosage du G6PD, dosage du fer sérique et de la capacité totale de fixation de la transferrine.

3. Complications

Les complications sont décrites dans le tableau 42.4.

Examens complémentaires à réaliser dans la plupart de ces situations :

- bilan de base : NFS, réticulocytes, RAI, CRP, ionogramme sanguin ;
- en cas de fièvre : hémoculture, ECBU, radiographie de thorax, ± PL (selon la clinique) ;
- selon le contexte : échographie abdominale, imagerie cérébrale, sérologie parvovirus ;
- examens d'imagerie ostéoarticulaire : pas en 1re intention en cas de CVO des membres, sauf en cas d'antécédents de traumatisme ou de signes locaux persistants.

Séquestration splénique :

- augmentation brutale du volume de la rate, syndrome anémique ;
- anémie aiguë arégénérative.

Atteintes ischémiques d'organe de pronostic sévère :

- syndrome thoracique aigu :
  - fièvre, douleurs thoraciques, détresse respiratoire,
  - infiltrat radiographique intéressant au moins 1 segment ;
- accident vasculaire cérébral ;
- priapisme.

Tableau 42.4. Complications de la drépanocytose.

Complications aiguës	Crises vaso-occlusives douloureuses	– Syndrome pieds-mains ou dactylite (œdème douloureux du dos des mains/des pieds) – Douleurs des os longs des membres – Douleurs abdominales pseudo-chirurgicales
	Accidents vaso-occlusifs graves	– Syndrome thoracique aigu (détresse respiratoire avec douleurs thoraciques) – Accident vasculaire cérébral – Priapisme – Ischémie rénale, ischémie rétinienne
	Épisodes infectieux (pneumocoque, salmonelle, *H. influenzae*…)	– Pneumopathie – Ostéomyélite – Méningite
	Aggravation aiguë de l'anémie	– Séquestration splénique aiguë (splénomégalie par séquestration du volume sanguin) – Érythroblastopénie aiguë transitoire (liée à une infection à parvovirus B19)
Complications chroniques	Défaillances organiques	– Cardiomégalie, insuffisance respiratoire – Asplénie fonctionnelle – Lithiase vésiculaire, hématurie, tubulopathie – Séquelles neurologiques, rétinopathie proliférative, ulcère de jambe
	Retard de croissance	

Connaître la « carte d'identité » de l'enfant drépanocytaire :

- caractère SS ou SC, déficit en G6PD, carte de groupe avec phénotypage étendu ;
- complications graves (anémie, syndrome thoracique aigu, séquestration splénique) ;
- Hb de base, débord splénique, médecin référent, traitements de fond.

4. Planification de la prise en charge et suivi de l'enfant

a. Orientation

Une hospitalisation s'impose :

- en cas de signes cliniques évoquant une complication aiguë sévère ;
- en cas de fièvre :
  - $T \geq 38,5$ °C : chez un enfant d'âge < 3 ans,
  - $T \geq 39,5$ °C ± AEG ± troubles de conscience : à tout âge ;
- en cas de crise hyperalgique.

L'enfant drépanocytaire doit toujours être considéré comme un patient prioritaire.

Il est nécessaire de mettre en place un circuit d'admission rapide, évitant l'attente au service des urgences.

b. Principes thérapeutiques des complications

La prise en charge des crises vaso-occlusives repose sur les mesures suivantes :

- éviction du facteur déclenchant, évaluation de la douleur ;
- hyperhydratation, antalgiques adaptés, oxygénothérapie si nécessaire ;
- surveillance clinique rapprochée, repos au chaud, présence réconfortante.

Le traitement de la douleur est standardisé (voir chapitre 69), avec prescription :

- à domicile : paracétamol, ibuprofène ;
- à l'hôpital : inhalation de MEOPA + nalbuphine (Nubain®), morphine en cas d'échec.

En cas de suspicion d'infection, une antibiothérapie (ATB) probabiliste doit être prescrite :

- ATB ambulatoire : amoxicilline ;
- ATB si hospitalisation : cefotaxime IV ± vancomycine IV.

La prise en charge transfusionnelle se fait selon des indications précises :

- transfusion sanguine avec CGR déleucocytés, phénotypés, ± compatibilisés :
  - anémie aiguë (baisse de 20 % du chiffre d'hémoglobine de base),
  - syndrome thoracique aigu avec Hb < 9 g/dL, en l'absence de défaillance viscérale ;
- échange transfusionnel pour obtenir une diminution du taux d'HbS :
  - AVC, syndrome thoracique aigu avec Hb ≥ 9 g/dL ou présence d'une défaillance viscérale,
  - crise douloureuse hyperalgique résistante à la morphine, priapisme résistant.

c. Principes thérapeutiques au long cours

La prévention des infections potentiellement graves implique :

- une vaccination ciblée (en plus du calendrier vaccinal habituel) :
  - pneumococcique (Pneumo 23®) et méningococcique ACYW135,
  - antigrippale annuelle en période hivernale (si âge > 6 mois),
  - contre l'hépatite A et la typhoïde en cas de voyage en zone d'endémie ;
- une antibioprophylaxie antipneumococcique :
  - par pénicilline V (Oracilline®) en prise quotidienne,
  - à partir de l'âge de 2 mois et jusqu'à au moins l'âge de 5–10 ans.

La prévention des risques de majoration de l'anémie implique :

- une supplémentation en acide folique (5 mg/j) ;
- une supplémentation en fer seulement en cas de carence martiale avérée.

La prescription d'un éventuel programme d'échanges transfusionnels ou d'hydroxyurée est du ressort de spécialistes.

d. Suivi

Un réseau de soins doit être organisé autour de l'enfant drépanocytaire.

Le carnet de santé doit mentionner le diagnostic de drépanocytose, le chiffre d'hémoglobine de base et le dernier bilan hématologique (NFS et réticulocytes), la carte de groupe sanguin, le dosage du G6PD, la taille de la rate, les traitements quotidiens, les coordonnées du médecin référent.

Une consultation trimestrielle est recommandée avec un médecin spécialisé.

Un bilan paraclinique annuel est recommandé :

- de manière systématique :
  - NFS, réticulocytes, bilan martial, sérologie parvovirus,
  - ionogramme sanguin, bilan phosphocalcique, bilan hépatique, microalbuminurie ;
- selon l'âge de l'enfant :
  - à partir de l'âge de 12–18 mois : échographie-Doppler transcrânienne,
  - à partir de l'âge de 3 ans : radiographie de thorax, échographie abdominale,
  - à partir de l'âge de 6 ans : ECG, échographie cardiaque, radiographie de bassin,
  - à partir de l'âge de 10 ans : bilan ophtalmologique.

La drépanocytose est une maladie prise en charge à 100 %.

L'information et l'éducation thérapeutique des enfants, ainsi que des parents et enseignants sont capitales. On retient comme objectifs : la compréhension de la maladie et des facteurs déclenchants, la connaissance des moyens thérapeutiques des CVO, le repérage des symptômes nécessitant une consultation médicale urgente, la bonne observance du traitement au long cours.

Suivi spécialisé régulier de l'enfant drépanocytaire.

IV. Surcharge en fer chez l'enfant

Les surcharges martiales sont essentiellement décrites chez l'enfant polytransfusé.

L'hémochromatose héréditaire se révèle essentiellement à l'âge adulte et il n'y a habituellement pas d'indication de dépistage systématique des enfants avant l'âge de 18 ans.

Les complications en rapport avec une hémochromatose sont comparables à celles de l'adulte en particulier sur les plans hépatique et cardiaque. Sur le plan endocrinien, des anomalies du métabolisme glucidique, un retard pubertaire ainsi qu'une hypoparathyroïdie peuvent être retrouvés.

Les principes de traitement rejoignent ceux de l'adulte en fonction des étiologies : chélation du fer par desferrioxamine (Desferal®) ou déférasirox (Exjade®) chez l'enfant polytransfusé, saignée en cas d'hémochromatose héréditaire.

Point de vue de l'expert

Exemple de cas clinique possible à l'ECN :

- analyse d'un hémogramme ;
- diagnostic et conduite à tenir face à une observation évocatrice d'anémie par carence martiale ;
- anémie reliée à une maladie cœliaque ou à un tableau de dénutrition.

Ne pas méconnaître certaines causes d'anémies hémolytiques corpusculaires constitutionnelles (héréditaires), dont la thalassémie.

La drépanocytose n'est pas autonomisée en tant que telle parmi les items de l'ECN.
Elle paraît constituer pourtant un bon sujet transversal : anémie (CVO, infection à parvovirus B19), prise en charge de la douleur chez l'enfant, suivi d'une maladie chronique.

Références

Direction générale de la Santé (DGS). Circulaire n° DGS/DHOS/SD3/2006/11 du 11 janvier 2006, relative aux analyses et tests pratiqués sur les receveurs de produits sanguins labiles.

Choix des examens du métabolisme du fer en cas de suspicion de carence en fer - 2011 - (HAS) http://www.has-sante.fr/portail/jcms/c_1051506/en/ selection-of-iron-metabolism-tests-in-cases-where-iron-deficiency-is-suspected
Transfusion de globules rouges homologues : produits, indications, alternatives - 2002 - (Afssaps) http://ansm.sante.fr/var/ansm_site/storage/original/application/67bca30279b4b95b00cf19ae44c3a 8ce.pdf
Prise en charge de la drépanocytose chez l'enfant et l'adolescent. Recommandations pour la pratique clinique - 2005 - (HAS) http://www.has-sante.fr/portail/upload/docs/application/pdf/Drepanocytose.rap.pdf
Syndromes drépanocytaires majeurs de l'enfant et de l'adolescent, guide ALD 10 - 2010 - (HAS) http://www.has-sante.fr/portail/jcms/c_938890/ ald-n-10-syndromes-drepanocytaires-majeurs-de-l-enfant-et-de-l-adolescent?xtmc=&xtcr=51

CHAPITRE

43

Purpura chez l'enfant

Items et objectifs du CNCI

Item 211 – UE 7 – Purpuras chez l'adulte et l'enfant

- Argumenter les principales hypothèses diagnostiques et justifier les examens complémentaires pertinents.

Item 212 – UE 7 – Syndrome hémorragique d'origine hématologique

- Diagnostiquer un syndrome hémorragique d'origine hématologique.
- Interprétation des examens courants d'hémostase.

Item 325 – UE 10 – Transfusion sanguine et produits dérivés du sang : indications, complications. Hémovigilance

- Expliquer les risques transfusionnels, les règles de prévention, les principes de traçabilité et d'hémovigilance.
- Prescrire une transfusion des médicaments dérivés du sang.
- Appliquer les mesures immédiates en cas de transfusion mal tolérée.

Avant de commencer...

Le purpura est une tache hémorragique due à l'extravasation de sang dans le derme.
Cette lésion est liée à une anomalie de l'hémostase primaire, impliquant les vaisseaux ou les plaquettes.

La démarche sémiologique doit apprécier avant tout l'existence d'un contexte infectieux. Tout purpura fébrile doit faire évoquer le diagnostic de purpura fulminans (purpura vasculaire, urgence vitale). La grande majorité des purpuras fébriles est cependant reliée à des causes virales non sévères.
L'évaluation de la gravité d'un syndrome hémorragique ou la recherche d'arguments en faveur d'une hémopathie maligne sont également essentielles.

L'examen indispensable d'orientation diagnostique est l'analyse quantitative et qualitative de la NFS (frottis). Elle permet de guider l'enquête étiologique : purpuras non thrombopéniques et purpuras thrombopéniques, et dans ce dernier cas thrombopénie isolée ou non.

Seule la démarche diagnostique en cas de purpura « aigu » est traitée.
Nous avons choisi de détailler les « spécificités pédiatriques » de cet item. Les points clés de 2 causes seront particulièrement développés en raison de leur fréquence : le purpura rhumatoïde (purpura vasculaire) et le purpura thrombopénique immunologique (purpura thrombopénique). Le purpura infectieux (notamment fulminans) est traité dans le chapitre Choc septique de l'enfant (chapitre 65).

Pédiatrie

I. Diagnostiquer un purpura et planifier la prise en charge

A. Identifier un purpura

Le diagnostic de purpura est exclusivement clinique.

Il s'agit d'une lésion cutanée et/ou muqueuse hémorragique, ne s'effaçant pas à la vitropression, signant une extravasation de globules rouges à l'extérieur des vaisseaux.

Ne pas le méconnaître impose de déshabiller complètement l'enfant lors de l'examen clinique (en enlevant également les chaussettes et la couche chez un nourrisson).

L'analyse sémiologique du purpura est essentielle (tableau 43.1) :

- inspection : pétéchies, ecchymose(s), nécrose(s);
- palpation : maculeux (non palpable), infiltré (palpable);
- topographie : localisé (visage, zones de frottements ou traumatismes, régions déclives, membres inférieurs ou lombes, fesses, extrémités distales), disséminé;
- autres signes hémorragiques extériorisés ou non.

Le purpura pétéchial est constitué d'éléments punctiformes rouge-pourpre de 1–4 mm.

Le purpura ecchymotique est constitué de nappes bleu violacé.

Les lésions purpuriques distales peuvent évoluer vers un caractère nécrotique et parfois ulcéré.

Un bon réflexe est d'entourer au stylo les lésions purpuriques afin d'apprécier leur évolution.

Tableau 43.1. Comparaison des purpuras thrombopénique et vasculaire.

Purpura thrombopénique	Purpura vasculaire
Caractère maculeux Pas de prédominance déclive ± Atteinte muqueuse ± Ecchymose(s)	Caractère infiltré Prédominance déclive Jamais d'atteinte muqueuse Polymorphisme lésionnel

Tache rouge ne s'effaçant pas à la vitropression = purpura.

B. Apprécier la gravité

Sepsis sévère lié à une infection invasive à méningocoque :

- caractéristiques sémiologiques de purpura fulminans (fig. 43.1) :
  - caractère rapidement extensif,
  - ≥ 1 élément nécrotique ou ecchymotique de diamètre ≥ 3 mm;
- fièvre élevée, frissons, extrémités froides, marbrures, TRC ≥ 3 s, tachycardie, hypotension;
- atteinte des extrémités.

Syndrome hémorragique lié à une thrombopénie profonde :

- saignement extériorisé, hématurie macroscopique, ménométrorragies;
- atteinte des muqueuses (bulles hémorragiques intrabuccales, gingivorragies, épistaxis);

- signes extracutanés évoquant un saignement viscéral :
  - céphalées, signes méningés, troubles de conscience (hémorragie intracrânienne);
  - syndrome abdominal aigu (hémorragie digestive/gynécologique/urologique, rupture de rate);
- collapsus, syndrome anémique lié à une hémorragie aiguë.

Signes reliés à une hémopathie :
- atteinte des autres lignées médullaires :
  - anémie : syndrome anémique grave,
  - neutropénie : fièvre, angine, stomatite;
- syndrome tumoral : adénopathies, hépatosplénomégalie, atteinte testiculaire, douleurs osseuses;
- altération de l'état général récente.

Signes reliés à une autre cause potentiellement grave, telle une micro-angiopathie thrombotique (MAT/syndrome hémolytique et urémique [SHU]) :
- atteinte rénale, HTA;
- diarrhée récente (volontiers glairosanglante).

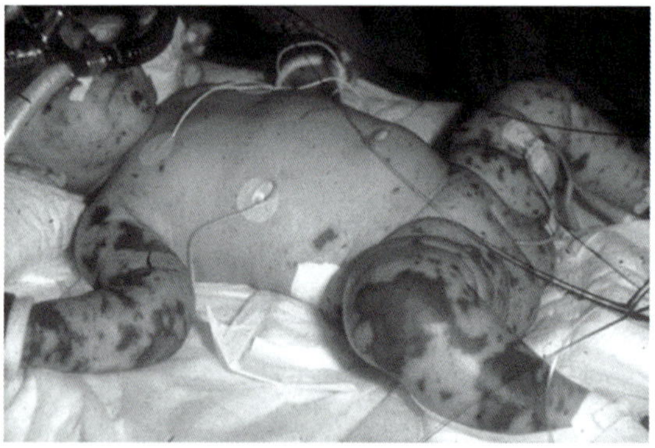

Fig. 43.1. Purpura fulminans. (*Voir aussi dans le cahier couleur.*)

> Gravité : syndrome hémorragique, sepsis, purpura rapidement extensif, syndrome tumoral.

C. Connaître les mesures d'urgence

1. Purpura fébrile

Mesures systématiques :
- identifier des signes évocateurs de purpura infectieux sévère;
- surveiller de manière rapprochée l'enfant :
  - scope cardiorespiratoire, examens cliniques répétés,
  - entourer les lésions et surveiller leur extension.

En cas de signes évocateurs d'un purpura fulminans :
- injection IM/IV de C3G (voir chapitre 65) au mieux après 1 hémoculture;
- pose de 2 VVP, remplissage vasculaire avec NaCl 0,9 % 20 mL/kg en 5 à 10 min;
- transfert médicalisé en réanimation.

Suspicion de purpura fulminans : injection IM/IV de C3G.

2. Purpura avec syndrome hémorragique

Mesures systématiques :

- identifier des signes hémorragiques majeurs ;
- surveiller de manière rapprochée l'enfant :
  - scope cardiorespiratoire, examens cliniques répétés,
  - syndrome anémique.

En cas de signes évocateurs d'un syndrome hémorragique sévère :

- arrêt d'un saignement actif : compression ;
- pose de 2 VVP, bilan prétransfusionnel (groupe, Rhésus, RAI) ;
- ± transfusion de produits sanguins labiles (CGR, plaquettes).

La décision de transfusion de plaquettes est discutée selon l'étiologie (rare).

Syndrome hémorragique sévère : arrêt d'un saignement actif, ± transfusion de PSL.

3. Purpura avec symptômes évocateurs d'une cause centrale

Mesures systématiques :

- rechercher des signes de gravité symptomatique ;
- dépistage, prévention et prise en charge de l'atteinte des autres lignées sanguines et/ou d'un syndrome tumoral, le cas échéant.

Programmer un myélogramme en milieu spécialisé.

D. Conduire l'enquête étiologique

1. Enquête clinique minutieuse

Anamnèse :

- antécédents familiaux :
  - thrombopénie ou thrombopathie constitutionnelle,
  - pathologie dysimmunitaire (lupus, thyroïdite…).
- terrain :
  - âge, sexe, origine ethnique,
  - épisodes antérieurs de signes hémorragiques (interventions, traumatismes), NFS antérieures ;
- existence d'un contexte particulier :
  - infection virale, contage infectieux, séjour à l'étranger, prise médicamenteuse,
  - statut vaccinal (pneumocoque, méningocoque), vaccin récent (ROR) ;
- signes cliniques :
  - fièvre,
  - hémorragie extériorisée (épistaxis…) ou non (céphalées, douleurs abdominales),
  - altération de l'état général, douleurs osseuses, arthralgies, vomissements.

Examen physique :

- signes de sévérité symptomatique et de cause potentiellement grave ;
- signes orientant vers une étiologie : infection en cours, syndrome tumoral, diarrhée, HTA, anomalies articulaires.

Rechercher : fièvre, thrombopénie constitutionnelle familiale, syndrome anémique.

2. Enquête paraclinique

a. NFS-plaquettes avec réticulocytes et frottis sanguin

Ce sont les examens indispensables pour l'orientation diagnostique.

La NFS permet de distinguer : purpuras thrombopéniques et non thrombopéniques.

La concertation avec le biologiste permet de décider des examens spécialisés ultérieurs, en fonction du frottis sanguin qui peut apporter des informations précieuses au niveau de l'ensemble des lignées :

- agrégats plaquettaires, taille et aspect des plaquettes ;
- syndrome mononucléosique, cellules malignes, corps de Döhle...
- schizocytes, réticulocytose.

En cas de purpura fébrile avec des signes cutanés ou hémodynamiques évoquant un purpura fulminans, aucun examen n'est nécessaire ; l'injection IV d'une antibiothérapie probabiliste est urgente (voir chapitre 65).

b. Examens de première intention

- NFS, plaquettes, réticulocytes, frottis sanguin.
- CRP.
- Groupe, Rhésus, RAI.
- D-dimères, TP-TCA, fibrinogène : recherche d'une CIVD.
- Créatininémie, recherche d'hématurie et de protéinurie à la bandelette urinaire, test de Coombs (en cas d'anémie hémolytique, schizocytes et HTA).
- Imagerie cérébrale (scanner, IRM) et fond d'œil en cas de céphalées et/ou signes neurologiques anormaux ; imagerie abdominale en cas de syndrome abdominal aigu (vomissements, subocclusion, meléna, ménométrorragies, traumatisme).

c. Examens de seconde intention selon le contexte

- Bilan d'hémostase primaire : tests analytiques (agrégation plaquettaire, dosage de facteur Willebrand antigène et activité) ou test global (temps d'occlusion du PFA 100 plutôt que temps de saignement).
- Sérologies CMV, EBV, VIH...
- Recherche de paludisme et dengue : en cas de séjour récent à l'étranger.
- Myélogramme : en cas de syndrome tumoral ou d'anomalies des autres lignées sanguines.
- VS, bilan de vascularite/auto-immun : facteurs antinucléaires (FAN), AC anti-DNA.
- Dosage pondéral des immunoglobulines, phénotypage lymphocytaire.

Examens indispensables en cas de purpura : NFS-plaquettes et frottis sanguin.
Purpura fébrile : NFS, CRP, hémoculture, ± PL.

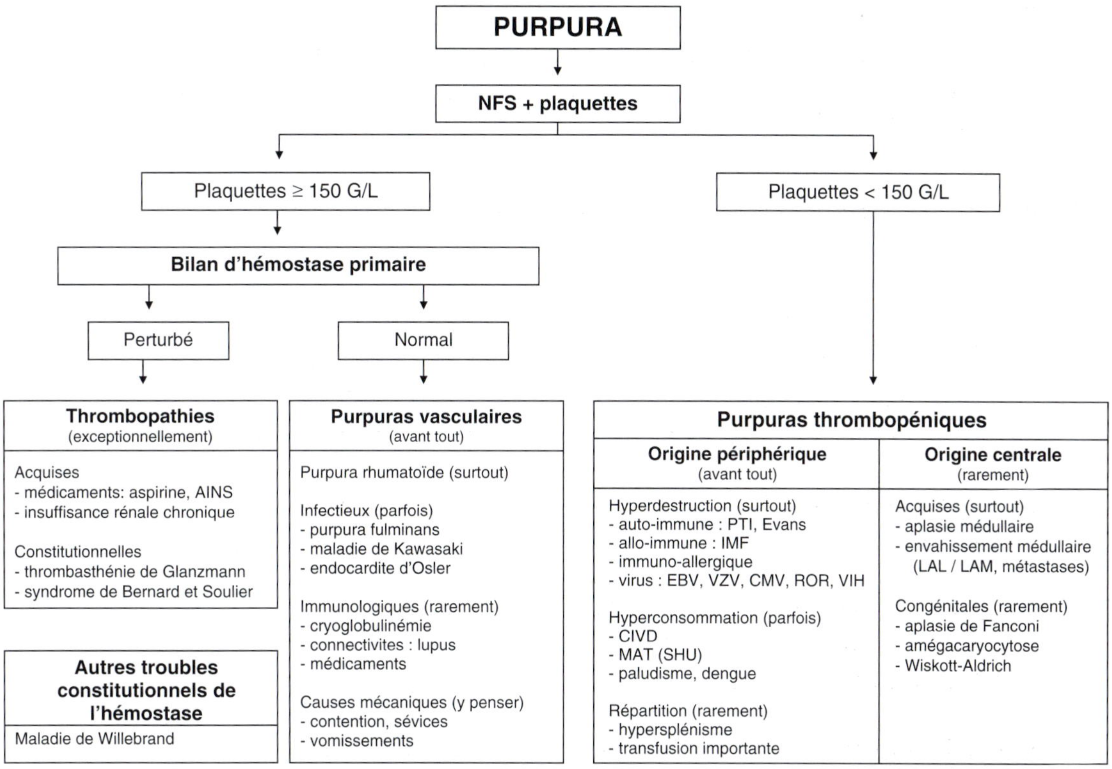

Fig. 43.2. Conduite diagnostique en cas de purpura chez l'enfant.

3. Principales causes de purpura chez l'enfant (fig. 43.2)

Purpura fébrile :

- redouter en 1er lieu : un purpura fulminans (rare mais grave);
- rechercher des arguments pour : un purpura infectieux non sévère (fréquent).

Purpura ± fébrile thrombopénique :

- cause périphérique : purpura thrombopénique idiopathique (fréquent);
- cause centrale : hémopathie (rare mais grave).

Purpura ± fébrile non thrombopénique :

- purpura vasculaire : purpura rhumatoïde (fréquent), cause mécanique (pétéchies liées au point de compression d'un garrot, pétéchies du territoire cave supérieur liées à la toux ou aux vomissements);
- troubles constitutionnels de l'hémostase primaire, incluant la maladie de Willebrand et les thrombopathies (pathologies chroniques, histoire familiale…).

E. Savoir prescrire une transfusion de plaquettes

La transfusion de plaquettes est une indication peu fréquente en pédiatrie.

Elle n'est pas indiquée en cas de purpura avec thrombopénie relié à un PTI, sauf en cas d'hémorragie sévère neurologique, intra-abdominale, extériorisée abondante ou urgence chirurgicale à risque.

Une thrombopénie < 20 G/L chez un enfant traité par chimiothérapie pour une leucémie aiguë est un seuil habituellement retenu.

Les grands principes de transfusion de plaquettes sont proches de ceux appliqués chez l'adulte. Nous ne rappelons ici que les messages essentiels pour la pratique clinique.

Avant la transfusion :

- connaître les antécédents de transfusion de l'enfant (nombre, accidents éventuels);
- information des parents ± de l'enfant sur le rapport bénéfice/risque, accord parental;
- bilan prétransfusionnel (± éventuels prélèvements à visée étiologique).

Commande des concentrés plaquettaires d'aphérèse (CPA) :

- nom, prénom, âge, poids de l'enfant, chiffre de plaquettes, tolérance clinique;
- date, identification du prescripteur, signature, degré d'urgence;
- quantité à transfuser = 1 unité de CPA pour 5 kg de poids;
- irradiés si patient immunodéprimé.

Modalités de la transfusion :

- en débit libre;
- surveillance rapprochée des paramètres vitaux (température, hémodynamique, conscience);
- attention au volume total chez le petit enfant.

Après la transfusion :

- traçabilité : notification dans les dossiers transfusionnel et médical ainsi que le carnet de santé;
- vérification de l'efficacité de la transfusion : examen clinique, NFS de contrôle.

Transfusion : CPA, débit libre, surveillance clinique, NFS.

II. Points clés à propos de 2 causes de purpura

A. Purpura rhumatoïde

1. Généralités

Il s'agit de la vascularite la plus fréquente chez l'enfant.

Cette pathologie concerne plus fréquemment le garçon, d'âge ≤ 8 ans (rarement ≤ 2 ans), en période automno-hivernale.

La physiopathologie de la maladie n'est pas bien connue.

Il s'agit d'une vascularite immuno-allergique de type III, avec dépôts de complexes immuns circulants fixant des IgA, qui vont se déposer dans la paroi des capillaires de la peau et du tube digestif, ainsi que dans le mésangium des glomérules rénaux.

Des facteurs déclenchants sont parfois retrouvés : rhinopharyngite, vaccination récente, médicament.

Purpura rhumatoïde = cause de purpura vasculaire fréquent chez l'enfant.

2. Diagnostic

a. Enquête clinique

Le diagnostic de purpura rhumatoïde est avant tout clinique et repose sur une triade (tableau 43.2) : purpura (fig. 43.3), manifestations articulaires et douleurs abdominales.

Des **complications** évolutives, parfois inaugurales, sont à redouter :

- avant tout digestives :
  - hématome des parois, hématome pariétal intestinal,
  - invagination intestinale aiguë,
  - péritonite aiguë par vascularite nécrosante,
  - dénutrition ;
- plus rarement :
  - orchite, urétérite sténosante,
  - néphropathie glomérulaire (HTA),
  - convulsions, encéphalite.

Tableau 43.2. Triade clinique du purpura rhumatoïde.

Purpura	– Constant (100 %), parfois retardé (au décours des douleurs abdominales) – Vasculaire (infiltré, pas d'atteinte muqueuse, polymorphisme lésionnel) – Localisation prédominante aux membres inférieurs – Évolution par poussées, déclenchées par l'orthostatisme – ± Urticaire, érythème polymorphe, œdème localisé périarticulaire et des extrémités
Manifestations articulaires	– Inconstantes (75 %) et transitoires (3–5 jours), parfois inaugurales – Arthralgies et/ou arthrites bilatérales et symétriques – Localisation prédominante aux membres inférieurs – Évolution vers la régression sans séquelle, récidives possibles
Douleurs abdominales	– Inconstantes (50 %), parfois inaugurales, d'intensité variable – Témoins du purpura digestif ou d'une complication (invagination intestinale aiguë) – Localisation variable – ± Vomissements, diarrhée sanglante

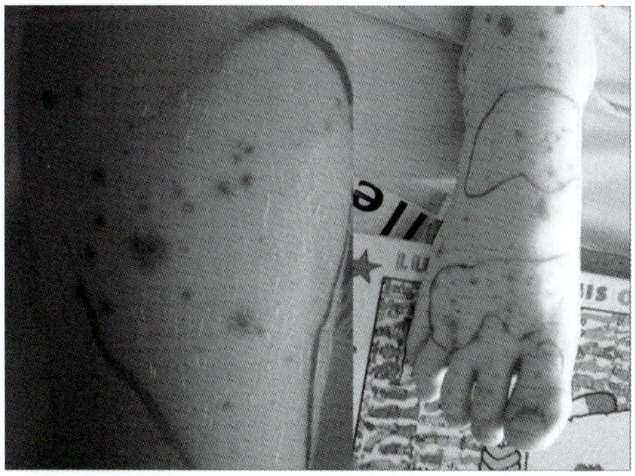

Fig. 43.3. Purpura rhumatoïde. (*Voir aussi dans le cahier couleur.*)

Triade = purpura vasculaire, manifestations articulaires, douleurs abdominales.

b. Enquête paraclinique

Examens complémentaires systématiques :

- NFS-plaquettes : les plaquettes sont normales ;
- BU : dépister une atteinte rénale (protéinurie, hématurie).

Autres examens possiblement utiles :

- échographie abdominale : indiquée en cas de fortes douleurs abdominales ; elle peut mettre en évidence : des hématomes pariétaux, un boudin d'invagination ;
- biopsie cutanée : pratiquée exceptionnellement en cas d'incertitude diagnostique ; elle montrerait un infiltrat leucocytaire, des dépôts d'IgA et de C3 en immunofluorescence dans les parois vasculaires.

Examens utiles = NFS-plaquettes, BU, ± échographie abdominale.

3. Prise en charge thérapeutique

La prise en charge est habituellement ambulatoire.

Le traitement est symptomatique : antalgiques, antispasmodiques. Le repos est sans effet sur la prévention des complications et sur le pronostic.

L'hospitalisation est parfois nécessaire en cas de complications.

Le recours aux corticoïdes peut alors se discuter dans certaines situations qui sont toutefois peu fréquentes (atteinte sévère d'organe, orchite…).

4. Planification du suivi

a. Principes

La poussée de purpura est généralement résolutive en 2 à 6 semaines. Une récidive au premier lever est possible sans incidence sur le pronostic.

Le suivi est essentiellement clinique (régression de la poussée, amendement des douleurs abdominales), avec réalisation régulière d'une bandelette urinaire (dépistage de l'atteinte rénale).

L'épisode est le plus souvent unique (80 %).

On parle de guérison en l'absence de récidive pendant une durée de 6 mois.

b. Atteinte rénale

La néphropathie glomérulaire peut être révélée par une protéinurie, un syndrome néphrotique, une insuffisance rénale aiguë, une HTA. L'évolution est susceptible de se faire vers l'insuffisance rénale chronique terminale dans 5–10 % des cas.

Le dépistage de l'atteinte rénale est donc un enjeu majeur et repose sur la réalisation d'une BU à la recherche d'une protéinurie 1 fois/semaine pendant la phase active, puis 1 fois/mois durant 4 mois.

La ponction-biopsie rénale n'est pas systématique en cas de purpura rhumatoïde.

Ses indications sont : un syndrome néphrotique impur, une protéinurie > 0,5–1 g/24 h, une HTA, une hématurie macroscopique récidivante, une insuffisance rénale.

Elle peut montrer alors une atteinte mésangiale avec dépôts prédominants d'IgA, ainsi qu'un degré variable d'hypercellularité.

Un suivi en néphropédiatrie est indispensable en cas d'atteinte rénale.

Les facteurs de mauvais pronostic sont : un syndrome néphrotique, une HTA, des signes anatomopathologiques de glomérulonéphrite proliférative extracapillaire diffuse avec > 50 % de croissants.

Pronostic = atteinte rénale.

B. Purpura thrombopénique immunologique (PTI) aigu

1. Généralités

C'est une cause de purpura thrombopénique assez fréquente chez l'enfant.
Le pic d'âge de survenue est entre 2 et 5 ans.

Le PTI est lié à la destruction périphérique des plaquettes, par un processus immun.
Des facteurs déclenchants sont parfois retrouvés : rhinopharyngite, vaccination récente (ROR), médicament.

C'est un diagnostic d'élimination, qui pour être porté, nécessite d'éliminer les autres causes de thrombopénie.

PTI aigu = purpura thrombopénique non rare chez l'enfant.

2. Diagnostic

a. Enquête clinique

Le PTI se présente comme un syndrome hémorragique isolé, avec purpura cutanéomuqueux.

À l'anamnèse :

- absence d'antécédents évocateurs de thrombopénie constitutionnelle ;
- absence de signes associés évocateurs d'une hémopathie maligne ou d'un SHU (diarrhée).

À l'examen physique :

- sévérité du syndrome hémorragique (tableau 43.3) ;
- présence d'autres signes cliniques de gravité (mentionnés précédemment) ;
- absence de syndrome tumoral (hémopathie) ou d'HTA (SHU).

Tableau 43.3. Score de Buchanan.

Grade	Sévérité du saignement	Description clinique
0	Aucun	Aucun signe
1	Mineur	Peau : ≤ 100 pétéchies ou ≤ 5 ecchymoses (≤ 3 cm de diamètre) Muqueuses : normales
2	Peu sévère	Peau : > 100 pétéchies ou > 5 ecchymoses (> 3 cm de diamètre) Muqueuses : normales
3	Modéré	Atteinte des muqueuses (épistaxis, bulles intrabuccales, hématurie, métrorragies…)
4	Sévère	Atteinte des muqueuses nécessitant un geste Suspicion d'hémorragie interne
5	Pronostic vital en jeu	Hémorragie intracrânienne ou hémorragie interne

Score de sévérité du syndrome hémorragique = Buchanan.

b. Enquête paraclinique

Examens complémentaires absolument nécessaires :

- NFS, plaquettes, réticulocytes : thrombopénie isolée, pas d'atteinte des autres lignées ;
- frottis sanguin : morphologie plaquettaire normale, absence de schizocytes ;
- groupe (2 déterminations), Rhésus, RAI (en vue d'une éventuelle transfusion) ;
- imagerie cérébrale (si céphalées et/ou signes neurologiques anormaux) ;
- échographie abdominale (si douleurs abdominales, anomalies de la palpation abdominale ou hématurie).

Myélogramme :

- indiqué en cas de doute diagnostique ou si décision de corticothérapie pour exclure une hémopathie maligne ;
- selon certains experts, l'absence de réalisation de cet examen avant mise sous corticoïdes est cependant possible si un clinicien senior et un cytologiste expérimenté confirment la normalité de l'examen clinique et de la NFS avec frottis sanguin ; cette décision doit être argumentée dans le dossier ;
- examen non contre-indiqué par la thrombopénie, réalisé sous antalgiques et prémédication ;
- son aspect est alors une moelle riche, avec présence de mégacaryocytes en quantité normale voire augmentée, sans cellules malignes.

Autres examens complémentaires recommandés :

- haptoglobine, bilirubine ; test de Coombs (en cas d'hémolyse) ;
- hémostase avec TP, TCA, fibrinogène (CIVD ?) ;
- BU et créatininémie (SHU ?) ;
- sérologie VIH en cas de facteurs de risque, sérothèque ;
- facteurs antinucléaires (FAN) (surtout si âge > 8 ans) ;
- fond d'œil (surtout en cas de céphalées ou autre signe neurologique anormal, de syndrome hémorragique sévère).

Examens complémentaires à ne pas pratiquer :

- autres sérologies virales, Ac antiplaquettes, Ac anti-ADN : inutiles ;
- PL, temps de saignement, tout geste invasif : contre-indiqués.

Myélogramme : indiqué en cas de doute diagnostique ou si décision de corticothérapie.

3. Prise en charge thérapeutique

a. Indications thérapeutiques

La sévérité du PTI aigu est appréciée :

- sur la clinique : score hémorragique de Buchanan ;
- sur la biologie : chiffre de numération plaquettaire.

b. Modalités thérapeutiques

L'abstention thérapeutique se justifie en l'absence de signes de gravité clinique.

En cas de saignement modéré (Buchanan = 3), il peut être proposé une corticothérapie *per os* (en association avec un antisécrétoire gastrique) ou une perfusion IV d'immunoglobulines polyvalentes.

En cas d'hémorragies sévères et/ou prolongées (Buchanan > 3), le traitement doit associer une perfusion IV d'immunoglobulines polyvalentes et une corticothérapie IV.

Selon la sévérité du syndrome hémorragique et la tolérance de l'anémie, une transfusion de culots globulaires rouges peut être nécessaire. L'arrêt de tout saignement actif est la priorité.

Une transfusion de plaquettes est d'indication exceptionnelle, les plaquettes étant en général très rapidement détruites.

La réalisation d'un myélogramme est recommandée en cas d'une décision de corticothérapie. Elle peut être différée de 12 heures si le traitement est débuté durant une garde.

Traitement indiqué en cas de PTI aigu avec Buchanan ≥ 3.

c. Mesures d'accompagnement

Une éducation thérapeutique des enfants et de leur famille est indispensable (reconnaissance des signes d'hémorragie au niveau cutané mais aussi buccal).

Recommandations générales :

- vie pratique : hygiène dentaire avec brosses souples, prévention des chutes du lit ;
- activités sportives : pas de contre-indication sauf en cas de syndrome hémorragique clinique ; rédaction d'un protocole d'accueil individualisé (PAI) pour l'école ;
- éviter : prise intrarectale de la température et injections IM, AINS dont aspirine (traitement de la fièvre uniquement par paracétamol) ;
- vaccinations : contre-indication temporaire (en pesant le rapport bénéfices/risques).

Éducation thérapeutique avec recommandations pour la vie quotidienne.

4. Planification du suivi

a. Principes du suivi

La surveillance clinique est essentielle et doit primer sur les contrôles biologiques.

La recherche de signes hémorragiques, en particulier au niveau de la cavité buccale doit être faite lors de toute consultation médicale, et de manière quotidienne par la famille.

Le contrôle de la numération plaquettaire est fonction de la clinique.

Cette numération plaquettaire doit être réalisée seulement en cas de persistance et/ou d'aggravation du syndrome hémorragique à J2 puis à J21 du diagnostic de PTI aigu. Elle est indiquée aussi en cas de situation à risque (geste à risque hémorragique, intervention chirurgicale) ou circonstances particulières (voyage à l'étranger).

En l'absence de symptômes, l'intérêt de son contrôle 3–6 mois après le diagnostic est de pouvoir affirmer la guérison, généralement définie après 1 an de numérations plaquettaires spontanément normales.

Suivi : recherche d'un syndrome hémorragique >> NFS-plaquettes.

b. Pronostic de l'affection

Le PTI aigu de l'enfant est habituellement de bon pronostic.

La guérison définitive survient dans la majorité des cas en quelques jours ou semaines.

Il existe un risque de récidive dont il faut informer les parents et l'enfant.

L'évolution vers un PTI chronique (≥6 mois) concerne 10 % des enfants.

Sa prise en charge thérapeutique doit se décider en milieu spécialisé hématologique pédiatrique.

Point de vue de l'expert

Le purpura rhumatoïde est une question très appréciée par les experts ECN.

Ses complications (notamment l'invagination intestinale aiguë) s'intègrent parfaitement dans un cas clinique transversal.

Le purpura thrombopénique idiopathique aigu permet d'évaluer l'étudiant vis-à-vis de sa capacité à argumenter des hypothèses diagnostiques, en écartant des causes plus rares mais plus sévères.

Références

	Recommandations sur la transfusion de plaquettes : produits, indications - 2003 - (Afssaps) http://www.hemovigilance-cncrh.fr/Indicat/plaqreco.PDF
	Purpura thrombopénique immunologique de l'enfant et de l'adulte. Protocole national de diagnostic et de soins - 2009 - (HAS) https://www.orpha.net/data/patho/Pro/fr/PNDS_ PurpuraThrombopeniqueImmunologiqueEnfantAdulte1.pdf
	Purpura thrombopénique idiopathique aigu de l'enfant - 2007 - (SHIP) https://sf-pediatrie. com/Sites/default/files/pdf/Recommandations_Bonnes_pratiques/P/ PTITTrelue0907TLdoc_05.doc

CHAPITRE

44

Cancers de l'enfant

Items et objectifs du CNCI

Item 294 – UE 9 – Cancer de l'enfant : particularités épidémiologiques, diagnostiques et thérapeutiques

- Expliquer les particularités épidémiologiques, diagnostiques et thérapeutiques des principaux cancers de l'enfant.

Item 1 – UE 1 – La relation médecin-malade dans le cadre du colloque singulier ou au sein d'une équipe, le cas échéant pluriprofessionnelle. L'annonce d'une maladie grave ou létale ou d'un dommage associé aux soins

- Se comporter de façon appropriée lors de l'annonce d'un diagnostic de maladie grave, de l'incertitude sur l'efficacité d'un traitement, de l'échec d'un projet thérapeutique, d'un handicap, d'un décès ou d'un événement indésirable associé aux soins.

Item 139 – UE 5 – Connaître les aspects spécifiques des soins palliatifs en pédiatrie

- Évaluer les symptômes.
- Connaître les soins, les traitements, l'accompagnement d'un enfant et de son entourage lors des phases avancées de maladies létales.

Avant de commencer...

Cet item exige de connaître les particularités des cancers de l'enfant.
Il n'a pas pour objectif d'évaluer l'exhaustivité de leur prise en charge, relevant des surspécialistes.
Trois exemples de cancers fréquents chez l'enfant seront développés : leucémie aiguë lymphoblastique, neuroblastome, néphroblastome.

Les cancers de l'enfant sont des maladies rares.
Dans les pays industrialisés, ils représentent la 2e cause de mortalité entre 1 et 15 ans.
Leur taux de guérison global est toutefois de 75–80 %. Les objectifs actuels de la cancérologie pédiatrique sont d'augmenter encore les taux de guérison, tout en diminuant les risques de séquelles.

Les types histologiques sont très différents de ceux des cancers de l'adulte.
Les hémopathies malignes (leucémies et lymphomes) sont la 1re cause de cancer de l'enfant.
Les autres cancers fréquents chez l'enfant sont les tumeurs cérébrales, les tumeurs embryonnaires (néphroblastome, neuroblastome), les sarcomes osseux (ostéosarcome, sarcome d'Ewing) ou des tissus mous (rhabdomyosarcomes).

Les signes d'appel des cancers de l'enfant sont nombreux.

Les circonstances diagnostiques peuvent être en rapport avec des signes directement liés à la tumeur et/ou à des signes indirects de compression ou d'envahissement.
Le diagnostic repose sur la convergence d'arguments cliniques et d'imagerie, et le plus souvent sur des éléments anatomo-pathologiques et de caractérisation biologique de la tumeur.

La prise en charge est pluridisciplinaire et nécessite l'implication d'équipes hautement spécialisées.
Les cancers de l'enfant sont très sensibles aux médicaments de chimiothérapie cytotoxiques.
La surveillance au long cours est essentielle en raison du risque de séquelles liées à la maladie et aux traitements.

I. Particularités des cancers de l'enfant

A. Particularités épidémiologiques

1. Prévalence

Les cancers de l'enfant représentent moins de 1 % de l'ensemble des cancers.

Ce sont des maladies rares : environ 2 400 cas par an en France entre les âges de 0 et 18 ans, dont 1 700 cas par an survenant avant l'âge de 15 ans parmi lesquels 50 % des cas avant l'âge de 5 ans. Il existe une prédominance masculine (*sex-ratio* = 1,2).

Les cancers de l'enfant sont essentiellement sporadiques.

Une faible proportion seulement (< 5 %) survient dans le cadre de syndromes connus de prédisposition génétique, tels que les formes héréditaires du rétinoblastome (risque accru de 2e cancer), le syndrome de Li-Fraumeni (tumeurs des tissus mous et des os, lymphomes, tumeurs du SNC, corticosurrénalomes), le syndrome de Beckwith-Wiedemann (néphroblastomes, hépatoblastomes), la trisomie 21 (leucémies), les neurofibromatoses de types 1 et 2 (tumeurs du SNC), et d'autres syndromes plus rares encore.

Peu de facteurs environnementaux connus sont impliqués dans la genèse des cancers de l'enfant. On peut citer les irradiations à fortes doses, des virus tels que EBV (lymphomes de Burkitt, carcinome indifférencié du nasopharynx, maladie de Hodgkin), VIH (lymphomes, léiomyosarcome) ou VHB (hépatocarcinome).

Les taux de guérison atteignent aujourd'hui 75–80 % dans les pays industrialisés.

Leur pronostic est donc globalement meilleur que celui des cancers survenant chez les adultes.

De grands progrès thérapeutiques ont été réalisés au cours des dernières années, grâce aux acquis de stratégies thérapeutiques développées dans le cadre de protocoles de recherche clinique multicentriques et internationaux.

Cancers de l'enfant : 2 000 cas/an en France, taux de guérison de 75–80 %.

2. Répartition statistique

Les types histologiques et la fréquence des cancers de l'enfant sont très distincts de ceux de l'adulte.

Schématiquement : 60 % des cancers de l'enfant sont des tumeurs solides non hématologiques, 40 % des hémopathies malignes (leucémies, lymphomes).

Tableau 44.1. Répartition des cancers de l'enfant.

Cancers	Répartition (%)
Leucémies aiguës	30
Tumeurs cérébrales	20
Lymphomes	10
Neuroblastomes	9
Néphroblastomes	8
Tumeurs des tissus mous	7
Tumeurs osseuses	5
Tumeurs germinales malignes	4
Rétinoblastomes	3
Tumeurs du foie	2
Autres	2

La répartition statistique des cancers de l'enfant est présentée dans le tableau 44.1.

Avant l'âge de 5 ans, les cancers prédominants sont les leucémies aiguës, les tumeurs embryonnaires spécifiques de l'enfant (neuroblastomes, néphroblastomes, rhabdomyosarcomes) et certaines tumeurs cérébrales (médulloblastomes, gliomes de bas grade).

Après l'âge de 10 ans, il s'agit surtout de tumeurs cérébrales (gliomes, médulloblastomes), de sarcomes osseux (ostéosarcomes, sarcome d'Ewing) et des tissus mous (rhabdomyosarcomes et non-rhabdomyosarcomes), de lymphomes (hodgkiniens et non hodgkiniens), et des tumeurs germinales malignes (principalement gonadiques à cet âge).

Cancers de l'enfant les plus fréquents : leucémies aiguës, tumeurs cérébrales, lymphomes, neuroblastomes, néphroblastomes.

B. Particularités diagnostiques

1. Être vigilant

Les signes d'appel de cancers de l'enfant doivent être reconnus le plus tôt possible.

En effet, la précocité du diagnostic permet souvent le recours à des traitements moins agressifs. Toutefois, la rareté et la rapidité évolutive des cancers de l'enfant ne permettent pas d'envisager un dépistage systématique, sauf dans de rares cas de syndromes de prédisposition.

Un interrogatoire attentif prenant en compte les symptômes décrits, un examen clinique exhaustif ainsi qu'une analyse vigilante de l'évolution permettent une stratégie diagnostique raisonnable pour l'identification ou la réfutation de signes évocateurs de cancers, tout en prenant en compte l'inquiétude familiale.

Les signes d'appel des cancers de l'enfant sont nombreux.

Ils peuvent être découverts de manière fortuite par les parents (masse abdominale au cours de la toilette) ou par le médecin traitant (examen systématique), ou du fait de la persistance sous traitement bien conduit, d'un signe ou d'un symptôme d'allure initialement bénigne.

Certains signes ou symptômes généraux peuvent survenir mais sont beaucoup plus rares qu'au cours des cancers de l'adulte : fatigue isolée, diminution de l'appétit, amaigrissement ou mauvaise prise staturo-pondérale chez le jeune enfant, infections anormalement répétées.

Les signes d'appel sont souvent banals et malheureusement parfois « banalisés ».

Ils sont le plus souvent d'évolution rapide, survenant chez un enfant dont l'état général demeure conservé, et peuvent parfois mettre en jeu du fait de la localisation tumorale, le pronostic fonctionnel ou vital immédiat.

Tout symptôme ou signe persistant et fixe pendant plusieurs jours, toute douleur nocturne (céphalées, douleurs abdominales ou des membres), insolites ou durables, doivent faire évoquer une étiologie organique qui peut être parfois cancéreuse.

Signes d'appel multiples et parfois banals... à ne pas banaliser.

2. Circonstances diagnostiques

Les signes peuvent être en rapport avec **la découverte « directe »** de la tumeur :

- masse abdominale :
  - intrapéritonéale : lymphome de Burkitt, hépatoblastome,
  - rétropéritonéale : néphroblastome, neuroblastome,
  - abdomino-pelvienne : tumeur germinale maligne, neuroblastome, sarcome ;
- tuméfaction des membres ou des parois révélant des sarcomes :
  - des tissus mous : le plus souvent rhabdomyosarcome,
  - osseux : ostéosarcome, tumeur d'Ewing ;
- adénopathies « froides » (dures et adhérentes, sans inflammation ni douleur) :
  - leucémies,
  - lymphomes ;
- autres signes :
  - reflet blanc pupillaire (leucocorie) : rétinoblastome,
  - augmentation du volume scrotal : rhabdomyosarcome, tumeur germinale maligne, lymphome,
  - hématurie : néphroblastome,
  - masse périorificielle ou intra-orificielle ± saignement : rhabdomyosarcome, tumeur germinale maligne vaginale.

Les symptômes peuvent être en rapport avec des **signes « indirects »** de la tumeur :

- HTIC, signes neurologiques déficitaires : tumeur cérébrale ;
- compression médullaire (y penser chez un enfant douloureux et difficilement mobilisable) : tumeurs osseuses rachidiennes, neuroblastome, hémopathies malignes, tumeurs médullaires ;
- dyspnée par compression médiastinale : lymphome (le plus souvent non hodgkinien), rarement tumeur germinale maligne, sarcomes ou neuroblastome ;
- obstruction respiratoire haute, troubles de déglutition : tumeur ORL (lymphome, rhabdomyosarcome) ;
- protrusion oculaire : tumeur orbitaire primitive (rhabdomyosarcome) ou métastase orbitaire (neuroblastome, hémopathie maligne) ;
- douleurs osseuses localisées : tumeurs osseuses (ostéosarcome, tumeur d'Ewing) ;

- douleurs osseuses diffuses ± boiterie : atteintes de la moelle osseuse (leucémie, neuroblastome);
- difficultés d'émission d'urines ou de selles : tumeurs abdomino-pelviennes (sarcome, neuroblastome, tumeurs germinales malignes), tumeurs intracanalaires;
- strabisme : rétinoblastome;
- prurit : lymphome de Hodgkin.

Plus rarement, le cancer peut se révéler au cours de certaines **situations d'urgence** :

- dyspnée asphyxiante : lymphome non hodgkinien médiastinal, tumeur ORL;
- pancytopénie (anémie aiguë, saignement, fièvre), CIVD : hémopathie;
- HTIC d'évolution rapide avec signes neurovégétatifs, convulsions : tumeur cérébrale;
- fracture osseuse pathologique : tumeur osseuse;
- hémorragie intra-abdominale : néphroblastome;
- hypercalcémie : origine paranéoplasique ou lyse osseuse.

Alerte : HTIC, boiterie et douleurs osseuses, masse abdominale, strabisme, leucocorie.

3. Démarche diagnostique

a. Conduite générale

Le diagnostic est habituellement porté sur une convergence d'arguments cliniques et paracliniques.

La démarche diagnostique vise à confirmer le diagnostic, préciser la nature et les caractéristiques de la tumeur, ainsi qu'à établir le bilan d'extension locorégional et général.

Les éléments d'appoint possiblement associés sont fonction des hypothèses étiologiques : examens biologiques (NFS-plaquettes, examens biochimiques sanguins standards, marqueurs tumoraux), examens d'imagerie, examens anatomo-pathologiques et de caractérisation biologique de la tumeur.

La stratégie diagnostique doit être rigoureuse et organisée.

Des examens paracliniques simples peuvent être réalisés pour orienter rapidement le diagnostic.

La chronologie et les modalités des explorations ultérieures (notamment l'indication des abords de ponction ou de biopsie de la tumeur) doivent être impérativement décidées en collaboration avec un centre de référence en cancérologie pédiatrique, afin d'éviter tout préjudice concernant la prise en charge thérapeutique et le pronostic.

Contact rapide avec un centre de référence en cancérologie pédiatrique.

b. Spécificités à connaître

Principaux **marqueurs tumoraux** particuliers au diagnostic des tumeurs pédiatriques :

- α-fœtoprotéine (AFP) : tumeurs germinales malignes (composante « tumeur du sac vitellin »), hépatoblastome;
- β-HCG : tumeurs germinales malignes (composante « choriocarcinome »);
- catécholamines urinaires : neuroblastome.

Autres marqueurs moins spécifiques souvent recherchés :

- hypercalcémie : atteintes ostéomédullaires étendues, tumeurs rhabdoïdes ;
- élévation des LDH (marqueur d'agressivité) : lymphome malin non hodgkinien (LMNH), neuroblastome, tumeur d'Ewing.

Les examens d'imagerie permettent le diagnostic topographique des lésions, contribuent souvent au diagnostic étiologique et participent au bilan d'extension.

Techniques d'imagerie utilisées suivant les situations :

- examens radiographiques standards (très souvent contributifs) :
  - radiographie de thorax,
  - radiographies de segments osseux : en cas de douleurs ou de tuméfactions localisées,
  - ASP : en cas de tumeur abdominale ;
- échographie ± Doppler (très précieuse) :
  - précise le caractère intra- ou rétropéritonéal d'une tumeur abdominale,
  - précise l'origine d'une tumeur abdomino-pelvienne,
  - contribue à l'exploration des lésions cervicales, des membres et des parois ;
- examens plus complexes (en fonction des résultats des 1res explorations) :
  - TDM,
  - IRM : tumeur du SNC, tumeurs osseuses ou des tissus mous,
  - scintigraphie au technétium : tumeurs osseuses primitives et/ou métastatiques,
  - scintigraphie au méta-iodobenzylguanidine (MIBG) : neuroblastome,
  - tomographie par émission de positons (TEP) ± TDM : validée dans l'exploration des lymphomes hodgkiniens et non hodgkiniens mais également de plus en plus utilisée dans d'autres types tumoraux (en particulier les sarcomes).

Les examens anatomo-pathologiques comprennent des explorations :

- cytologiques :
  - myélogramme : leucémie,
  - ponction ganglionnaire ou tumorale : certaines formes de LMNH ;
- histologiques : abords biopsiques percutanés ou chirurgicaux *a minima*.

Les examens de caractérisation biologique de la tumeur sont de plus en plus souvent indispensables pour préciser le diagnostic et mieux définir le pronostic.

Ils nécessitent généralement une congélation tumorale, qu'il faut prévoir lors des prélèvements.

Bilan paraclinique à visée diagnostique et pronostique.

4. Annonce diagnostique

a. Principes généraux

L'annonce d'une maladie grave est un moment particulier de la relation médecin-malade. Elle conduit à un retentissement psychologique majeur chez l'enfant et sa famille.

L'annonce diagnostique est ainsi un temps essentiel pour créer une alliance thérapeutique entre l'enfant, ses parents, et les équipes médicales impliquées dans la démarche diagnostique et la prise en charge thérapeutique (service de pédiatrie, centre de référence en cancérologie pédiatrique, service de chirurgie infantile spécialisée), alliance toujours indispensable à la réalisation de soins de qualité.

Délivrée parfois par le médecin traitant qui a évoqué le diagnostic, cette annonce doit être relayée par les centres de référence en cancérologie pédiatrique selon un « dispositif » prévu dans le cadre du plan cancer.

L'annonce du diagnostic de cancer demande du temps, de la disponibilité et de l'expérience.

La loi du 04/03/2002 relative aux droits des patients précise l'importance de l'information médicale. Cette information doit être claire et complète, sans violence ni trahison, dans le cadre d'un processus dynamique, répété et pluriprofessionnel. Elle est ainsi délivrée de manière progressive au cours d'entretiens répétés et rapprochés, réalisés avec empathie et dans un lieu permettant confidentialité et intimité.

Elle est réalisée dans le respect de la personnalité de l'enfant et sa famille, de leurs attentes et besoins, en tenant compte du contexte culturel et psychologique. Elle doit être adaptée à l'âge et au niveau de compréhension de l'enfant.

b. Dispositif d'annonce

Le dispositif d'annonce hospitalier est ainsi construit autour de quatre temps.

Chacun de ces temps peut nécessiter plusieurs entretiens successifs.

- ① Temps médical :
  - annonce du diagnostic puis des propositions et décisions débattues en réunion de concertation pluridisciplinaire (RCP) ;
  - présentation des risques à court, moyen et long terme des différentes options thérapeutiques et justification de l'option choisie ;
  - proposition d'inclusion le cas échéant dans un essai thérapeutique ou une étude interventionnelle ou non interventionnelle, selon les critères d'éligibilité ;
  - finalisation du projet sous forme d'un programme personnalisé de soins (PPS).

La circulaire DHOS n° 161 du 29 mars 2004 relative à l'organisation des soins en cancérologie pédiatrique précise en outre que le recours à un 2e avis médical doit être systématiquement proposé aux parents, sans pour autant retarder la mise en œuvre rapide d'un traitement si nécessaire.

Il est nécessaire de valider au fur et à mesure la compréhension de l'information délivrée. La remise de documents écrits sur la maladie et ses traitements est un support souvent utile à une information de qualité mais ne dispense en aucune façon des entretiens successifs.

L'aide des associations de parents est souvent également utile, soit par des contacts directs, soit par le recours à des documents d'information sur ces associations.

- ② Temps d'accompagnement soignant :
  - précision des modalités thérapeutiques, visite du service,
  - identification en équipe pluriprofessionnelle des besoins d'accompagnement social et psychologique.

- ③ Temps d'accès aux soins de support (psychologue, assistante sociale, kinésithérapeute...).

- ④ Temps d'articulation avec la médecine de ville (information du médecin traitant).

Annonce diagnostique avec information claire et complète. Alliance thérapeutique.

C. Particularités thérapeutiques

1. Principes généraux

De grands progrès thérapeutiques ont été réalisés au cours des dernières années.

Les objectifs actuels de la cancérologie pédiatrique sont d'augmenter encore les taux de guérison, tout en diminuant le risque de séquelles.

La prise en charge spécifique est discutée en réunion de concertation pluridisciplinaire.

Chaque enfant bénéficie d'un programme personnalisé de soins, élaboré par un centre de référence en cancérologie pédiatrique, et souvent réalisable (au moins en partie) au sein d'hôpitaux de proximité.

L'évolution naturelle de la maladie, les options thérapeutiques possibles et les modalités choisies, ainsi que leurs bénéfices et risques, doivent être présentés avec tact et empathie à l'enfant, en tenant compte de son âge et son niveau de compréhension, et à ses parents.

La participation (fréquente) à un protocole d'essai thérapeutique exige un consentement spécifique écrit.

L'enfant bénéficie d'une prise en charge à 100 %.

Un projet d'accueil individualisé (PAI) permet une scolarité adaptée à l'état de santé de l'enfant.

Un soutien psychologique doit être proposé à l'enfant et à sa famille.

Réunion de concertation pluridisciplinaire. Programme personnalisé de soins.

2. Modalités thérapeutiques

a. Généralités

Toute urgence symptomatique doit être traitée en priorité.

Le soulagement de douleurs éventuelles est l'une de ces urgences, et est donc également essentiel dès le début de la prise en charge de l'enfant. Une réévaluation clinique de l'enfant doit être réalisée régulièrement.

Les cancers de l'enfant sont caractérisés par une grande chimiosensibilité.

La mise en place d'un cathéter central est très souvent nécessaire pour la réalisation des traitements.

Un suivi au long cours est indispensable.

Il permet de surveiller l'efficacité du traitement antitumoral (rémission, guérison, rechute) et sa tolérance (toxicité précoce), ainsi que les effets secondaires tardifs de la maladie et des traitements (séquelles).

b. Spécificités à connaître

Le **plan de traitement** de chaque enfant associe de manière variable :

- une chimiothérapie néoadjuvante (très fréquemment utilisée) destinée à :
  - réduire le volume tumoral et faciliter (ou rendre possible) un geste chirurgical,
  - diminuer le cas échéant le volume et la dose d'irradiation,
  - agir précocement sur les métastases avérées ou infracliniques ;
- une chirurgie d'exérèse (lorsqu'elle est indiquée et réalisable) ;

- des traitements postopératoires adjuvants :
  - chimiothérapie (le plus souvent),
  - radiothérapie : indications encore importantes mais de plus en plus restrictives (risque de séquelles dans un organisme en développement, par exemple neuroendocriniennes en cas d'irradiation cérébrale).

Les **toxicités précoces de la chimiothérapie** comprennent des effets secondaires :
- hématologiques :
  - neutropénie fébrile (indication à une antibiothérapie à large spectre),
  - anémie, thrombopénie (besoins transfusionnels);
- digestifs et nutritionnels :
  - risque de nausées/vomissements, anorexie,
  - mucite, diarrhée/constipation;
- alopécie;
- et selon les agents de chimiothérapie :
  - allergie,
  - atteintes des fonctions rénale et hépatique,
  - cystite hématurique avec certains agents alkylants,
  - toxicité neurologique périphérique ou rarement centrale.

Les **séquelles possibles** (effets des traitements, de la maladie, ou conjonction des deux) peuvent nécessiter de nombreux suivis spécialisés :
- toxicités d'organe :
  - cardiaque (anthracyclines),
  - rénale (dérivés du platine, ifosfamide),
  - pulmonaire (irradiation, busulfan, bléomycine);
- retentissement sur les fonctions :
  - neuropsychologiques (HTIC liée à une tumeur cérébrale, irradiation du SNC, chimiothérapies),
  - auditives (dérivés du platine, irradiation, certaines tumeurs ORL ou du SNC),
  - visuelles (certaines tumeurs du SNC, rétinoblastome),
  - endocrines (tumeur de la région hypothalamo-hypophysaire, irradiation du SNC);
- atteintes fonctionnelles et/ou esthétiques (traitements locaux);
- toxicités sur l'ADN de cellules non tumorales :
  - retentissement sur la fertilité : mesures préventives à proposer avant traitement (cryopréservation de sperme chez l'adolescent pubère) ou, le cas échéant, avant certains traitements intensifs (cryopréservation de tissu gonadique dans un cadre établi ou investigatif),
  - majoration du risque de survenue de cancers secondaires.

Retenir les options thérapeutiques, avec les toxicités précoces et les séquelles.

3. Spécificités des soins palliatifs en cancérologie pédiatrique

a. Évaluation des symptômes de la phase palliative

La phase palliative en cancérologie se définit par l'absence de traitement efficace connu en termes de guérison mais correspond en fait à une phase thérapeutique très active où l'enfant reste bien sûr un être vivant, en relation avec ses proches et les soignants. Ainsi, 20 % des enfants atteints de cancers décèdent après un traitement palliatif d'un cancer d'emblée réfractaire ou en rechute.

La phase palliative est souvent longtemps imprévisible dans sa durée et sa symptomatologie. Les décisions de traitements doivent être adaptées à l'évolution des symptômes ainsi qu'au cheminement de l'enfant et sa famille, tout en partageant l'ignorance sur la durée prévisible et les symptômes futurs de la phase palliative.

Les symptômes de la phase palliative doivent être recherchés activement, reconnus et évalués afin de pouvoir offrir les soins optimaux :

- douleurs (voir chapitre 69) ;
- dyspnée (voir chapitre 29) par atteinte ORL, médiastinale, pleuropéricardique ou pulmonaire, voire dyspnée d'origine centrale ;
- signes de localisation neurologique ou comitialité par atteinte parenchymateuse ou leptoméningée ;
- syndromes compressifs autres (insuffisance rénale aiguë par obstacle, compression des voies biliaires, occlusion intestinale, compression médullaire) ;
- syndrome hémorragique (hémorragie intralésionnelle et/ou contexte d'envahissement médullaire massif, CIVD) ;
- anxiété, dépression ;
- troubles de conscience (voir chapitre 67).

b. Soins, traitements et accompagnement

La thérapeutique palliative doit toujours être active afin de soulager les symptômes sans toutefois recourir à une obstination déraisonnable. Les indications doivent être posées en mobilisant l'ensemble des partenaires de soins : équipe pluridisciplinaire spécialisée de cancérologie pédiatrique, équipe de pédiatrie de proximité, médecin traitant, intervenants professionnels de santé au domicile.

Comme à chaque étape des soins de l'enfant atteint de cancer, la pratique en équipe pluriprofessionnelle, l'écoute attentive et le maintien de l'alliance thérapeutique avec l'enfant et sa famille sont des conditions essentielles à la menée de soins de qualité.

Le dialogue sur la mort et la préparation au deuil ne doit pas être évité.

Les traitements symptomatiques sont au premier plan :

- prise en charge de la douleur par les antalgiques de niveau I à III, sans oublier le traitement de la composante nociceptive, les co-antalgiques et les moyens non médicamenteux dont la radiothérapie palliative de zones douloureuses précises ;
- oxygénothérapie en cas d'hypoxie, éventuelle évacuation d'épanchement compressif (pleural, péricardique ou péritonéal) ;
- suivi psychologique de l'enfant et sa famille, éventuel recours aux traitements psychotropes ;
- parfois des traitements plus lourds : dérivation urinaire interne ou externe, dérivation digestive, chirurgie de décompression ou radiothérapie en cas de compression médullaire ;
- utilité du recours à des traitements sédatifs en fin de vie, dans le but d'apaiser efficacement les symptômes douloureux et d'inconfort.

Le recours à des traitements spécifiques oncologiques peut être justifié en phase palliative, en prenant soin de minimiser le risque d'effets secondaires dans ce contexte. Ils peuvent contribuer efficacement au ralentissement de l'évolution de la maladie et au contrôle des symptômes douloureux et d'inconfort.

Ils peuvent également s'avérer nécessaires pour maintenir l'espoir chez l'enfant et sa famille, ce qui n'est pas contradictoire, avec une information adaptée. Si les critères d'éligibilité l'autorisent, ces traitements spécifiques peuvent parfois s'intégrer dans le cadre de protocoles prospectifs de phase I ou II explorant des nouveaux médicaments, selon le souhait de l'enfant lui-même (tenant compte de son âge et de sa volonté de participation aux décisions mais en vérifiant toujours son assentiment) et selon le souhait de ses parents.

Soins palliatifs = soins actifs sans obstination déraisonnable.

II. Points clés sur certains cancers de l'enfant

A. Leucémie aiguë lymphoblastique

1. Généralités

Les leucémies aiguës sont les cancers les plus fréquents de l'enfant (30 %).

Ce sont des proliférations malignes de précurseurs de cellules sanguines bloqués à un stade précoce de leur différenciation (blastes).

On distingue 2 variétés de leucémies aiguës suivant le type cytologique des cellules blastiques :

- les leucémies aiguës lymphoblastiques (LAL) ;
- les leucémies aiguës myéloïdes (LAM).

Les LAL représentent environ 80 % des leucémies aiguës de l'enfant.

On dénombre de 350 à 400 nouveaux cas par an en France, avec deux pics de fréquence : 2 à 5 ans (principal pic) et adolescence.

Schématiquement : 75 % sont des proliférations lymphoïdes de cellules immatures de la lignée B, 20 % sont des proliférations de la lignée T. Il existe de très rares proliférations de cellules lymphoblastiques B matures : il s'agit de leucémies de Burkitt (leucémie L3 dans la classification FAB [franco-américano-britannique] ou B4 dans la classification EGIL [*European Group for the Immunological Characterization of Leukemias*]).

2. Diagnostic

a. Signes cliniques d'appel

Manifestations d'insuffisance médullaire :

- anémie : asthénie, pâleur, éventuelle dyspnée ;
- thrombopénie : syndrome hémorragique cutanéomuqueux, purpura pétéchial, ecchymoses diffuses ou dans des sites inhabituels, épistaxis, gingivorragies, hématurie, sang dans les selles ;
- neutropénie : fièvre prolongée, angine récidivante ou ne cédant pas aux antibiotiques, aphtose.

Manifestations du syndrome tumoral liées à la prolifération leucémique dans la moelle osseuse et les organes hématopoïétiques secondaires et les organes lymphoïdes :

- douleurs osseuses (enfant ne voulant plus monter les escaliers, voulant être porté…) ;
- hépatomégalie, splénomégalie, adénopathies périphériques, amygdalomégalie, gros testicule ;
- gêne respiratoire voire syndrome cave supérieur en cas de syndrome tumoral médiastinal ;
- signes neurologiques périphériques (compression médullaire sur tassement vertébral voire envahissement tumoral) ou centraux (témoins d'une maladie neuroméningée).

b. Confirmation diagnostique

L'hémogramme (NFS-plaquettes) peut donner les résultats suivants :

- forme hyperleucocytaire avec blastose sanguine d'importance variable ;
- forme pancytopénique sans blastes ;
- parfois normal, ce qui n'élimine pas le diagnostic.

Le diagnostic ne peut et ne doit être porté qu'après réalisation d'un myélogramme :

- cytologie médullaire au microscope : > 20 % de cellules blastiques ;
- examen immunohistochimique : coloration négative par la myéloperoxydase et les estérases ;
- identification de la LAL dans la classification FAB (L1, L2, L3) : taille et régularité des cellules.

Ce myélogramme est complété par les examens suivants :

- immunophénotypage sur cellules médullaires en suspension en cytométrie de flux :
  - confirmation du caractère hématopoïétique de la prolifération (CD34),
  - caractère B : présence d'antigènes de la lignée B parmi CD10, CD19, CD20, CD22, CD79a,
  - caractère T : présence d'antigènes de la lignée T parmi CD2, CD3, CD4, CD7, CD8,
  - un ou plusieurs marqueurs myéloïdes peuvent avoir une expression « aberrante » ;
- caryotype hématologique médullaire :
  - ploïdie des cellules blastiques (normoploïdie : 46 chromosomes, hypoploïdie : < 46, hyperploïdie : > 46),
  - possibles anomalies structurales : délétions, inversions péricentriques, duplications, translocations,
  - ± compléments de lecture par des techniques de fluorescence par hybridation *in situ* (FISH) ;
- examen en biologie moléculaire à la recherche de :
  - transcrits de fusion (ETV6-RUNX1, BCR-ABL, PBX-E2A, MLL-AF4…),
  - marqueur(s) moléculaire(s) pour le suivi de la maladie après rémission complète cytologique (RC).

Enfin, d'autres examens sont nécessaires au diagnostic et à la prise en charge :

- examen du LCR : recherche d'un envahissement neuroméningé initial (présence de blastes lors du décompte cellulaire, et sensibilisation par technique de concentration Cytospin ®) ;
- examens d'imagerie en fonction du tableau initial :
  - radiographie de thorax, échographie abdominale et/ou testiculaire,
  - IRM cérébrale ;
- bilan préthérapeutique :
  - bilan prétransfusionnel,
  - syndrome de lyse : hyperuricémie, hyperkaliémie, hypocalcémie, hyperphosphorémie.

3. Prise en charge thérapeutique

a. Principes généraux

La prise en charge doit être réalisée en milieu spécialisé pédiatrique après RCP.

Principes thérapeutiques d'une LAL de l'enfant :

- correction d'une urgence symptomatique ;
- prévention et/ou prise en charge d'un syndrome de lyse tumorale : hyperhydratation, hyperdiurèse, uricolytiques ;

- polychimiothérapie séquentielle intensive incluant : des corticostéroïdes, de l'asparaginase, un alcaloïde de la pervenche, du méthotrexate, de l'aracytine ± alkylants et anthracycline ;
- prévention ou traitement des localisations neuroméningées : injections intrathécales de chimiothérapie, voire radiothérapie cérébrale.

L'intensité de la polychimiothérapie est fonction des caractéristiques immunophénotypiques, cytogénétiques et moléculaires de la maladie au diagnostic initial ainsi que de la corticosensibilité évaluée à J8 du traitement puis de la chimiosensibilité évaluée à différents temps précoces de la maladie.

La durée totale du traitement est de 24 à 30 mois dont 6–8 mois de traitement intensif intraveineux et 18–24 mois de traitement d'entretien essentiellement par voie orale.

b. Suivi et pronostic

Le pronostic des LAL de l'enfant est meilleur que celui des LAL de l'adulte.

Plus de 80 % des enfants et adolescents entre les âges de 1 an et 18 ans peuvent être guéris par les protocoles actuels. Les patients présentant les formes les plus favorables ont un pronostic de guérison de l'ordre de 90 à 95 %.

Le pronostic est fonction :
- des caractéristiques initiales de la maladie :
  - leucocytose : hyperleucocytose péjorative si > 50 000/mm^3,
  - envahissement neuroméningé,
  - immunophénotype : T est de moins bon pronostic que B,
  - âge : pronostic sombre chez les enfants d'âge < 1 an, moins bon pronostic chez les adolescents ;
- de la réponse au traitement :
  - corticosensibilité à J8,
  - obtention de la rémission cytologique en fin d'induction,
  - décroissance rapide de la maladie résiduelle (mesurée par PCR ou cytométrie de flux).

B. Neuroblastome

1. Généralités

Le neuroblastome représente environ 9 % des cancers de l'enfant.

L'incidence est de 1/10 000 naissances, avec 8 à 9 nouveaux cas par an par million d'enfants (soit 130–150 nouveaux cas/an en France).

C'est la tumeur solide extracrânienne la plus fréquente de l'enfant âgé de moins de 5 ans.

Elle se développe à partir de cellules formant le système nerveux sympathique (crête neurale).

2. Diagnostic

a. Signes cliniques d'appel

Les caractéristiques cliniques sont très variables et dépendent de la localisation de la tumeur primitive ainsi que de la présence éventuelle d'un syndrome paranéoplasique ou de métastases.

Manifestations reliées à la tumeur primitive :
- tumeur au niveau de la surrénale ou des ganglions sympathiques de l'abdomen :
  - masse abdominale de découverte fortuite,

- douleurs abdominales,
- hypertension artérielle ;
- tumeur le long de la colonne vertébrale :
  - masse cervicale,
  - découverte fortuite sur une radiographie de thorax prescrite pour une autre cause,
  - signes de compression médullaire (tumeur en sablier avec prolongement dans le canal rachidien),
  - signes de compression respiratoire exceptionnellement.

Manifestations en rapport avec un syndrome paranéoplasique :
- syndrome opsomyoclonique : mouvements saccadés des yeux, ataxie ;
- diarrhée (hypersécrétion de VIP).

Manifestations reliées aux métastases (> 50 % des cas au diagnostic) :
- envahissement ostéomédullaire avec asthénie et douleurs osseuses ;
- hématome périorbitaire bilatéral (syndrome de Hutchinson) ;
- une forme particulière de neuroblastome chez le nourrisson (syndrome de Pepper ou stade MS) s'accompagne de métastases hépatiques (pouvant entraîner une volumineuse hépatomégalie, compressive sur le plan respiratoire) et sous-cutanées (nodules bleutés enchâssés dans le derme).

b. Confirmation diagnostique

Le dosage des catécholamines urinaires est d'une grande valeur diagnostique :
- dopamine et dérivés (VMA et HVA), résultats rapportés à la créatininurie ;
- élévation en cas de neuroblastome sécrétant (90 % cas).

Le bilan d'imagerie précise le diagnostic et l'extension :
- échographie puis TDM/IRM pour déterminer l'extension locale de la tumeur ;
- scintigraphie à la MIBG pour détecter une atteinte métastatique ou scintigraphie au technétium dans les rares formes ne fixant pas la MIBG (10 % des neuroblastomes).

Un bilan médullaire est systématiquement réalisé.

Le diagnostic est toujours confirmé par une analyse histologique d'un fragment tumoral, obtenu le plus souvent par ponction-biopsie percutanée ou biopsie chirurgicale pour les tumeurs inopérables d'emblée.
Le prélèvement tumoral congelé permettra également une analyse des altérations génétiques tumorales.

3. Prise en charge thérapeutique

a. Principes thérapeutiques

La prise en charge doit être réalisée en milieu spécialisé pédiatrique après RCP.

Le traitement des tumeurs localisées opérables (stade L1) sans autre facteur de risque biologique consiste en une chirurgie d'exérèse seule.
Le traitement des tumeurs localisées inopérables (stade L2) repose sur des cures de chimiothérapie (combinaisons de VP16/carboplatine ou cyclophosphamide/anthracycline/vincristine), ainsi qu'une intervention chirurgicale ensuite si possible.

Le traitement des tumeurs métastiques de l'enfant d'âge > 1 an associe une chimiothérapie d'induction, une chimiothérapie haute dose suivie de réinjection de cellules souches autologues, une chirurgie d'exérèse de la tumeur primitive, une irradiation locale puis un traitement d'entretien (acide rétinoïque et immunothérapie).

b. Suivi et pronostic

Les chances de survie sont excellentes pour les formes localisées du nourrisson (> 90 %).

Elles ne sont au maximum que de 40 % chez les enfants d'âge > 18 mois atteints de neuroblastome stade 4. Elles sont intermédiaires pour les formes localisées des enfants plus âgés ou les formes métastatiques ostéomédullaires des enfants plus jeunes.

Le pronostic dépend :

- de l'âge : meilleur pronostic chez les enfants d'âge < 18 mois au diagnostic ;
- du stade d'extension tumorale selon la classification INRG :
  - évolution agressive des stades M (formes métastatiques),
  - possibilité de régression spontanée pour les stades MS (syndrome de Pepper) ;
- des marqueurs biologiques : mauvais pronostic si amplification de l'oncogène *MYCN*.

La surveillance se poursuit au long cours après le traitement.

Le risque de survenue d'effets secondaires dépend de la lourdeur des traitements ayant été nécessaires.

C. Néphroblastome

1. Généralités

Le néphroblastome représente environ 8 % des cancers de l'enfant.

L'incidence est de 1/10 000 naissances, avec 7 nouveaux cas par an par million d'enfants (soit 100–120 nouveaux cas/an en France). Elle survient le plus souvent chez des enfants âgés de 6 mois à 5 ans.

C'est la tumeur maligne rénale la plus fréquente de l'enfant.

Elle se développe à partir de tissu d'origine embryonnaire rénal.

2. Diagnostic

a. Signes cliniques d'appel

Il s'agit souvent de la découverte fortuite d'une masse abdominale.

Elle peut augmenter de taille rapidement. Elle peut être associée à des douleurs abdominales, une hypertension artérielle, une hématurie.

Des signes respiratoires sont très rarement observés en cas de métastases pulmonaires.

Le néphroblastome survient dans le cadre d'un syndrome malformatif dans 10 % cas (syndrome de Beckwith-Wiedemann par exemple).

b. Confirmation diagnostique

L'échographie puis le scanner ou l'IRM de l'abdomen confirment l'origine rénale de la masse (fig. 44.1).

Le bilan morphologique recherche aussi une atteinte tumorale extrarénale par extension locale ou métastatique ganglionnaire, hépatique ou pulmonaire.

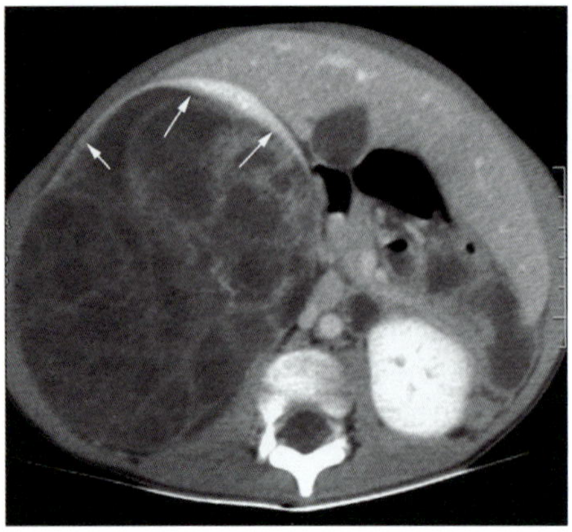

Fig. 44.1. TDM abdominale injectée en coupe axiale mettant en évidence une volumineuse tumeur rénale droite, hétérogène, cloisonnée, prenant peu le contraste, refoulant en avant une couronne de parenchyme rénal sain (flèches balnches) raccordé à angle aigu avec la tumeur (signe de l'éperon).

Le dosage des catécholamines urinaires est normal.

Une documentation histologique par biopsie de la masse en milieu spécialisé n'est indispensable actuellement qu'en cas de présentation clinique atypique, afin de permettre le diagnostic différentiel avec les autres lésions rénales tumorales ou pseudo-tumorales.

3. Prise en charge thérapeutique

a. Principes thérapeutiques

La prise en charge doit être réalisée en milieu spécialisé pédiatrique après RCP.

Selon les protocoles SIOP (Société internationale d'oncologie pédiatrique) utilisés dans les pays européens, le traitement commence systématiquement par une chimiothérapie première de 4 à 6 semaines par vincristine et actinomycine (+adriamycine en cas de métastase), afin de diminuer le volume tumoral et donc le risque de rupture tumorale lors du geste chirurgical.

Une néphrectomie totale sera ensuite réalisée dans la grande majorité des cas.

Le traitement postopératoire sera stratifié en fonction du type histologique et du stade.

Il peut consister en une observation simple dans les cas les plus favorables, jusqu'à une chimiothérapie intense associée à une irradiation pour les formes défavorables.

Les formes bilatérales ont des traitements adaptés à la réponse à la chimiothérapie, au type histologique et au potentiel d'épargne néphronique par la chirurgie (le plus souvent partielle au moins d'un côté). Les enfants âgés de moins de 6 mois sont opérés d'emblée et le traitement postopératoire est adapté à la lésion.

b. Suivi et pronostic

Les approches thérapeutiques permettent d'obtenir une survie globale d'environ 90 %.

Le pronostic dépend :

- du type histologique de la tumeur (classification SIOP) ;
- du stade d'extension tumorale :
  - stade I = tumeur limitée au rein d'exérèse complète,
  - stade II = atteinte périrénale d'exérèse complète,
  - stade III = exérèse incomplète,
  - stade IV = atteinte métastatique.

La surveillance se poursuit au long cours après le traitement.

Le risque de survenue d'effets secondaires cardiaques est particulièrement important en cas de traitement par adriamycine.

Point de vue de l'expert

Un cas clinique pourrait concerner par exemple :

- un enfant chez qui une tumeur abdominale est découverte à l'occasion de la palpation d'une masse abdominale (tumeur rétropéritonéale faisant discuter néphroblastome et neuroblastome) ;
- un enfant présentant un tableau compatible avec une HTIC aiguë (souvent atypique dans sa présentation) révélant une tumeur cérébrale ;
- un enfant suivi pour une adénopathie cervicale « froide » (en insistant sur les diagnostics différentiels car un cancer n'est pas la cause la plus fréquente dans ce cas) ;
- un cas de tumeur osseuse chez un adolescent.

Les mots clés de l'annonce diagnostique et des principes thérapeutiques seront particulièrement attendus par les correcteurs pour toutes ces situations.

Actualités pour le futur

Les progrès attendus concernant la prise en charge des cancers de l'enfant sont liés :

- à la qualité des soins grâce aux équipes pluridisciplinaires spécialisées ;
- à la meilleure connaissance de la biologie des cancers de l'enfant ;
- à l'analyse des résultats de protocoles de recherche visant à optimiser l'équilibre « efficacité des traitements » et « effets secondaires » ;
- aux thérapeutiques nouvelles permises par des recherches biologiques spécifiques ciblées sur chaque type de tumeur.

Références

DH 2004 DHOS. Circulaire n° 161 du 29 mars 2004, relative à l'organisation des soins en cancérologie pédiatrique.

Lacour, B., Guyot-Goubin, A., Guissou, S., Bellec, S., Désandes, E., Clavel, J., 2010. Incidence des cancers de l'enfant en France : données des registres pédiatriques nationaux, 2000–2004. BEH 49–50, 497–500.

Le dispositif d'annonce du cancer. Mesure 40 du Plan cancer n° 1.

CHAPITRE

45

Adénopathies de l'enfant

Item et objectif du CNCI

Item 216 – UE 7 – Adénopathie superficielle de l'adulte et de l'enfant

- Devant une ou des adénopathies superficielles, argumenter les principales hypothèses diagnostiques et justifier les examens complémentaires pertinents.

Avant de commencer...

Les « intumescences ganglionnaires banales » sont d'une extrême fréquence en pédiatrie.
Seules les adénopathies superficielles [hypertrophie(s) pathologique(s) d'un ou plusieurs ganglion(s) accessible(s) à la palpation et d'un diamètre ≥ 1 cm] justifient une démarche étiologique clinique et éventuellement paraclinique.

Les circonstances de découverte s'inscrivent le plus souvent dans un contexte indemne de toute sévérité. Les rares situations d'urgence sont reliées à des phénomènes compressifs causés par des adénopathies profondes, des épanchements ou d'autres localisations tumorales, ainsi qu'à la survenue de manifestations systémiques sévères.

Les causes des adénopathies superficielles, chez l'enfant, sont principalement infectieuses :

- soit locorégionales, requérant l'examen des territoires de drainage d'adénopathies localisées ;
- soit générales (avant tout d'origine virale).

La démarche diagnostique consiste à :

- analyser et argumenter, selon des données essentiellement cliniques, les principales hypothèses diagnostiques (voir tableau 45.1) ;
- proposer, s'il y a lieu, selon l'orientation diagnostique argumentée par l'anamnèse et l'examen clinique, des examens complémentaires pertinents.

I. Démarche clinique initiale

A. Circonstances de découverte

1. Préambule

Les **intumescences ganglionnaires banales** sont d'une extrême fréquence en pédiatrie.

Les **adénopathies superficielles** [hypertrophie(s) pathologique(s) d'un ou plusieurs ganglion(s) accessible(s) à la palpation et d'un diamètre ≥ 1 cm] justifient toujours de la rigueur d'un examen clinique complet et du recours éventuel à des examens paracliniques.

La découverte d'adénopathies (ADP) superficielles s'inscrit le plus souvent dans un contexte indemne de toute sévérité. Les situations d'urgence sont très rares (voir *infra*).

Dans tous les cas, le diagnostic étiologique doit répondre à une démarche d'argumentation clinique méthodique et rigoureuse.

Tableau 45.1. Étiologie des adénopathies superficielles (±profondes) chez l'enfant*.

ADP infectieuses	Localisées	– Adénites à pyogènes (*S. pyogenes, S. aureus*) – Tuberculose et mycobactéries atypiques – Pathologies d'inoculation : maladie des griffes du chat, tularémie, pasteurellose
	Généralisées	– Virales : EBV, CMV, VIH, rubéole, varicelle, rougeole, HSV, adénovirus, parvovirus B19 – Bactériennes : fièvre typhoïde, brucellose – Parasitaires : toxoplasmose, leishmaniose viscérale – Champignons : histoplasmoses
ADP tumorales	Hémopathies malignes	– Leucémies (principalement aiguës) : LAL, LAM – Lymphome de Hodgkin – Lymphomes malins non hodgkiniens (LMNH) : lymphome de Burkitt, lymphome lymphoblastique T, lymphome B à grandes cellules, lymphome anaplasique à grandes cellules
	Métastases de tumeurs solides	– Sarcomes : rhabdomyosarcome, sarcome d'Ewing, autres – Neuroblastome – Carcinome indifférencié du nasopharynx
Autres causes	Maladies systémiques inflammatoires dysimmunitaires	– Maladie de Kawasaki, maladie de Still, lupus – Sarcoïdose, histiocytoses – Maladies auto-inflammatoires (ex. : PFAPA) – Maladies de surcharge (ex. : maladies lysosomales)
	Médicaments	– Carbamazépine, phénytoïne, captopril – Antibiotiques (pénicillines, sulfamides)

* D'après : Jimenez I, Doz F, Brisse HJ, Bourrillon A. Explorer une adénopathie chez l'enfant. Revue du Praticien Médecine générale 2012; 26 : 888.

2. Identification des (rares) situations d'urgence

a. Phénomènes compressifs

Ils sont reliés à des ADP profondes, des tumeurs primitives ou des atteintes des séreuses.

Masses cervicales obstructives :

- compression des voies aériennes supérieures;
- dysphagie.

Masses médiastinales :

- compression des voies aériennes : toux irritative prolongée, orthopnée, dyspnée initialement d'effort puis de repos;
- syndrome cave supérieur : céphalées, somnolence, troubles visuels, œdème facial et des paupières, dilatation des veines jugulaires et circulation veineuse collatérale thoracique, cyanose de la partie supérieure du corps;
- épanchements pleural et/ou péricardique.

Masses abdomino-pelviennes :

- œdèmes des membres inférieurs (adénopathies rétropéritonéales);
- invagination intestinale aiguë (adénopathies mésentériques);
- anurie par obstacle bilatéral sur les voies urinaires.

b. Signes systémiques de sévérité

Ils sont avant tout reliés à l'étiologie :

- fièvre élevée mal tolérée, anormalement rebelle;
- douleurs;
- signes neurologiques centraux;
- pâleur, syndrome hémorragique, douleurs osseuses;
- hépatosplénomégalie.

La découverte d'ADP superficielles s'inscrit habituellement dans un contexte indemne de tout signe de sévérité.

B. Argumentation clinique

1. Anamnèse

Contexte :

- âge de l'enfant;
- épisodes récents ou récurrents d'infections des voies aériennes supérieures;
- contact avec des animaux;
- exanthème fébrile;
- vaccination récente (BCG);
- prises médicamenteuses (certains antiépileptiques et antibiotiques).

Chronologie de découverte :

- date de survenue et délai par rapport au 1er examen médical;
- topographie initiale et modalités évolutives (dimension, nombre, topographie), spontanément ou en réponse à diverses thérapeutiques (corticothérapie, antibiotiques…).

Signes associés :

- généraux : fièvre, asthénie, perte d'appétit, amaigrissement;
- fonctionnels : douleurs pharyngées, odynophagie, douleurs abdominales, dyspnée, douleurs thoraciques, douleurs articulaires ou osseuses, prurit.

2. Examen physique

a. Examen des adénopathies

Siège :

- localisé : un ou plusieurs ganglions dans une même aire ganglionnaire;
- généralisé : plusieurs aires ganglionnaires atteintes.

Caractéristiques du ou des ganglions après inspection et palpation :

- taille;
- consistance (molle, élastique ou dure);

- sensibilité ;
- mobilité (adhérence aux plans superficiel ou profond) ;
- aspect de la peau en regard (inflammation : périadénite, fistulisation).

L'évaluation précise des régions explorées et les caractères de la ou des adénopathies examinées sont au mieux inscrits sur un schéma daté qui pourra être renouvelé.

b. Examen régional et général

Examen des territoires de drainage à la recherche d'une lésion infectieuse (ou tumorale) à l'origine d'adénopathies localisées :

- cervicales (= jugulo-carotidiennes, rétro-/sous-mandibulaires, mastoïdiennes, prétragiennes, parotidiennes ; occipitales et cervicales postérieures) : sphère ORL, face, cuir chevelu ;
- axillaires : membres supérieurs et paroi thoracique ;
- inguinales et rétrocrurales : membres inférieurs et périnée.

Les ganglions sus-claviculaires, toujours pathologiques, assurent le drainage lymphatique du médiastin et de l'étage sous-diaphragmatique et justifient d'une prise en charge spécifique.

Examen des autres organes lymphoïdes :

- amygdales ;
- foie ;
- rate.

Examen somatique général à la recherche de :

- pâleur, purpura ;
- exanthème, énanthème ;
- masse abdominale ou autre ;
- syndrome compressif (voir *supra*) ;
- signes neurologiques : signe de localisation, syndrome pyramidal…

3. Synthèse au terme du seul examen clinique

Les très rares diagnostics différentiels des ADP superficielles localisées peuvent être éliminés :

- en tous territoires : neurinomes, fibromes, lipomes ;
- en région cervicale : glandes salivaires, kyste du tractus thyréoglosse, lymphangiome kystique, kyste dermoïde, nodules thyroïdiens ;
- en région inguinale : hernies dont hernie de l'ovaire, kystes du cordon spermatique, ectopie testiculaire.

En cas de doute clinique, une échographie des parties molles permettra de conclure à la nature ganglionnaire de la tuméfaction palpée.

La démarche diagnostique étiologique s'orientera selon 3 éventualités :

- l'adénopathie est localisée et inflammatoire ;
- l'adénopathie est localisée et non inflammatoire ;
- les adénopathies sont disséminées.

Points forts de la démarche diagnostique : circonstances de découverte, modalités évolutives, signes associés (contexte infectieux), examen des ADP et des territoires de drainage, examen général (rares signes de sévérité, syndrome tumoral).

II. Démarche diagnostique étiologique

A. Orientation diagnostique

1. L'adénopathie est localisée et inflammatoire

Il s'agit le plus souvent d'une adénite, d'origine habituellement bactérienne, à partir d'un foyer infectieux de proximité, principalement ORL ou stomatologique, ou bien encore cutané (plaie, griffure, morsure, dermatose).

Un prélèvement bactériologique local de cette porte d'entrée infectieuse est recommandé. NFS et CRP pourront conforter l'hypothèse infectieuse et contribuer à la surveillance évolutive.

Un avis ORL spécialisé est utile en cas d'ADP cervicale sans cause évidente. Si une ponction ganglionnaire est réalisable, elle peut permettre un examen cytologique et bactériologique, et parfois d'évacuer du pus.

L'antibiothérapie initialement probabiliste doit être active sur les bactéries les plus fréquentes (avant tout streptocoque et staphylocoque, mais aussi pasteurelles et éventuellement anaérobies). Le choix antibiotique préférentiel est l'association amoxicilline + acide clavulanique (traitement éventuellement réadapté en fonction des résultats de l'examen microbiologique initial).

En cas d'échec de l'antibiothérapie, la biopsie-exérèse de l'ADP devient nécessaire et peut permettre le diagnostic beaucoup plus rare d'une infection résistante au traitement prescrit (ex. : mycobactéries) ou celui d'un lymphome.

Parmi les lymphomes, ce sont le lymphome anaplasique à grandes cellules (LAGC) et la maladie de Hodgkin qui peuvent se traduire par une ou des ADP d'allure inflammatoire.

Ces hypothèses diagnostiques justifient la contre-indication de toute corticothérapie.

2. L'adénopathie est localisée et non inflammatoire

a. Situations fréquentes : pas de critère associé de gravité

Bilan paraclinique de 1re intention :

- hémogramme, CRP ;
- imagerie thoraco-abdominale (radiographie de thorax et échographie abdominale) ;
- examens sérologiques : EBV, toxoplasmose, maladie des griffes du chat, rubéole ;
- Tubertest® ; Quantiféron® (et T-SPOT-TB®).

Si ces examens permettent un diagnostic précis de la cause de l'ADP, aucun autre examen notamment cytohistologique ne sera nécessaire.

Si l'ADP persiste au-delà de 3 semaines sans diagnostic de certitude, le recours à une consultation en milieu spécialisé sera nécessaire pour évaluer les indications sélectives et chronologiques possibles d'un examen cytologique par ponction et/ou d'une biopsie ganglionnaire (le plus souvent pratiquée).

b. Situations plus rares : critère associé de gravité

Quand s'alerter ?

- ganglion sus-claviculaire (ou jugulo-carotidien bas situé) ;
- ganglion aux caractères cliniques péjoratifs : volumineux, dur, fixé ;
- évolution prolongée de l'adénopathie sans caractère régressif (> 3 semaines) ;
- association à des signes généraux durables.

Le diagnostic devra alors nécessiter l'obtention de données cytohistologiques.

Cette démarche est justifiée par la crainte de méconnaître un diagnostic de lymphome, de tumeurs solides ou de mycobactériose.

Avant la biopsie-exérèse ganglionnaire, les examens complémentaires sont :

- hémogramme et frottis sanguin, CRP, Tubertest® voire Quantiféron® (et T-SPOT-TB®) ;
- imagerie thoraco-abdominale et pelvienne à la recherche d'ADP profondes (dont l'identification justifierait d'appliquer la conduite à tenir en cas d'ADP disséminées, [voir *infra*]).

La ponction à l'aiguille fine parfois discutée ne saurait dispenser dans ce contexte de la biopsie du ganglion (hors milieux hautement spécialisés). Cette biopsie doit être effectuée dans les conditions permettant non seulement un examen histologique simple, mais aussi microbiologique et au besoin immuno-histo-chimique, cytogénétique et de biologie moléculaire.

3. Les adénopathies sont disséminées : hémogramme et examen du frottis sanguin orientent

a. Syndrome mononucléosique

Les causes sont essentiellement infectieuses.

Les examens nécessaires de principe sont les sérologies EBV (Ac anti-Epstein-Barr, classe IgM), CMV, toxoplasmose et selon le contexte clinique VIH-1, parvovirus B19, rougeole, rubéole, adénovirus, brucellose…

L'origine est beaucoup plus rarement médicamenteuse (DRESS).

b. Une ou plusieurs cytopénies sanguines et/ou cellules anormales sur le frottis

Un myélogramme doit être pratiqué à la recherche d'une hémopathie maligne, principalement une leucémie aiguë (voir chapitre 44).

c. Hémogramme normal

En dehors de tout contexte de maladie systémique ou inflammatoire qui pourrait orienter l'enquête, la persistance des ADP peut conduire à la cytoponction à l'aiguille fine ou à la biopsie-exérèse de l'un des ganglions (recherche d'un lymphome, d'une tuberculose polyganglionnaire).

B. Synthèse (fig. 45.1)

Les adénopathies superficielles sont rarement découvertes dans un contexte d'urgence.
Chez l'enfant, les causes sont principalement infectieuses, mais l'hypothèse d'une hémopathie maligne ou d'un autre type de cancer ne doit jamais être négligée.
La conduite diagnostique est fondée avant tout sur la topographie des ADP : localisée → examen clinique du territoire de drainage ; généralisées → hémogramme avec l'examen du frottis sanguin.
Prescrire une corticothérapie sans diagnostic de certitude est une faute grave.

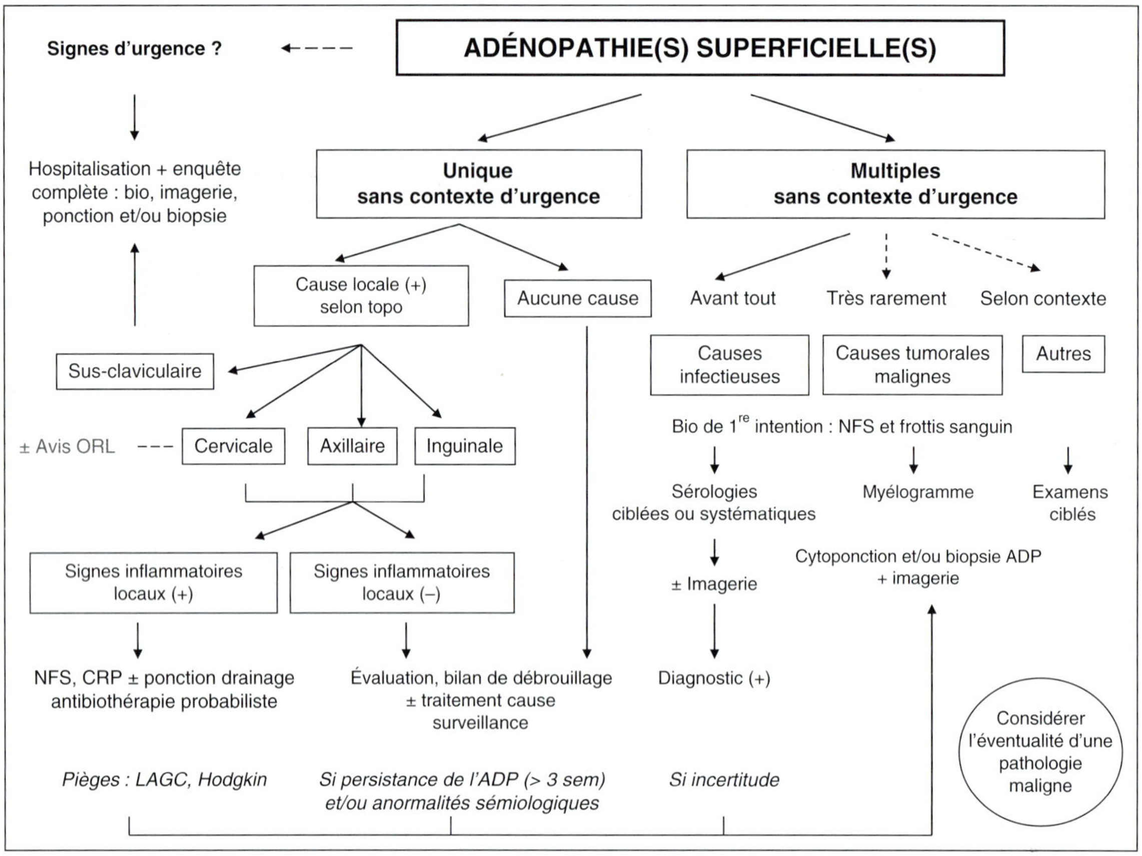

Fig. 45.1. Conduite à tenir en cas d'ADP superficielle(s).

Point de vue de l'expert

Un cas clinique pourrait être celui d'un enfant ayant une ADP cervicale isolée sans caractère inflammatoire local, impliquant selon les informations successivement apportées par l'énoncé :

- une évaluation précise de l'examen clinique de ce ganglion, avec recherche d'un territoire de drainage et de signes généraux ;
- les investigations successives à conduire et l'attitude à adopter selon les résultats.

La prescription d'une corticothérapie « à l'aveugle » pourrait justifier un 0 à la question.

Références

Bourrillon, A., Faye, A., 2011. Adénopathies superficielles. In : Bourrillon, A., et al. (Eds.), Pédiatrie pour le Praticien. sixth ed. Elsevier Masson, Paris, pp. 458–460.

Jimenez, I., Doz, F., Brisse, H.J., Bourrillon, A., 2012. Explorer une adénopathie chez l'enfant. Revue du Praticien Médecine générale 26, 888.

Michel, G., 2006. Diagnostic des adénopathies superficielles de l'enfant. In : EMC - Pédiatrie - Maladies infectieuses. pp. 1–4 [Article 4-082-J-10].

Gisserot O. Landais C. de Jaureguiberry J.P. Douleur abdominale aiguë au cours d'une primo-infection par le virus d'Epstein-Barr. Arch. Pédiatr. 2005.3. 288–290.

CHAPITRE

46

Déficits immunitaires héréditaires de l'enfant

Item et objectifs du CNCI

Item 185 – UE 7 – Déficit immunitaire

- Argumenter les principales situations cliniques et/ou biologiques faisant suspecter un déficit immunitaire chez l'enfant.
- Savoir diagnostiquer un déficit immunitaire commun variable.

Avant de commencer...

Les déficits immunitaires héréditaires (DIH) sont des pathologies rares.
Beaucoup d'entre eux sont responsables d'une prédisposition infectieuse, et se révèlent en majorité au cours de l'enfance.

Le clinicien doit connaître les signes d'alerte devant faire évoquer un DIH.
L'objectif de ce chapitre est de guider le clinicien dans sa démarche diagnostique, afin de pouvoir identifier un DIH sans multiplier inutilement les investigations paracliniques.

Les déficits immunitaires acquis et les neutropénies n'ont pas été abordés dans ce chapitre car ils nécessitent des compétences d'analyses spécifiques, hors du champ attendu des objectifs de l'ECN.

I. Pour bien comprendre

Les déficits immunitaires héréditaires (DIH) sont des maladies rares.

La fréquence est estimée à 1 naissance sur 5000 dans la population générale. Il existe actuellement plus de 250 DIH décrits, dont beaucoup ont une cause moléculaire identifiée.

Seuls les DIH sont détaillés dans ce chapitre. Les déficits immunitaires acquis ne sont pas traités.

La majorité des DIH sont symptomatiques au cours de l'enfance, mais certains peuvent se révéler plus tardivement au cours de l'adolescence et même à l'âge adulte. Le clinicien doit suspecter un DIH chez un enfant ayant des infections récurrentes même banales, des infections sévères et/ou inhabituelles dans leur survenue, leur localisation ou leur évolution.

L'exploration doit être hiérarchisée. Un bilan de première intention avec des examens de dépistage simples et de routine (un hémogramme, le dosage pondéral des immunoglobulines, des sérologies post-vaccinales et post-infectieuses) permet d'orienter initialement le diagnostic.

L'analyse conjointe des antécédents infectieux, de l'examen clinique et des résultats des examens de 1re intention permet de guider la prescription des examens de 2e intention, qui dépendront du type de DIH suspecté.

Infections récurrentes, sévères et/ou inhabituelles : rechercher un DIH.

II. Argumenter le diagnostic de DIH

A. Circonstances cliniques

1. Conduite de la consultation

Le médecin doit rechercher en tout premier lieu à l'interrogatoire des parents :

- des antécédents familiaux de déficit immunitaire ;
- des signes cliniques similaires à ceux de l'enfant parmi les membres de sa famille.

L'examen physique doit particulièrement évaluer :

- la croissance staturo-pondérale ;
- l'examen ORL : tympans, obstruction nasale, amygdales, muguet ;
- l'examen cardiopulmonaire : râles bronchiques, crépitants ou sibilants ;
- l'examen cutané : eczéma, cicatrices d'infections anciennes et de BCG ;
- les aires ganglionnaires, une hépatomégalie, une splénomégalie, des signes d'auto-immunité.

2. Signes d'alerte de DIH

a. Rationnel

Les **infections ORL et des voies respiratoires** hautes et basses sont des motifs fréquents de consultation en pédiatrie. Une fréquence trop importante de celles-ci peut être l'un des premiers signes de DIH.

Un enfant âgé de moins de 4 ans avec plus de 8 otites moyennes aiguës (OMA) purulentes par an, un enfant âgé de plus de 4 ans avec plus de 4 OMA par an, ou un enfant avec plus de 2 pneumopathies ou/et 2 sinusites par an doivent être explorés sur le plan immunologique. Les fréquences des infections ORL sont données à titre indicatif, et doivent être pondérées selon le mode de garde (les enfants gardés en crèche collective ont naturellement plus d'infections que ceux gardés au domicile).

Les infections virales respiratoires (rhinopharyngite, laryngite, trachéite, bronchite ou bronchiolite) sans signe de gravité ou sans surinfections bactériennes récurrentes suggèrent rarement un DIH. Elles doivent orienter vers d'autres facteurs de susceptibilité, tels que l'allergie, l'hyperactivité bronchique ou des anomalies morphologiques de la sphère ORL.

Toutes les **infections sévères et invasives** (sepsis, méningite) à bactéries encapsulées (pneumocoque, *H. influenzæ* type b et méningocoque), même après un seul épisode, doivent être explorées.

Il en est de même pour les infections cutanées et tissulaires à bactéries pyogènes récurrentes (folliculite, cellulite, abcès), les infections récurrentes avec le même type de pathogène à chaque épisode, les infections inhabituelles et/ou d'évolution inhabituelle (une infection par un germe opportuniste, une diarrhée infectieuse persistante, un muguet buccal ou une candidose cutanée récidivante, une infection mycobactérienne ganglionnaire ou osseuse).

D'**autres signes cliniques d'alerte** pourront orienter le diagnostic, comme un eczéma, une auto-immunité (cytopénie auto-immune), des adénopathies et une hépatosplénomégalie (inflammation chronique, lymphoprolifération). Il convient également de rechercher un retentissement sur la croissance staturo-pondérale de l'enfant, qui est un critère de gravité du DIH.

b. En pratique

Le tableau 46.1 synthétise les signes d'appel de DIH chez un enfant.

Tableau 46.1. Signes d'appel de DIH chez un enfant.

Histoire familiale	– Antécédents familiaux de DIH – Présence de signes cliniques similaires
Infections récurrentes ORL ou des voies respiratoires	– $\geq$ 8 OMA/an chez l'enfant d'âge $<$ 4 ans – $\geq$ 4 OMA/an chez l'enfant d'âge $\geq$ 4 ans – $\geq$ 2 sinusites/an – $\geq$ 2 pneumopathies/an
Infections sévères ou inhabituelles	– $\geq$ 1 épisode d'infection sévère ou invasive – Infections à bactéries pyogènes récurrentes – $\geq$ 1 épisode d'infection par un germe opportuniste – Diarrhée infectieuse persistante – Muguet ou candidose récidivants
Autres signes devant alerter	– Cassure staturo-pondérale – Eczéma, auto-immunité – Adénopathies, hépatosplénomégalie

Connaître le tableau de synthèse des signes d'alerte de DIH.

B. Enquête paraclinique

1. Bilan de première intention

a. Généralités

Le bilan de dépistage à prescrire est le suivant :

- un hémogramme (formule leucocytaire et plaquettes);
- un dosage pondéral des immunoglobulines (Ig) : IgG, IgA, IgM;
- une étude des sérologies post-vaccinales et post-infectieuses.

Ce sont des examens simples permettant d'orienter le diagnostic de DIH en cas de signes d'alerte.

b. Hémogramme

Le 1er examen à réaliser en cas de suspicion de DIH est un hémogramme.

Il permet d'apprécier la formule leucocytaire (à interpréter en valeur absolue), et de rechercher la présence d'une neutropénie, d'une lymphopénie, d'une anémie, d'une thrombopénie et/ou d'une thrombocytose.

Le taux de lymphocytes chez le jeune enfant doit être impérativement interprété en fonction de l'âge du fait de la lymphocytose physiologique dans les premières années de vie (tableau 46.2).

Tableau 46.2. Numération des lymphocytes en valeur absolue (10^9/L).

Numération	0–1 ans	1–2 ans	2–6 ans	6–12 ans	12 ans–adulte
Lymphocytes (L)	3,4 –9	3,6–8,9	2,3–5,4	1,9–3,7	1,4–3,3
T CD3	2,5–5,9	2,1–6,2	1,4–3,7	1,2–2,6	1,0–2,2
T CD4	1,4–4,3	1,3–3,4	0,7–2,2	0,65–1,5	0,53–1,3
T CD8	0,5–1,7	0,62–2,0	0,49–1,3	0,37–1,1	0,33–0,92
B CD19	0,3–3,0	0,72–2,6	0,39–1,4	0,27–0,86	0,11–0,57
NK CD16 CD56	0,16–0,95	0,18–0,92	0,13–0,72	0,10–0,48	0,07–0,48

Une lymphopénie oriente le plus souvent vers un déficit de l'immunité cellulaire (immunité dépendante des lymphocytes T).

Un **frottis sanguin** pourra être demandé en cas d'infection bactérienne invasive (sepsis, méningite) pour rechercher des corps de Jolly en faveur d'une asplénie ou d'une hyposplénie.

c. Dosage pondéral des Ig

Le dosage pondéral des IgG, des IgA et des IgM apporte des éléments au diagnostic des déficits immunitaires humoraux (lymphocytes B) et des déficits immunitaires combinés (touchant à la fois les lymphocytes T et les lymphocytes B).

Les déficits immunitaires humoraux sont les DIH les plus fréquents, et sont généralement révélés par des infections bactériennes ORL et pulmonaires.

Le dosage des Ig est difficilement interprétable avant l'âge de 4 mois, car à cet âge l'essentiel des IgG sont d'origine maternelle (passage des IgG maternelles en transplacentaire).

Après cet âge, les taux devront être interprétés en fonction de l'âge, car il existe de grandes variations du taux des Ig pendant l'enfance (tableau 46.3).

L'interprétation du dosage pondéral des Ig est aussi fonction de la technique de dosage utilisée.

Tableau 46.3. Dosage des Ig (mg/mL) en fonction de l'âge par la technique de néphélémétrie.

Ig	< 1 mois	1 mois	3 mois	6 mois	1 an	3 ans	5–9 ans	15 ans	Adultes
IgG	6,1–13	4,6–8,6	2,9–5,5	2,3–4,4	3,3–6,2	4,8–8,9	5,5–11,5	6,5–12,3	6,6–12,8
IgA	0–0,2	0,1–0,3	0,1–0,4	0,2–0,6	0,2–0,8	0,3–1,2	0,4–1,6	0,5–2	0,7–3,4
IgM	0,04–0,6	0,2–0,7	0,3–0,8	0,3–0,9	0,5–1,3	0,5–1,5	0,5–1,5	0,5–1,6	0,5–2,1

d. Étude des sérologies post-vaccinales

L'étude des sérologies post-vaccinales (ex. : antitétanique, antidiphtérie, anti-*Haemophilus* b et antipneumocoque) et des sérologies après une infection patente permet d'apprécier la capacité de production d'anticorps (Ac) spécifiques.

Ces Ac peuvent être soit de type antiprotidique (les plus nombreux), soit de type antipolysaccharidique.

Il est important de savoir que l'enfant âgé de moins de 2 ans a de manière physiologique un défaut de production des Ac antipolysaccharidiques. La production de ces Ac n'est donc évaluable qu'après cet âge (ex. : Ac après infection à pneumocoque ou après vaccination par le vaccin pneumococcique non conjugué).

L'ensemble des sérologies doit être interprété avec prudence pendant les 6 premiers mois de vie, période pendant laquelle il peut exister des sérologies faussement positives dues à la persistance d'Ac maternels.

Examens de première intention pour dépister un DIH :

- hémogramme : neutropénie, lymphopénie, anémie, thrombopénie, thrombocytose ;
- dosage pondéral des Ig : évaluation de la production d'Ac ;
- sérologies post-vaccinales et post-infectieuses : évaluation de la production d'Ac spécifiques.

2. Bilan de deuxième intention

a. Généralités

L'analyse conjointe des antécédents infectieux et de l'examen clinique, mais surtout les résultats des examens de 1re intention permettent ensuite de guider la prescription des examens de 2e intention.

On distingue deux situations : présence d'anomalies sur le bilan de dépistage et absence d'anomalies.

b. Présence d'anomalies sur le bilan de 1re intention

Examens en cas d'anomalie sur le bilan de 1re intention :

- le phénotypage des lymphocytes T, B et NK dans un 1er temps ;
- les proliférations lymphocytaires ou test de transformations lymphoblastiques (TTL) dans un 2e temps (si les lymphocytes T sont présents).

Le **phénotypage des lymphocytes T, B et NK** est à prescrire dans un 1er temps. Il doit être interprété selon l'âge de l'enfant.

Cet examen quantitatif permet d'apprécier la présence et la répartition des différentes populations lymphocytaires, et permet d'orienter le diagnostic soit vers un déficit de l'immunité humorale (dépendante des lymphocytes B), soit vers un déficit de l'immunité cellulaire (dépendante des lymphocytes T).

Les **proliférations lymphocytaires** (ou TTL) sont à prescrire dans un 2e temps si un déficit immunitaire combiné est suspecté et que le patient a des lymphocytes T circulants.

Elles permettent de différencier les déficits purement de l'immunité humorale des déficits immunitaires combinés (DIC).

Ces examens qualitatifs permettent de mesurer la capacité proliférative des lymphocytes T vis-à-vis de mitogènes ou d'antigènes. Les mitogènes sont capables de stimuler les lymphocytes T de manière non spécifique, c'est-à-dire sans immunisation préalable. Les TTL en réponse aux antigènes nécessitent une sensibilisation préalable du patient, soit par vaccination soit par une infection.

La figure 46.1 résume la démarche diagnostique dans cette situation.

Bilan de dépistage anormal : phénotypage lymphocytaire (T/B/NK) ± TTL.

c. Absence d'anomalies sur le bilan de 1re intention

Examens en l'absence d'anomalie sur le bilan de 1re intention (selon les cas) :

- l'étude des fonctions phagocytaires :
  - test au *Nitro Blue Tetrazolium* (NBT test), étude par dihydrorhodamine (DHR),
  - étude du chimiotactisme ;

- l'exploration des voies du complément :
  - classique : CH50, C3, C4,
  - alterne : AP50 ;
- le dosage des sous-classes d'IgG, le dosage des IgE, un frottis sanguin.

En cas d'infections tissulaires bactériennes et/ou fongiques (ex. : abcès cutanés et/ou viscéraux, pneumopathie et/ou autre infection aspergillaire), les déficits immunitaires de la phagocytose doivent être évoqués.

Les fonctions phagocytaires peuvent être évaluées par des techniques telles que le NBT test et la DHR, qui étudient l'explosion oxydative (mécanisme mis en jeu pour détruire le pathogène endocyté) et font appel à la capacité de réduction de ces cellules grâce à la génération de produits dérivés de l'O_2 après activation. Ces explorations permettent de diagnostiquer une maladie appelée granulomatose septique chronique, dont il existe plusieurs formes génétiques.

L'étude du chimiotactisme étudie le mouvement des polynucléaires neutrophiles (PNN) et permet le diagnostic des défauts d'adhésion leucocytaires.

Le dosage des IgE permet d'argumenter un syndrome hyper IgE (syndrome de Job ou Buckley).

En cas d'infections bactériennes invasives (sepsis, méningite), les explorations sont différentes.

La voie classique du complément est explorée par le dosage du CH50. Un défaut d'un des composés du C1 au C9 entraîne une baisse du CH50 et le diagnostic sera confirmé par le dosage spécifique des divers composants du complément. La voie alterne du complément est étudiée par le dosage de l'AP50. En cas d'anomalie, l'exploration sera complétée par le dosage des différents composés (D, H, I et properdine) ; des défauts génétiques de tous les composés ont actuellement été décrits. Parmi les déficits du complément, les déficits en C2, C3, C4, C5, C6, C7, C8 et en properdine sont plus particulièrement responsables d'infections bactériennes invasives à répétition. Les déficits en protéines H et I, entraînant un déficit en C3 par consommation, peuvent être également responsables d'infections bactériennes récurrentes.

Le dosage des sous-classes d'IgG (1 à 4) recherche un déficit en sous-classes d'IgG.

Un frottis sanguin recherche des corps de Jolly pour écarter une asplénie ou une hyposplénie.

La figure 46.2 résume la démarche diagnostique dans cette situation.

Infections tissulaires bactériennes ou fongiques : fonctions phagocytaires, dosage des IgE.
Infections invasives bactériennes : frottis sanguin, voies du complément, dosage des sous-classes d'Ig, sérologies.

3. Recours à un avis spécialisé

En cas de normalité de l'ensemble de ces examens, il ne faut pas éliminer pour autant le diagnostic de DIH.

Il s'agit avant tout d'un diagnostic clinique. Les explorations connues actuellement n'étudient qu'une partie du système immunitaire.

En cas de suspicion de DIH, il est nécessaire de recourir à l'avis d'un immunologiste spécialiste pour orienter au mieux le choix des examens biologiques à réaliser.

C. Points clés sur certains DIH

1. Déficits immunitaires humoraux

Les déficits immunitaires humoraux sont parmi les DIH les plus fréquents.

Ces patients présentent un défaut de production d'anticorps pouvant aller de l'agammaglobulinémie (absence de lymphocytes B et d'Ig) à un défaut isolé de production d'Ac. Les déficits de l'immunité humorale sont parfois secondaires à une absence de lymphocytes T.

Parmi les DIH humoraux prédominants, le **déficit immunitaire commun variable** (DICV) est le plus fréquent avec une prévalence à 1 cas sur 30 000 et un âge de révélation plus tardif que les autres DIH.

Ce déficit immunitaire n'est identifié sur le plan moléculaire que chez une minorité de patients et se caractérise au niveau immunologique par une diminution des IgG (parfois associée à une diminution des IgA ou des IgM), un défaut de production d'anticorps spécifiques, et la présence de lymphocytes B.

Dans ces défauts humoraux, les symptômes prédominants sont infectieux, bactériens le plus souvent, et touchent les voies aériennes supérieures et inférieures (sinusites, rhinopharyngites, otites, bronchites et pneumopathies), plus rarement digestifs (*Giardia*, *Campylobacter*, salmonelle). Il est également retrouvé un syndrome tumoral (hyperplasie ganglionnaire, splénomégalie) chez 40 % des patients DICV, et une maladie auto-immune chez 20 % d'eux.

2. Déficits immunitaires combinés (DIC)

Les DIC sont définis par une lymphopénie T et/ou par des anomalies fonctionnelles des lymphocytes T qui vont s'associer avec des anomalies lymphocytaires B soit primitives ou secondaires, selon la cause génétique, d'où la notion de déficit immunitaire combiné.

Parmi les DIC, les patients qui ont une absence complète de lymphocytes T circulants rentrent dans le groupe des **déficits immunitaires combinés sévères** (DICS). Il existe de nombreuses maladies génétiques différentes responsables de DIC qui seront recherchées en fonction du tableau clinique, de la transmission génétique du déficit et des résultats des explorations immunologiques.

Ces déficits se révèlent plus précocement dans la vie par rapport aux déficits immunitaires humoraux, parfois dès le 1er mois de vie pour les DICS. Ces déficits immunitaires sont caractérisés sur le plan clinique par la survenue d'infections récurrentes et sévères, bactériennes, virales, fongiques et à germes opportunistes (pneumocystose, candidose, bécégite…) avec un tropisme respiratoire et digestif, avec pour conséquence une cassure staturo-pondérale, et parfois des manifestations auto-immunes.

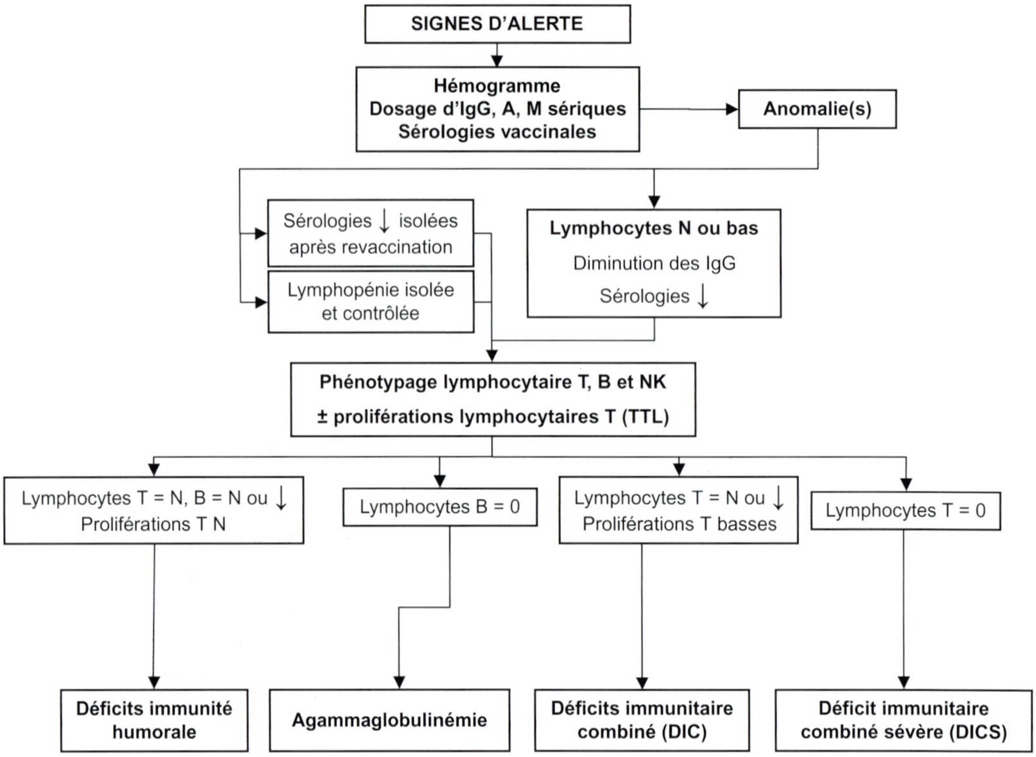

Fig. 46.1. Démarche en cas d'anomalies sur le bilan de 1re intention.

Si les examens de 1re intention mettent en évidence un défaut de production d'anticorps post-vaccinaux isolé, il faut revacciner l'enfant et contrôler à nouveau le taux d'anticorps 3 à 6 semaines après. Si le taux d'anticorps reste bas, il faut compléter le bilan par un phénotypage lymphocytaire. En présence d'une lymphopénie isolée sur l'hémogramme, il faut contrôler l'hémogramme quelques jours plus tard pour vérifier sa normalisation. En cas de persistance de la lymphopénie, il faut compléter le bilan par un phénotypage lymphocytaire.
En cas d'hypogammaglobulinémie et de sérologies post-vaccinales et/ou post-infectieuses basses ou nulles, le bilan sera complété par un phénotypage lymphocytaire. En cas de lymphopénie associée à une hypogammaglobulinémie et à des sérologies anormales, le bilan sera complété par un phénotypage lymphocytaire à la recherche, soit d'un déficit immunitaire combiné sévère (DICS) (c'est-à-dire l'absence de lymphocytes T ou la présence d'une lymphopénie T très profonde, associé à un défaut de l'immunité humorale), soit d'un DIC, lorsque la lymphopénie T est moins profonde avec des TTL anormales. Les TTL ne sont à réaliser que si les lymphocytes T sont présents et qu'un DIC est suspecté.

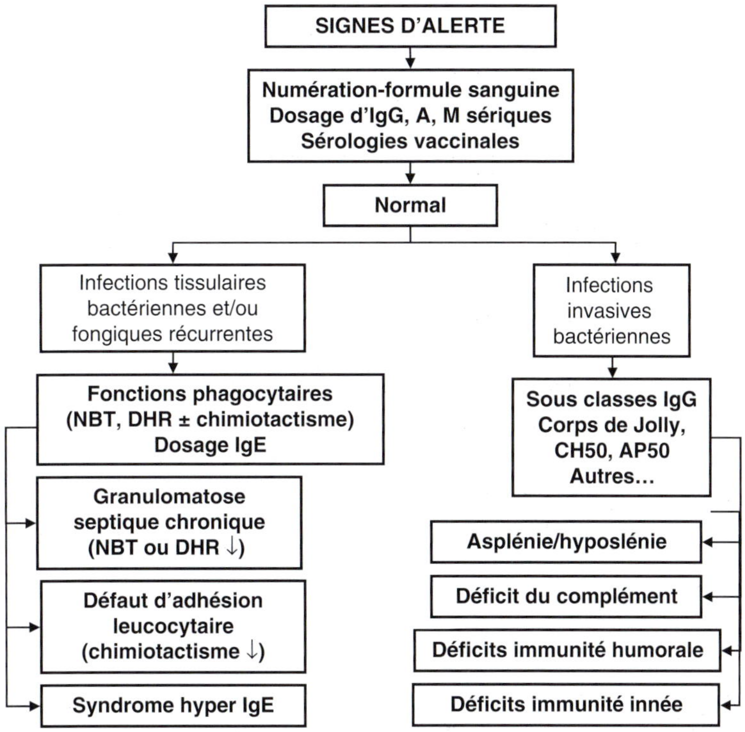

Fig. 46.2. Démarche en l'absence d'anomalies sur le bilan de 1re intention.

En cas d'infections tissulaires bactériennes et/ou fongiques récurrentes, il faut réaliser une étude fonctionnelle des phagocytes avec étude de l'explosion oxydative (NBT test ou étude par DHR) pour rechercher une granulomatose septique chronique; et éventuellement en cas d'hyperleucocytose importante, on peut rechercher un défaut d'adhésion leucocytaire en étudiant le chimiotactisme. Un dosage des IgE est à réaliser pour rechercher des arguments biologiques en faveur d'un syndrome hyper IgE (syndrome de Job ou Buckley).

En cas d'infections invasives bactériennes causées par des germes encapsulés, il faut rechercher des corps de Jolly sur le frottis sanguin témoignant d'une asplénie ou d'une hyposplénie. Il faut également réaliser une exploration des voies classique et alterne du complément par les dosages du CH50 et de l'AP50, à la recherche d'un défaut d'une des sous-unités du complément. Une étude des sous-classes d'Ig recherche un déficit en sous-classes d'Ig. Enfin les déficits de l'immunité innée seront à étudier en cas de normalité de l'ensemble de ces explorations.

Point de vue de l'expert

Une question difficile présentée de manière exhaustive dont il importe de retenir :

- les signes d'alerte devant faire évoquer un DIH chez un enfant ;
- le bilan de 1re intention à prescrire pour orienter le diagnostic ;
- ne pas hésiter à contacter un immunopédiatre pour être guidé dans le diagnostic de DIH.

Actualités pour le futur

L'observation clinique attentive permet le diagnostic de nouveaux déficits immunitaires et le développement de nouvelles techniques d'explorations immunologiques.

Référence

Picard, C., 2007. Comment explorer un déficit immunitaire héréditaire ? Rev. Prat. 57, 1671–1676.

VII

Neurologie

CHAPITRE
47
Céphalées

Item et objectifs du CNCI

Item 98 – UE 4 – Céphalée aiguë et chronique chez l'adulte et l'enfant

- Diagnostiquer une céphalée aiguë et une céphalée chronique.
- Identifier les situations d'urgence et planifier leur prise en charge.
- Argumenter l'attitude thérapeutique et planifier le suivi du patient.

Avant de commencer…

Les céphalées sont une plainte fréquente de l'enfant d'âge scolaire. Dans la majorité des cas, elles sont brèves et intermittentes, et n'ont aucun caractère de gravité.
Lorsqu'elles s'inscrivent dans un contexte d'urgence potentielle (début brutal, intensité inhabituelle, évolutivité rapide) ou qu'elles ont des spécificités sémiologiques, elles nécessitent une enquête diagnostique précise.

Le diagnostic étiologique est orienté selon quatre groupes :
- céphalées aiguës inhabituelles :
  - fébriles : méningite aiguë (gravité), maladie virale ou infection ORL (fréquence),
  - non fébriles : céphalées consécutives à un traumatisme crânien, intoxication au CO…
- céphalées d'installation progressive : tumeur cérébrale, HTIC idiopathique ;
- céphalées récurrentes : migraines (surtout) ;
- céphalées prolongées (ou chroniques) : causes ophtalmologiques, céphalées de tension.

Les urgences diagnostiques doivent être rapidement identifiées.
L'imagerie cérébrale doit être réalisée dans les rares cas où les céphalées s'accompagnent d'un tableau aigu évocateur d'HTIC ou de signes neurologiques durables.

I. Démarche diagnostique

A. Enquête clinique

1. Identifier une céphalée

Une céphalée est un symptôme subjectif défini par l'enfant en âge de l'exprimer comme des douleurs locales perçues au niveau de la boîte crânienne.

Chez le nourrisson et le petit enfant, le tableau clinique est atypique. Des signes inhabituels doivent attirer l'attention : accès d'agitation, tête roulée en tous les sens dans le berceau avec cris stridents, hostilité, mobilisation algique de la tête, ou au contraire attitude prostrée antalgique.

Chez l'enfant plus âgé, elles sont habituellement décrites comme des plaintes douloureuses centrées sur la région crânienne. L'analyse sémiologique peut être plus précise et permet d'évoquer le plus souvent la cause.

2. Préciser les données sémiologiques

a. Anamnèse

Antécédents familiaux :

- migraine ;
- malformation vasculaire, tumeur cérébrale.

Antécédents personnels :

- âge et sexe de l'enfant ;
- croissance staturo-pondérale, qualité du sommeil ;
- décrochage scolaire, activités extrascolaires ;
- pathologies aiguës ou chroniques connues (diabète sous insuline), crises migraineuses antérieures, troubles ophtalmologiques.

Caractéristiques des céphalées :

- mode de début : brutal ou progressif, aura ;
- localisation : caractère unilatéral ou bilatéral, topographie crânienne, irradiations ;
- horaire : soir, nuit, matin au réveil, absence d'horaire particulier ;
- durée : quelques minutes, quelques heures, quelques jours ;
- type : striction, pulsatilité, brûlures ;
- intensité : caractère lancinant, paroxystique, insomniant, majoré par la lumière ;
- évolution : caractère permanent, fluctuant dans la journée, survenant par accès ;
- évaluation du niveau douloureux et appréciation de la réponse aux antalgiques reçus.

Contexte de survenue :

- syndrome infectieux, contage (infection, intoxication) ;
- traumatisme crânien récent (heures ou jours immédiats) ou plus ancien ;
- facteur déclenchant récurrent identifié : effort, stress...
- conflit familial/scolaire, situation à risque de maltraitance, dépression ;
- traitements en cours, prise de toxiques.

Signes associés :

- fièvre, myalgies, obstruction nasale ;
- asthénie, pâleur, vomissements, nausées, douleurs abdominales ;
- signes visuels, signes neurologiques, cervicalgies ou torticolis.

Aura, traumatisme crânien récent, contage (entourage).

b. Examen physique

Constantes et état général :

- température (fièvre ?), état hémodynamique, pression artérielle (HTA) ;
- coloration, état d'hydratation.

Examen neurologique :

- fontanelle (bombement ?), périmètre crânien (augmentation ?);
- raideur méningée, signes d'HTIC (±fond d'œil);
- examen photomoteur (anisocorie ?), paires crâniennes;
- signes de localisation neurologique, syndrome cérebelleux.

Reste de l'examen :

- ORL : douleurs à la palpation des sinus, adénopathies cervicales;
- recherche d'un toxisyndrome.

Fièvre, HTIC, raideur méningée, signes de localisation, examen ORL.

B. Enquête paraclinique

1. Généralités

Aucun examen complémentaire ne doit être systématique.

Une glycémie capillaire est utile en cas de signes évocateurs de neuroglucopénie, notamment s'il s'agit d'un enfant diabétique traité par insuline.
La prescription d'un bilan biologique (examen du LCR, dosage du CO ou d'autres toxiques…) est fonction des données cliniques.

L'imagerie cérébrale, si indiquée, est au mieux une IRM. Le scanner est obtenu plus rapidement dans la plupart des centres mais il reste un examen de débrouillage d'urgence et plus irradiant.

2. Indications de l'imagerie cérébrale

Elle s'impose dans un contexte de céphalées aiguës inhabituelles si :

- brutalité d'apparition;
- augmentation du PC ou bombement de la fontanelle sans fièvre;
- troubles de conscience, signes neurologiques focaux, convulsions sans fièvre;
- signes d'alerte dans les suites d'un traumatisme crânien (vomissements répétés, troubles de l'équilibre…);
- œdème papillaire au fond d'œil (bilan de maltraitance).

Elle est indispensable dans un contexte de céphalées d'installation progressive si :

- signes d'HTIC typiques;
- syndrome cérébelleux, anomalies du comportement.

Elle est discutée dans un contexte de céphalées récurrentes ou prolongées si :

- premier accès migraineux à un âge <6 ans, crise migraineuse atypique;
- doute sur des anomalies de l'examen neurologique (mêmes transitoires).

Pas d'indication systématique à une imagerie cérébrale en urgence.

C. Orientation diagnostique

Une céphalée aiguë inhabituelle doit faire rechercher en 1er lieu un diagnostic d'urgence (fig. 47.1).

La plupart des céphalées de l'enfant sont cependant bénignes.

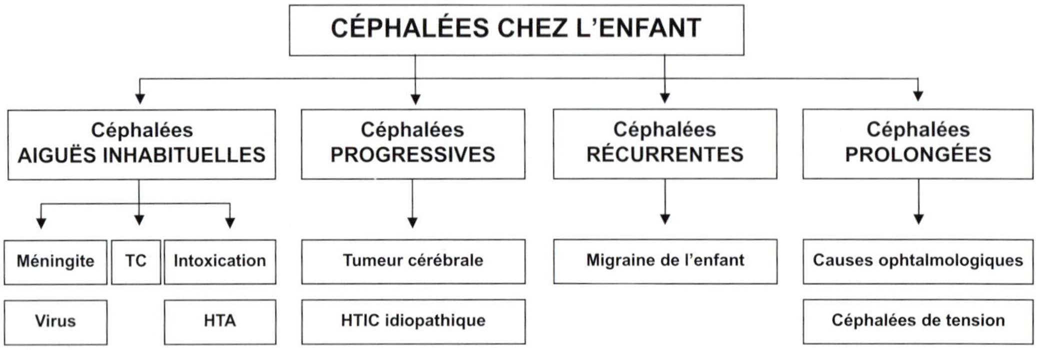

Fig. 47.1. **Orientation diagnostique devant des céphalées présumées pathologiques.**

II. Principales causes à évoquer

A. Céphalées aiguës inhabituelles

1. En contexte fébrile

Une **infection neuroméningée** doit être avant tout évoquée.

Toute suspicion clinique (syndrome méningé chez l'enfant, signes plus frustres chez le nourrisson) doit faire pratiquer un examen du LCR et entreprendre un traitement anti-infectieux probabiliste, adapté dans les plus brefs délais.

La plupart des céphalées aiguës fébriles sont en règle générale bénignes.

Elles sont reliées à une **pathologie virale** (grippe ou syndrome pseudogrippal), ou à une **infection ORL** avec ou sans obstruction des voies aériennes supérieures. Les sinusites maxillaires (les plus fréquentes chez le jeune enfant) n'induisent que rarement des céphalées.

2. En contexte non fébrile

Les **traumatismes crâniens** de l'enfant sont traités dans le chapitre 71.

Les céphalées peuvent classiquement suivre un TC, ou laisser craindre en cas de forte intensité ou de persistance une complication de type hématome extradural ou sous-dural.

Une surveillance clinique au décours d'un TC est ainsi essentielle.

Une **hypoglycémie** chez un enfant diabétique insulinodépendant doit toujours être suspectée en cas de signes de neuroglucopénie.

Une **intoxication au CO** doit être évoquée en cas de contexte à risque (hiver, chauffage au gaz, cas multiples). Cette situation est traitée dans le chapitre 68.

Une **crise hypertensive** (très rare) doit être évoquée en cas d'HTA sévère.

Une **hémorragie méningée** (urgence extrême mais exceptionnelle) doit être redoutée en cas de syndrome méningé intense d'apparition très brutale avec altération de la conscience.

Une **première crise migraineuse** peut être enfin retenue, toutes autres causes urgentes ayant été éliminées, notamment si les critères des *National Institutes of Health* [NIH] sont présents et des antécédents familiaux retrouvés à l'anamnèse.

Rechercher : un syndrome méningé, un TC récent, une hypoglycémie.

B. Céphalées d'installation progressive

Les données cliniques devant alerter sont des céphalées à prédominance matinale ou en seconde partie de nuit (réveils nocturnes), exagérées par l'effort ou la position couchée, résistant aux antalgiques, accompagnées de vomissements matinaux pouvant soulager temporairement les céphalées. On peut retrouver une diplopie et des éclipses visuelles. L'association d'un changement de comportement ou d'une diminution du rendement scolaire est évocatrice dans ce contexte.

Une imagerie cérébrale doit être réalisée en urgence. Le fond d'œil peut mettre en évidence un œdème papillaire bilatéral.

Une **tumeur cérébrale** est redoutée, notamment de la fosse postérieure.

L'examen clinique peut aussi retrouver des signes de localisation neurologique, un syndrome cérébelleux, une cassure de la courbe staturo-pondérale.

Une **HTIC idiopathique** ou primitive est évoquée en cas de normalité de l'imagerie cérébrale. Les causes sont nombreuses : intoxications médicamenteuses, obésité, vascularites…

L'examen du FO est indispensable.

Il s'agit également d'un diagnostic urgent car le pronostic visuel peut être mis en jeu s'il existe un œdème papillaire chronique, en l'absence de prise en charge adéquate.

En cas de signes d'HTIC : prescrire une imagerie neurologique en urgence.

C. Céphalées récurrentes : migraine de l'enfant

1. Généralités

La migraine est la 1re cause de céphalées récurrentes de l'enfant.

Sa prévalence en pédiatrie se situe entre 3 et 10 %.

Le pronostic de la migraine chez l'enfant est habituellement très bon.

Le retentissement sur la vie quotidienne peut être important (absentéisme scolaire).

2. Diagnostic

a. Enquête clinique

Il existe fréquemment un contexte familial de migraine.

Des facteurs déclenchants peuvent être identifiés : stimulations sensorielles (chaleur, lumière ou bruit intense, odeurs fortes), stress (disputes, contrôle scolaire), efforts physiques, manque de sommeil, contexte de fièvre ou d'hypoglycémie.

La migraine de l'enfant se distingue de celle de l'adulte par :

- des crises plus courtes : durée de 1 à 48 heures ;
- une localisation antérieure et bilatérale des céphalées dans la majorité des cas ;
- des troubles digestifs souvent prédominants et une pâleur inaugurale fréquente.

Les critères IHS-II (*International Headache Society*) de 2004 sont présentés dans le tableau 47.1.

La crise est parfois précédée d'une aura. L'aura est un trouble neurologique focal réversible, de nature sensorielle (phosphènes, scotome scintillant) ou sensitivomotrice (paresthésies, engourdissement).
Parfois, l'aura accompagne la migraine ce qui rend le diagnostic difficile.

Les crises migraineuses peuvent revêtir des tableaux cliniques spécifiques chez le jeune enfant, à considérer comme des phénomènes périodiques : migraine abdominale, vomissements cycliques, vertige paroxystique, migraine confusionnelle, torticolis paroxystique.
La migraine hémiplégiante est une maladie génétique liée le plus souvent à des mutations sur des canaux calciques.

Tableau 47.1. Critères IHS de migraine sans aura chez l'enfant.

A	Au moins 5 crises répondant aux critères B et D
B	Crise d'une durée de 1 à 48 h
C	Céphalée ayant au moins 2 des caractéristiques suivantes : – localisation unilatérale mais pouvant être bilatérale frontotemporale – caractère pulsatile – intensité modérée ou sévère – aggravation par l'activité physique de routine
D	Céphalée s'accompagnant au moins de 1 des symptômes suivants : – nausée et/ou vomissement – photophobie et/ou phonophobie
E	Exclusion d'une maladie organique pouvant être la cause des céphalées (par l'anamnèse, l'examen clinique et neurologique, et ± des examens complémentaires)

b. Enquête paraclinique

Le diagnostic de migraine est avant tout clinique.

La place de la neuro-imagerie lors d'une crise migraineuse est sensiblement identique à celle de l'adulte (signes neurologiques atypiques, crise inhabituelle). Ses indications sont toutefois élargies pour les enfants âgés de moins de 6 ans, chez lesquels l'interrogatoire est peu contributif.

Retenir les critères diagnostiques IHS de la migraine de l'enfant.

3. *Principes de prise en charge thérapeutique*

a. Traitement de la crise migraineuse

Le **traitement médicamenteux** doit être administré rapidement.

On propose avant tout la prise de 10 mg/kg d'ibuprofène (Advil®) *per os* (sans dépasser 25 à 50 mg/kg/j), de 15 mg/kg de paracétamol *per os* (sans dépasser 60 mg/kg/j), plus rarement par voie IV en cas de vomissements. Chez l'enfant de plus de 30 kg et l'adolescent, on peut avoir recours (en cas d'échec des antalgiques précédents) à un triptan en spray nasal ou en comprimé.

Il faut éviter de prendre des antalgiques plus de 3 fois par semaine pendant plusieurs mois pour éviter l'apparition de céphalées chroniques liées à l'abus de ces médicaments.

Les **autres mesures** ne doivent pas être négligées : repos au calme dans l'obscurité, éviction d'un éventuel facteur déclenchant.

b. Traitement de fond de la migraine

Les traitements non médicamenteux, à savoir les **méthodes de relaxation** et les **thérapies cognitivo-comportementales** ont une réelle efficacité chez l'enfant et doivent donc être proposées en 1re intention.

L'identification et l'éviction d'éventuels facteurs déclenchants sont essentielles.

Une éducation thérapeutique est nécessaire pour informer sur la maladie migraineuse, ses symptômes, les thérapeutiques disponibles avec leurs modalités d'administration.

Un **traitement médicamenteux** de fond est indiqué en 2e intention, lorsqu'il existe plus d'une crise invalidante par semaine malgré un traitement de la crise bien conduit, au cours d'une consultation spécialisée.

Peu d'études contrôlées ont évalué l'efficacité des différentes molécules. Certaines ont montré l'efficacité du propranolol (Avlocardyl®), de la fulnarizine (Sibélium®) et du pizotifène (Sanmigran®).

Traitement de la crise migraineuse : ibuprofène et paracétamol, repos au calme.
Traitement de fond de la migraine : méthodes de relaxation et thérapies cognitivo-comportementales, médicaments en 2e intention.

D. Céphalées prolongées (ou chroniques quotidiennes)

Elles sont définies par la permanence de céphalées pendant une durée ≥ 3 mois, avec un caractère plus ou moins continu.

Le diagnostic de céphalées projetées par **troubles de la réfraction** (hypermétropie) doit être évoqué en cas de localisation rétro-orbitaire avec une gêne oculaire majorée par la lecture prolongée.

Les **céphalées de tension** sont évocatrices par leur contexte.

Elles surviennent plus volontiers à l'adolescence, chez des enfants exposés à des conflits intrafamiliaux ou des difficultés scolaires. Une localisation occipitale, avec une sensation de striction le long des muscles du cou déclenchée par une position incorrecte de l'enfant à sa table de travail, est souvent observée.

Elles sont souvent isolées, sans troubles de l'appétit ni entrave de l'activité physique. Il n'y a jamais de nausées, mais il peut exister une photophobie ou une phonophobie.

Avis ophtalmologique utile en cas de céphalées prolongées.

Point de vue de l'expert

Les spécificités pédiatriques de cet item méritent d'être connues.

Un cas clinique de l'ECN pourrait concerner :

- une crise migraineuse chez un enfant âgé de 8 ans :
  - identification clinique selon les critères IHS-II,
  - traitement de la douleur (transversalité avec l'item 134);
- un tableau clinique d'HTIC chez un enfant âgé de 5 ans :
  - examen ophtalmologique,
  - intérêt de l'imagerie cérébrale, diagnostic de tumeur cérébrale,
  - prise en charge multidisciplinaire d'un cancer de l'enfant (transversalité avec l'item 294).

Actualités pour le futur

Il convient d'insister sur l'efficacité des méthodes de relaxation et des thérapies cognitivo-comportementales vis-à-vis de la prévention de la migraine chez l'enfant. Elles sont actuellement préférées en 1re intention à des traitements médicamenteux au long cours.
Des études pharmacologiques permettront de mieux cerner les éventuelles recommandations spécifiques d'antimigraineux chez l'enfant. Des recherches viseront à évaluer l'efficacité de molécules à faibles doses, susceptibles de réduire les effets indésirables (notamment la sédation).

Références

Cuvellier, J.C., Joriot, S., Auvin, S., Vallée, L., 2005. Traitement de fond de la migraine chez l'enfant : état des connaissances du traitement pharmacologique. Arch. Pediatr. 12, 316–325.

Parain, D., Milh, M., 2009. Céphalées, migraines, hypertension intracrânienne. In: Chabrol, B., Dulac, O., Mancini, J., Ponsot, G. (Eds.), Neurologie pédiatrique. Médecine Sciences Flammarion, Paris.

Prise en charge diagnostique et thérapeutique de la migraine chez l'adulte et l'enfant - 2002 - (Anaes)
http://www.has-sante.fr/portail/upload/docs/application/pdf/recommandations_2006_11_27__10_56_57_546.pdf

CHAPITRE

48

Convulsions et épilepsie

Items et objectifs du CNCI

Item 341 – UE 11 – Convulsions chez le nourrisson et chez l'enfant

- Diagnostiquer une convulsion chez le nourrisson et chez l'enfant.
- Identifier les situations d'urgence et planifier leur prise en charge préhospitalière et hospitalière (posologies).

Item 103 – UE 4 – Épilepsie de l'enfant et de l'adulte

- Diagnostiquer les principales formes d'épilepsie de l'enfant.
- Identifier les situations d'urgence et planifier leur prise en charge.
- Argumenter l'attitude thérapeutique et planifier le suivi du patient.
- Décrire les principes de la prise en charge au long cours.

Avant de commencer…

… à propos des convulsions

Les convulsions sont une des manifestations motrices d'une crise épileptique.
On distingue les crises épileptiques ou convulsions occasionnelles qui sont provoquées par un facteur intercurrent, de la maladie épileptique où les crises surviennent de manière spontanée et/ou récurrente.

Les situations de gravité doivent être identifiées : persistance des convulsions (état de mal épileptique), signes de sévérité (signes neurologiques persistants avec absence de reprise de la conscience, troubles respiratoires ou hémodynamiques), urgences diagnostiques (hypoglycémie, infection neuroméningée, hématome sous-dural aigu…).

Un contexte fébrile doit faire évoquer une infection neuroméningée.
Les crises fébriles (CCH) sont néanmoins la cause la plus fréquente de convulsions occasionnelles fébriles chez le nourrisson et le jeune enfant ; elles sont bénignes. Un examen du LCR doit être fait au moindre doute clinique.

En dehors d'un contexte fébrile, l'électroencéphalogramme est l'examen indispensable en l'absence d'épilepsie antérieure connue.
Après l'âge de 1 an, l'interrogatoire et l'examen neurologique permettent d'éliminer toutes les causes nécessitant un traitement en urgence. L'imagerie cérébrale n'est à réaliser en urgence qu'en cas de signes neurologiques focaux durables ou de troubles de la conscience persistants.
Avant l'âge de 1 an, la recherche de désordres ioniques ou métaboliques est systématique. Le scanner cérébral est d'indication facile à la recherche d'un processus expansif intracrânien.

... à propos de l'épilepsie

L'épilepsie se définit comme la répétition spontanée de crises épileptiques.

On distingue deux types de crises : les crises épileptiques généralisées (crises généralisées tonicocloniques, absences, myoclonies) et les crises épileptiques partielles (définies par la localisation de la zone de départ des crises). La classification des épilepsies conduit à définir des syndromes épileptiques selon des données cliniques, électroencéphalographiques, étiologiques et pronostiques.
L'EEG est le seul examen indispensable. L'imagerie cérébrale (IRM) n'est indiquée qu'en cas d'épilepsie symptomatique ou résistante au traitement.

L'épilepsie est une maladie chronique nécessitant un suivi spécialisé.
Le diagnostic du cadre syndromique dans lequel se trouve l'épilepsie est nécessaire avant de commencer le traitement antiépileptique. On privilégie une monothérapie avec surveillance de l'efficacité, de l'observance et de la tolérance.
L'éducation thérapeutique de l'enfant et de ses parents est fondamentale. Un PAI en milieu scolaire permet une gestion optimale en cas de crise survenant en collectivités.

I. Démarche diagnostique

A. Convulsions du nourrisson et de l'enfant

Les **convulsions** sont une des manifestations motrices d'une crise épileptique.

Les convulsions du nourrisson et de l'enfant sont le plus souvent **occasionnelles**. Elles sont reliées habituellement à un contexte fébrile ou à une pathologie aiguë neurologique.
Les crises fébriles (anciennement dénommées crises convulsives hyperthermiques [CCH]), exclusivement liées à la fièvre, sont les causes les plus fréquentes de convulsions à ces âges (prévalence : 3–5 %).

Lorsque les convulsions récidivent sans facteurs déclenchants répétés (ex. : hypoglycémies) ou de récidives de crises fébriles, le diagnostic est celui d'une **épilepsie** ; c'est-à-dire une maladie neurologique chronique caractérisée par la répétition de crises épileptiques non provoquées.
Les épilepsies du nourrisson n'étant pas stricto sensu inclus dans l'énoncé de l'item 103, nous avons choisi de les aborder en 1re partie de chapitre, en qualité de convulsions récidivantes.

Convulsions = une des manifestations motrices d'une crise épileptique.

B. Épilepsies de l'enfant

La prévalence de l'épilepsie est de l'ordre de 0,5 % chez l'enfant.
Les épilepsies de bon pronostic constituent la majorité des épilepsies de l'enfant (60 % environ).

Une **crise épileptique** est une manifestation clinique résultant de la décharge synchrone anormale d'une population de neurones.

L'**épilepsie** se définit comme la répétition spontanée de crises épileptiques, traduisant l'hyperexcitabilité d'une population neuronale. Cette hyperexcitabilité peut être secondaire soit à une modification durable de la neurotransmission (augmentation de l'excitation ou diminution de l'inhibition), soit à une modification durable des propriétés intrinsèques des neurones (potentiel de repos, seuil de décharge).

La classification des épilepsies conduit à définir des **syndromes épileptiques** selon des données cliniques, électroencéphalographiques, étiologiques et pronostiques.

La 2e partie de ce chapitre aborde les épilepsies de l'enfant âgé de plus de 2 ans.

Épilepsie = répétition spontanée de crises épileptiques.

II. Convulsions du nourrisson et du jeune enfant

A. Analyser les convulsions

1. Identifier et analyser les convulsions

Les convulsions ont le plus souvent cédé lors de la 1re évaluation médicale.

Le diagnostic est avant tout clinique; il est précisé à partir des données anamnestiques recueillies auprès de l'entourage de l'enfant (ayant été témoin), au décours de l'épisode. Aucun examen complémentaire ne permet d'identifier un événement comme étant une convulsion, *a posteriori*.

On peut évoquer le diagnostic de crise devant tout phénomène moteur paroxystique, avec ou sans perte de conscience, mais certaines crises sont plus spécifiques :

- crises **généralisées tonicocloniques** : rares avant l'âge de 1 an, elles se traduisent par une phase tonique de contraction musculaire soutenue avec pause respiratoire, suivie d'une phase clonique de secousses rythmiques des membres; en post-critique, la respiration est bruyante, il existe une hypotonie et une confusion;
- crises **cloniques** : elles débutent d'emblée par des secousses rythmiques, avec ou sans perte de conscience;
- crises **toniques** : elles sont caractérisées par une contraction tonique des membres, avec révulsion oculaire et trismus;
- crises **atoniques** : elles correspondent à une résolution complète du tonus avec chute.

Diagnostics différentiels des convulsions :

- frissons : à l'ascension thermique ou en cas de décharge bactérienne;
- trémulations : fins tremblements des extrémités disparaissant à l'immobilisation forcée;
- myoclonies du sommeil : survenant à l'endormissement;
- spasmes du sanglot : séquence pleurs/apnée/cyanose en cas de colère ou peur;
- syncopes vagales convulsivantes : au décours d'un traumatisme ou en cas de contrariété;
- mouvements anormaux : effets secondaires possibles de certains médicaments.

Identifier les convulsions à partir des données anamnestiques.

2. Repérer les situations d'urgence

Urgence reliée à la convulsion en elle-même et à ses conséquences :

- durée de convulsion > 15 minutes;

- signes respiratoires :
  - bradypnées, irrégularités respiratoires, apnées,
  - cyanose, encombrement bronchique ;
- signes hémodynamiques :
  - tachycardie, temps de recoloration cutanée allongé,
  - marbrures, extrémités froides, pouls périphériques mal perçus ;
- signes neurologiques :
  - signes neurologiques focaux durables, troubles de conscience prolongés,
  - crise prolongée ou récidivante à court terme (état de mal convulsif).

Urgence reliée à la cause de la convulsion :
- contexte infectieux :
  - sepsis, purpura fébrile,
  - cris geignards, syndrome méningé, signes encéphalitiques ;
- autres contextes sévères :
  - pâleur, hématomes multiples,
  - coma, intoxication médicamenteuse.

Urgence : sepsis, purpura, syndrome méningé, pâleur, coma.

3. Préciser le contexte de survenue de la crise

Données essentielles :
- antécédents anténatals et périnatals de l'enfant ;
- antécédents neurologiques personnels et familiaux :
  - crises fébriles (CCH) chez des apparentés,
  - épilepsie connue chez l'enfant ou un membre de la famille,
  - maladie chronique (diabétique sous insuline) ;
- circonstances particulières :
  - contage infectieux ou signes inhabituels dans l'entourage, voyage,
  - traumatisme crânien récent, traitement médicamenteux en cours,
  - facteurs de risque de maltraitance ;
- qualité du développement psychomoteur de l'enfant.

Au terme de l'interrogatoire, sont consignés :
- la description de la crise par l'entourage de l'enfant, en n'oubliant pas de commencer par les premiers signes visibles, puis la phase d'état et les symptômes post-critiques ;
- l'interprétation médicale : s'agit-il d'une crise certaine, probable, possible ? De quel type (généralisée ou focale)?
- l'existence d'une fièvre ;
- les éventuels facteurs de gravité ;
- une orientation étiologique possible.

4. Enquête diagnostique

a. Enquête clinique

Elle complète les données anamnestiques déjà précisées ainsi que les signes orientant vers une situation urgente.

Constantes :

- température : fièvre ;
- pression artérielle, diurèse : HTA et hématurie (SHU).

Examen neurologique :

- Glasgow pédiatrique ;
- mesure du périmètre crânien : augmentation récente sur la courbe (HSD aigu) ;
- palpation de la fontanelle antérieure : caractère bombant (HSD aigu, méningite) ;
- état de conscience : qualité du contact et des cris (geignards ?) ;
- signes méningés ou encéphalitiques ;
- signes neurologiques focaux durables, troubles de conscience prolongés.

Analyse des téguments :

- purpura, exanthème maculopapuleux ;
- ecchymoses ou hématomes (maltraitance) ;
- pâleur conjonctivale (HSD aigu, SHU).

Poursuite de l'examen clinique :

- auscultation cardiopulmonaire (cardiopathie congénitale) ;
- douleurs de reliefs osseux (fractures), masse abdominale (traumatisme).

Fièvre, Glasgow, périmètre crânien et fontanelle, examen cutané.

b. Enquête paraclinique

Une glycémie capillaire est utile en cas de terrain particulier (diabète) ou de coma.

La prescription d'examens complémentaires est fonction du tableau clinique (fièvre, examen neurologique) et des circonstances (contexte de survenue, terrain de l'enfant).

En cas de fièvre, un examen du LCR doit être fait au moindre doute clinique.

En dehors d'un contexte fébrile, un interrogatoire et un examen neurologique complet permettent d'éliminer toutes les causes nécessitant un traitement en urgence après l'âge de 1 an ; l'imagerie cérébrale n'est à réaliser en urgence qu'en cas de signes neurologiques focaux durables ou de troubles de la conscience persistants, même en cas de crise focale.

Avant l'âge de 1 an, la recherche de désordres ioniques ou métaboliques est la règle ; de même, le scanner cérébral est le plus souvent pratiqué, à la recherche d'un processus expansif intracrânien (par exemple hématome sous-dural aigu).

Dans tous les cas, un électroencéphalogramme (dans les 48 heures) complétera l'enquête.

Crise fébrile simple : aucun examen complémentaire nécessaire.
Connaître les indications de la PL et de l'imagerie cérébrale en urgence.
L'EEG est systématique en cas de convulsions sans fièvre (examen non urgent).

B. Relier les convulsions à une cause

1. Orientation diagnostique (tableau 48.1)

En pratique, on distingue :

- les convulsions occasionnelles : fébriles ou non ;
- les convulsions récidivantes sans cause identifiée (épilepsie débutante).

Tableau 48.1. Causes de convulsions chez le nourrisson et le jeune enfant.

Convulsions	Fièvre	– Avant tout : • crise fébrile • infection neuroméningée – Plus rarement : • neuropaludisme • abcès cérébral • thrombophlébite cérébrale • SHU
	Pas de fièvre	– Avant tout : • traumatisme crânien, HSD • 1re crise d'épilepsie – Plus rarement : • troubles hydroélectrolytiques (natrémie, calcémie) • causes métaboliques (surtout âge < 1 an) • hypoglycémie, hyperammoniémie • AVC • tumeurs • SHU
Épilepsie (nourrisson)		– Syndrome de West – Épilepsie myoclonique bénigne – Syndrome de Dravet

Bien retenir : crise fébrile, infection neuroméningée, HSD aigu, hypoglycémie, SHU.

2. Causes de convulsions occasionnelles fébriles

a. Crises fébriles (crises convulsives hyperthermiques [CCH])

Ce sont les crises convulsives occasionnelles les plus fréquentes.

Elles concernent 2 à 5 % des enfants, avec une fréquence majorée en cas d'antécédent familial.

Une crise fébrile est définie comme :

- une crise convulsive occasionnelle fébrile ;
- survenant chez un nourrisson ou un enfant :
  - âgé le plus souvent de 1 à 3 ans,
  - dont le développement psychomoteur est normal ;
  - en dehors de toute atteinte infectieuse (ou non) du SNC.

Si la majorité des crises fébriles ont lieu entre les âges de 1 et 3 ans, leur définition les inclut pourtant entre les âges de 3 mois et 5 ans.

Toute pathologie fébrile, en particulier virale du petit enfant (par exemple l'exanthème subit), peut en être à l'origine. La crise fébrile survient le plus souvent à l'ascension ou dans les premières heures d'une fièvre élevée.

La démarche diagnostique est similaire à celle des fièvres de l'enfant.

Toute convulsion en contexte fébrile laissant redouter une atteinte infectieuse du SNC (méningite, méningo-encéphalite) doit faire pratiquer un examen du LCR. Une crise fébrile complexe n'est pas une indication systématique à une PL, mais justifie de traquer des signes d'infection neuroméningée.

La crainte d'une méningite purulente révélée par une convulsion fébrile a conduit à recommander quel que soit le tableau clinique associé, de pratiquer systématiquement une ponction lombaire chez un nourrisson âgé de moins de 9 mois (consensus SPILF 2008). Le critère « âge » à lui seul ne devrait pas cependant être un critère de réalisation d'une PL, si l'examen clinique ne fait pas suspecter une infection neuroméningée.

On distingue les crises fébriles : simples et complexes (tableau 48.2).

L'absence d'un seul critère de crise fébrile simple permet de définir la crise fébrile comme complexe. Inversement, un seul critère de crise fébrile complexe suffit pour poser le diagnostic.

Une crise fébrile non reconnue comme « simple » nécessite de rechercher une infection du SNC, en ayant recours parfois à des examens complémentaires, avant d'évoquer le diagnostic de crise fébrile complexe.

Tableau 48.2. Caractéristiques des convulsions fébriles : simples et complexes.

	Crise fébrile simple	Crise fébrile complexe
Âge	1 an–5 ans	< 1 an
Durée	Brèves (< 15 min) et 1 seul épisode sur 24 h	Longues (≥15 min) Plus de 1 épisode sur 24 h
Type	Généralisées	À début localisé
Déficit post-critique	Non	Oui
Antécédents neurologiques	Non	Oui
Examen neurologique	Normal	Anormal
Examens complémentaires	Non	Oui
Hospitalisation	Non systématique	Systématique
Traitement spécifique	Non	Selon les cas

Bien connaître les critères de crise fébrile complexe.

b. Atteintes infectieuses du SNC

Toute crise fébrile non reconnue comme simple doit donc faire évoquer le diagnostic d'**infection du SNC** : méningite, méningo-encéphalite, virale ou bactérienne.

Une crise convulsive fébrile focale (ce d'autant qu'il existe des anomalies neurologiques intercritiques) doit faire redouter jusqu'à preuve du contraire une **méningo-encéphalite herpétique**, et conduire à un traitement probabiliste en urgence par aciclovir (Zovirax®) 500 mg/m^2/8 h IV.

Ce diagnostic doit être argumenté par les résultats de l'examen du LCR (avec dosages de l'interféron-α et de l'antigène viral HSV par PCR). L'EEG peut montrer un tracé ralenti avec ondes lentes périodiques. L'IRM cérébrale peut visualiser des hypersignaux souvent bilatéraux et asymétriques des lobes temporaux en pondération T2 et FLAIR.

Toujours rechercher des signes évocateurs d'une infection du SNC.

c. Autres causes plus rares

Le diagnostic de **neuropaludisme** doit être évoqué dans les régions d'endémie paludéenne ou dans les 3 mois suivant le retour d'un séjour dans un pays à risque (voir chapitre 27).

Le **syndrome hémolytique et urémique** (SHU) doit être évoqué en cas de : diarrhée ± sanglante avec fièvre, syndrome anémique (pâleur), HTA, insuffisance rénale aiguë volontiers anurique. Le bilan biologique retrouve une thrombopénie de consommation et une anémie hémolytique mécanique (présence de schizocytes sur le frottis sanguin). L'examen des selles par PCR permet de mettre en évidence la toxine de *E. coli* O157H7. La biopsie rénale est le plus souvent inutile chez l'enfant.

L'éventualité d'un **abcès du cerveau** ou d'une **thrombophlébite cérébrale** est exceptionnelle chez l'enfant.

3. Convulsions occasionnelles hors contexte fébrile

a. Hématomes cérébraux

Un hématome sous-dural ou extradural aigu peut compliquer un **traumatisme crânien** accidentel de l'enfant (voir chapitre 71). L'anamnèse oriente le diagnostic.

Un hématome sous-dural aigu peut s'intégrer dans un tableau clinique de **maltraitance**, notamment chez le jeune nourrisson. Ce diagnostic doit être évoqué devant tout nourrisson âgé de moins de 1 an qui a eu une convulsion sans fièvre (notamment si pâleur) et sans cause évidente.

L'examen neurologique recherche des signes d'HTIC. Un scanner cérébral sans injection doit être prescrit en urgence. Un signalement judiciaire est alors indispensable dans ce contexte (voir chapitre 10).

Convulsions hors contexte infectieux chez un jeune nourrisson : évoquer un HSD aigu.

b. Autres causes plus rares

L'interrogatoire et l'examen clinique permettent le plus souvent d'éliminer : les **causes tumorales** (signes d'HTIC, augmentation du PC), les **causes neurovasculaires** (cardiopathie emboligène, signes cliniques de gravité en cas de rupture de malformation artérioveineuse ou d'anévrisme), mais également les **causes toxiques** (intoxication au CO, antidépresseurs, alcool, anti-H2).

Une **anomalie du ionogramme sanguin** (natrémie, calcémie) et de la glycémie sera systématiquement recherchée avant l'âge de 1 an. Après l'âge de 1 an, le bilan biologique n'est utile qu'en cas de point d'appel (antécédents médicaux, signes de gravité).

4. Épilepsie du nourrisson

a. Généralités

Les convulsions sont souvent symptomatiques d'un dysfonctionnement cérébral acquis ou constitutionnel.

Elles doivent être analysées selon leurs données sémiologiques cliniques (convulsions habituellement non fébriles) et les informations apportées par l'EEG (à réaliser dans les 48 heures).

Un avis neurologique spécialisé est indispensable à ce niveau de prise en charge.

b. Syndrome de West

Il s'agit d'une épilepsie grave du nourrisson, débutant entre les âges de 2 et 12 mois (habituellement vers l'âge de 6 mois).

Triade diagnostique caractéristique :

- spasmes en flexion (surtout) et en extension (parfois), survenant par salves;
- stagnation ou régression psychomotrice;
- hypsarythmie sur l'EEG (fig. 48.1) :
  - ondes lentes et pointes multifocales diffuses et asynchrones de grande amplitude,
  - disparition de l'activité de fond.

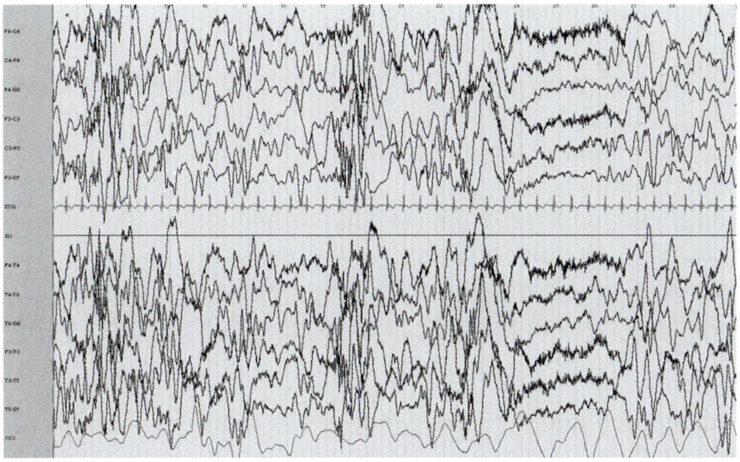

Fig. 48.1. Syndrome de West.
Hypsarythmie (activité désorganisée) et spasmes sur le tracé.

Ce syndrome est souvent symptomatique d'une affection neurologique acquise ou congénitale. L'enquête étiologique recherche ainsi une sclérose tubéreuse de Bourneville, une malformation cérébrale, une fœtopathie infectieuse, des séquelles d'anoxie périnatale ou d'infections neuroméningées, une anomalie métabolique, une anomalie chromosomique.

Triade du syndrome de West = spasmes, régression psychomotrice, hypsarythmie.

c. Épilepsies myocloniques du nourrisson

L'épilepsie myoclonique **bénigne** du nourrisson se caractérise par des myoclonies brèves généralisées, souvent provoquées par un bruit ou une stimulation tactile (caractère réflexe).

Elle survient chez un nourrisson dont le développement psychomoteur est normal.

L'épilepsie myoclonique **sévère** du nourrisson (syndrome de Dravet) se caractérise par des convulsions avec et sans fièvre, hémicorporelles ou généralisées.
Elles surviennent de manière trop précoce (avant l'âge de 1 an), trop prolongées et trop fréquentes.

C. Principes de prise en charge thérapeutique

1. Mesures immédiates

Les convulsions ont souvent cédé spontanément lors de l'évaluation médicale.
Un traitement antipyrétique (en cas de fièvre) et un traitement étiologique (en cas de cause identifiée) doivent être prescrits le plus rapidement possible.

En cas de convulsions persistantes ou récidivantes :

- mettre en condition l'enfant :
  - assurer la liberté des voies aériennes,
  - mettre en position latérale de sécurité,
  - monitoring cardiorespiratoire, constantes (avec température);
- administrer une benzodiazépine :
  - si les convulsions n'ont pas cédé après 5 minutes d'évolution,
  - par ex. : diazépam (Valium®) 0,5 mg/kg (max. : 10 mg) en intrarectal.

En cas de convulsions persistantes au terme de 10 minutes (soit 5 minutes après la première administration de benzodiazépine) :

- une seconde dose de benzodiazépine doit être administrée, de préférence par voie IV en milieu hospitalier : clonazépam (Rivotril®) 0,05 mg/kg IVL;
- en cas de nouvel échec, le traitement anticonvulsivant repose sur la prescription de : phénytoïne (Dilantin®) ou phénobarbital (Gardénal®) par voie IV, au mieux en unité de réanimation infantile.

L'**état de mal épileptique** est défini par des crises continues ou par la succession de crises sans amélioration de la conscience sur une période de 30 minutes. Sa définition opérationnelle fait référence à des crises continues ou subintrantes durant au moins 5 minutes, motivant alors l'administration d'antiépileptiques (recommandations de 2009).

Le suivi immédiat repose sur la surveillance des constantes (FR, FC, PA, T°C), l'évaluation de la conscience et l'examen neurologique à la recherche de signes neurologiques focaux durables.

Urgence en cas de convulsions : libération des VAS, diazépam IR si durée > 5 min.

2. Prise en charge thérapeutique des crises fébriles

a. Conseils aux parents

En cas de crise fébrile simple, il convient de rassurer les parents sur sa bénignité. En cas de crise fébrile complexe, un avis neurologique est souhaitable afin de discuter des explorations paracliniques éventuellement utiles et de l'indication d'un traitement anticonvulsivant préventif.

Le risque principal est la récidive d'un épisode ultérieurement (20 à 30 %).

Les traitements antipyrétiques n'ont pas montré d'efficacité dans la prévention de la récurrence de crises fébriles au cours d'un épisode fébrile.

Les parents doivent bénéficier d'une éducation thérapeutique.

En cas de survenue d'une crise fébrile à domicile, une dose de 0,5 mg/kg de diazépam par voie intrarectale doit être administrée si celle-ci n'a pas cédé au terme de 5 minutes. En cas de persistance des convulsions malgré ces mesures, les secours médicalisés doivent être prévenus.

Une consultation médicale systématique (même si la crise a cédé) permet de rechercher une cause à l'épisode fébrile et de s'assurer de l'état neurologique de l'enfant.

Éducation thérapeutique : diazépam 0,5 mg/kg IR si durée ≥ 5 minutes.

b. Suivi et pronostic

Facteurs de risque de récidives des crises fébriles :

- âge < 1 an ;
- antécédents familiaux de crises fébriles ou d'épilepsie chez un parent au premier degré.

Facteurs de risque de survenue d'une épilepsie ultérieure :

- caractère complexe des crises fébriles ;
- anomalie neurodéveloppementale préexistante (retard psychomoteur) ;
- antécédents familiaux d'épilepsie.

III. Épilepsies de l'enfant

A. Analyser une épilepsie

1. Évoquer une épilepsie et en évaluer la sémiologie

a. Généralités

L'identification d'une épilepsie est avant tout clinique ; le diagnostic est précisé à partir des données anamnestiques recueillies auprès de l'entourage de l'enfant (ayant été témoin), au décours de chacune des crises épileptiques.

Arguments cliniques en faveur d'une crise épileptique :

- le caractère paroxystique ;
- la stéréotypie d'une crise à l'autre.

L'analyse sémiologique repose sur un interrogatoire rigoureux :

- description par l'enfant et son entourage des crises, en insistant sur le premier symptôme ressenti ou vu, les signes observés, la phase post-critique immédiate, les éventuels facteurs favorisants (description à consigner telle quelle dans le dossier) ;
- analyse médicale : de quel type de crise s'agit-il (généralisée ou focale)? Quelles régions cérébrales semblent impliquées en cas de crises focales ?

b. Crises épileptiques généralisées

Les **crises généralisées tonicocloniques** débutent de manière brutale, avec une perte de connaissance et une chute si l'enfant est en position verticale sans qu'il ne puisse prévenir ou se protéger. Se succèdent : une phase tonique (contraction soutenue des 4 membres avec arrêt respiratoire) de 10 à 20 secondes, une phase clonique (secousses rythmiques et synchrones des 4 membres) de 30 secondes à 2 minutes (avec parfois morsure de langue), puis une phase de relâchement musculaire (avec perte d'urine fréquente). On observe enfin une phase post-critique de quelques minutes à 2–3 heures, avec amnésie complète de la crise.

Les **absences** surviennent de manière pluriquotidienne, avec un début et une fin brusques. Elles sont marquées par une suspension brève de la conscience (2 à 20 secondes), avec interruption des activités en cours. Le regard de l'enfant est fixe, avec parfois des myoclonies de faible intensité des paupières et des globes oculaires. L'enfant reprend ensuite son activité où il l'avait arrêtée. Elles peuvent être déclenchées par l'hyperpnée.

Les **myoclonies massives** entraînent un sursaut brutal et une chute secondaire à une contraction brève de la musculature axiale, sans rupture de contact, avec récupération rapide.

c. Crises épileptiques partielles (ou focales)

Elles se caractérisent par des signes focaux (moteurs, sensitifs, sensoriels…) stéréotypés, suivis d'un déficit post-critique, en rapport avec la région cérébrale en cause. Par exemple, une crise partielle occipitale se traduira par des hallucinations visuelles ; une crise partielle centrale par des clonies de l'hémicorps controlatéral. Elles peuvent être secondairement généralisées.

Elles sont qualifiées de **simples** en l'absence de modification de la conscience, et de **complexes** en cas d'altération de la conscience (d'emblée ou secondairement).

Crises épileptiques généralisées : crises généralisées tonicocloniques, absences, myoclonies.
Crises épileptiques partielles (ou focales) : simples, complexes.

2. Apprécier la gravité de l'épilepsie

Situations d'urgence d'une crise épileptique :

- identiques à celles des convulsions ;
- reliées à : la durée de la crise, à l'éventuel retentissement hémodynamique, respiratoire et neurologique.

Gravité de l'épilepsie reliée :

- à la cause de l'épilepsie (avant tout) :
  - malformations cérébrales, lésions anoxo-ischémiques acquises,
  - anomalie chromosomique ou génétique entraînant une encéphalopathie ;
- aux caractéristiques sémiologiques des crises épileptiques :
  - crises entraînant des chutes traumatisantes,
  - crises prolongées ;
- au retentissement de l'épilepsie sur la vie quotidienne (vie familiale, scolarité) ;
- à la réponse thérapeutique.

Gravité de l'épilepsie reliée à l'étiologie avant tout.

3. Enquête diagnostique

a. Enquête clinique

Elle complète les données sémiologiques déjà précisées.

Contexte de survenue des crises :
- antécédents anténatals et périnatals de l'enfant;
- antécédents neurologiques familiaux, consanguinité;
- âge de l'enfant au début des crises;
- données auxologiques, croissance du périmètre crânien;
- qualité du développement psychomoteur de l'enfant.

Examen physique :
- appréciation des traits morphologiques (dysmorphie);
- examen neurologique complet;
- examen général : hépatomégalie, taches cutanées, souffle cardiaque…

Données cliniques : antécédents neurologiques, évolution du périmètre crânien, développement psychomoteur, syndrome dysmorphique, hépatomégalie.

b. Enquête paraclinique

Électroencéphalogramme (EEG) :
- systématique;
- enregistre l'activité cérébrale intercritique :
  - un EEG intercritique normal n'élimine pas le diagnostic d'épilepsie,
  - inversement, des anomalies EEG peuvent être observées en l'absence de toute épilepsie;
- si les crises sont fréquentes (pluriquotidiennes) : possibilité d'enregistrement EEG/vidéo pour enregistrer une crise.

Imagerie cérébrale = IRM (avant tout) :
- non systématique (selon la cause suspectée);
- inutile dans les épilepsies idiopathiques;
- indiquée si : épilepsies partielles non idiopathiques, épilepsies associées à un retard psychomoteur et à des signes neurologiques focaux, épilepsie comportant des critères de gravité ou mal contrôlée par un traitement bien conduit.

**EEG = seul examen indispensable au cours d'une épilepsie de l'enfant.
Retenir que l'on traite un enfant ayant des crises épileptiques et non des anomalies EEG.**

B. Syndromes épileptiques

1. Orientation diagnostique

La démarche diagnostique repose sur les étapes suivantes :
- description par l'enfant et son entourage des crises;
- analyse médicale : s'agit-il de crises focales ou généralisées ?

- diagnostic syndromique ;
- recherche de la cause de l'épilepsie.

Les crises épileptiques (dont la répétition définit l'épilepsie) s'intègrent dans un **syndrome épileptique**, dont le diagnostic tient compte des paramètres suivants :
- âge de survenue des premières crises épileptiques ;
- sémiologie des crises et circonstances de survenue ;
- résultats EEG (intercritique et parfois critique) et éventuellement neuroradiologiques.

On distingue comme types de causes d'épilepsie :
- les épilepsies **structurales**, en rapport avec une anomalie morphologique cérébrale (malformation, lésion acquise…) ;
- les épilepsies **métaboliques**, en rapport avec une anomalie innée du métabolisme ;
- les épilepsies **génétiques**, où l'anomalie génétique est directement responsable de l'épilepsie (anciennement épilepsie idiopathique) ; elles sont le plus souvent liées à l'âge, avec une IRM par définition normale ;
- les épilepsies de **cause inconnue**.

Au **total, 4 grands types d'épilepsie se distinguent** :
- épilepsie généralisée génétique ;
- épilepsie généralisée structurale ou métabolique ;
- épilepsie partielle (ou focale) génétique ;
- épilepsie partielle (ou focale) structurale ou métabolique.

Des exemples de syndromes épileptiques de l'enfant sont détaillés ci-après.

2. Exemples d'épilepsie

a. Épilepsie-absence de l'enfant

Elle représente 5–10 % des épilepsies de l'enfant.

Elle débute vers l'âge de 5–7 ans, et disparaît souvent avant l'adolescence.

Elle se manifeste par des absences pluriquotidiennes, favorisées par l'hyperpnée (déclenchement aisé d'une absence en consultation par une épreuve d'hyperpnée). Le seul type de crise observée est l'absence, sinon il s'agit d'un autre diagnostic.

L'EEG est indispensable pour établir le diagnostic (fig. 48.2) ; il montre en crise des bouffées de pointes-ondes généralisées, synchrones à 3 cycles/s, de début et fin brutaux.

Le pronostic est le plus souvent bon dès l'institution d'un traitement.

b. Épilepsie myoclonique juvénile

Il s'agit d'une épilepsie fréquente et bénigne.

Elle débute à l'adolescence. Des antécédents familiaux d'épilepsie sont souvent retrouvés.

Les myoclonies surviennent surtout au réveil, favorisées par le manque de sommeil ou la prise d'alcool. Le diagnostic est souvent retardé car les myoclonies sont banalisées par l'enfant. C'est la survenue d'une crise généralisée tonicoclonique dans les 2 heures suivant le réveil qui doit faire rechercher l'existence de myoclonies à l'interrogatoire.

L'EEG montre des bouffées de pointes-ondes, favorisées par la stimulation lumineuse intermittente (sa réalisation le matin après une privation de sommeil peut favoriser l'enregistrement).

Le pronostic est souvent bon dès l'institution d'un traitement.

c. Épilepsie à pointes centrotemporales (EPCT)

L'EPCT représente 15–20 % des épilepsies de l'enfant.

Elle survient chez l'enfant âgé de 3 à 13 ans (en moyenne 10 ans). Des antécédents familiaux d'épilepsie sont fréquemment retrouvés.

Les crises consistent en des phénomènes sensitivomoteurs de la région buccofaciale (avec hypersalivation et arrêt de la parole), survenant en pleine conscience le plus souvent en fin de nuit, avec généralisation secondaire possible.

L'EEG montre des pointes-ondes amples centrotemporales ou rolandiques unifocales, avec un aspect particulier en ondes biphasiques (augmentation de leur nombre au cours du sommeil).

Le pronostic est excellent, avec guérison constante avant l'âge de 15 ans. Le traitement n'est pas systématique.

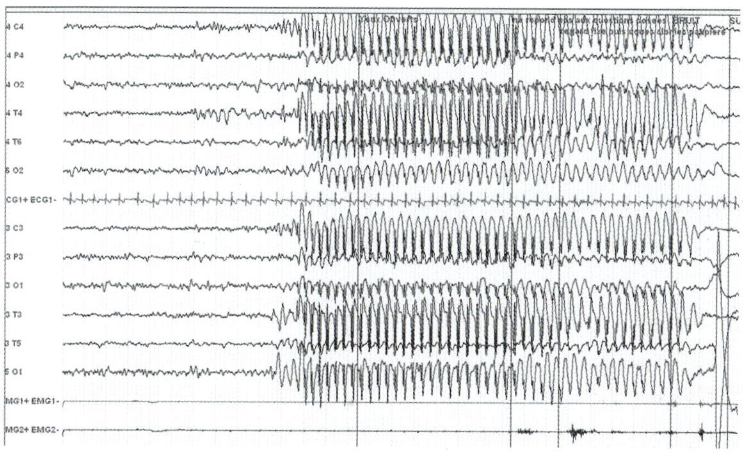

Fig. 48.2. Épilepsie-absence de l'enfant.
Absence avec décharge de pointes-ondes à 3 Hz à début et fin brutaux.

Connaître surtout l'épilepsie-absence de l'enfant.

C. Principes de prise en charge thérapeutique

1. Prise en charge d'une crise épileptique

Mesures immédiates (voir § II. C. 1. Mesures immédiates) :

- s'assurer de la liberté des voies aériennes supérieures ;
- administrer du diazépam 0,5 mg/kg IR si durée de crise ≥ 5 min ;
- surveiller la réponse thérapeutique et réévaluer cliniquement l'enfant.

Informations essentielles :

- savoir si l'enfant est suivi pour épilepsie :
  - syndrome épileptique éventuellement diagnostiqué,
  - traitement antiépileptique en cours ;

- rechercher un facteur déclenchant de crise :
  - mauvaise observance thérapeutique,
  - manque de sommeil, pathologie infectieuse…

2. Prise en charge au long cours de l'épilepsie

a. Stratégie thérapeutique médicamenteuse

Le diagnostic du cadre syndromique dans lequel s'inscrit l'épilepsie est nécessaire avant de commencer le traitement antiépileptique.

La mise en route du traitement antiépileptique n'est donc pas systématique dès la 1re crise d'épilepsie, notamment s'il n'existe pas de contexte particulier. Elle ne sera débutée qu'en cas de récidive des crises.

À l'inverse, lorsqu'il s'agit d'une première crise dans un contexte de retard psychomoteur, ou s'intégrant au sein d'un syndrome épileptique défini, la récidive des crises est très probable ; le traitement peut être débuté d'emblée.

Une monothérapie doit être préférée aux multithérapies si possible. Son introduction doit être progressive, en veillant à l'apparition d'effets secondaires.

Le choix du traitement dépend du type de crise, de la tolérance et du profil d'activité des médicaments. En cas d'épilepsie généralisée génétique, le valproate de sodium est souvent utilisé en 1re intention. En cas d'épilepsie partielle structurale avec ou sans généralisation secondaire, la carbamazépine est préférée.

La durée du traitement dépend du syndrome épileptique, mais est rarement inférieure à 2 ans. Un traitement antiépileptique ne doit jamais être arrêté brutalement.

Le suivi d'un traitement épileptique est essentiellement clinique.

Les critères d'efficacité sont la disparition des crises, l'absence d'effets secondaires, et une vie familiale et scolaire normale. Dans près de 75 % des cas, le traitement permet un contrôle complet de l'épilepsie. Les dosages médicamenteux sont utiles en cas de persistance ou réapparition des crises sous traitement, ou de survenue d'effets secondaires au traitement. Les EEG de surveillance ne sont pas systématiques, leur rythme étant guidé par le contrôle ou non de l'épilepsie.

Pour substituer un antiépileptique à un autre, il faut faire la preuve de son inefficacité. Le traitement doit avoir été utilisé suffisamment longtemps et à doses suffisantes. En cas d'épilepsie pharmacorésistante, un avis spécialisé neuropédiatrique doit être absolument demandé.

> Traitement de fond : monothérapie avec évaluation de l'efficacité, de l'observance et de la tolérance.

b. Principaux antiépileptiques

Le valproate de sodium (Dépakine®) est actif sur toutes les crises, y compris les absences et les myoclonies. Il est indiqué dans les épilepsies généralisées génétiques.

Le phénobarbital (Gardénal®) et la phénytoïne (Dihydan®) sont actifs sur toutes les crises sauf les absences. Ils sont plutôt réservés aux situations d'urgence (rapidement efficaces par voie IV).

La carbamazépine (Tégrétol®) est indiquée dans les épilepsies partielles structurales.

Les benzodiazépines sont d'excellents traitements d'urgence : diazépam (Valium®), clonazépam (Rivotril®), clobazam (Urbanyl®). Elles doivent être utilisées en 1re intention en cas d'état de mal épileptique, par voie intrarectale à domicile et par voie IV en milieu hospitalier selon les cas.

c. Éducation thérapeutique et mesures sociales

L'éducation thérapeutique de l'enfant et de ses parents est indispensable.

On retient comme principaux objectifs : la compréhension de la maladie, la connaissance des règles d'hygiène de vie (sommeil régulier, absence de prise d'alcool), l'apprentissage de la conduite à tenir par les parents en cas de crise, la compréhension et la bonne observance (prise régulière à horaires fixes sans oubli) du traitement avec informations sur les effets secondaires.

Une demande de prise en charge à 100 % doit être assurée.

Un PAI permet une gestion optimale d'une crise épileptique à l'école.

Tous les sports sont autorisés, à l'exception de l'escalade en solitaire et de la plongée sous-marine.

3. Suivi et pronostic

Un traitement antiépileptique peut être arrêté de manière progressive devant les critères suivants :

- 2 ans sans crise pour une épilepsie génétique ;
- beaucoup plus tardivement, voir jamais pour les épilepsies plus sévères, *a fortiori* s'il existe une lésion cérébrale sous-jacente (et après avis neuropédiatrique).

En l'absence de contrôle des crises malgré un traitement bien conduit, il faut :

- faire un dosage sanguin de l'antiépileptique en cas de doute sur l'observance ;
- contrôler l'EEG ;
- modifier le traitement antiépileptique si nécessaire (épilepsie généralement sévère) ;
- réenvisager le diagnostic initial et proposer éventuellement d'autres explorations ;
- discuter l'indication d'une intervention chirurgicale en cas d'épilepsie partielle structurale.

L'épilepsie est une maladie chronique avec un vécu souvent difficile pour la famille. Un soutien psychologique peut être utile pour l'enfant épileptique et ses parents.

Il convient d'établir le plus rapidement possible le pronostic afin de rassurer l'enfant et ses parents s'il s'agit d'une épilepsie bénigne et transitoire (majorité des cas).

L'épilepsie peut parfois s'accompagner d'un retard psychomoteur et/ou de signes neurologiques avec nécessité de prise en charge spécialisée (voir chapitre 49).

Éducation thérapeutique sur la conduite à tenir en cas de crise.

Point de vue de l'expert

Cas cliniques possibles :

- crise fébrile chez un nourrisson âgé de 15 mois dans un contexte infectieux ;
- convulsions non fébriles avec pâleur évoquant un HSD aigu chez un nourrisson maltraité ;
- régression psychomotrice du nourrisson s'intégrant à un syndrome de West ;
- épilepsie-absence chez un enfant âgé de 6 ans.

Il n'est pas correct de prescrire une imagerie cérébrale ou un fond d'œil avant toute ponction lombaire dans une situation de crise fébrile faisant suspecter une méningite aiguë, en l'absence de signes d'HTIC.

Actualités pour le futur

Compréhension des mécanismes physiopathologiques des convulsions fébriles.
Poursuite de l'approche génétique des épilepsies anciennement idiopathiques.
Évaluation du retentissement cognitif des thérapeutiques anticonvulsivantes.

Références

Milh, M., Ticus, I., Villeneuve, N., Hugonencq, C., Mancini, J., Chabrol, B., 2008. Convulsions et épilepsie de l'enfant: de la crise au diagnostic. Arch. Pediatr. 15, 216–222.

Outin H, Blanc T, Viratier I, le groupe d'experts. Prise en charge en situation d'urgence et en réanimation des états de mal épileptiques de l'adulte et de l'enfant (nouveau-né exclus). Recommandations formalisées d'experts sous l'égide de la SRLF. Réanimation 2009 ; 18 : 4–12. http://www.sfmu.org/documents/consensus/RFE.EME.pdf

CHAPITRE

49

Handicap de l'enfant

Item et objectifs du CNCI

Item 54 – UE 3 – L'enfant handicapé : orientation et prise en charge

- Argumenter les principes d'orientation et de prise en charge d'un enfant handicapé.
- Connaître les filières de prise en charge médicale, médicosociale et de scolarisation de l'enfant handicapé : décrire le rôle de la maison départementale des personnes handicapées et identifier les interlocuteurs du médecin dans le système éducatif.

Avant de commencer...

Le handicap répond à une définition inscrite dans un texte législatif.

La connaissance de données générales sur la prise en charge globale d'un enfant handicapé est utile pour tout futur médecin.

I. Pour bien comprendre

A. Définition du handicap

D'après la loi du 11 février 2005, pour l'égalité des droits et des chances, la participation et la citoyenneté des personnes handicapées, le terme de handicap est défini ainsi : « constitue un handicap toute limitation d'activité ou restriction de participation à la vie en société subie dans son environnement par une personne en raison d'une altération substantielle, durable ou définitive d'une ou plusieurs fonctions physiques, sensorielles, mentales, cognitives ou psychiques, d'un polyhandicap ou d'un trouble de santé invalidant ».

Il faut noter que pour la première fois, une définition du handicap est inscrite dans un texte de loi ; d'autre part que ces dispositions législatives concernent également les enfants porteurs de maladies chroniques (trouble invalidant de la santé).

L'OMS a adopté en 2001 une nouvelle classification du handicap, la CIF (Classification internationale du fonctionnement du handicap et de la santé), qui représente le handicap comme le résultat de l'interaction des caractéristiques de santé personnelles de l'individu et des facteurs environnementaux.

Retenir la définition du handicap.

B. Épidémiologie

Le taux de prévalence des handicaps de l'enfant n'a pas diminué durant les dernières décades en France comme à l'étranger, la proportion d'enfants déficients est proche de 2 % tous handicaps confondus.

Ce taux se situe ainsi autour de 8 enfants pour 1 000 naissances pour les handicaps neurosensoriels sévères (trisomie 21, retards mentaux sévères, paralysies cérébrales, surdités sévères, autismes, autres psychoses); de 3 pour 1 000 pour les déficiences motrices comme pour les déficiences intellectuelles sévères; de 2,5 pour 1 000 pour les troubles psychiatriques (autisme et psychose), et de 1,5 pour 1 000 pour les déficiences sensorielles sévères.

Par ailleurs plus de 1 % des enfants sont atteints d'autres anomalies responsables de handicaps (troubles mentaux, maladies somatiques, malformations). Ce taux est beaucoup plus élevé chez les enfants nés prématurément (<32 SA) où il est montré que 3 à 9 % de ces enfants seront porteurs d'une paralysie cérébrale, 15 à 20 % présenteront un retard mental modéré ou profond et 3 à 4 % seront porteurs d'une déficience visuelle ou auditive sévère.

C. Nouvelles dispositions législatives

Elles posent le principe d'un nouveau droit pour la personne handicapée, le **droit à compensation** des conséquences de son handicap, quelles que soient l'origine et la nature de sa déficience, son âge ou son mode de vie.

La compensation du handicap de l'enfant est assurée par l'allocation pour l'éducation de l'enfant handicapé (AEEH) qui est une prestation familiale, mais également par l'offre de services et de places dans les établissements du secteur médicosocial.

Selon le principe d'un lieu unique destiné à faciliter les démarches des personnes handicapées, dans chaque département, une **maison départementale des personnes handicapées** (MDPH) est créée et offre un accès unique aux droits et prestations prévus pour les personnes handicapées. Elle informe et accompagne les personnes handicapées et leurs familles dès l'annonce du handicap et tout au long de son évolution.

Elle assure l'organisation de la **Commission des droits et de l'autonomie des personnes handicapées** (CDAPH) et le suivi de la mise en œuvre de ses décisions, ainsi que la gestion du fonds départemental de compensation du handicap (fig. 49.1).

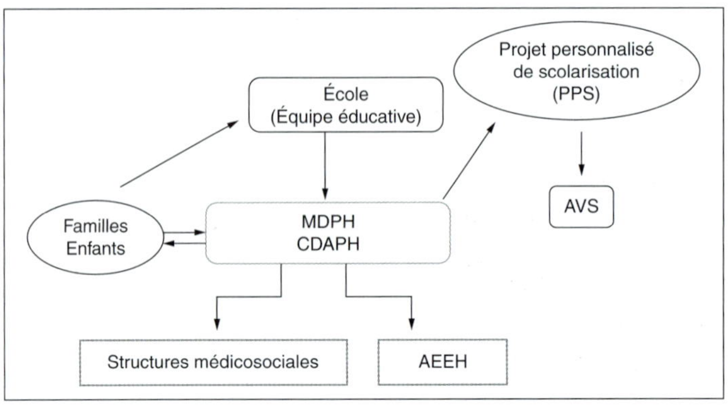

Fig. 49.1. Rôles de la MDPH.

Connaître les rôles principaux de la MDPH.

II. Filières de prise en charge médicale, médicosociale et de scolarisation de l'enfant handicapé

A. Préambule

1. Prise en charge d'un enfant ayant un retard psychomoteur

La découverte d'un trouble du développement psychomoteur chez un enfant justifie une recherche systématique des différentes causes connues à ce jour.

Lorsque le diagnostic est détectable, l'annonce du diagnostic et de ses conséquences doit être clairement faite selon des règles de bonne pratique.

Le diagnostic constitue un élément essentiel dans le choix du projet de l'enfant handicapé par la connaissance du pronostic, des handicaps associés (multihandicap) ainsi que du risque de survenue de complications évolutives responsables de surhandicap.

Les objectifs de cette prise en charge sont avant tout la prévention du surhandicap en aidant ces enfants, qui ne guériront pas de leurs troubles mais pourront développer des stratégies pour les contourner.

2. Principes d'orientation de l'enfant handicapé

Un enfant reconnu handicapé doit pouvoir bénéficier d'une éducation spéciale, gratuite qui associe des actions médicales, paramédicales, sociales, pédagogiques et psychologiques (fig. 49.2).

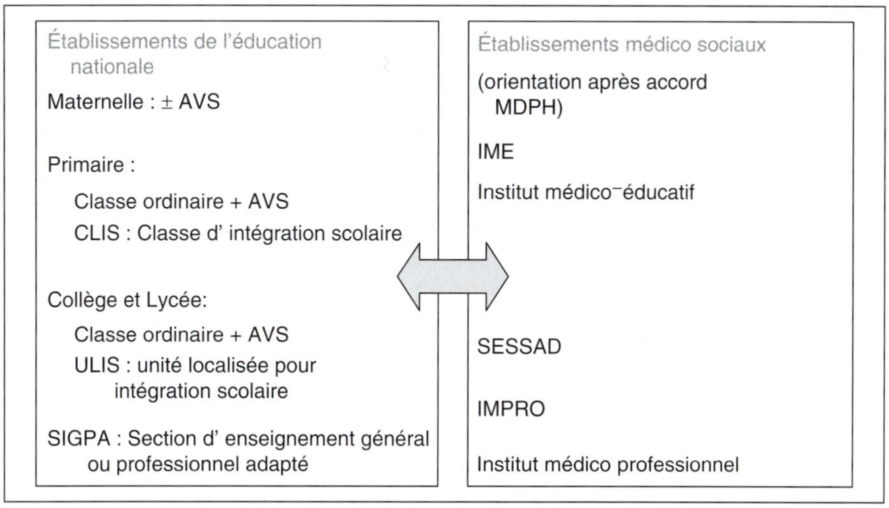

Fig. 49.2. Différentes possibilités éducatives pour l'enfant handicapé.

Retenir les différentes possibilités éducatives pour l'enfant handicapé.

B. Scolarisation

1. Généralités

Tout enfant handicapé peut désormais être inscrit dans « l'école ou l'établissement du second degré de son quartier », qui constitue son établissement scolaire de référence.

Le droit à la scolarité s'intègre dans le **projet personnalisé de scolarisation** (PPS) qui s'établit en lien avec l'équipe éducative, les parents, un enseignant référent de la MDPH et les équipes de soins. Les parents sont étroitement associés à l'élaboration de ce projet personnalisé ainsi qu'à la décision d'orientation, prise en accord avec eux par la CDAPH.

En milieu ordinaire, les élèves porteurs de déficiences intellectuelles et cognitives sont les plus nombreux (90 700 élèves, soit 43 % des effectifs), suivis des élèves ayant des troubles psychiques (40 800 élèves, soit 19 % des effectifs), et des jeunes présentant des troubles du langage et de la parole (29 700 élèves, soit 14 % des effectifs). Les autres déficiences (motrices, associées, visuelles, auditives et autres) constituent 23 % de l'ensemble des élèves handicapés.

La scolarisation comporte pour tout enfant deux volets : celui des apprentissages proprement dits et celui de la vie en groupe. À côté du PPS, l'enfant porteur de handicap doit pouvoir participer à des activités de loisirs (centres de loisirs, centres aérés et colonies de vacances).

2. Intégration individuelle en classe scolaire

Elle peut se faire avec le soutien d'un **auxiliaire de vie scolaire** (AVS) ce qui permet à un certain nombre d'enfants handicapés de trouver leur place dans la classe comme dans la vie de l'école, mais aussi à l'enseignant, aux camarades, à toute l'école de les accueillir dans les meilleures conditions, en facilitant les relations et la communication.

Tous les examens et concours organisés par l'Éducation nationale offriront des possibilités d'aménagements étendus et renforcés pour les candidats handicapés (1/3 temps supplémentaire, assistant de secrétariat…).

3. Classes d'intégration collective

En primaire, les **CLIS** (classes d'intégration scolaire) accueillent 12 enfants au maximum, et elles sont spécialisées par types de handicap : mental : CLIS 1, auditif : CLIS 2, visuel : CLIS 3, moteur : CLIS 4.

Au collège et au lycée, les **ULIS** (unités localisées pour l'inclusion scolaire) assurent une continuité avec les CLIS 1 et accueillent 10 élèves de 11 à 16 ans.

Au collège, les **SEGPA** (sections d'enseignement général et professionnel adapté) accueillent les élèves ayant des difficultés d'apprentissage graves et persistantes. Il s'agit d'un enseignement adapté qui vise une qualification professionnelle. L'élève sera ensuite orienté, après la classe de 3e, vers un lycée professionnel, un centre d'apprentis ou un établissement régional d'enseignement adapté (Erea).

C. Dispositifs d'accompagnement de l'intégration en milieu ordinaire

1. Généralités

Plusieurs structures apportent un soutien à l'intégration scolaire.

Elles se composent de médecins, d'éducateurs, de psychologues et de professionnels paramédicaux. Elles définissent et mettent en œuvre pour chaque enfant un projet éducatif, pédagogique et thérapeutique en association avec les parents.

Le projet individuel a comme objectif :

- le soutien à l'intégration scolaire et à l'acquisition de l'autonomie ;
- le conseil et l'accompagnement de la famille ;
- l'aide au développement psychomoteur et aux orientations ultérieures.

2. CAMSP

Pour les enfants âgés de 0 à 6 ans, les CAMSP (centres d'action médicosociale précoce) ont pour objet le dépistage, la cure ambulatoire et la rééducation des enfants ayant des déficits sensoriels, intellectuels ou moteurs, en vue d'une adaptation sociale et éducative dans leur milieu naturel et avec la participation de leurs familles.

Ils fonctionnent avec une équipe pluridisciplinaire : tant au niveau médical (pédiatres, pédopsychiatres) que paramédical (kinésithérapeutes, psychomotriciens, orthophonistes, psychologues, etc.).

Ce type de prise en charge ne nécessite pas d'orientation par la MDPH ; l'accès y est direct à la demande de la famille ou de médecins.

3. Services médicosociaux d'accompagnement

Pour les enfants âgés de 0 à 20 ans, différents services d'accompagnement existent.

L'accès se fait par l'intermédiaire d'une orientation de la MDPH.

Ils se répartissent en plusieurs catégories selon le handicap :

- SESSAD (services d'éducation spéciale et de soins à domicile) pour les enfants atteints de déficiences intellectuelles et motrices, de troubles du caractère et du comportement ;
- SSAD (services d'aides et de soins à domicile) pour les enfants présentant un polyhandicap qui associe déficience motrice et déficience mentale sévère et profonde ;
- SAFEP (services d'accompagnement familial et d'éducation précoce) pour les enfants âgés de 0 à 3 ans ayant une déficience auditive et visuelle ;
- SSFIS (services de soutien à l'éducation familiale et à l'intégration scolaire) pour les enfants déficients auditifs âgés de plus de 3 ans ;
- SAAIS (services d'aide à l'acquisition de l'autonomie et à l'intégration scolaire) pour les enfants déficients visuels âgés de plus de 3 ans.

D'autres services peuvent également intervenir :

- pour les enfants âgés de 3 à 18 ans ayant des troubles psychoaffectifs, psychomoteurs ou des troubles des apprentissages : les CMPP (centres médicopsychopédagogiques) ;
- pour les enfants ayant des troubles psychiques : les CMP (centres médicopsychologiques) ayant un rôle essentiellement thérapeutique.

Des prises en charge peuvent également être réalisées en secteur libéral (séances de kinésithérapie, d'orthophonie, suivi pédopsychiatrique, neuropédiatrique, de rééducation fonctionnelle).

D. Intégration en établissement médicosocial

1. Généralités

Si tout enfant handicapé peut être inscrit dans « l'école ou l'établissement du second degré de son quartier », il peut exister des limites à cette intégration.

Le pédiatre doit veiller à ce que l'enfant ne paye pas son adaptation scolaire à un prix méconnu, par des efforts incessants, par un sentiment de ne jamais en faire assez, et devoir en faire toujours plus.
Ce sentiment risque de le conduire à une profonde dévalorisation voire à une authentique dépression source de phobie scolaire. Il faudra évaluer la souffrance éventuelle de l'enfant et la faire admettre aux parents dans l'intérêt de l'enfant; ce qui peut dans un premier temps être vécu comme une source de conflit avec ceux-ci.

Dès lors, une orientation en milieu spécialisé ne doit pas être ressentie comme un échec mais comme un passage pour atteindre d'autres objectifs, mais dont la finalité est toujours la même : donner à l'enfant l'autonomie et l'intégration sociale les meilleures possibles.

2. Structures

Différentes structures proposent une prise en charge au long cours de la totalité ou d'une partie des besoins de l'enfant handicapé tant au niveau éducatif, que rééducatif, et psychologique.
L'accès se fait par l'intermédiaire de la CDAPH de la MDPH.

Il s'agit principalement :

- des IME (instituts médico-éducatifs) pour les enfants âgés de 0 et 20 ans, en distinguant les établissements pour enfants ayant une déficience intellectuelle, de ceux pour enfants ayant une déficience motrice, de ceux pour enfants polyhandicapés, de ceux pour enfants ayant une déficience auditive grave, et de ceux pour enfants ayant une déficience visuelle grave ou cécité;
- d'IMPRO (instituts médico-professionnels) après l'âge de 14 ans afin de donner une formation professionnelle;
- d'IR (instituts de rééducation) pour des enfants ayant des difficultés scolaires sévères associées à des troubles du comportement;
- des IEM (instituts d'éducation motrice) pour les enfants atteints de déficience motrice sévère.

E. Aides financières et sociales

La prise en charge sociale repose avant tout sur la **rédaction de certificats médicaux** qui doivent être précis, clairs, synthétiques et contenir des éléments pertinents. Ces certificats sont soumis au secret médical.

Les enfants handicapés bénéficient d'une **exonération du ticket modérateur**, avec prise en charge à 100 % des frais de santé. Il faut être assuré social, ou ayant droit (conjoint, enfants à charge).
Les causes de handicap entrent soit dans la définition de la 23e maladie parmi les affections de longue durée, soit dans la définition de la 31e maladie (maladie longue et coûteuse hors liste).

Cette prise en charge recouvre les soins médicamenteux et autres, les régimes spécifiques, les séjours hospitaliers (exonération du ticket modérateur), les frais de transports relatifs aux soins, les aides techniques.

L'attribution de l'**allocation d'éducation de l'enfant handicapé** (AEEH) et de ses compléments repose sur les conditions suivantes : toute personne qui assure la charge d'un enfant handicapé âgé de moins de 20 ans si l'incapacité de l'enfant est au moins égale à 80 % (perte de l'autonomie pour la plupart des actes de la vie quotidienne), ou entre 50 et 80 % s'il est placé en externat ou en semi-internat dans un établissement spécialisé ou pris en charge par un SESSAD. Seule l'AEEH permet l'exonération du forfait hospitalier.

Les compléments sont attribués aux personnes dont la nature ou la gravité du handicap exige des dépenses particulièrement coûteuses ou le recours fréquent à une tierce personne. Il existe des compléments de 6 catégories différentes.

Cette attribution relève de la compétence de la CDAPH de la MDPH.

La **carte d'invalidité** est attribuée lorsque le taux d'incapacité est égal ou supérieur à 80 %.

Les avantages obtenus sont divers : macaron GIC, exonération de la redevance TV, frais d'aide à domicile, gratuité des transports pour l'accompagnant.

Elle relève de la compétence de la MDPH.

L'**allocation journalière de présence parentale** (AJPP) est attribuée lorsque l'enfant est atteint d'une maladie, d'un handicap, ou victime d'un accident rendant indispensable une présence parentale soutenue et des soins contraignants. Le congé est d'une durée de 310 jours à prendre sur 3 ans en fonction des besoins d'accompagnement de l'enfant. L'obtention du congé n'est pas cumulable avec le complément d'éducation spéciale perçu pour le même enfant. L'AJPP est par contre cumulable avec l'AEEH simple.

Des **aides à domicile** sont également possibles.

Toute prescription de soins médicaux ou paramédicaux à domicile peut être assurée soit par des professionnels libéraux payés à l'acte, soit par des services de soins infirmiers à domicile dans les conditions habituelles de prise en charge de l'Assurance maladie.

Diverses interventions sociales (auxiliaires de vie, aides ménagères, travailleuses familiales) peuvent être assurées à domicile; elles ne sont par prises en charge par l'Assurance maladie mais peuvent relever d'autres aides (collectivités locales, État…)

Certificats médicaux, 100 %, AEEH, carte d'invalidité, AJPP, aides à domicile.

Point de vue de l'expert

Une question de prise en charge médicosociale est susceptible d'être posée dans un cas clinique de l'ECN, au terme d'un sujet concernant une observation d'un enfant atteint par exemple de trisomie 21.

Références

Auto-saisine de la Conférence Nationale de la Santé. Avis du 21 juin 2012 sur « le dépistage, le diagnostic et l'accompagnement précoce des handicaps de l'enfant ».

Chabrol, B., Haddad, J. (Eds.), 2006. Handicaps de l'enfant. In : Progrès en pédiatrie. Doin, Paris.

Loi n° 2005-102 du 11 février 2005 pour l'égalité des droits et des chances, la participation et la citoyenneté des personnes handicapées.

Connaissances

VIII

Nutrition et Gastroentérologie

CHAPITRE

50

Alimentation et besoins nutritionnels

Item et objectif du CNCI

Item 45 – UE 2 – Alimentation et besoins nutritionnels du nourrisson et de l'enfant

- Expliquer les besoins nutritionnels du nourrisson et de l'enfant.

Avant de commencer…

Le nourrisson doit avoir une alimentation lactée exclusive jusqu'à l'âge de 4–6 mois.
Celle-ci est idéalement constituée par l'allaitement maternel dont la promotion est indispensable.

La diversification alimentaire ne doit pas être débutée avant l'âge de 4 mois ni après l'âge de 6 mois.
Le gluten doit être introduit en petites quantités chez le nourrisson entre les âges de 4 et 7 mois, idéalement alors qu'il est encore allaité par sa mère, fût-ce de façon partielle.

Un nourrisson est dit à risque d'allergie lorsqu'il a au moins un parent du 1er degré (père, mère, frère ou sœur) allergique.
Il doit alors bénéficier idéalement d'un allaitement maternel exclusif ou à défaut d'une alimentation par une préparation hypoallergénique (HA) jusqu'à la diversification. La diversification ne doit pas être retardée ni modifiée dans ses modalités.

La supplémentation en vitamine D est systématique quel que soit le mode d'alimentation.
La supplémentation en vitamine K (3e dose à 1 mois) est nécessaire en cas d'allaitement maternel exclusif.

I. Alimentation : pourquoi ?

A. Rationnel

1. Définitions

Il faut distinguer les besoins nutritionnels, qui concernent un individu, et les apports nutritionnels conseillés (ANC), qui concernent une population dans son ensemble, dans le cadre d'une démarche de santé publique.

Le besoin nutritionnel minimal est la plus faible quantité d'un nutriment permettant de maintenir des fonctions physiologiques et un état de santé normal, tout en assurant une croissance optimale chez l'enfant et un poids stable chez l'adulte.

Le **besoin nutritionnel moyen** (BNM) résulte de l'observation de la consommation alimentaire spontanée de ce nutriment par un groupe d'individus en bonne santé, et correspond à la moyenne de leurs besoins individuels. Les besoins des individus constituant ce groupe se distribuent de part et d'autre de cette valeur moyenne, selon une courbe de Gauss.

Les **ANC** correspondent au BNM, auquel, sauf pour l'apport énergétique, sont ajoutés 2 écarts-types, marge de sécurité statistique permettant de prendre en compte la variabilité interindividuelle des besoins et ainsi de couvrir les besoins de la quasi-totalité de la population (97,5 % des individus). La valeur de l'écart-type est estimée à 15 % ; les ANC correspondent donc à 130 % du BNM.

Il faut insister sur le fait que, si pour un individu l'apport d'un nutriment est inférieur aux ANC, cela ne signifie pas pour autant qu'il ne couvre pas ses besoins pour ce nutriment. Le risque de carence pour un nutriment ne devient significatif que si l'apport de ce nutriment est inférieur au BNM (qui représente en règle générale 77 % des ANC). Les ANC doivent donc être considérés comme des références pour les populations mais comme de simples repères pour les individus.

2. Spécificités pédiatriques

Les besoins nutritionnels sont très variables d'un enfant à l'autre. Ils dépendent de l'âge, du sexe, de la vitesse de croissance, du développement pubertaire, de l'activité physique, ainsi que de caractéristiques génétiques et de l'environnement.

Les modalités d'alimentation du jeune enfant prennent en compte le niveau de développement des fonctions de déglutition, digestion et absorption intestinales, des capacités métaboliques, des fonctions immunitaires, et des capacités rénales d'épuration et de concentration-dilution.

Les ANC sont des repères pour les individus, correspondant à 130 % du BNM. Pour un individu, si l'apport en un nutriment est inférieur aux ANC, cela ne signifie pas pour autant qu'il ne couvre pas ses besoins.

B. Apports nutritionnels

1. Apports hydriques conseillés

L'eau représente 75 % du poids du corps les premières semaines de vie et 60 % à l'âge d'un an. Le nourrisson est très dépendant des apports hydriques du fait de ce contenu en eau élevé et de l'immaturité des fonctions de concentration-dilution des urines. Les besoins hydriques doivent être d'autant plus importants, par kilogramme de poids, que l'enfant est plus jeune.

Il faut être attentif au risque accru de déshydratation lorsque les pertes hydriques sont augmentées : diarrhée, vomissements, fièvre, ou température ambiante élevée.

Les apports hydriques sont couverts initialement par l'alimentation lactée exclusive, puis par l'eau des aliments et des boissons dès le début de la diversification alimentaire.

Les apports hydriques conseillés, exprimés en mL/kg/j, sont à connaître (tableau 50.1).

Tableau 50.1. Besoins hydriques de l'enfant.

Âge	Besoins hydriques
Naissance	150 mL/kg/j
<6 mois	120 mL/kg/j
1–2 ans	100 mL/kg/j
2–5 ans	80 mL/kg/j
>5 ans	55 mL/kg/j

2. Apports énergétiques conseillés

Les besoins énergétiques, exprimés en kilocalories (kcal ; 1 kcal = 4,185 kiloJoules [kJ]), sont d'autant plus élevés que l'enfant est en phase de croissance rapide, notamment au cours des 2 premières années et pendant la puberté. Le poids de naissance double vers 4–5 mois, triple vers un an, et quadruple vers 2,5 ans. Le gain statural est de 25 cm la 1re année, 10 cm la 2e année et 8 cm la 3e année.

L'estimation des besoins énergétiques peut être réalisée par l'analyse des *ingesta* spontanés d'un groupe d'individus en bonne santé, ou par l'analyse des différentes composantes de la dépense énergétique (DE) totale (dite méthode factorielle).

Les apports énergétiques conseillés sont indiqués dans le tableau 50.2.

La DE de base est la DE mesurée le matin, chez un sujet à jeun depuis 12 heures, éveillé mais au repos, allongé et dans une ambiance proche de la neutralité thermique. Cette notion est souvent remplacée, en particulier pour le jeune enfant chez qui un jeûne prolongé n'est pas possible, par la DE de repos (DER), mesurée dans les mêmes conditions de température et de repos, le plus à distance possible d'un repas. La DER est de l'ordre de 50–70 kcal/kg/j avant 1 an, 40–50 kcal/kg/j de 1 à 10 ans, et 30–40 kcal/kg/j de 10 à 15 ans.

La DE liée à l'activité physique est très variable selon l'âge et le type d'activité physique. Faible avant l'âge de 6 mois (10–20 kcal/kg/j), elle augmente ensuite pour atteindre 25–40 kcal/kg/j jusqu'à 1 an. C'est chez l'adolescent qu'elle est la plus variable : la DE totale peut varier de 2 000 à 3 500 kcal/j chez un garçon de 50 kg selon son activité physique.

La DE de thermorégulation varie en fonction de l'environnement thermique, de l'âge de l'enfant et de sa protection vestimentaire. À titre d'exemple, un nourrisson nu, exposé à une température extérieure qui passe de 32 °C à 28 °C voit sa DE liée à la thermorégulation augmenter de 2–4 kcal/kg/j. L'hyperthermie augmente sa DE de 6–9 kcal/kg/j par degré de température corporelle supplémentaire.

Le coût énergétique de la croissance correspond à l'énergie nécessaire à la synthèse de nouveaux tissus et à l'énergie déposée dans ces tissus sous forme de lipides et de protéines. Le coût énergétique de la croissance est maximal durant les 6 premiers mois de la vie, où il représente 20–25 % des *ingesta*, avant de diminuer ensuite rapidement. Il est d'environ 5 kcal par gramme de gain pondéral.

Les apports nutritionnels doivent couvrir la dépense énergétique de repos, la thermorégulation, la transformation des nutriments en source d'énergie et l'activité physique. Chez l'enfant et l'adolescent, ils doivent aussi couvrir la croissance. Le coût énergétique de la croissance est maximal durant les 6 premiers mois de la vie où il représente 20 à 25 % des *ingesta*, avant de diminuer ensuite rapidement.

Tableau 50.2. Apports nutritionnels conseillés chez les enfants vivant en France.

Âge	Énergie[1] MJ/j	Protéines[2] g/j	Fer mg/j	Vitamine D[3] µg/j	Calcium mg/j
0–1 mois	0,385/kg/j	10,0	6–10	20–25	400–500
1–2 mois	1,6 G 1,5 F	10,1	6–10	20–25	400
2–3 mois	1,9 G 1,7 F	9,8	6–10	20–25	400
3–4 mois	2,3 G 2,0 F	9,1	6–10	20–25	400
4–6 mois	2,4 G 2,1 F	8,8–9,0	6–10	20–25	400
6–12 mois	2,5 G 2,3 F	9,4–9,9	6–10	20–25	500
1–2 ans	2,7–4,0* G 2,6–3,8* F	10,2	7	10	500
2–3 ans	4,5–5,1* G 4,1–4,7* F	11,7	7	10	500
3–4 ans	4,8–5,4* G 4,5–5,1* F		7	10	500
4–5 ans	5,3–5,9* G 4,9–5,6* F	15 G 14 F	7	5	700
5–6 ans	5,7–6,4* 5,3–6,0*	16 G 15 F	7	5	700
6–7 ans	6,9–7,7* G 6,3–7,1* F	18 G 17 F	7	5	700
7–8 ans	7,3–8,2* G 6,7–7,6* F	20 G 19 F	7	5	900
8–9 ans	7,8–8,8* G 7,2–8,1* F	22 G 21 F	7	5	900
9–10 ans	8,2–9,3* G 7,7–8,6* F	24 G 25 F	7	5	900
10–18 ans	7,3–19,0* G 6,9–14,* F	27–50[$] G 27–43[$] F	10[£] 13[§] G 16[§] F	5	1 200

1 : 1 mégajoule (MJ) = 1 000 kJ = 239 kcal ; 2 : 1 gramme de protéine = 6,25 g d'azote ; 3 : 1 µg de vitamine D = 40 Unités Internationales. G : Garçon ; F : Fille. * Variations prenant en compte le niveau d'activité physique faible ou élevé. [$] Variations prenant en compte l'âge. [£] De 10 à 13 ans. [§] De 14 à18 ans.

3. Apports conseillés en macronutriments : glucides, protides et lipides

a. Apports conseillés en protéines

Les protéines constituent la source d'azote de l'organisme. Elles apportent les acides aminés que l'organisme ne peut synthétiser, dénommés indispensables, assurent le développement musculaire et squelettique, et la production de protéines fonctionnelles (immunoglobulines, hémoglobine, enzymes). Les protéines ne sont pas destinées à contribuer à la couverture des besoins énergétiques.

Les ANC en protéines sont de l'ordre de 10 g/j jusqu'à l'âge de 2 ans, puis d'environ 1 g/kg/j. Les protéines ne devraient pas contribuer à plus de 15 % des apports énergétiques.

b. Apports conseillés en lipides

En raison de leur densité calorique de 9 kcal/g, les lipides contribuent beaucoup à la couverture des besoins énergétiques. Les apports lipidiques doivent également assurer les besoins en vitamines liposolubles (A, D, E et K), et en acides gras essentiels (AGE). Les lipides devraient contribuer à 45–50 % des apports énergétiques jusque 2–3 ans et 35–40 % ensuite.

Les AGE sont constitués de 2 acides gras polyinsaturés : l'acide linoléique (C18:2n-6) et l'acide α-linolénique (C18:3n-3). Ce sont les constituants indispensables des membranes cellulaires, en particulier du tissu cérébral. Leur carence, très rare dans les pays développés, se manifeste par un retard de croissance staturo-pondéral, des anomalies cutanéophanériennes, des infections à répétition et des perturbations du développement psychomoteur. Les ANC sont pour l'acide linoléique de 2,7 % de l'apport énergétique total (AET) de la naissance à 3 ans et de 4 % de l'AET de 3 à 18 ans, et pour l'acide α-linolénique de 0,45 % de l'AET de la naissance à 3 ans et de 1 % de l'AET de 3 à 18 ans. À partir des AGE se produisent une série d'élongations et de désaturations aboutissant à des acides gras polyinsaturés à longue chaîne (AGPI-LC), principalement l'acide arachidonique (C20:4n-6) pour la série n-6 et l'acide docosahexaénoïque (C22:6 n-3) pour la série n-3. Ces AGPI-LC (présents dans le lait maternel) jouent un rôle très important dans le développement du système nerveux central et de la rétine, ainsi que dans l'immunité et le contrôle de l'inflammation.

c. Apports conseillés en glucides

Les glucides ont essentiellement un rôle d'apport calorique. Leur source principale pendant les premiers mois d'alimentation lactée exclusive est le lactose (glucose + galactose). Les glucides devraient contribuer à 50–60 % des apports énergétiques.

4. Apports conseillés en fer

Les besoins en fer sont importants à couvrir chez le nourrisson, en raison du rôle essentiel du fer dans la synthèse de l'hémoglobine et comme cofacteur de croissance. Le déficit en fer est d'ailleurs le plus fréquent des déficits nutritionnels dans les pays industrialisés.

Quel que soit l'âge, l'absorption intestinale du fer est basse, de l'ordre de 10 % environ, ce qui explique que les ANC atteignent 6–7 mg/j jusqu'à 10 ans pour couvrir des besoins de 1–2 mg/j (tableau 50.2). Le fer héminique (viande, poisson) est mieux absorbé que le fer non héminique (lait, végétaux, œuf). La teneur en fer du lait de vache est très faible, ce qui le rend inadapté à l'alimentation du nourrisson.

Les ANC en fer sont également élevés au moment de la puberté, en particulier pour les filles en raison des pertes menstruelles.

5. Apports conseillés en calcium

Les ANC en calcium, qui est essentiel pour une minéralisation optimale du squelette, doivent tenir compte du coefficient d'absorption intestinale (fonction de la biodisponibilité du calcium des aliments) et de l'apport en vitamine D.

La puberté est une période clé dans la minéralisation du squelette, où les besoins calciques sont particulièrement élevés (tableau 50.2).

6. Apports conseillés en vitamines

a. Apports conseillés en vitamine D

La vitamine D joue un rôle essentiel pour l'absorption intestinale du calcium, la minéralisation osseuse et la prévention du rachitisme. Les ANC en vitamine D sont indiqués dans le tableau 50.2. Les réserves en vitamine D du nouveau-né dépendent étroitement de celles de sa mère, et sont le plus souvent basses en Europe.

Le lait maternel contient peu de vitamine D (25–70 UI/L), les préparations lactées sont enrichies en vitamine D mais insuffisamment.

La prévention du déficit en vitamine D repose sur :

- la supplémentation des femmes enceintes au début du 7e mois de grossesse (en particulier en cas de dernier trimestre hivernal ou printanier) avec une dose unique de 80 000 à 100 000 UI ;
- jusqu'à l'âge de 18 mois :
  - la supplémentation de 600–800 UI/j chez l'enfant recevant une préparation lactée,
  - la supplémentation de 1 000–1 200 UI/j chez l'enfant allaité par sa mère ou recevant un lait non enrichi en vitamine D ou en cas de facteurs de risque (forte pigmentation cutanée, pas d'exposition au soleil estival, dermatose empêchant cette exposition, vêtements très couvrants en période estivale, malabsorption digestive, cholestase, insuffisance rénale, syndrome néphrotique, traitement par corticoïdes, rifampicine, phénobarbital ou phénytoïne) ;
- de l'âge de 18 mois à 5 ans, puis chez l'adolescent après 10 ans : la supplémentation automno-hivernale par la prise de 2 doses de charge de 100 000 UI, l'une en novembre et l'autre en février.

b. Apports conseillés en vitamine K

La vitamine K joue un rôle essentiel dans la synthèse des facteurs de coagulation, en particulier en période néonatale. Les ANC en vitamine K sont de 5–10 µg/j jusqu'à 2 ans.

Afin de prévenir la maladie hémorragique du nouveau-né, il est recommandé de donner 2 mg de vitamine K *per os* : une 1re dose à J1 et une 2e dose entre J4 et J7 de vie.

Pour tenir compte de la faible teneur en vitamine K du lait maternel, une 3e dose supplémentaire est recommandée 1 mois après la naissance en cas d'allaitement exclusif.

c. Points clés sur le déficit en vitamine D ou rachitisme

Enquête clinique :

- bourrelets métaphysaires au niveau des poignets et des chevilles ;
- chapelet costal : nodosités au niveau des jonctions chondrocostales ;
- déformation des membres inférieurs en genu varum (voir chapitre 6) ;
- lésions crâniennes : craniotabès (ramollissement des zones occipitales et pariétales, élastiques à la pression, donnant la sensation de balle de ping-pong en celluloïde) et retard à la fermeture de la fontanelle antérieure ;
- signes musculo-ligamentaires : hyperlaxité ligamentaire et hypotonie musculaire responsables d'un gros ventre et d'un retard d'acquisition postural ;
- signes respiratoires : hypotonie associée à des déformations thoraciques responsables de bronchopneumopathies.

Enquête biologique :

- phosphatases alcalines très élevées ;
- 25(OH)D3 diminuée, 1,25(OH)2D3 d'abord normale puis diminuée ;
- calcémie parfois normale, parfois diminuée.

Enquête radiologique :

- signes les plus précoces visibles au niveau des métaphyses sur une radiographie du poignet : élargissement transversal de la métaphyse, concavité de la ligne métaphysaire et apparition

de spicules latéraux donnant l'aspect dit « en toit de pagode » ; aspect flou, dentelé en peigne, de la ligne métaphysaire, ou simple irrégularité dans les formes discrètes ;
- retard d'apparition des points d'ossification, qui sont flous et irréguliers.

Traitement :
- meilleur traitement = prophylaxie systématique par de la vitamine D ;
- rachitisme normocalcémique : vitamine D (200 000 UI en dose de charge puis 2 000 à 5 000 UI/j) ;
- rachitisme avec hypocalcémie : correction de l'hypocalcémie indispensable avant de débuter la vitaminothérapie.

Connaître pour la pratique médicale :
- les besoins hydriques en fonction de l'âge (prescription d'une réhydratation IV) ;
- les recommandations de supplémentation en vitamine D :
  - quotidienne jusqu'à l'âge de 18 mois, quel que soit le mode d'alimentation,
  - puis automno-hivernale jusqu'à l'âge de 5 ans et après 10 ans ;
- la nécessité d'une 3e dose en vitamine K à 1 mois de vie en cas d'allaitement exclusif.

II. Alimentation : avec quoi ?

A. Rationnel

L'évolution de la maturation des différentes fonctions physiologiques, en particulier digestives, rénales et neurosensorielles permet d'individualiser schématiquement trois périodes clés dans l'alimentation du nourrisson et de jeune enfant.

Alimentation lactée exclusive : de la naissance à 4–6 mois

L'équipement enzymatique du tube digestif permet la digestion des protéines, des lipides et des glucides du lait maternel ou des préparations lactées, mais pas encore de grandes quantités d'amidon. Les limites des capacités rénales (concentration-dilution des urines) justifient de veiller à la charge osmotique du régime, c'est-à-dire aux apports en protéines et en sel.

Diversification alimentaire : de 4–6 mois à 12 mois

C'est une période de transition, caractérisée par l'introduction progressive d'aliments autres que le lait. L'enfant est alors plus apte à tolérer des protéines étrangères. Il va progressivement exprimer ses préférences alimentaires.

Alimentation totalement diversifiée : après 12 mois

Après l'âge de 1 an, une alimentation de type adulte est possible, tout en veillant à la prévention des principales carences nutritionnelles à cet âge (fer, vitamine D, AGPI-LC).

B. Alimentation lactée exclusive

1. Allaitement (maternel)

Les avantages de l'allaitement sont nombreux :
- réponse et adaptation aux besoins physiologiques de l'enfant par une modification de la composition du lait selon l'âge et le terme de l'enfant, le nycthémère et le moment de la tétée (début ou fin) ;

- protection en partie contre les risques infectieux (diarrhées, infections ORL);
- réduction du risque de manifestations allergiques (eczéma, asthme) chez les nourrissons à risque pendant les 2–3 premières années de vie, sous réserve qu'il soit exclusif pendant au moins 3–4 mois;
- association à un moindre risque de surpoids et d'obésité pendant l'enfance et l'adolescence;
- en faveur des interactions mère-enfant;
- avantage économique non négligeable par rapport aux coûts des préparations lactées.

La promotion de l'allaitement, inscrite dans tous les textes réglementaires concernant l'alimentation du nourrisson, est l'affaire de tous les professionnels de santé.

Le lait maternel est le modèle nutritionnel pour l'alimentation du nourrisson, et constitue la référence retenue pour le calcul des besoins et donc des ANC dans cette tranche d'âge. Il couvre à lui seul, à l'exception de la vitamine D et de la vitamine K, tous les besoins du nourrisson de la naissance à 6 mois.

L'allaitement peut donc être exclusif jusqu'à l'âge de 6 mois, partiel ensuite et poursuivi tant qu'il est souhaité par la mère et l'enfant, en association avec une diversification alimentaire de bonne qualité.

Les contre-indications de l'allaitement sont très peu nombreuses (voir chapitre 1).

2. Préparations lactées « standard »

a. Généralités

Le lait de vache n'est pas adapté à l'alimentation du nourrisson, en raison de son contenu trop riche en protéines et en sodium, et trop faible en acides gras essentiels, en fer et en vitamines. Il est formellement proscrit avant l'âge d'un an.

Toutes les préparations lactées pour nourrissons (0–1 an) commercialisées en France répondent aux règles de fabrication et de composition décrites dans la directive européenne 2006/141/CE du 22 décembre 2006, transposée en droit français par l'arrêté du 11 avril 2008. Ces préparations sont utilisées en l'absence d'allaitement ou en complément de celui-ci.

La préparation lactée doit être choisie en fonction de l'état nutritionnel du nouveau-né, de son niveau de maturité digestive et rénale, et des éventuels antécédents familiaux d'allergie. En cas de mauvaise tolérance avérée de la préparation choisie, le praticien peut être amené à en changer, en évitant la « valse des laits », qui n'a le plus souvent aucune justification scientifique.

On distingue selon l'âge de l'enfant et sa période d'alimentation :

- préparations pour nourrissons (dénommées couramment laits « 1er âge ») : de la naissance à l'âge de 4–6 mois;
- préparations de suite (dénommées couramment laits « 2e âge ») : de l'âge de 4–6 mois à 12 mois;
- préparations pour enfant en bas âge (dénommées couramment « laits de croissance ») : entre les âges de 1 et 3 ans.

b. Préparations pour nourrissons (0 à 4–6 mois)

Ce sont des « denrées alimentaires destinées à l'alimentation particulière des nourrissons pendant les premiers mois de leur vie et répondant à elles seules aux besoins nutritionnels de ces nourrissons jusqu'à l'introduction d'une alimentation complémentaire appropriée ».

Les protéines autorisées dans les préparations pour nourrissons sont les protéines de lait de vache, les protéines de soja et, depuis 2013, les protéines de lait de chèvre. Les graisses sont le plus souvent d'origine végétale, plus rarement d'origine lactée.

c. Préparations de suite (4–6 mois à 1 an)

Ce sont des « denrées alimentaires destinées à l'alimentation particulière des nourrissons lorsqu'une alimentation complémentaire appropriée est introduite et constituant le principal élément liquide d'une alimentation progressivement diversifiée de ces nourrissons ».

Les protéines autorisées dans les préparations de suite sont les mêmes que pour les préparations pour nourrissons. L'intérêt principal des préparations de suite est leur enrichissement en fer, pour tenir compte des besoins élevés à cette période et des apports liés à la diversification alimentaire souvent insuffisants.

d. Préparations pour enfant en bas âge (1–3 ans)

Leur composition a pour principal objectif la prévention des carences en fer, AGE et vitamine D. Elle n'est pas encore réglementée au niveau européen mais au niveau de chaque État membre. En France, leur composition est très proche de celle des préparations de suite.

L'enfant consomme laitages et fromages ; le lait de vache peut être utilisé dans les préparations culinaires familiales. Il est préférentiellement remplacé pour le petit-déjeuner et le goûter par une préparation pour enfant en bas âge.

Promotion de l'allaitement maternel par tout professionnel de santé.
En l'absence d'allaitement ou en complément de celui-ci :

- de la naissance à 4–6 mois : préparation pour nourrissons (lait « 1er âge ») ;
- de 4–6 mois à 12 mois : préparation de suite (lait « 2e âge ») ;
- de 1 à 3 ans : préparation pour enfant en bas âge (« lait de croissance »).

Le lait de vache est totalement inadapté à l'alimentation du jeune nourrisson.

3. Préparations lactées spécifiques (dénommées couramment « laits spéciaux »)

a. Généralités

Les laits spéciaux décrits ci-dessous sont destinés à des nourrissons qui ont des besoins nutritionnels spécifiques ou sont à risque élevé de pathologie ou en situation pathologique avérée.

b. Laits hypoallergéniques (HA)

Il s'agit de préparations dans lesquelles les protéines du lait de vache ont été partiellement hydrolysées dans le but d'en diminuer l'allergénicité.

Elles sont indiquées en prévention de manifestations allergiques chez les nourrissons à risque d'allergie. Un nourrisson est à risque d'allergie lorsqu'il a au moins un parent du 1er degré (père, mère, frère ou sœur) allergique, soit 25–30 % de la population des nourrissons.

Les laits HA sont utilisés dans cette indication à défaut ou en complément de l'allaitement maternel, de manière exclusive jusqu'à la diversification, en choisissant un produit ayant fait la preuve de son efficacité préventive par des études de bonne qualité scientifique.

Les laits HA n'ont aucune place dans le traitement de l'allergie aux protéines du lait de vache avérée.

c. Laits antirégurgitations (AR)

Il s'agit de préparations épaissies par l'adjonction d'amidon (de maïs, riz, ou pomme de terre) ou de farine de caroube afin d'augmenter la viscosité.

Les laits AR peuvent être utilisés en cas de régurgitations isolées témoignant d'un RGO non compliqué.

d. Laits sans lactose

Il s'agit de préparations dans lesquelles le lactose est remplacé par de la dextrine-maltose ou des polymères du glucose, parfois du saccharose.

La justification de l'utilisation des laits sans lactose repose sur la possibilité d'un déficit en lactase (disaccharidase hydrolysant le lactose en galactose et glucose, située au sommet des villosités intestinales) au décours d'un épisode de diarrhée (gastroentérite) infectieuse, en particulier à *Rotavirus*. Le lactose qui n'est alors plus métabolisé, reste dans la lumière intestinale, provoque un afflux d'eau et une pérennisation de la diarrhée. Cette intolérance au lactose est assez rare (<5 % des cas); elle ne justifie pas l'utilisation systématique de laits sans lactose chez les nourrissons atteints de diarrhée aiguë, en particulier s'ils sont eutrophiques et sans antécédent particulier.

Leur utilisation est justifiée :

- chez les nourrissons âgés de plus de 4 mois en cas de récidive ou de pérennisation de la diarrhée (plus de 5–7 jours) après la réintroduction du lait qu'avait l'enfant au moment de l'apparition de la diarrhée; on peut alors conseiller l'utilisation d'un lait sans lactose pendant 1 à 2 semaines, le temps nécessaire à la restauration de l'équipement en lactase de la bordure en brosse intestinale (voir chapitre 21);
- diarrhée aiguë sévère de plus de 10 % de perte de poids corporel, imposant une hospitalisation.

e. Hydrolysats poussés de protéines

Il s'agit de préparations dans lesquelles les protéines ont été extensivement hydrolysées dans le but d'en réduire le plus possible l'allergénicité. Il peut s'agir de protéines du lait de vache ou, plus récemment, de protéines de riz. Ces hydrolysats sont dépourvus de lactose et, pour certains, d'entre eux, contiennent des triglycérides à chaîne moyenne, d'absorption facilitée.

Ces hydrolysats ont les indications suivantes :

- allergie aux protéines du lait de vache (APLV), en choisissant un produit ayant fait la preuve de son efficacité par des études de bonne qualité scientifique;
- diarrhée aiguë chez un nourrisson de moins de 4 mois, en raison du risque de sensibilisation secondaire aux protéines du lait de vache, pour une durée de 3 semaines (voir chapitre 21).

En cas d'inefficacité des hydrolysats de protéines chez un nourrisson ayant une APLV, il faut utiliser une préparation à base d'acides aminés libres, quasiment anallergénique.

C. Diversification de l'alimentation

La diversification alimentaire est définie comme l'introduction d'aliments autres que le lait dans l'alimentation du nourrisson, qu'il s'agisse du lait maternel ou d'une préparation pour nourrissons.

La diversification représente l'introduction de nouveaux goûts, de nouvelles textures, de nouvelles couleurs et de nouvelles odeurs qui vont rapprocher progressivement l'alimentation du nourrisson de l'alimentation omnivore de l'enfant et de l'adulte. La maturation neurosensorielle permet à l'enfant de se saisir de la nourriture, de la porter à la bouche, de la mastiquer et de s'approprier les aliments dans leur diversité.

La diversification ne doit pas être débutée avant l'âge de 4 mois, en raison du risque d'allergie, mais pas après l'âge 6 mois, car le lait seul, qu'il s'agisse du lait maternel ou d'une préparation pour nourrissons, ne permet plus alors de couvrir les besoins nutritionnels.

Rien ne justifie plus aujourd'hui de retarder la diversification alimentaire chez les enfants à risque d'allergie, en particulier l'introduction des aliments réputés allergisants (œuf, poisson, arachide, fruits exotiques). L'introduction du gluten doit être faite en petites quantités entre 4 et 7 mois révolus, idéalement alors que l'enfant est encore allaité.

Il n'existe aucune règle scientifiquement démontrée pour la réalisation pratique de la diversification alimentaire.

Les recommandations doivent tenir compte de nombreux facteurs : le pays, la période, les conditions socioculturelles et économiques et les habitudes alimentaires de la famille, la place de l'enfant dans la fratrie, le couple mère-enfant, le poids des générations précédentes dans la famille, la mode…

Il est recommandé d'introduire progressivement les nouveaux aliments, en commençant habituellement en France par les fruits et les céréales vers l'âge de 4–5 mois, les légumes vers 5–6 mois, alors que l'œuf, la viande, le poisson sont habituellement proposés à partir de 6 mois, mais peuvent l'être dès 4 mois si c'est le souhait de la famille.

Il est utile toutefois de souligner quelques principes fondamentaux de la diversification afin d'éviter les erreurs nutritionnelles fréquemment rencontrées.

Une diversification trop précoce et trop rapide risque de faire diminuer la quantité de lait de l'alimentation, au risque de ne pas couvrir les besoins en calcium, en fer et en AGE si le nourrisson ne reçoit pas au moins 500 mL d'équivalent de lait (lait maternel ou préparation de suite) ou de produits laitiers jusqu'à l'âge de 1 an.

La diversification alimentaire est progressive, faite de présentations successives, de souplesse et d'adaptation aux goûts et à l'appétit de l'enfant, sans jamais imposer mais en proposant de manière agréable. L'évolution porte essentiellement sur les quantités proposées et la consistance, autorisant l'utilisation de la petite cuillère à la place du biberon, tout en variant le plus possible les saveurs, les couleurs et les textures. Chaque nouvel aliment (céréales, légumes et fruits, laitages divers et fromages, viandes et poissons, œufs) est introduit selon une séquence variable non établie. Pour les fruits et légumes, il est préférable de proposer un nouveau fruit ou légume par jour, afin que l'enfant apprenne le goût particulier de chaque fruit.

Ne pas débuter la diversification avant 4 mois ni après 6 mois. Le gluten doit être introduit en petites quantités entre 4 et 7 mois, idéalement alors que le nourrisson est encore allaité par sa mère.
Un nourrisson à risque d'allergie doit bénéficier idéalement d'un allaitement exclusif ou à défaut d'une alimentation par une préparation HA jusqu'à la diversification, qui ne doit pas être retardée.

III. Alimentation : comment ?

A. Alimentation lactée exclusive

1. Allaitement

L'OMS recommande un allaitement (maternel) exclusif pendant 6 mois.

Le nombre de tétées n'est bien sûr pas régulé et dépend des souhaits de l'enfant.

Les modalités de l'allaitement sont précisées dans le chapitre 1.

2. Alimentation par une préparation lactée

Les modalités de prescription des préparations lactées doivent être connues.

La prescription doit préciser le type de lait, le volume quotidien et le nombre de biberons, ainsi que les modalités habituelles de reconstitution : 1 cuillère-mesure pour 30 mL d'eau faiblement minéralisée.

La quantité de lait quotidienne (mL) pour le nourrisson dans les premiers mois de vie peut être guidée par la règle d'Appert : 200–250 + 1/10ᵉ poids (g). Le volume proposé est adapté à l'appétit de l'enfant, qui varie d'un biberon à l'autre et d'un jour à l'autre.

Exemple proposé pour un nourrisson non allaité :

- 1ʳᵉ semaine : 6–7 × 10 mL le 1ᵉʳ jour, puis + 10 mL/j, 6–7 × 70 mL le 7ᵉ jour ;
- 2ᵉ semaine : 6 × 80 mL/j ;
- 3ᵉ semaine : 6 × 90 mL/j ;
- 4ᵉ semaine : 6 × 100 mL/j ;
- 2ᵉ mois : 6 × 120 mL/j ;
- 3ᵉ mois : 5 × 150 mL/j ;
- 4ᵉ mois : 4 × 180 mL/j.

Modalités pratiques :

- le chauffage au micro-ondes n'est pas recommandé ;
- ne pas dépasser un délai de 30 minutes dès lors que le biberon a été réchauffé ;
- ne pas utiliser de l'eau embouteillée provenant d'une bouteille ouverte depuis > 24 h ;
- en cas d'utilisation de l'eau du robinet : faire couler l'eau pendant 5 minutes, utiliser de l'eau froide et veillez au bon entretien du robinet (nettoyage, détartrage) ;
- la stérilisation des biberons n'est pas indispensable : un lavage au lave-vaisselle ou à la main, au goupillon, dans de l'eau chaude additionnée de liquide vaisselle est suffisant.

B. Diversification alimentaire

Elle doit débuter entre les âges de 4 et 6 mois.

Elle conduit à l'introduction successive de céréales infantiles (farine avec gluten), de légumes et de fruits, de laitages divers et de fromages, de viandes et de poissons, d'œufs.

Il est ainsi proposé, en complément de l'allaitement ou des 4 × 210 mL de préparation lactée, 1–2 cuillères à café (cc) d'un nouvel aliment. Celles-ci sont soit introduites dans le biberon, soit données séparément à la cuillère au fur et à mesure de l'augmentation des quantités.

Le régime type d'un nourrisson de 7–8 mois se compose de 4 repas :

- le matin : allaitement maternel ou 1 biberon de 240 mL de préparation de suite ± 1–2 cc de farine ;
- le midi : repas mixé à la cuillère ou dilué dans un biberon :
  - ou purée maison de légumes + 20 g (= 4 cc) de viande/poisson, + 1 fruit mixé,
  - ou petit pot de 200 g de légumes-viande/poisson, + petit pot de 130 g de fruits ;
- au goûter : laitage bébé ± biscuits ou croûte de pain ;
- le soir : allaitement ou biberon de 240 mL de préparation de suite ± 1–2 cc de farine + 1 fruit mixé ou petit pot de fruits.

Chez le nourrisson à risque allergique, la diversification n'est ni retardée ni modifiée.

C. Alimentation diversifiée

Après l'âge de 1 an, l'alimentation est totalement diversifiée, comme celle de l'adulte.
Le grignotage doit être évité.

L'eau pure est la seule boisson à proposer usuellement.

Un apport de 250 mL/j de préparation pour enfants en bas âge est nécessaire entre les âges de 1 et 3 ans, afin d'assurer des apports en fer et en AGE suffisants.

L'apport protidique dans les aliments doit être limité à 30–50 g/j de viande + poisson + œuf, bien qu'aucun effet délétère ne puisse être attribué avec certitude à l'excès de protéines chez le nourrisson et le jeune enfant.

Des sucres complexes (céréales, féculents) doivent être proposés à chaque repas.

Règle d'Appert : quantité/j (mL) = 200–250 + 1/10e poids (g). Reconstitution des préparations lactées en poudre : 1 cuillère-mesure de poudre rase pour 30 mL d'eau faiblement minéralisée.
Jamais de diversification avant l'âge de 4 mois.
Au moins 250 mL/j de préparation pour enfants en bas âge entre 1 à 3 ans.

Point de vue de l'expert

Un chapitre utile à connaître si une question d'un cas clinique de l'ECN évaluait le régime adapté à un âge clé (par exemple 6 mois), et le rationnel de la justification de ce régime.
En cas d'allaitement maternel exclusif, ne pas oublier la prescription des 2 micronutriments manquants : vitamines D et K.

Actualités pour le futur

Les recommandations concernant l'indication et le choix des laits infantiles, ainsi que les propositions chronologiques de diversification alimentaire, sont susceptibles d'évolution.
Elles doivent être régulièrement actualisées selon les données proposées en France par le Comité de nutrition de la Société française de pédiatrie ainsi que par les recommandations internationales.

Références

Comité de nutrition de la Société française de pédiatrie, 2008. Lait de vache et santé des enfants. Arch. Pediatr. 15, 1621–1732.

Ghisolfi, J., Vidailhet, M., Fantino, M., Bocquet, A., Bresson, J.L., Briend, A., et., coll., 2011. Comité de nutrition de la Société française de pédiatrie. Lait de vache ou lait de croissance : quel lait recommander pour les enfants de 1 à 3 ans. Arch. Pediatr. 18, 355–358.

Gottrand, F., Turck, D., 2006. Alimentation et besoins nutritionnels du nourrisson et de l'enfant. Rev. Prat. 56 (3), 315–320, 326.

Martin, A., 2001. Apports nutritionnels conseillés pour la population française. In : AFSSA-CNERNA-CNRS (Ed.), third ed. Tec et Doc Lavoisier, Paris.

Recommandations de posologie de vitamine K. Sept 2014.

CHAPITRE

51

Reflux gastro-œsophagien de l'enfant

Item et objectifs du CNCI

Item 268 – UE 8 – Reflux gastro-œsophagien chez le nourrisson, chez l'enfant et chez l'adulte. Hernie hiatale

- Diagnostiquer un reflux gastro-œsophagien et une hernie hiatale aux différents âges.
- Argumenter l'attitude thérapeutique et planifier le suivi du patient.

Avant de commencer...

La suspicion de reflux gastro-œsophagien (RGO) est un motif fréquent de consultation selon une expression clinique très variable.
On doit distinguer : RGO physiologique (présent à tout âge de façon normale) et RGO pathologique (responsable de complications).

Le **RGO physiologique** est fréquent.
Chez le nourrisson, il se manifeste principalement par des régurgitations banales sans retentissement, liées à l'incompétence fonctionnelle du dispositif antireflux avant l'âge de 1 an, et surtout à la quantité importante de liquides ingérés par rapport au poids (environ 120 ml/kg/j).
Seules des mesures hygiéno-diététiques sont alors nécessaires.

Le **RGO pathologique** (acide ou non acide) est moins fréquent.
Il est défini comme un RGO s'accompagnant de conséquences pathologiques pour l'enfant, telles qu'une œsophagite, des manifestations extradigestives (ORL, respiratoires) ou des malaises. Les explorations paracliniques peuvent être utiles pour identifier un RGO acide pathologique, car les signes cliniques ne sont pas spécifiques, en dehors du pyrosis chez le grand enfant.
D'après les recommandations de l'Afssaps, seul un RGO acide authentifié justifie d'un traitement par inhibiteurs de la pompe à protons (IPP). La responsabilité d'un RGO pathologique est très discutée dans de nombreux symptômes extradigestifs.

I. Pour bien comprendre

A. Généralités

Le reflux gastro-œsophagien (RGO) est défini comme le passage involontaire du contenu gastrique vers l'œsophage.

La suspicion de ce diagnostic est un motif fréquent de consultation selon une expression clinique très variable.

On doit distinguer : RGO physiologique et RGO pathologique (c'est-à-dire généralement compliqué).

Le RGO est habituellement physiologique à tout âge. Il peut par son abondance ou ses complications propres devenir pathologique.

La survenue quotidienne de régurgitations est ainsi habituelle chez le nourrisson, notamment au cours des premiers mois de vie. Ces régurgitations sont liées avant tout aux quantités de liquides ingérées, et à l'incompétence fonctionnelle du dispositif antireflux (plus qu'à une cause anatomique). La maturation fonctionnelle du sphincter inférieur de l'œsophage, l'introduction des aliments solides et l'acquisition de la position verticale conduisent à leur disparition avant l'âge de 1 an.

Certains terrains sont considérés comme à risque de RGO pathologique : certaines encéphalopathies, les suites d'interventions pour atrésie de l'œsophage, sténose du pylore ou hernie diaphragmatique congénitale.

RGO : passage involontaire du contenu gastrique vers l'œsophage.

B. Physiopathologie

Le RGO et ses complications ont une origine multifactorielle.

Le RGO est lié à l'inefficacité du dispositif antireflux fonctionnel (sphincter inférieur de l'œsophage [SIO]) et anatomique (raccordement cardiotubérositaire, anneau musculofibreux, amarrage phréno-œsophagien, pression abdominale).

Ce dispositif, lorsqu'il est efficace, permet un transit normal du bol alimentaire, s'oppose au retour des aliments et du liquide gastrique dans l'œsophage, et n'autorise que quelques éructations ou reflux occasionnels, souvent extériorisés chez le nourrisson.

Les principaux mécanismes de RGO sont :

- la survenue de relaxations inappropriées et transitoires du SIO, avec des épisodes de relaxation $\geq$ 5 secondes indépendants de la déglutition ;
- une hypotonie $\pm$ permanente du SIO.

D'autres facteurs interviennent :

- une inadéquation entre le volume gastrique encore réduit chez le jeune nourrisson et les quantités de lait absorbées (volumes > 120 ml/kg/j) ;
- un retard à la vidange gastrique, d'autant plus important que la densité calorique du repas est élevée et que celui-ci est riche en graisses ;
- une augmentation de la pression intra-abdominale ;
- une anomalie anatomique : malposition cardiotubérositaire (ouverture de l'angle de His, hernie hiatale).

Les complications possibles du RGO sont liées à :

- son abondance, son pH, le niveau atteint dans l'œsophage ;
- mais aussi d'autres facteurs indépendants du RGO comme la protection des voies aériennes, la capacité de réparation de la muqueuse, la maturation neurologique.

Physiopathologie : alimentation liquide et immaturité fonctionnelle du SIO s'améliorant vers l'âge de 1 an.

II. Diagnostiquer un RGO

A. Signes cliniques

1. Généralités

L'enjeu est de distinguer en pratique :

- le RGO physiologique ;
- le RGO pathologique.

Le **RGO physiologique** est présent à tout âge de façon normale.

Il se manifeste principalement par des régurgitations banales, se réduisant avec l'âge.

Ces symptômes sont ainsi rapportés chez près des 2/3 des enfants vers les âges de 4–5 mois, diminuant rapidement pour ne concerner qu'environ 1/4 d'entre eux vers les âges de 6–7 mois, et moins de 5 % à l'âge de 1 an.

Le **RGO pathologique** ne concerne que certains nourrissons et enfants.

Il s'accompagne de conséquences somatiques, telles qu'une œsophagite, des manifestations extradigestives (ORL, respiratoires) ou des malaises.

Les explorations paracliniques et notamment la pH-métrie sont, devant la plupart des symptômes, indispensables pour identifier un RGO acide pathologique, tant les signes cliniques sont insuffisants pour attribuer à un reflux les complications rencontrées. Ainsi, selon les recommandations de l'Afssaps, seul un RGO acide authentifié justifie d'un traitement par inhibiteurs de la pompe à protons (IPP). La seule exception est le pyrosis de l'enfant pour lequel un traitement peut être prescrit sur la seule clinique.

RGO physiologique = régurgitations banales chez la plupart des nourrissons.
RGO pathologique = œsophagite, manifestations extradigestives avec reflux prouvé.

2. Manifestations cliniques

a. Régurgitations

Les caractéristiques évocatrices de RGO sont :

- le terrain : jeune nourrisson n'ayant pas encore acquis la position assise ;
- l'horaire des rejets : per- ou post-prandiaux ;
- les facteurs favorisants : changements de position, alimentation liquidienne.

Les régurgitations sont très banales chez un nourrisson.

Elles se définissent comme des expulsions (rejets) soudaines sans effort, d'une petite quantité de liquide gastrique alimentaire, par la bouche. Elles sont spontanées ou contemporaines d'une éructation. Elles ne s'accompagnent pas de contractions musculaires ou abdominales, contrairement aux vomissements qu'il convient de bien différencier. À noter que parfois, des vomissements peuvent les accompagner.

Les régurgitations de l'enfant après l'âge de la marche sont plus rares, et doivent faire évoquer un autre diagnostic (méricysme, achalasie).

Dans tous les cas, il convient d'éliminer une suralimentation (avant l'âge de 6 mois).

La distinction clinique entre RGO physiologique et RGO pathologique n'est en pratique pas toujours simple.

b. Œsophagite

Une œsophagite doit être évoquée, parmi d'autres diagnostics, en cas de refus des biberons après quelques succions. Les signes d'accompagnement possibles sont des pleurs ou une agitation dans la période per-prandiale ou au cours du sommeil.

Les pleurs sont cependant très fréquents entre les âges de 2 et 4 mois, et ne sont que rarement liés à un RGO acide pathologique (les pleurs inexpliqués ne sont pas à eux seuls une indication pour un traitement par IPP selon les dernières recommandations de l'Afssaps et des sociétés européennes et nord américaines de gastropédiatrie).

Le retentissement sur la prise pondérale peut être observé mais doit évoquer en premier lieu d'autres diagnostics que celui de RGO.

Aucun signe clinique n'est vraiment spécifique du diagnostic d'œsophagite, en dehors de l'hématémèse (exceptionnelle en pédiatrie).

Une fibroscopie œsogastroduodénale (FOGD) est alors indispensable pour confirmer le diagnostic d'œsophagite, après avoir éliminé le diagnostic de sténose du pylore chez le jeune nourrisson.

c. Manifestations ORL et respiratoires

Manifestations ORL possiblement reliées à un RGO pathologique :

- dyspnée laryngée, dysphonie ;
- ± érosions dentaires.

Manifestations pulmonaires possiblement reliées à un RGO pathologique :

- toux chronique (notamment nocturne) ;
- bronchiolites ou pneumopathies récidivantes.

Ces manifestations et le RGO ont une relation de causalité discutée.

La très grande majorité des affections respiratoires et ORL sont d'origine virale ou allergique ; le RGO n'étant que très rarement en cause (sauf chez l'enfant handicapé).

d. Malaises

Le RGO peut être une cause de malaises (voir chapitre 8).

La traduction clinique typique est une perte de contact avec pâleur et cyanose, accompagnée d'une hypotonie, et parfois d'apnées et/ou de bradycardies.

Il est souvent difficile de relier avec certitude le malaise à un RGO acide pathologique.

La pratique d'examens paracliniques (pH-métrie), destinés à attribuer l'origine du malaise à un RGO pathologique, peut alors être utile.

e. Autres circonstances

L'asthme, les otites, les rhinopharyngites, l'érythème du larynx n'orientent pas spécifiquement vers le caractère pathologique d'un RGO.

Ne pas évoquer trop rapidement (et facilement) un RGO devant des manifestations ORL ou respiratoires, un malaise, des apnées du prématuré.

B. Diagnostic paraclinique

1. Généralités

a. pH-métrie œsophagienne des 24 heures

Il s'agit de l'examen de référence pour objectiver un RGO acide.

Elle est donc utile pour argumenter le diagnostic des formes extradigestives suspectées, lorsqu'il n'existe pas de régurgitations, ou en présence d'un malaise.

Elle permet également d'apprécier l'efficacité d'un traitement; et en cas d'échec clinique d'éliminer éventuellement la responsabilité du RGO acide sur la symptomatologie si la pH-métrie est normalisée.

Elle est réalisée sur ≥ 18 h et comporte une interprétation quantitative et qualitative.

L'analyse quantitative apprécie le pourcentage cumulé de temps où le pH œsophagien est < 4. Il y a RGO inhabituel pour une valeur > 5 % et RGO franchement pathologique pour une valeur > 10 %. Le contrôle de la position de la sonde est un préalable à toute interprétation (3 cm au-dessus du cardia).

L'analyse qualitative permet de situer les périodes de reflux et leur concordance avec d'éventuels symptômes.

Son interprétation doit être prudente.

Il n'y a jamais eu de preuves pour affirmer une relation linéaire entre l'importance du reflux et la gravité de ses conséquences cliniques. Un résultat de pH-métrie sortant des normes n'est pas la preuve d'une relation de cause à effet entre le reflux et l'événement, sauf concordance temporelle nette entre reflux acides et événements pathologiques (ce qui est très rarement mis en évidence en pratique).

RGO acide inhabituel : valeur > 5 à 10 % de temps de pH œsophagien < 4.
Inhabituel ne signifie pas « pathologique ».

b. Fibroscopie œsogastroduodénale (FOGD)

Elle constitue l'examen de référence pour le diagnostic d'œsophagite peptique ulcérée.

La confirmation de ce diagnostic témoigne d'un RGO et rend inutile la réalisation d'une pH-métrie. À l'inverse, l'absence de signes d'œsophagite ne permet pas d'éliminer le diagnostic de RGO.

La FOGD permet également d'évaluer l'anatomie (hernie hiatale), et de diagnostiquer d'autres causes d'œsophagites : infectieuses ou allergiques.

FOGD = examen de référence pour le diagnostic d'œsophagite.

c. Autres investigations

Le **transit œsogastroduodénal** (TOGD) est l'examen optimal pour visualiser une anomalie morphologique du tractus digestif supérieur (malrotation intestinale, hernie hiatale par glissement, arcs vasculaires anormaux), essentiellement en cas de RGO résistant au traitement et en deuxième intention.

Sa faible sensibilité et spécificité le rendent inutile pour le diagnostic de RGO.

La **manométrie œsophagienne** est l'examen de choix pour la recherche d'anomalies de la motricité œsophagienne, ou d'une cause non anatomique d'échec d'un traitement médical bien conduit. Elle consiste en l'enregistrement des pressions endoluminales des sphincters inférieur et supérieur de l'œsophage ainsi que de la motricité du corps œsophagien.

Elle ne permet pas le diagnostic de RGO, et est uniquement indiquée pour rechercher d'autres mécanismes pathologiques.

L'**échographie œsophagienne** est utilisée dans certains centres. Elle permet d'apprécier par voie externe l'anatomie de l'œsophage intra-abdominal et la présence de reflux.

Elle n'est pas formellement validée pour le diagnostic de RGO ou d'œsophagite.

L'**impédancemétrie** est un nouvel examen qui a l'avantage d'explorer les reflux acides et non acides.

Il est en effet prouvé que plus de la moitié des RGO sont non acides ; mais ils peuvent avoir néanmoins des conséquences pathologiques. Il s'agit de l'une des limites de l'appui diagnostique de la pH-métrie. C'est un argument supplémentaire contre un recours aveugle aux IPP.

2. Indications des examens complémentaires

Elles sont fonction de l'histoire clinique du RGO.

De manière consensuelle (RMO 1996), il n'y a pas lieu, devant un RGO cliniquement évident et non compliqué, de pratiquer des investigations paracliniques.

Les indications des examens paracliniques doivent être évaluées en fonction de la pertinence des éléments cliniques préalablement recueillis et de la contribution recherchée (diagnostique, contrôle thérapeutique, confirmation d'une complication, recherche d'une anomalie fonctionnelle ou anatomique).

En pratique, on retiendra les données du tableau 51.1.

Tableau 51.1. Investigations paracliniques dans le RGO.

RGO de sémiologie digestive typique non compliqué	→ Aucun examen
RGO non cliniquement évident, formes extradigestives	→ pH-métrie œsophagienne
Analyse de la relation entre RGO et signes observés	
Évaluation de l'efficacité d'un traitement en cas d'échec	
Recherche d'une œsophagite, d'une anomalie anatomique	→ FOGD
Mise en évidence d'une anomalie anatomique	→ TOGD
Mise en évidence d'une anomalie fonctionnelle	→ Manométrie œsophagienne

Aucun examen complémentaire en cas de régurgitations simples, ou de pyrosis chez un enfant capable de l'exprimer.

III. Argumenter l'attitude thérapeutique et planifier le suivi de l'enfant

A. Orientation

Le RGO est une manifestation habituellement bénigne.

Les rares indications d'hospitalisation sont fonction de la gravité d'éventuelles complications.

B. Prise en charge thérapeutique

1. Principes généraux

La conduite thérapeutique est graduée :

- mesures hygiéno-diététiques (fréquemment);
- traitements médicamenteux (plus rarement);
- intervention chirurgicale (indications très limitées).

La prise en charge thérapeutique du RGO a pour objectifs de réduire la symptomatologie et d'éviter la survenue de complications : protection de la muqueuse œsophagienne contre l'acidité gastrique, prévention du reflux de liquide gastrique dans l'œsophage (fréquence, durée), aide à la vidange gastrique.

2. Mesures hygiéno-diététiques

Elles reposent principalement sur :

- la réassurance des parents à propos de la bénignité des régurgitations;
- l'épaississement du lait artificiel :
  - utilisation d'un lait épaissi dit AR,
  - ajout d'un épaississant dans le lait;
- la réduction du volume des biberons (uniquement si volumes trop importants);
- le rot en position proclive ventrale.

Chez le nourrisson, la position dorsale de sommeil est systématiquement recommandée. En revanche, l'inclinaison du berceau (proclive) n'a pas d'efficacité prouvée.

Chez l'enfant, on conseille d'éviter les repas liquides juste avant le coucher, les causes d'hyperpression abdominale, les repas trop gras. L'inclinaison du lit est conseillée à cet âge.

Le RGO physiologique du nourrisson ne justifie que ces mesures.

Retenir : réassurance parentale, épaississement du lait artificiel.

3. Traitements médicamenteux

a. Inhibiteurs de la pompe à protons (IPP)

Ils ont une action antisécrétoire puissante, dose-dépendante, avec un plateau d'activité atteint entre le 3e et le 5e jour de traitement. Ils doivent être administrés en une prise avant le premier repas de la journée pour obtenir un effet maximal. Ils n'ont aucune efficacité possible sur les régurgitations. Des effets secondaires se sont produits dans environ 15 % des cas selon les études.

Deux molécules sont disponibles avec une AMM après l'âge de 1 an chez l'enfant : oméprazole 1 mg/kg/j (Mopral®), ésoméprazole (Inexium®). S'y ajoute le pantoprazole après l'âge de 12 ans.

Prescription réservée (consensus nationaux et internationaux) à :

- l'œsophagite érosive prouvée par une FOGD, y compris chez le nourrisson âgé de moins de 1 an (prescription hors AMM avec ses règles propres à respecter) ;
- le RGO pathologique acide authentifié par une pH-métrie (indication néanmoins discutée car peu de preuve de l'efficacité des IPP dans ces situations chez l'enfant) ;
- le pyrosis mal toléré de l'enfant résistant aux mesures hygiéno-diététiques, sans nécessité d'exploration préalable.

Les pleurs isolés, un malaise en l'absence de RGO acide prouvé ne sont pas des indications à la prescription empirique d'IPP.

b. Autres médicaments

La dompéridone (Motilium®, Péridys®) est inefficace dans le traitement du RGO de l'enfant.

Les alginates (Gaviscon®) sont une mesure adjuvante d'efficacité contestée dans les régurgitations symptomatiques. Leur mécanisme d'action fait conseiller une prise préprandiale.

Le métoclopramide (Primpéran®) est contre-indiqué chez les sujets âgés de moins de 18 ans en raison du risque de syndromes extrapyramidaux (Afssaps, 2012).

IPP : œsophagite érosive prouvée à la FOGD, RGO acide authentifié par pH-métrie, pyrosis invalidant.

4. Traitement chirurgical

La technique chirurgicale utilisée est la fundoplicature de Nissen.

Le recours à un traitement chirurgical est exceptionnel, la morbidité induite non négligeable.

Il peut être indiqué dans les rares cas de RGO compliqués et rebelles au traitement médicamenteux, mais également sur certains terrains particuliers (enfants atteints d'encéphalopathies sévères, anomalie anatomique telle que la hernie hiatale).

C. Suivi

L'efficacité du traitement doit être contrôlée par la régression des signes initiaux.

Pour autant, celle-ci ne doit pas être toujours considérée comme une preuve formelle du rôle du RGO.

L'absence d'amélioration clinique ou la survenue de complications doit faire évaluer :

- la compliance au traitement ;
- le bien-fondé du choix thérapeutique ;
- la réalité du diagnostic, l'existence d'un mérycisme ;
- la pertinence de la relation causale entre RGO et symptômes observés ;
- l'éventualité de facteurs intercurrents.

Le RGO physiologique du nourrisson a une évolution habituellement favorable au cours du 2e trimestre de vie.

Point de vue de l'expert

Un cas clinique pourrait explorer les connaissances de l'étudiant, notamment au cours d'un malaise du nourrisson, à la recherche de signes authentifiant un diagnostic de RGO pathologique.

Les seules mesures thérapeutiques « incontestables » sont la réassurance des parents, l'épaississement du lait artificiel, ainsi que les IPP en cas d'œsophagite érosive prouvée à la FOGD. Un traitement par IPP prescrit en cas de RGO physiologique ou non inclus dans les recommandations pourrait valoir « 0 » à la question.

Actualités pour le futur

Une approche pharmacologique plus précise permettra de mieux évaluer, par des études à venir, les stratégies thérapeutiques proposées et la validation de leur efficacité.

L'impédancemétrie œsophagienne pourrait faire évoluer les connaissances concernant le RGO et ses complications.

Références

Chouraqui, J.-P., 2011. Gastro-entérologie. In : Bourrillon, A., et al. (Eds.), Pédiatrie pour le Praticien. sixth ed. Elsevier-Masson, Paris.

Mouterde, O., 2013. Prescription d'IPP en pédiatrie. Arch. Pediatr. 20 (HS1), H43–H44.

Tounian, P., 2009. Traitement du reflux gastro-oesophagien : de l'abstention thérapeutique à la chirurgie. Arch. Pediatr. 16, 1424–1428.

Vandenplas, Y., Rudolph, C.D., Di Lorenzo, C., Hassall, E., Liptak, G., Mazur, L., et al., 2009. Pediatric Gastroesophageal Reflux Clinical Practice Guidelines : Joint Recommendations of the North American Society of Pediatric Gastroenterology, Hepatology, and Nutrition and the European Society of Pediatric Gastroenterology, Hepatology, and Nutrition. J. Pediatr. Gastroenterol. Nutr. 49, 498–547.

Antisécrétoires gastriques chez l'enfant : recommandations de bonne pratique - 2008 - (Afssaps)
http://www.omedit-hautenormandie.fr/Files/110_recommandations_antisecretoire_enfants.pdf

CHAPITRE

52

Vomissements chez le nourrisson et l'enfant

Item et objectifs CNCI

Item 271 – UE 8 – Vomissements du nourrisson et de l'enfant

- Argumenter les principales hypothèses diagnostiques et justifier les examens complémentaires pertinents.
- Argumenter l'attitude thérapeutique et planifier le suivi de l'évolution.

Avant de commencer...

Les vomissements sont un motif fréquent de consultation, souvent en urgence.

Les 2 questions principales auxquelles il faut répondre sont :

- celle de leur origine, dont dépend le traitement étiologique, souvent le seul à considérer ;
- celle de leur retentissement : volémie, déséquilibre ionique, état nutritionnel.

Il faut retenir la grande diversité des causes et n'en négliger aucune.
L'orientation sémiologique est essentielle. Des vomissements aigus fébriles avec diarrhée évoquent une gastroentérite aiguë, des vomissements récents avec un abdomen douloureux météorisé évoquent une occlusion intestinale.
La sténose hypertrophique du pylore est une cause très particulière au nourrisson âgé de quelques semaines, à toujours évoquer devant des vomissements progressifs.

I. Pour bien comprendre

Les vomissements se définissent comme des rejets actifs de tout ou d'une partie du contenu gastrique ou intestinal par la bouche. Ils associent une contraction du diaphragme et des muscles de la paroi abdominale. Ils sont souvent précédés de nausées, de pâleur, d'hypersalivation et de sueurs diffuses.

Ils doivent être distingués des régurgitations qui correspondent à une remontée passive du contenu gastrique, sans effort, fréquentes chez le nourrisson après la tétée ; ainsi que du rare mérycisme, équivalent d'une rumination volontairement régurgitée, remâchée puis à nouveau déglutie, qui nécessite parfois une prise en charge spécifique, d'ordre psychiatrique.

II. Conduite diagnostique générale

A. Identifier rapidement une urgence

1. Rechercher des signes de gravité

Signes de gravité **symptomatique** = retentissement des vomissements :

- hypovolémie, déshydratation aiguë ;
- mauvais état nutritionnel (courbe de poids et de taille).

Signes de gravité **reliée à l'étiologie** = urgence diagnostique :

- signes abdominaux :
  - ventre plat ou météorisme, cicatrice abdominale, ondes péristaltiques,
  - défense, boudin d'invagination, olive pylorique, hépatomégalie,
  - hernie, torsion d'annexe ;
- signes neurologiques :
  - signes d'HTIC : bombement de la fontanelle, regard en coucher de soleil…
  - conscience, signes méningés, signes de localisation, réflexe photomoteur…
- signes d'urgence métabolique :
  - symptômes d'hypoglycémie, glycémie capillaire au moindre doute (voir chapitre 62),
  - symptômes d'insuffisance surrénalienne aiguë (voir chapitre 60),
  - toxisyndrome (voir chapitre 65).

2. Assurer les gestes d'urgence éventuels

Correction d'une hypovolémie :

- voie veineuse périphérique, ionogramme sanguin ;
- remplissage vasculaire : NaCl 0,9 % 20 mL/kg (max : 500 mL) sur 20 minutes.

Préparation à une intervention chirurgicale :

- autorisation parentale ;
- mise à jeun ;
- consultation anesthésique, groupage-hémostase.

Autres mesures selon les cas :

- sonde nasogastrique ;
- antiémétiques par voie IV.

Trois grandes urgences : viscérales, neurologiques, métaboliques.

B. Poursuivre l'enquête diagnostique

1. Enquête clinique

Caractéristiques des vomissements :

- date d'apparition : récents ou anciens ;
- évolution : depuis la naissance ou après un intervalle libre, réguliers ou cycliques ;
- fréquence, horaires préférentiels (notamment par rapport aux repas) ;
- abondance ;
- aspect (alimentaire, bilieux, sanglant).

Contexte de survenue :

- âge et sexe de l'enfant ;
- antécédents néonatals et chirurgicaux ;
- régime alimentaire : allaitement maternel ou artificiel, mode de préparation des repas ;
- croissance staturo-pondérale ;
- syndrome infectieux : fièvre, contage ;
- facteur déclenchant : aliments ou circonstances particulières, autodéclenchement ;
- traitements en cours ou prise de toxiques ;
- possibilité d'une grossesse chez une adolescente.

Signes associés :

- digestifs : soif, anorexie, douleurs abdominales, diarrhée ou constipation, rectorragies ;
- extradigestifs : contexte infectieux, céphalées, polyuro-polidipsie.

Poursuite de l'examen physique :

- constantes ;
- auscultation cardiopulmonaire ;
- examens abdominal, neurologique, ORL et cutané.

2. Enquête paraclinique

Les examens complémentaires sont orientés par le contexte clinique.

Explorations digestives (si cause mécanique suspectée) :

- imagerie : échographie abdominale, ASP (en cas de vomissements bilieux), TOGD ;
- fibroscopie œsogastrique (si vomissements sanglants ou signes évocateurs d'œsophagite).

Examens biologiques :

- ionogramme sanguin ± gaz du sang (pour évaluer la gravité d'une déshydratation, rechercher l'alcalose hypochlorémique d'une sténose du pylore, une acidocétose diabétique) ;
- NFS, CRP (pour confirmer un tableau infectieux) ;
- glycémie veineuse, enzymes hépatiques, toxiques, ± bilan métabolique (intoxications exogènes ou endogènes, maladies métaboliques) ;
- groupage et bilan d'hémostase (bilan préopératoire).

Autres :
- examens bactériologiques (si contexte infectieux) : coproculture, BU ± ECBU, examen du LCR;
- β-HCG chez une adolescente;
- imagerie neuroradiologique (si cause neurologique suspectée).

C. Principales causes à connaître

1. Vomissements aigus ou occasionnels

a. Syndrome infectieux évident

Avant tout :
- gastroentérite (les vomissements peuvent précéder la diarrhée de plusieurs heures);
- infections ORL : otite, rhinopharyngite, angine, stomatite.

Autres :
- infection urinaire;
- méningite (symptômes souvent peu spécifiques chez le nourrisson);
- infection respiratoire (coqueluche émétisante);
- hépatite.

b. Absence de syndrome infectieux

Chez le nouveau-né :
- causes mécaniques :
  - atrésie ou sténose duodénale, iléus méconial, volvulus par malrotation du mésentère,
  - maladie de Hirschsprung;
- entérocolite ulcéronécrosante (en particulier chez le prématuré).

Chez le nourrisson et l'enfant plus grand :
- causes chirurgicales :
  - hernie étranglée, volvulus,
  - invagination intestinale aiguë, appendicite aiguë, torsion testicule/ovaire;
- causes neurologiques (hypertension intracrânienne) :
  - hématome sous- ou extradural,
  - tumeur cérébrale;
- autres causes :
  - hypoglycémie, acidocétose diabétique,
  - toxiques : hypervitaminose A et D,
  - allergies alimentaires : allergie aux protéines du lait de vache, anaphylaxie.

2. Vomissements chroniques ou récurrents

a. Erreurs diététiques

À éliminer en premier lieu par l'interrogatoire : quantités excessives, *forcing* alimentaire.

b. Affections digestives

Avant tout :

- RGO :
  - début généralement précoce dès les premiers jours de vie,
  - vomissements post-prandiaux ± tardifs, souvent associés à des régurgitations,
  - favorisés par les changements de position et le décubitus,
  - sans retentissement majeur sur la courbe de poids ;
- allergies et intolérances alimentaires :
  - APLV : apparition au sevrage, atopie familiale, signes associés (diarrhée, eczéma),
  - maladie cœliaque (intolérance au gluten) : cause plus rare de vomissements.

Urgence chez un jeune nourrisson : la sténose du pylore (voir *infra*).

c. Affections extradigestives

Pathologies chroniques :

- hypertension intracrânienne ;
- insuffisance cardiaque ;
- tubulopathies ;
- hépatopathies ;
- chimiothérapies anticancéreuses.

Maladies métaboliques :

- acidocétose diabétique ;
- hyperplasie congénitale des surrénales ;
- galactosémie et fructosémie (hépatomégalie avec altérations du bilan hépatique), anomalies du cycle de l'urée (hyperammoniémie).

Autres :

- vomissements acétonémiques :
  - favorisés par le jeun, plutôt chez le grand enfant,
  - cessent au resucrage (oral ou par voie IV) ;
- vomissements cycliques :
  - équivalent de migraines,
  - survenue par périodes espacées de plusieurs semaines, très intenses,
  - durée de quelques jours, aucun symptôme entre les crises ;
- vomissements d'origine psychogène :
  - généralement isolés,
  - expriment souvent un trouble de la relation mère-enfant.

D. Points clés sur la sténose du pylore

C'est une urgence diagnostique et thérapeutique.
Elle est liée à l'hypertrophie des fibres musculaires du muscle pylorique.

Circonstances :

- jeune nourrisson, souvent un garçon premier-né ;
- survenue avec un intervalle libre de 2 à 8 semaines après la naissance ;

- vomissements :
  - explosifs, en jet, abondants,
  - classiquement lait caillé blanc non teinté de bile,
  - généralement à distance du repas (30 à 60 min);
- appétit conservé contrastant avec la cassure de la courbe de poids;
- aggravation progressive.

Examen physique :
- dénutrition avec déshydratation variable;
- recherche d'une olive pylorique et d'ondulations péristaltiques.

Enquête paraclinique :
- ionogramme sanguin : alcalose hypochlorémique;
- échographie abdominale pour confirmation du diagnostic (aspect en cocarde, allongement du canal pylorique [fig. 52.1]).

L'urgence consiste à corriger la déshydratation et les troubles ioniques.
Le traitement est toujours chirurgical : pylorotomie longitudinale extramuqueuse.

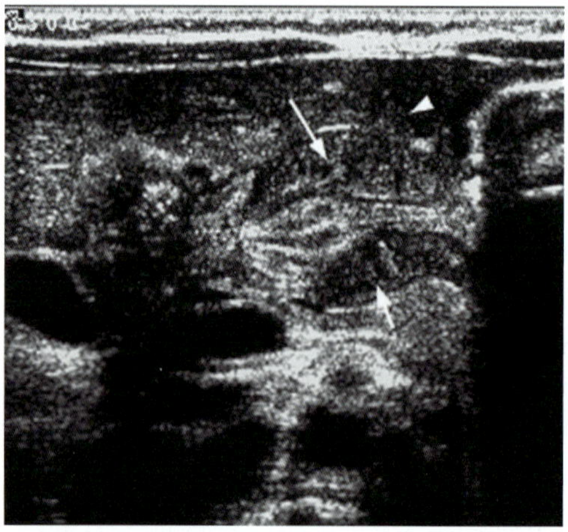

Fig. 52.1. Sténose hypertrophique du pylore.
Échographie d'une olive pylorique. Épaississement du muscle pylorique (ici à 4 mm) de part et d'autre du canal pylorique, lui-même allongé.

Connaître les principales causes de vomissements chez l'enfant.

III. Prise en charge thérapeutique

A. Traitement étiologique

Aucun traitement symptomatique d'« épreuve » ne doit faire négliger l'approche étiologique, principal guide de la conduite thérapeutique.

B. Traitement symptomatique

En l'absence de cause justifiant un traitement spécifique (médical ou chirurgical), un traitement symptomatique peut être proposé. Très peu d'études randomisées ont cependant mesuré l'efficacité des molécules disponibles chez l'enfant.

On peut citer :

- dompéridone (Motilium®, Peridys®) : 0,25 à 0,50 mg/kg × 3 à 4 fois/j ;
- métopimazine (Vogalène®) : 0,33 mg/kg × 3 fois/j ;
- alizapride (Plitican®) : 2 à 5 mg/kg/j ;
- ondansétron (Zophren®) : 0,1 mg/kg IV lent ;
- dropéridol (Droleptan®) : 0,02 à 0,05 mg/kg IV (vomissements postopératoires)

Pour rappel, le métoclopramide (Primpéran®) est contre-indiqué chez l'enfant.

Point de vue de l'expert

Question transversale = analyse d'un symptôme relié à d'autres items de l'ECN.

Connaître :

- les causes infectieuses des vomissements aigus les plus fréquentes :
  - gastroentérite aiguë,
  - pneumopathie, otite, angine ;
- les urgences diagnostiques et thérapeutiques (plus rares mais graves) :
  - chirurgicales : sténose du pylore, invagination intestinale aiguë,
  - neurologiques : hématome sous-dural (maltraitance),
  - métaboliques : acidocétose diabétique, hypoglycémie, insuffisance surrénalienne aiguë.

Références

	Que reste-t-il de l'ASP chez l'enfant - 2009 - (HAS) http://www.has-sante.fr/portail/upload/docs/application/pdf/2009-02/fiche_radio_asp_pedia_web.pdf
	Contre-indication des spécialités à base de métoclopramide chez l'enfant de moins de 18 ans - 2012 - (ANSM) http://ansm.sante.fr/S-informer/Informations-de-securite-Lettres-aux-professionnels-de-sante/Contre-indication-des-specialites-a-base-de-metoclopramide-Primperan-R-et-generiques-chez-l-enfant-et-l-adolescent-et-renforcement-des-informations-sur-les-risques-neurologiques-et-cardiovasculaires-Lettre-aux-professionnels-de-sante/(language)/fre-FR

CHAPITRE

53

Douleurs abdomino-pelviennes et lombaires

Items et objectifs du CNCI

Item 267 – UE 8 – Douleurs abdominales et lombaires aiguës chez l'enfant et chez l'adulte

- Diagnostiquer une douleur abdominale et lombaire aiguë chez l'enfant.
- Identifier les situations d'urgence et planifier leur prise en charge.

Item 351 – UE 11 – Appendicite de l'enfant et de l'adulte

- Diagnostiquer une appendicite chez l'enfant.
- Identifier les situations d'urgence et planifier leur prise en charge.

Item 352 – UE 11 – Péritonite aiguë chez l'enfant et chez l'adulte

- Diagnostiquer une péritonite aiguë.
- Identifier les situations d'urgence et planifier leur prise en charge.

Item 349 – UE 11 – Syndrome occlusif de l'enfant et de l'adulte

- Diagnostiquer un syndrome occlusif.
- Identifier les situations d'urgence et planifier leur prise en charge.

Item 286 – UE 8 – Hernie pariétale chez l'enfant et l'adulte

- Diagnostiquer une hernie inguinale de l'enfant.
- Argumenter l'attitude thérapeutique et planifier le suivi du patient.

Item 48 – UE 2 – Pathologie génitoscrotale chez le garçon et chez l'homme

- Diagnostiquer une torsion de cordon spermatique.
- Identifier les situations d'urgence et planifier leur prise en charge.

Avant de commencer…

Il s'agit d'un motif très fréquent de consultation chez l'enfant, induisant chez les parents comme chez les médecins, des interrogations diagnostiques dans la crainte d'une urgence chirurgicale qu'il est indispensable d'éliminer en premier lieu.
L'anamnèse est souvent difficile chez le jeune enfant. L'examen clinique doit être rigoureux. Le bilan paraclinique n'est pas systématique mais orienté par les données cliniques.

L'urgence est avant tout chirurgicale; la fréquence est médicale. Il convient de toujours rechercher des causes extradigestives chez l'enfant, notamment en cas de contexte fébrile associé (infections ORL, pneumopathie, pyélonéphrite…).
Nous avons choisi de détailler les «spécificités pédiatriques» de cet item. Les points clés de certaines causes seront développés ici : l'invagination intestinale aiguë, l'appendicite aiguë, la hernie inguinale étranglée, la torsion du cordon spermatique et les coliques du nourrisson.

Pédiatrie

I. Conduite diagnostique générale

A. Identifier des douleurs abdominales

Chez le nourrisson, une douleur abdominale doit être évoquée devant des accès de pleurs, des cris incessants, des mouvements de jambes, des tortillements. Ces signes ne sont cependant pas spécifiques.

Chez l'enfant, une douleur abdominale est plus facilement exprimée, mais la topographie désignée est souvent vague et de siège périombilical.

L'anamnèse peut être difficile et peu informative chez l'enfant.

L'examen clinique doit être rigoureux et complet, sur un enfant totalement déshabillé placé en décubitus dorsal, avec les jambes demi-fléchies. Certaines données peuvent rapidement orienter vers une origine organique ou fonctionnelle des douleurs abdominales aiguës (tableau 53.1).

Tableau 53.1. Données d'orientation vers une origine organique ou fonctionnelle.

	Origine organique	Origine fonctionnelle
Localisation	Précise	Périombilicale
Irradiation	Oui	Non
Rythme	Continu	Sporadique
Horaire	Diurne et nocturne (réveil)	Diurne
AEG	Souvent	Non
Examen abdominal	Anormal (le plus souvent)	Normal
Signes associés	Souvent	Non

B. Identifier une situation d'urgence

1. Rechercher des signes de gravité

Signes reliés à une **urgence chirurgicale** :

- douleur continue et tenace (y compris nocturne, réveillant l'enfant), de topographie localisée ;
- signes abdominaux :
  - ventre plat ou météorisme, cicatrice abdominale, ondes péristaltiques,
  - défense, boudin d'invagination, olive pylorique, hépatomégalie,
  - hernie, torsion d'annexe ;
- vomissements bilieux (pouvant évoquer un syndrome occlusif) ;
- hémorragie digestive extériorisée ou mise en évidence au TR.

Signes reliés à une **urgence médicale** :

- altération de l'état général ;
- déshydratation voire hypovolémie (si vomissements répétés) ;
- syndrome polyuro-polydipsique, dyspnée ;
- sepsis sévère avec troubles hémodynamiques, troubles de conscience.

2. Assurer les gestes d'urgence éventuels

Prise en charge symptomatique :

- antalgiques IV (voir chapitre 69);
- si vomissements : réhydratation IV ± remplissage vasculaire.

Préparation à une intervention chirurgicale :

- autorisation parentale;
- mise à jeun;
- consultation anesthésique, groupage-hémostase.

Une prise en charge antalgique rapide ne « masque » pas les signes abdominaux ou généraux. Elle permet au contraire d'aborder l'examen de l'enfant dans de meilleures conditions.

Une fois ces mesures prises, il convient d'assurer la poursuite de l'enquête diagnostique. La prise en charge thérapeutique des douleurs abdominales aiguës doit être avant tout étiologique.

Éliminer une urgence chirurgicale ou médicale (infectieuse, métabolique).

C. Poursuite de l'enquête étiologique

1. Enquête clinique

a. Anamnèse

Caractéristiques des douleurs abdominales :

- mode de début : brutal ou progressif, date et heure;
- type : description (striction, brûlure), rythme (intermittent, continu, lancinant, paroxystique);
- intensité : évaluation de la douleur, retentissement (caractère insomniant, arrêt de l'activité);
- topographie et irradiation : initiales et actuelles (ex. : migration de la douleur vers le scrotum en cas de colique néphrétique);
- facteurs d'exacerbation : marche, toux, inspiration profonde, miction;
- facteurs de soulagement : repos, vomissements, alimentation, antéflexion, attitude en chien de fusil;
- évolution (immédiate, à distance, périodicité) et réponse aux thérapeutiques.

Contexte de survenue :

- âge et sexe de l'enfant;
- antécédents néonatals et chirurgicaux;
- terrain : diabète, mucoviscidose, drépanocytose, maladie périodique, MICI;
- régime alimentaire et heure du dernier repas;
- croissance staturo-pondérale;
- syndrome infectieux, voyage à l'étranger;
- facteur déclenchant : aliments, traumatisme direct, conflit familial/scolaire;
- traitements en cours (ou oubli éventuel d'insuline) ou prise de toxiques;
- possibilité d'une grossesse chez une adolescente.

Signes associés :

- infectieux : fièvre, asthénie, pâleur;
- digestifs : soif, anorexie, vomissements, diarrhée ou constipation;

- ORL et pulmonaires : dyspnée, toux, otalgie, odynophagie ;
- urinaires : signes fonctionnels urinaires, polyuro-polidipsie, hématurie ;
- autres : céphalées, arthralgies, éruption cutanée.

b. Poursuite de l'examen physique

Examen général :

- constantes ;
- état nutritionnel (IMC), perte de poids.

Examen abdomino-pelvien :

- ballonnement abdominal, bruits hydroaériques, analyse de la respiration abdominale ;
- douleur provoquée (Mc Burney), défense ou contracture, signes d'irritation péritonéale ;
- hépatomégalie, splénomégalie, masse abdominale, cicatrice abdominale ;
- contact lombaire, orifices herniaires (étranglement), testicules (torsion) ;
- ± toucher rectal (douleur au cul-de-sac de Douglas, rectorragies, masse).

Recherche d'un foyer infectieux extradigestif :

- examen ORL : tympans, amygdales ;
- examen cardiopulmonaire : FR, auscultation pulmonaire, syndrome pleural.

Poursuite de l'examen :

- odeur acétonique de l'haleine, langue saburrale ;
- examen cutané : purpura des membres inférieurs, ictère, mélanodermie.

Anamnèse : âge et sexe, fièvre, polyuro-polidipsie, vomissements bilieux, dyspnée.
Examen : défense abdominale, orifices herniaires et testicules, auscultation pulmonaire, purpura.

2. Enquête paraclinique

Les examens complémentaires sont orientés par le contexte clinique.

Examens biologiques :

- en cas de signes fonctionnels urinaires : BU (±ECBU) ;
- en cas de fièvre et/ou de défense : NFS, CRP, BU ;
- en cas de suspicion de diabète : glycémie capillaire/veineuse, BU ± gaz du sang et ionogramme sanguin (si orientation vers une acidocétose) ;
- selon les cas : ionogramme sanguin, bilan hépatique, lipasémie, β-HCG (adolescente).

Examens d'imagerie :

- échographie abdominale en 1re intention en cas de :
  - suspicion d'appendicite aiguë, d'invagination intestinale aiguë,
  - suspicion de colique néphrétique, bilan de pyélonéphrite (sous 48 heures),
  - douleurs abdominales nocturnes ou récidivantes ;
- ASP (indications très limitées, HAS 2008) :
  - en 1re intention : vomissements bilieux, exacerbation de MICI,
  - en 2e intention après échographie si jugé nécessaire par le radiologue ;
- radiographie du thorax (si polypnée fébrile).

Aucun examen complémentaire systématique.

3. Orientation diagnostique

a. Douleurs aiguës

L'orientation diagnostique repose avant tout sur 2 données (tableau 53.2) :

- la fièvre, les signes associés ;
- l'examen abdomino-pelvien.

Tableau 53.2. Causes de douleurs abdominales aiguës chez l'enfant.

Causes chirurgicales les plus urgentes	– Invagination intestinale aiguë (âge < 3 ans) – Appendicite aiguë, diverticulite de Meckel – Syndrome occlusif, péritonite – Hernie inguinale étranglée, torsion d'annexe (testicule, ovaire) – Traumatisme abdominal avec rupture splénique
Causes médicales les plus fréquentes	– Gastroentérite aiguë – Infection urinaire – Infections ORL ou respiratoires : otite, angine, pneumonie – Purpura rhumatoïde – Adénolymphite mésentérique
Causes plus rares	– TIAC, parasitose intestinale – Hypoglycémie, intoxication médicamenteuse – Œsophagite, hépatite, pancréatite – Colique néphrétique – CVO abdominale, exacerbation de MICI ou de FMF – GEU
Pièges diagnostiques	– Acidocétose diabétique – Insuffisance surrénalienne – Ostéomyélite, sacro-iliite

b. Douleurs chroniques

Les douleurs abdominales chroniques (ou récidivantes) constituent un motif de consultation souvent à distance des premiers symptômes, dont l'étiologie peut être parfois plus difficile à cerner (tableau 53.3).

Tableau 53.3. Causes de douleurs abdominales chroniques chez l'enfant.

Causes fréquentes	– Colopathie fonctionnelle, coliques du nourrisson – Constipation – APLV, autre allergie alimentaire
Causes plus rares	– Fièvre méditerranéenne familiale – Maltraitance

Demeurer toujours à l'écoute attentive des données cliniques.
Évaluer les bénéfices et les limites de l'imagerie dans la démarche diagnostique de certaines urgences.

4. Suivi immédiat

Le traitement de la cause retrouvée constitue la priorité.

L'enquête étiologique peut ne pas identifier la cause dans un 1er temps.
Une courte hospitalisation avec surveillance étroite, est parfois nécessaire pour évaluer la réalité de la douleur, répéter les examens cliniques, pratiquer des examens complémentaires orientés, et juger de l'évolution immédiate.

Un retour au domicile au décours d'une consultation pour douleurs abdominales ne se conçoit que si : absence de toute hypothèse chirurgicale, antalgie efficace, qualité d'observation de l'entourage, surveillance régulière de la température et du transit, nouvel examen clinique en cas de persistance des symptômes.

II. Points clés à propos de certaines causes

A. Invagination intestinale aiguë

1. Généralités

L'invagination intestinale aiguë (IIA) correspond à la pénétration d'un segment intestinal dans le segment sous-jacent, par retournement en doigt de gant (boudin d'invagination).
Les localisations possibles sont iléocæcales (surtout), iléocoliques, iléo-iléales.

Il existe deux formes d'invagination intestinale aiguë :

- IIA primitive :
  - plus fréquente (détaillée ici),
  - nourrisson (pic : 9 mois), garçons > filles, prédominance automno-hivernale,
  - étiopathogénie : hypertrophie des plaques de Peyer et hyperplasie lymphoïde ;
- IIA secondaire :
  - plus rare,
  - enfant à tout âge avec pathologie sous-jacente causale,
  - causes : purpura rhumatoïde, mucoviscidose, diverticule de Meckel, duplications digestives, tumeurs.

La compression des vaisseaux au niveau du collet d'invagination explique les symptômes :

- lymphatiques et veines : œdème et stase veineuse ± hémorragie muqueuse ;
- artères : ischémie et nécrose avec rectorragies ;
- nerfs : douleurs, vomissements, pâleur.

IIA au-delà de l'âge de 2 ans : rechercher une cause sous-jacente.

2. Diagnostic

a. Enquête clinique

Tableau clinique caractéristique :

- nourrisson en bonne santé, éventuel épisode infectieux récent ;

- crises douloureuses abdominales paroxystiques répétées avec périodes d'accalmie ;
- accès d'hypotonie avec pâleur (malaise) au décours des crises douloureuses (pleurs) ;
- vomissements alimentaires puis bilieux, intolérance alimentaire (refus du biberon) ;
- rectorragies d'intensité variable (plus tardives).

À l'examen physique (en période d'accalmie intercritique) :
- palpation d'une fosse iliaque droite déshabitée ;
- palpation du boudin d'invagination (masse abdominale mobile ± perceptible) ;
- toucher rectal pouvant extérioriser du sang et percevoir le boudin d'invagination.

b. Enquête paraclinique

L'échographie abdominale, par un opérateur entraîné, confirme le diagnostic :
- aspect du boudin : cocarde en transversal, sandwich en longitudinal (fig. 53.1) ;
- recherche d'un épanchement liquidien intrapéritonéal, étude des flux artériels et veineux.

Le lavement opaque « diagnostique » n'est utile qu'en cas de doute échographique :
- arrêt de progression au contact du boudin : cocarde de face, pince de crabe de profil ;
- rôle également thérapeutique de désinvagination (si forme non compliquée).

L'ASP (non indispensable au diagnostic) peut être normal ou présenter des signes en faveur du diagnostic : absence d'aération du cæcum en fosse iliaque droite, image de boudin d'invagination avec éventuelle dilatation en amont.

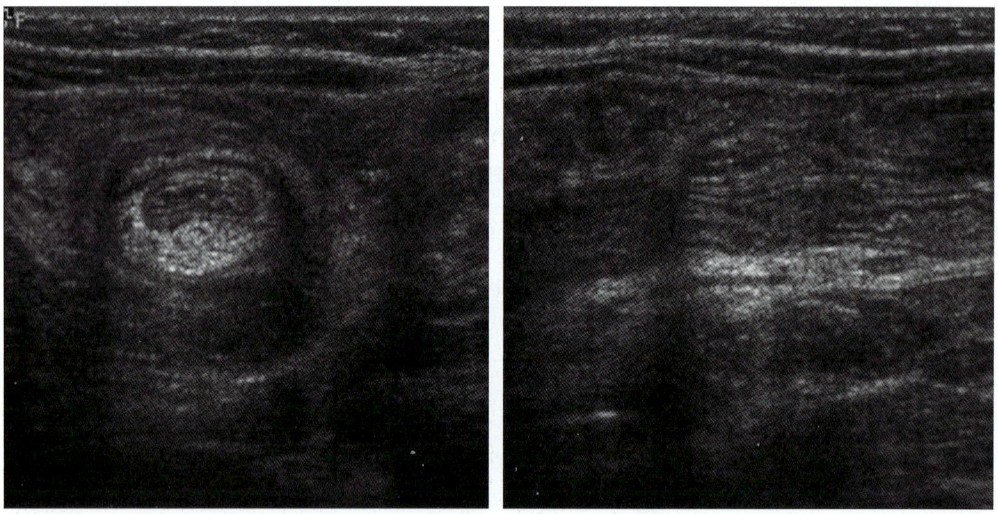

Fig. 53.1. Échographie d'invagination intestinale aiguë.

Triade clinique = douleurs abdominales paroxystiques, vomissements/refus alimentaire, rectorragies.
Confirmation = boudin d'invagination à l'échographie abdominale.

3. Prise en charge thérapeutique

a. Principes

Une hospitalisation est nécessaire. L'enfant doit être mis à jeun.

Il s'agit d'une urgence thérapeutique. Le traitement spécifique de l'invagination intestinale aiguë iléocæcale repose sur la désinvagination par lavement opaque ou traitement chirurgical. Les formes iléo-iléales ont une évolution spontanément favorable.

b. Lavement thérapeutique

Indications = formes non compliquées d'IIA iléocæcale :

- hémodynamique stable ;
- abdomen non chirurgical, absence de pneumopéritoine.

Le lavement « thérapeutique » hydrostatique (aux hydrosolubles, fig. 53.2) ou pneumatique permet une réduction de l'invagination par refoulement du boudin par pression.

Il est réalisé sous contrôle scopique, en présence d'un radiologue et d'un chirurgien. Les parents ont été informés de la possibilité de recours à un traitement chirurgical en cas d'échec ou de complications.

L'efficacité du lavement est appréciée selon des critères :

- cliniques : disparition des douleurs abdominales ;
- paracliniques :
  - opacification (si produit de contraste) de l'ensemble du cadre colique,
  - inondation franche et massive des dernières anses grêles,
  - absence de réinvagination sur le cliché en évacuation.

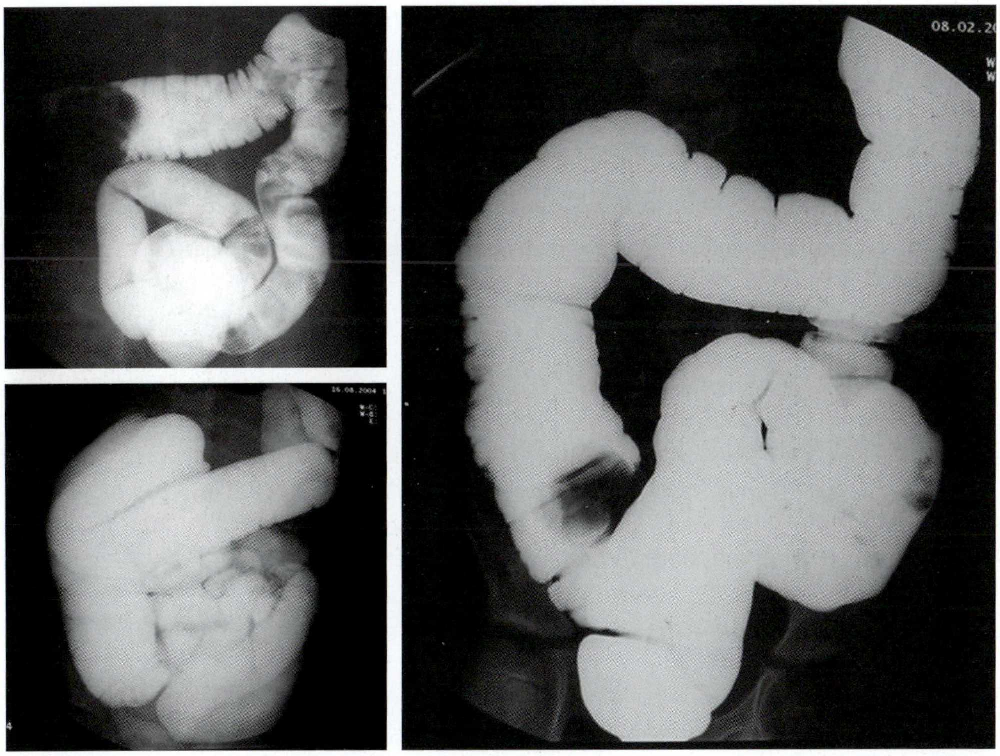

Fig. 53.2. Lavement thérapeutique d'invagination intestinale aiguë.

c. Traitement chirurgical

Indications de ce traitement :

- formes compliquées d'IIA (choc, abdomen chirurgical, pneumopéritoine) ;

- échec du lavement opaque thérapeutique (10 % cas);
- récidives multiples.

Il consiste en l'expression manuelle du boudin d'invagination (sans traction excessive), avec appendicectomie de principe, parfois complétée d'une résection intestinale en cas d'échec ou de nécrose apparente.

Urgence thérapeutique en cas d'IIA iléo-cæcale = désinvagination (lavement, chirurgie).

B. Appendicite aiguë

1. Généralités

Il s'agit d'une urgence chirurgicale connue mais de diagnostic parfois difficile.

Elle est plus fréquente entre les âges de 6 et 12 ans, rare avant l'âge de 3 ans.

Chez le jeune enfant, le caractère atypique des symptômes et la rapidité d'évolution entraînent fréquemment un retard au diagnostic, source de complications.

L'appendice iléocæcal (ou vermiforme) est un prolongement du cæcum de localisation variable.

Son inflammation induit une douleur abdominale aiguë, de siège variable selon la forme anatomique, avec défense en regard par irritation péritonéale.

Les anses iléales de voisinage peuvent s'accoler au foyer inflammatoire, conduisant à des signes d'occlusion par iléus réactionnel (nausées et vomissements, niveaux hydroaériques), avec un plastron appendiculaire à un stade évolué. L'appendice peut se perforer et entraîner un abcès appendiculaire ou une péritonite.

Retard au diagnostic fréquent chez le jeune enfant, pouvant conduire à des complications.

2. Diagnostic

a. Enquête clinique

Tableau clinique classique (localisation latérocæcale) :

- âge > 3 ans (habituellement), pas d'antécédent d'appendicectomie;
- douleur abdominale aiguë spontanée dans la fosse iliaque droite (FID), parfois épigastrique initialement et ayant migré secondairement en FID;
- fièvre modérée (38 °C), altération du faciès, langue saburrale;
- nausées ou vomissements alimentaires, diarrhée (évoquer alors une complication).

À l'examen physique :

- point de Mc Burney : douleur provoquée en FID, avec défense à la palpation profonde;
- signe de Bloomberg : douleur à la décompression brutale de la FIG;
- rarement toucher rectal : souvent douloureux et donc peu spécifique.

Variantes sémiologiques des autres formes anatomiques d'appendicite :

- rétrocæcale : douleur en FID mais sans défense, attitude en psoïtis;
- sous-hépatique : douleur en hypochondre droit;

- pelvienne : douleur sus-pubienne, signes fonctionnels urinaires et rectaux (ténesme);
- mésocæliaque : syndrome occlusif fébrile précoce.

b. Enquête paraclinique

L'examen clinique reste l'élément clé de la décision chirurgicale.

Aucun examen complémentaire ne doit être systématique.

L'hyperleucocytose est de faible spécificité. La CRP est d'élévation retardée.

Un bilan préopératoire doit être prélevé en cas d'indication chirurgicale retenue.

L'échographie abdominale, par un opérateur entraîné, est le meilleur examen :

- diagnostic positif : appendice de diamètre ≥ 6 mm (fig. 53.3), douleur exquise au passage de la sonde;
- diagnostic de complications : abcès, épanchement péritonéal;
- diagnostic différentiel : adénolymphite mésentérique, pathologie annexielle, diverticule de Meckel…

L'ASP n'est indiqué qu'en 2e intention (HAS, 2008), utile en cas de présentation atypique ou de suspicion d'occlusion. Il peut montrer des signes non spécifiques (stercolithe, iléus du carrefour iléocæcal, niveaux hydroaériques) et des signes évoquant une complication (pneumopéritoine).

Le scanner abdomino-pelvien n'est pas de réalisation habituelle en pédiatrie. Il n'est utile que dans les formes atypiques, notamment chez les enfants obèses où l'IMC entrave l'interprétation échographique.

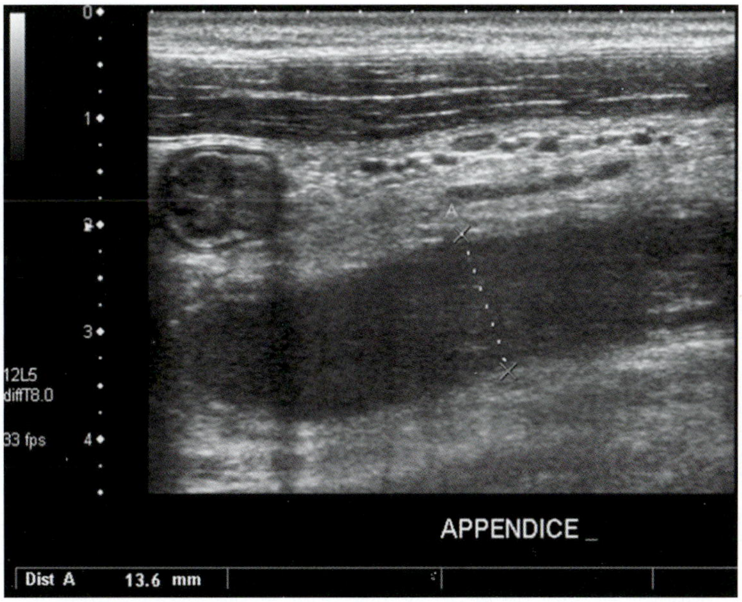

Fig. 53.3. Échographie d'appendicite aiguë.

c. Circonstances diagnostiques difficiles

En pratique, le diagnostic d'appendicite aiguë est souvent évoqué en situation d'urgence.

L'échographie abdominale est un examen très utile au diagnostic, mais son interprétation doit toujours être corrélée à l'examen clinique et à l'avis chirurgical.

L'expérience du clinicien et l'analyse de l'évolutivité du tableau clinique sont essentielles.

Deux pièges diagnostiques :
- diarrhée aiguë fébrile du nourrisson : évoquer parfois le diagnostic d'appendicite aiguë ;
- tableau clinique d'appendicite au décours d'une infection ORL ou respiratoire : penser au diagnostic d'adénolymphite mésentérique.

L'adénolymphite mésentérique est un diagnostic différentiel classique dans ce contexte.

Des adénopathies mésentériques secondaires à une virose (ORL ou respiratoire) sont responsables de douleurs abdominales aiguës diffuses ou prédominantes en FID.

Le diagnostic est retenu à l'échographie abdominale mettant en évidence ces adénopathies, avec un appendice vu et de diamètre évalué comme normal.

Le diagnostic d'appendicite aiguë est essentiellement clinique.
Les examens complémentaires contribuent au diagnostic et éliminent d'autres diagnostics.

3. Prise en charge thérapeutique

a. Principes

Une hospitalisation est nécessaire. L'enfant doit être mis à jeun.

Il s'agit d'une urgence thérapeutique. Le traitement spécifique repose sur l'appendicectomie, permettant d'éviter l'évolution vers les formes compliquées.

b. Mesures thérapeutiques

Mesures préopératoires :
- correction des éventuels troubles hémodynamiques et hydroélectrolytiques ;
- enfant à jeun, VVP, antalgiques IV, ± antibiothérapie IV ;
- consultation d'anesthésie, bilan préopératoire, autorisation parentale d'opérer.

Intervention chirurgicale :
- voie d'abord selon les circonstances ;
- temps explorateur : inspection de la cavité abdominale, prélèvements bactériologiques ;
- temps curateur : appendicectomie, envoi de la pièce en anatomo-pathologie ;
- selon : drainage (en cas d'abcès), lavage péritonéal (en cas de péritonite).

En chirurgie conventionnelle, la voie d'abord est celle de Mc Burney.

La cœlioscopie a l'avantage de permettre une exploration de la cavité abdominale (diverticule de Meckel, appareil génital de la petite fille pour le diagnostic différentiel), et un moindre préjudice pariétal cicatriciel. La laparotomie est particulièrement indiquée en cas de péritonite diffuse, évitant une grande incision médiane.

c. Suivi

Surveillance immédiate :
- hémodynamique, douleur, diurèse, transit ;
- reprise précoce de l'alimentation, cicatrice.

Complications postopératoires possibles :

- infectieuses :
  - abcès de paroi, abcès du cul-de-sac de Douglas, abcès sous-phrénique,
  - péritonite par lâchage du moignon appendiculaire, autres péritonites secondaires ;
- occlusives :
  - occlusion précoce postopératoire,
  - occlusion sur bride (à distance).

Intervention chirurgicale urgente : temps explorateur et curateur.
Surveillance des complications postopératoires possibles.

C. Hernie inguinale étranglée

1. Généralités

La hernie inguinale est une affection congénitale fréquente et bénigne.

Elle est liée à une persistance du canal péritonéovaginal, et non à une faiblesse musculaire et aponévrotique comme chez l'adulte. Son contenu est habituellement intestinal, sauf chez la fille âgée de moins de 1 an où elle correspond le plus souvent à une hernie de l'ovaire.

L'étranglement correspond à une réaction inflammatoire au niveau du collet, entraînant une diminution de la vascularisation intestinale et gonadique, avec au maximum une nécrose.

Hernie inguinale étranglée : mise en jeu du pronostic fonctionnel de l'anse digestive ou d'une gonade.

2. Diagnostic

Tableau clinique caractéristique :

- pleurs et agitation ;
- tuméfaction inguinale douloureuse, fixée, irréductible ;
- signes d'occlusion digestive : vomissements, météorisme (arrêt des matières et des gaz plus tardif).

Aucun examen complémentaire ne doit retarder la prise en charge thérapeutique.

Ne pas oublier la palpation des orifices herniaires en cas de tableau abdominal aigu.

3. Prise en charge thérapeutique

Une hospitalisation est nécessaire. L'enfant doit être mis à jeun.

Il s'agit d'une urgence thérapeutique. Le traitement spécifique de la hernie inguinale étranglée repose sur la réduction de l'étranglement herniaire.

Une intervention chirurgicale est requise d'emblée si :

- hernie de l'ovaire chez la fille (réduction manuelle contre-indiquée) ;
- hernie inguinale étranglée très évoluée.

Le « taxis » (réduction manuelle après prémédication) est réservé à la hernie inguinale étranglée du garçon sans signes locaux inflammatoires notables, par un praticien expérimenté.

En cas de succès du « taxis », l'intervention chirurgicale peut être différée de 2–3 jours, ce qui la rend plus aisée en raison de l'inflammation des tissus périherniaires en situation aiguë.

Urgence thérapeutique = réduction de l'étranglement herniaire.

D. Torsion du cordon spermatique

1. Généralités

Elle concerne avant tout l'adolescent, rarement le nouveau-né.

Le risque réside dans l'ischémie aiguë susceptible d'entraîner une nécrose irréversible du testicule.

Il convient de toujours redouter l'éventualité d'une torsion d'un testicule en cas de douleurs abdomino-pelviennes, mais aussi en cas de douleur aiguë inguinale basse avec bourse vide (testicule possiblement en position ectopique).

La forme la plus fréquente est la torsion du cordon spermatique dans sa portion intravaginale. Elle est liée à une insertion anormalement haute de la vaginale, laissant l'ensemble épididymo-testiculaire libre au sein de celle-ci. Le cordon spermatique se tord ainsi autour de son axe, dans le sens horaire pour le côté droit, dans le sens antihoraire pour le côté gauche. Il s'agit d'une anomalie fréquemment bilatérale, justifiant la prise en charge préventive du testicule controlatéral.

La torsion du cordon spermatique dans sa portion supravaginale est rare et survient en période néonatale.

Torsion du cordon spermatique : risque de nécrose irréversible du testicule.

2. Diagnostic

Tableau clinique caractéristique :

- grand enfant ou adolescent, épisodes analogues spontanément résolutifs ;
- douleur scrotale aiguë :
  - violente et continue, de survenue brutale (faire préciser l'heure de début),
  - parfois rapportée à un pseudo-traumatisme,
  - unilatérale, irradiant vers le haut le long du cordon spermatique,
  - ± accompagnée de vomissements réflexes ;
- examen local gêné par l'extrême sensibilité du scrotum :
  - bourse inflammatoire et douloureuse à la palpation,
  - réflexe crémastérien aboli,
  - testicule ascensionné voire rétracté à l'anneau,
  - ± tours de spire, ± lame d'hydrocèle réactionnelle à la palpation,
  - signe de Prehn négatif (pas de soulagement de la douleur à la surélévation du testicule) ;
- pas de signes infectieux (apyréxie), bourse controlatérale normale, orifices herniaires libres.

Toute bourse aiguë douloureuse est une torsion du testicule jusqu'à preuve du contraire.
Aucun examen complémentaire ne doit retarder la prise en charge thérapeutique.
Les principaux diagnostics différentiels sont la torsion d'hydatide et l'épididymite.

Palper le cordon spermatique en cas de tableau abdominal aigu.

3. Prise en charge thérapeutique

Une hospitalisation est nécessaire. L'enfant doit être mis à jeun.

Il s'agit d'une urgence thérapeutique, dont la prise en charge chirurgicale doit avoir lieu dans les 6 heures suivant le début de la survenue de la douleur.
Le pronostic fonctionnel est lié au nombre de tours de spires et au délai de prise en charge.

Mesures préopératoires :

- tentative de détorsion manuelle à visée antalgique exclusivement ;
- enfant à jeun, VVP, antalgiques IV, bilan préopératoire ;
- autorisation parentale d'opérer, information sur l'éventualité d'une orchidectomie.

Intervention chirurgicale :

- voie d'abord scrotale homolatérale (sauf si doute avec une nécrose intratumorale) ;
- temps explorateur : constatation du type anatomique, appréciation de la vitalité testiculaire ;
- temps curateur : détorsion puis appréciation de la recoloration du testicule :
  - bonne recoloration : orchidopexie (+testicule controlatéral),
  - mauvaise recoloration : orchidectomie + orchidopexie controlatérale ± prothèse testiculaire (souvent plutôt dans un 2e temps) ;
- envoi de la pièce opératoire éventuelle au laboratoire d'anatomo-pathologie.

Surveillance :

- hémodynamique, douleur, diurèse, transit ;
- reprise précoce de l'alimentation, cicatrice.

Urgence thérapeutique = réduction de la torsion dans un délai de 6 heures.

E. Coliques du nourrisson

1. Généralités

Il s'agit d'un motif de consultation très fréquent et souvent déroutant.
Totalement bénignes, elles peuvent être sources de sentiments d'incompétence parentale qu'il conviendra de prendre en compte.

Elles constituent une entité clinique caractérisée par la survenue paroxystique chez un petit nourrisson, de pleurs prolongés (parfois plusieurs heures par jour) et de phases d'agitation, dont la cause est inconnue.

Rassurer les parents sur la bonne santé de leur enfant et sur leur capacité à apaiser ses douleurs.

2. Diagnostic

Tableau clinique caractéristique :

- nourrisson d'âge < 4 mois;
- pas d'argument organique :
  - appétit conservé, croissance pondérale normale, transit normal,
  - éveil normal, périodes de calme;
- description habituelle de l'épisode douloureux :
  - pleurs prolongés inconsolables et/ou phases d'agitation inexpliquées en post-prandial,
  - faciès vultueux, abdomen tendu et membres inférieurs repliés,
  - interruption de la crise avec émission spontanée ou provoquée de gaz intestinaux,
  - caractère paroxystique de la crise, répétition de plusieurs épisodes.

Aucun examen complémentaire n'est nécessaire au diagnostic.

3. Prise en charge thérapeutique

Il convient de rassurer les parents en les informant à propos du caractère bénin et transitoire des symptômes (disparition spontanée en 3 à 4 mois), et de l'absence (vérifiée) d'organicité sous-jacente.

La prise en charge comporte avant tout des conseils pour calmer l'enfant (prise dans les bras, emmaillotage, trajet en voiture, massage abdominal).

Aucun traitement n'a fait la preuve de son efficacité, que ce soit la trimébutine (Débridat®) ou certains produits d'origine végétale (Calmosine®) fréquemment prescrits. Les éventuelles modifications diététiques doivent être limitées dans leurs indications et argumentées (lait sans lactose, hydrolysat poussé des protéines du lait de vache). Les inhibiteurs de la pompe à protons ne sont pas indiqués devant des pleurs inexpliqués ou des coliques du nourrisson, sans RGO acide prouvé par une pH-métrie (Afssaps).

Point de vue de l'expert

Un cas clinique peut être rédigé autour de ce symptôme fréquent, par exemple :

- une invagination intestinale aiguë :
  - chez un nourrisson (accès de crises douloureuses avec refus alimentaire),
  - chez un jeune enfant ayant un purpura rhumatoïde;
- une appendicite aiguë chez un adolescent.

L'étudiant devra être attentif à l'analyse sémiologique et à la hiérarchie des hypothèses diagnostiques formulées, mais aussi sélectif dans la stratégie des examens complémentaires.

Références

Benoist, G., Bourrillon, A., 2013. Pathologies les plus fréquentes chez le nourrisson âgé de 1 à 9 mois. Traité de médecine AKOS.

Chouraqui, J.-P., 2011. Gastro-entérologie. In : Bourrillon, A., et al. (Eds.), Pédiatrie pour le Praticien. sixth ed.. Elsevier-Masson, Paris.

	Que reste-t-il de l'ASP chez l'enfant - 2009 - (HAS) http://www.has-sante.fr/portail/upload/docs/application/pdf/2009-02/fiche_radio_asp_pedia_web.pdf

CHAPITRE

54

Constipation de l'enfant

Item et objectifs du CNCI

Item 280 – UE 8 – Constipation chez l'enfant et l'adulte (avec le traitement)

- Argumenter les principales hypothèses diagnostiques et justifier les examens complémentaires pertinents.
- Argumenter l'attitude thérapeutique et planifier le suivi du patient.

Avant de commencer…

La constipation est un motif fréquent de consultation chez le jeune enfant.
Elle est le plus souvent d'origine fonctionnelle, reliée à des facteurs éducatifs, aux modalités de défécation, ainsi qu'à des facteurs diététiques.
Les signes d'alerte devant faire évoquer une cause organique sont à connaître.

La prise en charge d'une constipation fonctionnelle est avant tout symptomatique.
Elle comprend des mesures hygiéno-diététiques souvent associées à un traitement médicamenteux.
La persistance ou la récidive de la symptomatologie nécessite avant tout de rechercher une mauvaise observance du traitement ou des facteurs psychosociaux favorisants.

I. Pour bien comprendre

A. Généralités

La constipation désigne une stagnation des selles dans le côlon, entraînant des selles trop rares, souvent volumineuses et dures (pas de définition chiffrée applicable à tous les enfants).

Elle peut résulter soit d'un trouble de la propulsion colique, soit d'un trouble de l'évacuation rectale (plus fréquent). Il en ressort un état de rétention stercorale chronique, expliquant les tableaux cliniques ainsi que leur retentissement générant lui-même un cercle vicieux (la douleur à l'exonération amenant l'enfant à se retenir).

Ce symptôme est à l'origine de près de 5 % des consultations de pédiatrie.

Il ne doit pas être banalisé. Les complications principales en cas de constipation sévère sont l'encoprésie (émissions fécales involontaires chez un enfant en âge d'avoir acquis le contrôle de sa défécation, et les conséquences psychosociales induites), ainsi que le risque de perturbation durable de la motricité colorectale.

La constipation chez l'enfant est le plus souvent fonctionnelle, nécessitant un traitement symptomatique (mesures hygiéno-diététiques associées souvent à un traitement médicamenteux).

Il convient de savoir évoquer une cause organique devant certains signes d'appel ou en cas de mauvaise réponse à un traitement de première intention bien conduit. L'identification d'une cause conduit au traitement spécifique de celle-ci.

Toute constipation « aiguë » doit faire évoquer un syndrome occlusif (urgence diagnostique), dont les principales causes sont évoquées dans le chapitre 53.

B. Rappels utiles

L'enfant acquiert un contrôle actif de l'exonération entre les âges de 2 et 4 ans.

Le nourrisson a antérieurement une défécation involontaire réflexe. Il va acquérir progressivement la sensation consciente de besoin d'émission des selles, mais aussi la possibilité de se retenir volontairement.

L'alimentation est responsable d'une variabilité de fréquence et d'aspect des selles, sans pouvoir être responsable à elle seule d'une constipation sévère.

Les selles sont numériquement différentes chez un nourrisson allaité au lait de mère : selles fréquentes après chaque tétée, ou au contraire rares dans la constipation au lait de mère (où l'intervalle entre les selles peut dépasser une semaine sans que le diagnostic de constipation au sens de pathologie soit porté), chez un nourrisson au lait artificiel, ou encore chez un enfant diversifié.

II. Argumenter les principales hypothèses diagnostiques et justifier les examens complémentaires pertinents

A. Enquête clinique

1. Analyse de la constipation

a. Anamnèse

Antécédents familiaux :

- pathologies digestives, constipation fonctionnelle ;
- habitudes alimentaires et mode de vie.

Caractéristiques de l'enfant :

- naissance en France (dépistage néonatal de l'hypothyroïdie et de la mucoviscidose) ;
- délai d'émission du méconium (pathologique si après 48 heures de vie) ;
- âge ;
- existence d'un terrain particulier : handicap ;
- croissance staturo-pondérale.

Régime alimentaire et hygiène de vie :

- modalités d'allaitement, date d'introduction des aliments de la diversification ;
- recherche d'une erreur diététique : hydratation, apports de fibres, boissons sucrées ;
- prise de médicaments (morphiniques, anticomitiaux, anticholinergiques) ;
- habitudes de défécation, âge et modalités d'éducation à la propreté, défécations à l'école.

Caractéristiques de la constipation :

- mode de début : brutal ou progressif, période néonatale ;
- contexte : modification des habitudes alimentaires, conditions de vie (école), difficultés psychosociales, suspicion de sévices sexuels ;
- nombre et consistance des selles actuelles, débâcles de selles, fréquence d'éventuelles fuites ;
- évolution et réponse aux thérapeutiques.

Signes d'accompagnement :

- signes digestifs : douleurs abdominales, météorisme abdominal, rectorragies ;
- signes de pathologies extradigestives : hypothyroïdie (voir chapitre 1) ;
- signes urinaires : infections urinaires répétées, énurésie favorisée par les fécalomes ;
- complications : épisodes subocclusifs, encoprésie, retentissement psychologique.

b. Examen physique

Examen de l'abdomen :

- météorisme abdominal, bruits hydroaériques, tympanisme à la percussion ;
- douleurs provoquées à la palpation, fécalome, masse abdominale ;
- orifices herniaires, cicatrice abdominale.

Examen de la région anale :

- antéposition anale, fissure anale, prolapsus rectal, anite ;
- ± toucher rectal : tonus anal, douleur, selles dans l'ampoule rectale, sténose.

Examen général :

- évaluation de la croissance staturo-pondérale et de l'état nutritionnel ;
- examen de la région lombosacrée : fossette, tache, touffe de poils ;
- examens neurologique et cardiopulmonaire.

Anamnèse : âge, délai d'émission du méconium, régime alimentaire, croissance.
Examen physique : météorisme abdominal, fécalome, périnée, dos.

2. Orientation étiologique

a. En faveur d'une origine fonctionnelle

La constipation est fonctionnelle dans la majorité des cas chez l'enfant.

Facteurs favorisants possiblement intriqués :

- modalités de la défécation :
  - gêne mécanique à l'exonération : douleurs anales, hypotonie pariétale abdominale,
  - toilettes : installations inadaptées, conditions d'accès difficiles, attitude de rétention à l'école ;
- régime alimentaire :
  - insuffisance d'hydratation et d'apports de fibres, faible volume de résidus (lait de mère),
  - mauvaise reconstitution du lait artificiel, excès de farine ou d'épaississants ;

- terrain :
  - antécédents familiaux de constipation fonctionnelle, prise médicamenteuse (morphine),
  - période d'acquisition de la propreté, handicap (inactivité physique), contexte psychosocial.

La grande majorité des constipations sont fonctionnelles et surviennent par rétention volontaire, lors des grands caps éducatifs (propreté, entrée à l'école, collège).

b. En faveur d'une cause organique

Les causes organiques sont plus rares mais doivent être systématiquement évoquées.

Éléments d'alerte faisant suspecter une cause organique :

- terrain :
  - nourrisson d'âge $\leq$ 18 mois, maladie systémique connue,
  - retard d'émission du méconium, constipation primaire (début néonatal);
- signes cliniques :
  - météorisme important, épisodes subocclusifs avec vomissements, débâcles de selles,
  - signes associés reliés à une pathologie causale : hypothyroïdie…
  - anomalies du périnée ou de la région sacrée;
- retentissement et modalités évolutives :
  - cassure staturo-pondérale,
  - échec d'un traitement symptomatique bien conduit.

Certains enfants sont constipés de façon fonctionnelle dès la naissance, avec un facteur familial et sans signes d'organicité (« tendance à la constipation »); le risque est l'aggravation par attitude de rétention.

Rechercher systématiquement des arguments évocateurs d'une cause organique de constipation.

B. Enquête paraclinique

Aucun examen complémentaire n'est justifié en cas de constipation fonctionnelle.

Le cliché d'abdomen sans préparation (ASP) n'est pas un examen sensible et spécifique pour le diagnostic « positif » de constipation.

Intérêt de la prescription d'examens complémentaires :

- évaluer le degré de rétention stercorale d'une constipation « sévère » : ASP;
- rechercher une cause organique selon le contexte :
  - TSH et T4 (hypothyroïdie), test de la sueur (mucoviscidose),
  - manométrie rectale et biopsies rectales étagées (Hirschsprung);
- radiographie de rachis lombosacré, échographie (jeune nourrisson) ou IRM rachidienne (enfant plus grand).

Enquête paraclinique pour rechercher une cause organique justifiée si :

- arguments cliniques de suspicion diagnostique (éléments détaillés ci-dessus) ;
- échec d'un traitement symptomatique bien conduit.

Ne pas prescrire un ASP pour un diagnostic de constipation.

C. Principales hypothèses diagnostiques

1. Constipation fonctionnelle

Elle représente 95 % des cas de constipation chez l'enfant.

La constipation fonctionnelle est un diagnostic clinique.

L'existence de facteurs favorisants évidents, l'absence de signes d'alerte évocateurs d'une cause organique, et une bonne réponse à un traitement symptomatique bien mené permettent d'affirmer le diagnostic.

Aucun examen paraclinique n'est justifié en l'absence de complications sévères.

Le traitement est exclusivement symptomatique. Il comporte des recommandations hygiéno-diététiques, accompagnées très souvent de traitements médicamenteux de durée variable selon la gravité et l'ancienneté des troubles.

2. Constipations organiques

Elles sont rares et représentent environ 5 % des cas de constipation.

Elles doivent être toujours évoquées avant de conclure à une origine fonctionnelle.

On doit rechercher à l'examen clinique des signes d'alerte justifiant et orientant la prescription d'examens complémentaires.

Les causes organiques de constipation chez l'enfant sont présentées dans le tableau 54.1.

Tableau 54.1. Causes organiques de constipation chez l'enfant.

Causes médicales	– Hypothyroïdie, mucoviscidose, maladie cœliaque – Diabète insipide, hypercalcémie – Encéphalopathie, anorexie mentale
Anomalies neuromusculaires	– Maladie de Hirschsprung – Pseudo-obstruction intestinale chronique (POIC)
Obstacles anatomiques	– Malformations anorectales hautes ou basses – Sténoses anales congénitales ou acquises

D. Points clés à propos de la maladie de Hirschsprung

1. Généralités

Il s'agit d'une affection concernant un nouveau-né sur 5000.

Elle est liée à l'absence de cellules ganglionnaires au niveau des plexus de Meissner et Auerbach, responsable d'un défaut de propulsion fécale dans la partie distale du tube digestif.

L'anomalie initiale se situe toujours dès la région anale, s'étend au rectosigmoïde, et peut parfois atteindre l'ensemble du côlon, voire du tube digestif.

2. Diagnostic

La maladie se révèle le plus souvent en période néonatale, avec un retard à l'émission méconiale et/ou un syndrome occlusif.

Elle peut aussi se traduire par une constipation sévère chez un nourrisson ou un enfant, ayant des signes évocateurs d'une cause organique (météorisme important, vomissements, débâcles, ralentissement pondéral). Une révélation plus tardive chez le grand enfant, en cas de forme anatomique courte, peut être évoquée devant un tableau de constipation chronique, avec accumulation de matières en amont de la zone aganglionnaire.

Le diagnostic peut être fortement suspecté au toucher rectal par la constatation d'une ampoule rectale vide, et d'une débâcle de selles et de gaz au retrait du doigt.

L'ASP objective le degré de distension colique et l'absence d'aération dans le rectum.

Le lavement opaque montre une disparité de calibre avec stagnation du produit de contraste en zone sus-jacente dilatée (fig. 54.1).

La manométrie rectale recherche une absence de réflexe recto-anal inhibiteur.

Le diagnostic est confirmé par des biopsies rectales étagées (pince de Noblett ou chirurgie), mettant en évidence une aganglionose et une hyperplasie des fibres cholinergiques à la coloration à l'acétylcholinestérase (ACE).

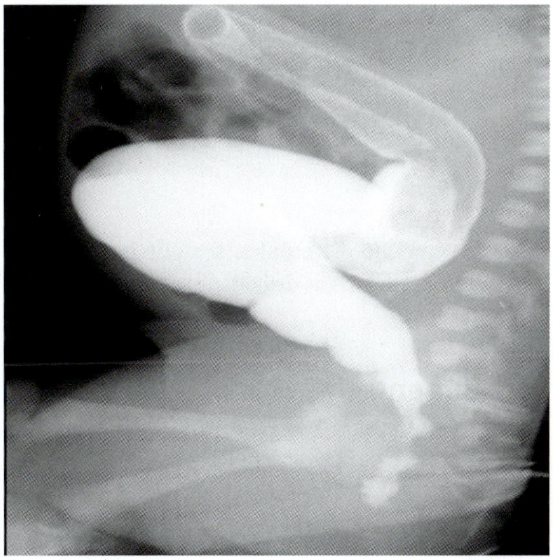

Fig. 54.1. Lavement opaque évocateur d'une maladie de Hirschsprung.

III. Argumenter l'attitude thérapeutique et planifier le suivi de l'enfant

A. Prise en charge thérapeutique

1. Rationnel

La prise en charge thérapeutique doit être précoce.

Ce symptôme peut en effet induire à moyen terme des complications organiques (fissures anales, prolapsus rectal, perturbations définitives de la motricité) et/ou psychologiques, elles-mêmes responsables d'une pérennisation des troubles. L'encoprésie est l'évolution à redouter des constipations sévères chroniques.

Le traitement d'une constipation fonctionnelle est symptomatique.

Elle comprend plusieurs moyens de prise en charge : toujours des recommandations hygiéno-diététiques, souvent des médicaments et d'autres traitements en association.

Pour les constipations secondaires, le traitement étiologique est bien évidemment primordial.

2. Moyens de prise en charge d'une constipation fonctionnelle

a. Recommandations hygiéno-diététiques

Recommandations générales pour limiter les facteurs favorisants :

- apprentissage de l'exonération : pédagogie et réassurance parentale ;
- hygiène défécatoire : essai quotidien sans forcer ni contraindre, au mieux après un repas ;
- amélioration des conditions pratiques : siège WC adapté, plots sous les pieds (poussée efficace), intervention auprès de l'établissement scolaire ;
- mode de vie : horaires de repas réguliers, activité physique suffisante (natation) ;
- arrêt des médicaments constipants (si possible).

Conseils diététiques après enquête alimentaire :

- 1–2 biberons par jour avec de l'eau, apports hydriques suffisants (quel que soit l'âge) ;
- apports en fibres (fruits, légumes, céréales) et en graisses végétales adéquats ;
- correction d'éventuelles erreurs (modalités de reconstitution du lait, excès d'épaississants).

Importance des recommandations hygiéno-diététiques, surtout pour les habitudes de défécation ; les conseils diététiques sont de peu d'efficacité en cas de constipation sévère.

b. Traitement médicamenteux

Ils sont prescrits en cas de chronicité ou de sévérité des symptômes.

Ils sont complémentaires aux recommandations hygiéno-diététiques qu'il convient de ne pas négliger.

Objectifs principaux de leur prescription :

- évacuation préalable de la stase distale ;
- prévention de la réaccumulation des selles.

L'**évacuation des selles accumulées** (fécalomes) est primordiale si nécessaire.

Elle se fait au moyen de lavements hypertoniques (Normacol enfant®, après l'âge de 3 ans).

Certains enfants refusent tout traitement par voie anale ; dans ce cas une forte dose de PEG pendant une journée (Klean prep®) peut permettre d'évacuer les fécalomes.

La **prévention de la réaccumulation** des selles est assurée par le traitement de fond.

Ce traitement est prescrit après évacuation d'une stase fécale distale, de manière continue pendant au moins 4 à 8 semaines (parfois de façon plus prolongée en cas de constipation ancienne), et à doses suffisantes pour obtenir des selles molles. L'effet du traitement et l'intérêt de modifications de ses posologies ne peuvent s'apprécier qu'après quelques jours. Les laxatifs osmotiques à base de PEG (Forlax®, Transipeg®) sont les plus utilisés et les plus efficaces (y compris sur le long terme).

Les laxatifs lubrifiants ramollissent les selles résiduelles, facilitant ainsi leur progression (Lansoÿl®, Laxamalt®, Lubentyl®). Ils sont dorénavant moins utilisés.

Des suppositoires dégageant du gaz carbonique (Eductyl®) sont parfois utilisés comme adjuvants si l'enfant les accepte pour rééduquer la sensation de besoin, passé le stade de l'évacuation des fécalomes.

L'hygiène de vie et les traitements médicamenteux sont la règle dans les constipations sévères.
Le traitement doit être à dose suffisante et de durée suffisante, en privilégiant le PEG.

c. Autres traitements

Le biofeedback (kinésithérapie) est réservé aux constipations sévères avec asynchronisme abdomino-pelvien ou dysynergie anorectale mis en évidence à la manométrie rectale, au-delà de l'âge de 8 ans.

Une prise en charge psychologique peut s'avérer utile, notamment en cas de cause psychologique à la rétention, de conséquences psychosociales du trouble, ou de bénéfice secondaire recherché.

3. Traitement étiologique

Ils concernent les rares causes de constipation organique.

Il est bien évidemment essentiel pour l'amélioration de la symptomatologie.

Le traitement de la **maladie de Hirschsprung** est chirurgical.

Il a pour objectif de retirer la zone aganglionnaire. L'intestin encore innervé est abaissé vers l'anus, en préservant la fonction sphinctérienne.

Des lavements quotidiens ont permis préalablement l'évacuation des selles et d'attendre que l'enfant ait un âge et un état nutritionnel lui permettant de subir une intervention chirurgicale en un temps. En cas d'échec de ces soins ou d'entérocolite, une colostomie doit être réalisée avec rétablissement de continuité ultérieur.

B. Suivi de l'enfant

L'évolution d'une constipation fonctionnelle peu sévère est souvent favorable.

En cas de constipation sévère avec encoprésie, le pronostic est plus réservé selon l'ancienneté des troubles et la compliance au traitement. La prise en charge doit parfois être prolongée plusieurs mois.

Il est important d'expliquer et de démystifier les symptômes, combattre le négativisme et le désespoir familial, en évaluant de façon successive avec l'enfant et ses parents les difficultés rencontrées.

Une réévaluation au bout de 4 à 8 semaines de traitement médicamenteux permet de contrôler l'observance et l'efficacité de la prise en charge initiale, de proposer si nécessaire une augmentation de posologie.

La persistance des symptômes malgré un traitement à doses optimales et bien conduit, est une indication à la recherche plus complète d'une cause organique, en pratique rarement retrouvée en l'absence de signes d'alerte.

Point de vue de l'expert

Une question autour d'un symptôme banal ayant parfois une valeur d'orientation étiologique organique.

Retenir pour l'ECN les signes d'alerte pouvant orienter vers une cause organique, ainsi que les points clés concernant la maladie de Hirschsprung.

Références

Chouraqui, J.-P., 2011. Gastro-entérologie. In: Bourrillon, A., et al. (Eds.), Pédiatrie pour le Praticien. sixth ed. Elsevier-Masson, Paris.

Lachaux, A., Roy, P., 2008. La constipation de l'enfant. Arch. Pediatr. 15, 95–101.

Que reste-t-il de l'ASP chez l'enfant - 2009 - (HAS)
http://www.has-sante.fr/portail/upload/docs/application/pdf/2009-02/fiche_radio_asp_pedia_web.pdf

CHAPITRE

55

Diarrhée chronique chez l'enfant

Items et objectifs du CNCI

Item 282 – UE 8 – Diarrhée chronique chez l'enfant

- Argumenter les principales hypothèses diagnostiques et justifier les examens complémentaires pertinents.

Item 279 – UE 8 – Maladies inflammatoires chroniques de l'intestin (MICI) chez l'enfant

- Diagnostiquer une maladie de Crohn et une rectocolite hémorragique.

Avant de commencer...

L'étiologie des diarrhées chroniques chez l'enfant est habituellement reliée à l'âge.
La démarche diagnostique est surtout clinique, orientant le choix des examens complémentaires.
Les causes les plus fréquentes sont fonctionnelles, notamment chez le jeune enfant. Un retentissement staturo-pondéral signe habituellement l'organicité.

Une diarrhée chronique sans retentissement pondéral est *a priori* fonctionnelle.
Le tableau typique est le côlon irritable, 1re cause chez l'enfant. Certaines maldigestions peuvent cependant permettre une croissance normale; c'est le cas de l'intolérance physiologique au lactose et de certaines insuffisances pancréatiques.

Une diarrhée chronique avec retentissement pondéral est *a priori* organique :
- chez le nouveau-né : causes spécifiques, mucoviscidose (dépistage systématique);
- chez le jeune nourrisson : allergie aux protéines du lait de vache (APLV);
- chez le nourrisson diversifié : maladie cœliaque;
- chez le préadolescent et l'adolescent : maladies inflammatoires chroniques de l'intestin (MICI).

D'autres causes plus rares existent, pouvant pour certaines concerner tous les âges : parasitoses, diarrhées endocriniennes, entéropathies exsudatives, déficits enzymatiques rares...

I. Pour bien comprendre

La diarrhée est une modification de la consistance des selles, molles ou liquides, ± abondantes.
Elle est définie comme chronique au-delà de 2 à 4 semaines d'évolution.

L'âge, les données anamnestiques et de l'examen physique, l'analyse des courbes de croissance incitent à programmer ou non des explorations paracliniques raisonnées.

L'étape du diagnostic différentiel est essentielle.

L'analyse sémiologique permet d'éviter de toujours faire une pathologie d'une plainte alléguée des parents. En effet, la couleur et la consistance des selles sont physiologiquement variables. Il convient de savoir reconnaître la fausse diarrhée de l'enfant constipé (association de selles molles et dures, encoprésie), les selles molles grumeleuses jaunes de l'enfant allaité au sein, les selles vertes lors de l'utilisation de préparations hydrolysées. L'émission de selles la nuit est un bon argument en faveur d'une diarrhée organique (hormis chez le jeune nourrisson).

Nous avons choisi de détailler les spécificités pédiatriques de ces items.

Les points clés de deux causes sont développés ici : la maladie cœliaque et les MICI.

La mucoviscidose fait l'objet d'un chapitre individualisé. Sa présentation sous forme de diarrhée chronique inexpliquée est devenue rarissime depuis la généralisation du dépistage, dont les faux négatifs possibles ne concernent en général pas les formes avec insuffisance pancréatique.

L'allergie aux protéines du lait de vache est abordée dans le chapitre 33, dans la diversité de ses présentations cliniques, dont la diarrhée chronique.

II. Argumenter les principales hypothèses diagnostiques et justifier les examens complémentaires pertinents

A. Démarche diagnostique

1. Examen clinique

a. Anamnèse

Antécédents :

- personnels : hydramnios, auto-immunité, allergie connue ;
- familiaux : pathologies digestives, consanguinité, terrain atopique.

Caractéristiques de l'enfant :

- âge ;
- terrain particulier : immunosuppression, endocrinopathie ;
- croissance staturo-pondérale ;
- médicaments, voyage en pays endémique.

Régime alimentaire :

- chronologie d'introduction des aliments par rapport à la diarrhée : lait de vache, gluten ;
- prises alimentaires actuelles : allaitement, repas, grignotages, boissons ;
- appétit : normal, diminué (maladie cœliaque), augmenté (insuffisance pancréatique).

Caractéristiques de la diarrhée :

- mode de début : brutal ou progressif, intervalle libre après la naissance ;
- contexte : événement infectieux, autres cas familiaux ;
- modalités : horaire, fréquence (nombre sur une journée), abondance ;

- consistance : sang, glaires, débris alimentaires, graisse ;
- facteurs : lien avec le stress, la prise de certains aliments (lait) ;
- évolution et réponse aux thérapeutiques.

Signes d'accompagnement :
- fièvre, altération de l'état général ;
- signes digestifs : douleurs abdominales, anorexie, rectorragies ;
- autres : cutanés, articulaires, respiratoires.

b. Examen physique

Examen général :
- aspect : apathie, pâleur, tristesse, syndrome dysmorphique, stade pubertaire ;
- état nutritionnel : périmètre brachial (chez le jeune enfant), index de masse corporelle, poids pour la taille (dénutrition aiguë) et taille pour l'âge (dénutrition chronique), plis cutanés, amyotrophie.

Examen abdomino-pelvien :
- abdomen : ballonnement, bruits hydroaériques, hépatomégalie, splénomégalie ;
- siège et anus : irritation des fesses, fissures anales, ± toucher rectal (en cas de doute sur des fécalomes, parfois difficile).

Autres signes cliniques :
- cardiopulmonaires : auscultation, pression artérielle ;
- cutanés : eczéma, phanères, aphtes ;
- hippocratisme digital (mucoviscidose, maladie cœliaque, maladie de Crohn).

Données cliniques : âge et intervalle libre, chronologie d'introduction des aliments, cassure pondérale et staturale, stade pubertaire, état nutritionnel, examen du siège et de l'anus, examen cutané.

2. Enquête paraclinique

Les investigations paracliniques dépendent de la situation clinique.

Les antécédents, l'histoire de la maladie et les caractéristiques de la diarrhée, ainsi que les données de l'examen physique permettent d'établir des hypothèses, que des examens paracliniques vont confirmer si nécessaire.

Les examens de diagnostic direct sont actuellement au premier plan.

Ils permettent souvent de confirmer l'hypothèse diagnostique : examens sérologiques (maladie cœliaque), test de la sueur (mucoviscidose), endoscopie avec biopsies (maladie cœliaque, MICI), élastase fécale (insuffisance pancréatique), parasitologie des selles (giardiase).

Les examens indirects témoignent des conséquences ou du mécanisme de la diarrhée.

Le test au xylose (malabsorptions), la stéatorrhée (malabsorptions et maldigestions des graisses) sont actuellement moins utilisés. La clairance fécale de l'alpha-1-antitrypsine est utile en cas de suspicion d'entéropathie exsudative, le pH et la recherche de sucre dans les selles en cas d'intolérance aux sucres, la calprotectine en cas de suspicion de MICI, le dosage des hormones digestives et thyroïdiennes en cas de suspicion de diarrhée d'origine endocrine.

L'existence d'un syndrome inflammatoire (VS, CRP) a une bonne valeur d'orientation pour une MICI. Le VGM bas évoque une pathologie chronique avec perte ou malabsorption du fer.

Certains examens permettent d'explorer l'état nutritionnel et les carences éventuelles. Ces examens sortent du cadre de ce chapitre et sont à adapter à chaque situation : albumine, préalbumine, vitamines, oligoéléments, ostéodensitométrie.

Certains examens sont souvent inutiles dans un bilan de diarrhée chronique. En dehors de cas très particuliers (prématuré, déficit immunitaire, dysmotricité), la réalisation d'une coproculture n'est pas contributive au diagnostic étiologique d'une diarrhée chronique.

Examens complémentaires orientés par l'âge et les données cliniques.

3. Orientation diagnostique

L'arbre décisionnel (fig. 55.1) présente les principales causes en pédiatrie.

Les causes les plus fréquentes sont évoquées dans les paragraphes suivants.

La maladie cœliaque, les MICI, l'APLV et la mucoviscidose doivent être connues.

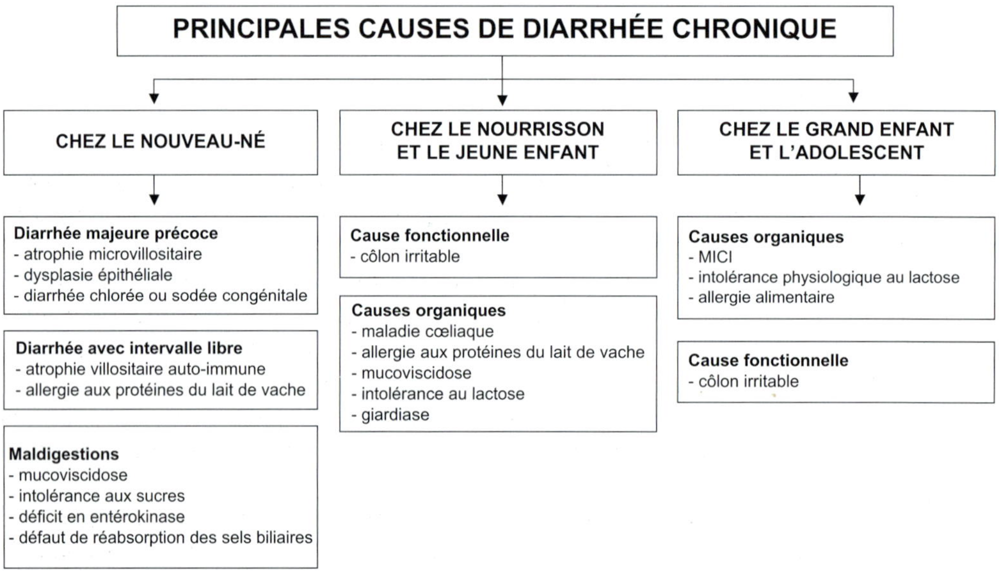

Fig. 55.1. Principales causes de diarrhée chronique selon l'âge.

Les causes les plus rares de diarrhée chronique sont « hors programme ».

B. Situations cliniques

1. Chez le nouveau-né

La diarrhée à début néonatal est spécifique dans ses causes.

Les maladies congénitales de la digestion et de l'absorption se révèlent à cet âge. La notion de consanguinité et d'hydramnios est donc fondamentale.

Une **diarrhée majeure précoce** doit faire évoquer : une atrophie microvillositaire, une dysplasie épithéliale, une diarrhée chlorée ou sodée congénitale. Le risque de déshydratation aiguë sévère est élevé.

Le diagnostic est argumenté par le ionogramme des selles et la biopsie intestinale.

Une **diarrhée avec intervalle libre** doit faire évoquer : une atrophie villositaire auto-immune, une allergie aux protéines de lait de vache.

Le diagnostic est argumenté par un bilan sérologique et la biopsie intestinale pour les pathologies auto-immunes, par le patch test et les épreuves d'éviction-réintroduction pour l'APLV.

Les causes de **maldigestions** sont : la mucoviscidose, les intolérances aux sucres, le déficit en entérokinase, le défaut de réabsorption des sels biliaires.

Le diagnostic des intolérances aux sucres est argumenté par la chronologie d'introduction, le caractère des selles qui sont acides et riches en sucre, le test respiratoire à l'hydrogène après charge en sucre, et le dosage de l'activité enzymatique grâce à la biopsie intestinale.

Pour mémoire : la maldigestion concerne les enzymes ou les sels biliaires; la malabsorption reflète l'état villositaire.

Ne pas évoquer le diagnostic de maladie cœliaque chez un nouveau-né...

2. Chez le nourrisson et l'enfant

Le **côlon irritable** (colopathie fonctionnelle) est la cause la plus fréquente.

Il est caractérisé par une diarrhée abondante nauséabonde isolée, avec débris alimentaires, survenant chez un enfant âgé de 6 mois à 2 ans, en parfait état général et ayant une croissance normale. À noter que certains régimes dits « antidiarrhéiques » utilisés pour combattre le trouble peuvent être déséquilibrés et entraîner eux-mêmes un retentissement sur la croissance.

Aucun examen paraclinique, aucun régime restrictif n'est nécessaire au diagnostic. En cas de doute, un dosage de l'élastase fécale peut éliminer une insuffisance pancréatique exocrine (autre cause de diarrhée chronique à croissance conservée).

Le traitement fait appel à une équilibration du régime (réduction des sucres y compris des jus de fruits, des protéines, augmentation des lipides). Une surveillance simple est nécessaire.

Les **causes organiques** les plus importantes font l'objet de paragraphes ou chapitres spécifiques : la maladie cœliaque, l'APLV, la mucoviscidose. L'intolérance au lactose primitive est rarissime.

La giardiase est une parasitose digestive pouvant être responsable de diarrhée chronique. Elle est souvent associée à un ballonnement abdominal. Le diagnostic peut être fait par l'examen parasitologique des selles (parfois mis en défaut). La biopsie du grêle est l'examen le plus fiable.

Cause la plus fréquente : côlon irritable.
Autres causes à suspecter : maladie cœliaque, APLV, mucoviscidose, intolérance au lactose.

3. Chez le grand enfant et l'adolescent

Les **MICI** sont à évoquer à cet âge (voir § III. B. MICI).

La colopathie fonctionnelle réalise une alternance de diarrhée et constipation, avec des douleurs abdominales chroniques et sans signes d'organicité.

L'intolérance au lactose dans la forme physiologique de l'adulte peut être en cause après l'âge de 5 ans.

Les allergies alimentaires sont une cause exceptionnelle à cet âge.

Évoquer une MICI chez le grand enfant et l'adolescent.

4. Causes rares de diarrhée chronique

Autres causes de maldigestions : déficits congénitaux en saccharase-isomaltase ou lactase, anomalie d'absorption active du glucose, déficit en entérokinase, insuffisances pancréatiques autres que la mucoviscidose (syndromes de Shwachman, Johanson-Blizzard ou Pearson), diarrhée par insuffisance de sels biliaires.

Autres causes de malabsorptions : pullulation intestinale lors de déficits immunitaires (hypogammaglobulinémies), abêtalipoprotéinémie, diarrhée grave rebelle par atteinte immunologique ou constitutionnelle de la muqueuse intestinale.

Diarrhées par hypersécrétion hormonale : VIPome, syndrome carcinoïde, gastrinome, mastocytose, somatostatinome, hyperthyroïdie.

Entéropathies exsudatives : gastrite hypertrophique, polyposes, lymphangiectasies intestinales primitives ou secondaires, acrodermatitis enteropathica.

III. Points clés à propos de certaines causes

A. Maladie cœliaque

1. Généralités

La maladie cœliaque est définie comme une entéropathie chronique avec atrophie villositaire, associée à une réponse immunitaire muqueuse inappropriée à une séquence de certaines prolamines dont la gliadine (prolamine de blé), survenant chez des sujets génétiquement prédisposés.

Deux facteurs sont donc associés :

- une prédisposition génétique :
  - HLA DQ2 = 95 % cas, DQ8 = 5 % cas,
  - fréquente (30 à 40 % de la population générale);
- un événement déclenchant ou favorisant le processus immunitaire de la maladie :
  - infection intestinale virale,
  - âge d'introduction (< 3 mois, > 6 mois), quantité de gluten ingérée.

Le système immunitaire reconnaît la gliadine modifiée par la TG2 (transglutaminase); les lymphocytes T de la lamina propria sont alors stimulés avec production de cytokines. Il s'ensuit une réaction immunitaire cellulaire et humorale, adaptative et innée, locale mais probablement aussi générale.

L'ensemble de cette réaction immunitaire aboutit à des anomalies de différenciation et de prolifération cellulaire, et ainsi à l'atrophie villositaire.

D'autres facteurs génétiques modulent probablement cette réponse immunitaire, ce qui explique l'existence de plusieurs formes cliniques plus ou moins symptomatiques.

Prédisposition génétique incontournable : HLA DQ2 et DQ8.

2. Diagnostic

a. Enquête clinique

Anamnèse :

- cas familiaux ;
- âge ;
- enquête alimentaire :
  - type d'allaitement,
  - date d'introduction du gluten dans l'alimentation (farines, pain, gâteau, semoule...),
  - autres aliments introduits (étapes de la diversification) ;
- histoire de la maladie : symptomatologie.

Manifestations cliniques typiques chez le nourrisson :

- signes digestifs : diarrhée chronique, ballonnement abdominal ;
- cassure pondérale puis staturale ;
- anorexie, dénutrition progressive avec amyotrophie (fig. 55.2) ;
- pâleur, apathie, tristesse.

Les formes pauci-symptomatiques seraient en augmentation : carence en fer, retard de croissance et de puberté sans symptômes digestifs, douleurs abdominales isolées...

De nombreux contextes doivent faire évoquer l'association possible avec la maladie cœliaque : dermatite herpétiforme, trisomie 21, syndrome de Turner, pathologies auto-immunes dont le diabète de type 1, hypoplasie de l'émail dentaire, hippocratisme digital ; mais aussi certaines atteintes : neurologiques, hépatiques, hématologiques, gynécologiques, rhumatologiques...

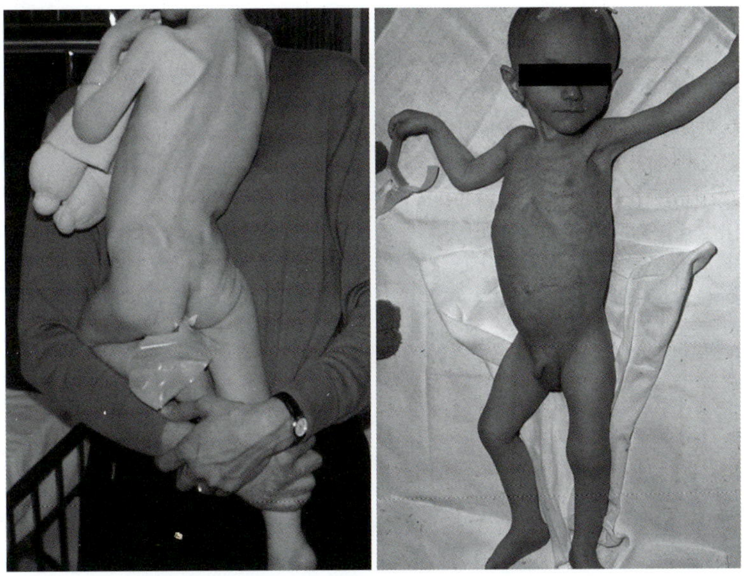

Fig. 55.2. Enfant dénutri. (*Voir aussi dans le cahier couleur.*)

Évoquer la maladie cœliaque :
- chez un nourrisson dénutri avec diarrhée chronique et ballonnement abdominal ;
- devant certains symptômes ou syndromes moins typiques, des maladies auto-immunes.

b. Enquête paraclinique

Le dosage des anticorps est la première étape diagnostique (HAS, 2007) :
- IgA sériques antitranglutaminases (TGA) en 1re intention :
  - test très fiable (se = 85–98 %, spe = 94–98 %),
  - dosage simultané des IgA totales pour éliminer un déficit (2 % cas) ;
- IgG antitransglutaminases ou IgG anti-endomysium en cas de déficit en IgA.

Les nouvelles recommandations européennes (de l'ESPGHAN) permettent d'éviter dans certains cas la biopsie intestinale.

Elles suggèrent le recours à un gastropédiatre en cas de positivité des TGA IgA. Si ceux-ci sont à plus de 10 fois la normale, il est recommandé de doser les IgA anti-endomysium et de déterminer le groupe HLA DQ. Devant un tableau clinique typique de maladie cœliaque (diarrhée, ballonnement abdominal, perte de poids avec début de signes de dénutrition), la concordance des 2 anticorps positifs avec un groupe HLA DQ2 ou DQ8 permet de poser le diagnostic et de débuter le traitement sans recours à une biopsie intestinale. Dans tous les autres cas, la biopsie est nécessaire.

Les biopsies révèlent une augmentation de la lymphocytose intraépithéliale, une infiltration lymphoplasmocytaire du chorion, et surtout une atrophie villositaire.

Test diagnostique essentiel et suffisant en 1re intention : IgA antitransglutaminases et dosage pondéral des IgA totales. En cas de déficit en IgA : doser anticorps de classe IgG.
Selon le taux d'anticorps (si positif) : biopsie duodénale ou complément de bilan biologique permettant parfois d'éviter la biopsie.

c. Test thérapeutique

La preuve définitive du diagnostic sera apportée, sous régime d'exclusion du gluten, par la réponse :
- clinique : disparition des signes en 1 à 2 semaines, reprise de la croissance ;
- biologique : négativation des anticorps en quelques mois ;
- histologique : régression de l'atrophie villositaire en 6 à 12 mois (contrôle rarement réalisé).

Ne jamais débuter un régime avant d'avoir la preuve du diagnostic.

3. Prise en charge thérapeutique et suivi

a. Régime d'exclusion

Le régime d'exclusion consiste en l'éviction du gluten (blé, orge, seigle), quel qu'en soit le mode de présentation (plats cuisinés industriels, aliments panés…). La plupart des patients tolèrent l'avoine.

Il peut être couplé initialement et très transitoirement avec un régime sans lactose (notamment durant la phase diarrhéique) et une supplémentation en vitamines et en fer.

Une éducation thérapeutique, avec conseils diététiques et l'aide d'associations de malades, est indispensable pour favoriser l'observance et donc l'efficacité du traitement. Le régime est parfois difficile à accepter pour l'enfant et son entourage, notamment en cas de repas en collectivités ou à l'approche de l'adolescence. Un soutien psychologique peut s'avérer utile.

Un PAI est indispensable à l'école, en rassurant les enseignants sur l'absence de risques immédiats liés à une erreur ponctuelle de régime.

La prescription des produits sans gluten peut donner lieu à des remboursements accordés par la Sécurité sociale, dans certaines limites et sous certaines conditions.

Le régime d'exclusion doit être poursuivi à vie.

Régime alimentaire avec éviction du gluten à vie.

b. Suivi de l'enfant

L'efficacité et l'observance du régime sont appréciées biologiquement après 6 à 12 mois par l'évaluation des anticorps évoqués à visée diagnostique.

Le mauvais suivi du régime peut s'accompagner chez l'enfant d'un retard de croissance, d'une ostéopénie, et d'une augmentation de l'incidence d'autres maladies auto-immunes. Chez l'adulte, s'y ajoute un risque accru de cancers (lymphomes).

c. Prévention primaire

L'ESPGHAN a publié des recommandations sur les modalités d'introduction du gluten (2008).

Il est actuellement recommandé d'introduire le gluten chez un nourrisson entre les âges de 4 et 7 mois, si possible accompagné de la poursuite d'un allaitement maternel, en quantités progressivement croissantes.

Introduction du gluten recommandée entre les âges de 4 et 7 mois.

B. MICI

1. Généralités

L'incidence est en nette augmentation en France, particulièrement chez l'enfant.

Le début de la maladie de Crohn est souvent insidieux et le diagnostic peut être retardé de plusieurs mois, car la survenue d'une MICI chez le jeune enfant n'est pas toujours évoquée.

L'âge typique de début d'une MICI est avant tout le grand enfant ou l'adolescent ; mais une MICI peut être diagnostiquée dès le très jeune âge, *a priori* à partir de 2–3 ans. Les nourrissons ayant un tableau de MICI ont souvent une maladie monogénique, forme extrême et particulière d'une MICI.

Les symptômes clés des MICI sont les douleurs abdominales récurrentes, les diarrhées chroniques et rectorragies ; des symptômes systémiques peuvent s'associer.

2. Diagnostic

a. Évoquer le diagnostic de MICI

Il convient de savoir avant tout différencier des douleurs abdominales organiques et fonctionnelles (voir chapitre 53).

Signes évocateurs de maladie de Crohn (MC) :

- douleurs abdominales récurrentes d'allure organique ;
- localisation des douleurs abdominales souvent en FID ;
- perte de poids, perte d'appétit ;
- accélération du transit (attention : la diarrhée n'est pas toujours sanglante) ;
- retard de croissance staturo-pondérale (fig. 55.3) ;

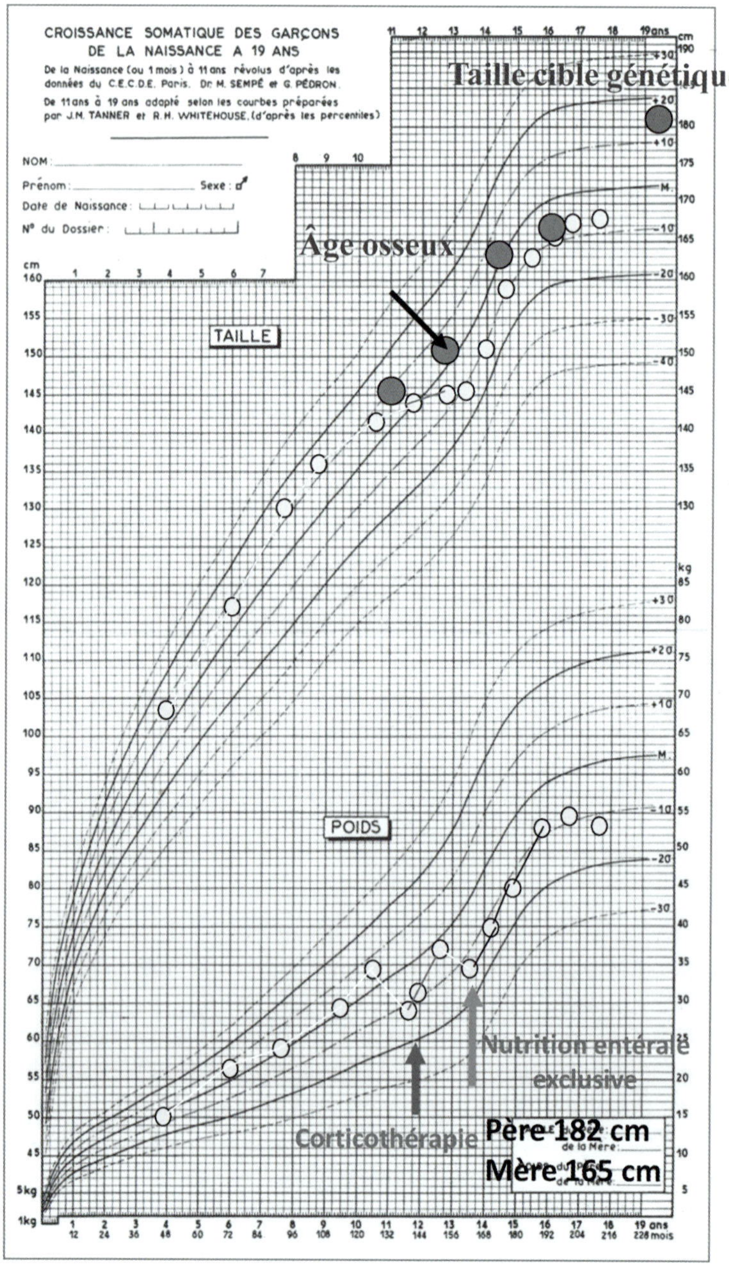

Fig. 55.3. Retard de croissance staturo-pondérale.

- retard pubertaire;
- aphtose buccale;
- arthralgies;
- fièvre, fatigue.

Signes évocateurs de rectocolite hémorragique (RCH) :
- accélération du transit;
- diarrhée presque toujours sanglante;
- douleurs abdominales (pas toujours présentes);
- répercussion sur la croissance staturo-pondérale (moindre par rapport à la MC).

La courbe de croissance staturo-pondérale est un élément clé du diagnostic de MICI.

Des douleurs abdominales récurrentes avec cassure staturo-pondérale sont très suspectes de maladie de Crohn, tandis que des douleurs abdominales non organiques évoluant depuis des mois voire années sans aucune répercussion sur la courbe ne sont pas inquiétantes.

De même, un épisode de diarrhée sanglante ne fait pas le diagnostic de MICI. En revanche, l'apparition de douleurs abdominales récurrentes avec diarrhées sanglantes et des signes systémiques doivent toujours orienter vers une MICI.

b. Connaître les spécificités des MICI et leurs complications

Tableau 55.1. Comparaison des signes de MC et RCH chez l'enfant.

	MC	RCH
Diarrhée Sanglante	Quasi toujours Occasionnelle	Quasi toujours Quasi toujours
Douleurs abdominales	Quasi toujours	Fréquentes
Symptomatologie périnéale	Fréquente	Rare/absente
Retard de croissance	Fréquent	Rare
Malnutrition	Fréquent	Rare

Complications de MC :
- abcès ou fistules (localisation périnéale ou intra-abdominale);
- sténose du grêle ou du côlon (douleur intense typique en crescendo avec relâchement soudain et hyperperistaltisme : syndrome de Koenig);
- érythème noueux, pyoderma gangraenosum.

Complications de RCH :
- mégacôlon toxique (distension toxique du côlon avec haut risque de perforation);
- colite aiguë avec hémorragies importantes;
- érythème noueux, pyoderma gangraenosum;
- risque de cancer du côlon.

c. Savoir évoquer d'autres diagnostics

Exemple d'une douleur en fosse iliaque droite :
- (maladie de Crohn);
- appendicite;
- tuberculose intestinale (surtout pour les patients du Maghreb);
- lymphome intestinale;

- torsion d'annexe ou ovaire ;
- infections : *Campylobacter*, *Yersinia*, *Shigella*, *Salmonella* (tableau souvent très aigu) ;
- grossesse extra-utérine.

Signes de MICI : diarrhée parfois sanglante (> RCH), retard de croissance (> MC), douleurs abdominales récurrentes.

d. Enquête paraclinique

Enquête de débrouillage :

- bilan inflammatoire (NFS, VS, CRP, albumine) ;
- signes de carence en fer et vitaminique, folates, B12 ;
- coproculture et virologie des selles, recherche de toxine *Clostridium difficile* (exclure une infection de manière systématique) ;
- examens sérologiques :
  - ASCA : positifs chez 2/3 de patients atteint de MC,
  - ANCA : positifs chez 3/4 des patients atteints de RCH ;
- calprotectine fécale (marqueur inflammatoire, si disponible) ;
- échographie-Doppler intestinale : épaississement pariétal circonférentiel.

Confirmation diagnostique :

- entéro-IRM ;
- endoscopie avec biopsie : présence d'ulcérations et infiltrat inflammatoire (signes inflammatoires typiques de MC : granulomes gigantocellulaires et épithélioïdes).

Analyses génétiques : outil de recherche, mais pas diagnostique.

Débrouillage : bilan inflammatoire, ASCA/ANCA, calprotectine, écho-Doppler intestinale.
Confirmation : endoscopie avec histologie (ulcérations et infiltrats inflammatoires).

3. Prise en charge thérapeutique

a. Généralités

Une approche multidisciplinaire est indispensable comme pour toute maladie chronique, avec des particularités reliées à l'âge, notamment l'adolescence.

Spécificités de la prise en charge des MICI chez l'enfant par rapport à l'adulte :

- formes pédiatriques souvent plus sévères (étendue et activité inflammatoire) ;
- utilisation plus fréquente d'un immunosuppresseur et/ou d'une biothérapie ;
- répercussion sur la croissance de l'inflammation chronique : approche nutritionnelle et traitement par nutrition entérale exclusive de la MC.

NB : partie non au programme de l'ECN.

b. Enfant atteint de MC

Traitement d'induction (contrôle de l'inflammation) :

- considérer la présence ou non d'un retard de croissance staturale et très souvent pubertaire; en cas de retard : éviter une corticothérapie (surtout prolongée);
- initier un traitement par nutrition entérale exclusive.

Traitement d'entretien :

- immunosuppresseur, le plus souvent thiopurines, plus rarement méthotrexate;
- biothérapie (anticorps anti-TNF) pour les cas les plus sévères;
- chirurgie réservée pour les complications (sténoses, fistules, abcès).

Surveillance étroite de la croissance staturo-pondérale pour ajustement du traitement.

c. Enfant atteint de RCH

Traitement d'induction (contrôle de l'inflammation) :

- maladie moyennement active : 5-ASA (Pentasa®);
- maladie très active : corticothérapie;
- *NB* : nutrition entérale exclusive non efficace pour RCH.

Traitement d'entretien :

- maladie moyennement active : 5-ASA (Pentasa®);
- maladie très active : immunosuppresseur, le plus souvent thiopurines;
- biothérapie (anticorps anti-TNF) pour les cas les plus sévères;
- chirurgie (colectomie) en cas de non-réponse aux traitements médicamenteux.

Point de vue de l'expert

Des cas cliniques concernant la maladie cœliaque et l'APLV sont les plus probables, du fait de la fréquence de ces pathologies et du nombre d'items transversaux qu'elles comportent.
Les MICI sont un nouvel item à bien mémoriser chez l'enfant.

Actualités pour le futur – Maladie cœliaque

Un dépistage de masse de la maladie cœliaque au moyen de sérologie montrerait une prévalence de sujets asymptomatiques sensibilisés de 1/200 à 1/80 selon le pays, certains n'ayant pas de lésion histologique (formes latentes), à la différence d'autres (formes silencieuses).
La signification de cette nouvelle épidémiologie est en cours d'investigation, afin de préciser les enjeux d'un dépistage plus large de la maladie, incluant ces formes frustes ou atypiques.

Références

Garnier-Lengliné, H., Pigneur, B., Ruemmele, F.M., 2014. Maladie de Crohn de l'enfant et l'adolescent. Hépato-Gastroentérologie, (à paraître).

Goulet, O., Ruemmele, F.M., 2004. Maladie de Crohn : traitement; la pratique aujourd'hui. Médecine Clinique pour Pédiatres 10, 35–38.

Husby, S., Koletzko, S., Korponay-Szabó, I.R., Mearin, M.L., Phillips, A., Shamir, R., et al., 2012. ESPGHAN guidelines for the diagnosis of coeliac disease in children and adolescents. An evidence-based approach. J. Pediatr. Gastroenterol. Nutr. 54 (1), 136–160.

Mouterde, O., septembre 2007. Diarrhée chronique. In : Médecine et Enfance. pp. 340–341.

Mouterde, O., Ben Hariz, M., Dumant, C., 2008. Le nouveau visage de la maladie coeliaque. Arch. Pediatr. 15, 501–503.

Olives, J.P., Lamireau, T., Ruemmele, F.M., 2014. Nouvelles recommandations européennes pour le diagnostic de la maladie coeliaque chez l'enfant : une réelle simplification ? Arch. Pediatr, (à paraître).

Ruemmele, F.M., Goulet, O., 2004. Maladie de Crohn : des bases immunogénétiques aux traitements actuels. Médecine Clinique pour Pédiatres 10, 31–34.

CHAPITRE

56

Obésité de l'enfant

Items et objectifs CNCI

Item 251 – UE 8 – Obésité de l'enfant

- Diagnostiquer une obésité de l'enfant.
- Argumenter l'attitude thérapeutique et planifier le suivi du patient.

Item 247 – UE 8 – Modifications thérapeutiques du mode de vie (alimentation et activité physique) chez l'enfant

- Évaluer le comportement alimentaire et diagnostiquer ses différents troubles.
- Argumenter les bénéfices et les effets cliniques de la pratique de l'activité physique.
- Identifier les freins au changement de comportement.
- Savoir prescrire et conseiller en diététique.
- Promouvoir l'activité physique chez le sujet malade (démarche, orientations).

Avant de commencer...

L'obésité est une maladie impliquant une prédisposition constitutionnelle principalement génétique, révélée par un environnement obésogène.
Elle est le plus souvent commune, les obésités secondaires ou syndromiques étant rares.

Définir l'obésité repose chez un enfant sur le calcul de l'IMC et sa comparaison aux normes pour l'âge.
Les complications sont rares durant l'enfance mais doivent être systématiquement recherchées à l'examen.

La prise en charge thérapeutique s'inscrit dans le long terme et doit être individualisée. L'objectif thérapeutique minimal est la stabilisation de l'excès pondéral, et doit s'accompagner d'un soutien psychosocial.

I. Pour bien comprendre

L'obésité est un excès de masse grasse, pouvant avoir des conséquences sur la santé.

Dans l'immense majorité des cas, il s'agit d'une obésité commune, due à une susceptibilité constitutionnelle génétique, et révélée par des facteurs environnementaux.

On doit néanmoins exclure une cause organique secondaire (notamment endocrinienne) ou syndromique (rare).

Le dépistage des enfants obèses et à risque est un enjeu de santé publique.

La prévalence du surpoids et de l'obésité en France s'est élevée chez l'enfant de 5 % en 1980 à plus de 15 % en 2008. Elle est cependant stable depuis une dizaine d'années.

L'expansion de l'environnement obésogène au cours des dernières décennies (c'est-à-dire la disponibilité accrue de nourriture, la motorisation des déplacements et la sédentarisation des loisirs) a permis la révélation de la maladie chez les enfants prédisposés du territoire. Depuis une dizaine d'années, l'environnement n'influe plus sur la progression de la prévalence de l'obésité, qui dépend maintenant de l'émergence de nouveaux cas d'enfants prédisposés.

Dépistage de l'obésité : enjeu de santé publique.

II. Diagnostiquer une obésité de l'enfant

A. Diagnostic positif

L'**indice de masse corporelle** (IMC) répond à la définition suivante : IMC = poids (en kg) rapporté au carré de la taille (en mètre).

Le surpoids et l'obésité se définissent chez l'enfant à l'aide des courbes d'IMC, différentes selon le sexe. On ne peut donc appliquer des seuils fixes comme chez l'adulte. Le tableau 56.1 présente les définitions consensuelles du surpoids et de l'obésité.

Tableau 56.1. Définitions du surpoids et de l'obésité.

Surpoids	IMC supérieur ou égal à la courbe du 97e percentile pour l'âge (équivalent à un IMC adulte de 26 kg/m²) NB : l'*International Obesity Task Force* utilise un seuil à 25 et non à 26 kg/m²
Obésité	IMC supérieur ou égal à la courbe équivalente à un IMC adulte de 30 kg/m²

Un calcul régulier de l'IMC est indispensable au cours du suivi de l'enfant, en complément des mesures régulières du poids et de la taille. Les points sont à reporter sur la courbe d'IMC (fig. 56.1).

L'IMC varie au cours de la croissance : après une augmentation dans la 1re année de vie, l'IMC diminue pour atteindre un nadir (point le plus bas). La réascension intervenant ensuite est appelée rebond d'adiposité.

Dans la population générale, l'âge moyen physiologique du rebond d'adiposité est de 6 ans. Il est très souvent plus précoce chez l'enfant obèse.

L'évaluation quantitative de la masse grasse peut se faire par la mesure des plis cutanés ainsi que par l'impédancemétrie. C'est plus un paramètre de suivi que de diagnostic.

L'évaluation de la répartition des graisses se fait par la mesure du tour de taille et du tour de hanche. On peut retenir qu'un tour de taille supérieur à la moitié de la taille de l'enfant est un indicateur d'obésité abdominale.

Surveillance des courbes d'IMC, rebond d'adiposité.

B. Diagnostic étiologique

1. Enquête clinique

Les points essentiels de l'anamnèse sont les suivants :

- antécédents familiaux :
  - obésité des parents et de la fratrie,
  - maladies organiques ou syndromiques, consanguinité (arbre généalogique) ;

- antécédents personnels :
  - suivi pour d'autres pathologies,
  - prise de médicaments (corticoïdes, neuroleptiques…);
- environnement :
  - habitudes alimentaires, activité physique,
  - niveau socio-économique familial,
  - divorce parental, décès familial, stress émotionnel (souvent invoqué, causalité souvent douteuse);
- histoire de l'obésité de l'enfant :
  - précocité du rebond d'adiposité (avant l'âge de 6 ans),
  - ancienneté (analyse du carnet de santé),
  - prises en charge thérapeutiques antérieures.

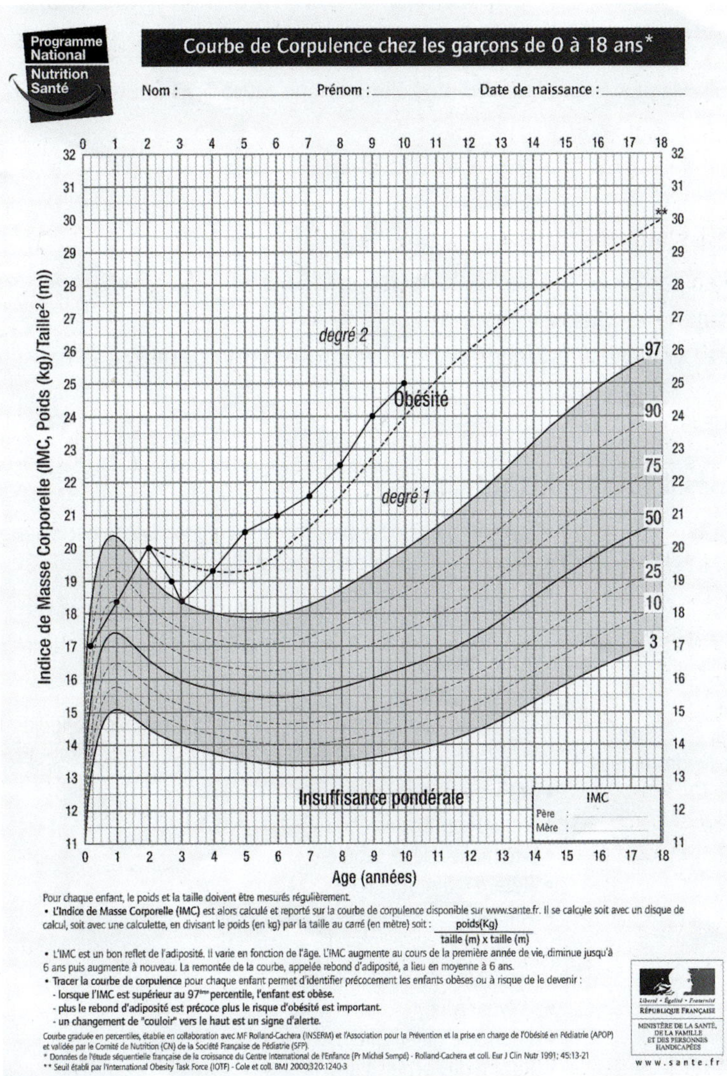

Fig. 56.1. Courbe d'IMC avec rebond d'adiposité précoce.

Les éléments à recueillir lors de l'examen physique sont les suivants :

- examen somatique systématique et complet :
  - mesures du poids et de la taille (et report sur les courbes); l'obésité s'accompagne physiologiquement d'une accélération de la croissance staturale,

- développement pubertaire (stades de Tanner),
- étapes du développement et capacités cognitives (niveau scolaire);

- signes orientant vers une origine endocrinienne (rare) :
  - hypothyroïdie : ralentissement statural, goitre,
  - hypercorticisme : ralentissement statural, répartition tronculaire des graisses, amyotrophie, faciès cushingoïde,
  - déficit en hormone de croissance en particulier d'origine tumorale : ralentissement statural;
- signes orientant vers une origine syndromique :
  - Prader-Willi : hypotonie néonatale, dysmorphie faciale, retard mental, petite taille, hypoplasie des OGE,
  - Bardet-Biedl : polydactylie, retard mental, petite taille, hypogonadisme, rétinite pigmentaire.

Obésité commune = la plus fréquente. Toujours éliminer une cause organique secondaire.

2. Orientation étiologique

On évoque en cas d'obésité de l'enfant (tableau 56.2) :

- avant tout : une obésité commune;
- rarement : une cause endocrinienne, une cause syndromique, une cause monogénique.

Tableau 56.2. Causes d'obésité de l'enfant.

Obésité commune	• Rebond d'adiposité précoce après une phase de décroissance de l'IMC • Accélération de la croissance staturale • Absence d'anomalies cognitives • Antécédents familiaux d'obésité ou de surpoids
Causes endocriniennes	– Hypothyroïdie – Hypercorticisme – Déficit en hormone de croissance (en particulier d'origine tumorale)
Exemples de causes syndromiques	– Syndrome de Prader-Willi • Hypotonie néonatale • Retard des acquisitions • Anomalies de la satiété • Retard statural • Anomalies de la puberté – Syndrome de Bardet-Biedl • Polydactylie • Rétinite pigmentaire • Retard des acquisitions • Anomalies rénales • Anomalies de la puberté
Exemples de causes monogéniques	– Mutation du gène de la leptine ou de son récepteur (autosomique récessif) – Mutation du gène du récepteur de type 4 aux mélanocortines (autosomique dominant)

L'obésité commune est la plus fréquente.

Les causes endocriniennes s'accompagnent d'un ralentissement de la vitesse staturale, alors que celle-ci est souvent accélérée en cas d'obésité commune. L'absence de ralentissement de la courbe staturale élimine une cause endocrinienne et rend inutile la réalisation d'explorations hormonales.

Les causes syndromiques sont à évoquer en cas de retard mental, dysmorphie, retards statural et pubertaire.

Les causes monogéniques sont très rares et à évoquer en cas d'obésité précoce (avant 2 ans) et sévère, associée à des anomalies endocriniennes (hypogonadisme, insuffisance surrénalienne) et un contexte de consanguinité parentale.

Ralentissement de la vitesse staturale → évoquer une cause endocrinienne.
Retard mental, dysmorphie → évoquer une cause syndromique.
Obésité précoce, impulsivité alimentaire, hypogonadisme → évoquer une cause monogénique connue.

3. Enquête paraclinique

Aucune enquête paraclinique n'est indiquée de manière systématique.

La prescription d'examens complémentaires est guidée par la clinique, selon que l'on s'oriente :

- vers une cause endocrinienne :
  - TSH (élevée en cas d'hypothyroïdie ; à noter : élévation modérée de la TSH dans l'obésité commune de l'enfant),
  - cortisol libre urinaire (augmenté en cas d'hypercorticisme),
  - IGF-1 (diminuée en cas de déficit en GH) ;
- vers une cause syndromique :
  - évaluation par un généticien,
  - analyse moléculaire appropriée ;
- vers une cause monogénique connue :
  - évaluation par un généticien,
  - analyse moléculaire en fonction des orientations.

Enquête paraclinique étiologique selon l'orientation diagnostique.

C. Diagnostic des complications

1. Généralités

La recherche clinique de complications doit toujours être assurée (tableau 56.3).

Les complications somatiques ont rarement une expression clinique durant l'enfance, contrairement à l'obésité de l'adulte.

2. Points forts sur les principales complications

a. Complications métaboliques

L'insulinorésistance concerne plus de la moitié des enfants obèses. Elle est traduite par une hyperinsulinémie. Elle est parfois responsable d'un acanthosis nigricans (pigmentation noirâtre reposant sur une peau rugueuse, épaissie et quadrillée, localisée principalement aux aisselles, au cou et aux régions génitocrurales).

Tableau 56.3. Complications dans le cadre d'une obésité commune de l'enfant.

Complications métaboliques et endocriniennes	– Insulinorésistance (fréquente) – Intolérance au glucose (≈ 10 %), diabète (rare) – Dyslipidémies (≈ 20 %) – Puberté avancée chez la fille, puberté normale chez le garçon – Accélération de la croissance staturale (obésité commune) – Syndrome des ovaires polykystiques et hyperandrogénie d'origine ovarienne – Élévation de la TSH (5 %) sans hypothyroïdie
Complications cardiovasculaires et respiratoires	– Élévation de la pression artérielle, hypertension artérielle (< 5 %) – Néphropathie (microalbuminurie) – Asthme (surtout à l'effort) – Syndrome d'apnées du sommeil
Complications orthopédiques	– Genu valgum (fréquent et bénin) – Épiphysiolyse de la tête fémorale (rare mais urgence thérapeutique)
Complications digestives	– Stéatose hépatique (≈ 20 %)
Complications morphologiques et cutanées	– Adipogynécomastie, enfouissement de la verge, vergetures – Hypersudation, intertrigo, hypertrichose
Complications psychosociales	– Souffrance psychologique (diminution de l'estime de soi, troubles anxieux) – Discrimination sociale (notamment en milieu scolaire) – Troubles du comportement alimentaire (à dépister et prendre en charge)

L'intolérance au glucose concerne environ 10 % des enfants obèses. Elle est définie par une glycémie à jeun normale et une glycémie > 7,8 mmol/L et < 11,1 mmol/L, 120 minutes après ingestion du glucose au cours d'une HGPO.

Le diabète demeure tout à fait exceptionnel chez l'enfant obèse.

Une dyslipidémie atteint environ 20 % des enfants obèses. Elle inclut principalement une diminution du HDL-cholestérol et une hypertriglycéridémie.

b. Complications endocriniennes

Une accélération de la croissance staturale est souvent observée dans l'obésité commune, avec une taille définitive normale. Elle est due à une augmentation de la concentration d'IGF-1 induite par l'hyperinsulinémie.

La puberté débute parfois plus précocement chez les filles obèses, mais elle survient le plus souvent à un âge normal chez les garçons.

Les garçons se plaignent parfois de pseudo-hypogénitalisme (verge enfouie dans la masse graisseuse hypogastrique paraissant donc minuscule) ou d'adipogynécomastie (accumulation de graisse au niveau de la région mammaire simulant le développement de seins). Ces dysmorphies peuvent générer de sérieux troubles psychologiques.

Il existe rarement des troubles des règles (spanioménorrhée ou aménorrhée) chez les adolescentes.

c. Complications respiratoires et cardiovasculaires

L'asthme atteint avec une plus grande fréquence les enfants obèses. Il s'exprime souvent par une dyspnée ou une toux à l'effort. Son traitement est indispensable pour améliorer la tolérance de l'effort physique.

Les apnées du sommeil sont rares mais potentiellement graves. Atteignant principalement les enfants souffrant d'obésité morbide, elles se manifestent par des ronflements nocturnes importants avec reprise inspiratoire bruyante, une somnolence diurne, ou des troubles du sommeil. En plus de la réduction pondérale, elles nécessitent la mise en route d'une pression positive continue nasale dans les formes sévères (voir chapitre 36).

Les pressions artérielles systolique et diastolique de repos sont souvent augmentées, mais elles dépassent rarement les limites physiologiques. L'hypertension artérielle atteint moins de 10 % des enfants obèses.

d. Complications digestives

Une stéatose hépatique est rencontrée chez 10 à 30 % des enfants obèses. Elle s'exprime principalement par une augmentation modérée des transaminases à 2–3 fois la normale (une élévation plus importante de celles-ci doit faire évoquer une autre cause). Elle n'est recherchée qu'en cas d'hépatomégalie ou d'antécédents familiaux de stéatose hépatique non-alcoolique sévère.

e. Complications orthopédiques

Le genu valgum est fréquent. Il n'est ni arthrogène, ni douloureux.

L'épiphysiolyse de la tête fémorale est beaucoup plus rare mais constitue une urgence orthopédique. Elle est plus fréquente chez le garçon et s'observe habituellement lors de la poussée de croissance pubertaire. Sous l'effet du poids, une dysplasie du cartilage de conjugaison apparaît, entraînant une diminution de sa résistance mécanique puis un glissement de la tête fémorale sur la métaphyse. Elle se manifeste par des douleurs de hanche ou du genou d'installation progressive, responsables de boiterie (voir chapitre 70).

f. Complications psychosociales

Quel que soit l'âge, l'obésité entraîne une souffrance psychologique de l'enfant dont l'expression clinique est très variée.

Une souffrance vis-à-vis du regard d'autrui, mais aussi liée à sa propre image du corps chez les plus âgés, est quasi-systématique dès que l'enfant est susceptible d'en prendre conscience.

La discrimination sociale de l'enfant obèse existe également dès le plus jeune âge, notamment en milieu scolaire.

3. Indications d'une enquête paraclinique

Aucun bilan paraclinique systématique à la recherche de complications n'est habituellement nécessaire.

La prescription d'examens complémentaires doit être guidée par les données de l'examen clinique.

Des recommandations éditées par la HAS en 2011 proposent la réalisation d'un bilan systématique chez l'enfant ayant un surpoids avec antécédent familial de diabète ou de dyslipidémie ainsi que chez l'enfant ayant une obésité, incluant : l'exploration des anomalies lipidiques (cholestérol total, HDL et LDL et triglycérides plasmatiques), la glycémie à jeun et les transaminases.

Cette indication est toutefois nuancée par le Collège des enseignants de nutrition.

Recherche des complications = clinique avant tout.
Retenir : insulinorésistance, asthme, syndrome d'apnées du sommeil, souffrance psychologique.

III. Argumenter l'attitude thérapeutique et planifier le suivi

A. Évaluation préthérapeutique

Elle concerne l'enfant et sa famille, et a pour objectifs :

- l'appréciation des habitudes alimentaires, de l'activité physique et des comportements ;
- l'évaluation de la motivation et de la future compliance thérapeutique.

Les habitudes alimentaires doivent être analysées de manière quantitative et qualitative, en tenant compte de la culture familiale (repas communs, particularités liées à l'origine géographique et/ou culturelle).

L'activité physique quotidienne et/ou structurée (sport) en milieu scolaire ou extrascolaire doit être évaluée, de même que le degré de sédentarité (télévision, consoles de jeu).

Le comportement psychologique de l'enfant (immaturité, intolérance à la frustration, anxiété) ainsi que la signification qu'il attribue avec sa famille à la tolérance et au devenir de son excès de poids doivent être évalués.

Il convient d'apporter une aide à la motivation de l'enfant et de sa famille, en préservant l'équilibre psychologique de l'enfant.

Motivation de l'enfant = prérequis essentiel.

B. Modalités de prise en charge thérapeutique

La prise en charge de l'enfant obèse doit avoir les objectifs suivants :

- négativation de la balance énergétique :
  - stabilisation de l'excès pondéral (et non de l'IMC en valeur absolue),
  - réduction de l'excès pondéral (et non de l'IMC) ;
- modification durable des comportements vis-à-vis de l'alimentation et du mode de vie ;
- dépistage et traitement des principales complications.

Cette prise en charge doit être multidisciplinaire et individualisée.

Le tableau 56.4 en rappelle les différentes modalités.

Tableau 56.4. Prise en charge thérapeutique de l'enfant obèse.

Prise en charge diététique	– Réduction des quantités ingérées (restant habituellement dans les apports recommandés pour l'âge) – Préférence des aliments à faible densité énergétique (fruits, légumes) – Abolition du grignotage
Activité physique et lutte contre la sédentarité	– Multiplication des activités physiques quotidiennes (marche, vélo, escaliers) – Pratique régulière d'une activité physique ludique – Réduction des loisirs sédentaires et des périodes d'inactivité (télévision, ordinateur)
Éducation thérapeutique, soutien psychologique	– Motivation de l'enfant et de sa famille – Analyse des difficultés rencontrées – Lutte contre les idées reçues

Les traitements médicamenteux n'ont aucune place; les traitements chirurgicaux ont une place limitée chez l'enfant et l'adolescent.

Ils constituent néanmoins une perspective thérapeutique intéressante dans des indications précises.

Prise en charge : conseils diététiques, activité physique, soutien psychologique.

C. Suivi et pronostic

Le suivi de l'enfant obèse est multidisciplinaire.

Il s'inscrit dans la durée, grâce à un partenariat établi entre l'enfant et sa famille, le médecin traitant, le diététicien et le spécialiste référent. Les réseaux de prise en charge (type REPOP) peuvent avoir un rôle.

L'enfant devra être suivi en consultation selon un rythme à adapter en fonction de l'évolution pondérale et de la motivation de l'enfant et de sa famille.

On peut définir deux degrés de succès thérapeutique de niveau croissant : simple stabilisation de l'excès pondéral, réduction de l'excès pondéral.

Pour la majorité des enfants pris en charge, une stabilisation voire une réduction de l'excès pondéral est obtenue à plus ou moins long terme. Près des deux tiers d'entre eux seront encore obèses à l'âge adulte, avec les complications qui en résultent.

L'existence d'une obésité familiale, l'importance de l'excès pondéral et le bas niveau socio-économique sont les principaux facteurs de persistance de l'excès pondéral à l'âge adulte.

Suivi multidisciplinaire en partenariat avec le médecin traitant.
Objectifs thérapeutiques : stabilisation puis réduction de l'excès pondéral.

IV. Prévention primaire par la nutrition – Modifications thérapeutiques du mode de vie

A. Prévention primaire

Le Programme national nutrition santé (PNNS) et le Plan obésité ont recommandé de nombreuses mesures de prévention de l'obésité à l'échelle collective.

Celles qui concernent spécifiquement les enfants et les adolescents sont les suivantes.

- Prendre de bonnes habitudes alimentaires dans le cadre scolaire ou périscolaire (généraliser la distribution de fruits à l'école en plus de ceux consommés à la cantine, donner un repas équilibré et du plaisir aux jeunes en restauration collective).
- Former les jeunes consommateurs de demain (sensibiliser au patrimoine alimentaire et culinaire).
- Éduquer les consommateurs (jeux et programmes éducatifs).
- Promouvoir, développer et augmenter le niveau d'activité physique quotidienne pour tous.
- Promouvoir l'activité physique et sportive adaptée chez les populations défavorisées.
- Renforcer les messages de santé publique et réduire les effets de la pression publicitaire.
- Promouvoir l'allaitement maternel.

- Assurer l'accompagnement des enfants en établissement d'enseignement (informer le personnel de l'Éducation nationale (éducation physique), faciliter l'éducation physique des enfants et des adolescents obèses sous la conduite de professionnels).
- Favoriser la consommation d'eau potable dans les écoles et les établissements publics.
- Accompagner la mise en œuvre d'un programme d'éducation à la santé en primaire et au collège en matière de nutrition.
- Renforcer l'information sur la notion de sédentarité notamment « le temps passé devant un écran ».
- Sensibiliser le grand public et les professionnels sur les relations entre le sommeil et la prise de poids.

L'efficacité des différentes mesures reste cependant à démontrer.

Il faut se garder des attitudes excessives du fait de potentiels effets délétères (stigmatisation des enfants et adolescents obèses, induction de troubles du comportement alimentaire).

B. Prévention secondaire

Les deux signes d'alerte d'obésité commune sont :

- la précocité du rebond d'adiposité : avant l'âge de 6 ans ;
- l'obésité chez au moins l'un des parents.

Le dépistage des enfants à risque est un enjeu de santé publique.

La prévention repose donc sur la surveillance à chaque consultation de suivi systématique de la courbe d'IMC chez tous les enfants, notamment chez ceux qui ont des antécédents familiaux d'obésité.

La survenue précoce (et donc pathologique) d'un rebond de l'IMC (souvent vers l'âge de 3 ans) incite à mettre en place de mesures préventives identiques à celles proposées parmi les moyens thérapeutiques curatifs. L'information et l'éducation des familles sont essentielles.

Prévention primaire : mesures à l'échelle collective (PNNS, Plan obésité).
Prévention secondaire : dépistage d'un rebond d'adiposité précoce.

Point de vue de l'expert

Une question d'actualité pédiatrique, à propos de laquelle les mots clés attendus seraient : courbes d'IMC, obésité commune, recherche clinique de complications, objectifs d'un traitement symptomatique avec au minimum stabilisation de l'excès pondéral.

Actualités pour le futur

Si l'on agit actuellement essentiellement sur les facteurs environnementaux déclenchant et entretenant l'obésité, l'avenir réside dans la compréhension du versant « susceptibilité constitutionnelle ».
Il faut bien comprendre que la suralimentation n'est pas la cause, mais le moyen pour devenir obèse.

Références

Collège des Enseignants de Nutrition, 2011. Nutrition. Collection Abrégés connaissances et pratique. Elsevier Masson, Paris.

Tounian, P., 2006. Déterminants précoces de l'obésité de l'enfant. John Libbey Eurotext, Paris, pp. 53–59.

Surpoids et obésité de l'enfant et de l'adolescent. Recommandations de bonne pratique - 2011 - (HAS)
http://www.has-sante.fr/portail/upload/docs/application/pdf/2011-09/obesite_enfant_et_adolescent_-_argumentaire.pdf

CHAPITRE

57

Dénutrition chez l'enfant

Item et objectifs du CNCI

Item 248 – UE 8 – Dénutrition chez l'adulte et l'enfant

- Diagnostiquer une dénutrition dans les différentes populations de patients.
- Identifier les sujets à risque de dénutrition.
- Prescrire un soutien nutritionnel de premier recours.

Avant de commencer…

La dénutrition protéino-énergétique résulte d'une inadéquation entre les besoins et les apports protéino-énergétiques. Elle peut entraîner une augmentation de la morbidité voire de la mortalité.

Il faut peser et mesurer tout enfant quel que soit le contexte de visite ou d'hospitalisation et évaluer l'évolution de la croissance staturo-pondérale (poids, taille, IMC) d'après les courbes du carnet de santé.
En cas de dénutrition, une stratégie nutritionnelle doit être intégrée à la prise en charge globale de l'enfant. Elle suppose de définir le poids cible et d'adapter les apports protéino-énergétiques en termes qualitatif, quantitatif, et de modalités d'administration (orale, entérale, parentérale).

Ce chapitre ne traite que de la dénutrition chez l'enfant.
Les mécanismes et la prise en charge de la dénutrition sont similaires à ceux de l'adulte, ce dernier ayant des caractéristiques différentes (croissance terminée, vieillissement, polypathologies et besoins nutritionnels différents).

I. Pour bien comprendre

La dénutrition protéino-énergétique (DPE) est un état pathologique qui résulte d'une insuffisance des apports par rapport aux besoins en protéines et en énergie. Elle a des conséquences fonctionnelles délétères et aboutit à une perte tissulaire.

Dans les pays occidentaux la dénutrition concerne principalement les enfants atteints de maladies chroniques et s'observe le plus souvent en hospitalisation (10 à 20 % des enfants).
Une dénutrition peut être aussi le signe inaugural d'une pathologie et peut donc se rencontrer dans toute pratique pédiatrique (consultations de ville, de protection maternelle et infantile ou de médecine scolaire).

Le groupe d'experts du Comité de nutrition de la Société française de pédiatrie (CN-SFP) a récemment publié des recommandations s'appuyant sur la pratique quotidienne et le constat que les interprétations des variations du poids et de la taille sont rarement notées dans le carnet de santé ou le dossier médical.

II. Diagnostiquer une dénutrition dans les différentes populations de patients

A. Anthropométrie

Le suivi régulier de la croissance staturo-pondérale sur les courbes figurant dans le carnet de santé permet d'identifier le signe cardinal de la dénutrition qui est la perte ou l'absence de prise de poids, avec ou sans ralentissement secondaire de la croissance staturale.

L'analyse de la croissance permet le diagnostic de dénutrition de l'enfant sans aucun examen complémentaire et permet de juger de l'efficacité de la prise en charge quand la croissance reprend (croissance de rattrapage). La perte d'un « couloir » (un écart type) en poids et en taille est facilement détectée sur le carnet de santé à condition que les mesures successives du poids et de la taille aient été reportées sur les courbes.

En l'absence de suivi régulier des paramètres de croissance, l'affirmation du diagnostic de la dénutrition, qu'elle soit ou non associée à des signes cliniques, repose sur le calcul d'un indice nutritionnel.

Tout enfant doit être pesé en sous-vêtements et mesuré pieds nus avec un matériel médical vérifié. Le poids et la taille doivent être reportés dans le carnet de santé et l'indice de masse corporelle (IMC) doit être calculé : IMC = Poids (kg)/Taille^2 (m).

Plusieurs critères de dénutrition existent : le poids par rapport à l'âge, le poids par rapport à la taille, l'IMC dépistent une dénutrition récente, alors que la taille par rapport à l'âge évalue une dénutrition ancienne. En pratique, l'IMC permet d'identifier une insuffisance pondérale lorsqu'il est inférieur au 3e percentile pour l'âge et le sexe sur les courbes figurant dans le carnet de santé.

Il faut interpréter ces données avec prudence : un IMC inférieur au 3e percentile, zone d'insuffisance pondérale, correspond à 3 % de la population de référence et n'indique pas forcément une situation pathologique. Inversement, une perte de poids et d'IMC peut correspondre à une situation pathologique même si l'IMC reste supérieur au 3e percentile.

Suivi régulier des paramètres de croissance : poids, taille, IMC.

B. Examen clinique

Il convient de rechercher des signes cliniques de dénutrition et/ou de carence :

- une fonte du pannicule adipeux ;
- une fonte musculaire (appréciée au niveau des fesses, des cuisses et des bras) éventuellement associée à une baisse de l'activité ;
- des œdèmes ou des troubles des phanères (exceptionnels).

Ces signes sont parfois associés à des signes de malnutrition orientant vers une carence spécifique (anémie, rachitisme, tache de Bitot dans le cadre d'une carence en vitamine A, signes cutanés en cas de carence en vitamine PP…).

Les données à rechercher pour objectiver la cause d'une dénutrition sont :

- des régimes aberrants;
- toute maladie chronique : digestive (incluant les allergies alimentaires), cardiopulmonaire, ORL (notamment hypertrophie amygdalienne obstructive), rénale, cutanée, tumorale ou inflammatoire;
- des troubles des interactions parents-enfant;
- des anomalies du comportement alimentaire;
- une négligence/maltraitance.

Examiner tout enfant ayant une cassure pondérale et/ou staturale ou un IMC < 3e percentile.

C. Place des examens complémentaires

Le diagnostic de dénutrition est essentiellement clinique.

Les examens à visée étiologique sont à discuter au cas par cas.

Les marqueurs biologiques de dénutrition : albumine, transthyrétine (anciennement préalbumine), *retinol binding protein* (RBP) n'ont aucun intérêt pour porter le diagnostic de dénutrition, mais peuvent être utiles pour le suivi des situations sévères.

Des déficits spécifiques peuvent être recherchés (ferritine, 25(OH)D3, folates, vitamine B12…).

Certaines techniques permettent d'évaluer les compartiments corporels (mesure des plis cutanés à l'aide d'une pince calibrée, impédancemétrie mono- ou multifréquence, absorptiométrie biphotonique, résonance magnétique nucléaire et récemment pléthysmographie par déplacement d'air). Ces méthodes sont réservées à des équipes expertes, le plus souvent face à des situations complexes ou de recherche.

III. Identifier les sujets à risque de dénutrition

A. Évaluer le risque nutritionnel

L'évaluation de l'état nutritionnel doit être différenciée de l'évaluation du « risque nutritionnel » dont l'objectif est de prédire une dénutrition survenant en cours d'hospitalisation, que l'enfant soit dénutri ou non à l'admission.

Plusieurs scores de risque nutritionnel ont été établis chez l'enfant reposant sur la sévérité de la maladie, la douleur, l'appétit. Il s'agit ici de dépister les situations à risque afin de mettre en place des mesures préventives ou un soutien nutritionnel précoce, avant que la dénutrition ne soit évidente.

B. Population pédiatrique concernée

Dans les pays « développés », la dénutrition par carence primitive d'apports est exceptionnelle chez l'enfant (sévices, régimes aberrants…).

Comme chez l'adulte, la dénutrition est en général une complication d'une pathologie aiguë ou chronique, qui peut augmenter les besoins protéiques et énergétiques (inflammation, hypercatabolisme…) et réduire les apports (anorexie, intolérance alimentaire…). Toutes les pathologies pédiatriques peuvent donc causer une dénutrition. Les plus jeunes enfants sont les plus exposés.

Ne pas négliger le risque nutritionnel chez un enfant infecté hospitalisé.

IV. Prescrire un soutien nutritionnel de premier recours

A. Établir les besoins

Toute dénutrition nécessite d'établir une stratégie nutritionnelle intégrée à la prise en charge globale de l'enfant.

Dans un premier temps, il convient de déterminer le poids « cible » qui est le poids attendu pour la taille (celui qui correspond à l'âge statural) et qui va servir de base aux évaluations des besoins.

Par exemple, le poids attendu d'un garçon qui mesure 1 m (soit un âge statural de 4 ans sur la courbe) est de 16 kg.

Dans un deuxième temps, il est nécessaire de déterminer : l'apport énergétique, la composition de cet apport et comment l'administrer.

L'apport énergétique est calculé en fonction de ce poids cible. Le tableau 57.1 donne une règle simple de calcul. Par exemple, pour un enfant de 22 kg, il faut compter : 10 kg à 1 000 kcal/kg (1 000 kcal) + 10 kg à 50 kcal/kg (500 kcal) + 2 kg à 25 kcal/kg ; soit 1 550 kcal par jour.

La composition dépend de la pathologie causale.

Le mode d'administration est détaillé dans le paragraphe suivant.

Tableau 57.1. Estimation du besoin énergétique (règle 100/50/25) en kcal par jour.

Poids attendu pour la taille	Apports
0–10 kg	100 kcal/kg
10–20 kg	1 000 kcal + 50 kcal/kg au-dessus de 10 kg
> 20 kg	1 500 kcal + 25 kcal/kg au-dessus de 20 kg

B. Définir les modalités de soutien nutritionnel

Le mode d'administration dépend de la fonctionnalité de l'intestin : alimentation orale fractionnée (AOF), enrichie ou non, avec ou sans compléments nutritionnels, par voie orale ou entérale si l'AOF ne peut suffire à elle seule.

L'indication d'une gastrostomie peut être discutée si la nutrition entérale doit durer plus de 2 mois. Dans tous les cas les produits spécifiques à l'enfant (polymériques ou semi-élémentaires, normo- ou hypercaloriques, avec ou sans fibres) doivent être choisis s'ils existent.

La nutrition parentérale qui nécessite la pose d'une voie centrale est réservée aux situations où les capacités fonctionnelles de l'intestin ne permettent pas de couvrir les besoins nutritionnels de l'enfant. Elle expose à des complications infectieuses et hépatiques.

Dans les situations de dénutrition sévère, le syndrome de renutrition inappropriée (hypophosphorémie, hypokaliémie, hyperglycémie…) devra être prévenu par une renutrition très progressive avec suivi clinico-biologique quotidien en milieu hospitalier.

C. Évaluer l'efficacité du soutien nutritionnel

Dans tous les cas, la stratégie sera évaluée et adaptée selon les résultats obtenus. L'analyse de la croissance permet de juger de l'efficacité de la prise en charge quand la croissance reprend (croissance de rattrapage).
Plus la dénutrition est profonde, plus il faut atteindre les apports cibles progressivement.

La stratégie nutritionnelle sera associée au traitement causal (régime sans gluten au cours de la maladie cœliaque par exemple, kinésithérapie et antibiothérapie dans la mucoviscidose…) dans le cadre de la prise en charge globale de l'enfant, le plus souvent avec l'aide d'un diététicien.

Point de vue de l'expert

Il est peu probable qu'un dossier porte spécifiquement sur un cas de dénutrition chez l'enfant.
En revanche, il serait facile de poser une question explorant un déséquilibre entre apports nutritionnels et dépenses énergétiques.

Références

Hankard, R., Colomb, V., Piloquet, H., Bocquet, A., Bresson, J.L., Briend, A., et al., 2012. Dépister la dénutrition de l'enfant en pratique courante. Arch. Pediatr. 19, 1110–1117, (disponible en accès libre sur www.sfpediatrie.com).

Dénutrition, une pathologie méconnue en société d'abondance - (PNNS-MSS-SFNEP)
http://www.sante.gouv.fr/IMG/pdf/brochure_denutrition.pdf

IX

Néphrologie

CHAPITRE

58

Protéinurie et syndrome néphrotique de l'enfant

Item et objectifs du CNCI

Item 256 – UE 8 – Protéinurie et syndrome néphrotique de l'adulte et de l'enfant

- Devant la découverte d'une protéinurie, argumenter les principales hypothèses diagnostiques et justifier les examens complémentaires pertinents.
- Devant un syndrome néphrotique chez l'enfant, argumenter les hypothèses diagnostiques et justifier les examens complémentaires pertinents; argumenter les principes du traitement symptomatique et de la surveillance du syndrome néphrotique et de ses complications.

Avant de commencer...

La découverte d'une protéinurie s'inscrit le plus souvent dans un contexte clinique comportant œdèmes et prise de poids, et parfois répond à un dépistage systématique.
Toute protéinurie permanente doit être confirmée par un dosage de la protéinurie de 24 heures et explorée par un bilan paraclinique.

Certaines protéinuries sont dites physiologiques : protéinurie orthostatique, protéinurie associée à la fièvre ou à l'effort.
La cause la plus fréquente de protéinurie pathologique est le syndrome néphrotique idiopathique. Sa prise en charge thérapeutique a fait l'objet de recommandations de la Société de néphrologie pédiatrique.

I. Protéinurie

A. Pour bien comprendre

1. Définitions

Il existe une élimination urinaire physiologique de protéines.

Le terme de protéinurie désigne une élimination excessive des protéines dans les urines excédant 150 mg/24 h. La limite supérieure de la protéinurie est influencée par la position, l'activité physique, la température corporelle, mais dépend peu de l'âge ou du gabarit de l'enfant.

La mise en évidence d'une protéinurie peut être faite en présence de signes cliniques évocateurs, ou de manière fortuite. Le dépistage n'est pas obligatoire, mais recommandé par la médecine scolaire lors de l'entrée au CP (à l'âge de 6 ans) et en classe de 6e (à l'âge de 11 ans).

Toute protéinurie permanente doit être explorée.

La protéinurie est détectée par une bandelette urinaire (BU) réactive (Albustix®).

Le résultat est exprimé de manière semi-quantitative, avec : « – » (pas de protéinurie), « traces » (< 0,3 g/L), « + » (0,3 g/L), « ++ » (1 g/L), « +++ » (3 g/L), « ++++ » (> 20 g/L).

La réaction chimique impliquée repère avant tout l'albumine ; elle est moins sensible pour les autres protéines (protéines de faible masse moléculaire, immunoglobulines).

L'évaluation rigoureuse d'une protéinurie ne peut se limiter à une BU.

La BU peut être faussement positive lorsque les urines sont concentrées ou contiennent de la chlorhexidine, en cas d'hématurie macroscopique, ou si le pH urinaire est > 8. Elle peut être faussement négative lorsque les urines sont diluées.

Le dosage de la protéinurie sur 24 h est habituellement nécessaire. Toutefois, le recueil des urines sur 24 h est souvent difficile en pédiatrie, et l'on peut utiliser le rapport albumine/créatinine urinaire (N < 2 mg/mmol).

Protéinurie : dépistage par une BU, confirmation par un dosage sur 24 h ou au moyen du rapport albumine/créatinine urinaires sur miction.

2. Classification des protéinuries

On distingue schématiquement deux catégories de protéinurie (tableau 58.1) :

- les protéinuries physiologiques (ou intermittentes) ;
- les protéinuries pathologiques (ou permanentes).

Tableau 58.1. Classification des protéinuries.

Protéinuries physiologiques	Protéinuries pathologiques
Protéinurie orthostatique Protéinurie associée à la fièvre Protéinurie d'effort	Avant tout : glomérulopathies Parfois : tubulopathies Rarement : malformations rénales et urinaires

Causes physiologiques : protéinurie orthostatique, protéinurie associée à la fièvre ou à l'effort.
Causes pathologiques : glomérulopathies, tubulopathies, malformations urinaires.

B. Orientation diagnostique

1. Enquête paraclinique à visée étiologique

Une fois la protéinurie confirmée par un dosage sur 24 h ou par un rapport albumine/créatinine urinaire sur miction, il convient de rechercher sa cause.

Bilan de 1re intention en cas de protéinurie chez l'enfant :

- ionogramme sanguin avec créatininémie ;
- protéinémie ;
- dosage du complément.

L'électrophorèse des protéines urinaires et l'échographie rénale ne sont réalisées qu'en 2e intention, si l'origine glomérulaire est éliminée.

Indications restreintes de la ponction-biopsie rénale (PBR) :

- protéinurie < 1 g/24 h, seulement si associée à :
  - hématurie et/ou diminution de la filtration glomérulaire et/ou abaissement prolongé du C3,
  - HTA et/ou signes systémiques,
  - atteinte extrarénale, congénitale ou acquise ;
- protéinurie > 1 g/24 h, sauf syndrome néphrotique pur chez un enfant âgé de 1 à 11 ans.

Connaître les indications de la PBR.

2. Protéinuries physiologiques

a. Généralités

Causes de protéinurie physiologique :

- la protéinurie orthostatique ;
- les protéinuries associées à la fièvre ou à l'effort.

La découverte de la protéinurie est presque toujours fortuite.

La protéinurie n'excède habituellement pas « ++ » à la BU ou 1 g/24 h. Cliniquement, elle n'entraîne jamais d'œdèmes.

Il ne s'agit en aucun cas de causes pathologiques ; le mécanisme impliqué reflète vraisemblablement une tolérance individuelle aux variations de l'hémodynamique intrarénale.

b. Protéinurie orthostatique

Elle se rencontre surtout chez des adolescents longilignes.

Le débit urinaire de protéines en orthostatisme peut atteindre 10 fois celui obtenu en clinostatisme.

Une étude de la distribution orthostatique est indispensable, avec recueil des urines en position couchée la nuit (à l'exclusion de la miction de 2–3 heures après le coucher, contaminée par l'orthostatisme diurne) et en position debout la journée. Il n'y a jamais d'hématurie ; la fonction rénale est normale et le complément n'est pas activé.

La biopsie rénale n'est pas justifiée et ne montrerait aucune lésion.

Toute protéinurie permanente peut être cependant majorée par l'orthostatisme.

Une protéinurie apparemment orthostatique peut ainsi témoigner de l'unique traduction d'une glomérulopathie débutante. Un suivi prolongé est ainsi nécessaire jusqu'à disparition de la protéinurie.

c. Protéinuries associées à la fièvre ou à l'effort

La protéinurie doit disparaître après régression de la fièvre ou 48 heures après l'effort, témoignant de sa bénignité.

Causes physiologiques : circonstances connues, pas d'œdème, protéinurie < 1 g/24 h.

3. Protéinuries pathologiques

a. Généralités

Causes de protéinurie pathologique :

- les protéinuries d'origine glomérulaire ou tubulaire ;
- les protéinuries associées à des malformations de l'appareil urinaire.

Le groupe des glomérulopathies en est la principale étiologie. Le syndrome néphrotique idiopathique (SNI, ou néphrose idiopathique) est la 1re cause de néphropathie glomérulaire chez les enfants âgés de 1 à 10 ans.

La protéinurie d'origine tubulaire doit être recherchée en 2e intention.

b. Protéinuries d'origine glomérulaire

La protéinurie d'origine glomérulaire est liée à une altération de la perméabilité de la membrane basale glomérulaire, entraînant une protéinurie composée essentiellement d'albumine. Le dosage de la microalbuminurie peut ainsi aider à déterminer la composante glomérulaire de la protéinurie.

Elle est qualifiée de **sélective** lorsqu'elle ne comporte que des protéines plasmatiques de masse moléculaire inférieure ou égale à celle de l'albumine, traduisant une néphropathie sans lésions décelables en microscopie optique, comme c'est le cas dans le SNI.

Elle est qualifiée de **non sélective** lorsqu'elle comporte aussi des protéines plasmatiques de masse moléculaire supérieure à celle de l'albumine, traduisant une néphropathie avec des lésions plus sévères.

c. Protéinuries d'origine tubulaire

La protéinurie d'origine tubulaire est liée à une altération de la réabsorption au niveau des tubules proximaux, conduisant à une protéinurie composée de protéines de masse moléculaire inférieure à celle de l'albumine (β2-microglobuline, chaînes légères d'immunoglobulines).

La protéinurie n'excède pas 1 g/24 h et n'induit jamais d'œdème.

Cette pathologie est le fait de tubulopathies congénitales ou acquises.

L'affection causale est généralement identifiée et la protéinurie n'est que rarement révélatrice.

Il convient de rechercher d'autres signes d'atteinte tubulaire proximale (polyurie, glycosurie, phosphaturie, acidose, amino-acidurie, néphrocalcinose à l'échographie).

d. Protéinuries associées à des malformations de l'appareil urinaire

La protéinurie correspond soit à une origine tissulaire, soit à une hyperfiltration au niveau des glomérules fonctionnels restants.

Les causes en sont les hypodysplasies rénales, les maladies kystiques, etc.

L'échographie rénale en permet en général le diagnostic s'il n'était pas encore connu.

Différencier les protéinuries d'origine glomérulaire de celles d'origine tubulaire.

II. Syndrome néphrotique idiopathique

A. Pour bien comprendre

1. Définitions

Le syndrome néphrotique (SN) est défini par une protéinurie > 50 mg/kg par 24 h. Il s'ensuit une hypoprotidémie < 60 g/L avec hypoalbuminémie < 30 g/L.

Il est qualifié de **pur** si la protéinurie est sélective, et s'il n'est accompagné ni d'hématurie, ni d'HTA, ni d'insuffisance rénale persistante.

Dans le cas contraire, le SN est qualifié de **impur**.

SN = protéinurie > 50 mg/kg/24 h et hypoalbuminémie < 30 g/L.

2. Généralités sur le syndrome néphrotique idiopathique

Le SN idiopathique (SNI) correspond à une entité anatomo-clinique, qui associe typiquement un SN intense de survenue brutale chez un enfant âgé de 1 à 10 ans (surtout < 6 ans), associé à des lésions glomérulaires minimes (LGM) ou plus rarement à une hyalinose segmentaire et focale (HSF).

C'est en fait une maladie systémique dont le rein est la cible. Un dysfonctionnement des lymphocytes (T et B) entraîne la production d'un facteur plasmatique circulant qui altère le complexe podocytes/membrane basale glomérulaire. Ceci cause une protéinurie et ainsi une hypoprotidémie, responsable d'une baisse de la pression oncotique à l'origine du syndrome œdémateux.

Le SNI est la plus fréquente néphropathie glomérulaire de l'enfant.

Son incidence annuelle en France est de 2 à 3 pour 100 000 enfants, avec une prédominance chez le garçon.

Savoir argumenter la physiopathologie du syndrome œdémateux.

B. Diagnostic du syndrome néphrotique en poussée

1. Circonstances cliniques

Le début est souvent brutal, parfois après un épisode infectieux ou allergique.

Un diagnostic fortuit par BU systématique est rarissime.

La poussée de SN se traduit par un syndrome œdémateux avec :

- œdèmes blancs, mous et indolores ;
- prédominant au visage au réveil (bouffissures des paupières) et aux chevilles en fin de journée ;
- possible tableau d'anasarque (hydrocèle, épanchement pleural, ascite).

Le SNI peut également être révélé par des complications, notamment infectieuses ou hypovolémiques (voir § II. B. 3. Complications aiguës).

Il est important de rechercher à l'examen clinique une prise de poids récente et de mesurer la pression artérielle (HTA reliée alors à un SN impur).

Toujours chiffrer la pression artérielle.

2. Enquête paraclinique

a. Bilan biologique initial

Il a pour objectif de confirmer le diagnostic de SN pur et de réaliser une évaluation initiale de son retentissement biologique.

Examens indispensables :

- ionogramme sanguin avec créatininémie, protéinémie ;
- albuminémie ;
- BU, protéinurie des 24 h ;
- hémogramme, CRP.

Le SNI de l'enfant se traduit habituellement par un SN pur, même s'il existe parfois une insuffisance rénale fonctionnelle et/ou une hématurie microscopique transitoires.

D'autres anomalies biologiques (qu'il n'est pas utile de rechercher systématiquement) sont secondaires au SN lui-même (liées à un emballement des synthèses hépatiques en réponse à l'hypoalbuminémie) : une hyper-alpha-2-globuminémie, une hypo-gamma-globulinémie, une augmentation des facteurs procoagulants (fibrinogène, facteurs V/VII/VIII), une hypercholestérolémie et une hypertriglycéridémie.

L'hypoalbuminémie est aussi responsable (selon son taux) d'une hyponatrémie (dont le dosage peut aussi être abaissé par la quantité de lipides dans le plasma) et d'une hypocalcémie.

Le bilan d'hémostase, l'exploration des lipides, et l'électrophorèse des protéines plasmatiques, dont on connaît les anomalies attendues, ne sont pas utiles.

b. Indications de la PBR

Le diagnostic de certitude de SNI de l'enfant repose sur la ponction-biopsie rénale (PBR), mais sa réalisation n'est pas nécessaire dans les tableaux typiques à début brutal, la corticosensibilité confirmant alors le diagnostic.

Indications de la PBR :

- début avant l'âge de 1 an ou après l'âge de 11 ans ;
- SN impur persistant (hématurie, insuffisance rénale, HTA) ;
- corticorésistance (absence de rémission de la protéinurie après 1 mois de corticothérapie).

La PBR doit toujours être précédée d'une échographie-Doppler rénale.

Elle montre le plus souvent un aspect de LGM, à savoir des glomérules normaux en microscopie optique, sans dépôt en immunofluorescence, ainsi qu'une fusion des pieds des podocytes en microscopie électronique.

Parfois, notamment en cas de SN impur ou de corticorésistance, elle peut mettre en évidence un aspect de HSF, avec accumulation de substance hyaline entre les anses capillaires et la capsule de Bowman.

Pas d'indication de PBR en cas de tableau typique de SNI.

3. Complications aiguës

Complications liées au SN au cours des poussées :

- hypovolémie, collapsus ;
- infections bactériennes et virales ;
- thromboses.

L'**hypovolémie** est corrélée à l'importance du syndrome œdémateux et à la rapidité de sa constitution. Elle peut être à l'origine de douleurs abdominales, d'asthénie, de tachycardie, voire de collapsus. Une insuffisance rénale aiguë fonctionnelle peut être présente transitoirement.

Le risque est majoré par l'utilisation inadéquate des diurétiques.

Les **infections bactériennes** doivent être suspectées devant toute fièvre associée au SN. Les germes encapsulés sont volontiers en cause (notamment le pneumocoque), et responsables de péritonite, pneumopathie, méningite, septicémie.

Les **infections virales** sont essentiellement iatrogènes.

Les **complications thromboemboliques** peuvent engager le pronostic vital. Il s'agit de thromboses veineuses profondes des membres inférieurs, d'embolies pulmonaires, ou de thromboses des veines rénales. D'autres territoires peuvent également être atteints (sinus cérébraux notamment).

Le risque de thrombose est lié aux anomalies de l'hémostase (augmentation de synthèse des facteurs de coagulation, thrombocytose, fuite urinaire d'inhibiteurs de la coagulation comme l'antithrombine III et la protéine S), mais surtout à l'hypovolémie et à l'hémoconcentration, ainsi qu'à d'autres facteurs favorisants tels que l'alitement, la présence de cathéters ou l'administration de diurétiques.

Complications du SN : hypovolémie, infections bactériennes, thromboses.

C. Prise en charge thérapeutique

1. Traitement d'attaque de la première poussée

a. Orientation

Une hospitalisation est nécessaire pour initier le traitement et prendre en charge d'éventuelles complications.

b. Corticothérapie

La corticothérapie est le traitement majeur du SNI.

Schéma thérapeutique d'une 1re poussée :

- prescription initiale systématique de prednisone (Cortancyl®) :
  - 60 mg/m^2 en 2 prises par jour (sans dépasser 60 mg/j) *per os*,
  - pour une durée de 4 semaines ;
- complété par 3 perfusions de méthylprednisolone (Solumédrol®) :
  - en l'absence de rémission à l'issue des 4 semaines de corticothérapie orale,
  - à la dose de 1 g/1,73 m^2 à 48 h d'intervalle.

Évaluation de la réponse à ces thérapeutiques :

- corticosensibilité = rémission complète (BU négative, protéinurie < 3–5 mg/kg/j) :
  - poursuite de la corticothérapie sur un mode discontinu (1 jour/2),
  - diminution progressive par paliers de 2 semaines puis arrêt (durée totale : 4,5 mois) ;
- corticorésistance = absence de rémission à 8–10 jours de la dernière perfusion de méthyl-prednisolone :
  - modification thérapeutique (contact du néphrologue pédiatre),
  - indication de PBR.

Le traitement adjuvant à la corticothérapie est habituellement proposé.

Il peut comporter une supplémentation en vitamine D et en calcium. Il n'est pas recommandé de prescrire de manière systématique un protecteur gastrique ou une supplémentation en potassium.

c. Traitement symptomatique

Recommandations diététiques :

- lors de la poussée : restriction des apports hydriques et sodés (en fonction des œdèmes, prise de poids, diurèse et natrémie) ;
- durant l'exposition à la corticothérapie à fortes doses : apports limités en sel et en sucres rapides.

Autres thérapeutiques :

- perfusion d'albumine : non systématique, indications essentiellement cliniques selon le degré d'hypovolémie ou du risque de collapsus ;
- diurétiques : parfois utilisés en cas d'œdèmes importants (avec prudence, risque de majorer l'hypovolémie et l'état d'hypercoagulabilité), remplissage vasculaire préalable par albumine souvent nécessaire.

d. Prévention et traitement des thromboses

Les thromboses sont cause de mortalité et de morbidité.

Il faut donc savoir les prévenir, et pouvoir confirmer leur diagnostic en cas de suspicion clinique.

Les mesures générales de prévention des thromboses sont :

- la mobilisation (repos au lit inutile voire dangereux) ;
- la correction de l'hypovolémie et de l'hémoconcentration (perfusion d'albumine) ;
- l'interdiction des ponctions de vaisseaux profonds et des cathéters centraux.

Le recours à un traitement antithrombotique préventif (pour le choix duquel il n'y a pas de consensus entre héparine de bas poids moléculaire et acide salicylique) est indiqué largement dans les situations à risque :

- forme clinique sévère (anasarque) ;
- albuminémie < 20 g/L, fibrinogène > 6 g/L, antithrombine III < 70 %, D-dimères > 1 000 ng/mL (mais ces dosages ne font l'objet d'aucun consensus).

Le traitement curatif des thromboses avérées repose sur l'héparinothérapie et parfois l'antithrombine III.

e. Prévention et traitement des complications infectieuses

Aucun traitement anti-infectieux ne doit être entrepris à titre préventif.

En cas de fièvre, un examen clinique rigoureux doit rechercher une complication bactérienne du SN et une antibiothérapie probabiliste par ceftriaxone ± aminoside doit être débutée après avoir réalisé les prélèvements bactériologiques adéquats.

La pratique des vaccinations doit être évaluée avec rigueur.

Les vaccins tués peuvent être administrés à tout moment. La vaccination pneumococcique est particulièrement recommandée. Les vaccins vivants sont contre-indiqués tant que l'enfant reçoit une corticothérapie ou un traitement par immunosuppresseurs.

Corticothérapie et mesures associées. Restriction hydrosodée.
Prévention et traitement des thromboses et des infections (pneumococciques).

2. Suivi et évolution

a. Suivi de l'enfant

Il convient de réaliser une BU quotidienne lors des poussées de SN.

La protéinurie disparaît habituellement en 1 à 2 semaines de corticothérapie. Aucun examen biologique n'est justifié si la BU est négative et en l'absence de circonstances particulières (surveillance de traitements médicamenteux, complications).

Après le retour à domicile, la tenue d'un carnet consignant le poids, le nombre de croix de protéinurie à la BU (1–2 fois/semaine), les événements cliniques éventuels (œdèmes, épisodes infectieux) et les doses de corticoïdes est utile.

L'éducation thérapeutique est essentielle. Le mécanisme de la maladie, ses complications et les modalités de sa prise en charge doivent être expliqués à l'enfant et à ses parents. Il convient de dépister la survenue de rechutes du SN, de complications liées au SN et aux traitements.

Si une corticothérapie prolongée est nécessaire, il est essentiel de surveiller la croissance staturale (tous les 3 mois), la survenue de vergetures, l'IMC, la densité osseuse et l'examen ophtalmologique à la recherche d'une cataracte (1 fois/an).

Une prise en charge à 100 % et un éventuel PAI seront mis en place.

b. Évolution de la maladie

La réponse à la corticothérapie est le principal élément pronostique :

- 90 % de corticosensibilité (bon pronostic rénal à long terme) :
  - poussée unique ou rare : 1/5,
  - rechutes multiples ou corticodépendance : 4/5 ;
- 10 % de corticorésistance, parfois d'origine génétique (pronostic rénal réservé avec risque d'insuffisance rénale chronique et terminale).

Une rechute est définie par une protéinurie s'accompagnant d'un SN clinique et/ou biologique, ou par la persistance d'une protéinurie isolée de durée > 3 semaines.

La corticodépendance est définie par la récidive de rechutes survenant dès l'arrêt ou dans les 3 mois suivant l'arrêt des corticoïdes, ou par la nécessité du maintien d'une certaine dose seuil lors de leur décroissance.

Dans tous les cas, il est nécessaire d'évaluer le niveau de l'observance thérapeutique et/ou l'éventualité d'une pathologie iatrogène.

À long terme, une protéinurie massive et prolongée peut induire des complications spécifiques : dénutrition, ralentissement de la croissance staturale, ostéoporose, anémie hypochrome, anomalies de la pharmacocinétique des médicaments liés à l'albumine.

Suivi : clinique et BU pour dépistage des rechutes, éducation thérapeutique.

3. Autres lignes de prise en charge thérapeutique

Au cours du suivi, il est fréquent d'observer une protéinurie transitoire lors d'infections banales. La corticothérapie ne sera indiquée qu'en cas de rechute avec protéinurie persistante et œdèmes.

Dans les formes multirécidivantes et corticodépendantes, d'autres lignes thérapeutiques peuvent être proposées. Il convient d'apprécier une intoxication stéroïdienne (ralentissement statural, obésité, vergetures, cataracte) et de proposer éventuellement une alternative thérapeutique visant à diminuer le besoin en prednisone, à espacer les rechutes, et parfois à restaurer un certain degré de corticosensibilité.

Les alternatives thérapeutiques possibles sont le lévamisole, le mycophénolate mofetil (Cellcept®), le cyclophosphamide (Endoxan®), la ciclosporine (Néoral®) et le rituximab (Mabthéra®). L'utilisation de ces traitements ne fait l'objet d'aucun consensus et relève d'une équipe spécialisée de néphrologie pédiatrique.

En cas de corticorésistance, la ciclosporine associée à de faibles doses de prednisone est susceptible d'induire une rémission prolongée. L'insuffisance rénale terminale reste néanmoins fréquente (50 % des cas) et expose à des risques de récidives après greffe.

Lignes thérapeutiques du ressort de spécialistes.

Point de vue de l'expert

Le SNI s'intègre bien dans un cas clinique transversal, inauguré par une complication infectieuse (pleuropneumopathie, méningite) avant tout pneumococcique, à l'occasion de laquelle la constatation d'œdèmes pourrait conduire aux examens complémentaires pertinents pour affirmer le diagnostic.
Un autre cas clinique pourrait être construit autour d'œdèmes des paupières découverts au réveil.

Actualités pour le futur

La physiopathologie du SNI reste à mieux connaître, en particulier à propos des données génétiques concernant notamment la corticorésistance.
De nouvelles thérapeutiques sont en cours d'évaluation, notamment pour les formes rebelles aux traitements conventionnels.

Références

Protocole de traitement proposé par la Société de néphrologie pédiatrique. Syndrome néphrotique pur (ou néphrose) corticosensible de l'enfant. Néphrol. Thér. 2005 ; 1, 150–156.

Protocole national de diagnostic et de soins pour le syndrome néphrotique idiopathique de l'enfant. Guide ALD - Actualisation 2010 - (HAS)
http://www.has-sante.fr/portail/upload/docs/application/pdf/2008-06/ald19_lap_pnds_sni.pdf

CHAPITRE
59

Maladie rénale chronique chez l'enfant

Item et objectifs du CNCI

Item 261 – UE 8 – Insuffisance rénale chronique chez l'enfant

- Définir le stade d'une maladie rénale chronique.
- Connaître les facteurs de progression des maladies rénales chroniques et les mesures thérapeutiques adaptées.
- Diagnostiquer les complications des maladies rénales chroniques et connaître le principe de leur traitement.
- Expliquer les modalités des traitements de suppléance de l'insuffisance rénale terminale.

Avant de commencer...

La maladie rénale chronique est en rapport avec une réduction congénitale ou accidentelle du nombre de néphrons avec ou sans altération du débit de filtration glomérulaire (DFG).
Ses deux risques majeurs sont la progression vers l'insuffisance rénale chronique puis terminale dans l'enfance, et la mortalité cardiovasculaire à l'âge adulte.

I. Pour bien comprendre

A. Généralités

Le rein a de multiples fonctions qui comprennent l'homéostasie et l'équilibre du volume du fluide extracellulaire, l'équilibre acidobasique, l'équilibre phosphocalcique et le métabolisme osseux, la production des globules rouges.

La maladie rénale chronique (MRC) est en rapport avec une réduction congénitale ou accidentelle du nombre de néphrons avec ou sans altération du débit de filtration glomérulaire.

L'altération du débit de filtration glomérulaire (DFG) se traduit par des adaptations de tout le système. Ces adaptations sont particulièrement délétères pour l'appareil cardiovasculaire et le squelette.

B. Causes de maladie rénale chronique

Les principales causes sont synthétisées dans le tableau 59.1.

Tableau 59.1. Causes de maladie rénale chronique chez l'enfant.

Maladies du développement rénal	– Hypoplasie rénale – Dysplasie rénale – Rein unique congénital – Dysplasie rénale multikystique avec ou sans uropathie malformative
Maladies rénales génétiques	– Polykystoses récessives et dominantes – Néphronophtise et maladies fibrosantes de l'interstitium rénal – Syndrome d'Alport – Syndrome hémolytique et urémique génétique – Insuffisances tubulaires génétiques – Syndromes néphrotiques corticorésistants
Maladies rénales acquises	– Néphrectomie pour tumeur – Maladie de Berger – Néphropathie lupique – Vascularites auto-immunes – Syndrome hémolytique et urémique post-infectieux ou auto-immun
Maladies systémiques	– Diabète sucré insulinoprive ou non – Drépanocytose – Hypertension artérielle essentielle – Syndrome métabolique et surcharge pondérale – Dysmaturité avec un petit poids de naissance

La maladie rénale chronique est en rapport avec une réduction congénitale ou accidentelle du nombre de néphrons avec ou sans altération du débit de filtration glomérulaire.

II. Définir le stade d'une maladie rénale chronique

A. Stades de maladie rénale chronique

La MRC est classée en 5 stades selon le niveau du débit de filtration glomérulaire (tableau 59.2).

Tableau 59.2. Stades de la maladie rénale chronique.

Stade	Clairance glomérulaire en mL/min/1,73 m^2
1	> 90
2	60–90
3	30–60
4	15–30
5	< 15

Le **stade 1** correspond à toutes les situations de réduction néphronique sans modification du débit de filtration glomérulaire.

La maladie au stade 1 est latente et les symptômes peuvent être limités à une microprotéinurie et à une préhypertension. Elle est facile à dépister lorsqu'il existe un antécédent de maladie rénale ou un dépistage prénatal d'anomalie du développement rénal.

Le **stade 2** n'est pas considéré comme une insuffisance rénale à proprement parler mais comme un niveau anormalement bas du débit de filtration glomérulaire.

La maladie rénale chronique aux stades 1 et 2 cumulés touche environ 8 % de la population générale des pays occidentaux. Elle expose principalement à la mortalité cardiovasculaire précoce à l'âge adulte et à l'insuffisance rénale chronique (IRC) dans le 3e âge. C'est l'indication d'un traitement cardioprotecteur et rénoprotecteur.

Les **stades 3, 4 et 5** correspondent à une situation d'insuffisance rénale chronique avec un retentissement biologique et la nécessité d'un traitement conservateur en plus du traitement rénoprotecteur.

En pédiatrie, ils exposent les malades à la progression vers l'IRC terminale et la nécessité d'un traitement de substitution par dialyse ou greffe rénale.

Indication d'un traitement cardio- et néphroprotecteur dès le stade 2 de MRC.

B. Évaluation du DFG

Les valeurs normales du DFG sont comprises entre 90 et 110 mL/min/1,73 m^2.

La mesure du débit de filtration glomérulaire par une des trois méthodes référentes, fondées sur la décroissance plasmatique de la concentration du chrome^{51}-EDTA, de l'inuline ou du iohexol, n'est pas accessible en routine clinique et demande un service d'explorations fonctionnelles et au moins une demi-journée de présence du malade.

Le débit de filtration glomérulaire peut également être estimé à partir de dosages faits dans un seul tube de sang sans nécessiter de prélèvement urinaire.

La formule de Schwartz nécessite seulement deux paramètres : la taille (en cm) et la créatinine plasmatique (en µmol/L) par méthode immunoenzymatique. Elle est très simple à mettre en œuvre mais elle manque de précision pour classer les malades.

Formule de Schwartz : $DFG = 0,413 \times \frac{taille}{créatinine}$

La formule CKID2 permet d'évaluer le DFG à partir de 4 paramètres : la taille, la créatinine plasmatique par méthode immunoenzymatique, l'urée sanguine et la cystatine C. La fréquence des malades mal classés est inférieure à 25 %.

Formule CKID2 :

$$DFG = 39,1 \times [\text{taille} / \text{Scr}]^{0,456} \times [1,8 / \text{cystatine C}]^{0,418} \times [30 / \text{BUN}]^{0,079} \times [\text{height} / 1,40]^{0,179} \times [1,706]^{\text{if male}}$$

Valeurs normales du DFG : 90–110 mL/min/1,73 m^2.

III. Facteurs de progression de la MRC et mesures thérapeutiques adaptées

A. Pression artérielle et traitement de l'HTA

Le risque de dégradation de la fonction rénale et celui d'un accident cardiovasculaire sont proportionnels au niveau de l'hypertension artérielle. La valeur du 50e percentile de la pression artérielle est optimale pour la prévention de ces deux risques.

Chez l'enfant, des tables de normalité de la pression artérielle en fonction de la taille et de l'âge contenant les valeurs du 25e, du 50e et du 95e percentiles ont été publiées et permettent de déterminer exactement pour chaque malade le niveau de la pression artérielle cible.

Le traitement qui permet de maintenir la pression artérielle dans cette valeur cible doit s'efforcer :

- d'utiliser des inhibiteurs de l'angioconvertase (énalapril, périndopril) : très peu ont été étudiés en pédiatrie et les doses sont souvent fixées arbitrairement par rapport à celles de l'adulte ;
- d'utiliser des antagonistes du récepteur AT1 de l'angiotensine-2 (irbésartan, valsartan) : les formes pédiatriques n'existent pas mais l'irbésartan et le valsartan ont été l'objet d'études pharmacodynamiques chez l'enfant et doivent être utilisés en priorité ; ils peuvent être associés aux inhibiteurs de l'angioconvertase sous couvert d'une surveillance régulière de la kaliémie ;
- de compléter le traitement par les diurétiques de l'anse (furosémide LP) : ils sont parfois un appoint non négligeable dans les insuffisances rénales secondaires à des glomérulonéphrites ou quand le niveau de filtration glomérulaire s'abaisse au-dessous de 20 mL/min/1,73 m^2 ;
- de limiter la perte fonctionnelle de DFG liée à l'utilisation de ces traitements dans l'insuffisance rénale à 25 % de la valeur avant traitement ;
- de ne pas abaisser la pression artérielle au-dessous de la valeur du 25e percentile pour prévenir les effets négatifs de l'insuffisance de perfusion rénale et les accidents d'hypotension orthostatique.

B. Protéinurie et traitements antiprotéinuriques

Les inhibiteurs de l'angioconvertase et les antagonistes du récepteur AT1 de l'angiotensine-2 exercent également un effet antiprotéinurique. Les effets antiprotéinuriques des inhibiteurs de l'angioconvertase et des antagonistes du récepteur de l'angiotensine-2 ne sont pas limités par leur effet sur la pression artérielle et l'augmentation des doses au-delà du simple équilibre de la pression artérielle permet d'abaisser l'excrétion urinaire de protéines.

D'une manière générale, il faut distinguer deux situations cliniques :

- les malades avec une fonction rénale normale :

→ toute microalbuminurie > 3 mg/mmol de créatinine urinaire constatée à 3 reprises à 1–3 mois d'intervalle doit être traitée par inhibiteur de l'angioconvertase ou antagoniste du récepteur de l'angiotensine-2 même si la pression artérielle du malade est normale ;

- les malades avec une fonction rénale altérée :

→ il faut s'efforcer de réduire le niveau de protéinurie au dessous de 0,5 g/L sans modifier le niveau de créatinine plasmatique (ou de clairance glomérulaire) de ±25 % au dessus de son niveau antérieur ; la kaliémie doit être d'autant plus étroitement surveillée et contrôlée que le DFG est faible.

C. Rétention de phosphates et sa prise en charge

C'est un facteur aussi important que la pression artérielle et la protéinurie pour :

- la progression de l'insuffisance rénale ;
- le risque de mortalité cardiovasculaire précoce ;
- les complications squelettiques.

L'excrétion urinaire des phosphates alimentaires est étroitement dépendante du débit de filtration glomérulaire et de la réabsorption tubulaire proximale.

L'abaissement du DFG et de la quantité filtrée de phosphates est compensé par l'élévation des taux circulants de l'hormone parathyroïdienne et du *Fibroblast Growth Factor* 23 (FGF-23) qui sont les deux hormones qui inhibent la réabsorption tubulaire rénale des phosphates. L'élévation du FGF-23 plasmatique est associée à une progression plus rapide de l'insuffisance rénale chronique de même qu'au développement d'une hypertrophie ventriculaire gauche. L'élévation de la PTH est le principal facteur de calcification des artères coronaires.

La prévention de la rétention des phosphates et de l'élévation du FGF-23 repose sur :

- un régime limité en phosphates et donc limité en protéines d'origine animale;
- l'administration de chélateurs non calciques des phosphates alimentaires comme les sels de sévélamer;
- une supplémentation en vitamine D native qui a des effets inhibiteurs sur la production de FGF-23.

La prévention des complications squelettiques comprend également :

- une supplémentation en calcium en raison de l'incrémentation squelettique de calcium pendant toute la durée de la croissance, puis entre 15 et 20 ans au moment du doublement de la masse osseuse;
- une supplémentation en dérivés hydroxylés de la vitamine D pour prévenir les lésions du cartilage de croissance et leur traduction clinique sous forme d'un rachitisme.

D. Autres facteurs et mesures thérapeutiques additionnelles

1. Anémie

L'abaissement du niveau d'hémoglobine au-dessous de 12 g/dL est commun dès le stade 2 de l'insuffisance rénale et répond à de multiples facteurs : le syndrome inflammatoire de l'urémie chronique, la carence en fer, en acide folique et en vitamine B12, puis à un stade plus avancé à la pénurie de synthèse de l'érythropoïétine par le rein.

Chacune de ces carences est aujourd'hui très facile à contrôler par la supplémentation :

- en fer (10 mg/kg/j de fer métal);
- en acide folique (5 mg/j);
- en vitamine B12 (250 µg/mois);
- en érythropoïétine recombinante pour maintenir le taux d'Hb > 11 g/dL : sa prescription est facilitée par les nouvelles formes retard qui nécessitent 2 injections le 1er mois puis 1 fois/mois; elle est habituellement débutée aux stades 4 ou 5 de l'IRC, parfois dès le stade 3.

2. Éviction des médicaments néphrotoxiques

L'utilisation des AINS est systématiquement et formellement contre-indiquée.

L'utilisation des antibiotiques néphrotoxiques doit être soumise à un contrôle rigoureux des doses, des intervalles d'injection et des taux circulants résiduels (risque d'accumulation quand le DFG est abaissé).

3. Autres mesures de surveillance

Diabète et prédiabète

La néphropathie diabétique est la 1re cause d'IRC terminale chez l'adulte en France.

Chez l'enfant, le dépistage d'un état prédiabétique est aussi important (au moins une glycémie, une recherche de glycosurie, une hémoglobine glyquée par an, notamment dans des populations à risque) que celui de l'hypertension artérielle.

Lipidémie

Une élévation du cholestérol ou des triglycérides plasmatiques doit être traitée par une statine, même chez l'enfant où ce médicament n'a encore jamais reçu une AMM.

Hyperuricémie

C'est un facteur de dégradation de la fonction rénale qui doit faire l'objet d'un dépistage annuel.

Un traitement par allopurinol est parfaitement efficace pour contrôler le niveau circulant d'acide urique et prévient la dégradation de la fonction rénale.

Acidose métabolique

Aux stades 3 et 4 de la maladie rénale chronique, une bicarbonatémie supérieure à 25 mmol/L est un facteur de prévention de la dégradation de la fonction rénale.

Autres paramètres

La prévention du tabagisme, l'utilisation de contraceptifs non pharmacologiques font également partie des mesures additionnelles de la rénoprotection.

La prévention de l'hyperhomocystéinémie et l'hygiène dentaire sont des facteurs de protection cardiovasculaire qu'il ne faut pas négliger chez les enfants en IRC, même si leur influence sur la maladie rénale chronique n'est pas démontrée.

Retenir les principales mesures de rénoprotection chez l'enfant.

IV. La croissance staturale : problématique spécifique de l'enfant

L'enfant est un être en voie de développement.

La croissance staturale est un facteur majeur d'insertion et de bien-être social.

La croissance en taille nécessite le contrôle minimal de trois paramètres :

- l'hydratation extracellulaire ;
- l'équilibre acidobasique ;
- l'hormone de croissance et les IGF (*Insuline-like Growth Factor*).

La déplétion sodée et la déshydratation extracellulaire qui en résulte sont des situations fréquentes dans les maladies du développement rénal (hypoplasie et dysplasie rénales) et systématiques dans les insuffisances tubulaires. Les meilleurs paramètres biologiques du contrôle du volume de fluide extracellulaire sont les protides totaux (en dehors d'un état inflammatoire), la rénine plasmatique et l'aldostérone plasmatique (en dehors d'une déplétion potassique associée).

Le traitement spécifique de la déshydratation extracellulaire est la supplémentation en NaCl.

L'acidose métabolique chronique, même modérée est une entrave à la croissance staturale. Elle est facilement dépistée par le dosage de la bicarbonatémie avec le ionogramme sanguin. Son traitement spécifique est la supplémentation en bicarbonates de sodium.

La vitesse de croissance et le niveau d'IGF1 circulant peuvent être insuffisants malgré un équilibre satisfaisant de l'hydratation extracellulaire et de la bicarbonatémie.

Le traitement spécifique du ralentissement de la croissance est la supplémentation en hormone de croissance par voie sous-cutanée.

Surveillance de la croissance staturale chez l'enfant.

V. Spécificités pédiatriques des techniques de suppléance de l'insuffisance rénale terminale

Les techniques de suppléance doivent être mises en application lorsque la valeur du DFG est inférieure ou égale à 10–15 mL/min/1,73 m^2.

Elles comprennent :

- la dialyse : la dialyse péritonéale chronique ou l'hémodialyse périodique ;
- et la transplantation rénale.

Les **techniques de dialyse** ont des principes identiques à ceux des malades adultes.

Les adaptations des techniques de dialyse sont avant tout quantitatives visant à l'adéquation des matériels nécessaires à une épuration extrarénale au poids et à la taille des malades pédiatriques. Elles concernent la taille des cathéters, des tubulures du circuit extracorporel, des dialyseurs, des paramètres de la séance d'hémodialyse et des cycles de dialyse péritonéale, ainsi que des doses de médicaments nécessaires pour le traitement de l'anémie et la prévention des anomalies squelettiques.

La **transplantation rénale** est le seul traitement qui permet de garantir une survie prolongée et une réinsertion sociale aux enfants touchés par l'insuffisance rénale terminale.

L'accès des enfants à la greffe rénale est en conséquence favorisé par la greffe intrafamiliale et les règles institutionnelles d'attribution des organes de donneurs décédés.

Le **suivi de la maladie rénale chronique** est multidisciplinaire et individualisé.

La MRC doit être surveillée médicalement à vie même si le DFG est normal lors de l'évaluation initiale. À l'autre extrémité de la MRC, cette surveillance ne s'arrête pas avec la transplantation rénale.

La surveillance du développement psychologique et social de l'enfant, l'adaptation au rythme scolaire et l'encadrement éducatif sont nécessaires pour donner la meilleure chance de développement scolaire et professionnel aux malades pédiatriques avec handicap rénal.

Point de vue de l'expert

Question très spécialisée dont seuls les grands principes de rénoprotection et les enjeux pour la croissance staturale de l'enfant sont utiles à connaître.

Références

Boudailliez, B., Deschênes, G., 2011. Ostéodystrophie rénale chez l'enfant – diagnostic et traitement. In : Garabédian, M., Linglart, A., Mallet, E., Lienhardt, A. (Eds.), Métabolisme phosphocalcique et osseux de l'enfant. second ed. Médecine Sciences publications Lavoisier, Paris, pp. 130–136.

Hannedouche, T., Krummel, T., Parvez-Braun, L., 2005. Nephroprotection : how to slow the progression of chronic renal insufficiency? Nephrol. Ther. 1 (2), 135–144.

Litwin, M., Grenda, R., Sladowska, J., Antoniewicz, J., 2006. Add-on therapy with angiotensin II receptor 1 blocker in children with chronic kidney disease already treated with angiotensin-converting enzyme inhibitors. Pediatr. Nephrol. 21 (11), 1716–2.

National High Blood Pressure Education Program Working Group on High Blood Pressure in Children and Adolescents, 2004. The fourth report on the diagnosis, evaluation, and treatment of high blood pressure in children and adolescents. Pediatrics 114, 555–576.

Spry, L., 2008. Building the chronic kidney disease management team. Adv. Chronic Kidney Dis. 15 (1), 29–36.

X

Endocrinologie – Métabolisme

CHAPITRE

60

Insuffisance surrénale

Item et objectifs du CNCI

Item 243 – UE 8 – Insuffisance surrénale chez l'adulte et l'enfant

- Diagnostiquer une insuffisance surrénale aiguë et une insuffisance surrénale chronique.
- Identifier les situations d'urgence et planifier leur prise en charge.

Avant de commencer...

L'insuffisance surrénale (IS) est une pathologie rare de l'enfant, liée à une carence aiguë ou chronique en glucocorticoïdes ± minéralocorticoïdes. On appelle déficit corticotrope (ou insuffisance surrénale dite secondaire) les déficits en ACTH ou en CRH.

Chez le nouveau-né et le petit enfant, les IS sont le plus souvent génétiques.
Chez le grand enfant, la cause la plus fréquente est l'insuffisance corticotrope acquise après le sevrage brutal d'une corticothérapie prolongée.

L'insuffisance surrénale aiguë est une urgence thérapeutique à connaître.
Une hypoglycémie, une déshydratation aiguë avec hyponatrémie et natriurèse inappropriée doivent toujours faire évoquer ce diagnostic.

I. Pour bien comprendre

A. Définitions

L'**insuffisance surrénale** (IS) entraîne une carence en cortisol et/ou aldostérone.

L'insuffisance surrénale **primaire** est due à une atteinte de la glande surrénale → l'ACTH est élevée.
L'insuffisance surrénale **secondaire** est due à une insuffisance corticotrope (d'origine hypothalamique ou hypophysaire) → l'ACTH plasmatique est normale ou basse (donc inappropriée au taux de cortisol).

B. Physiopathologie

La synthèse des hormones surrénaliennes a lieu dans la glande surrénale et ses 3 zones (glomérulée, réticulée, fasciculée), à partir d'un précurseur unique, le cholestérol.

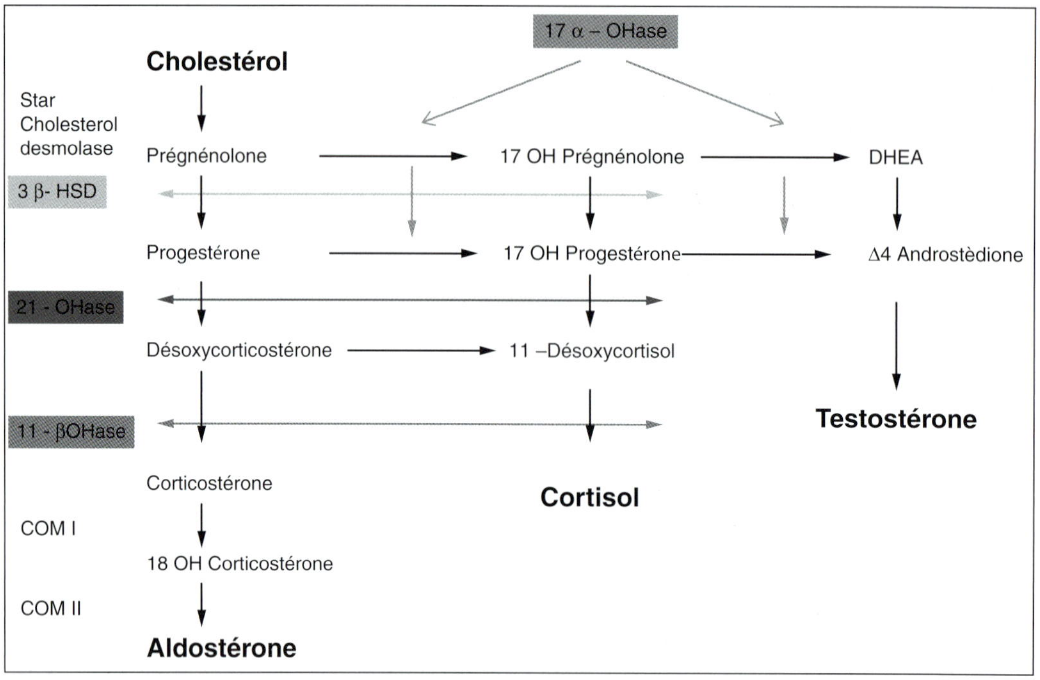

Fig. 60.1. **Synthèse des glucocorticoïdes, des minéralocorticoïdes et des androgènes surrénaliens.**

On distingue la synthèse (fig. 60.1) :

- des **glucocorticoïdes** :
  - métabolite actif final = cortisol (régulation glycémique), sous le contrôle de l'ACTH,
  - le cortisol a des effets multiples : la stimulation de la néoglucogenèse (effet hyperglycémiant), la stimulation du catabolisme protidique, la stimulation de la lipogenèse, l'inhibition de la sécrétion d'hormone antidiurétique, une action stimulante sur le SNC, des effets anti-inflammatoires, une stimulation du tonus vasculaire, un effet minéralocorticoïde à fortes doses ;
- des **minéralocorticoïdes** : métabolite actif final = aldostérone (rétention sodée, excrétion de potassium), sous le contrôle de la rénine ;
- des **androgènes** surrénaliens : DHEA et delta-4-androsténedione.

II. Diagnostic d'insuffisance surrénale

A. Tableaux cliniques

1. Insuffisance surrénale aiguë

a. En période néonatale et chez le nourrisson

Déficit glucocorticoïde :

- hypoglycémie, convulsions ;
- ictère persistant.

Déficit minéralocorticoïde (perte de sel) :

- mauvaise prise pondérale, non reprise du poids de naissance, difficultés à téter ;
- vomissements, diarrhée ;

- déshydratation ;
- malaise ;
- collapsus cardiovasculaire, détresse respiratoire ;
- hypotonie, convulsions.

b. Chez le grand enfant et adolescent

Deux circonstances diagnostiques :

- décompensation d'une IS connue ;
- ISA inaugurale.

Déficit glucocorticoïde : hypoglycémie.

Déficit minéralocorticoïde :

- douleurs abdominales, vomissements, diarrhée ;
- déshydratation, troubles hémodynamiques.

Une clinique bruyante mais peu spécifique.

2. Insuffisance surrénale chronique

La mélanodermie (excès d'ACTH) signe l'origine surrénalienne (IS primaire).

Déficit glucocorticoïde chronique :

- asthénie, douleurs abdominales ;
- hypoglycémies récurrentes au stress.

Déficit minéralocorticoïde chronique :

- asthénie ;
- troubles digestifs : anorexie, douleurs abdominales, vomissements ;
- perte de poids ;
- hypotension orthostatique.

B. Diagnostic biologique d'insuffisance surrénale

En urgence :

- hypoglycémie ;
- hyponatrémie avec natriurèse normale (donc inadaptée) ou augmentée ;
- hyperkaliémie (ECG indispensable).

Prélever le reste du bilan mais ne pas retarder le traitement :

- insuffisance surrénale primaire :
  - cortisol 8 h bas, ACTH élevée,
  - aldostérone basse, rénine élevée ;
- insuffisance surrénale secondaire : cortisol bas et ACTH normal ou bas (inadapté).

III. Enquête étiologique

A. Insuffisance surrénale du nouveau-né et du nourrisson

1. Hyperplasies congénitales des surrénales (HCS)

Ce terme désigne les déficits en enzyme de la stéroïdogenèse, autosomiques récessifs.

Déficit en **21-hydroxylase, dans sa forme classique** le plus fréquent (> 95 % HCS) :

- 1 nouveau-né sur 15000 ;
- dépisté en France par un dosage de la 17OH-progestérone sur papier buvard ;
- déficit en cortisol et en aldostérone le plus souvent, excès de production d'androgènes ;
- insuffisance surrénale néonatale (dès la première semaine de vie) ;
- anomalies des organes génitaux externes chez les filles (de gros clitoris à un aspect masculin sans gonade palpée, classification de Prader), pas chez les garçons ;
- dosage de la 17OH-progestérone très élevée.

Autres anomalies de la biosynthèse des stéroïdes surrénaliens avec insuffisance surrénale et anomalies de développement des organes génitaux :

- déficit en 3β-hydroxystéroïde deshydrogénase ;
- mutation du gène *STAR* (*Steroidogenic Acute Regulatory protein*).

2. Autres causes (plus rares)

Hypoplasies congénitales des surrénales (gènes *DAX*-1 et *SF1*).

Hémorragie néonatale des glandes surrénales.

Déficit corticotrope (très rare chez le nouveau-né), souvent associé à d'autres déficits antéhypophysaires.

L'IS aiguë du nouveau-né est une urgence diagnostique et thérapeutique.
Première étiologie : le déficit en 21-hydroxylase avec virilisation anténatale des fœtus féminins.
Le dépistage néonatal du déficit en 21-hydroxylase n'élimine pas le diagnostic d'ISA du nouveau-né.
Toujours rechercher une étiologie génétique.

B. Insuffisance surrénale aiguë ou chronique chez le grand enfant

1. Principales causes d'IS primaire (en dehors du nouveau-né)

Atteinte auto-immune isolée ou associée à d'autres maladies auto-immunes.

La polyendocrinopathie auto-immune de type 1, autosomique récessive, est liée à une mutation du facteur de transcription AIRE (hypoparathyroïdie, candidose, insuffisance surrénale, hépatite chronique, vitiligo, alopécie, maladie de Biermer, hypothyroïdie, diabète, maladie cœliaque…).

Adrénoleudystrophie :

- maladie récessive liée à l'X, 1 garçon sur 15000 ;
- diagnostic sur le dosage des acides gras à très longues chaînes ;
- maladie peroxysomale diagnostiquée entre les âges de 2 et 10 ans :
  - neuropathie dégénérative démyélinisante du SNC,
  - IS parfois révélatrice,
  - évolution vers le décès du fait de la maladie neurologique ;
- traitement : greffe de moelle osseuse.

Syndromes de résistance à l'ACTH → déficit isolé en glucocorticoïdes :

- déficit isolé familial en glucocorticoïdes (transmission autosomique récessive, mutation du récepteur ACTH + autres gènes impliqués) ;
- syndrome des 3 A = Addison, Alacrymie, Achalasie du cardia (transmission autosomique récessive).

2. Insuffisance corticotrope de l'enfant

Causes :

- tous traitements par corticoïdes anti-inflammatoires au long cours :
  - *per os* (maladies inflammatoires, hémopathies, syndrome néphrotique idiopathique),
  - inhalés (fluticasone, si prolongé et à fortes doses),
  - voie locale (peau, collyre) ;
- exceptionnellement : chirurgie hypophysaire, déficit antéhypophysaire multiple.

Clinique :

- association de signes de surcharge cortisonique (ralentissement de croissance, prise de poids, modifications morphologiques) ;
- et de signes d'insuffisance glucocorticoïde (asthénie, douleurs abdominales) ;
- risque d'insuffisance surrénale aiguë (hypoglycémie, convulsions).

Retenir : insuffisance corticotrope acquise après sevrage brutal d'une corticothérapie prolongée.

IV. Prise en charge thérapeutique

A. Traitement de l'IS aiguë

De façon urgente :

- en cas de collapsus : remplissage vasculaire avec NaCl 0,9 % ;
- relais par réhydratation IV avec sérum glucosé 5 ou 10 % enrichi en NaCl ; pas de KCl dans la perfusion ;
- hémisuccinate d'hydrocortisone en IM ou IV ;
- en cas d'hyperkaliémie menaçante : polystyrène sulfonate de sodium *per os* ou salbutamol IV.

Surveillance rapprochée.

B. Traitement de l'IS chronique

Ce traitement est pluriquotidien. L'observance thérapeutique est parfois difficile, surtout chez l'adolescent.

Il comprend l'association suivante :
- hydrocortisone *per os* en 2 à 4 prises quotidiennes;
- fludrocortisone *per os* en 1 à 2 prises, en cas de déficit en minéralocorticoïdes;
- supplémentation sodée pendant les premiers mois de vie.

En cas d'insuffisance corticotrope secondaire : traitement substitutif en attendant la reprise de la sécrétion corticotrope.

C. Suivi de l'enfant traité

Surveillance **clinique** :
- croissance staturo-pondérale normale et régulière (surdosage = ralentissement de la croissance et prise de poids);
- PA normale;
- pas de mélanodermie;
- pas de signes d'hyperandrogénie en cas de déficit en 21-hydroxylase.

Surveillance **biologique** :
- glycémie, ionogramme plasmatique et urinaire; pas de surveillance biologique du cortisol et de l'ACTH (différent de la surveillance d'une hypothyroïdie où les hormones sont dosées);
- en cas de déficit enzymatique surrénalien : 17OH-progestérone, rénine et androgènes.

Mesures d'**éducation thérapeutique** concernant l'enfant et sa famille :
- apprentissage des signes de traitement inadapté : fatigabilité, perte d'appétit, nausées, perte de poids, douleurs abdominales, mélanodermie;
- apprentissage des signes d'ISA : vomissements, malaise;
- prévention de l'ISA en cas de fièvre, stress, acte chirurgical : doubler ou tripler les doses d'hydrocortisone *per os* pendant la durée de l'épisode puis reprendre les doses habituelles;
- avoir avec soi de l'hémisuccinate d'hydrocortisone injectable et une carte d'insuffisant surrénalien;
- informer l'entourage familial, scolaire, parascolaire puis socioprofessionnel;
- rédaction d'un projet d'accueil individualisé (PAI) pour la collectivité.

Quelle que soit l'étiologie de l'IS, le traitement est substitutif (glucocorticoïdes ± minéralocorticoïdes ± supplémentation sodée).
Ne pas attendre le résultat de l'enquête étiologique pour mettre en route le traitement symptomatique (hydrocortisone, fludrocortisone, supplémentation sodée).
L'éducation thérapeutique est indispensable pour éviter la survenue d'épisodes d'ISA.

Point de vue de l'expert

Question susceptible d'être intégrée dans un cas clinique transversal :

- dépistage néonatal systématique ;
- clinique de déshydratation aiguë et d'hypoglycémie ;
- mesures thérapeutiques urgentes.

Un nouvel item ajouté au programme pédiatrique de l'ECN, bien qu'étant une pathologie rare chez l'enfant.

Références

Hsieh, S., White, P.C., 2011. Presentation of primary adrenal insufficiency in childhood. J. Clin. Endocrinol. Metab. 96 (6), E925–E928.

Limal, J.M., Bouhours-Nouet, N., Rouleau, S., Gatelais, F., Coutant, R., 2006. Insuffisance surrénale aiguë chez le nouveau-né. Arch. Pediatr. 13 (10), 1358–1363.

Perry, R., Kecha, O., Paquette, J., Huot, C., Van Vliet, G., Deal, C., 2005. Primary Adrenal Insufficiency in Children : Twenty Years Experience at the Sainte-Justine Hospital, Montreal. J. Clin. Endocrinol. Metab. 90 (6), 3243–3250.

Samara-Boustani, D., Bachelot, A., Pinto, G., Thibaud, E., Touraine, P., Polak, M., 2009. Hyperplasie congénitale des surrénales : les formes précoces. In : EMC - Pédiatrie - Maladies infectieuses. pp. 1–18 ; [Article 4-107-A-30].

CHAPITRE

61

Diabète de types 1 et 2

Items et objectifs du CNCI

Item 245 – UE 8 – Diabète sucré de types 1 et 2 de l'enfant et de l'adulte. Complications

- Diagnostiquer un diabète chez l'enfant et l'adulte.
- Identifier les situations d'urgence et planifier leur prise en charge.
- Argumenter l'attitude thérapeutique nutritionnelle et médicamenteuse et planifier le suivi du patient.
- Décrire les principes de la prise en charge au long cours.
- Reconnaître les signes d'une rétinopathie diabétique à l'examen du fond d'œil.

Item 326 – UE 10 – Prescription et surveillance des classes de médicaments les plus courantes chez l'adulte et chez l'enfant. Connaître pour chacune les mécanismes d'action de classe et des produits individuels, les principes du bon usage, les critères de choix d'un médicament en première intention, les causes d'échec, les principaux effets indésirables et interactions

- Hypolipémiants et médicaments du diabète.

Avant de commencer...

Le **diabète de type 1** représente près de 90 % des diabètes de l'enfant.
Un syndrome cardinal ou une acidocétose sont les circonstances diagnostiques les plus fréquentes.

La prise en charge thérapeutique est multidisciplinaire et repose sur :
- l'insulinothérapie par voie sous-cutanée;
- l'autosurveillance et l'autocontrôle glycémiques;
- l'éducation thérapeutique et la prise en charge psychologique;
- les conseils diététiques;
- la reconnaissance des signes d'hypoglycémie et d'acidocétose.

Le **diabète de type 2** est de fréquence croissante chez l'adolescent.

I. Pour bien comprendre

A. Épidémiologie du diabète chez l'enfant

Le **diabète de type 1** représente près de 90 % des diabètes de l'enfant.

Le pic d'incidence se situe à l'adolescence. L'incidence est en augmentation, particulièrement chez les enfants les plus jeunes (avant 5 ans). On estime à environ 12 000 les enfants diabétiques en France, soit 0,1 % des enfants âgés de 0 à 15 ans.

Pédiatrie

Le **diabète non insulinodépendant ou de type 2** reste minoritaire (environ 5–10 %).

C'est une affection hétérogène que l'on observe surtout chez l'adolescent pendant ou après la puberté. Sa fréquence est croissante à ces âges.

Diabète de type 1 = 90 % des diabètes de l'enfant.

B. Rappels de physiopathologie

1. Diabète de type 1

Le diabète de type 1 est dû à une carence en insuline par destruction auto-immune des cellules β des îlots de Langerhans.

La destruction est liée à l'action de l'immunité cellulaire (lymphocytes T) alors que les auto-anticorps dirigés contre différents antigènes insulaires (insuline, GAD, IA2, ZnT8) n'ont pas de rôle pathogène direct.

Après une longue phase (parfois plusieurs années) d'insulite (inflammation des îlots), la maladie devient symptomatique lorsque plus de 85 % des îlots ont été détruits.

Les signes du diabète sont liés à l'hyperglycémie et à la production excessive de corps cétoniques, induite par la carence en insuline.

Il existe une susceptibilité génétique à la maladie et une quarantaine de régions du génome ont été impliquées. Le complexe majeur d'histocompatibilité de classe 2 (HLA) est la principale région génétique impliquée et le diabète est associée aux groupes HLA DR3 et DR4, ou DQ B1*0201 et DQ B1*0302.

Des facteurs épigénétiques ou environnementaux sont certainement impliqués mais restent mal compris.

2. Diabète de type 2

Comme chez l'adulte, le diabète de type 2 est lié à une insulinorésistance et à un défaut de la sécrétion d'insuline (relatif et non absolu comme dans le type 1).

Il est favorisé par l'obésité et la sédentarité. Les facteurs génétiques et ethniques sont essentiels.

Diabète de type 1 : maladie multifactorielle avec mécanisme auto-immun.

II. Diagnostiquer un diabète de type 1

A. Porter le diagnostic

1. Suspicion clinique

Circonstances de découverte variables :

- syndrome cardinal (50 % des cas), difficile à reconnaître chez le petit enfant (réclame à boire, couches mouillées) ;

- acidocétose (50 % des cas), plus fréquent avant l'âge de 5 ans ;
- hyperglycémie ou glycosurie découvertes fortuitement (plus rarement).

L'évolution vers l'acidocétose est beaucoup plus rapide chez l'enfant (en particulier âgé de moins de 5 ans) que chez l'adulte, avec des signes trompeurs (douleurs abdominales) ce qui explique la fréquence des acidocétoses inaugurales sévères.

2. Confirmation paraclinique

a. Confirmer le diagnostic de diabète

Définitions conventionnelles du diabète :

- manifestations cliniques + glycémie ≥ 2 g/L (11,1 mmol/L) ;
- glycémie > 1,26 g/L (7 mmol/l) après un jeûne de 8 heures, vérifiée à 2 reprises ;
- glycémie ≥ 2 g/L (11,1 mmol/L), 2 heures après une charge orale de glucose.

En pratique, il n'y a pas de problème diagnostique pour le diabète de l'enfant ; la glycémie est presque toujours > > 2 g/L.

En cas de suspicion clinique, faire immédiatement :

- une recherche de glycosurie ou une mesure de la glycémie capillaire ;
- une confirmation par le dosage de la glycémie veineuse en urgence ;
- et en cas de diagnostic fortement suspecté ou posé : une recherche d'une cétonurie (bandelette urinaire) ou d'une cétonémie (lecteur capillaire). La présence d'une cétonurie indique la carence absolue en insuline ; si elle est très élevée, elle indique un risque d'acidocétose.

b. Affirmer sa nature auto-immune

Ces examens sont faits dans un second temps, dans le bilan initial de la maladie.

Mise en évidence d'auto-anticorps :

- GAD, IA2, insuline (uniquement < 1 semaine après le traitement par insuline) ;
- ZnT8.

Autres arguments :

- appartenance à un groupe HLA à risque (DR3-DR4) ;
- présence d'autres maladies auto-immunes (MAI) ;
- élimination des causes de diabète secondaire.

Circonstance diagnostique fréquente : syndrome cardinal + glycémie > > 2 g/L.
Affirmation du type 1 si présence d'auto-anticorps (dans un second temps).

3. Annonce diagnostique

Le diabète de type 1 est une maladie chronique imposant une insulinothérapie pluriquotidienne et une surveillance multidisciplinaire à vie.

L'annonce du diagnostic demande du temps, de la disponibilité et de l'expérience. L'information doit être claire et complète, adaptée au niveau de compréhension de l'enfant et de sa famille.

Quand la révélation de la maladie s'inscrit dans un tableau urgent, l'annonce de la situation urgente doit être faite d'emblée ; mais l'annonce complète de la maladie chronique doit être différée à un moment où l'enfant et sa famille peuvent recevoir les informations.

Annonce diagnostique par un médecin expérimenté.

B. Bilan initial au diagnostic

1. Dosage sanguin de l'HbA1c

Le dosage d'HbA1c permet d'apprécier l'équilibre glycémique des 3 derniers mois, habituellement très élevé (> > 8 %) au diagnostic. Ce n'est pas un examen diagnostique.

2. Dosage des anticorps du diabète

Pour mémoire : anticorps anti- : GAD, IA2, insuline et ZnT8.

3. Recherche de maladies auto-immunes associées et identification de facteurs de risque

Maladies auto-immunes possiblement associées :

- thyroïdite : clinique, dosages de TSH et Ac antithyroïdiens ;
- maladie cœliaque : clinique, dosage des IgA antitransglutaminases ;
- autres plus rares (pas de dépistage biologique systématique) : insuffisance surrénale auto-immune (Ac anti-21-hydroxylase) ; gastrite auto-immune (Ac anti-estomac).

Facteurs de risque de mauvaise observance du traitement :

- dynamique familiale, scolarité ;
- troubles alimentaires, addictions.

Facteurs de risque cardiovasculaire pouvant avoir un impact sur le devenir à long terme :

- HTA, dyslipidémie (hypertriglycéridémie fréquente lors de la révélation du diabète, faire le bilan à distance du diagnostic) ;
- surpoids ou obésité (IMC), sédentarité, tabagisme.

4. Bilan du retentissement et recherche de complications

Il n'y a jamais de complication lors du diagnostic de diabète de type 1 de l'enfant.

On ne recherche les complications microangiopathiques qu'après 5 ans d'évolution du diabète, en particulier une fois la puberté débutée.

5. Dépistage de la famille

La prévalence du diabète dans la fratrie d'un diabétique est d'environ 5 % (contre 0,3 % dans la population).

Le dosage des auto-anticorps précédemment mentionnés, éventuellement complétés de la détermination du typage HLA, permet un dépistage précoce de l'insulite infraclinique. Cette démarche, à discuter au cas par cas, soulève des questions éthiques dans la mesure où il n'y a pas de traitement préventif et des questions de coût pour la société.

Identification de maladies auto-immunes associées.
Recherche des complications chroniques après 5 ans d'évolution.

C. Identifier et traiter les situations d'urgence

1. Acidocétose

a. Généralités

C'est la cause la plus fréquente de mortalité chez l'enfant diabétique de type 1.

Elle est liée à une carence profonde en insuline avec élévation des hormones de contre-régulation glycémique.

Elle peut révéler la maladie (≈ 50 % des cas), après un syndrome polyuro-polydipsique négligé (évolution parfois rapide chez le petit enfant). Il est impératif de l'évoquer devant un tableau de vomissements avec perte de poids chez un adolescent.

Elle peut également compliquer son évolution : habituellement déclenchée par un arrêt ou un franc sous-dosage de l'insulinothérapie. Il convient de rechercher un facteur déclenchant comme une infection intercurrente.

b. Diagnostic

Présentation clinique :

- syndrome cardinal : polyuro-polydipsie, asthénie, amaigrissement et polyphagie ;
- signes de déshydratation : perte de poids, déshydratation extracellulaire (pli cutané, tachycardie, hypotension), déshydratation intracellulaire (soif, hypotonie des globes oculaires, sécheresse des muqueuses, troubles de la conscience) ;
- signes digestifs : douleurs abdominales, nausées ou vomissements ;
- signes respiratoires : dyspnée de Küssmaul, odeur acétonémique de l'haleine ;
- signes neurologiques : obnubilation, somnolence, coma.

Confirmation biologique :

- glycémie veineuse > 2,50 g/L ;
- gaz du sang veineux : pH < 7,30 ou bicarbonates < 15 mM (acidocétose sévère si pH < 7,1/ modérée si pH < 7,2)
- corps cétoniques urinaires à la BU (++) à (++ + +), ou cétonémie capillaire > 3 mM.

Autres examens paracliniques essentiels :

- ionogramme sanguin :
  - la natrémie ne reflète pas le degré d'hydratation intracellulaire, mieux apprécié à l'aide du calcul de la natrémie corrigée en mmol/L : Nac = Na + 2 × [(glycémie veineuse – 5,6)/5,6],
  - kaliémie habituellement normale, mais ne reflétant pas le stock potassique très abaissé ;

- fonction rénale : insuffisance rénale aiguë fonctionnelle ;
- NFS, CRP : parfois hyperleucocytose trompeuse sans infection ;
- ECG : recherche de signes de dyskaliémie.

c. Prise en charge thérapeutique

Le principe du traitement est de restaurer la volémie et d'administrer de l'insuline afin de faire baisser progressivement la glycémie et bloquer la production hépatique des corps cétoniques ce qui corrige l'acidose (jamais d'administration de bicarbonates).

Prise en charge thérapeutique immédiate :

- hospitalisation en urgence ;
- monitoring cardiorespiratoire, 2 voies veineuses périphériques ;
- mise à jeun ;
- si collapsus : remplissage vasculaire = NaCl 9 ‰ 20 mL/kg sur 5–20 min ;
- réhydratation hydroélectrolytique :
  - initialement : NaCl 9 ‰ + KCl (si pas d'anurie et de signes ECG d'hyperkaliémie),
  - puis : soluté glucosé + NaCl 9 ‰ et KCl ;
- insulinothérapie : insuline d'action rapide en IV : début à : 0,05 à 0,1 UI/kg/h en fonction de l'âge et de la sévérité de l'acidocétose, puis selon les glycémies de contrôle ;
- traitement du facteur déclenchant éventuel ;
- surveillance :
  - clinique (/1 h) : constantes, examen neurologique, diurèse, glycémie et cétonémie capillaires + BU,
  - paraclinique (/4 h) : glycémie veineuse, GDS veineux, ionogramme sanguin, fonction rénale, ECG.

Objectifs de la prise en charge :

- diminution rapide de la cétonémie qui doit disparaître entre H12 et H24 ;
- baisse progressive de la glycémie avec un objectif autour de 10 mM entre H12 et H24 ;
- relais par insuline SC en général vers H24, quand l'état clinique (digestif) le permet ;
- éducation thérapeutique dans tous les cas, soit prise en charge initiale du diabète, soit reprise éducative si diabète connu.

d. Complications possibles

L'œdème cérébral est la plus fréquente, avec une lourde morbimortalité.

Il se développe sous traitement et est suspecté devant des céphalées, une altération secondaire brutale de la conscience, des convulsions, des signes neurologiques de compression du tronc cérébral (atteinte des nerfs crâniens, mydriase, bradycardie, pauses respiratoires).

La conduite à tenir en extrême urgence est l'injection de mannitol IV, la diminution des débits de perfusion et un transfert en réanimation médicale.

Autres complications : l'hypokaliémie, l'inhalation de liquide gastrique (enfant inconscient).

Réflexe : glycémie capillaire > 2,50 g/L → BU pour recherche de cétones.
Prise en charge urgente : insulinothérapie IV, rééquilibration hydroélectrolytique, ECG.
Surveillance neurologique car risque d'œdème cérébral.

2. Hypoglycémie chez l'enfant diabétique traité

a. Généralités

Il s'agit d'une complication inévitable de l'insulinothérapie.

Les **hypoglycémies mineures** sont perçues et corrigeables par ingestion de glucides par l'enfant (ou administré par son entourage si petit enfant).

Elles sont inévitables chez un patient bien équilibré, de fréquence variable, en général plusieurs fois par semaine.

Les **hypoglycémies sévères** sont définies par la présence de signes de neuroglycopénie et la nécessité de l'intervention d'un tiers.

Les facteurs de risque sont des erreurs dans la prise en charge du diabète, un diabète ancien, des antécédents d'hypoglycémie sévère et la non-reconnaissance des signes d'hypoglycémie. Un facteur déclenchant est rarement retrouvé : erreur de dose, injection IM, erreur alimentaire, effort physique prolongé.

b. Diagnostic

Les premiers signes correspondent à la réaction adrénergique (sueurs, tremblements, tachycardie, pâleur, anxiété, faim) et surviennent en cas de glycémie veineuse <0,60 g/L (3,3 mM).

Les signes de neuroglycopénie (fatigue, difficultés de concentration et d'élocution, céphalées, incoordination, troubles visuels, troubles du comportement, voire au maximum coma ± convulsions) surviennent en cas de glycémie veineuse <0,50 g/L (2,8 mM).

Les hypoglycémies survenant durant le sommeil peuvent passer inaperçues et se traduire par des céphalées matinales ou des difficultés au réveil (elles majorent le risque d'hypoglycémie sévère).

La confirmation du diagnostic repose sur le contrôle de la glycémie capillaire.

c. Prise en charge

Pas de trouble de conscience = resucrage oral :

- sucre rapide = 1 morceau de sucre (5 g) ou 1/2 verre de jus de fruit ou de soda pour 20 kg de poids;
- puis sucre lent = 1–2 morceaux de pain ou 2–3 biscuits.

Si trouble de conscience = pas de resucrage oral :

- en 1re intention : glucagon (geste réalisable au domicile par la famille) :
  - injection de glucagon IM ou SC (Glucagen® 0,5 mg si ≤25 kg, 1 mg au-delà),
  - puis une fois réveillé, resucrage *per os*;
- en 2e intention : glucosé IV (si Glucagen® non disponible et secours médicalisés) :
  - sérum G30 % 10 mL/20 kg de poids,
  - puis une fois réveillé, relais par une perfusion de G10 % 1,5 L/m²/j en au moins 1 h.

Au décours d'un épisode d'hypoglycémie sévère, l'éducation thérapeutique doit être réévaluée, notamment l'autosurveillance glycémique quotidienne, l'alimentation et l'adaptation des doses d'insuline.

d. Complications

En cas d'hypoglycémie sévère :

- risque d'accident de la voie publique, surtout chez l'adolescent (mobylette...);
- morbidité psychosociale et frein au bon équilibre du diabète.

Pas de dysfonction cognitive, ni de séquelles neurologiques.

Hypoglycémie iatrogène mineure : fréquente chez le diabétique bien équilibré.
Prise en charge urgente : resucrage oral, glucagon (si troubles de conscience).
Éducation thérapeutique pour reconnaissance des signes d'hypoglycémie.

III. Prise en charge au long cours du diabète de type 1

A. Mesures thérapeutiques et nutritionnelles

1. Objectifs et éducation thérapeutiques

La prise en charge de l'enfant diabétique doit être multidisciplinaire.

L'éducation thérapeutique comprend l'apprentissage et l'évaluation des connaissances de l'enfant et de sa famille.

Objectifs principaux de l'éducation thérapeutique :

- compréhension de la maladie et de son évolution (complications);
- bonne observance du traitement de fond ainsi que son autocontrôle;
- maîtrise des modalités techniques d'injection et d'autosurveillance du traitement;
- détection des symptômes d'hypoglycémie et d'acidocétose, prise de mesures adaptées;
- planification des consultations de suivi et des dépistages (ainsi que leurs résultats).

La prise en charge a pour but de prévenir les complications à long terme, tout en évitant les hypoglycémies iatrogènes.

L'équilibre glycémique représente le principal objectif de la prise en charge, avec un maintien de l'HbA1c <7,5 %, à moduler selon les enfants et les situations particulières (HAS, 2006).

Objectif d'HbA1c recommandé pour l'enfant diabétique : <7,5 %.
Éducation thérapeutique indispensable pour l'enfant et sa famille.

2. Insulinothérapie

a. Généralités

Elle est débutée en hospitalisation, accompagnée d'une éducation thérapeutique.

L'enfant et sa famille doivent parfaitement comprendre : les modalités d'injection, l'autosurveillance avec report sur un carnet dédié (glycémie capillaire), les objectifs glycémiques, et les adaptations de doses (en fonction des résultats glycémiques, des apports glucidiques aux repas, de l'activité physique ou d'une situation infectieuse).

Tous les types d'insuline n'ont pas d'AMM à tous les âges de l'enfant.

L'insulinothérapie est réalisée par voie sous-cutanée de façon pluriquotidienne, selon différents schémas d'administration.

b. Schémas insuliniques

Le **schéma conventionnel** est surtout utilisé chez les enfants prépubères.

Il consiste en l'utilisation combinée d'une insuline analogue rapide (délai : 5 min, durée : 4 h) type asparte (Novorapid®), glulisine (Apidra®), lispro (Humalog rapid®), avec une insuline intermédiaire (délai : 1 h, durée : 12–16 h) type NPH (Umuline NPH®) ou détémir (Levemir®), à raison de 2 administrations SC matin et soir, juste avant les repas (diverses modalités, en général 2 injections matin et soir).

La dose d'insuline journalière nécessaire est de l'ordre de 1 UI/kg/j, répartie en 2/3 de la dose le matin (1/3 d'analogue rapide et 2/3 d'insuline intermédiaire) et 1/3 le soir (1/3 d'analogue rapide et 2/3 d'insuline intermédiaire).

Le **schéma basal/bolus** est plus physiologique et est utilisé chez les adolescents ou quand les objectifs d'équilibre ne sont pas atteints.

Il consiste en l'injection d'un analogue lent de l'insuline type glargine (Lentus®) (durée : 24 h, 1 fois par jour) ou détémir (Levemir®) (en général 2 fois par jour), associée à l'injection d'une insuline analogue rapide avant chacun des repas.

La **pompe à insuline** est une alternative thérapeutique utile. Elle administre de l'insuline (insuline analogue rapide) en sous-cutané sous forme d'un débit de base programmé et de bolus administrés avant les repas. Elle est particulièrement utile chez le jeune enfant (injections difficiles et appétit capricieux).

Insulinothérapie SC avec autosurveillance glycémique sur un carnet.
Schéma conventionnel : insuline analogue rapide + insuline intermédiaire matin et soir.

3. Règles hygiéno-diététiques

Le **régime alimentaire** doit être personnalisé et adapté à l'âge et au poids.

Il a pour objectifs de permettre une croissance staturo-pondérale normale de l'enfant, de limiter les hyperglycémies post-prandiales précoces et les hypoglycémies post-prandiales tardives.

Les glucides représentent 50 % de la ration calorique totale, sous forme de glucides lents, dont la répartition dépend du schéma insulinique. Une collation à 10 heures est très importante dans le schéma conventionnel pour prévenir l'hypoglycémie de midi. Les sucres rapides et les boissons sucrées doivent être évités. Les lipides représentent 30 % de la ration calorique totale et les protides 20 %.

L'**activité physique** doit être encouragée, sans restriction (à l'exception des sports au cours desquels une hypoglycémie représente un risque vital, comme le parachutisme ou la plongée sous-marine).

Elle nécessite une adaptation thérapeutique (diminution des doses d'insuline et/ou augmentation des apports alimentaires).

La prise en charge des facteurs de risque cardiovasculaire ne doit pas être omise : sevrage tabagique (pour l'adolescent), lutte contre l'obésité, contrôle lipidique et de l'HTA.

Régime alimentaire personnalisé. Activité physique.

4. Autres mesures associées

a. Soutien psychologique

Le diabète est une maladie chronique de l'enfant.

Elle est susceptible d'entraîner des répercussions psychologiques chez l'enfant et son entourage proche. L'adolescence est une période difficile, avec opposition aux parents et au corps médical et rejet de la maladie.

b. Mesures sociales

Le diabète est une maladie prise en charge à 100 %, au titre d'ALD.

La mise en place d'un PAI (projet d'accueil individualisé) permet la gestion optimale du traitement et d'une éventuelle complication aiguë en milieu scolaire.

L'aide aux jeunes diabétiques (AJD) est une association utile pour aider les enfants dans leur compréhension et acceptation de la maladie.

Mesures associées : prise en charge à 100 %, PAI, associations.

B. Planification du suivi

1. Objectifs

Appréciation :

- de l'efficacité, de la tolérance et de l'observance du traitement ;
- de l'éducation thérapeutique de l'enfant diabétique et de sa famille.

Surveillance :

- de l'apparition de complications et de facteurs de risque ;
- de l'évolution de complications chroniques déjà présentes.

2. Modalités pratiques

a. Suivi pédiatrique

Il est multidisciplinaire et réalisé par des équipes spécialisées.
L'éducation thérapeutique doit être reprise à chaque consultation.
Les enfants sont suivis en consultation à intervalles réguliers de 2–3 mois.

À chaque consultation :

- lecture du carnet d'autosurveillance glycémique (≥ 3 glycémies capillaires/j) ;
- nombre d'épisodes d'hypoglycémie ;
- modalités et zones des injections (zones de lipodystrophie aux points d'injections) ;
- suivi du régime alimentaire réévalué régulièrement par un diététicien ;
- croissance staturo-pondérale (courbes taille, poids et IMC) et développement pubertaire ;
- vaccins recommandés par le calendrier vaccinal (pas de contre-indication) ;
- manifestations de maladies auto-immunes associées ;
- retentissement psychologique de la maladie.

Enquête paraclinique :

- mesure de l'HbA1c 4 fois par an ;
- recherche de maladies auto-immunes associées 1 fois par an : TSH et auto-immunité antithyroïdienne, anticorps de la maladie cœliaque ;
- dépistage des complications chroniques (à partir de 5 ans d'ancienneté du diabète, en particulier une fois la puberté débutée) :
  - rénales : microalbuminurie, mesure de la pression artérielle, créatinémie,

- oculaires : rétinographie (photographie du fond d'œil) ou fond d'œil, angiographie à la fluorescéine (si FO anormal); signes de rétinopathie diabétique identiques à ceux de l'adulte,
- neurologiques : examen physique complet, recherche d'une neuropathie;
- surveillance annuelle du bilan lipidique (les complications macroangiopathiques ne se rencontrent qu'à l'âge adulte).

b. Adolescence et relais adulte

À l'adolescence, les besoins en insuline augmentent. Des défauts de compliance devant les contraintes du traitement sont fréquents. L'obtention d'un bon équilibre métabolique est souvent délicate et des acidocétoses par rupture thérapeutique peuvent survenir.

Une relation de bonne qualité entre l'enfant, les parents et l'équipe soignante est indispensable. Les équipes d'éducation thérapeutique ont un rôle privilégié dans cette mission.

Le passage du diabétologue pédiatre au diabétologue d'adultes est une période souvent difficile. Des consultations communes de transition peuvent être proposées.

Suivi multidisciplinaire : clinique, HbA1c, bilan annuel des complications chroniques.

IV. Particularités du diagnostic et du traitement du diabète de type 2 de l'enfant

A. Diagnostic

1. Présentation clinique

Facteurs de risque :

- obésité ou surpoids;
- antécédents familiaux de diabète de type 2;
- manifestations d'insulinorésistance : acanthosis nigricans, signes d'hyperandrogénie d'origine ovarienne (syndrome des ovaires polykystiques);
- puberté en cours ou achevée;
- groupe ethnique à risque (Afrique du Nord et subsaharienne, Asie, Hispaniques aux États-Unis).

Manifestations cliniques (souvent plus pauvres que pour le type 1) :

- syndrome cardinal (perte de poids ou inflexion dans la courbe d'IMC);
- découverte fortuite (mesure de la glycémie ou recherche de glycosurie en cas de facteurs de risque);
- infection, mycose vaginale;
- parfois manifestations plus sévères, y compris acidocétose.

2. Critères diagnostiques

Les définitions conventionnelles du diabète de type 2 sont les mêmes que pour le diabète de type 1, avec des glycémies souvent plus proches des seuils.

Une HbA1c $\geq$6,5 % est considérée comme un critère diagnostique de diabète de type 2.

La présence d'auto-anticorps dirigés contre GAD, IA2, insuline (uniquement moins de 1 semaine après le traitement par insuline) ou ZnT8 élimine en pratique un diabète de type 2.

À noter qu'il existe d'autres types de diabète, en particulier MODY (*Maturity Onset Diabetes of the Young*), de transmission autosomique dominante (nombreux sous-types, chacun avec ses spécificités).

B. Prise en charge et suivi

Les objectifs thérapeutiques, la surveillance et la recherche de complications sont proches de ceux du diabète de type 1, avec néanmoins un risque accru de complications du fait des comorbidités.

Traitements médicamenteux :

- deux molécules ont l'AMM dans le diabète de type 2 de l'enfant = metformine et insuline;
- indications de l'insulinothérapie : présence d'une cétose (*a fortiori* acidocétose), glycémie > 2,5 g/L ou HbA1c > 9 %.

Autres mesures de prise en charge :

- règles hygiéno-diététiques;
- activité physique modérée ou intense.

C. Synthèse

Tableau 61.1. Comparaison entre diabète de type 1 et diabète de type 2 chez l'enfant et l'adolescent.

	Type 1	Type 2
Antécédents familiaux de diabète de type 2	Possible	Fréquents Si transmission dominante, penser aux diabètes MODY
Syndrome cardinal	Oui	Oui
Acidocétose	Oui	Possible
Diagnostic sur bilan systématique	Rarement	Souvent
Âge de début	Tous âges	Pendant ou après la puberté
Poids	Variable	Obèse
Acanthosis nigricans	Non	Fréquent
Mycose vaginale	Rare	Fréquente
Dyslipidémie et hypertension	Rares	Fréquentes
Autoanticorps	Positifs	Négatifs
Traitement	Insuline	Metformine Insuline

Point de vue de l'expert

Retenir le tableau clinique d'acidocétose révélant un diabète de type 1, avec les mesures thérapeutiques urgentes qu'il impose.
Il appartient à l'étudiant d'intégrer dans ses réponses les notions de prise en charge au long cours, avec notamment les objectifs d'éducation thérapeutique de cette maladie chronique de l'enfant.

Références

Bouhours-Nouet, N., Coutant, R.N., 2005. Clinique et diagnostic du diabète de l'enfant. In : EMC - Pédiatrie - Maladies infectieuses, pp. 1–16 [Article 4-059-K-10].

Springer, S.C., Silverstein, J., Copeland, K., Moore, K.R., Prazar, G.E., Raymer, T., et al., 2013. Management of type 2 diabetes mellitus in children and adolescents. Pediatrics 131 (2), e648–e664.

ALD n° 8 – Diabète de type 1 de l'enfant et de l'adolescent. HAS, 2007.
http://www.has-sante.fr/portail/jcms/c_750150/fr/ald-n8-diabete-de-type-1-chez-l-enfant-et-l-adolescent

CHAPITRE

62

Hypoglycémie chez l'enfant

Item et objectifs du CNCI

Item 238 – UE 8 – Hypoglycémie chez l'enfant

- Diagnostiquer une hypoglycémie.
- Identifier les situations d'urgence et planifier leur prise en charge.

Avant de commencer…

Un malaise, des troubles neurologiques (crises convulsives, hallucinations…) ou des signes adrénergiques aigus (pâleur, palpitations) peuvent conduire à suspecter le diagnostic d'hypoglycémie.
La symptomatologie peut apparaître plus inhabituelle mais ne saurait être négligée. Le diagnostic est urgent, d'autant que tout retard au traitement peut mettre en jeu le pronostic (avant tout neurologique), notamment chez le nouveau-né.

Une enquête étiologique minutieuse doit être ainsi réalisée, certaines causes exposant à un risque vital, tels que l'insuffisance surrénalienne et le déficit de la β-oxydation des acides gras.
Les causes d'hypoglycémies sont extrêmement variées (fonctionnelles, médicamenteuses, endocriniennes, toxiques, infectieuses, génétiques, paranéoplasiques, auto-immunes) et diffèrent selon l'âge. Des données simples anamnestiques (jeûne court/long, contexte), cliniques (hépatomégalie) et biologiques (glycémie, lactacidémie, cétonurie, hormonologie, acylcarnitines) permettent de conduire à un diagnostic dans la majorité des cas.

I. Pour bien comprendre

A. Généralités

L'hypoglycémie se définit par un chiffre de glycémie < 50 mg/dL (2,7 mmol/L) et < 60 mg/dL chez le diabétique.

Ce seuil est inférieur à 40 mg/dL (2,2 mmol/L) chez le nouveau-né au cours des 48 premières heures de vie. Des valeurs basses de glycémie sont habituelles chez le nouveau-né, puisque ce dernier a peu de réserve métabolique pour assurer une glycogénolyse et une néoglucogenèse efficace.

La démarche étiologique diffère selon l'âge.

Chez l'enfant, les maladies génétiques prédominent, puis les causes hormonales ou fonctionnelles.

Chez l'adulte, les causes les plus habituelles sont l'alcool, les médicaments, les déficits hormonaux ; mais il faut évoquer aussi l'insulinome et les causes auto-immunes.

B. Rappels de physiopathologie

L'homéostasie glycémique se définit par un équilibre entre :

- des facteurs hyperglycémiants : les apports alimentaires, les hormones hyperglycémiantes (GH, glucagon, cortisol, catécholamines), le degré de résistance périphérique à l'insuline, l'efficacité des mécanismes intrahépatiques de production du glucose (glycogénolyse et néoglucogenèse) ;
- des facteurs hypoglycémiants : l'insuline et les autres hormones insuline-*like* (IGF1, *big*-IGF2), la consommation tissulaire en glucose (cerveau et reins avant tout).

Toute cause de dysfonctionnement de cet équilibre peut conduire à une hypoglycémie.

Hypoglycémie : glycémie < 50 mg/dL soit 2,7 mmol/L.

II. Diagnostiquer une hypoglycémie et planifier la prise en charge

A. Identifier une hypoglycémie

Une hypoglycémie peut se manifester par deux types de symptômes :

- des signes neuroglucopéniques : fringale, signes neurologiques variés tels que convulsions, hallucination, trouble d'élocution, trouble visuel, trouble de concentration, signes pyramidaux, dysesthésie, fatigue inhabituelle, malaise, somnolence, coma, hypothermie…
- des signes adrénergiques : pâleur, sueurs et tachycardie, parfois tremblements, reflétant une augmentation de la sécrétion de catécholamines en réponse à l'hypoglycémie.

La triade de Whipple permet le diagnostic d'hypoglycémie ; elle associe :

- des signes neuroglucopéniques ;
- une glycémie < 50 mg/dL (ou < 60 mg/dL chez le diabétique) ;
- une correction des symptômes après normalisation de la glycémie.

Une glycémie capillaire doit être pratiquée en urgence devant tout signe évocateur d'hypoglycémie, et plus généralement, devant tout trouble neurologique brutal et inexpliqué.
La confirmation diagnostique repose sur la glycémie veineuse.

B. Mesures urgentes

Le coma ou les convulsions liées à une hypoglycémie traduisent une souffrance cérébrale. En cas d'hypoglycémie profonde durable, en particulier si l'hypoglycémie est sans cétose, et avant tout en période néonatale, le risque de séquelles cérébrales est élevé. L'enfant doit donc recevoir immédiatement un traitement visant à normaliser sa glycémie.

L'enfant est inconscient :

- glucagon 1 mg (chez le nouveau-né 0,3 mg/kg) en injection SC ou IM ou IV en cas d'hypoglycémie au jeûne court, survenant moins de 6 heures après le dernier repas (inefficace en cas de glycogénose et en cas d'hypoglycémie au jeûne prolongé) ;

- glucose intraveineux (resucrage éventuellement à répéter toutes les 5 à 10 min jusqu'à normalisation de la glycémie) :
  - chez le nouveau-né et le nourrisson : sérum G10 % 2 mL/kg,
  - chez l'enfant : sérum G30 % 10 mL/20 kg de poids,
  - chez l'adolescent (et adulte) : 10 à 30 mL de sérum G30 %.

L'enfant est conscient :

- bilan sanguin en hypoglycémie (voir *infra*) ;
- glucose par voie orale (et/ou IV) :
  - chez le nouveau-né et le nourrisson : sérum G10 % 2 mL/kg,
  - chez l'enfant : sucre 5 g/20 kg de poids chez l'enfant,
  - chez l'adolescent (et adulte) : 15 g de sucre.

1 sucre en morceau = 5 g de sucre = 50 mL de Coca-Cola ou de sérum glucosé G10 %.
10 mL de sérum G30 % = 3 g de glucose.

Une perfusion de sérum glucosé à 10 % peut prendre selon les cas le relais du resucrage aigu. Le recueil des premières urines est utile pour rechercher entre autre une cétose.

La correction d'une hypoglycémie constitue une urgence.

C. Enquête étiologique

1. Enquête clinique minutieuse

Les **circonstances** de survenue doivent être recueillies :

- âge de l'enfant ;
- contexte particulier ;
- survenue de l'hypoglycémie au jeûne court ou long, épisode unique ou récidive.

L'**anamnèse** doit écarter les situations pathologiques sévères conduisant de manière non spécifique à une hypoglycémie, résultant soit :

- d'une carence en glycogène ou en substrat pour la néoglucogenèse : dénutrition sévère, insuffisance hépatique profonde aiguë ou chronique ;
- d'une augmentation de la consommation de glucose : certaines tumeurs, septicémie ;
- d'une fuite urinaire massive de glucose : tubulopathie de Fanconi-Bickel ;
- ou encore d'une intoxication alcoolique ou la prise de médicaments : insuline, cibenzoline, gatifloxacine, pentamidine, quinine, indométacine, glucagon.

L'**examen clinique** doit être complet, au 1er rang duquel un examen neurologique rigoureux ainsi que la recherche d'une hépatomégalie.

2. Enquête paraclinique

a. Bilan de 1re intention

Toute hypoglycémie doit être authentifiée par une glycémie veineuse ; cette confirmation ne devant pas retarder la prise en charge thérapeutique. L'enquête paraclinique est systématique et prélevée avant resucrage (en dehors d'une situation d'urgence vitale).

Au moment de l'hypoglycémie (avant resucrage) :
- glycémie veineuse ;
- GH, cortisol, insuline et peptide-C ;
- et en cas d'hypoglycémie au jeûne court : test au glucagon (voir *infra*).

Au plus proche de l'hypoglycémie (éventuellement juste après resucrage) :
- lactate, ionogramme sanguin ;
- 3-hydroxybutyrate ;
- IGF1 ;
- profil des acylcarnitines plasmatiques (déficits de la β-oxydation des acides gras) ;
- dosage de toxiques et de médicaments selon le contexte (ex. : alcoolémie, sulfamides hypoglycémiants, antiarythmiques...) ;
- uricémie, triglycéridémie, transaminases, CPK ;
- bandelette urinaire : recherche de cétonurie et glycosurie ;
- chromatographie des acides organiques urinaires.

b. Bilan de 2e intention

En l'absence de diagnostic au terme des premiers résultats biologiques, ou si les prélèvements en hypoglycémie n'ont pas pu être réalisés, des explorations complémentaires peuvent être conduites dans des services spécialisés (en pédiatrie : service de métabolisme ou d'endocrinologie).

En cas d'hypoglycémie au jeûne long, et après avoir vérifié la normalité du bilan métabolique après un jeûne physiologique (en particulier cortisolémie et profil des acylcarnitines plasmatiques normaux), une épreuve de jeûne peut être réalisée (durée adaptée à l'âge de l'enfant, au maximum 24 h). Des dosages hormonaux (insuline, peptide-C, cortisol, GH) et métaboliques (profil des acylcarnitines plasmatiques, lactatémie, 3OH-butyrate, chromatographie des acides organiques urinaires) sont prélevés régulièrement pendant l'épreuve et au cours de l'éventuelle hypoglycémie, afin de vérifier l'adaptation des sécrétions hormonales au jeûne prolongé et l'intégrité de la néoglucogenèse.

En cas d'hypoglycémie au jeûne court, un cycle glycémie-lactate avant et après chaque repas et/ou une HGPO (hyperglycémie provoquée par voie orale) sont indiqués. L'HGPO consiste, après ingestion d'une forte quantité de glucose, à mesurer régulièrement la glycémie et l'insuline pendant 2 à 4 heures.

> Enquête paraclinique au plus proche de l'hypoglycémie, idéalement avant resucrage.

3. Orientation diagnostique

L'enquête clinique permet souvent d'avoir une orientation diagnostique éclairée.

Les situations pathologiques sévères conduisant de manière non spécifique à une hypoglycémie doivent être identifiées (voir *supra*).
Une défaillance multiviscérale oriente vers une insuffisance surrénalienne, un déficit de l'oxydation des acides gras.

Les **hypoglycémies au jeûne court**, doivent particulièrement évoquer un hyperinsulinisme ou une glycogénose (ou, chez le nouveau-né, un panhypopituitarisme).

Une hépatomégalie oriente vers une glycogénose.

Il convient d'apprécier la réponse au test au glucagon (injection de 1 mg de glucagon en SC avec contrôle de glycémie capillaire à 5 puis 10, 15 et 30 minutes). Le test est positif lorsque l'augmentation de glycémie est supérieure à 30 mg/dL; orientant vers un mécanisme incluant un excès d'insuline. Un test négatif oriente vers une glycogénose.

L'**hypoglycémie au jeûne long** oriente vers un déficit hormonal, un défaut de la néoglycogenèse, un déficit de la β-oxydation des acides gras.

Une cétose doit toujours être recherchée : l'absence de cétose au jeûne long est anormale et oriente vers un déficit de la β-oxydation des acides gras. En revanche, les déficits de la néoglycogenèse s'accompagnent d'une forte cétose.

La présence d'une hyperlactatémie au moment de l'hypoglycémie signe un dysfonctionnement primaire (ex. : déficit en fructose 1,6-biphosphatase, glycogénose de type I) ou secondaire (ex. : déficit de la β-oxydation des acides gras) de la néoglucogenèse.

Le diagnostic peut également être orienté par la quantité de glucose nécessaire pour corriger l'hypoglycémie.

Si la correction de l'hypoglycémie nécessite des apports supraphysiologiques en glucose, le mécanisme en cause implique obligatoirement l'excès d'un facteur hypoglycémiant tel que l'insuline (par exemple, si un nouveau-né requiert des apports continus de glucose > 10–12 mg/kg/min).

Éléments d'orientation : jeûne court/long, hépatomégalie, cétose, hyperlactatémie.

4. Arbre diagnostique (fig. 62.1)

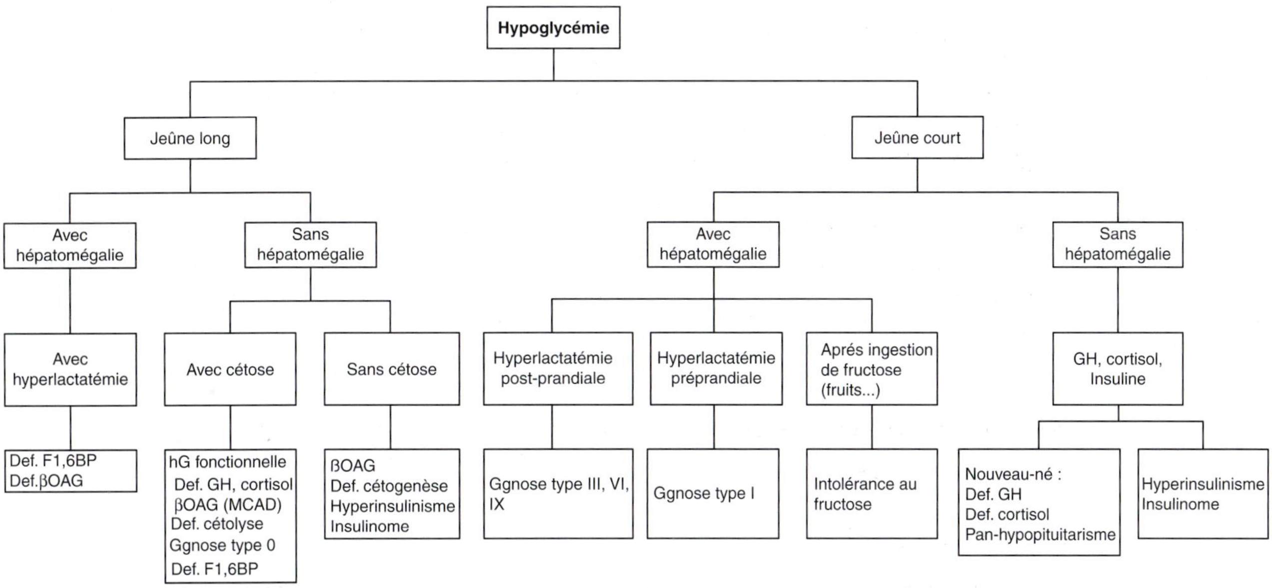

Fig. 62.1. Arbre diagnostique des hypoglycémies de l'enfant (causes les plus fréquentes).

hG : hypoglycémie. F1, 6BP : fructose 1,6-biphosphatase, enzyme impliquée dans la néoglucogenèse. βOAG : β-oxydation des acides gras (permet à la mitochondrie d'utiliser les graisses pour fabriquer de l'ATP, notamment lors de la néoglucogenèse). Ggnose : glycogénose. Maladie de la dégradation du glycogène (types I, III, VI, IX, conduisant à une hépatomégalie par surcharge hépatique en glycogène) ou de sa synthèse (type 0).

Hyperinsulinisme : l'excès d'insuline provoque une hypoglycémie. Cette insuline peut être d'origine exogène (surdosage en insuline chez un diabétique insulinodépendant), lié à une anomalie primaire du fonctionnement de la cellule β du pancréas (hyperinsulinisme congénital) ou lié à un processus tumoral de ces dernières (insulinome). Certains médicaments peuvent également provoquer des hypoglycémies par hyperinsulinisme (ex. : sulfamides hypoglycémiants).

III. Points clés à propos de certaines causes

A. Hyperinsulinisme congénital

1. Généralités

L'hyperinsulinisme (HI) congénital est un dysfonctionnement primaire de la cellule β du pancréas conduisant à une sécrétion inappropriée d'insuline en hypoglycémie, impliquant uniquement la cellule β du pancréas (= HI congénital isolé, 9 gènes connus) ou s'inscrivant dans le cadre d'un syndrome (= HI syndromique ; ex. : syndrome de Beckwith-Wiedemann, syndrome de Kabuki, etc.).

Cette pathologie est à distinguer de :

- l'hyperinsulinisme transitoire à la naissance, lié à un diabète maternel mal équilibré ou secondaire à une souffrance fœtale et dont l'origine génétique n'est alors pas certaine ;
- l'insulinome qui est une tumeur neuroendocrine pancréatique.

Les hypoglycémies peuvent se révéler à tous les âges. Les situations les plus sévères provoquent des hypoglycémies sévères récidivantes dès les premières heures de vie, avec convulsions ou coma.

La glycémie doit être normalisée rapidement pour éviter des séquelles cérébrales (retard mental séquellaire chez 30 % des patients).

Lorsque les hypoglycémies par hyperinsulinisme sont diagnostiquées après l'âge de 4 ans, le principal diagnostic différentiel est l'insulinome (exceptionnel chez l'enfant).

2. Diagnostic

Le diagnostic positif est fortement évoqué devant :

- des hypoglycémies récurrentes sans cétose, avec insulinémie inadaptée au moment de l'hypoglycémie, et ponctuellement corrigées par le test au glucagon ;
- un besoin d'apports très élevés de glucose nécessaires pour éviter la rechute d'hypoglycémie chez le nouveau-né.

D'autres investigations permettront d'orienter les recherches génétiques : la recherche à l'interrogatoire d'antécédents familiaux de diabète monogénique (MODY) ou d'hypoglycémie, le dosage d'ammoniémie, le profil des acylcarnitines plasmatique et la chromatographie des acides aminés urinaires.

3. Prise en charge

La prise en charge initiale consiste à normaliser la glycémie :

- apports glucosés suffisants (*per os*, par voie entérale, ou par voie IV) :
- ± glucagon (1 mg en SC parfois suivi de glucagon en SC continue 24 h/24).

Si le diagnostic est confirmé, le patient doit être confié à un service spécialisé en maladies métaboliques.

B. Déficit de la β-oxydation des acides gras (βOAG)

1. Généralités

La βOAG est un système enzymatique intramitochondrial permettant de dégrader les acides gras en substrats (acétyl-CoA et corps cétoniques) utilisés ensuite par le cycle de Krebs afin de produire *in fine* de l'ATP. Certains organes utilisent préférentiellement la βOAG : le cœur, les muscles et le foie (en particulier pour assurer la néoglucogenèse).

Un déficit enzymatique sur la βOAG peut ainsi entraîner au jeûne prolongé ou lors de situations de catabolisme (ex. : infection, chirurgie) une hypoglycémie, qui n'est pas compensée par une cétose (ou peu), mais, éventuellement, accompagnée d'atteintes aiguës d'autres organes.

Le métabolisme énergétique du cerveau étant principalement soutenu par le glucose et par les corps cétoniques, l'absence simultanée de ces deux substrats est particulièrement pourvoyeuse de séquelles cérébrales. De plus, la sévérité des autres atteintes aiguës peut mettre en jeu le pronostic vital.

Évoquer ce diagnostic précocement permet d'améliorer le pronostic de l'épisode aigu ainsi que d'établir un traitement au long cours permettant d'éviter des récidives de décompensations métaboliques potentiellement fatales.

2. Diagnostic

Le diagnostic positif est fortement évoqué devant :

- une hypoglycémie (unique mais profonde) sans cétose, au jeûne prolongé ou à la naissance ou lors d'une situation de catabolisme;
- d'autres atteintes aiguës éventuellement associées :
  - une rhabdomyolyse aiguë pouvant être massive,
  - une insuffisance hépatocellulaire, éventuellement dans le cadre d'un syndrome de Reye (association cytolyse hépatique sans cholestase, hyperammoniémie et trouble de la conscience),
  - des troubles du rythme cardiaque, une cardiomyopathie dilatée.

Le diagnostic est biochimique en réalisant en urgence un profil des acylcarnitines plasmatiques. Un spécialiste métabolicien doit toujours intervenir pour assurer au mieux les explorations diagnostiques.

Des études enzymatiques et génétiques sont parfois nécessaires pour préciser le diagnostic.

3. Prise en charge

Une prise en charge urgente probabiliste doit être instaurée dès que possible, dans l'attente des résultats biochimiques du profil des acylcarnitines :

- prise en charge symptomatique : hyperhydratation en cas de rhabdomyolyse…
- la prise en charge spécifique :
  - perfusion de solution glucosée permettant d'apporter un débit glucidique important (10 mg/kg/min chez le nouveau-né, 6 mg/kg/min chez l'enfant),
  - perfusion IV continue de L-carnitine 150 mg/kg/24 h (favorise l'excrétion urinaire des acides gras anormalement accumulés).

Si le diagnostic est confirmé, le patient doit être confié à un service spécialisé en maladies métaboliques.

Point de vue de l'expert

Cas clinique transversal possible à l'ECN dont les points clés seraient :

- signes cliniques évocateurs d'une hypoglycémie de l'enfant ;
- dépistage et confirmation : glycémie capillaire puis veineuse ;
- examens paracliniques de 1re intention pour l'enquête étiologique ;
- traitement aux urgences : resucrage ± glucagon.

Un sujet abordant le diagnostic et la prise en charge thérapeutique spécifique d'une cause relevant de services de surspécialités ne peut être posé à l'ECN.

Références

Cryer, P.E., Axelrod, L., Grossman, A.B., Heller, S.R., Montori, V.M., Seaquist, E.R., Service, F.J., 2009. Evaluation and Management of Adult Hypoglycemic Disorders : An Endocrine Society Clinical Practice Guideline. J. Clin. Endocrinol. Metab. 94 (3), 709–728.

de Lonlay, P., Arnoux, J.B., Polak, M., Valayannopoulos, V., 2010. Hypoglycémie de l'enfant. In : EMC - Pédiatrie - Maladies infectieuses. pp. 1–9 [Article 4-059-F-10].

XI

Médecine de l'adolescence

CHAPITRE

63

Troubles des conduites alimentaires de l'adolescent

Items et objectifs du CNCI

Item 249 – UE 8 – Amaigrissement à tous les âges : exemple de l'adolescent

- Argumenter les principales hypothèses diagnostiques et justifier les examens complémentaires pertinents.

Item 69 – UE 3 – Troubles des conduites alimentaires chez l'adolescent

- Diagnostiquer les troubles des conduites alimentaires chez l'adolescent.
- Argumenter l'attitude thérapeutique et planifier le suivi des troubles des conduites alimentaires.
- Connaître les principales anomalies métaboliques.

Avant de commencer...

La survenue d'un amaigrissement chez un adolescent est une légitime source d'inquiétude familiale, pouvant conduire à une consultation médicale.

Les objectifs de l'évaluation médicale sont :

- d'écarter une cause organique d'amaigrissement;
- d'identifier des signes positifs d'anorexie mentale;
- de repérer des signes de gravité reliés au retentissement somatique de la dénutrition.

L'anorexie mentale a fait l'objet de recommandations éditées par la HAS en 2010.

I. Pour bien comprendre

A. Troubles du comportement alimentaire

On appelle troubles du comportement alimentaire (TCA) les conduites alimentaires différentes de celles habituellement adoptées par des individus placés dans un même environnement nutritionnel et socioculturel, et induisant des troubles somatiques et psychologiques.

L'**anorexie mentale** est un TCA dont la prévalence est estimée à 1 % chez les femmes et de 0,2 % chez les hommes, mais les formes subsyndromiques sont beaucoup plus fréquentes.

La forme clinique la plus fréquente concerne les adolescents âgés de 13 à 18 ans.

La **boulimie** est un TCA dont la prévalence est estimée à 2 %.

On distingue 2 types : la boulimie avec vomissements dans 2/3 des cas (où le poids est normal ou légèrement inférieur à la normale) et la boulimie sans vomissements (où le poids est normal ou légèrement supérieur à la normale).

Là encore, il existe une très forte prédominance féminine (environ 10 filles pour 1 garçon).

B. Amaigrissement chez un adolescent

La surveillance de la croissance pondérale fait partie des axes de suivi systématiques.

Pendant l'enfance et plus particulièrement pendant la période pubertaire, une non prise de poids est un amaigrissement. Afin de mieux l'évaluer, le suivi des courbes d'IMC est indispensable.

Un amaigrissement de 15 % en dessous du poids attendu fait évoquer le diagnostic d'anorexie mentale.

Lors de la 1re consultation, on recherche des signes positifs d'anorexie mentale, mais aussi des signes évocateurs d'autres diagnostics, particulièrement : des douleurs abdominales, une fatigabilité (très rarement présente dans l'anorexie mentale), un syndrome polyuro-polydipsique, des céphalées.

L'examen physique complet évalue le retentissement de la dénutrition, et apprécie aussi : la fréquence cardiaque (basse chez le sujet dénutri sauf en cas d'hyperthyroïdie) l'existence d'une masse abdominale ou d'un goitre thyroïdien, des anomalies neurologiques. La bandelette urinaire recherche une glycosurie.

Les principaux diagnostics différentiels à évoquer sont :

- les maladies inflammatoires du tube digestif ;
- l'hyperthyroïdie ;
- le diabète insipide, le diabète insulinodépendant ;
- une tumeur du système nerveux central ;
- une dépression avec perte d'appétit.

Le diagnostic d'anorexie mentale est un diagnostic positif et ne doit pas être un diagnostic d'élimination (HAS 2010). Un bilan médical trop exhaustif laisse les familles dans l'expectative d'un diagnostic plus rassurant et nuit à la prise en charge. L'interrogatoire et l'examen clinique sont dans la plupart des cas suffisants pour porter le diagnostic.

On pratiquera habituellement lors de la 1re consultation : NFS à la recherche d'une carence par malabsorption (exceptionnelle en cas d'anorexie mentale), VS et CRP (maladies inflammatoires en particulier du tube digestif), dosage de T3, T4 et TSH (hyperthyroïdie).

Un adolescent amaigri n'est pas forcément anorexique.

II. Anorexie mentale de l'adolescent

A. Diagnostic

1. Tableau clinique

Il s'agit le plus souvent d'une adolescente sans antécédent particulier.

La triade classiquement décrite comprend :

- un amaigrissement par restriction alimentaire délibérée ;
- une anorexie ;
- une aménorrhée (primaire ou secondaire).

D'autres signes sont particulièrement évocateurs :

- le déni de la maigreur avec dysmorphophobie ;
- la préoccupation pondérale avec peur de grossir ;
- la préoccupation culinaire avec calcul des calories ;
- l'hyperactivité physique et l'hyperinvestissement intellectuel ;
- l'appauvrissement relationnel, le désintérêt pour la sexualité.

Les signes cliniques précités ne sont pas toujours tous présents.

L'existence de plusieurs d'entre eux chez une adolescente, associée à une cassure pondérale importante doit faire fortement suspecter le diagnostic d'anorexie mentale. L'anorexie mentale est la première cause d'aménorrhée secondaire chez l'adolescente.

Une cause somatique doit avoir été exclue par l'interrogatoire et l'examen. Il est fortement recommandé de vérifier la présence de chacun des critères diagnostiques de l'une des classifications internationales : CIM-10, DSM-V (voir § IV. Annexes).

L'annonce diagnostique doit se faire avec une attitude professionnelle et empathique.

L'établissement d'une alliance thérapeutique dès le début de la prise en charge est essentiel.

En cas d'aménorrhée secondaire ou de cassure pondérale chez une adolescente → rechercher une restriction alimentaire.

2. Évaluation médicale

Une évaluation globale est recommandée.

Elle doit identifier des signes de gravité, en particulier ceux susceptibles de conduire à l'hospitalisation.

L'**anamnèse** doit recueillir l'histoire pondérale (courbe de croissance, pourcentage de perte de poids et cinétique), les conduites de restriction alimentaire, les conduites purgatives associées (vomissements, laxatifs, diurétiques) ainsi qu'une potomanie, l'activité physique, les conduites addictives, les antécédents somatiques.

L'**évaluation somatique** doit détailler les constantes (température, fréquence cardiaque, pression artérielle, poids et IMC) et l'état général, le stade de Tanner, la présence d'œdèmes des membres inférieurs et de troubles du rythme cardiaque, le degré d'hydratation et de fonte musculaire, le transit digestif, des anomalies cutanées (livedo, escarres).

L'**évaluation psychique** doit préciser un contexte psychiatrique ancien et/ou actuel (dépression, anxiété, suicidalité), le fonctionnement familial, l'évaluation sociale.

Les **examens biologiques** à réaliser sont : un hémogramme, un ionogramme sanguin (avec fonction rénale et kaliémie), un bilan phosphocalcique, un bilan hépatique, une CRP.

D'autres examens peuvent être nécessaires : un électrocardiogramme (en cas de critères d'hospitalisation), une ostéodensitométrie osseuse (en cas d'évolution depuis plus de 6 mois).

Anorexie mentale : maladie psychiatrique avec potentielle urgence somatique.

3. Principaux signes de gravité et anomalies métaboliques

L'indication de l'hospitalisation à temps plein se discute au cas par cas.

Elle est indiquée en cas de signes de gravité somatiques, psychiatriques, environnementaux. Plusieurs critères sont habituellement nécessaires (tableau 63.1). Les principales anomalies métaboliques y sont précisées. Les valeurs seuils chez l'enfant ne sont pas définies spécifiquement.

Elle est au mieux réalisée avec l'adhésion de l'adolescent, mais peut se faire sous contrainte en cas de refus d'hospitalisation et risque vital immédiat (accord parental si mineur, OPP si refus des parents).

Tableau 63.1. Principaux critères d'hospitalisation (d'après HAS, 2010).

Critères somatiques	
Anamnestiques	– Perte de poids rapide : > 2 kg/semaine – Aphagie totale, refus de boire – Lipothymies ou malaises d'allure orthostatique
Cliniques	– IMC < 12,7 kg/m² à 13–14 ans – IMC < 13,2 kg/m² à 15–16 ans – IMC < 14 kg/m² au-delà de 17 ans – Fatigabilité voire épuisement, ralentissement idéique et verbal, confusion – Bradycardies extrêmes (FC < 40/min), tachycardies – PA < 80/50 mmHg, hypotension orthostatique – Hypothermie < 35,5 °C, hyperthermie – Syndrome occlusif
Paracliniques	– Acétonurie à la BU, hypoglycémie < 0,6 g/L – Hypokaliémie, hyponatrémie, hypophosphorémie, hypomagnésémie – Élévation de la créatininémie (> 100 µmol/L) – Cytolyse > 4 N – Leuconeutropénie < 1 000/mm³, thrombopénie < 60 000/mm³
Critères psychiatriques	
Risque suicidaire	– Tentative de suicide réalisée ou avortée, plan suicidaire précis – Automutilations répétées
Comorbidités	– Dépression, anxiété – Symptômes psychotiques, abus de substances – Troubles obsessionnels compulsifs
Anorexie mentale	– Idées obsédantes intrusives et permanentes – Nécessité d'une renutrition par sonde nasogastrique – Exercice physique excessif et compulsif – Conduites de purge intenses
Critères environnementaux	
Entourage	– Conflits familiaux sévères – Épuisement parental
Mode évolutif	– Manque de coopération, motivation insuffisante – Échec antérieur d'une prise en charge ambulatoire bien conduite

Connaître les principaux critères d'hospitalisation de la HAS.

B. Argumenter l'attitude thérapeutique et planifier le suivi

1. Principes thérapeutiques

a. Premières mesures aux d'urgences

Mise en condition :

- monitoring cardiorespiratoire ;
- correction des signes de gravité mettant en jeu le pronostic vital ;
- réchauffement si nécessaire, repos au lit.

À propos des apports *per os* et IV :

- éviter une perfusion, si nécessaire : NaCl 0,9 % 250 mL/24 h maximum (pas de sucre) IV, voie centrale contre-indiquée sauf exception ;
- proposer une alimentation normale, limiter les boissons à 1 litre/j ;
- nutrition par sonde entérale si nécessaire, ne pas précipiter la décision (notamment la nuit) ;
- supplémenter systématiquement en phosphore *per os* (risque d'insuffisance cardiaque par hypophosphatémie).

b. Prise en charge au long cours

Elle doit être multidisciplinaire et personnalisée.

Les objectifs sont la réhabilitation pondérale mais aussi la reprise d'un équilibre social et un assouplissement des conditions de rapport à l'alimentation.

Prise en charge **médicale et nutritionnelle** attentive :

- définition d'un objectif d'hospitalisation ;
- reprise d'un régime alimentaire adapté ou nutrition entérale ;
- supplémentation en phosphore, vitamines et oligoéléments.

Prise en charge **psychothérapeutique** :

- thérapies de soutien, psychothérapies d'inspiration analytique ;
- thérapies comportementales et cognitivo-comportementales ;
- soutien psychologique de la famille ;
- psychothérapie familiale.

Surveillance attentive à court, moyen et long terme :

- surveillance de l'apparition d'un syndrome de renutrition inappropriée ;
- contrôle de la reprise pondérale ;
- informations régulières aux parents.

2. Suivi et pronostic

Le suivi est prolongé et adapté à chaque adolescent.

Dans une étude française récente, à 9 ans, le devenir était considéré comme bon ou intermédiaire chez 63 % des patientes ; près de 80 % des femmes n'avaient plus de trouble du comportement alimentaire et avaient retrouvé leurs règles. L'adaptation sociale était bonne de même que la qualité de vie.

Les facteurs de mauvais pronostic sont le sexe masculin, un âge de début précoce (avant la puberté), une dénutrition sévère avec IMC bas, un long délai de prise en charge.

Prise en charge multidisciplinaire : objectif pondéral, psychothérapie, suivi prolongé.

III. Boulimie de l'adolescent

A. Diagnostic

1. Tableau clinique

Il s'agit le plus souvent d'une adolescente, âgée de 18–20 ans.

On recherche essentiellement trois critères diagnostiques :

- la crise de boulimie qui associe l'épisode hyperphagique (ingestion d'une grande quantité d'aliments dans un temps assez court, en cachette) et le sentiment d'une perte du contrôle alimentaire simultanée ;
- un comportement compensatoire pour prévenir la prise de poids (vomissements, jeûne, prise de médicaments, exercice physique excessif) ;
- une perturbation de l'image corporelle (dysmorphophobie) qui se traduit ici surtout par cette obsession et cette peur panique de prendre du poids.

En général, les adolescents boulimiques font au moins deux crises par semaine et peuvent avoir jusqu'à plusieurs crises chaque jour. Il existe plus rarement des épisodes où les crises s'enchaînent parfois jour et nuit : on parle alors d'état de mal boulimique.

2. Principaux signes de gravité et anomalies métaboliques

On note la survenue de problèmes dentaires (anomalies de l'émail et des gencives), de troubles œsophagiens (RGO, pyrosis, Mallory-Weiss) et une augmentation caractéristique du volume des glandes parotides (relié aux efforts de vomissements répétés).

La complication métabolique la plus fréquente est une baisse du potassium sanguin.

B. Argumenter l'attitude thérapeutique et planifier le suivi

La prise en charge doit être multidisciplinaire et personnalisée.

Elle reprend les mêmes principes que ceux de l'anorexie mentale. L'aspect corporel est privilégié avec des séances de relaxation et parfois de massages. Le recours à des groupes de parole peut être proposé.

IV. Annexes

Annexe 63.1. Anorexie mentale – Classification internationale CIM-10 (d'après HAS, 2010).

A.	Poids corporel inférieur à la normale de 15 % (perte de poids ou poids normal jamais atteint ou index de masse corporelle de Quetelet inférieur ou égal à 17,5). Chez les patients prépubères, prise de poids inférieure à celle qui est escomptée pendant la période de croissance.
B.	La perte de poids est provoquée par le sujet par le biais d'un évitement des « aliments qui font grossir », fréquemment associé à au moins une des manifestations suivantes : des vomissements provoqués, l'utilisation de laxatifs, une pratique excessive d'exercices physiques, l'utilisation de « coupe-faim » ou de diurétiques.

C.	Une psychopathologie spécifique consistant en une perturbation de l'image du corps associée à l'intrusion d'une idée surinvestie : la peur de grossir. Le sujet s'impose une limite de poids inférieure à la normale, à ne pas dépasser.
D.	Présence d'un trouble endocrinien diffus de l'axe hypothalamo-hypophyso-gonadique avec aménorrhée chez la femme (des saignements vaginaux peuvent toutefois persister sous thérapie hormonale substitutive, le plus souvent dans un but contraceptif), perte d'intérêt sexuel et impuissance chez l'homme. Le trouble peut s'accompagner d'un taux élevé d'hormone de croissance ou de cortisol, de modifications du métabolisme périphérique de l'hormone thyroïdienne et d'anomalies de la sécrétion d'insuline.
E.	Quand le trouble débute avant la puberté, les manifestations de cette dernière sont retardées ou stoppées (arrêt de la croissance : chez les filles, absence de développement des seins et aménorrhée primaire ; chez les garçons, absence de développement des organes génitaux). Après la guérison, la puberté se déroule souvent normalement : les règles n'apparaissent toutefois que tardivement.
Diagnostic différentiel : le trouble peut s'accompagner de symptômes dépressifs ou obsessionnels, ainsi que de traits de personnalité faisant évoquer un trouble de la personnalité ; dans ce cas, il est parfois difficile de décider s'il convient de porter un ou plusieurs diagnostics. On doit exclure toutes les maladies somatiques pouvant être à l'origine d'une perte de poids chez le sujet jeune, en particulier une maladie chronique invalidante, une tumeur cérébrale et certaines maladies intestinales comme la maladie de Crohn et les syndromes de malabsorption .	

Annexe 63.2. Anorexie mentale – Classification internationale : DSM-V (mai 2013).

A	Restriction de la consommation d'énergie par rapport aux exigences menant à un corps de faible poids de manière significative dans le contexte de l'âge, du sexe, du stade de développement, et de la santé physique. Un faible poids significatif étant défini comme un poids inférieur au minimum normal, ou, pour les enfants et les adolescents, inférieur à celui attendu.
B	Peur intense de prendre du poids ou de devenir gros, ou un comportement persistant qui interfère avec le gain de poids, même en présence d'un poids faible.
C	Altération de la perception du poids ou de la forme de son propre corps, influence excessive du poids ou de la forme corporelle sur l'estime de soi, ou déni de la gravité de la maigreur actuelle.
Le type est dit restrictif si au cours des trois derniers mois, la personne n'a pas eu de manière régulière, des crises de boulimie ou de comportements de purge (à savoir vomissements provoqués ou utilisation abusive de laxatifs, diurétiques, lavements).	

Point de vue de l'expert

Une question à propos d'une adolescente ayant une anorexie mentale est possible à l'ECN. Connaître les critères d'hospitalisation de la HAS dans une situation d'urgence somatique. La prévention du syndrome de renutrition inappropriée est essentielle.

Références

Cros, G., Sznajder, M., Meuric, S., Mignot, C., Chevallier, B., Stheneur, C., 2010. Dénutrition rapide chez des patients anorexiques: expérience d'un service de pédiatrie générale. Arch. Pediatr. 17 (2), 112–117.

Prise en charge de l'anorexie mentale : recommandations de bonne pratique - 2010 - (HAS)
http://www.has-sante.fr/portail/jcms/c_985715/fr/anorexie-mentale-prise-en-charge

Connaissances

CHAPITRE 64

Risque et conduite suicidaires chez l'enfant et l'adolescent

Item et objectifs du CNCI

Item 348 – UE 11 – Risque et conduite suicidaires chez l'enfant et l'adolescent : identification et prise en charge

- Détecter les situations à risque suicidaire chez l'enfant et l'adolescent.
- Argumenter les principes de la prévention et de la prise en charge.

Avant de commencer…

Les conduites suicidaires chez l'enfant et l'adolescent sont un enjeu de santé publique en raison de leur fréquence, de leur possible gravité et des difficultés des mesures de prévention.
Le repérage des situations à risque et la prise en charge des tentatives de suicide sont les bases de la prévention du risque de répétition et de décès par suicide.
Les conduites suicidaires ne doivent pas être banalisées et ne sont « jamais à mettre sur le compte d'une crise d'adolescence ». Ces propos extraits du texte de Recommandations Anaes/HAS de 1998 restent d'actualité, ainsi que toutes les orientations de prise en charge.

I. Pour bien comprendre

A. Définitions

Un **suicide** est une mort volontaire par désir conscient ou non de se donner la mort.

Une **tentative de suicide** (TS) est un acte intentionnel ayant pour but de se donner la mort, mais sans y parvenir. Il s'agit de l'échec d'un suicide quelle que soit la cause de cet échec.
Une intoxication médicamenteuse volontaire (IMV) est une TS par absorption de médicaments.

Les **idées ou idéations suicidaires** sont le fait de penser au suicide comme une issue possible dans un contexte de souffrance morale.

Une crise suicidaire est une crise psychique dont le risque majeur est le suicide.

Les équivalents suicidaires sont des conduites à risque où la vie du sujet peut être mise en jeu sans expression d'un désir ou d'une volonté de se donner la mort.

B. Épidémiologie

Les données sont issues en France des publications Inserm et des Baromètres santé jeunes.

Le **suicide** est chez les adolescents la 2e cause de mortalité après les accidents de la voie publique. Le taux de suicide reste faible jusqu'à l'âge de 14 ans soit 40 décès en 2010. Dans la tranche des sujets de 15–24 ans, il atteint 4,1 pour 100000 soit 496 décès en 2010 dont 380 garçons. Ce nombre, certainement inférieur à la réalité, est plus faible que dans les tranches d'âge plus élevées et a diminué depuis 2000 comme à tous les âges.

Le sexe masculin est surreprésenté. Les modes de suicide sont par ordre de fréquence : pendaison, saut d'un lieu élevé, intoxication, armes à feu. Une comorbidité psychiatrique (dépression majeure, psychose) est retrouvée dans 60 à 90 % des cas, sans prise en charge antérieure 2 fois sur 3.

L'évaluation épidémiologique des **tentatives de suicide** (TS) est difficile : 40000 par an environ chez les sujets âgés de moins de 24 ans. L'incidence augmente fortement à partir de l'âge de 11 ans. Le rapport est de 22 TS pour 1 suicide chez le garçon et de 160 TS pour 1 suicide chez la fille.

Ainsi, contrairement aux suicides, les TS touchent majoritairement les filles (75 % des cas). Le mode de TS est majoritairement médicamenteux (8/10). Les produits utilisés sont principalement des psychotropes, souvent prescrits à l'adolescent lui-même dans les semaines précédant l'acte. Le paracétamol est le 2e médicament utilisé. L'intoxication est parfois polymédicamenteuse et/ou associée à d'autres substances comme l'alcool (25 %) ou une autre drogue.

Seule 1 TS sur 5 serait hospitalisée. Le taux de récidive après TS varie entre 10 et 40 %, surtout dans la période des 6 premiers mois, et semble très lié à la réelle possibilité de suivi après l'acte initial. Le risque de décès par mort violente après TS serait multiplié par 20 dans les 5 années qui suivent le premier geste.

L'**idéation suicidaire** est d'évaluation épidémiologique encore plus difficile. Chez les sujets de 15–19 ans, 5 à 7 % des garçons et 11 à 13 % des filles reconnaissent avoir eu des idées suicidaires au cours de l'année précédente.

Le lien entre idéation suicidaire et passage à l'acte est important.

Distinguer les différentes terminologies.

II. Détecter les situations à risque suicidaire

A. Quand évaluer le risque suicidaire ?

On doit évaluer le risque suicidaire chez tout adolescent consultant, quel que soit le motif.

Les consultations sont peu nombreuses pendant la période de l'adolescence et doivent permettent d'apprécier l'état de santé globale de l'adolescent, au plan physique et psychique. Pour cela, toute consultation doit comporter un entretien avec l'adolescent seul.

Les questions concernant le repérage de facteurs de risque (FDR) suicidaire doivent s'intégrer dans la même démarche que le dialogue autour du mode de vie, des consommations de produits ainsi que de la sexualité.

Repérer des facteurs de risque suicidaire à chaque consultation avec l'adolescent.

B. Quels facteurs de risque rechercher ?

Tableau 64.1. Facteurs de risque suicidaire.

FDR familiaux		– Perturbations familiales importantes : • rupture des liens (surtout récente), difficultés de communication • conflits répétés, violences conjugales • antécédents de maltraitance, abus sexuels (inceste) – Antécédents psychiatriques familiaux : • maladie psychiatrique d'1 ou 2 parents • TS ou suicide • alcoolisme
FDR individuels	Non spécifiques	– Antécédents de fugue – Antécédents d'accidents répétés ou de plaintes somatiques récurrentes – Consommations régulières de tabac, alcool, drogues, psychotropes – Maladies chroniques (asthme, diabète, obésité, épilepsie) – Homosexualité, troubles de l'identité sexuelle – Victime de harcèlement – Difficultés scolaires (redoublement, absentéisme, déscolarisation, orientation)
	Psychologiques	– Antécédents de TS – Dépression (masquée ou niée à cet âge), humeur dépressive – Idées suicidaires – Impulsivité – Trouble psychotique – Troubles du comportement alimentaire – Deuil récent dans l'entourage – Prise de certains médicaments (isotrétinoïne, montelukast, psychotropes)

Identifier avant tout : antécédents de TS, humeur dépressive, idées suicidaires ou de mort.

C. Quel est l'adolescent suicidant ?

La tentative de suicide est une attaque du corps au cours d'un acte impulsif. Il s'agit généralement d'une tentative d'échapper à une situation vécue comme insupportable. Elle peut aussi constituer une tentative extrême de « maîtrise du corps en cours de sexualisation ».

L'adolescent suicidant (= qui fait une tentative de suicide) n'a pas de profil de personnalité ni de pathologie psychiatrique définis. Le contexte présuicidaire est souvent marqué par des changements récents ou des facteurs déclenchants qui doivent alerter : rupture relationnelle, décrochage scolaire, troubles du sommeil, accidents, plaintes somatiques, survenue ou majoration d'une consommation de toxiques.

La connaissance des facteurs de risque et de ces éléments contextuels doit permettre :

- d'évoquer le risque de passage à l'acte suicidaire ou le risque de récidive après un 1er geste ;
- d'en évaluer la gravité et le degré d'urgence.

Les conduites suicidaires modifient l'équilibre familial antérieur (« attaqué comme le corps ? ») et entraînent soit des remaniements positifs, soit une plus grande rigidité des mécanismes interactifs familiaux.

Deux éléments de la réaction familiale ont un impact favorable sur la prise en charge ultérieure : la capacité à reconnaître la gravité de l'acte (opposée à la banalisation) ; la capacité à reconnaître la souffrance psychique de chacun (opposée au déni de cette souffrance).

Cette double reconnaissance concerne l'adolescent, ses parents et l'équipe soignante. Dans les jours qui suivent le passage à l'acte, survient le plus souvent une amélioration symptomatique qui ne doit pas faire surseoir à la nécessité d'un suivi de l'adolescent et de sa famille à distance.

Deux questions : risque de passage à l'acte suicidaire et risque de récidive après un geste suicidaire.

III. Argumenter les principes de prise en charge et de prévention

A. Généralités

Les principes de prise en charge et de prévention sont très liés. Les liens entre les trois situations : idéations suicidaires, tentatives de suicide et suicides sont forts.

Des recommandations font suite aux travaux de l'HAS et Anaes de 1998. Elles cherchent à prévenir la morbidité physique et psychique des tentatives de suicide et la mortalité par suicide.

Les grands principes de prise en charge sont :

- l'hospitalisation des TS de l'enfant et de l'adolescent, quelle que soit sa gravité au plan somatique ;
- l'évaluation triple « somatique, psychologique et sociale » ;
- une prise en charge multidisciplinaire ;
- la faible utilisation de chimiothérapie à visée psychiatrique ;
- un suivi ultérieur organisé avec un réseau ambulatoire.

Une TS de l'adolescent ne doit jamais être banalisée.

B. Principes de prise en charge des TS

1. Hospitalisation recommandée

Toute TS de l'enfant et de l'adolescent, quelle qu'en soit la gravité, devrait bénéficier d'un temps d'évaluation hospitalière.

Pourtant, seulement 20 % des TS de l'adolescent sont hospitalisées.

Plusieurs raisons sont évoquées pour expliquer ce constat : absence de repérage de l'acte, banalisation par l'entourage, réticences des familles ou des médecins, absence d'organisation des services d'accueil, absence de place hospitalière, absence de structure adaptée aux adolescents.

Il n'existe pourtant pas de parallélisme entre la gravité de l'acte et l'évolution ultérieure. L'intérêt de l'hospitalisation a été confirmé par des études prospectives et rétrospectives portant surtout sur le risque de récidive et l'adaptation sociale.

Le lieu d'hospitalisation est le plus possible adapté à l'âge de l'enfant ou l'adolescent.

Les unités polyvalentes de soins pour adolescents se développent en France. Les services d'accueil doivent comporter les ressources nécessaires au bilan somatique, psychique et social. Beaucoup d'enfants et adolescents sont hospitalisés après une TS en secteur pédiatrique où interviennent des unités de psychiatrie de liaison.

La durée minimum d'hospitalisation recommandée est de 3 jours mais est variable.

L'hospitalisation des adolescents pour TS est un « moment à ne pas rater ». Elle va permettre les évaluations indispensables et elle « entérine aussi la notion de crise », ce qui est indispensable à la prise en charge en offrant un lieu tiers en dehors de sa famille.

2. Évaluation « triple »

a. Évaluation somatique

Dès le service d'urgences, l'objectif est de prendre en charge la gravité somatique immédiate et d'expliquer les raisons de l'hospitalisation. L'équipe des urgences exerce un rôle de réparation du corps, sans aucun jugement de valeur sur le geste suicidaire.

L'évaluation somatique permet de mesurer les conséquences physiques de la TS, pouvant faire l'objet d'une prise en charge : recherche et traitement d'une intoxication, surveillance en réanimation selon l'état clinique et les risques induits, prise en charge traumatologique, etc.

L'intervention de l'équipe multidisciplinaire qui prendra en charge ultérieurement l'enfant ou l'adolescent est souhaitable dès ce temps de l'urgence. Des explications sont données aux parents sur la nécessité d'une hospitalisation.

Au cours de l'hospitalisation, l'évaluation somatique est poursuivie.

Des comorbidités physiques sont recherchées. Les évaluations du développement pubertaire, de l'état staturo-pondéral, la recherche de scarifications ou d'automutilations sont indispensables. Il peut parfois être utile de proposer un dépistage d'infections sexuellement transmissibles ou encore un test diagnostique de grossesse.

Tout ceci doit se faire en parfaite confidentialité avec l'adolescent. L'examen du corps permet souvent d'initier un dialogue autour des problèmes de l'adolescent. « Le corps est le moyen d'agir et la cible des agissements ».

b. Évaluation psychologique

Elle est effectuée par le psychiatre en liaison avec l'équipe somatique. Elle a lieu dès que possible, en tenant compte de l'état physique de l'adolescent.

Elle doit être systématique et articulée sur la prise en charge ultérieure.

On recherche des facteurs de risque de récidive à court terme (voir *supra*) et l'existence d'une pathologie psychiatrique sous-jacente en particulier une dépression. Il est important d'analyser et de rechercher des antécédents de traumatisme psychique ou physique : maltraitance sexuelle ou physique, carences, événements douloureux.

L'utilisation de l'échelle de Beck sur l'intentionnalité suicidaire est recommandée mais assez peu utilisée (voir Annexe 64.1). Des évaluations complémentaires sont parfois nécessaires à l'aide de tests projectifs pour le dépistage des pathologies psychiatriques.

c. Évaluation sociale

Cette évaluation est toujours nécessaire, en lien avec le service social.

Elle précise le contexte familial, scolaire, professionnel et éducatif. On évalue les conditions de vie de l'adolescent : vie en famille ou en collectivité, difficultés d'insertion. Un réel travail de liaison sociale est aussi souvent nécessaire autour des adolescents en grande difficulté : recherche de prises en charge précédentes, contacts avec les éducateurs.

La crise est souvent l'occasion de révélation de difficultés familiales. L'hospitalisation permet d'évaluer la souffrance familiale et parfois de réduire les clivages entre l'adolescent et sa famille.

3. Multidisplinarité

La prise en charge hospitalière doit être globale et associer plusieurs intervenants.

Elle doit répondre à des règles institutionnelles de travail en équipe, de recherche de continuité des soins, à adapter individuellement à chaque adolescent. L'équipe pluridisciplinaire est composée au mieux d'une équipe mixte de prise en charge somatique et psychique avec un référent psychiatre.

Le soin institutionnel pendant le séjour hospitalier a été comparé par certains à de véritables « soins intensifs » psychiques autour de trois dimensions :

- travail individuel de l'adolescent qui amorce un travail d'élaboration psychique ;
- travail de groupe avec confrontation aux pairs hospitalisés ;
- travail avec la famille autour de la crise familiale qui accompagne cette crise suicidaire.

4. Utilisation rare de médicaments à visée psychiatrique

Aucun médicament n'a d'action spécifique sur le risque de récidive suicidaire.

La tentative de suicide ne constitue pas une indication à utiliser des antidépresseurs ou des sédatifs.

L'instauration d'un traitement antidépresseur peut lever l'inhibition et favoriser les récidives de TS ou le suicide. La prescription de psychotropes dans ce contexte doit être limitée et seulement décidée par des psychiatres habitués au diagnostic chez l'adolescent.

5. Organisation du suivi ultérieur

L'hospitalisation initiale n'a de sens que si elle s'articule avec un suivi ambulatoire. Cette articulation nécessite un travail d'accompagnement et de liaison avec le référent ou l'équipe psychiatrique et/ou somatique qui organisera la prise en charge ultérieure.

Des facteurs de réussite de cette orientation ont été mis en évidence : durée de séjour hospitalier suffisante, nombre suffisant d'entretiens pendant l'hospitalisation, identification d'un référent hospitalier, existence d'un lien réel entre l'hôpital et l'intervenant ultérieur, prise de rendez-vous immédiate au cours de l'hospitalisation.

Il est important que la première consultation de suite soit proche de la sortie (2 à 7 jours). La plupart des équipes hospitalières proposent actuellement des consultations relais faites par l'équipe initiale et une transition « présentée et personnalisée » à l'équipe de soins ultérieurs. Les modalités de soins psychothérapiques sont adaptées à l'adolescent.

La sortie d'hospitalisation se fait en associant la famille. Les membres de la famille participent aux orientations du projet de soins et l'indication d'une thérapie familiale peut être posée. Leur adhésion au projet est un facteur important d'observance. Le soutien aux familles angoissées par le risque de récidive est nécessaire.

Le médecin traitant peut être associé à la prise en charge de l'adolescent si celui-ci le souhaite. Il aide l'adolescent et sa famille dans cette période post-crise et favorise l'observance de l'adolescent à la prise en charge proposée.

La liaison scolaire ne peut se faire que dans le respect d'une stricte confidentialité imposant de ne transmettre éventuellement des informations qu'au médecin scolaire lié par le secret médical. Cette liaison peut être nécessaire s'il a été repéré des problèmes importants autour de la scolarité pendant l'hospitalisation. Le lien doit être discuté et accepté par l'adolescent et sa famille.

La liaison sociale permet d'organiser la sortie des adolescents en difficultés : lien avec les éducateurs qui suivaient l'adolescent avant la crise, recherche d'une mesure d'aide éducative en cas de repérage de situation sociale difficile.

La prise en charge de l'adolescent suicidant doit permettre d'améliorer significativement des éléments du contexte (personnel, familial, social) qui avaient conduit à la tentative de suicide.

Les Maisons des adolescents ont une place dans ce réseau de soin autour des risques suicidaires.

Elles peuvent par leur accessibilité et leur très forte fréquentation être des lieux de relais dans le parcours des adolescents.

Hospitalisation recommandée pour toute TS.
Évaluations multidisciplinaires « somatique + psychologique + sociale ». Utilisation très rare de chimiothérapie à visée psychiatrique.
Organisation du suivi : consultation proche de la sortie, adhésion de la famille, liens avec le médecin traitant et la scolarité, des éducateurs.

C. Prévention

1. Prévention primaire

Elle concerne les adolescents sans risque suicidaire immédiat mais avec facteur(s) de risque.

La période de l'adolescence est une période de remaniements importants qui peuvent fragiliser et exposer à des prises de risques. Tout professionnel de santé travaillant auprès d'adolescents doit savoir repérer la souffrance psychique des adolescents et les facteurs de risque suicidaire. L'utilisation d'un guide d'entretien psychosocial type HEADSS est très utile (voir Annexe 64.2).

Cette prévention n'inclut pas l'information systématique des enfants et des adolescents sur le suicide qui n'a pas démontré son efficacité.

2. Prévention secondaire

C'est la prise en charge du risque suicidaire avant sa concrétisation en acte.

Dès l'idéation suicidaire, la prise en charge doit être organisée à partir du 1er médecin ou professionnel de santé qui a recueilli la plainte de l'adolescent. Cela nécessite une formation suffisante et une connaissance du réseau local d'aide et de soins pour les adolescents (services de santé mentale, Maisons des adolescents, etc.).

Les soins sont proches de la prise en charge des tentatives de suicide, avec souvent la mise en place d'un suivi psychologique ou psychiatrique et parfois la nécessité d'une hospitalisation face à la gravité du risque suicidaire.

3. Prévention tertiaire

Elle doit éviter le risque de récidive suicidaire après un premier geste suicidaire, et donc le risque de mortalité par suicide à court ou moyen terme.

Ceci nécessite de prendre en charge le risque vital initial, de savoir reconnaître le geste suicidaire, d'organiser la prise en charge avec (ou sans) hospitalisation initiale, et d'organiser le suivi ultérieur.

Prévention primaire : repérage des FDR de souffrance psychique.
Prévention secondaire : accompagnement dès l'identification d'idées suicidaires.
Prévention tertiaire : sauvetage somatique, évaluation multidisciplinaire, suivi rapproché.

IV. Annexes

Annexe 64.1. Éléments permettant d'évaluer l'intentionnalité d'un geste suicidaire selon l'échelle de BECK (HAS, 1998).

A. Circonstances objectives de la TS
1. Isolement (une personne était-elle présente ou a-t-elle été jointe par téléphone par le suicidant ?) 2. Gestion du temps (la TS a-t-elle été planifiée de manière que le patient ne puisse pas être découvert ?) 3. Précautions prises pour ne pas être découvert (par exemple TS dans une pièce fermée à clé) 4. Dissimulation de la TS aux personnes présentes (le sujet a-t-il évoqué sa TS lorsqu'il a été sollicité ?) 5. Actes réalisés en prévision de la mort (changements de projets, cadeaux inhabituels) 6. Préparation de la TS 7. Intention écrite de TS 8. Communication verbale de l'intention suicidaire 9. But de la tentative (y avait-il une intention de disparaître ?)
B. Propos rapporté par le patient
10. Attentes par rapport à la létalité du geste (le patient pensait-il qu'il allait mourir ?) 11. Appréciation de la létalité de la méthode employée (le patient a-t-il utilisé un moyen plus dangereux que ce qu'il croyait être ?) 12. Gravité perçue du geste suicidaire (le patient pensait-il que ce geste suicidaire était suffisant pour mourir ?) 13. Attitude ambivalente par rapport à la vie (le patient souhaitait-il réellement mourir ?) 14. Perception de l'irréversibilité de l'acte (le patient était-il persuadé de mourir malgré d'éventuels soins médicaux ?) 15. Degré de préméditation (le geste a-t-il été impulsif ou a-t-il succédé à plusieurs heures de réflexion à son sujet ?) 16. Réaction à l'issue de la prise en charge (le patient regrette-t-il d'être en vie ?) 17. Représentation de la mort (la mort est-elle représentée de façon positive ?) 18. Nombre de TS antérieures (y a-t-il eu dans le passé plusieurs TS ? Ont-elles été rapprochées ?)

Annexe 64.2. Guide d'entretien psychosocial : HEADSS.

Habitation	Conditions de vie familiale
Éducation	Scolarité
Activités	Relations avec les pairs/Sport/Activités extrascolaires
Drugs	Consommation de toxiques
Sexuality	Vie sexuelle et puberté
Suicide/Dépression	Idées suicidaires/Antécédents de TS/Signes de dépression

Selon Goldenring J. Adapté par Cohen E, Mackenzie RG, Yates GL. HEADSS, a psychosocial risk assessment instrument : implications for designing effective intervention programs for runaway youth. J Adolesc Health 1991 ; 12 : 539–44.

Point de vue de l'expert

L'examen somatique d'un adolescent doit toujours évaluer :

- l'existence éventuelle de signes d'intoxication ;
- l'éventualité de pathologies sous-jacentes possibles.

Cet item peut ainsi faire l'objet d'une question transversale aux ECN, par exemple : « prise en charge d'un adolescent ayant fait une tentative de suicide au paracétamol ».

L'étudiant ne doit pas rentrer dans une discussion qui pourrait être polémique autour par exemple du lieu d'hospitalisation ou de l'interprétation psychopathologique du geste suicidaire.

Références

Alvin, P., 2009. L'envie de mourir, l'envie de vivre. Doin, Paris.

De Kernier, N., Canoui, P., Golse, B., 2010. Prise en charge des adolescents hospitalisés à la suite d'un geste suicidaire ou d'une menace suicidaire. Arch. Pediatr. 17, 435–441.

De Tournemire, R., 2010. Suicides et tentatives de suicide à l'adolescence : données épidémiologiques, comment s'y retrouver ? Arch. Pediatr. 17, 1202–1209.

Giraud, P., Fortanier, C., Fabre, G., Ghariani, J., Guillermain, Y., Rouviere, N., et coll., 2013. Tentatives de suicide : étude descriptive d'une cohorte de 517 adolescents de moins de 15 ans et 3 mois. Arch. Pediatr. 20, 608–615.

Duverger, P.H., 2011. Psychopathologie en service de pédiatrie : pédopsychiatrie de liaison. Elsevier Masson, Paris.

Prise en charge hospitalière des adolescents après une tentative de suicide. Recommandations professionnelles - 1998 - (HAS/ANAES)
http://www.has-sante.fr/portail/jcms/c_271908/fr/prise-en-charge-hospitaliere-des-adolescents-apres-une-tentative-de-suicide

XII

Urgences

CHAPITRE

65

Choc septique de l'enfant

Items et objectifs du CNCI

Item 154 – UE 6 – Septicémie/Bactériémie/Fongémie de l'adulte et de l'enfant

- Connaître la définition des termes suivants : bactériémie, syndrome de réponse inflammatoire systémique (SRIS), sepsis et choc septique.
- Connaître les portes d'entrée et les localisations secondaires les plus fréquentes des septicémies, bactériémies.
- Connaître l'indication des hémocultures et l'interprétation des résultats.
- Reconnaître un choc septique et initier sa prise en charge thérapeutique.
- Connaître les principes de l'antibiothérapie au cours d'une bactériémie.

Item 328 – UE 11 – État de choc

- Principales étiologies : hypovolémique, septique, cardiogénique, anaphylactique.
- Diagnostiquer un état de choc chez l'adulte et chez l'enfant.
- Prise en charge immédiate préhospitalière et hospitalière.
- Reconnaître et traiter un choc méningococcique - purpura fulminans (posologies).

Avant de commencer...

Le choc septique est l'une des étapes d'un continuum physiopathologique allant de l'effraction par un agent pathogène d'un organe normalement stérile à la défaillance multiviscérale et au décès.
C'est une affection rare du nourrisson et de l'enfant dont la mortalité reste élevée, dépendant de l'étiologie mais aussi des caractéristiques (comorbidités) de chaque patient.
La compréhension de la physiopathologie, proche de celle décrite chez l'adulte, permet d'intégrer les spécificités pédiatriques qui sous-tendent les principes du traitement. Le maître mot est la dysoxie, c'est-à-dire l'inadéquation entre les besoins et les apports cellulaires en oxygène.

La reconnaissance précoce d'un état de choc septique, essentiellement clinique, et la mise en route rapide d'un traitement adapté diminuent significativement la mortalité.
La prise en charge thérapeutique initiale, pré- ou intrahospitalière, repose sur l'oxygénothérapie, le remplissage vasculaire et l'antibiothérapie probabiliste, synergique et bactéricide la plus précoce possible.
L'efficacité de ces premiers traitements doit être systématiquement réévaluée de manière fréquente durant la première heure. À la phase initiale, l'examen clinique répété suffit à s'assurer de la réponse attendue aux traitements entrepris.

I. Pour bien comprendre

A. Généralités

Le choc septique est l'une des étapes ultimes d'un continuum physiopathologique conduisant de l'effraction d'une structure normalement stérile par un organisme pathogène (bactérie, parasite, virus, champignon) à la défaillance multiviscérale et au décès.

Les principales étapes de ce continuum sont identiques à celles décrites chez l'adulte : bactériémie, syndrome de réponse inflammatoire systémique (SRIS), sepsis, choc septique; leurs définitions ont été adaptés aux particularités pédiatriques.

Bien que fondée sur une meilleure connaissance de la physiopathologie, cette distinction en stades successifs n'a pas d'implication thérapeutique majeure mais permet de mieux comparer les différents états cliniques afin de mieux définir des groupes homogènes de malades, distinction particulièrement importante dans les essais cliniques.

En pratique clinique, le pédiatre ira à l'essentiel et considérera, au pire par excès, l'existence d'un état de choc septique débutant, afin d'administrer au plus tôt un traitement antibiotique adapté.

Bien comprendre l'existence de cette aggravation progressive inéluctable, c'est intégrer la nécessité d'un traitement précoce afin de tenter de rompre au plus tôt cette cascade évolutive.

Il est aujourd'hui admis qu'un traitement protocolisé, débuté le plus précocement possible, et dont l'efficacité est réévaluée fréquemment durant les premières heures suivant l'institution réduit significativement la mortalité du choc septique de l'enfant.

B. Définitions

1. Bactériémie

La bactériémie correspond à la présence d'une bactérie viable dans le sang circulant, authentifiée par des hémocultures positives.

De la même manière, une parasitémie, une virémie, ou une fongémie correspondent respectivement à la présence dans le sang circulant d'un parasite (ex. : *Plasmodium falciparum*), d'un virus (ex. : cytomégalovirus) ou d'un champignon (ex. : *Candida albicans*).

2. Syndrome de réponse inflammatoire systémique

Le SRIS n'est pas synonyme d'infection : il a été décrit dans les pancréatites aiguës, certaines maladies inflammatoires, chez les grands brûlés.

Le SRIS est défini par la présence d'au moins 2 des critères suivants, incluant au minimum température ou leucocytose :

- température > 38,5 °C ou < 36 °C;
- fréquence cardiaque > 2 DS pour l'âge ou bradycardie (âge < 1 an);
- fréquence respiratoire > 2 DS pour l'âge ou nécessité de ventilation mécanique;
- leucocytose > 12 000/mm^3 ou < 4 000/mm^3.

Compte tenu de la grande variation de ces principaux paramètres en fonction de l'âge, il est nécessaire de se référer aux valeurs normales attendues pour l'âge de l'enfant, ou plutôt de manière plus simple, aux valeurs considérées comme pathologiques présentées dans le tableau 65.1.

Tableau 65.1. Principales valeurs pathologiques en fonction de l'âge.

Âge	Fréquence cardiaque		FR	PA systolique	Leucocytes (x $10^3/mm^3$)
	Tachycardie	Bradycardie			
1 j–1 s	> 180/min	< 100/min	> 50/min	< 65 mmHg	> 34
1 s–1 m	> 180/min	< 100/min	> 40/min	< 75 mmHg	> 19,5 ou < 5
1 m–1 an	> 180/min	< 90/min	> 34/min	< 100 mmHg	> 17,5 ou < 5
2–5 ans	> 140/min	–	> 22/min	< 100 mmHg	> 15,5 ou < 6
6–12 ans	> 130/min	–	> 18/min	< 105 mmHg	> 13,5 ou < 4,5
13–18 ans	> 110/min	–	> 14/min	< 117 mmHg	> 11 ou < 4,5

3. Sepsis

Le sepsis est défini par l'existence d'un SRIS associé à une infection, qu'elle soit prouvée ou uniquement suspectée.

4. Sepsis grave

Le sepsis grave est un sepsis avec une défaillance cardiovasculaire ou un SDRA, ou au moins 2 autres défaillances d'organe.

5. Choc septique

Le choc septique est un sepsis associé à une défaillance cardiovasculaire, c'est-à-dire la persistance après 40 mL/kg de remplissage vasculaire réalisé sur 1 heure d'une hypotension, ou du besoin de drogues vasoactives, ou de 2 signes d'hypoperfusion (acidose métabolique, diurèse < 0,5 mL/kg/h, différence température centrale/cutanée > 3 °C).

C. Épidémiologie

1. Généralités

Malgré les progrès thérapeutiques des dernières décennies, la mortalité du choc septique de l'enfant reste aujourd'hui encore comprise entre 15 et 25 % dans les pays à ressources économiques élevées.

En plus des infections communautaires survenant chez des enfants vierges de tout passé médical (bronchopneumopathies, infections urinaires, infections neuroméningées, purpura fulminans), les comorbidités prennent une place importante en pédiatrie (immunodépression sévère, syndrome polymalformatif, hospitalisations prolongées et répétées, nutrition parentérale prolongée sur cathéter central).

Les nourrissons et enfants porteurs de maladies sous-jacentes ont un pronostic plus sévère (mortalité de 8 % contre 2 % chez les enfants sans comorbidité connue) en cas de choc septique.

2. Principaux sites d'infection

Par ordre de fréquence décroissante :

- l'arbre bronchopulmonaire (pneumopathie infectieuse) ;
- le sang (bactériémie) ;
- l'arbre urinaire (pyélonéphrite aiguë) ;

- l'abdomen (péritonite);
- les tissus mous (dermohypodermites et fasciites nécrosantes);
- le système nerveux central (encéphalite, méningite).

3. Principaux germes

a. De la naissance à l'âge de 3 mois

Les principaux germes sont : streptocoque du groupe B, *E. coli*, *Listeria monocytogenes*.

Ces germes sont responsables d'infections néonatales tardives, survenant par définition avant l'âge de 1 mois, par transmission bactérienne verticale (transmission directe du germe de la mère à son nouveau-né, à partir de la sphère génito-urinaire).

Streptococcus B et *E. coli* peuvent aussi provoquer des infections néonatales secondaires, par transmission bactérienne horizontale (transmission entre la mère ayant un portage digestif chronique et son nouveau-né, à distance de l'accouchement).

En pratique, tout nourrisson fébrile âgé de moins de 3 mois doit être considéré comme infecté jusqu'à preuve du contraire, et bénéficier d'une enquête infectieuse exhaustive avec mise en route d'une antibiothérapie parentérale au moindre signe de mauvaise tolérance clinique (voir chapitre 14).

La mortalité du choc septique dans cette tranche d'âge est élevée : la mise en route du traitement antibiotique est une urgence absolue, à réaliser à la moindre suspicion clinique. Des publications récentes semblent démontrer que la limite supérieure de cette tranche d'âge pourrait être abaissée à 6 semaines. Ces données pourraient amener à modifier les protocoles de prise en charge des petits nourrissons fébriles en ambulatoire mais certainement pas celui du choc septique avéré. La plus grande vigilance doit rester de mise chez ces patients à risque de sepsis grave.

b. Entre les âges de 3 mois et 2 ans

Les principaux germes sont : *Streptococcus pneumoniae*, *Neisseiria meningitidis*, *Haemophilus influenzae* b (qui a quasiment disparu depuis la vaccination).

Les foyers infectieux sont essentiellement bronchopulmonaires et neuroméningés, parfois après un point de départ ORL.

Cette tranche d'âge est le 1er pic épidémiologique du purpura fulminans (2e vers l'âge de 15–20 ans). Tout nourrisson fébrile doit être déshabillé entièrement lors de l'examen à la recherche d'une tâche purpurique.

c. Après l'âge de 2 ans

Les principaux germes sont : *Streptococcus pneumoniae*, *Neisseiria meningitidis*, différentes entérobactéries, *Staphylococcus aureus* et *Streptoccocus* β-hémolytique du groupe A.

Les infections fongiques sont l'apanage des enfants immunodéprimés dont le nombre va croissant en raison de l'utilisation plus fréquente dans de nombreuses maladies de traitements immunosuppresseurs puissants (corticothérapie systémique prolongée, anticorps monoclonaux, nouveaux protocoles d'immunosuppression des greffes d'organes, augmentation du nombre de greffes de moelle).

Staphylococcus aureus et *Streptoccocus* β-hémolytique du groupe A sont fréquemment responsables de choc toxinique, forme particulière du choc septique, associant une érythrose diffuse à une très grande vasoplégie (pression artérielle diastolique effondrée, inférieure à la moitié de la pression artérielle systolique) aggravée par une importante hypovolémie par pertes liquidiennes abondantes (fièvre élevée, diarrhée et vomissements abondants). Ces chocs toxiniques sont souvent à point de départ pulmonaire (pleuropneumopathie) ou cutané (par exemple dermohypodermite nécrosante surinfectant une varicelle).

D. Physiopathologie

Comme tout état de choc, le choc septique est caractérisé par une dysoxie, c'est-à-dire une inadéquation entre les apports et les besoins en oxygène de l'organisme. Améliorer l'oxygénation tissulaire est ainsi l'objectif principal de la prise en charge thérapeutique d'un enfant en état de choc septique.

La survenue d'un choc septique dépend bien évidemment des caractéristiques du micro-organisme en cause (pathogénicité, inoculum, sensibilité aux antibiotiques) mais aussi et surtout de celles de l'hôte (âge, prédisposition génétique, immunodépression innée ou acquise, intensité de la réponse anti-inflammatoire, comorbidités). Comme chez l'adulte, les caractéristiques intrinsèques de chaque enfant pourraient modifier le pronostic du choc septique.

On considère que la survenue d'un état de choc septique est liée à une réponse anti-inflammatoire trop importante au regard du foyer infectieux initial et de la stimulation inflammatoire localisée.

Cette réponse anti-inflammatoire devenue rapidement systémique et non plus localisée au seul foyer infectieux va stimuler la cascade de l'hémostase en entraînant une coagulation intravasculaire disséminée qui va modifier les qualités de la microcirculation, et donc de l'extraction d'oxygène.

Cette carence énergétique cellulaire si elle se prolonge conduit à des lésions tissulaires irréversibles et à la défaillance multiviscérale. Comme chez l'adulte, le risque de décès lors d'un choc septique est nettement augmenté au-delà de trois défaillances d'organe simultanées.

La mortalité du choc septique de l'enfant est de l'ordre de 15 à 25 %, voire plus.

Les principaux sites d'infection sont l'arbre bronchopulmonaire, le sang, l'arbre urinaire, l'abdomen, les tissus mous, et le SNC. L'incidence du choc toxinique, forme particulière du choc septique, à *Staphylococcus aureus* et *Streptoccocus* β-hémolytique du groupe A semblerait augmenter.

Le choc septique est une étape d'un continuum physiopathologique allant de l'infection localisée à la défaillance multiviscérale et au décès. Rompre au plus vite cette cascade évolutive améliore la survie.

Le choc septique est caractérisé par une dysoxie, dont la sévérité dépend du micro-organisme en cause mais aussi de la réponse anti-inflammatoire de l'hôte, qui va entraîner une coagulation intravasculaire disséminée, une atteinte de la microcirculation et conduire à la défaillance multiviscérale.

L'antibiothérapie probabiliste bactéricide et synergique est prescrite selon les données bactériologiques épidémiologiques propres à chaque tranche d'âges.

II. Diagnostiquer un état de choc septique

A. Diagnostic clinique

1. Généralités

Le diagnostic de choc septique du nourrisson et de l'enfant est clinique.

Ce diagnostic est fondé sur la physiopathologie qui vient d'être décrite. Il doit être précoce afin d'interrompre au plus tôt le cercle vicieux décrit précédemment.

Comme pour toute situation d'urgence, un patient suspect de choc septique lors du premier examen médical (médecin traitant par exemple) ou paramédical (infirmière responsable du triage aux urgences par exemple) est en état de choc septique jusqu'à preuve du contraire. Il doit être traité comme tel.

Dans certains cas, des signes précurseurs du choc septique (douleurs musculaires des jambes, refus de la marche) peuvent être rapportés par les enfants les plus âgés ou par leur entourage.

2. Examen clinique

Il doit être pratiqué sur un patient entièrement déshabillé quel que soit l'âge.

Signes **hémodynamiques** :

- tachycardie pour l'âge, toujours très élevée dans un état de choc septique ;
- temps de recoloration cutanée (TRC) $\geq$ 3 s, marbrures et extrémités froides, correspondant à la vasoconstriction périphérique réactionnelle tentant de préserver la perfusion des organes nobles (cerveau, cœur, foie) ; à noter que dans le choc toxinique, le TRC est immédiat en raison de la vasoplégie ;
- pouls périphériques mal perçus ; la palpation des pouls tibial postérieur ou pédieux, radial (brachial chez le nourrisson d'âge < 1 an) doit être systématique, permettant de confirmer l'altération hémodynamique lors de la prise en charge mais aussi d'évaluer la réponse thérapeutique en surveillant leur réapparition ; à noter que dans le choc toxinique, les pouls sont plutôt bondissants en raison de la différentielle systolodiastolique augmentée, avec résistances vasculaires systémiques basses et hyperdébit cardiaque.
- pâleur souvent importante, en rapport avec l'acidose métabolique liée à la dysoxie ;
- hypotension artérielle pour l'âge ; non obligatoire pour définir un état de choc septique et pouvant être absente chez un nourrisson ou un enfant ayant déjà les autres signes hémodynamiques précités et une altération de la conscience ; sa survenue signe un « état de choc décompensé », c'est-à-dire plus avancé et donc plus sévère ;
- anurie, par atteinte prérénale (hypovolémie et hypotension artérielle), difficile à mettre en évidence dans les premières heures, mais qui est un marqueur intéressant, lors de la reprise de la diurèse, de l'efficacité des traitements…

Signes **respiratoires** :

- tachypnée, qui tente de compenser l'acidose métabolique ;
- pauses respiratoires, épuisement respiratoire.

Signes **neurologiques** :

- irritabilité, agitation ;
- léthargie voire coma ; ces signes de « bas débit cérébral » s'interprètent selon l'âge du patient et ses capacités attendues (éveil, reconnaissance des parents, réponse verbale plus ou moins construite) ; l'examen répété permettra de juger de la réponse aux traitements entrepris : l'altération neurologique est l'un des premiers signes à disparaître en cas d'efficacité thérapeutique.

B. Enquête paraclinique

1. Examens complémentaires

La seule exploration paraclinique recommandée en cas de suspicion de choc septique est le dosage de la lactatémie. D'autres examens vont permettre d'évaluer le retentissement du choc septique et d'avoir des valeurs initiales de référence au début de la prise en charge.

À l'instar de la répétition de l'examen clinique, leur répétition régulière permettra de surveiller la réponse aux traitements entrepris.

Examens biologiques utiles :

- glycémie capillaire dès l'admission puis plasmatique : recherche d'une hypoglycémie, facteur de très mauvais pronostic chez l'enfant, en particulier chez le nourrisson ;
- numération-formule sanguine et bilan d'hémostase : leuconeutropénie ou leucocytose importante, thrombopénie, coagulation intravasculaire disséminée ;
- ionogramme sanguin : hypo- ou hypernatrémie en cas de déshydratation aiguë, hyperkaliémie en cas d'insuffisance rénale aiguë ;
- urée et créatinine plasmatiques : insuffisance rénale aiguë fonctionnelle ;
- gaz du sang : acidose métabolique plus ou moins compensée avec lactate plasmatique augmenté ;
- CRP, voire PCT : syndrome inflammatoire.

Examens bactériologiques systématiques et orientés selon la clinique :

- hémocultures (voir *infra*), PCR, antigénémie ;
- ECBU dès la récupération d'une diurèse ;
- coprocultures ;
- examen du LCR : ponction lombaire formellement contre-indiquée chez un enfant en état de choc ; l'antibiothérapie probabiliste sera initiée à doses méningées et la ponction lombaire différée ;
- selon le point d'appel : prélèvement intrapéritonéal lors du passage au bloc opératoire, lésion cutanée, écouvillonnage du point d'insertion d'un cathéter central...

Imagerie :

- radiographie du thorax : recherche d'un foyer infectieux orientée par l'examen clinique, très fréquente réduction de l'index cardiothoracique confirmant l'importance de la composante hypovolémique de l'état de choc septique ;
- échographie cardiaque dès l'admission en réanimation si nécessité de drogues vasoactives.

2. Rappels sur les hémocultures

La bactériémie ou la fongémie peuvent être mises en évidence par une hémoculture.

L'hémoculture positive signe une bactériémie ou une fongémie selon : le tableau clinique, la positivité au même germe sur plusieurs prélèvements réalisés à des moments et des endroits différents, et enfin la nature du germe mis en évidence (*Staphylococcus aureus*, *Escherichia coli*, entérobactéries, pseudomonas, *Streptococcus pneumoniae*, différentes espèces de *Candida*).

L'hémoculture doit être au mieux effectuée lors d'un pic de fièvre voire lors de frissons, et si possible avant toute antibiothérapie ou au mieux à distance de la dernière injection.

Ceci n'est pas toujours possible en pédiatrie compte tenu de la difficulté de réalisation des prélèvements répétés, et encore moins en cas de choc septique où l'antibiothérapie doit être débutée au plus vite, parfois dans les cas les plus sévères (purpura fulminans par exemple) avant tout prélèvement sanguin.

En raison du faible nombre de bactéries par millilitre de sang, et bien que celui-ci soit plus élevé chez l'enfant que chez l'adulte, il est nécessaire de prélever un volume maximal de sang. Ceci est peu applicable chez l'enfant et tout particulièrement chez le nourrisson de petit poids, afin de limiter la spoliation sanguine.

En pratique on prélève de 1 mL (poids < 2,5 kg) à 5 mL (âge > 10 ans), si possible plusieurs fois à plusieurs heures d'intervalle, et si possible au minimum 2 fois, sur un flacon aérobie (avant tout) et un flacon anaérobie, qu'on transporte au plus vite au laboratoire à température ambiante.

En cas de suspicion de bactériémie ayant comme point de départ un cathéter central, on prélève au mieux 4 hémocultures (2 sur le cathéter et 2 en périphérie, associant une hémoculture quantitative à une hémoculture qualitative) ou, si le poids de l'enfant ne le permet pas, seulement 2 hémocultures (1 sur le cathéter central et 1 en même temps en périphérie) afin d'identifier le cathéter central comme origine de la bactériémie.

Le diagnostic de choc septique est clinique.
Il doit être posé chez un enfant entièrement déshabillé, quel que soit l'âge. Les signes de l'état de choc sont : circulatoires (tachycardie, TRC $\geq$ 3 s, marbrures, extrémités froides, pouls périphériques mal perçus, pâleur, anurie, hypotension artérielle inconstante), respiratoires (tachypnée), neurologiques (agitation ou léthargie).

La glycémie capillaire doit être vérifiée dès l'admission puis régulièrement, car l'hypoglycémie est un facteur de mauvais pronostic neurologique particulièrement chez le nourrisson. La seule exploration paraclinique utile à la phase initiale est le dosage de la lactatémie.
La ponction lombaire est formellement contre-indiquée chez un enfant en état de choc septique à la phase initiale du traitement.

III. Prise en charge thérapeutique d'un choc septique

A. Prise en charge thérapeutique initiale

Transport médicalisé systématique.

Mesures thérapeutiques immédiates :

- monitorage non invasif : fréquence cardiaque, fréquence respiratoire, pression artérielle au brassard adapté à la taille de l'avant-bras, saturation transcutanée en oxygène ;
- oxygénothérapie systématique au masque à haute concentration quelle que soit la saturation transcutanée en oxygène ;
- mise en place de deux voies d'abord veineux de bon calibre ou d'une voie intra-osseuse (à privilégier chez le nourrisson et le petit enfant en raison des difficultés de mise en place de voies d'abord) ;
- remplissage vasculaire : NaCl 0,9 % 20 mL/kg (sans dépasser 500 mL) aussi rapidement que la voie d'abord le permet, à renouveler 3 fois au maximum selon l'efficacité de la réponse thérapeutique (voir critères *infra*) ;
- antibiothérapie probabiliste intraveineuse synergique et bactéricide : céphalosporine de troisième génération ± vancomycine (si le pneumocoque est redouté) ± aminoside ;
- surveillance : diurèse horaire, score de Glasgow adapté à l'âge.

B. Évaluation de l'efficacité des traitements entrepris

Cette évaluation est avant tout clinique. Un examen clinique identique à celui réalisé à l'admission et ayant permis de confirmer l'état de choc doit être réalisé à la fin de chaque remplissage vasculaire.

Cet examen s'attache à vérifier la correction des signes de choc et à démasquer des signes d'insuffisance cardiaque, la dysfonction myocardique pouvant apparaître rapidement en cours de l'évolution du choc septique. On recherche systématiquement l'apparition d'un galop, de râles crépitants et d'une hépatomégalie avec reflux hépatojugulaire.

En l'absence de ces signes et devant l'inefficacité totale ou partielle du premier remplissage vasculaire, un deuxième sera entrepris, puis un troisième s'il y a lieu, pour trois au total, soit 60 mL/kg durant la première heure.

En cas de réponse favorable, on constate une évolution des paramètres cliniques selon cet ordre :

- amélioration de l'état de conscience ;
- baisse de la fréquence cardiaque ;
- récupération d'une pression artérielle attendue pour l'âge (tableau 65.2) ;
- reprise d'une diurèse (valeur attendue supérieure à 1 mL/kg/h).

Les valeurs normales de pression artérielle moyenne (PAM, en mmHg) selon l'âge proposées comme objectifs d'efficacité thérapeutique sont présentées dans le tableau 65.2.

Tableau 65.2. Valeurs de PAM – objectifs d'efficacité thérapeutique (d'après GFRUP).

Âge	PAM (mmHg)
1 jour	> 35
1 jour–1 mois	> 45
1 mois–2 ans	> 50
2–10 ans	> 60
> 10 ans	> 65

Les examens biologiques seront aussi répétés toutes les 2 à 4 heures afin de s'assurer de leur amélioration concomitante :

- correction progressive de l'acidose métabolique ;
- disparition de l'hyperlactatémie ;
- disparition de l'insuffisance rénale fonctionnelle ;
- correction progressive de la CIVD avec persistance en général assez prolongée (plusieurs jours) de la thrombopénie.

C. Prise en charge thérapeutique secondaire

Si malgré cette prise en charge initiale, les objectifs tensionnels ne sont pas atteints à la fin de la première heure, une perfusion continue de médicaments vasoactifs ou inotropes devra être mise en route.

L'hospitalisation en réanimation pédiatrique est obligatoire. L'enfant sera transféré par transport médicalisé.

C'est en général la noradrénaline ou la dopamine qui est débutée. Quelle que soit l'amine vasopressive choisie, il faut avoir des objectifs tensionnels précis motivant l'augmentation régulière des doses. L'évaluation paraclinique, le plus souvent par échocardiographie-Doppler à l'admission en réanimation est obligatoire ; l'examen clinique ne suffisant plus à ce stade à adapter les traitements.

Si l'enfant a répondu parfaitement aux traitements entrepris durant la première heure, l'hospitalisation en réanimation ou au minimum en unité de surveillance continue est néanmoins nécessaire afin de s'assurer de la persistance de la correction des désordres clinico-biologiques sur au moins 24 heures.

Prise en charge thérapeutique initiale = monitorage non invasif, oxygénothérapie, 2 voies veineuses périphériques ou 1 voie intra-osseuse, remplissage vasculaire par NaCl 0,9 %, antibiothérapie probabiliste intraveineuse synergique et bactéricide.
Évaluation clinique après chaque remplissage vasculaire à la recherche d'une insuffisance cardiaque.

Efficacité du traitement jugée sur la récupération successive de l'état de conscience, la baisse de la fréquence cardiaque, la récupération d'une pression artérielle attendue pour l'âge, la reprise de la diurèse.
Hospitalisation systématique en réanimation en cas de non-obtention des objectifs thérapeutiques au bout d'une heure de traitement avec nécessité de mise en route d'un traitement par amines vasoactives (noradrénaline ou plus rarement dopamine), ou en unité de surveillance continue en cas de disparition complète des signes cliniques pour s'assurer de la pérennité de la récupération.

IV. Particularités du choc méningococcique type purpura fulminans

A. Généralités

Le purpura fulminans est une situation clinique, exigeant un traitement antibiotique instantané sans chercher à réunir au préalable les éléments biologiques en faveur du diagnostic.

Les deux pics d'incidence du purpura fulminans sont le nourrisson âgé de moins d'un an et le jeune adulte de 15 à 20 ans.

Essentiellement dû à *Neisseria meningitidis* dont les sérogroupes les plus fréquents sont A, B, C Y, W135, il peut aussi survenir suite à une infection à *Streptococcus pneumoniae*, et parfois même à *Staphyloccoccus aureus*. En France, les sérogroupes les plus fréquemment responsables d'infections invasives à méningocoque, (essentiellement les méningites et le purpura fulminans) sont, par ordre décroissant, les sérogroupes B, C et W135. Les purpuras fulminans à méningocoque C seraient potentiellement plus sévères.

Il existe une vaccination contre les sérogroupes A, C, Y, W135 (vaccin conjugué tétravalent) recommandée par la Société américaine de pédiatrie depuis 2005, et contre le sérogroupe C (vaccin conjugué monovalent) recommandée en France depuis 2009.
La vaccination contre le sérogroupe B a été autorisée à la mise sur le marché en Europe au printemps 2013. Elle devrait, dans les années à venir, faire nettement diminuer l'incidence des infections invasives à méningocoque (IIM) dont le sérogroupe B est le plus fréquent en France.

B. Reconnaître et traiter un purpura fulminans

La conduite à tenir en cas de suspicion de purpura fulminans est décrite très précisément dans une circulaire de la Direction générale de la santé (Instruction n° DGS/RI1/2011/33 du 27 janvier 2011 relative à la prophylaxie des infections invasives à méningocoque).

« Tout malade présentant des signes infectieux avec à l'examen clinique pratiqué chez un sujet totalement dénudé, la présence d'un purpura ne s'effaçant pas à la vitropression et comportant au moins un élément nécrotique de diamètre supérieur ou égal à trois millimètres, doit immédiatement recevoir une première dose d'antibiotique, administrée si possible par voie intraveineuse, à défaut par voie intramusculaire, quel que soit son état hémodynamique, sans attendre la réalisation d'une hémoculture ou d'un prélèvement sanguin. »

« Ce patient devra être pris en charge immédiatement avec un appel systématique au Samu – centre 15 pour être transféré vers un service d'urgence ou de réanimation prévenu de son arrivée et bénéficier de l'évaluation et d'un traitement précoce d'un état de choc avec mise en place d'une voie veineuse et remplissage vasculaire. »

L'antibiothérapie recommandée, par voie intraveineuse ou intramusculaire, est une céphalosporine de 3e génération aux doses unitaires suivantes : ceftriaxone 50 à 100 mg/kg 1 fois/j ou cefotaxime 50 mg/kg toutes les 6 à 8 heures.

En dehors de l'antibiothérapie immédiate et urgente, les recommandations suivent celles du traitement du choc septique décrites précédemment.

C. Mesures de prophylaxie

L'enquête des sujets contacts sera faite par l'Agence régionale de santé concernée qui doit être prévenue au plus tôt par le médecin en charge de l'enfant, c'est-à-dire dès la suspicion de l'origine méningococcique du purpura fulminans, même si celle-ci n'est pas confirmée.

Concernant les personnels médicaux et paramédicaux, seules les personnes en contact étroit avec les sécrétions oropharyngées du patient (bouche-à-bouche, intubation sans masque avant la première dose d'antibiotique) ou ayant demeuré longuement (plus de 2 heures) à moins de 1 mètre du patient sont à risque de contamination et doivent bénéficier d'une prophylaxie (Circulaire DGS/5C n° 2006–458 du 23 octobre 2006 relative à la prophylaxie des infections invasives à méningocoque).

Le purpura fulminans, comme toutes les IIM, est une maladie à déclaration obligatoire.

Un formulaire de déclaration obligatoire spécifique doit être rempli par le médecin.

Deux pics : nourrisson d'âge < 1 an, adolescent et jeune adulte âgé de 15 à 20 ans.
Maladie à déclaration obligatoire.
Vaccination monovalente contre le méningocoque C recommandée depuis 2009. Autorisation de mise sur le marché européen du vaccin monovalent contre le méningocoque B au printemps de l'année 2013.

Urgence diagnostique et thérapeutique.
Antibiothérapie immédiate IV ou IM à la moindre suspicion clinique (1 seule tache purpurique et nécrotique en son centre d'au moins 3 mm de diamètre dans un contexte d'altération générale fébrile) avant toute confirmation bactériologique : ceftriaxone 50 à 100 mg/kg 1 fois/j ou cefotaxime 50 mg/kg toutes les 6 à 8 heures.
Transfert médicalisé vers un centre de réanimation pédiatrique.

Point de vue de l'expert

L'état de choc de l'enfant est une question qui pourrait faire l'objet d'un cas clinique possiblement discriminant à l'ECN par :

- l'évaluation exhaustive des signes cliniques amenant au diagnostic (recherche éventuelle de signes non mentionnés) ;
- l'énumération de l'attitude thérapeutique initiale n'omettant aucune de ses composantes (monitorage non invasif, oxygénothérapie, remplissage vasculaire, antibiothérapie probabiliste, surveillance clinique) ;
- le détail des critères d'évaluation clinique de l'efficacité des traitements entrepris.

Les particularités thérapeutiques du purpura fulminans doivent être mémorisées dans leur intégralité.

Références

Dauger, S., Llor, J., Aizenfisz, S., Benayoun, M., Beaufils, F., 2004. Approche thérapeutique en 2003 du choc septique de l'enfant dans les deux premières heures (à l'exclusion du nouveau-né). Arch. Pediatr. 11 (8), 1014–1017.

Dellinger, R.P., Levy, M.M., Rhodes, A., Annane, D., Gerlach, H., Opal, S.M., et al., 2013. Surviving Sepsis Campaign : international guidelines for management of severe sepsis and septic shock, 2012. Intensive Care Med. 39 (2), 165–228.

Leclerc, F., Botte, A., Lampin, M.E., Cremer, R., Leteurtre, S., 2012. Choc septique de l'enfant. EMC - Médecine d'urgence 7 (3), 1–10 [Article 25-140-E-50]..

	Prise en charge hémodynamique du sepsis sévère (nouveau-né exclu) - 2005 - (Sfar-SRLF) http://www.srlf.org/Data/upload/Files/2005_10_13_conference_de_consensus_commune_prise_en_charge_hemodynamique_sepsis_severe.pdf
	Prise en charge initiale des états septiques graves de l'adulte et de l'enfant - 2006 - (GTS) http://www.srlf.org/rc/org/srlf/htm/Article/2011/20110907-224803-887/src/htm_fullText/fr/2006_10_groupe_transversal_sepsis_prise_en_charge_initiale_des_etats_septiques_graves%20de%20l_adulte_et_de_l_enfant(1).pdf
	Thrombopénies en réanimation - 2011 - (SRLF) http://www.srlf.org/rc/org/srlf/htm/Article/2011/20110816-093227-791/src/htm_fullText/fr/20110812_Dauger_S_RFE_Thrombopenie_sepsis_purpura_fulminans.pdf

CHAPITRE

66

Arrêt cardiorespiratoire de l'enfant

Item et objectifs du CNCI

Item 327 – UE 11 – Arrêt cardiocirculatoire

- Diagnostiquer un arrêt cardiocirculatoire.
- Prise en charge immédiate préhospitalière et hospitalière (posologies).
- Connaître l'épidémiologie de l'arrêt cardiorespiratoire chez l'enfant et les spécificités de sa prise en charge.

Avant de commencer…

Le pronostic de l'arrêt cardiorespiratoire (ACR) est très sévère.
Seule la reconnaissance précoce et la prise en charge des enfants gravement malades permettent d'éviter la survenue d'un ACR et d'en prévenir les conséquences.

Ce chapitre traite les « spécificités pédiatriques » de l'ACR.
Il propose également une conduite systématique et raisonnée de l'examen clinique lors des situations urgentes, ainsi que les valeurs normales des principaux paramètres d'évaluation de l'enfant.

I. Reconnaissance de l'enfant gravement malade

A. Généralités

La reconnaissance de l'enfant gravement malade repose sur la séquence :

- état de conscience ;
- séquence ABC :
  - A = *Airway* (voies aériennes),
  - B = *Breathing* (ventilation),
  - C = *Circulation* (circulation).

Cette séquence doit être appliquée systématiquement aux urgences pédiatriques.

B. Séquence « ABC »

1. « A » = voies aériennes

Les voies aériennes supérieures doivent être libres, désobstruées si nécessaire et maintenues ouvertes.

Chez un enfant inconscient, une canule oropharyngée de Guedel est mise en place.

2. « B » = ventilation

On évalue 4 paramètres :

- FR : fréquence respiratoire ;
- T : travail respiratoire ;
- V : volumes pulmonaires ;
- O : oxygénation.

La **fréquence respiratoire** (FR) varie avec l'âge, la fièvre, l'agitation, l'anxiété.

Les valeurs normales de la FR en fonction de l'âge de l'enfant doivent être mémorisées (tableau 66.1).

Tableau 66.1. Valeurs normales de la fréquence respiratoire de l'enfant.

Âge de l'enfant	FR (par minute)
< 1 mois	30–50
1–6 mois	20–40
6–24 mois	20–30
2–12 ans	16–24
13–18 ans	12–25

L'évaluation du **travail respiratoire** apprécie la mise en jeu des muscles accessoires.

Il faut avant tout rechercher des signes de lutte respiratoire : tirage, balancement thoraco-abdominal, battement des ailes du nez, entonnoir xiphoïdien, geignement expiratoire.

Il convient également de repérer des bruits respiratoires : stridor, *wheezing*, *grunting*.

L'évaluation des **volumes pulmonaires** est permise par l'inspection et l'auscultation.

L'inspection apprécie le caractère symétrique ou non de l'expansion thoracique, la situation médiane ou non de la trachée.

L'auscultation pulmonaire recherche une asymétrie du murmure vésiculaire, la présence de bruits anormaux (sibilants, crépitants).

L'**oxygénation** est appréciée par la coloration de l'enfant : rose, pâle, cyanosé.

La mesure de la saturation en O_2 peut compléter cette évaluation clinique.

Ces différents éléments doivent être interprétés ; on distingue ainsi :

- un enfant eupnéique ;
- une détresse respiratoire aiguë (définie par l'augmentation du travail respiratoire) ;
- une insuffisance respiratoire (incapacité respiratoire à maintenir une PO_2 et une PCO_2 normales).

L'insuffisance respiratoire est dite décompensée si elle s'accompagne : de troubles de la vigilance/conscience, ou d'une tachycardie supérieure aux limites supérieures de fréquence cardiaque selon l'âge, ou d'une bradycardie, ou encore de cyanose (hypoxie) ou de sueurs (hypercapnie), ou de signes d'épuisement respiratoire (apnées, diminution du travail respiratoire et des volumes pulmonaires).

Détresse et insuffisance respiratoires doivent être traitées immédiatement (oxygénothérapie). L'effet des mesures thérapeutiques doit être évalué.

3. « C » = circulation

On évalue 5 paramètres :

- FC : fréquence cardiaque ;
- PAS : pression artérielle systolique ;
- P : pouls ;
- P : perfusion périphérique ;
- P : précharge.

La **fréquence cardiaque** (FC) varie avec l'âge, la fièvre, l'agitation.

Les valeurs normales de la FC en fonction de l'âge de l'enfant doivent être mémorisées (tableau 66.2).

Tableau 66.2. Valeurs normales de la fréquence cardiaque de l'enfant.

Âge de l'enfant	FC (par minute)
<6 mois	135 ± 35
1 an	120 ± 30
2 ans	110 ± 30
4 ans	100 ± 30
10 ans	90 ± 35
14 ans	85 ± 25

La **pression artérielle systolique** (PAS) varie aussi avec l'âge de l'enfant.

La limite inférieure de PAS en fonction de l'âge de l'enfant doit être mémorisée (tableau 66.3).

La PAS est maintenue normale plus longtemps que chez l'adulte en situation pathologique.

Tableau 66.3. Limites inférieures de la pression artérielle systolique de l'enfant.

Âge de l'enfant	PAS (mmHg)
< 1 semaine	> 60
< 1 mois	> 65
1–12 mois	> 70
1–10 ans	> 70 + 2 × âge (années)
> 10 ans	> 90

Les **pouls** centraux et périphériques peuvent être normaux, filants, absents.

Le pouls central est évalué au niveau huméral avant l'âge de 1 an, au niveau carotidien ensuite.

La **perfusion périphérique** est appréciée par la couleur et la chaleur des extrémités.
Le temps de recoloration cutanée (TRC) normal est $\leq$ 2 secondes. On note la présence de marbrures (fig. 66.1). La diurèse doit également être évaluée.

L'évaluation de la **précharge** est essentielle (voir chapitre 29).
On recherche une hépatomégalie et une turgescence des jugulaires (précharge droite), des crépitants à l'auscultation (précharge gauche).

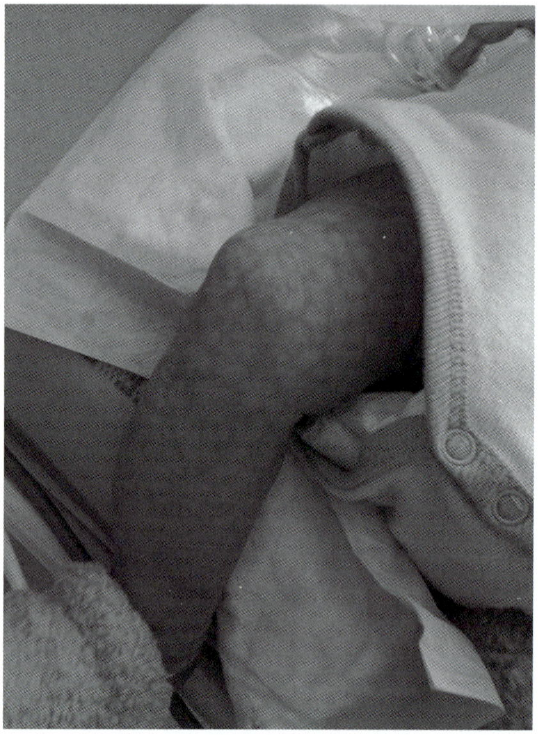

Fig. 66.1. Marbrures chez un nourrisson. (*Voir aussi dans le cahier couleur.*)

Ces différents éléments doivent être interprétés ; on distingue ainsi :

- un enfant ayant une hémodynamique normale ;
- l'**état de choc** (tachycardie, perfusion périphérique anormale).

L'état de choc est dit décompensé s'il s'accompagne de troubles de la vigilance/conscience, ou d'une PAS inférieure aux limites inférieures de pression artérielle selon l'âge.
En cas de choc, le contexte (diarrhée, purpura fébrile, hémorragie, anaphylaxie…) permet de distinguer : choc hypovolémique, choc septique, choc distributif, obstructif ou cardiogénique.

La prise en charge d'un état de choc dépend de sa nature.
On prescrit : une expansion volémique (NaCl 0,9 % 20 mL/kg sur 5–20 minutes) en cas de choc hypovolémique, septique, distributif ou obstructif ; des catécholamines en cas de choc cardiogénique ou après 3 remplissages en cas de choc septique ; des mesures spécifiques en cas d'anaphylaxie, pneumothorax, tamponnade.
L'efficacité des mesures thérapeutiques doit être évaluée.

Connaître parfaitement la séquence ABC d'évaluation de l'enfant gravement malade.
A = voies aériennes.
B = FR, signes de lutte, ampliation thoracique et auscultation, cyanose.
C = FC, PAS, pouls, TRC et coloration, diurèse, hépatomégalie.

II. Arrêt cardiorespiratoire chez l'enfant

A. Épidémiologie

La reconnaissance de l'ACR doit être rapide (< 10 s) = absence de signe de vie :

- enfant non réveillable ;
- absence de respiration spontanée ou simples gasps ;
- absence de pouls.

Les causes d'ACR ne sont pas les mêmes chez l'enfant que chez l'adulte.

L'ACR de l'adulte est en règle générale un ACR primaire, lié à une ischémie myocardique et un trouble du rythme ventriculaire (FV, TV sans pouls), dont la prise en charge précoce est la défibrillation.

L'ACR de l'enfant est le plus souvent un ACR secondaire, lié à une insuffisance respiratoire et/ou circulatoire avec rythme préterminal non défibrillable (asystolie, activité électrique sans pouls).

Le pronostic de l'arrêt cardiorespiratoire est très sombre (< 5 % de survie à 1 an).

B. Spécificités de la réanimation cardiopulmonaire (RCP)

1. RCP de base

La prise en charge précoce suit la séquence ABC :

- A : ouvrir, désobstruer, sécuriser (canule de Guedel) les voies aériennes ;
- B : oxygéner, ventiler au masque et au ballon (5 insufflations initiales) ;
- C : réaliser des compressions thoraciques, monitorer le rythme cardiaque.

Les compressions thoraciques sont réalisées selon des techniques propres à l'âge.

L'enfant est placé sur un plan dur. Les compressions sont délivrées dans la moitié inférieure du sternum, avec dépression du thorax d'environ 1/3 de son diamètre antéropostérieur, et selon un rythme de 100–120/min.

Chez le nourrisson d'âge < 1 an, un sauveteur seul utilise les extrémités de deux doigts ; si plusieurs sauveteurs sont présents, la technique à deux mains par encerclement du thorax est préférée. Chez l'enfant d'âge ≥ 1 an, les compressions sont réalisées avec le talon d'une seule main.

Le rythme de RCP de base est : 1 série de 15 compressions thoraciques, suivie de 2 insufflations.

2. RCP spécialisée

L'ERC (*European Resuscitation Council*) a actualisé en 2010 les recommandations sur la prise en charge de l'ACR. L'algorithme de prise en charge générale est reproduit figure 66.2.

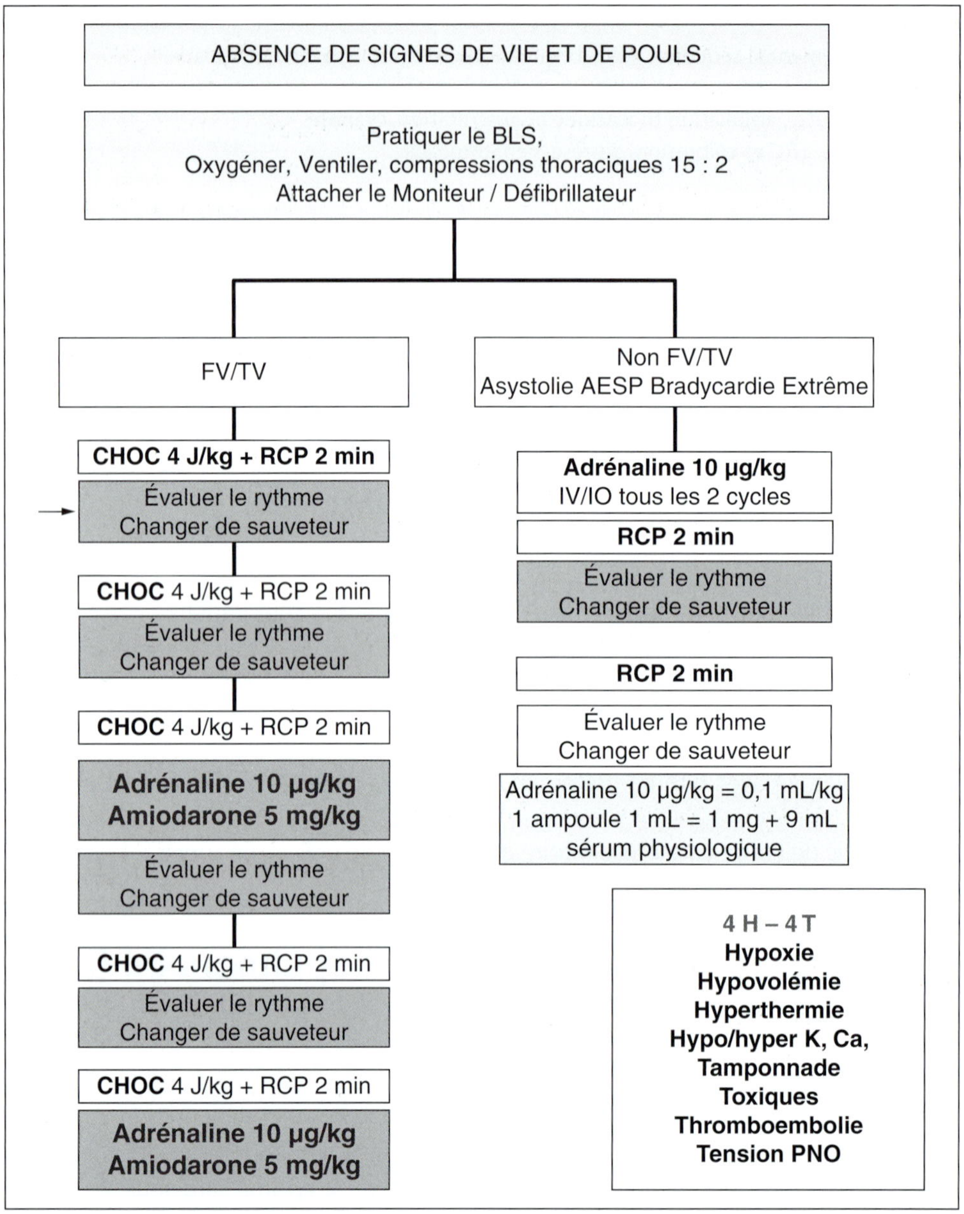

Fig. 66.2. Algorithme de la prise en charge de l'arrêt cardiorespiratoire chez l'enfant.
RCP : réanimation cardiopulmonaire.

En cas de rythme **non défibrillable** :

- poser une voie intra-osseuse ;
- adrénaline 10 gamma/kg (= 0,1 mL/kg de solution à 1/10 000) IV/IO + RCP 2 minutes ;
- réévaluer le rythme ;
- s'il est inchangé : RCP 2 minutes ;
- réévaluer le rythme ;
- adrénaline + RCP 2 minutes ;
- réévaluer le rythme ;
- s'il est inchangé : RCP 2 minutes…

En cas de rythme **débrillable** :

- 1er choc électrique 4 J/kg + RCP 2 minutes + poser une voie intra-osseuse;
- réévaluer le rythme;
- s'il est inchangé : 2e choc électrique 4 J/kg + RCP 2 minutes;
- réévaluer le rythme;
- s'il est inchangé 3e choc électrique 4 J/kg + RCP 2 minutes + adrénaline + amiodarone;
- réévaluer le rythme;
- s'il est inchangé : 4e choc électrique 4 J/kg + RCP 2 minutes;
- réévaluer le rythme;
- s'il est inchangé : 5e choc électrique 4 J/kg + RCP 2 minutes + adrénaline + amiodarone;
- réévaluer le rythme.

La réévaluation du rythme cardiaque au terme de chaque cycle est essentielle.

En cas d'apparition d'un rythme organisé sur le scope > 60/min, il faut chercher un pouls. La présence d'un pouls signifie le retour à une circulation spontanée.

Garder également à l'esprit les **8 causes réversibles** d'ACR :

- 4 « H » : Hypoxie, Hypovolémie, Hypo-/hyperkaliémie, Hypothermie;
- 4 « T » : Toxiques, pneumoThorax suffocant, Tamponnade, Thrombose (pulmonaire, coronaire).

Réévaluer toujours le rythme cardiaque après 2 min de RCP.

Point de vue de l'expert

Chapitre indispensable pour la pratique clinique de tout médecin. Retenir la séquence A/B/C.
Les valeurs normales de FR, FC, PA selon l'âge de l'enfant sont à connaître.

Références

Biarent, D., Bingham, R., Eich, C., López-Herce, J., Maconochie, I., Rodríguez-Núñez, A., et al., 2010. European Ressuscitation Council Guidelines for Ressuscitation 2010 : paediatric life support. Ressuscitation 81 (10), 1364–1388.

Fleming, S., Thompson, M., Stevens, R., Heneghan, C., Plüddemann, A., Maconochie, I., et al., 2011. Normal ranges of heart rate and respiratory rate in children from birth to 18 years of age : a systematic review of observational studies. Lancet 377 (9770), 1011–1018.

CHAPITRE

67

État confusionnel et troubles de la conscience chez l'enfant

Item et objectifs du CNCI

Item 338 – UE 11 – État confusionnel et trouble de conscience chez l'enfant

- Diagnostiquer un état confusionnel et un trouble de la conscience.
- Identifier les situations d'urgence et planifier leur prise en charge préhospitalière et hospitalière.

Avant de commencer...

Les troubles de conscience correspondent à une altération aiguë et globale des fonctions mentales (prédominant sur le versant perceptif) se caractérisant essentiellement par un état confusionnel.
Le coma est une altération prolongée de la conscience avec disparition des activités de veille et incapacité de se réveiller (à la différence du sommeil).

Dans ces deux situations, la prise en charge hospitalière urgente implique :

- la recherche de signes de gravité menaçant le pronostic vital à court terme;
- une démarche étiologique rationnelle selon la gravité et indices de fréquence.

I. Pour bien comprendre

A. Généralités

Les publications concernant le coma de l'enfant sont rares. Les registres nationaux des traumatismes crâniens graves enregistrent une incidence annuelle de 30 à 73,5 pour 100 000 enfants. L'incidence de l'ensemble des comas de causes non traumatiques est probablement d'ordre comparable.

Les causes de coma sont dominées par les infections neuroméningées, les intoxications et troubles métaboliques, et les atteintes du système nerveux central dont la fréquence augmente avec l'âge. La mortalité dépend de l'âge et de l'étiologie.

L'enfant comateux ou confus nécessite une prise en charge aux confins de l'urgence, de la neurologie et de la réanimation. Très rapidement, l'état clinique doit être stabilisé et le diagnostic orienté au moyen d'algorithmes simplifiés.

Des traitements symptomatiques et parfois spécifiques peuvent permettre dans de nombreux cas une régression rapide des troubles constatés. Le pronostic vital et fonctionnel d'une partie de ces patients est néanmoins sombre. L'impact des mesures de prise en charge neuroprotectrice est en cours d'évaluation.

B. Définitions

L'**éveil** est commandé par la formation réticulée du tronc cérébral, noradrénergique, qui, *via* l'hypothalamus, les thalami, et les structures hémisphériques sous-corticales, permet la restauration et le maintien de la vigilance.

La perception consciente désigne la conscience de soi-même et de son environnement et dépend des hémisphères cérébraux et des noyaux profonds.

L'**état confusionnel** est une altération aiguë ou subaiguë de la conscience prédominant sur la perception consciente, perturbant la vie de relation, avec désorientation temporospatiale, troubles de la mémoire, ralentissement idéomoteur, perte de contrôle de soi. Peuvent s'y ajouter dans un second temps des troubles authentiques de la vigilance.

Le **coma** est une altération aiguë ou subaiguë de la conscience, définie par l'absence d'éveil spontané ou provoqué, et prolongé pendant au moins une heure. Il peut résulter d'une lésion anatomique ou de lésions fonctionnelles touchant le tronc et/ou les hémisphères cérébraux.

Les termes de léthargie, d'obnubilation et de stupeur sont imprécis ; ils doivent être clarifiés par des échelles chiffrées semi-quantitatives.

C. Diagnostics différentiels

Ils sont généralement précisés par un examen clinique scrupuleux. Il peut être parfois utile de disposer d'un électroencéphalogramme qui, en urgence, permet d'objectiver un trouble de la vigilance.

Ces autres diagnostics sont exceptionnels chez le jeune enfant.

On retrouve chez les sujets plus âgés ceux évoqués chez les patients adultes : atteinte complexe avec préservation de la perception consciente mais inadéquation de réaction (mutisme akinétique), atteinte chronique de la perception consciente avec conservation des fonctions neurovégétatives (état de conscience minimum, état végétatif), paralysies centrales (*locked-in syndrome*) ou périphériques (botulisme), troubles psychogènes (simulation, hystérie).

II. Prise en charge d'un état confusionnel et de troubles de la conscience

A. Reconnaître un enfant confus ou comateux

Enfant confus :

- altération de la conscience prédominant sur le versant perceptif ;
- désorientation temporospatiale, troubles de la mémoire, ralentissement idéomoteur, perte de contrôle de soi.

Enfant comateux :

- altération de la conscience prolongée ;
- absence d'éveil spontané ou provoqué.

Ces deux états partagent des critères étiologiques et évolutifs communs. Ils peuvent être difficiles à distinguer lorsqu'ils s'associent ou se suivent.

Néanmoins, la démarche doit être sensiblement la même dans les deux situations, avec un degré d'urgence supplémentaire en cas de troubles de la vigilance, facteur de risque vital à court terme.

B. Principes de prise en charge

Le patient confus et *a fortiori* comateux doit être rapidement pris en charge :

- recherche de signes de gravité menaçant le pronostic vital à court terme ;
- démarche diagnostique hiérarchisée privilégiant les causes graves ou évidentes.

La prise en charge est hospitalière. Le cas échéant, le transport devra être médicalisé.

En cas de défaillance vitale, le patient doit être pris en charge en réanimation, voire en neurochirurgie si traumatisme crânien. Sinon, l'admission dans le service des urgences est la règle.

La présence de signes de gravité hémodynamiques, respiratoires ou neurologiques doit entraîner des mesures correctrices immédiates.

L'examen clinique systématique doit orienter en 1er lieu le diagnostic.

L'interrogatoire des parents ou de l'entourage, orienté selon l'âge de l'enfant vers les causes les plus fréquentes, élargies ensuite, est une étape très importante, précisant les antécédents familiaux ou personnels de pathologie susceptible de décompenser, puis les circonstances de survenue du trouble : vitesse d'installation, contexte fébrile, anoxique, post-traumatique, voyage récent, signes d'hypertension intracrânienne (HTIC), asthénie, proximité de médicaments, analyse du carnet de santé avec notamment évaluation du périmètre crânien, des conditions de vie et de l'entourage de l'enfant.

Schématiquement, on peut distinguer des situations où le trouble de la conscience est la conséquence d'une pathologie générale de celles spécifiquement d'origine neurologique.

Assurer le maintien des fonctions vitales puis cerner rapidement les causes fréquentes et/ou traitables.

C. Examen clinique

1. Recherche de signes de gravité menaçant le pronostic vital

a. Signes de défaillance cardiorespiratoire

État de choc

Recherche d'une tachycardie et d'une hypotension artérielle.

Le mécanisme doit être précisé. Il peut être en partie responsable d'une confusion ou coma par baisse du débit sanguin cérébral.

Insuffisance respiratoire

Recherche de signes d'épuisement hypercapnique, parfois d'apnées ou de pauses respiratoires, de polypnée de Küssmaul évocatrice d'acidose métabolique, à l'inverse d'hypoventilation évocatrice d'une intoxication par des médicaments dépresseurs respiratoires.

b. Anomalies neurologiques

Trois situations ont valeur particulièrement péjorative : la perte de l'intégrité des commandes vitales, les signes d'hypertension intracrânienne et un coma profond.

La recherche, prudente chez un patient instable, d'hypertension intracrânienne et des réflexes du tronc cérébral, permet de préciser les indications d'une ventilation assistée.

Respirations pathologiques

Certains types de respirations pathologiques, parfois dites neurologiques, peuvent avoir une valeur localisatrice (hors contexte d'intoxication) et sont toujours le signe d'un dysfonctionnement sévère : respiration de Cheynes-Stokes (mouvements respiratoires d'amplitude crescendo jusqu'à un maximum suivi d'une apnée, conséquence d'une atteinte hémisphérique bilatérale ou mésencéphalique supérieure), hyperventilation centrale (polypnée ample, rapide et régulière responsable d'une alcalose respiratoire témoignant d'une atteinte mésencéphalique ou protubérantielle haute), respiration apneustique (cycles successifs d'inspirations amples suivies d'une pause, atteinte protubérantielle basse) ou ataxique (irrégulière et anarchique, au maximum gasps agoniques, atteinte bulbaire ou de la moelle épinière).

Anomalies des réflexes du tronc cérébral

Vérification de leur intégrité, outre les respirations sus-citées : réflexes photomoteurs direct et consensuel (dont l'atteinte bilatérale peut être le fait d'une imprégnation médicamenteuse), oculomotricité, réflexe cornéen, réflexes de protection des voies aériennes supérieures (nausées, toux).

Anomalies du contrôle de la motricité

Recherche d'une asymétrie avec signes pathologiques unilatéraux : asymétrie faciale spontanée ou provoquée par la manœuvre de Pierre-Marie-Foix, déviation de la tête et des yeux, hypotonie unilatérale, abolition unilatérale d'un ou plusieurs réflexes ostéotendineux, signe de Babinski unilatéral, convulsions latéralisées.

Une réactivité stéréotypée en « décortication » (flexion bilatérale des membres supérieurs et extension bilatérale des membres inférieurs) signe une lésion extensive hémisphérique bilatérale. Une réactivité stéréotypée en « décérébration » (extension des quatre membres) évoque une lésion extensive du mésencéphale.

Signes d'hypertension intracrânienne

Chez le nourrisson : augmentation du périmètre crânien, disjonction des sutures, phénomène des yeux en coucher de soleil, bombement de la fontanelle antérieure. Chez l'enfant plus âgé : céphalées, vomissements répétés, ophtalmoplégie, irritabilité, confusion ou agitation, ophtalmoplégie externe (VI) non localisatrice, convulsions.

À un stade décompensé : aggravation rapide des troubles de la vigilance, anomalies pupillaires, troubles respiratoires (bradypnée, irrégularités respiratoires), troubles circulatoires (réaction de Cushing à la hausse de la pression intracrânienne : association très évocatrice de bradycardie et d'HTA).

À un stade plus ultime, signes d'engagement menaçant le pronostic vital immédiat et justifiant une prise en charge en extrême urgence : temporal (mydriase unilatérale aréactive), occipital avec signes dépendant du niveau de souffrance (diencéphalique : myosis, réactivité motrice en décortication, respiration de Cheynes-Stokes et mouvements pendulaires des yeux ; mésencéphalique : semi-mydriase aréactive, réactivité motrice en décérébration, hyperventilation centrale ; bulbaire : mydriase bilatérale aréactive, absence de réactivité motrice, apnée ou respiration apneustique).

Profondeur du coma

Évaluation possible grâce à plusieurs échelles semi-quantitatives, la plus utilisée étant le score de Glasgow (voir figure 67.1), dont il existe une version adaptée aux plus jeunes enfants.

Peu précises et reproductives aux valeurs intermédiaires, elles gardent un intérêt certain dans l'évaluation initiale et le suivi évolutif. Certaines intègrent également les réflexes du tronc cérébral.

2. Examen somatique complet

a. Examen neurologique complet

Signes de localisation. Syndrome méningé (attention à la symptomatologie peu spécifique chez le nourrisson hypotonique et peu réactif).

Fond d'œil : identification d'un œdème papillaire ou d'hémorragies rétiniennes.

b. Examen général

Tableau de sepsis. Pathologie cardiovasculaire (crise hypertensive, cardiopathie congénitale).

Identification de traumatismes extériorisés (hématomes, fractures, déformations, brûlures).

Signes cutanéomuqueux (pâleur, ictère, purpura).

Toxidromes orientant vers une classe spécifique de toxiques.

Signes de gravité majeurs : défaillance cardiorespiratoire, perte de l'intégrité des commandes vitales, HTIC et coma profond.

D. Mesures thérapeutiques urgentes

La prise en charge des défaillances vitales doit viser à protéger, rétablir le cas échéant et maintenir les fonctions vitales, respiratoires, hémodynamiques et neurologiques.

La décision de mettre en place une ventilation invasive chez un enfant comateux n'ayant pas de détresse respiratoire aiguë repose sur sa capacité à protéger ses voies aériennes supérieures, sur le délai estimé de récupération et la profondeur du coma (Glasgow <8), une HTIC, l'existence d'un état de choc ne s'améliorant pas rapidement. Les troubles de conscience et l'absence de contrôle des réflexes de protection des voies aériennes supérieures sont théoriquement une indication formelle à une ventilation invasive. Au cours d'un état de choc, une atteinte neurologique par bas débit cérébral ne répondant pas rapidement aux premières mesures hémodynamiques est aussi une indication à des mesures de ventilation invasive.

Dans certaines situations bien identifiées de coma hypercapnique potentiellement rapidement réversible (coma post-critique, épuisement respiratoire sur une pathologie aiguë comme la bronchiolite), un maintien en ventilation spontanée ou en ventilation non invasive peut être tenté sous surveillance rapprochée et réévaluation régulière.

La prise en charge d'un engagement cérébral est une extrême urgence : utilisation d'agents hyperosmolaires et d'un traitement étiologique adéquat (évacuation d'un hématome intracrânien…).

Maintien des fonctions vitales, réévaluation régulière, ventilation invasive si nécessaire.

E. Enquête paraclinique

1. Examens biologiques

Recherche immédiate d'une hypoglycémie ou d'une acidocétose diabétique :

- glycémie capillaire ;
- cétonémie à la bandelette urinaire.

Une **première ligne d'investigations** est indispensable, simple et rapide.

Elle permet dans les situations sans cause évidente de rechercher un certain nombre d'anomalies orientant vers le diagnostic, et de vérifier le retentissement sur l'état général et l'homéostasie.

Ce bilan comprend au minimum :

- glycémie veineuse ;
- ionogramme plasmatique, fonction rénale, bilan phosphocalcique ;
- NFS-plaquettes, bilan d'hémostase ;
- bilan infectieux avec hémocultures, CRP, procalcitonine ;
- gazométrie, dosage des toxiques urinaires et sanguins dont le CO.

L'**examen du LCR** doit être systématique en cas de fièvre à la recherche d'une méningite ou d'une encéphalite, et doit être discuté devant un patient apyrétique sans diagnostic immédiat.

L'absence de contre-indications hématologiques (anomalies plaquettaires ou de l'hémostase dans cette situation de coma) devra être vérifiée. Par ailleurs, les modalités en ont été codifiées en France dans la conférence de consensus de 2008 à propos des méningites bactériennes, contre-indiquant cet examen en cas de signes d'engagement, et préconisant la réalisation d'une tomodensitométrie cérébrale préalable dans certaines situations (signes de localisation, troubles de la vigilance avec Glasgow < 11, crises convulsives focales ou généralisées après l'âge de 5 ans ou hémicorporelles avant cet âge), en raison d'un risque théorique bien que probablement surestimé d'engagement.

Une **seconde ligne d'investigations** élargit ce bilan, soit immédiatement en fonction du contexte, soit en l'absence de diagnostic rapide :

- ammoniémie, lactacidémie ;
- enzymes pancréatiques, hépatiques, musculaires ;
- screening élargi à la recherche de toxiques exogènes ;
- en cas de suspicion de maladie héréditaire du métabolisme :
  - chromatographie des acides aminés plasmatiques,
  - profil plasmatique des acylcarnitines,
  - chromatographie des acides organiques urinaires.

2. Imagerie cérébrale

Le **Doppler transcrânien** est un examen simple et reproductible (après une période d'apprentissage de l'examinateur). Il est de pratique courante en réanimation pédiatrique.

Bien qu'uniquement validé pour la prise en charge des traumatisés crâniens, il est de plus en plus utilisé pour évaluer une HTIC quelle que soit l'étiologie.

L'**imagerie cérébrale** s'impose en première intention devant un traumatisme crânien, mais également en cas de signes de localisation persistants.

L'examen de choix, en urgence, est la tomodensitométrie cérébrale, sans puis avec injection de produit de contraste en l'absence de contre-indications. Cet examen simple, rapide, a ses limites et doit toujours être pratiqué chez un patient stabilisé. Chez le nourrisson, il peut parfois être remplacé par une échographie transfontanellaire.

Une IRM cérébrale et parfois médullaire peut être nécessaire, par exemple devant une suspicion d'accident vasculaire précoce ou d'encéphalite. Ses indications doivent être discutées au cas par cas, son accès étant moins facile.

3. Électroencéphalogramme

En urgence, cet examen peut dans des situations difficiles confirmer le trouble de la vigilance, ou mettre en évidence un état de mal convulsif infraclinique.

Bilan étiologique minimum chez un patient stabilisé : glycémie capillaire, bilan biologique de 1re ligne, examen du LCR au moindre doute en l'absence de contre-indication, tomodensitométrie cérébrale en cas de traumatisme crânien ou de signes de localisation persistants.

F. Orientation diagnostique (fig. 67.1)

1. Principales causes de troubles de la conscience chez l'enfant

a. Pathologies extraneurologiques

Des signes de **défaillance vitale** telle qu'une insuffisance respiratoire aiguë hypercapnique ou hypoxique, un état de choc, une crise hypertensive maligne peuvent compliquer un coma.

Dans ces situations, l'atteinte cérébrale est un signe de gravité souvent réversible si le délai de prise en charge est rapide.

Les **désordres métaboliques** sont fréquents chez l'enfant : hypoglycémies (qui doivent faire l'objet d'un bilan étiologique extensif, voir chapitre 62), dysnatrémies, acidocétose diabétique.

Dans ces situations, la trop grande rapidité de correction des troubles métaboliques peut être également un facteur d'œdème cérébral bien démontré.

Les **intoxications exogènes** ont deux pics de fréquence, avant l'âge de 5 ans et à l'adolescence. On retrouve souvent des substances neurotoxiques, des intoxications polymédicamenteuses, devant faire rechercher un toxidrome. Les intoxications au paracétamol, au monoxyde de carbone et aux fumées d'incendie sont particulièrement fréquentes (voir chapitre 68).

Les **autres causes** sont plus rares : anomalies héréditaires du métabolisme (tableaux d'intoxications endogènes ou de malaises graves); pathologies endocriniennes, rénales (insuffisance rénale, microangiopathie thrombotique du syndrome hémolytique et urémique), hépatiques (insuffisance avec ou sans hyperammoniémie), hématologiques (hémopathies, activation macrophagique) ou générales (maladies de système ou inflammatoires).

Les pathologies psychiatriques, rares chez l'enfant, doivent rester un diagnostic d'élimination.

b. Pathologies neurologiques

Les **traumatismes crâniens** sont de diagnostic évident (voir chapitre 71).

Chez le nourrisson, ils sont habituellement involontaires (accident domestique). Il faut toujours néanmoins évoquer l'éventualité d'une maltraitance.

Chez l'enfant plus âgé, il s'agit souvent d'accidents de sport, de bicyclette ou de la voie publique, voire de violences, s'incluant alors volontiers dans un contexte de polytraumatisme.

La prise en charge des TC graves pédiatriques a fait l'objet de recommandations et est bien codifiée, notamment en préhospitalier.

Les **infections neuroméningées** constituent le prototype du trouble de la conscience d'origine non traumatique. Il peut s'agir d'une méningite isolée avec HTIC, ou d'une encéphalite. Tous types d'agents infectieux peuvent être concernés (bactérie, virus, champignon, parasite), dépendant de l'âge, du contexte (retour de pays tropicaux), du terrain (immunodépression).

L'**état de mal épileptique** s'accompagne toujours de troubles de la conscience. Le coma post-critique est classique, mais doit être rapidement résolutif. Un état de mal convulsif infraclinique peut être responsable d'un coma prolongé. Des crises convulsives focales peuvent avoir une expression confusionnelle ou psychiatrique.

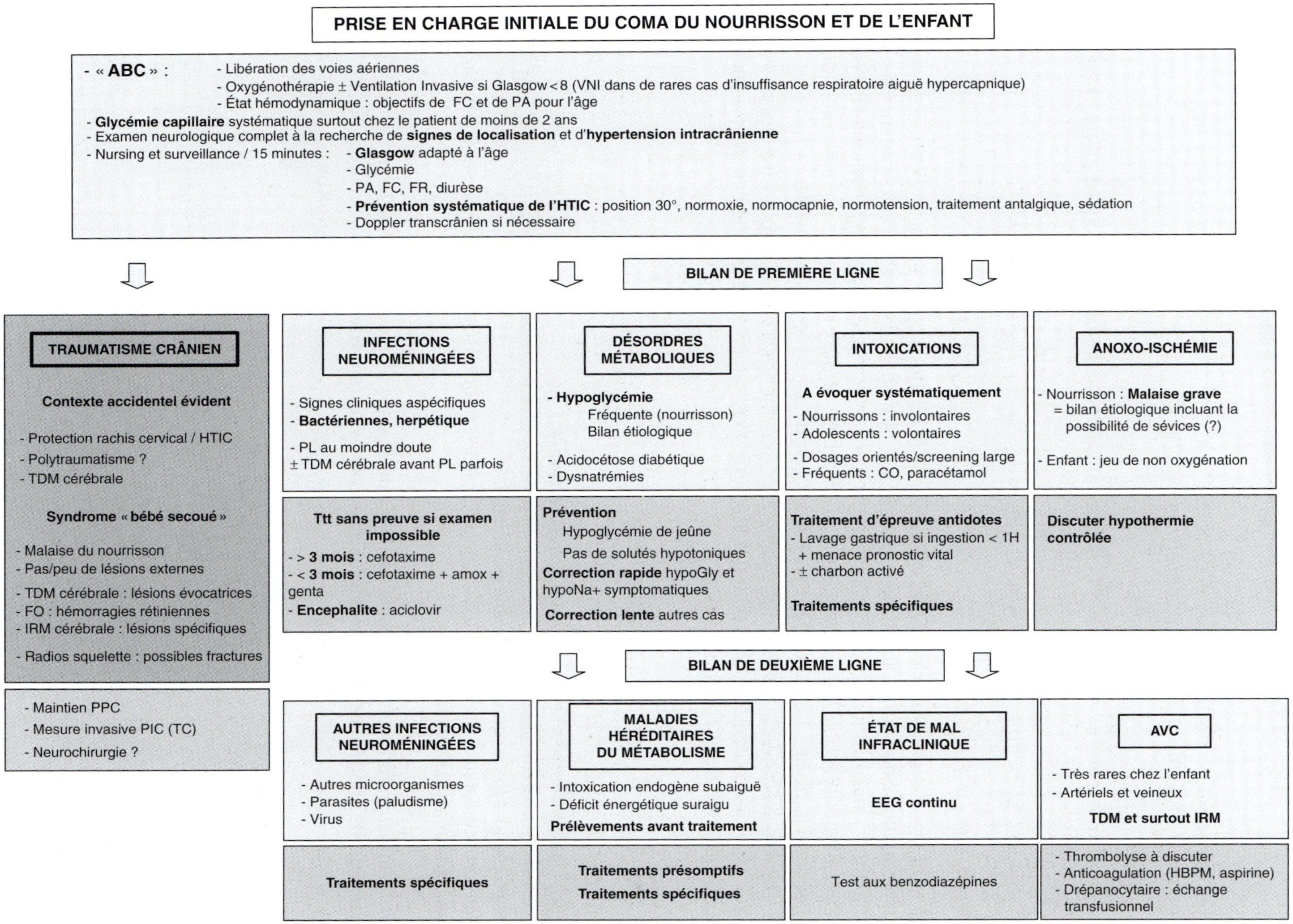

Fig. 67.1. Prise en charge initiale du coma du nourrisson et de l'enfant.

Les crises fébriles (ex. : CCH) simples survenant chez l'enfant de 1 à 5 ans n'occasionnent pas de troubles de conscience prolongés.

L'**anoxo-ischémie cérébrale** est une cause rare, pouvant être diffuse (encéphalopathie anoxo-ischémique du nouveau-né, noyade, pendaison, jeux de non-oxygénation, arrêt cardiaque) ou plus rarement localisée (accident vasculaire cérébral, thrombophlébite).

Les **tumeurs cérébrales** peuvent se révéler par une confusion ou un coma, mais s'accompagnent souvent alors de signes focaux et/ou d'HTIC.

Causes les plus fréquentes : traumatismes crâniens, infections neuroméningées, intoxications exogènes, troubles hydroélectrolytiques, anoxo-ischémie, convulsions.

2. Conduite pratique

L'enquête étiologique immédiate, basée sur le contexte, l'âge, l'examen clinique et des examens biologiques de 1re ligne, peut permettre un diagnostic rapide : anoxo-ischémie, hypoglycémie, intoxication exogène, infection neuroméningée, troubles hydroélectrolytiques. Lorsqu'une infection neuroméningée est suspectée et qu'il existe des contre-indications à la ponction lombaire, un traitement anti-infectieux probabiliste sera entrepris.

L'étape suivante fera appel à des examens complémentaires qui devront être discutés au cas par cas mais toujours chez un patient stabilisé sous surveillance étroite : imagerie cérébrale, EEG, examen du LCR selon les cas.

Point de vue de l'expert

Item susceptible d'être évalué par un cas clinique transversal :

- nourrisson comateux au décours d'une maltraitance (syndrome du bébé secoué);
- enfant confus dans le cadre d'une méningo-encéphalite;
- adolescent comateux suite à une intoxication endogène (acidocétose diabétique) ou exogène (intoxication médicamenteuse volontaire).

Outre les mesures spécifiques à l'étiologie (traitées dans d'autres chapitres), la recherche de signes de gravité ainsi que les principes de maintien des fonctions vitales devront être précisés.

Références

Guidelines for the Medical Management of Traumatic Brain Injury in Infants, Children and Adolescent. second ed, Pediatr. Crit. Care Med. 2012. 13 (Suppl 1), S1–S82.

Sachs, P., Dauger, S., 2012. Coma chez l'enfant. In : EMC - Pédiatrie - Maladies infectieuses. pp. 1–15 [Article 4-100-M-10].

CHAPITRE

68

Intoxications chez l'enfant

Item et objectifs du CNCI

Item 332 – UE 11 – Principales intoxications aiguës

- Diagnostiquer une intoxication par les psychotropes, les médicaments cardiotropes, le CO, l'alcool.
- Connaître l'épidémiologie des intoxications chez l'enfant.
- Identifier les situations d'urgence et planifier leur prise en charge préhospitalière et hospitalière.

Avant de commencer…

L'item « Principales intoxications aiguës » comprend un objectif spécifique à la pédiatrie : connaître les particularités épidémiologiques (âge, produits ingérés, facteurs de risque) pour un repérage précoce des signes d'appel souvent peu spécifiques et une orientation optimale.

Ce chapitre n'a pas vocation à être un catalogue de l'ensemble des situations rencontrées, mais précisera dans sa seconde partie deux situations fréquentes : l'intoxication au CO et l'intoxication au paracétamol, pour illustrer l'importance de la prise en charge préhospitalière et hospitalière.

I. Épidémiologie des intoxications aiguës de l'enfant

A. L'enfant

Les intoxications constituent la seconde cause d'accidents de la vie courante chez l'enfant après les traumatismes et devant les brûlures.

Environ 20 000 à 25 000 cas sont rapportés chaque année dans la tranche d'âge 0–16 ans. Un pic de fréquence est noté entre les âges de 1 à 4 ans et concerne pour 60 % les garçons. Ainsi l'incidence passe de 0,1 % dans la population générale à 1,2 % avant l'âge de 5 ans.

La mortalité infantile par intoxication accidentelle est de 10 à 12 cas par an, essentiellement dans la tranche d'âge des 1 à 4 ans (0,1 à 0,2/100 000 enfants).

Elle s'est beaucoup réduite depuis la mise sous blister de la grande majorité des médicaments et la généralisation des bouchons de sécurité pour les produits ménagers.

Intoxication = 2e cause d'accident de la vie courante chez l'enfant.

B. Les produits ingérés

Les produits les plus fréquemment en cause sont répertoriés dans le tableau 68.1.

Le produit ingéré accidentellement par le jeune enfant est le plus souvent unique (mais pas toujours); alors que l'intoxication volontaire de l'adolescent (plus fréquente chez la fille) est volontiers polymédicamenteuse.

Tableau 68.1. Produits ingérés les plus fréquents.

Médicaments (60 %)	– Benzodiazépines, analgésiques, antihistaminiques, fluor, œstroprogestatifs, antipyrétiques, antitussifs, décongestionnants – Antihypertenseurs, antiarythmiques, neuroleptiques (plus rarement)
Produits ménagers (25 %)	– Produits javellisant et eau de Javel, liquides vaisselle, produits de lessive – Produits caustiques (en diminution)
Produits cosmétiques (5–10 %)	
Environnement	– Monoxyde de carbone (chauffe-eau mal réglés, chauffage d'appoint) – Alcool, tabac, métaux lourds
Produits végétaux	– Champignons, baies, plantes

Interroger à propos de la liste des médicaments disponibles au domicile.

C. Les circonstances

Elles constituent de véritables facteurs de risque à identifier et prévenir.

Le mode d'intoxication est accidentel entre les âges de 1 et 8 ans et plutôt intentionnel après l'âge de 10 ans. Avant l'âge de 1 an, une erreur d'administration d'un médicament commise par un parent représente 25 % des cas d'intoxications (erreur de dose, médicament inapproprié).

Le tableau 68.2 situe les principales circonstances identifiées.

Tableau 68.2. Principales circonstances d'intoxication.

Entourage	– Surveillance insuffisante de l'enfant malgré la présence d'un adulte à proximité immédiate (ce qui évite l'ingestion de grandes quantités de produit) – Mode de garde hors du domicile habituel : amis ou grands-parents
Circonstances	– Horaires : 11–13 h et 18–20 h (heures de préparation des repas) – Pièces à risque : cuisine, salle de bains et toilettes pour les produits ménagers; salle de bain, chambres avec sacs à main sur le sol, tiroirs de toutes pièces à la portée de l'enfant pour les médicaments
Conditionnement	– Absence de rangement des produits ménagers, avant, pendant ou après utilisation – Transvasement d'un nettoyant dans un récipient à usage alimentaire – Produits d'entretiens parfumés, colorés qui attirent l'attention de l'enfant

Identifier les circonstances afin de conduire des mesures préventives.

II. Prise en charge d'une intoxication chez l'enfant

A. Identifier les situations d'urgence

La majorité des intoxications accidentelles sont bénignes et le plus souvent asymptomatiques. Dans plus de 60 % des cas, les situations sont gérées par les centres antipoison (CAP) et les enfants ne nécessitent pas de consultation médicale.

Face à une intoxication supposée, il est indispensable d'évaluer l'enfant de façon rigoureuse de manière à identifier des signes évocateurs de décompensation neurologique (trouble de la conscience, coma), respiratoire (tachypnée ou bradypnée, apnée) et/ou hémodynamique (tachycardie ou bradycardie, hypotension artérielle, signes d'hypoperfusion périphérique). La reconnaissance précoce par une approche systématique (A = voies aériennes, B = respiration et C = circulation) est la meilleure prévention de la décompensation cardiorespiratoire à l'origine d'un possible arrêt cardiaque (voir chapitre 66).

Deux situations peuvent se rencontrer devant un enfant symptomatique.

L'intoxication est connue : la prise en charge ambulatoire ou hospitalière conduira à adopter le schéma le plus opportun le plus rapidement possible, aidé par le CAP. Passer du temps à interroger la famille (horaire, liste des médicaments à portée de l'enfant, chronologie des symptômes). Ne pas hésiter à se faire apporter le flacon ou la boîte de médicaments en cause.

L'intoxication n'est pas connue : évoquer l'hypothèse d'une intoxication accidentelle devant un tableau clinique (neurologique, comportemental, hépatique, hémodynamique) ou biologique (insuffisance hépatique, anomalie métabolique) inexpliqué, ou des symptômes d'installation rapide (coma, agitation, tachycardie, trouble du rythme, dépression respiratoire, hypo- ou hyperthermie). Des prélèvements de sang et urines seront adressés au laboratoire de toxicologie, avec une fiche de renseignements.

Garder à l'esprit les très rares intoxications cachées (intoxication volontaire d'un grand enfant cachée aux parents, intoxication provoquée par un parent dans le cadre d'un Münchhausen).

Penser à la possibilité d'une intoxication aiguë devant des symptômes inexpliqués brutaux (neurologiques avant tout, cardiaques, hépatiques), une défaillance viscérale ou hémodynamique inattendue.

B. Planifier la prise en charge

Trois règles de base devant une intoxication chez l'enfant :

- ne rien faire boire, ne pas faire vomir avant l'avis du CAP ;
- en l'absence de certitude absolue sur la dose ingérée, tenir compte de la dose la plus élevée possible qu'a pu prendre l'enfant (quantité de produit restant dans le flacon, nombre de comprimés, quantité de poudre pour les produits ménagers) ;
- toujours se méfier d'un autre produit non identifié que l'enfant aurait pu ingérer sans qu'un adulte s'en aperçoive : faire l'inventaire des produits présents dans le lieu où se trouvait l'enfant.

Avis du centre antipoison dans les situations d'intoxication.

C. Prévention

Plusieurs mesures interviennent vis-à-vis de la prévention des intoxications :

- rangement des produits d'entretien et des médicaments hors de portée des enfants ;
- mise sur le marché de conditionnements pédiatriques, emballage unitaire des médicaments ;
- généralisation des fermetures sécurisées pour les produits caustiques ;
- distinction des conditionnements pour les aliments et les produits ménagers.

Toujours rappeler à la famille les mesures de prévention des accidents domestiques.

III. Points clés à propos de certaines causes

A. Intoxication au CO

1. Généralités

L'intoxication au CO représente la 1re cause de décès par intoxication en France.

Il s'agit d'une situation typique d'intoxication familiale, avec une incidence rapportée d'environ 8 000 cas annuels, dont près de 20 % d'enfants.

Deux mécanismes contribuent à la toxicité :

- l'hypoxie, secondaire à la formation de carboxyhémoglobine (HbCO), forme non fonctionnelle pour le transport de l'oxygène : réaction rapide, exponentielle, dépendant de la durée d'exposition au CO, de la concentration de CO dans l'air inspiré et de la ventilation alvéolaire ;
- une réaction immunologique et inflammatoire par effet inhibiteur direct lié à la fixation du CO sur certaines hémoprotéines (myoglobine, enzymes des chaînes respiratoires mitochondriales).

2. Diagnostic

Les signes d'appel sont peu spécifiques :

- céphalées, nausées, vertiges, ataxie ;
- asthénie, pâleur et agitation chez le nourrisson ;
- convulsions, malaise précédé de vomissements, trouble de la conscience.

L'intoxication au CO doit être évoquée devant la survenue de symptômes :

- chez plusieurs membres de l'entourage ;
- à proximité d'une source identifiée de CO (chauffage, chaudière à gaz, fioul, alcool, cheminée) ;
- dans la salle de bains ou un garage.

Un malaise du nourrisson survenu dans la salle de bains doit toujours faire évoquer d'emblée une intoxication au CO.

3. Prise en charge

Au domicile :

- appel du centre 15, envoi d'une équipe médicalisée avec dispositif de détection du CO ;
- aération des pièces (ouvrir portes et fenêtres), éviction de l'atmosphère toxique si possible.

À l'arrivée des secours :

- approche ABC systématique ;
- mise en condition :
  - monitoring : scope, SaO_2 (chiffre souvent faussement rassurant),
  - pose d'une voie veineuse périphérique ;
- oxygénothérapie immédiate :
  - enfant conscient : masque à haute concentration (> 8 L/min) pour une FIO_2 proche de 100 %,
  - enfant inconscient : intubation avec ventilation sur sonde ;
- examens complémentaires :
  - prélèvement biologique pour HbCO le plus précoce possible,
  - ECG.

Évaluation médicale :

- recherche des signes cliniques de gravité :
  - troubles de conscience avec trismus, convulsions,
  - HTA, hyperthermie, tachycardie,
  - détresse respiratoire,
  - signes ECG : trouble du rythme ou de la repolarisation ;
- identification de facteurs aggravants :
  - intoxication aux fumées d'incendie,
  - lésions traumatiques associées,
  - perte de connaissance,
  - HbCO > 15 %.

Prise en charge hospitalière :

- transport médicalisé ;
- poursuite de l'oxygénothérapie au masque pendant au moins 12 heures ;
- ECG (si non fait), gaz du sang.

Indications d'une oxygénothérapie hyperbare (larges chez l'enfant) :

- perte de connaissance même brève ;
- troubles de la conscience, convulsions, signes neurologiques objectifs ;
- troubles du rythme cardiaque.

Suivi neurologique à 1 mois systématique :

- possibilité d'un syndrome post-intervallaire entre 2 et 40 jours :
  - troubles de l'humeur et/ou du comportement, troubles du sommeil,
  - céphalées chroniques, crises convulsives ;
- séquelles possibles : troubles cognitifs, trouble de la mémoire, céphalées intermittentes.

Prise en charge : oxygénothérapie au masque et suivi neurologique systématiques.

B. Intoxication au paracétamol

1. Généralités

Le paracétamol est le traitement antipyrétique et antalgique le plus prescrit chez l'enfant. L'enfant âgé de 1 à 4 ans est particulièrement concerné.

L'accès en vente libre facilite la consommation, mais aussi la survenue d'accidents d'intoxication. Le produit est présent dans un grand nombre de médicaments, induisant un risque de cumul des doses ingérées. L'interrogatoire rigoureux de la famille à propos de la nature des produits consommés récemment est donc essentiel dans une telle situation.

Le risque accru est lié aux sirops en flacons, malgré des systèmes de fermeture sécurisés, et des présentations adultes à 500 et 1 000 mg.

Le paracétamol est métabolisé par le foie en métabolites conjugués non toxiques. Environ 5 à 10 % du paracétamol sont oxydés par le cytochrome P450 en un métabolite appelé NAPQI, toxique mais inactivé en situation physiologique par le glutathion.

À doses toxiques, la fonction protectrice du glutathion est débordée et le NAPQI dénature les protéines de l'hépatocyte induisant une hépatite centrolobulaire.

2. Diagnostic

La dose toxique théorique est, pour une dose ingérée unique, supérieure à 100 mg/kg chez l'enfant.

Un surdosage non pris en charge conduit à une évolution en deux phases :

- une phase initiale (jusqu'à H6) pauci-symptomatique : signes digestifs non spécifiques (vomissements, hépatalgie) ;
- une phase secondaire (début après H12, maximale à H48) : majoration des signes cliniques (digestifs, neurologiques) et des désordres biologiques (élévation des transaminases, troubles de la coagulation).

Moins de 1 % des enfants intoxiqués développent une hépatite fulminante.

Dose toxique théorique chez l'enfant = dose ingérée unique > 100 mg/kg.

3. Prise en charge

Approche ABC systématique.

L'administration de charbon activé est discutée car l'absorption du paracétamol est très rapide, mais elle peut être proposée jusqu'à 3 heures après la prise du produit (âge > 6 ans).

Le traitement spécifique repose sur la reconstitution des stocks hépatiques de glutathion par l'administration d'un précurseur : la N-acétylcystéine (NAC).

Modalités de prescription de la NAC :

- administration précoce, dans les 15 à 24 heures maximum suivant l'ingestion ;

- voie *per os* ou IV selon l'état de conscience et l'existence de troubles digestifs;
- dose de charge de 140 mg/kg puis 70 mg/kg toutes les 4 heures;
- durée du traitement : 48 h en IV, 72 h en *per os* en cas d'intoxication avérée par les dosages sanguins, interprétés selon le nomogramme de Rumack-Matthew, en fonction du délai de prise en charge depuis la prise du toxique.

En pratique, le traitement par NAC est indiqué :

- à l'arrivée de l'enfant :
  - si l'ingestion est antérieure à 8 heures,
  - si la dose ingérée estimée est supérieure à 100 mg/kg,
  - en cas d'intoxication polymédicamenteuse,
  - en présence de signes cliniques et/ou biologiques de toxicité;
- en fonction de la paracétamolémie après la 4e heure, en se référant au normogramme (fig. 68.1).

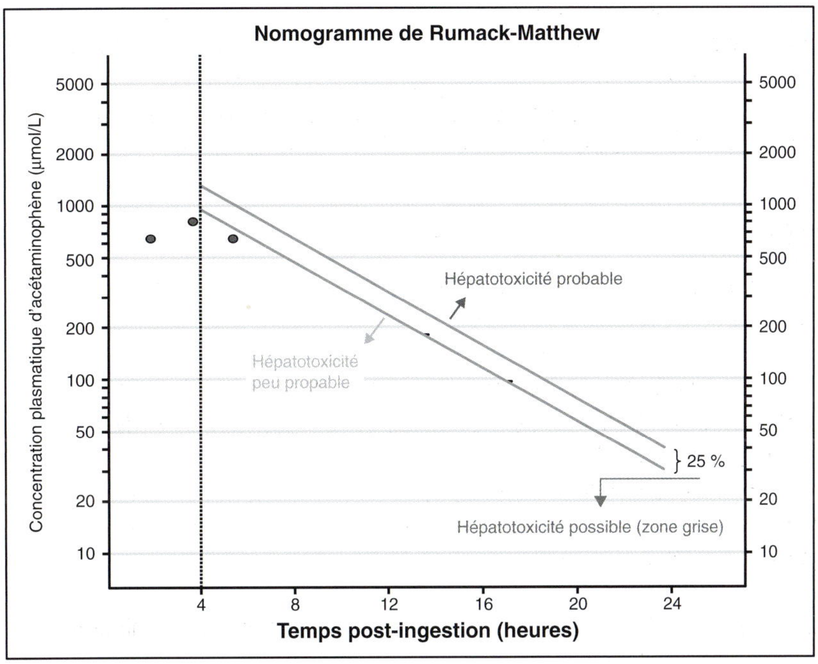

Fig. 68.1. **Nomogramme de Rumack-Matthew.**

Prise en charge urgente : NAC, réévaluation en fonction de la paracétamolémie à H4 selon le nomogramme de Rumack-Matthew.

Point de vue de l'expert

Un cas clinique à l'ECN pourrait faire suspecter une intoxication aiguë devant un tableau clinique d'apparition brutale, par exemple une ataxie ou un coma.
L'étudiant serait alors interrogé à propos de l'enquête diagnostique pour la recherche du toxique en cause. Des précisions concernant les mesures de prévention pourraient être demandées.

Référence

Les accidents domestiques de l'enfant. (Numéro spécial coordonné par Chevallier B). Médecine thérapeutique/Pédiatrie 2009;12 (4).

XIII

Douleurs – Chirurgie

CHAPITRE

69

Prise en charge de la douleur

Item et objectifs du CNCI

Item 134 – UE 5 – Douleur chez l'enfant : évaluation et traitements antalgiques

- Savoir évaluer la douleur de l'enfant par les outils d'évaluation adaptés.
- Repérer, prévenir, et traiter les manifestations douloureuses pouvant accompagner les pathologies de l'enfant.
- Préciser les médicaments utilisables chez l'enfant selon l'âge, avec les modes d'administration, indications et contre-indications.
- Connaître les moyens non médicamenteux utilisables chez l'enfant.

Avant de commencer...

L'enfant a un vécu de la douleur différent de celui de l'adulte.
La connaissance des différents niveaux de développement cognitif de l'enfant en fonction de son âge aide le soignant à mieux le comprendre et communiquer avec lui, et donc à mieux le soigner.
Les manifestations de la douleur sont le plus souvent biphasiques. À la phase aiguë, elles sont bruyantes ; mais si la douleur se prolonge ou se répète, elles peuvent faire place à un tableau d'inertie psychomotrice.

L'évaluation de la douleur est la 1re étape de la prise en charge.
Elle fait appel à des outils d'évaluation permettant de limiter la subjectivité du soignant et de fournir un score d'intensité douloureuse utile au suivi.
Chez les plus jeunes enfants, seule une hétéro-évaluation de la douleur est possible, basée sur des échelles comportementales, à choisir en fonction de l'âge de l'enfant mais aussi du contexte. À partir de l'âge de 4 ans, une auto-évaluation peut être proposée.

Les principes de prise en charge thérapeutique sont proches de ceux de l'adulte.
De nombreuses spécialités médicamenteuses n'ont cependant pas l'AMM en pédiatrie.
Les traitements non médicamenteux constituent des aides précieuses dans la prise en charge de la douleur aiguë et chronique chez l'enfant.

I. Pour bien comprendre

A. Généralités

1. Stades de développement cognitif de l'enfant

Le psychologue Jean Piaget a nommé et décrit différents stades de développement cognitif, par lesquels l'enfant va successivement passer au cours de sa croissance.

Sa connaissance du monde, sa relation avec autrui, sa compréhension de la douleur et de la maladie vont évoluer progressivement jusqu'à ce qu'il atteigne une pensée de type adulte, vers l'âge de 12–13 ans.

De l'âge de 0 à 2 ans : plusieurs stades se succèdent

Le nourrisson passe par le stade des réflexes (les réponses à la douleur apparaissent réflexes et dominées par les perceptions), puis celui des premières habitudes motrices, et enfin celui de l'intelligence sensorimotrice.

La douleur peut rapidement envahir le nourrisson, car il n'a ni la notion du temps ni celle du soulagement.

De l'âge de 2 à 7 ans : stade de la pensée préopératoire

L'enfant a du mal à faire la différence entre ses propres pensées et celles des autres. La maladie est perçue comme un phénomène extérieur.

La douleur est vécue comme une punition. L'enfant tient l'autre pour responsable de sa douleur (souvent les soignants, parfois aussi les parents) et ne fait pas le lien entre le traitement et le soulagement de la douleur.

De l'âge de 7 à 11 ans : stage des opérations concrètes

L'enfant commence à se différencier des autres. La maladie est perçue comme une contamination par les plus jeunes, ou intériorisée par les plus âgés.

La douleur est perçue comme une expérience physique localisée dans le corps, mais le rôle de chaque organe reste confus pour l'enfant. Il faut particulièrement le rassurer à cet âge car il a peur de la mort, et donc d'une atteinte ou d'une disparition de son corps.

Après l'âge de 11 ans : stade des opérations formelles

L'enfant appréhende le monde en termes plus abstraits. La maladie et la douleur peuvent être attribuées à des causes physiologiques et/ou psychologiques, et donc au mauvais fonctionnement d'un organe.

L'enfant cherche à être informé sur sa maladie. Il faut l'encourager à parler de ses angoisses.

L'enfant va successivement passer par différents stades de développement cognitif.

2. Composantes de la douleur

On distingue quatre composantes interactives de la douleur.

Ces différentes composantes se modulent réciproquement :

- composante cognitive ;
- composante sensori-discriminative, traduite avant tout par le langage (que le jeune enfant ne possède pas toujours) ;
- composante affectivo-émotionnelle, variant selon l'âge de l'enfant, le contexte dans lequel survient la maladie, l'incertitude quant à son évolution, l'attitude de l'entourage ;

- composante comportementale, variant selon les expériences antérieures, l'attitude familiale et soignante, le milieu culturel, les standards sociaux liés à l'âge et au sexe.

Le facteur temps (mode aigu, chronique, récurrent) va également modifier le vécu douloureux.

Composantes de la douleur : cognitive, sensori-discriminative, affectivo-émotionnelle, comportementale.

B. Types de douleurs

1. Mécanismes des douleurs

On distingue cinq mécanismes de douleurs, selon leur physiopathologie.

La **douleur par excès de nociception** est le mécanisme le plus fréquent.

Elle résulte d'une lésion tissulaire (douleurs postopératoires, douleurs d'un traumatisme, douleurs osseuses de métastase) qui provoque un excès d'influx douloureux transmis par un système nerveux intact. Elle se traduit par une douleur localisée de topographie non neurologique, avec un horaire inflammatoire ou mécanique.

Elle peut être aussi d'origine viscérale. Elle apparaît alors moins bien localisée, profonde, s'accompagnant parfois de nausées et vomissements.

La **douleur neuropathique** est liée à un dysfonctionnement du système nerveux.

Elle intéresse un territoire systématisé. Elle se traduit par des sensations étranges parfois difficiles à décrire, pouvant être présentes en dehors de toute stimulation, ressenties comme des brûlures ou des picotements, accompagnées ou non de décharges électriques. Elle est associée dans 85 % des cas à un déficit sensitif ou à des paresthésies.

La **douleur médiée par le système nerveux sympathique** est spécifique.

Elle s'accompagne de manifestations vasomotrices : phases de vasodilatation (œdème, rougeur, chaleur) pouvant alterner avec des phases de vasoconstriction (froideur, marbrures). L'enfant décrit une douleur profonde (brûlure, grignotage, serrement) et présente des troubles de la sensibilité à rechercher (allodynie, hyperpathie).

La **douleur idiopathique** est caractérisée par une enquête clinique et paraclinique normale.

La description de la douleur est souvent riche, imprécise, variant dans le temps.

La **douleur psychogène** pure est rare chez l'enfant.

Elle se rencontre généralement chez des patients ayant une sémiologie psychopathologique particulière.

Connaître le mécanisme de la douleur permet une mise en place adaptée de la thérapeutique.

2. Douleurs aiguës, chroniques et récurrentes

On distingue trois modes de douleurs, selon leur durée.

La **douleur aiguë** va jouer un rôle de signal d'alarme d'une pathologie aiguë.

Ses manifestations sont habituellement parlantes, avec des modifications apparentes et importantes du comportement, des cris, des plaintes et des pleurs.

Certains facteurs peuvent majorer le vécu de la douleur, notamment l'état émotionnel de l'enfant (angoisse, phobies), le contexte familial, les expériences antérieures.

La **douleur chronique** (ou prolongée) existe aussi chez l'enfant.

Chez l'adulte, on parle de douleur chronique à partir d'un délai de 3 mois. En pédiatrie, la douleur chronique est plus difficile à définir car la notion de temps y est différente.

Les modifications du comportement sont insidieuses, l'enfant devenant calme, triste, apathique. Des facteurs psychologiques et comportementaux sont susceptibles d'intervenir dans la genèse de la douleur (arrivée d'un petit frère, changement d'école...), dans son maintien ou son exacerbation (attitude adoptée par les parents ou les soignants lors des épisodes douloureux).

La **douleur récurrente** est également rencontrée en pédiatrie.

Elle se traduit par une douleur aiguë répétitive, mais aussi par des signes de douleur prolongée.

On peut citer comme exemples : les douleurs abdominales, la douleur des enfants drépanocytaires (CVO), la douleur des migraines.

Raisonner différemment selon le mode douloureux : aigu, chronique, récurrent.

II. Prise en charge des manifestations douloureuses

A. Repérer les manifestations douloureuses

1. Abord et examen de l'enfant douloureux

Il s'effectue en fonction de l'âge de l'enfant et du contexte.

Il convient d'établir une relation thérapeutique de qualité avec l'enfant et sa famille dès le début de la prise en charge. Cela nécessite de l'expérience, du temps, une qualité d'écoute et de l'empathie.

Le soignant doit chercher à faire préciser :

- les circonstances de survenue de la douleur et son mode évolutif ;
- les caractéristiques sémiologiques, l'intensité douloureuse à l'aide d'échelles ;
- l'influence de facteurs calmants ou aggravants et la réponse aux antalgiques ;
- les répercussions de la douleur sur la vie de l'enfant, les bénéfices secondaires éventuels.

La douleur peut être surévaluée en cas d'environnement anxiogène.

Elle peut être sous-évaluée en cas de douleurs intenses (motricité figée), douleurs chroniques (composante dépressive), maladies sévères (incompréhension du recours aux outils d'évaluation), situations de handicap.

Abord d'un enfant douloureux : expérience, temps, qualité d'écoute et empathie.

2. Repérage et évaluation de la douleur par des outils d'évaluation adaptés à l'âge

a. Nouveau-né et enfant d'âge préverbal (<2 ans)

Les parents peuvent avoir noté des changements de comportement.

Les signes cliniques d'examen peuvent être :

- des modifications des constantes : FC, FR, PA (mais peu spécifiques);
- des modifications du comportement de l'enfant :
  - pleurs, cris (non spécifiques),
  - visage : froncement des sourcils et des paupières, accentuation des sillons nasolabiaux,
  - corps : agitation transitoire, crispation des doigts et des orteils, mouvements du tronc,
  - troubles du sommeil et de la relation avec l'entourage immédiat (désintérêt),
  - difficultés voire impossibilité à obtenir un réconfort (pleurs inconsolables).

L'observation du comportement de l'enfant est donc un temps essentiel.

Les manifestations corporelles et les modifications des traits du visage sont les plus spécifiques et sont intégrées dans les échelles d'évaluation de l'intensité douloureuse utilisées à cet âge.

Les échelles utilisées à cet âge font appel à une hétéro-évaluation :

- pour les douleurs aiguës : DAN, NFCS;
- pour les douleurs chroniques : EDIN.

Nouveau-né et nourrisson : hétéro-évaluation par observation du comportement.

b. Enfant âgé de 2 à 6 ans

Le rôle de l'entourage familial est très important à ces âges.

Les parents peuvent expliquer l'histoire de l'enfant, parler de sa personnalité et de ses goûts, ainsi que de ses manières de faire face à la douleur (le *coping*). Leur présence permet notamment de rassurer l'enfant. Le « doudou », le jeu peuvent aussi faciliter le dialogue et être un allié très utile.

Chez l'enfant d'âge <4 ans, on fait appel à des échelles d'hétéro-évaluation :

- aux urgences : EVENDOL;
- en postopératoire : CHEOPS, OPS;
- pour les douleurs chroniques : DEGR, HEDEN.

Entre les âges de 4 et 6 ans, une auto-évaluation peut être proposée.

Celle-ci est parfois difficile à obtenir. Afin de s'assurer que l'enfant a bien compris ce que l'on attendait de lui, il est préférable d'utiliser deux échelles différentes d'auto-évaluation (échelle des visages, échelle verbale simple), et d'en confronter les résultats. Seuls des résultats cohérents sont exploitables.

Lorsque cette auto-évaluation n'est pas possible ou interprétable, il faut avoir recours à une échelle d'hétéro-évaluation (voir *supra*).

Enfant d'âge ≥4 ans : proposition d'une échelle d'auto-évaluation de la douleur.

c. Enfant âgé de plus de 6 ans

L'évaluation de la douleur est proche de celle de l'adulte.

La personnalité de l'enfant, le contexte psychologique, les expériences douloureuses, les apprentissages familiaux et culturels, la recherche de contrôle influencent le vécu et l'expression de la douleur.

L'auto-évaluation douloureuse est habituellement possible et fiable à cet âge, en l'absence de trouble de la communication ou de déficit cognitif (enfant handicapé).

Différentes échelles d'auto-évaluation sont disponibles :

- échelle visuelle analogique = EVA (méthode la plus utilisée) ;
- dérivés de l'EVA : échelles numériques, échelles simples de vocabulaire, jetons, cubes ;
- échelle verbale simple ;
- échelle des visages = FPS-R (fig. 69.1) ;
- Questionnaire Douleur de St Antoine = QDSA.

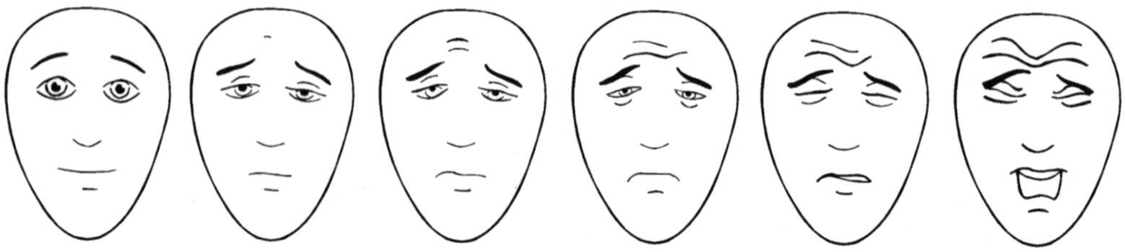

Fig. 69.1. ***Faces Pain Scale-Revised*** **(FPS-R).**

Prendre du temps avec l'enfant est fondamental pour cerner la douleur.

Le report des douleurs sur un dessin du corps humain est une méthode non verbale, permettant de connaître la ou les localisations des douleurs (en tenant compte des risques de confusion droite/gauche), et d'en faire préciser l'intensité et le type.

Échelles d'auto-évaluation les plus utilisées : EVA, échelle des visages, dessin.

B. Prévenir et traiter les manifestations douloureuses

1. Prévention des manifestations douloureuses liées aux soins

a. Moyens médicamenteux (Afssaps, 2009)

Les **solutions sucrées orales** sont utilisées avant l'âge de 7 mois.

Les solutions de saccharose 24 % ou de glucose G30 % (1 à 2 mL) sur une tétine (association à la succion) sont recommandées. Elles diminuent la douleur provoquée par les ponctions veineuses. Un délai de 2 minutes doit être respecté avant le soin douloureux. La durée de l'analgésie est de 5 à 7 minutes.

L'allaitement maternel a été montré comme une alternative efficace.

Le **MEOPA** ou mélange équimolaire oxygène-protoxyde d'azote (Kalinox®, Entonox®) est un moyen antalgique très utilisé en France, ayant obtenu une AMM dès le plus jeune âge.

Il s'agit d'un produit de référence pour les actes et soins douloureux chez l'enfant : perfusion, ponction veineuse, ponction lombaire, myélogramme, sondage vésical, pansement de brûlure, biopsie rénale…

L'inhalation doit durer au minimum 3 minutes et peut être poursuivie pour une durée < 30 minutes. Les effets indésirables sont réversibles en quelques minutes à l'arrêt du traitement : nausées/vomissements, sédation.

La méthode doit être acceptée par l'enfant. Ses principales contre-indications sont : une HTIC, des troubles de conscience, une oxygénodépendance, un pneumothorax, un traumatisme craniofacial.

La **crème EMLA®** est autorisée chez le nouveau-né à partir de 37 SA.

Elle constitue un moyen antalgique efficace en cas de geste avec effraction cutanée. Son application topique sous pansement occlusif permet une anesthésie sur 3 mm de profondeur au bout de 1 h, et sur 5 mm au bout de 2 h.

En cas de soins douloureux : solutions sucrées orales, MEOPA, crème EMLA®.

b. Moyens non médicamenteux

Le comportement des soignants est un élément fondamental.

La manière avec laquelle on va s'adresser à l'enfant est très importante. Il faut éviter les négations du type « cela ne te fera pas mal » qui augmentent l'anxiété de l'enfant (il n'écoutera que le mot « mal »).

Il est conseillé de déplacer l'attention de l'enfant sur autre chose que la zone concernée par le geste, afin qu'il « écoute » moins cette partie du corps.

D'autres moyens non médicamenteux peuvent être proposés, seuls ou en association :

- méthodes physiques :
  - exercice, kinésithérapie et massage, acupuncture, toucher,
  - neurostimulation transcutanée (TENS), traitements locaux (chaud/froid) ;
- méthodes cognitivo-comportementales :
  - relaxation, distraction, imagerie visuelle,
  - biofeedback, hypnose.

Le **biofeedback** est une méthode permettant d'agir sur une fonction physiologique associée à la douleur par la visualisation de celle-ci grâce à un monitoring. Par exemple, la visualisation par l'enfant de sa fréquence cardiaque va lui permettre d'identifier que le stress ou la douleur l'augmente, mais que la relaxation la ralentit. L'enfant va alors expérimenter des techniques efficaces sur sa douleur et ses conséquences.

L'**hypnose** est une méthode permettant d'atteindre un état de conscience différent de l'état de veille habituel (état de veille paradoxal décrit par Roustang), pouvant se rapprocher de l'état de pré-endormissement. L'enfant va donc, tout en restant parfaitement conscient, pouvoir lâcher prise par rapport à ses mécanismes de contrôle habituels, créant un état favorable à la suggestion analgésique. Il peut aussi apprendre à modifier sa perception de la douleur et s'aider grâce à l'auto-hypnose.

Moyens non médicamenteux : méthodes physiques, distraction, relaxation, biofeedback, auto-hypnose.

2. Principes de traitement des manifestations douloureuses

a. Moyens médicamenteux

L'objectif premier est d'obtenir une analgésie rapide.

La molécule est choisie en fonction du mécanisme (douleur nociceptive, douleur neuropathique), de l'intensité et de l'étiologie de la douleur.

Par exemple, une douleur de colite spasmodique, même cotée à 10/10, ne justifie pas la prescription d'un morphinique ; alors que dans une douleur de pancréatite aiguë, celle-ci est indiscutable.

Antalgiques des paliers I, II et III (OMS) pour les douleurs nociceptives :

- palier I : douleurs légères à modérées (EVA ≤ 3) ;
- palier II : douleurs modérées à sévères ($4 \leq$ EVA ≤ 6) ou si résistance au palier I ;
- palier III : douleurs sévères (EVA ≥ 7) ou si résistance au palier II.

Autres :

- co-analgésiques : antispasmodiques, anxiolytiques, myorelaxants ;
- si douleurs neuropathiques : antidépresseurs tricycliques, ± anticonvulsivants.

b. Moyens non médicamenteux

Le recours aux méthodes physiques et cognitivo-comportementales (déjà explicitées) peut s'avérer utile.

Antalgique adapté à l'âge, au mécanisme, à l'intensité et à l'étiologie de la douleur.

3. Critères de surveillance d'un traitement antalgique

L'objectif de la prise en charge antalgique est de ramener l'EVA à une valeur $\leq 3/10$, et d'obtenir la reprise des activités de base de l'enfant (bouger, jouer, dormir, manger, parler).

Toute intervention doit conduire à une réévaluation utilisant la même échelle d'évaluation. Il est nécessaire de toujours prévoir une prescription anticipée (ordonnance évolutive) si la douleur est insuffisamment soulagée, en utilisant des seuils précis.

En cas de prise en charge ambulatoire (étiologie bénigne, douleur contrôlée avec des antalgiques simples), les parents doivent recevoir des informations précises mentionnant sur l'ordonnance : les prises systématiques pendant un temps déterminé, les modalités d'évaluation de la douleur et ses horaires, les consignes de changement de palier médicamenteux.

Une augmentation des doses et/ou un changement de palier médicamenteux doivent conduire cependant à rechercher une complication de l'affection causale ou un autre événement intercurrent.

Une surveillance étroite adaptée aux enfants traités par morphine est indispensable (voir § III. A. 3. Palier III : morphine).

III. Préciser les médicaments utilisables

A. Antalgiques des paliers I, II et III de l'OMS

1. Palier I : paracétamol et AINS

a. Paracétamol

Voie orale = paracétamol *per os* (Doliprane®, Efferalgan®) :

- posologie : 60 mg/kg/j en 4 prises soit 15 mg/kg/6 h (= dose poids/prise) ;

- délai d'action : 30 min ;
- AMM : dès la période néonatale.

Voie intraveineuse = paracétamol IV (Perfalgan®) :
- posologie différente selon l'âge :
  - < 1 an et/ou < 10 kg : 7,5 mg/kg/6 h,
  - au-delà : 15 mg/kg/6 h IVL 20 min ;
- délai d'action : 20 min.

Voie rectale : non recommandée (biodisponibilité faible et imprévisible).

Autres données principales :
- effets indésirables rares aux doses thérapeutiques : réactions cutanées, thrombopénies ;
- contre-indications : insuffisance hépatocellulaire sévère, hypersensibilité au paracétamol.

b. AINS

Voie orale = ibuprofène *per os* (Advil®) :
- posologie : 30 mg/kg/j en 3 prises soit 10 mg/kg/8 h (= dose poids/prise) ;
- délai d'action : 1 h ;
- AMM : âge ≥ 3 mois.

Voie intraveineuse = kétoprofène IV (Profénid®) :
- posologie : 1 mg/kg/8 h, IVL 20 min ;
- délai d'action : 20 min ;
- AMM : âge ≥ 15 ans.

Autres données principales :
- effets indésirables : saignements digestifs ;
- contre-indications : ulcère gastroduodénal évolutif, varicelle.

2. Palier II : codéine, nalbuphine, tramadadol

a. Codéine

Pour rappel, la codéine est transformée en morphine dans l'organisme par une enzyme hépatique appelée le cytochrome P450 CYP2D6. L'activité de cette enzyme peut varier en fonction des sujets ; on distingue ainsi des métaboliseurs lents (10 à 47 % de la population), et des métaboliseurs rapides (1 à 7 % de la population). Chez ces derniers, les taux sanguins de morphine sont plus élevés, pouvant alors entraîner un risque toxique notamment d'insuffisance respiratoire. Un très faible nombre de cas graves voire mortels a été rapporté dans le monde.

L'utilisation de la codéine est actuellement restreinte (ANSM, 2013) :
- autorisation chez l'enfant âgé de plus de 12 ans seulement après échec du paracétamol et/ou AINS ;
- pas d'autorisation après amygdalectomie ou adénoïdectomie ;
- pas d'autorisation chez l'enfant âgé de moins de 12 ans ni chez la femme allaitante.

Si toutefois ce médicament est utilisé chez l'enfant plus jeune, il conviendrait de débuter le traitement sous surveillance hospitalière.

Association possible et souhaitable avec le paracétamol : comprimés sécables, après 12 ans.

Autres données principales :

- effets indésirables : constipation, nausées, somnolence, vomissements, vertiges ;
- contre-indications : crise d'asthme, insuffisances respiratoire et hépatocellulaire ;
- interactions médicamenteuses : nalbuphine, autres opiacés, benzodiazépines.

b. Nalbuphine

Voie intraveineuse = nalbuphine ampoule :

- posologie : 0,2–0,3 mg/kg/4–6 h IVL 20 min, ou 1,2 mg/kg/j en IV continue ;
- délai d'action : 20 min ;
- AMM : âge ≥ 18 mois.

Voie rectale = nalbuphine ampoule :

- posologie : 0,4 mg/kg/4–6 h ;
- délai d'action : 30 min ;
- AMM : âge ≥ 18 mois.

Autres données principales :

- effets indésirables : somnolence, vertiges, nausées, sécheresse buccale, céphalées ;
- contre-indication : hypersensibilité à la nalbuphine ;
- interactions médicamenteuses : morphinomimétiques agonistes purs.

c. Tramadol

Voie orale = tramadol *per os* (Topalgic®) :

- posologie : 3–5 mg/kg/j en 3 prises ;
- AMM : âge ≥ 3 ans.

Remarques :

- forme LP (Monoalgic®) : 1 prise par jour en fin de journée (âge ≥ 12 ans) ;
- association avec le paracétamol (Ixprim®) : 37,5 mg de tramadol + 325 mg de paracétamol (âge ≥ 12 ans).

3. Palier III : morphine

Voie orale = morphine sirop/ampoule/gélule *per os* :

- « libération immédiate » = sirop (Oramorph®), gélule (Actiskénan®, Sévredol®) :
  - posologie : dose de charge à 0,3–0,5 mg/kg, puis répartir 1 mg/kg/j en 6 prises,
  - interdoses si douleurs persistantes : 1/2 de la dose reçue sur 4 h (max : 2 par 4 h),
  - délai d'action : 30 min ;
- « libération prolongée » = gélule (Skénan® LP, Moscontin®) :
  - en relais éventuel au bout de 24 h de la forme à libération immédiate,
  - délai d'action : 2–4 h.

Voie intraveineuse = ampoule (Cooper®) :

- posologies :
  - dose de charge : 0,1 mg/kg,
  - puis titration : doses de 0,025 mg/kg toutes les 5 min jusqu'à antalgie,

  - relais IV continue : posologie efficace (dose totale injectée après titration) = dose pour 4 h,
  - ± PCA : bolus de 0,02 mg/kg avec période réfractaire de 5–10 min entre chaque bolus ;
- délai d'action : 5 min.

Effets indésirables (prévention et gestion) :
- signes d'alerte de surdosage = somnolence et bradypnée :
  - prévention : surveillance horaire (vigilance, fréquence respiratoire, EVA),
  - traitement : stimulation, oxygénation, naloxone (Narcan®) = antidote,
  - Narcan® : dose de charge de 0,01 mg/kg, relais par perfusion continue ;
- autres effets indésirables = constipation, prurit, nausées, rétention urinaire :
  - prévention systématique de la constipation : laxatif type macrogol (Forlax®),
  - utilité des antagonistes de la morphine à petites doses : nalbuphine, naloxone.

Autres données principales :
- contre-indications : insuffisance respiratoire décompensée, insuffisance hépatocellulaire sévère ;
- interactions médicamenteuses : nalbuphine (sauf à petites doses, pour pallier les effets secondaires).

Connaître les modalités de prescription de ces principaux antalgiques.

B. Autres médicaments antalgiques

1. Co-analgésiques

Antispasmodiques :
- indications : douleurs viscérales spastiques ;
- voie orale : phloroglucinol (Spasfon®), trimébutine (Débridat®), tiémonium (Viscéralgine®) ;
- voie injectable : phloroglucinol (Spasfon®).

Benzodiazépines :
- indications : en prémédication de gestes douloureux afin de diminuer l'anxiété ;
- voie injectable : midazolam (Hypnovel®).

2. Médicaments des douleurs neuropathiques

Molécules recommandées en 1re intention :
- indications : dysesthésies, allodynie, décharges électriques ;
- voie orale : amitriptyline (Laroxyl®), gabapentine (Neurontin®) ;
- voie locale : mélange topique lidocaïne-prilocaïne (crème EMLA®).

C. Exemples de prescription

1. Une prescription ambulatoire : OMA algique

On peut prescrire pour une OMA avec otalgie intense :

- ibuprofène *per os* : dose poids, toutes les 6 heures ;
- ± paracétamol *per os* : dose poids, toutes les 6 heures.

Savoir que la persistance de l'otalgie à 48–72 heures est un motif de réévaluation médicale, avec possible recours à la paracentèse ayant une efficacité antalgique.

2. Une prescription hospitalière : CVO de l'enfant drépanocytaire

La prise en charge de la douleur intense lors des CVO sévères est synthétisée figure 69.2. Cette stratégie thérapeutique est adaptée des recommandations de l'HAS concernant la prise en charge de l'enfant drépanocytaire.

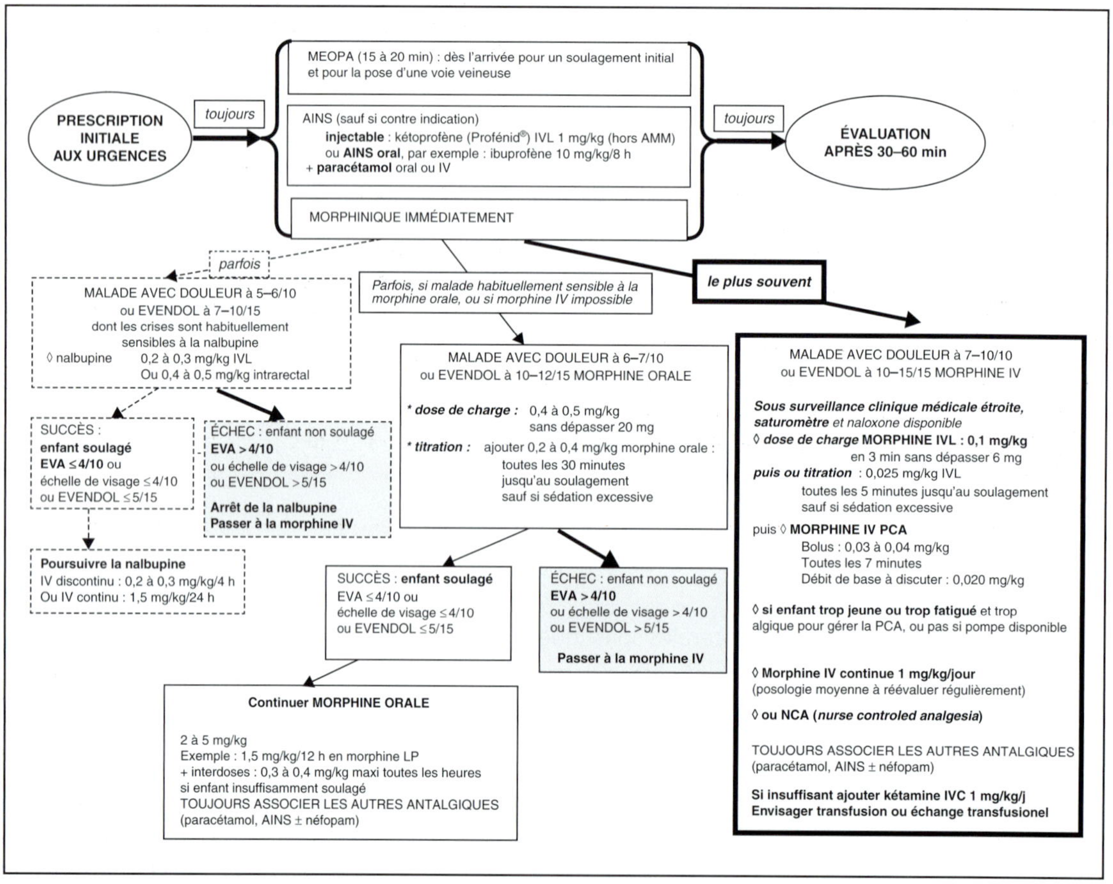

Fig. 69.2. Algorithme de la prise en charge de la douleur de la crise drépanocytaire sévère en urgence.

Point de vue de l'expert

Un cas clinique transversal peut conduire à une question concernant l'évaluation de la douleur chez un enfant ainsi que la prescription adaptée à la situation pathologique concernée (ex. : douleur de fracture, drépanocytose).

Actualités pour le futur

Améliorer l'évaluation de la douleur en utilisant des outils de plus en plus adaptés et parfois plusieurs outils chez un même patient

Favoriser la place de traitements non médicamenteux dans la prise en charge thérapeutique.

Références

Guitton, C., Fournier-Charrière, E., 2012. La crise drépanocytaire : une urgence douloureuse. Arch. Pediatr. 47–49.

	Prise en charge médicamenteuse de la douleur aiguë et chronique chez l'enfant - 2009 - (Afssaps) http://www.pediadol.org/Afssaps-Prise-en-charge.html
	Médicaments à base de tétrazépam, d'almitrine, de rénalate de strontium et de codéine (chez l'enfant) : Retour d'information sur le PRAC - 2013 - (ANSM) http://ansm.sante.fr/S-informer/Travaux-de-l-Agence-Europeenne-des-Medicaments-EMA-Comite-pour-l-evaluation-des-risques-en-matiere-de-pharmacovigilance-PRAC/Medicaments-a-base-de-tetrazepam-d-almitrine-de-ranelate-de-strontium-et-de-codeine-chez-l-enfant-Retour-d-information-sur-le-PRAC
	Prise en charge de la drépanocytose chez l'enfant et l'adolescent - 2005 - (HAS) http://www.has-sante.fr/portail/jcms/c_272479/fr/prise-en-charge-de-la-drepanocytose-chez-l-enfant-et-l-adolescent

CHAPITRE

70

Boiterie et infections ostéoarticulaires de l'enfant

Items et objectifs du CNCI

Item 52 – UE 2 – Boiterie chez l'enfant

- Devant une boiterie chez l'enfant, argumenter les principales hypothèses diagnostiques et justifier les examens complémentaires pertinents.

Item 153 – UE 6 – Infections ostéoarticulaires (IOA) de l'enfant et de l'adulte

- Connaître les principaux agents infectieux responsables des IOA selon l'âge, le terrain et leur profil de résistance.
- Diagnostiquer et connaître les principes du traitement d'une arthrite avec ou sans matériel, d'une ostéite avec ou sans matériel.

Avant de commencer…

La boiterie correspond à une anomalie de la démarche qui devient asymétrique.

La démarche diagnostique doit être rigoureuse :
- anamnèse détaillée, examen complet de l'appareil locomoteur ;
- examens complémentaires systématiques et d'autres orientés selon les données cliniques.

C'est une question « médico »-chirurgicale pour l'ECN.
L'urgence est d'éliminer une infection ostéoarticulaire ou une fracture, et de ne pas méconnaître un processus tumoral. L'âge de l'enfant est l'élément déterminant du diagnostic en contexte non fébrile, les affections en cause ayant des âges précis de prédilection.

I. Démarche diagnostique en cas de boiterie

A. Identifier la boiterie chez un enfant

1. Chez le nourrisson

L'observation de la marche et l'identification d'une boiterie nécessitent de l'expérience. Chez un nourrisson qui ne marche pas encore, la boiterie ne peut pas être observée.

Pédiatrie

Pour mémoire, l'enfant tient assis sans appui et marche à 4 pattes à l'âge de 9 mois, se met debout à l'âge de 10–11 mois, acquiert la marche entre les âges de 12 et 18 mois.

Avant l'âge de la marche, l'impotence fonctionnelle d'un membre peut se traduire par :

- la limitation douloureuse de la mobilité articulaire, avec parfois un aspect pseudo-paralytique du membre ;
- une position anormale permanente de l'articulation touchée : hanche fléchie en abduction, flessum du genou (blocage en flexion avec impossibilité d'extension) ;
- un refus d'appui sur le membre atteint lorsque l'on cherche à mettre le nourrisson en position debout.

2. Chez l'enfant plus grand

La boiterie est plus facilement identifiable.

La **boiterie d'esquive** est une boiterie antalgique, caractérisée par une diminution de l'appui du côté pathologique douloureux et qui conduit ainsi à une inclinaison du tronc du côté sain.

Connaître les signes évocateurs d'une impotence fonctionnelle de membre chez le nourrisson.

La **boiterie d'équilibration** (ou boiterie d'épaule) se caractérise par une inclinaison de l'épaule du côté pathologique et du bassin du côté opposé, et traduit plus volontiers une atteinte neuromusculaire.

B. Enquête clinique

1. Anamnèse

Antécédents :

- néonataux : terme et poids de naissance, LCH, malposition des pieds, plagiocéphalie ;
- familiaux : pathologies orthopédiques et neuromusculaires.

Caractéristiques de l'enfant :

- âge, sexe, IMC ;
- terrain particulier : drépanocytose, maladies neurologiques ou osseuses congénitales ;
- épisodes antérieurs de fractures, infections ostéoarticulaires ;
- développement moteur : âges d'acquisition de la station assise et de la marche.

Circonstances :

- traumatisme ;
- fièvre ou maladie infectieuse récente (traitée ou non) ;
- altération de l'état général.

La recherche d'un traumatisme récent et d'une fièvre est fondamentale.
Se méfier toutefois du fait que les jeunes enfants chutent souvent et que l'existence d'un traumatisme ne saurait dispenser d'une démarche diagnostique systématique. De même, la fièvre peut être modérée dans les infections ostéoarticulaires chez le nourrisson ou dans les spondylodiscites.

Toujours rechercher : traumatisme récent, fièvre.

2. Examen orthopédique

a. Caractérisation de la boiterie

L'évaluation commence par l'observation de l'enfant en positions assise puis debout.

Un refus de la station assise doit par exemple faire évoquer une douleur rachidienne.

L'observation de la marche permet habituellement de caractériser la boiterie : son type (boiterie d'esquive ou d'équilibration, autre trouble de la démarche), son côté.

b. Examen orthopédique segmentaire

Articulations :

- mobilité passive et amplitude articulaire ;
- épanchement articulaire ;
- inflammation locorégionale en regard.

Segments osseux des membres inférieurs :

- point douloureux à la palpation, hématome en regard ;
- anomalie de longueur, déformation d'un membre.

Muscles :

- existence d'une amyotrophie (traduisant la chronicité d'une boiterie) ;
- tuméfaction d'apparition et de développement récents (devant faire craindre un processus expansif tumoral).

Rachis :

- refus de la position assise, raideur rachidienne (antéflexion ou attitude guindée) ;
- douleur à la palpation des épineuses.

Le siège de la douleur est souvent difficile à préciser chez les petits enfants. Il faut penser à examiner la hanche en cas de douleur du genou.

Une douleur ou un épanchement articulaire fébrile oriente vers une arthrite septique. Une douleur métaphysaire fébrile oriente vers une ostéomyélite aiguë. Une douleur rachidienne fébrile oriente vers une spondylodiscite.

Examiner : articulations, segments osseux, rachis.

3. Examen clinique général

Signes évocateurs d'une urgence :

- sepsis sévère : troubles hémodynamiques ;
- syndrome tumoral : hépatosplénomégalie, adénopathies.

Examen neuromusculaire :

- marche sur les talons/pointes, réflexes ostéotendineux ;
- force musculaire, signe de Gowers, trophicité musculaire, tonus.

Examen cutané :

- ecchymose, hématome, tuméfaction ;
- porte d'entrée infectieuse, plaie, ongle incarné.

Les causes évidentes (corps étranger dans une chaussure) sont à écarter systématiquement.

En cas de difficultés à la marche avec flessum de hanche (psoïtis) droite fébrile, il convient d'évoquer une appendicite aiguë ou encore une pleuropneumonie aiguë.

Évaluer : hémodynamique, syndrome tumoral, force musculaire.

C. Enquête paraclinique

1. Généralités

Dans certains cas, l'enquête clinique peut orienter vers une localisation précise expliquant la boiterie, notamment lors d'une suspicion de fracture. Un examen d'imagerie ciblé pourra alors conforter le diagnostic.

L'examen clinique ne permet pas toujours une orientation diagnostique évidente, notamment chez le nourrisson et le jeune enfant.

Certains examens complémentaires sont alors prescrits de manière systématique. D'autres ne seront prescrits qu'en fonction des données cliniques (notamment un contexte fébrile).

2. Examens systématiques

Biologie :

- NFS : recherche d'une hyperleucocytose, d'une thrombocytose d'origine inflammatoire, de blastes (diagnostic différentiel devant des douleurs osseuses = leucémie) ;
- CRP : recherche d'un syndrome inflammatoire.

Imagerie :

- radiographies du membre inférieur douloureux, afin d'éliminer une fracture ou une lésion osseuse suspecte, en insistant particulièrement sur le bassin de face et les hanches de profil (incidence de Lauenstein) ;
- échographie de hanche (surtout chez le nourrisson et le jeune enfant, et en cas de normalité des radiographies), pour rechercher un épanchement articulaire.

Examens systématiques : NFS, CRP, radiographies du bassin F + Lauenstein, échographie de hanche.

3. Examens ciblés

a. En contexte fébrile

En urgence :

- hémocultures, prélèvements bactériologiques locaux d'une porte d'entrée éventuelle ;
- échographie :

– recherche d'un épanchement intra-articulaire au niveau des articulations douloureuses,
– recherche d'une collection sous-périostée en cas de suspicion d'ostéomyélite.

Avis orthopédique pour ponction de pus (sous anesthésie générale) :

- ponction d'un épanchement articulaire en cas de suspicion d'arthrite septique ;
- ponction du pus d'un éventuel abcès sous-périosté ;
- ponction osseuse en cas de suspicion d'ostéomyélite (non systématique, réalisée par certaines équipes).

Dans un second temps, afin de confirmer le diagnostic :

- scintigraphie osseuse ;
- et/ou IRM osseuse.

b. Hors contexte fébrile

Les explorations seront fonction de l'orientation étiologique : pathologies tumorales, rhumatismales…

Examens ciblés si contexte fébrile : hémocultures, ponction de pus.

D. Arbre diagnostique (fig. 70.1)

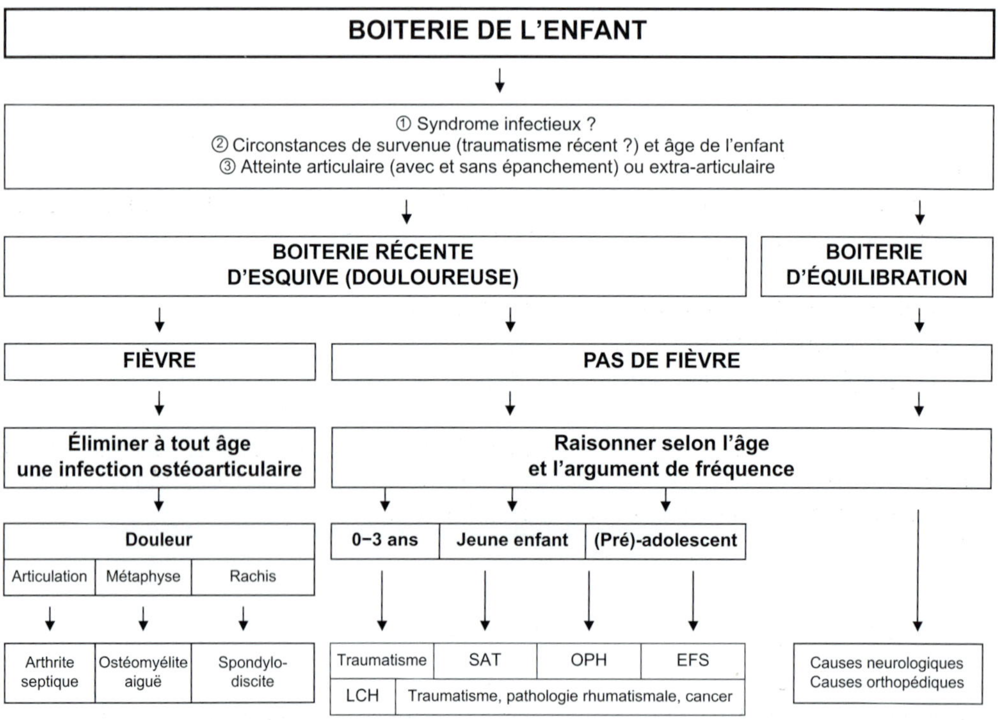

Fig. 70.1. Approche diagnostique d'une boiterie de l'enfant.
SAT : synovite aiguë transitoire ; OPH : ostéochondrite primitive de hanche ; EFS : épiphysiolyse fémorale supérieure.

II. Boiterie fébrile : toujours évoquer une infection ostéoarticulaire

A. Pour bien comprendre

1. Préambule

Les infections ostéoarticulaires (arthrite septique et ostéomyélite) doivent être suspectées devant une boiterie fébrile à tout âge. Elles peuvent également se révéler en cas d'impotence fonctionnelle d'un membre en contexte infectieux. L'hyperthermie peut être toutefois modérée chez le nourrisson ou dans les spondylodiscites.

Elles constituent une urgence diagnostique et thérapeutique. En cas de suspicion clinique, tous les moyens doivent être mis en œuvre pour confirmer le diagnostic et débuter le traitement rapidement. Aucun examen complémentaire inutile ne doit retarder la prise en charge médico-chirurgicale, au risque de voir survenir des complications.

Le risque initial est le sepsis sévère à streptocoque du groupe A ou à *S. aureus*, pouvant parfois entraîner le décès de l'enfant.

À distance, les risques sont les séquelles orthopédiques : destruction du cartilage articulaire et/ou nécrose de la tête fémorale dans les suites d'une arthrite septique, inégalité de longueur des os longs par stérilisation partielle ou totale du cartilage de croissance de l'os atteint dans les suites d'une ostéomyélite.

Les rechutes et le passage à la chronicité sont exceptionnels.

Une boiterie fébrile est une infection ostéoarticulaire jusqu'à preuve du contraire.

2. Physiopathologie

Une infection ostéoarticulaire (IOA) survient par voie hématogène.

Elle atteint les membres inférieurs dans plus de 50 % des cas, en particulier les zones actives de croissance (tibia proximal et fémur distal).

Les bactéries véhiculées par voie sanguine infectent :

- soit directement l'os = ostéomyélite aiguë ;
- soit la synoviale d'une articulation = arthrite aiguë.

Parfois, l'arthrite septique peut être secondaire à une ostéomyélite, il s'agit alors d'une ostéoarthrite. Ce tableau particulier, plus fréquent chez le nourrisson et dans certaines localisations (épaules et hanches) n'est pas traité dans ce chapitre.

3. Épidémiologie clinique et bactérienne

L'IOA survient le plus souvent chez un enfant sain.

Le risque est toutefois augmenté chez l'enfant drépanocytaire mais aussi chez l'immunodéprimé ou le nouveau-né hospitalisé en soins intensifs lors de septicémie sur cathéter central ou sur chambre implantable.

Principaux germes des infections ostéoarticulaires de l'enfant :

- à tout âge : *Staphylococcus aureus*;
- chez l'enfant âgé de moins de 4 ans :
  - avant tout : *Kingella kingae*,
  - plus rarement : streptocoque de groupe A et pneumocoque;
- chez le jeune nourrisson (âge < 3 mois) : streptocoque B et *Escherichia coli* (penser à l'infection néonatale);
- chez l'enfant drépanocytaire : *Salmonella* sp.

Les portes d'entrée à rechercher sont cutanées (traumatisme, plaie, varicelle, furoncle) et ORL.

S. aureus est le germe en cause dans 50 % des infections ostéoarticulaires de l'enfant.
Kingella kingae est désormais le pathogène le plus fréquent chez les enfants âgés de moins de 4 ans.

B. Arguments diagnostiques

1. Données cliniques et d'imagerie

a. Ostéomyélite aiguë

Tableau clinique habituel :

- jeune enfant;
- survenue brutale, fièvre jusqu'à 39–40 °C ± sepsis, ou tableau subaigu avec T° < 38,5 °C;
- localisation préférentielle à l'extrémité inférieure du fémur ou supérieure du tibia (près du genou loin du coude);
- appui douloureux sur le membre atteint, ± gonflement et rougeur localisés (tardifs);
- palpation métaphysaire douloureuse, douleur pseudo-fracturaire (si abcès sous-périosté).

Examens d'imagerie pouvant permettre de préciser le diagnostic :

- radiographies osseuses initiales : normales;
- échographie : recherche d'une complication = abcès sous-périosté.

L'infection osseuse est suspectée sur ces premiers éléments mais le diagnostic devra être confirmé secondairement par :

- scintigraphie osseuse au technétium : foyer d'hyperfixation métaphysaire (fig. 70.2);
- et/ou IRM osseuse : zones d'hyposignal T1 et d'hypersignal T2 de la métaphyse.

L'IRM osseuse (si disponible) est le meilleur examen pour le diagnostic d'IOA. Elle est plus sensible et plus spécifique que la scintigraphie osseuse, permet de plus le diagnostic des complications locales (abcès sous-périosté, thrombophlébite septique, arthrite septique associée).
Cependant, il faut quand on demande une IRM pouvoir localiser le site infecté (bassin, genou, hanche…), que l'enfant ne bouge pas pendant le temps de réalisation de l'examen (conditions pouvant être difficiles à réunir chez un nourrisson ou jeune enfant).

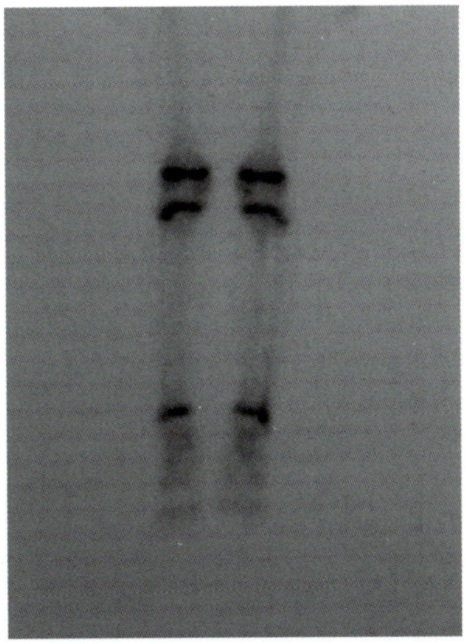

Fig. 70.2. Scintigraphie retrouvant une hyperfixation métaphysaire de la cheville droite.

b. Arthrite septique

Tableau clinique habituel :

- survenue brutale, fièvre ± signes de sepsis ;
- localisation préférentielle au genou et à la hanche ;
- appui douloureux sur le membre atteint, gonflement de l'articulation ;
- douleur à la mobilisation de l'articulation, épanchement articulaire (choc rotulien au genou).

Examens d'imagerie pouvant permettre de préciser le diagnostic :

- radiographies osseuses initiales : pas d'atteinte osseuse, signes indirects d'épanchement : épaississement des parties molles, élargissement de l'interligne ;
- échographie : épanchement intra-articulaire (surtout au niveau de la hanche).

Un épanchement articulaire en contexte fébrile est une arthrite septique jusqu'à preuve du contraire.

2. Données biologiques

Le **bilan inflammatoire** (NFS, CRP, fibrinogène) est peu contributif (non spécifique) et peut être modéré initialement.

Une boiterie accompagnée d'un syndrome inflammatoire doit faire fortement suspecter une IOA.

Les **prélèvements bactériologiques** permettent seuls la confirmation étiologique. Leur réalisation doit avoir lieu avant de débuter l'antibiothérapie.

Dans tous les cas, 2 hémocultures sont effectuées (à 10 minutes d'intervalle). Une éventuelle porte d'entrée (lésion cutanée type furoncle, plaie) doit être prélevée.

Les prélèvements bactériologiques profonds (ponction articulaire, ponction d'un abcès collecté, ponction osseuse métaphysaire) sont effectués en urgence au bloc opératoire, sous anesthésie générale.

En cas de prélèvement de liquide articulaire :

- examen direct en faveur d'une arthrite septique : > 50 000 GB/mm^3, > 85 % PNN altérés, présence de germes ;
- mise en culture (inoculation directe dans un flacon d'hémoculture aérobie) ;
- PCR ARN16S ribosomal et/ou PCR spécifique (*K. kingae*).

La rentabilité des cultures microbiologiques standards reste faible (isolement du germe : < 50 %). La biologie moléculaire (PCR dans le liquide de ponction articulaire) améliore considérablement le diagnostic étiologique des arthrites septiques (notamment pour *K. kingae*).

Prélèvements bactériologiques indispensables avant le début de l'antibiothérapie.

C. Prise en charge thérapeutique

1. Orientation

En cas de suspicion d'IOA, l'enfant doit être hospitalisé pour débuter le traitement en urgence.

2. Drainage chirurgical

Le drainage chirurgical d'une éventuelle collection purulente est indispensable :

- ostéomyélite : drainage d'un abcès sous-périosté ;
- arthrite : confirmation diagnostique, évacuation du pus et lavage de l'articulation (ponction-lavage, arthroscopie ou arthrotomie en fonction des équipes).

Une analyse bactériologique doit être réalisée sur ces prélèvements.

Ce geste se fait au bloc opératoire sous anesthésie générale. Il faut mettre l'enfant à jeun et recueillir un consentement écrit parental.

3. Antibiothérapie

L'antibiothérapie initiale est urgente, intraveineuse et probabiliste :

- efficace sur *S. aureus* et *K. kingae* (germes les plus fréquents chez l'enfant) ;
- amoxicilline + acide clavulanique ou céfamandole ;
- ± gentamicine (en cas de sepsis sévère).

Elle est secondairement adaptée au germe retrouvé et à son antibiogramme.

Le relais *per os* est possible quand l'infection est contrôlée (disparition de la fièvre et des douleurs, diminution franche de la CRP), en moyenne 4 à 7 jours après le début du traitement IV.

Les antibiotiques utilisés doivent être actifs sur les germes isolés, être bien absorbés et avoir une bonne diffusion intra-osseuse.

Si le germe n'est pas identifié, l'antibiothérapie orale sera l'association amoxicilline + acide clavulanique, efficace sur *S. aureus* et *K. kingae*.

La durée totale de l'antibiothérapie pour les IOA d'évolution rapidement favorable est de 4 à 6 semaines.

4. Autres mesures thérapeutiques

Le traitement des douleurs constitue une priorité du traitement symptomatique.

L'immobilisation articulaire (mise en traction, attelle) peut être utile durant la période douloureuse d'une arthrite septique. L'immobilisation plâtrée évite les fractures dans les ostéomyélites compliquées de géode osseuse.

Prise en charge médico-chirurgicale : drainage chirurgical éventuel et antibiothérapie IV probabiliste active sur *S. aureus*.

III. Boiterie non fébrile

A. Raisonner avant tout selon l'âge

De l'âge de la marche à l'âge de 3 ans :

- fracture sous-périostée du tibia (fracture en cheveu) ;
- LCH ;
- inégalité de longueur des membres inférieurs ;
- tumeur (souvent hématologique à cet âge).

Chez le jeune enfant (3 à 10 ans) :

- synovite aiguë transitoire de hanche (rhume de hanche) ;
- ostéochondrite primitive de hanche ;
- traumatisme (fractures) ;
- tumeur (osseuse ou des parties molles, leucémie aiguë) ;
- pathologie neuromusculaire.

Chez le (pré-)adolescent :

- épiphysiolyse fémorale supérieure ;
- traumatisme (entorses, fractures) ;
- tumeur (ostéosarcome, sarcome d'Ewing, hématologique) ;
- pathologie rhumatismale.

B. Points clés à propos de certaines causes

1. Fracture sous-périostée du tibia

a. Généralités

Elle survient entre l'âge de la marche et jusqu'à l'âge de 3 ans.

Elle est liée à un traumatisme à faible énergie en torsion du membre : simple chute de sa hauteur, pied pris entre les barreaux du lit.

Devant toute fracture du nourrisson, le diagnostic de maltraitance doit être évoqué et doit faire mener un interrogatoire minutieux sur les circonstances de l'accident.

b. Diagnostic

Le diagnostic est évoqué devant une boiterie d'esquive récente non fébrile.

L'appui et la marche sont souvent possibles malgré la fracture de jambe (solidité du périoste). L'enfant peut parfois refuser simplement l'appui en faisant la « grue ».

L'examen clinique met en évidence une douleur à la torsion et à la palpation du membre.

Le cliché radiographique montre un trait de fracture fin à peine visible (ou « cheveu d'ange »). Elle est parfois plus visible sur des clichés de 3/4.

Le diagnostic est confirmé 2 à 3 semaines plus tard lors de nouveaux clichés montrant l'existence d'une apposition périostée (correspondant à un début de cal osseux).

c. Prise en charge

En cas de douleur, une immobilisation pendant 3–4 semaines est proposée.

Ne pas méconnaître une fracture notamment chez le nourrisson et le jeune enfant.

2. Synovite aiguë transitoire (SAT)

a. Généralités

La synovite aiguë transitoire (SAT) est aussi appelée rhume de hanche.

Elle correspond à une arthrite réactionnelle.

Elle concerne habituellement le garçon, entre les âges de 4 et 10 ans.

Elle survient le plus souvent l'hiver, au décours d'un épisode infectieux viral.

b. Diagnostic

Tableau clinique habituel :

- apyrexie ou fébricule (éliminer avant tout une IOA) ;
- refus de marche, boiterie d'esquive récente (appui douloureux) ;
- limitation douloureuse de la rotation interne et de l'abduction de la hanche, parfois flessum antalgique.

Examens paracliniques pouvant permettre de préciser le diagnostic :

- bilan inflammatoire : absence de syndrome inflammatoire ;
- radiographies du bassin : normales, parfois signes indirects d'épanchement ;
- échographie de hanche : épanchement intra-articulaire (fig. 70.3).

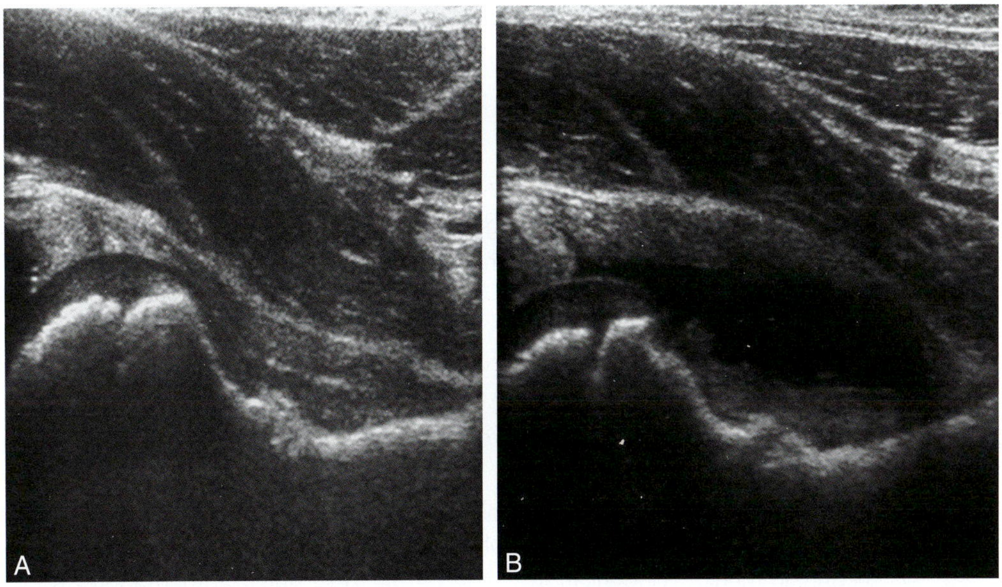

Fig. 70.3. Échographie de hanche : épanchement intra-articulaire.

L'enjeu est d'éliminer avant tout une arthrite septique.

c. Prise en charge et suivi

Le traitement est avant tout symptomatique :

- mise au repos avec décharge, traitement antalgique ;
- en cas de douleurs très intenses : mise en traction, ponction évacuatrice (rare).

L'évolution est favorable en quelques jours.

Un bilan radiographique de contrôle est habituellement prescrit 1 mois après l'épisode, afin d'éliminer le diagnostic d'ostéochondrite débutante.

Les parents sont informés de la nature peu grave de l'affection, de la durée prévisible des symptômes, des signes devant amener à suspecter une complication (fièvre) et justifiant une nouvelle consultation.

La persistance de la boiterie plus de 10 jours doit faire pratiquer une scintigraphie osseuse pour éliminer une ostéochondrite.

La synovite aiguë transitoire est un diagnostic d'élimination.

3. Ostéochondrite primitive de hanche

a. Généralités

L'ostéochondrite primitive de hanche (OPH) est aussi appelée maladie de Legg-Perthes-Calvé.

Elle correspond à une nécrose ischémique du noyau épiphysaire fémoral supérieur. Il peut exister une atteinte bilatérale dans 10 % des cas environ.

Elle concerne habituellement le garçon, entre les âges de 4 et 10 ans.

b. Diagnostic

Tableau clinique habituel :

- installation progressive et insidieuse de la boiterie (d'où un diagnostic parfois retardé);
- douleurs localisées à la hanche ou au genou (douleur projetée);
- amyotrophie quadricipitale homolatérale modérée en cas d'évolution depuis plusieurs semaines;
- limitation douloureuse de la rotation interne et de l'abduction de la hanche.

Examens paracliniques pouvant permettre de préciser le diagnostic :

- bilan inflammatoire : absence de syndrome inflammatoire;
- radiographie du bassin (fig. 70.4) :
  - initialement : cliché souvent normal, parfois image en « coup d'ongle » (décollement) sous-chondral, plus facilement visible sur l'incidence de profil,
  - secondairement : condensation (stade de nécrose) puis fragmentation du noyau épiphysaire (revascularisation),
  - stade séquellaire : déformation en coxa plana ou coxa magna.

Le diagnostic de certitude repose sur la scintigraphie osseuse et/ou l'IRM osseuse avec injection de gadolinium, mettant en évidence une hypoperfusion :

- scintigraphie osseuse : hypofixation lacunaire plus ou moins étendue du noyau épiphysaire;
- IRM osseuse : hypersignal en T1 et hyposignal en T2.

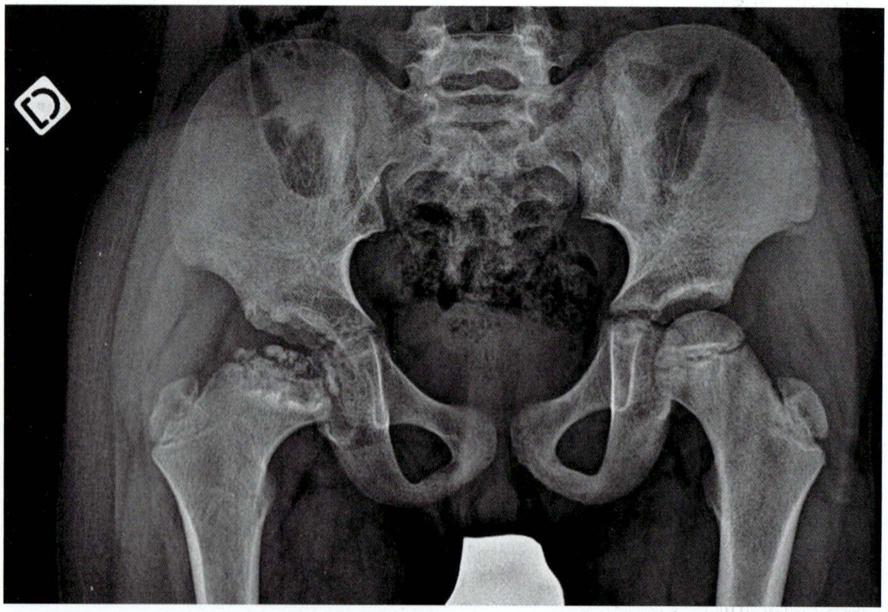

Fig. 70.4. Ostéochondrite primitive de hanche : fragmentation du noyau épiphysaire droit.

c. Prise en charge

La prise en charge est très variable en fonction des équipes :

- mise en décharge afin d'éviter l'effondrement en hauteur du noyau épiphysaire fragilisé : traction axiale continue, fauteuil roulant, appareillage en abduction;
- au stade de fragmentation, en cas de perte de congruence entre le cotyle et le noyau fémoral : ostéotomie de recentrage, qui peut être fémorale ou pelvienne;
- surveillance radiologique tous les 2–3 mois pendant toute la durée de la maladie.

L'évolution est spontanément favorable en 12 à 18 mois.

Le but du traitement est d'éviter l'installation de séquelles, et plus précisément une reconstitution inadéquate de l'épiphyse fémorale (coxa magna), qui perdrait sa congruence avec l'articulation cotyloïdienne.

Tout rhume de hanche doit être réévalué à 1 mois pour éliminer une ostéochondrite débutante.

4. Épiphysiolyse fémorale supérieure

a. Généralités

L'épiphysiolyse fémorale supérieure (EFS) se produit le plus souvent en période de croissance pubertaire, favorisée par une surcharge pondérale.

Elle correspond à un glissement de la tête fémorale en arrière, en bas et en dedans. Elle est dite aiguë en cas de symptômes durant moins de 3 semaines, chronique si ces derniers existent depuis plus longtemps.

Il peut exister une atteinte bilatérale dans 20 % des cas environ, soit d'emblée, soit au cours du suivi chez les enfants ayant un squelette immature, justifiant un suivi prolongé jusqu'à l'arrêt de la croissance. Il faut alors penser à rechercher une hypothyroïdie ou une insuffisance rénale.

b. Diagnostic

Tableau clinique habituel :

- forme stable (appui ou marche sans cannes possible) :
  - attitude spontanée en rotation externe du membre inférieur au repos et lors de la marche,
  - douleurs inguinales, souvent projetées au niveau du genou (piège diagnostique),
  - limitation douloureuse de la rotation interne et de l'abduction de hanche,
  - mouvement d'abduction et rotation externe automatique lors de la flexion de la hanche,
  - atteinte (signe de Drehmann);
- forme instable (appui impossible) :
  - impotence fonctionnelle complète et hyperalgique du membre inférieur,
  - membre inférieur en rotation externe (comme pour une fracture du col du fémur).

Examens paracliniques pouvant permettre de préciser le diagnostic :

- bilan inflammatoire : absence de syndrome inflammatoire;
- radiographie du bassin de face et profil (possibilité d'erreur diagnostique sans profil) (fig. 70.5) :
  - initialement : l'interprétation est difficile, mais il faut rechercher une diminution de hauteur de l'épiphyse ou un cartilage de croissance fémoral supérieur trop bien visible par rapport à l'autre côté; intérêt du cliché de profil pour visualiser la bascule postérieure,

– secondairement : glissement de l'épiphyse en dedans et en arrière, objectivé par la construction de la ligne de Klein, qui ne coupe plus le noyau épiphysaire.

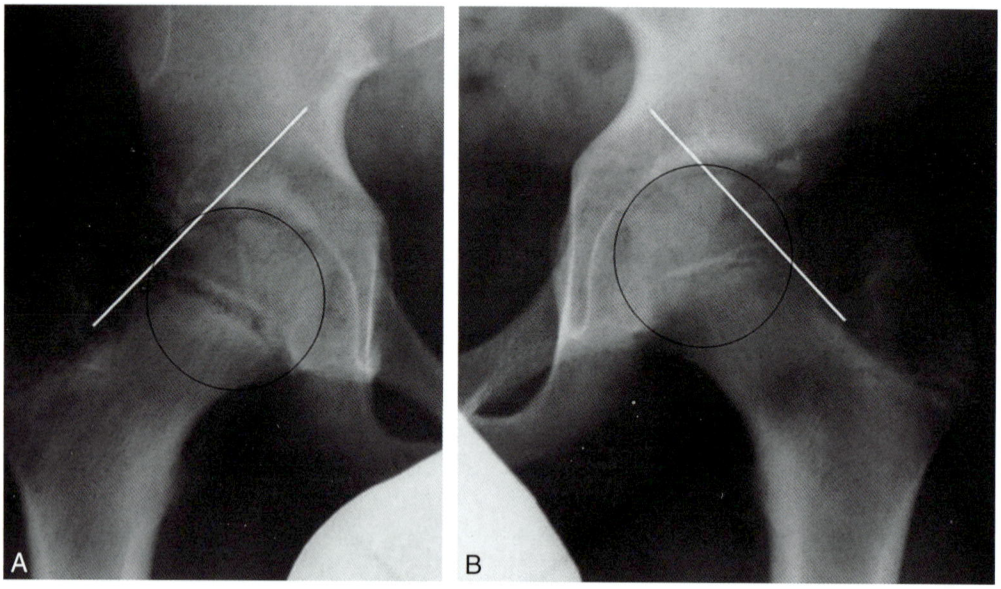

Fig. 70.5. Épiphysiolyse fémorale supérieure : représentation de la ligne de Klein.

c. Prise en charge

L'enfant doit être transféré sans délai dans un milieu spécialisé.

Il s'agit d'une urgence chirurgicale, car le pronostic fonctionnel est en jeu :

- arrêt immédiat de l'appui : brancard ou béquilles sans appui ;
- pour certains, réalisation d'une échographie pour juger de la stabilité de l'épiphyse (épanchement = instabilité) ;
- intervention chirurgicale : fixation *in situ* de la tête fémorale par vissage, plus ou moins associée à un vissage controlatéral préventif en cas de squelette immature.

Un retard de prise en charge expose à de graves complications : nécrose de la tête fémorale, coxite laminaire, arthrose précoce.

Évoquer une épiphysiolyse fémorale supérieure en cas de boiterie chez un adolescent en surpoids.

Point de vue de l'expert

Clés du raisonnement diagnostique :

- contexte fébrile ou traumatique ;
- âge de l'enfant.

La conduite à tenir en cas de boiterie fébrile doit être parfaitement connue.
Un cas clinique de synovite aiguë transitoire est possible, avec une évolution défavorable faisant suspecter l'éventualité d'une ostéochondrite primitive de hanche. L'épiphysiolyse fémorale supérieure est une complication à connaître chez l'adolescent obèse (voir chapitre 56).

Références

Groupe de pathologie infectieuse pédiatrique (GPIP), 2007. Infections ostéoarticulaires de l'enfant. Arch. Pediatr. 14 (Suppl 2).

Lorrot, M., 2011. Infections ostéoarticulaires de l'enfant. In : Bourrillon, A., et al. (Eds.), Pédiatrie pour le Praticien, sixth ed. Elsevier-Masson, Paris.

CHAPITRE

71

Traumatismes chez l'enfant

Items et objectifs du CNCI

Item 360 – UE 11 – Fractures chez l'enfant : particularités épidémiologiques, diagnostiques et thérapeutiques

- Connaître le diagnostic, les complications et les principes du traitement des fractures de l'enfant.
- Connaître les caractères spécifiques et les complications des fractures du coude et de la cheville de l'enfant et de l'adolescent.

Item 330 – UE 11 – Orientation diagnostique et conduite à tenir devant un traumatisme craniofacial

Avant de commencer...

L'item **Fractures** exige de connaître les « particularités » pédiatriques.
Ce chapitre répond strictement à cet objectif et n'a pas pour but de détailler de manière exhaustive la prise en charge des fractures de l'enfant, qui relève des spécialistes. Seules les spécificités des fractures du coude et de la cheville sont détaillées.

Retenir les particularités des fractures chez l'enfant :
- les terrains à ne pas méconnaître;
- les fractures spécifiques à l'âge pédiatrique;
- la sévérité des décollements épiphysaires en cas d'atteinte du cartilage de croissance;
- la place prépondérante d'un traitement non chirurgical.

L'item **Traumatisme craniofacial** est vaste.
Nous avons choisi de traiter les spécificités pédiatriques de la conduite à tenir en cas de consultation pour traumatisme crânien (motif de recours fréquent aux urgences pédiatriques).

Connaître la conduite à tenir aux urgences en cas de traumatisme crânien :
- repérer les rares situations de gravité;
- assurer le maintien des fonctions vitales;
- prescrire si nécessaire une imagerie cérébrale;
- savoir expliquer les consignes de surveillance aux parents.

I. Fractures de l'enfant

A. Particularités épidémiologiques

1. Généralités

Les fractures sont les premières causes de consultations chirurgicales en urgence chez l'enfant.

Certaines fractures sont proches de celles rencontrées chez l'adulte. D'autres sont en revanche spécifiques à l'enfant : fractures sous-périostées, fractures en bois vert, déformations plastiques, fractures en motte de beurre, décollements épiphysaires, arrachements apophysaires.

L'os de l'enfant est constitué d'une maquette cartilagineuse s'ossifiant progressivement (noyaux d'ossification). Cette croissance se fait en longueur par le cartilage de croissance, et en largeur par le périoste.

Le cartilage de croissance, situé entre la métaphyse et l'épiphyse, est d'autant plus actif qu'il est situé « près du genou, loin du coude ». Le périoste a un rôle essentiel en raison de sa capacité à constituer rapidement un cal osseux et à permettre le remodelage osseux.

Les fractures chez l'enfant peuvent concerner les différentes zones d'un os long : diaphyse (corps), épiphyse (extrémités), métaphyse (entre les deux).

Les décollements épiphysaires concernent les fractures survenant au niveau du cartilage de croissance. La classification de Salter et Harris en cinq stades permet d'apprécier le niveau du trait de fracture, et d'évaluer les conséquences pronostiques sur la croissance.

Spécificité pédiatrique : cartilage de croissance.

2. Circonstances

a. Circonstances habituelles

L'os de l'enfant est mécaniquement moins résistant que celui de l'adulte.

Les entorses graves de l'enfant sont en revanche plus rares, l'os ayant une résistance mécanique moindre que celle des structures périarticulaires.

Le siège des fractures se situe souvent au poignet, au coude, à la main, à la cheville, à la jambe.

Ces fractures surviennent habituellement après des traumatismes, au cours d'activités sportives de récréation ou d'accidents domestiques. Les polytraumatismes sont rares.

b. Circonstances particulières

La forme la plus fréquente de **fragilité osseuse constitutionnelle** est la maladie de Lobstein.

Les fractures sont le plus souvent diaphysaires. Les signes évocateurs sont le caractère familial, une sclérotique bleue, la survenue de fractures répétées pour des traumatismes minimes.

Ce diagnostic peut être méconnu, et une situation de maltraitance évoquée à tort.

Les **fractures pathologiques** surviennent au niveau de zones pathologiques fragilisées par des processus expansifs d'origine bénigne ou maligne.

Certaines lésions osseuses sont plus spécifiques à l'enfant : fracture métaphysaire sur une lésion kystique (kyste osseux essentiel, kyste anévrismal), fracture sur une lésion lytique (ostéosarcome, sarcome d'Ewing, métastases de neuroblastome ou néphroblastome).

Connaissances

Ces fractures sont le mode habituel de découverte de la lésion osseuse fragilisante. Elles doivent être évoquées devant une image anormale radiologique (lyse) ou une inadéquation entre le type de fracture et le mécanisme de l'accident (par exemple : fracture du fémur suite à une simple chute de sa hauteur).

Le **syndrome de Silverman** doit être systématiquement évoqué devant une fracture chez un très jeune enfant, d'autant plus avant l'âge de la marche.

Il est caractérisé radiologiquement par l'existence de lésions osseuses et de fractures multiples, souvent d'âges différents, avec présence de cals osseux, d'arrachements métaphysaires et de décollements périostés (voir chapitre 10). Certaines fractures alertent car incohérentes avec l'âge de l'enfant : avant-bras < 1 an, clavicules < 2 ans, humérus (spiroïde) < 3 ans.

Son identification doit faire pratiquer des radiographies de l'ensemble du squelette ainsi qu'un fond d'œil. Une enquête clinique doit rechercher d'autres indices de suspicion de maltraitance.

Fractures chez un très jeune enfant ou répétées : évoquer une maltraitance.

B. Particularités diagnostiques

1. Enquête clinique

Caractéristiques de l'enfant :

- âge ;
- antécédents orthopédiques ;
- côté dominant ;
- statut vaccinal (tétanique).

Circonstances du traumatisme :

- mécanisme lésionnel ;
- contexte (accident, sport) ;
- éventuels facteurs de risque de maltraitance.

Examen clinique :

- évaluation de la douleur ;
- attitude antalgique, impotence fonctionnelle ;
- déformation osseuse ;
- signes locaux : œdème, ecchymose, douleur à la palpation ;
- complications immédiates : ouverture cutanée, anomalies vasculonerveuses.

Mécanisme lésionnel, évaluation de la douleur, complications vasculonerveuses.

2. Enquête paraclinique

a. Généralités

Le diagnostic de fracture repose sur la réalisation systématique de radiographies standards.

Il faut demander des clichés radiographiques avec incidences de face et de profil, englobant les articulations sus- et sous-jacentes, centrées sur les zones douloureuses.

Il n'est pas nécessaire de prescrire systématiquement des clichés du membre controlatéral dans le cadre des fractures chez l'enfant.

Les clichés doivent être répétés à la moindre discordance clinico-radiographique.

La maquette cartilagineuse étant radiotransparente, toute forte suspicion diagnostique sans signe radiographique précoce impose d'immobiliser l'enfant dans un premier temps.

Outre la visualisation directe du trait de fracture, la recherche de signes indirects sur les clichés peut s'avérer utile au diagnostic : refoulement des liserés graisseux périarticulaires en faveur d'une hémarthrose (coude, cheville), modification des rapports articulaires habituels, œdème des parties molles.

Pas de cliché bilatéral et comparatif systématique en traumatologie pédiatrique.
Signes indirects de fracture : refoulement des liserés graisseux périarticulaires.

b. Sémiologie propre à l'enfant

Certains **traits de fracture ou déplacements** sont spécifiques à l'enfant :

- fracture sous-périostée : fracture de l'os mais intégrité du périoste ;
- fracture en bois vert : rupture de l'os (corticale et périoste) dans le versant convexe de l'incurvation, avec persistance d'une continuité corticale/périoste dans la concavité (fig. 71.1) ;
- déformation plastique : incurvation pathologique sans rupture corticale (fréquente à l'avant-bras) ;
- fracture en motte de beurre : tassement métaphysaire par impaction de la diaphyse (fig. 71.2) ;
- décollement épiphysaire : atteinte du cartilage de croissance (fig. 71.3).

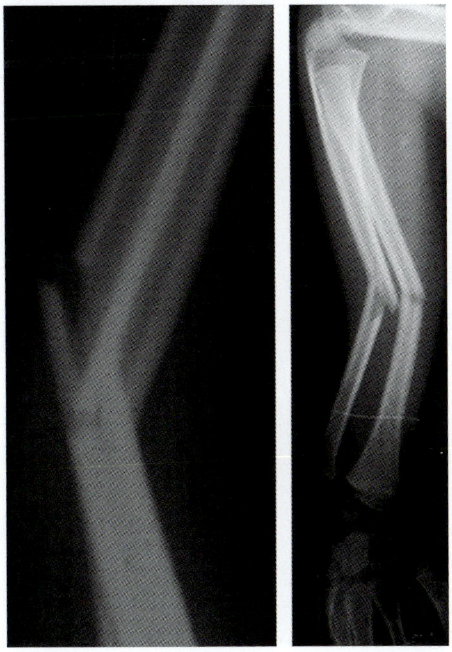

Fig. 71.1. Fracture en bois vert du radius distal.

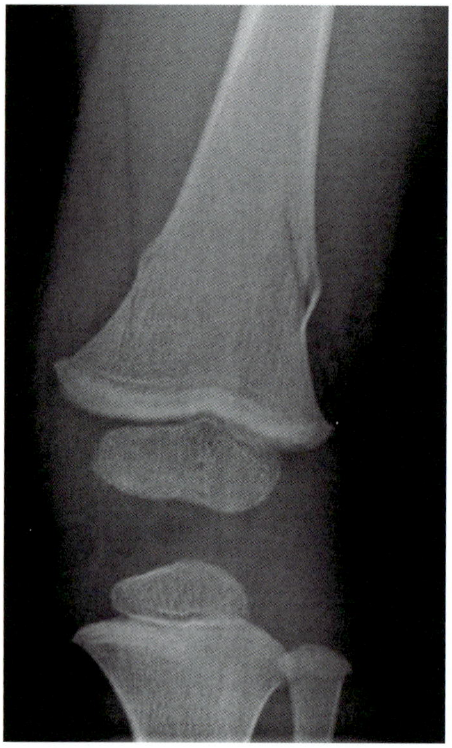

Fig. 71.2. Fracture en motte de beurre du fémur.

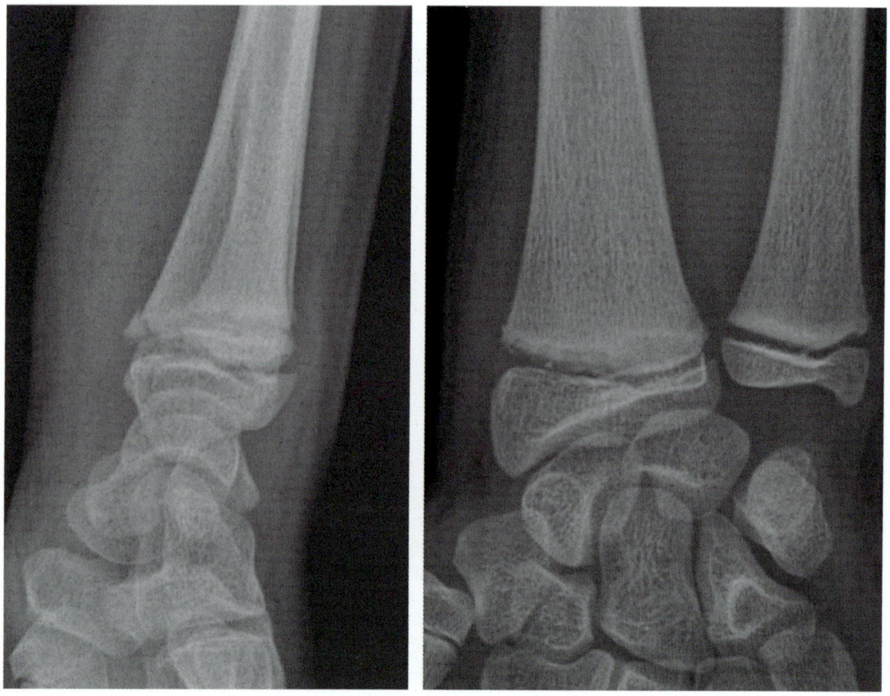

Fig. 71.3. Décollement épiphysaire Salter II du radius distal.

La **classification de Salter et Harris** permet de classer les types de décollements épiphysaires (fig. 71.4) :

- type I : décollement épiphysaire pur :
  - trait entre cartilage de croissance et métaphyse,
  - respect du cartilage de conjugaison ;
- type II : décollement associé à une fracture métaphysaire :
  - trait en partie entre cartilage de croissance et métaphyse,
  - avec traversée d'une partie de la métaphyse ;
- type III : décollement associé à une fracture éphysaire :
  - trait en partie entre cartilage de croissance et métaphyse,
  - avec traversée du cartilage de conjugaison et de l'épiphyse ;
- type IV : décollement associé à une fracture métaphyso-épiphysaire :
  - trait en partie entre cartilage de croissance et métaphyse,
  - avec traversée d'une partie de la métaphyse, du cartilage de conjugaison et de l'épiphyse ;
- type V : écrasement du cartilage de croissance (diagnostic *a posteriori*).

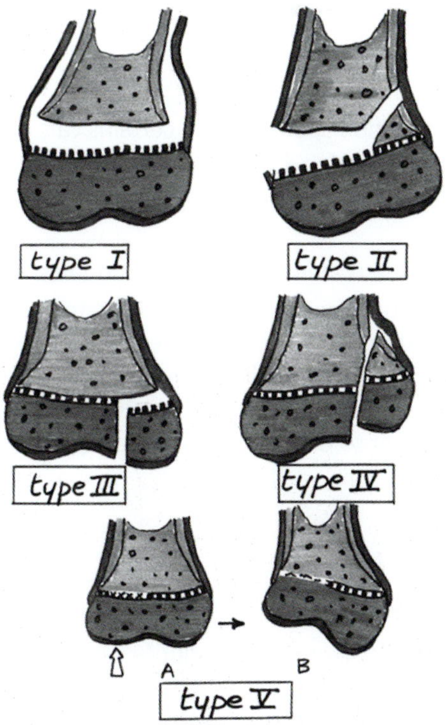

Fig. 71.4. Classification de Salter et Harris (schémas de Jacques Lefort).

Le diagnostic radiographique peut être difficile dans certains cas particuliers.

Une **fracture de localisation épiphysaire** peut passer inaperçue chez le jeune enfant. Les épiphyses sont en effet cartilagineuses (non visibles à la radiographie) et le noyau d'ossification petit (s'il est apparu). Une radiographie comparative peut être utile pour préciser la forme et la situation normale des noyaux épiphysaires.

Une **fracture en cheveu**, siégeant le plus souvent au niveau du tiers inférieur du tibia et sans déplacement, n'entraîne qu'un retentissement clinique mineur à type de boiterie et de douleur localisée à la palpation de la diaphyse tibiale. Elle est parfois plus visible sur des clichés de 3/4 puis peut se traduire par l'ossification secondaire de l'hématome sous-périosté (vers J15).

Une **fracture de fatigue**, siégeant au niveau du tibia ou des métatarsiens chez un enfant sportif ou très actif, n'est pratiquement jamais décelable initialement à la radiographie. Elle peut être évoquée à la scintigraphie et confirmée par le scanner.

Il est également important de distinguer les fractures sur os pathologique (voir *supra*).

Fractures pédiatriques : fractures sous-périostées, fractures en bois vert, déformations plastiques, fractures en motte de beurre, décollements épiphysaires (classification de Salter et Harris).

C. Particularités thérapeutiques

1. Généralités

La prise en charge doit être entreprise par des praticiens spécialisés.

Seule l'expérience permet de connaître les délais de consolidation et de remise en charge, variables en fonction de l'âge, et d'éviter ainsi les pièges et les écueils.

Le traitement doit tenir compte :

- de la présence du cartilage de croissance ;
- du potentiel de correction spontanée de certains cals vicieux ;
- de la durée de consolidation (d'autant plus courte que l'enfant est jeune) ;
- du faible risque d'enraidissement articulaire.

La première urgence est le traitement symptomatique de la douleur.

Le traitement des fractures de l'enfant est avant tout orthopédique, avec réduction sous sédation et immobilisation par plâtre. Le traitement chirurgical est en revanche indispensable notamment en cas de fractures articulaires déplacées, et en cas d'interruption de la lignée des cellules germinales du cartilage de croissance (Salter III et IV).

Un suivi attentif de la reprise de croissance, de la consolidation et du remodelage est nécessaire pendant au moins 2 ans.

2. Modalités thérapeutiques

a. Premières mesures

La prise en charge de la douleur est une priorité (voir chapitre 69). La voie IV sera préférée en cas d'indication chirurgicale.

Dans l'éventualité d'un traitement chirurgical urgent, il convient également de mettre l'enfant à jeun et de recueillir un consentement écrit parental.

Priorité au traitement de la douleur.

b. Traitement orthopédique

Il s'agit du traitement de la majorité des fractures de l'enfant :

- réduction sous sédation (aux urgences ou au bloc opératoire) ;
- immobilisation par plâtre.

La possibilité de correction spontanée d'une déviation dépend de plusieurs paramètres :

- type de déviation : les déviations dans le plan frontal et sagittal peuvent se corriger sous l'effet d'une croissance asymétrique du cartilage de croissance, mais pas les troubles rotatoires ;
- âge de l'enfant : plus l'enfant est jeune, plus ses possibilités de correction spontanée sont grandes, car le potentiel de croissance résiduelle est plus important ;
- proximité d'un cartilage de croissance à fort potentiel de croissance : il existe une activité plus importante « près du genou, loin du coude ».

Prépondérance du traitement orthopédique = réduction sous sédation et contention par plâtre.

c. Traitement chirurgical

Le traitement chirurgical est réservé à certaines indications :

- les fractures ouvertes : pour réaliser un parage de la plaie (utilisation d'un fixateur externe) ;
- les fractures avec déplacement important, compliquées ou irréductibles par manœuvres externes ;
- les fractures articulaires (Salter III et IV) : pour obtenir une réduction parfaite afin d'éviter un décalage articulaire, source d'arthrose précoce ;
- certaines fractures diaphysaires au-delà d'un certain âge (fémur, deux os de l'avant-bras) : pour permettre une réinsertion sociale et scolaire plus précoce.

La prise en charge curative chirurgicale comporte deux étapes :

- réduction sous anesthésie générale ;
- puis ostéosynthèse, généralement suivie d'une immobilisation.

Le type de traitement doit être adapté au contexte.

Aucun matériel d'ostéosynthèse ne doit ponter ou traverser le cartilage de croissance. Il existe en effet un risque d'épiphysiodèse, pouvant aboutir à des déviations axiales ou à des inégalités de longueur.

Toute fracture articulaire doit être opérée = réduction sous sédation et ostéosynthèse.

d. Autres mesures adjuvantes

La prescription d'un traitement antithrombotique préventif chez l'enfant immobilisé n'est pas justifiée avant la puberté, et est discutée après celle-ci (risque faible de complications thrombo-emboliques).

La prescription d'une kinésithérapie n'est pas non plus nécessaire à l'ablation de l'immobilisation (risque faible de raideur d'immobilisation par rapport à l'adulte).

Pas d'anticoagulation ni de kinésithérapie systématiques comme chez l'adulte.

3. Suivi de l'enfant

a. Évolution habituelle

La consolidation est plus facilement obtenue que chez l'adulte, généralement en 45 jours pour les métaphyses et épiphyses, et en 3 mois pour les diaphyses. Les fractures en motte de beurre peuvent n'être immobilisées que 3 à 4 semaines.

Surveillance étroite au décours immédiat d'une immobilisation plâtrée :
- œdème, mobilité, coloration et chaleur cutanée ;
- points d'appuis du plâtre ;
- radiographie systématique à J8 pour dépister un déplacement secondaire en l'absence d'ostéosynthèse.

Le pronostic fonctionnel est bon chez l'enfant, les capacités de remodelage sont d'autant plus grandes que l'on est près d'un cartilage de croissance très fertile (près du genou, loin du coude).

b. Complications

Complications immédiates possibles :
- une ouverture cutanée ;
- des lésions vasculonerveuses.

Principales complications secondaires possibles :
- un déplacement secondaire sous plâtre ;
- un syndrome des loges (compression sous plâtre ou œdème lié à la fracture) ou un syndrome de Volkmann.

Principales complications à distance possibles :
- une inégalité de longueur des membres (liée à l'allongement osseux post-fracturaire, dit vicariant, ou à une épiphysiodèse) ;
- un pont d'épiphysiodèse (par atteinte de la zone germinale du cartilage de croissance : Salter III, IV, V) : pont central avec arrêt de croissance de l'extrémité atteinte, pont périphérique avec désaxation ;
- un cal vicieux.

Surveillance d'un enfant sous plâtre : clinique, cliché de contrôle à J8.

D. Spécificités des fractures du coude et de la cheville

1. Fractures du coude

a. Généralités

Les fractures du coude sont fréquentes (environ 15 à 20 % des fractures en pédiatrie), principalement chez les enfants âgés de 5 à 10 ans.

Le mécanisme est le plus souvent un choc indirect (chute sur la main) que direct.

Les fractures concernent la métaphyse et l'épiphyse de l'humérus distal. Les lésions dépendent de l'âge, du fait de l'apparition progressive des noyaux d'ossification primaires et secondaires. Il faut connaître l'âge d'apparition des principaux noyaux d'ossification : condyle externe à 3 ans, épitrochlée (ou épicondyle médial) à 6 ans, trochlée à 9 ans et épicondyle latéral à 12 ans.

On distingue les fractures extra-articulaires, correspondant aux fractures supracondyliennes (les plus fréquentes et plus graves), les avulsions de l'épitrochlée (plus ou moins associées à des luxations du coude) et les fractures articulaires (condyle externe, condyle interne, capitellum).

Le traitement est habituellement urgent du fait du risque fonctionnel. La réduction doit être le plus anatomique possible, car le remodelage est faible à ce niveau (20 % de la croissance du membre supérieur).

b. Évaluation clinique

Il faut faire préciser le mécanisme de l'accident et la latéralité de l'enfant.

Il faut rechercher une déformation, un gonflement et une ouverture cutanée, ainsi que des complications vasculonerveuses (pouls radial, coloration de la main). En l'absence de pouls (10 à 20 % des fractures supracondyliennes), la réduction au bloc opératoire est une urgence. Aucun examen complémentaire ne doit retarder la prise en charge.

Il faut également tester les 3 nerfs du membre supérieur :

- le nerf médian (flexion de l'interphalangienne de l'index), c'est l'atteinte la plus fréquente par étirement du nerf interosseux antérieur (branche motrice du nerf médian) ;
- le nerf ulnaire (écartement des doigts par action des interosseux) ;
- ainsi que le nerf radial (extension du pouce par le long extenseur du pouce).

Il faut enfin éliminer un syndrome des loges en cas de retard à la prise en charge et d'œdème majeur.

c. Imagerie

Le diagnostic repose sur la radiographie du coude de face et de profil, après avoir immobilisé le membre douloureux dans une attelle, plutôt en extension pour favoriser la circulation et ne pas majorer l'œdème.

Les fractures supracondyliennes peuvent être en extension (choc indirect, déplacement du fragment distal en arrière), et sont classées en 4 stades selon Lagrange et Rigault :

- I = absence de déplacement, signe indirect d'épanchement par refoulement du croissant graisseux périarticulaire ;
- II = déplacement dans un seul plan (sagittal) ;
- III = déplacement dans plusieurs plans de l'espace (sagittal + rotation le plus souvent) ;
- IV = perte de contact entre les fragments.

Il existe également des fractures en flexion (déplacement du fragment distal en avant), liées le plus souvent à un traumatisme direct sur le coude, sans classification particulière.

Dans les fractures de l'épicondyle médial, il faut particulièrement rechercher une atteinte du nerf ulnaire, ainsi qu'une luxation associée du coude dont la réduction serait urgente.

Les fractures du condyle externe correspondent à un Salter IV du coude et doivent être réduites anatomiquement car ce sont des fractures articulaires dont la mauvaise réduction peut compromettre la mobilité de l'articulation.

d. Traitement

Il s'agit d'une urgence. Il consiste à réduire sous anesthésie générale et à immobiliser pendant 5 à 6 semaines, le plus souvent après une ostéosynthèse.

Les fractures supracondyliennes peuvent être traitées par :

- une réduction-immobilisation simple par méthode de Blount (manchette plâtrée coude fléchi à 120°, fixée par une écharpe autour du cou) pour les fractures sans rupture du périoste postérieur (stades I à III);
- réduction-ostéosynthèse à foyer fermé par broche;
- réduction-ostéosynthèse à foyer ouvert en cas d'échec de réduction par manœuvres externes ou en cas de fractures en flexion.

Les critères radiologiques de bonne réduction sont : la restitution du sablier anatomique pour le plan sagittal, la restitution d'un angle de Baumann physiologique pour le plan frontal (environ 70° entre l'axe de la diaphyse et le cartilage du noyau d'ossification du condyle externe).

L'immobilisation postopératoire doit bloquer l'épaule et le coude, et repose donc sur un plâtre thoracobrachial ou l'association d'un plâtre brachio-antébrachio-palmaire (BABP) et d'un Mayo Clinic pour l'épaule.

Les fractures de l'épicondyle médial et du condyle externe doivent être réduites et ostéosynthésées par broches, à foyer ouvert pour s'assurer d'une réduction anatomique et localiser le nerf ulnaire.

e. Complications

Les principales complications des fractures supracondyliennes sont la déviation secondaire (cubitus varus ou valgus) en cas de réduction imparfaite, le syndrome des loges, l'infection et la raideur.

Pour les atteintes du condyle externe, les risques sont la nécrose du condyle, la pseudarthrose, et l'arthrose secondaire en cas de réduction insuffisante.

2. Fractures de la cheville

a. Généralités

Les fractures de cheville sont fréquentes, principalement chez les enfants après l'âge de 11 ans, et notamment chez le garçon.

Elles surviennent surtout par accidents sportifs et de la voie publique.

Le mécanisme est le plus souvent indirect, en torsion ou en compression.

Le cartilage de croissance (ou physe) est une zone de faiblesse mécanique et est le siège privilégié des fractures (intérêt de la classification de Salter). En fin de croissance, la physe se soude d'abord en interne, vers 15 ans chez la fille et 17 ans chez le garçon, puis la fermeture du cartilage de croissance progresse pour terminer en externe. C'est donc cette zone latérale du tibia distal qui sera le siège le plus fréquent des fractures en fin d'adolescence.

La cheville est une zone de croissance fertile (45 % du tibia), mais compte tenu de l'âge souvent avancé, le potentiel de remodelage est faible. Il existe un risque d'épiphysiodèse et d'arthrose en cas de réduction insuffisante.

b. Évaluation clinique

Il faut faire préciser le mécanisme de l'accident.

Il faut rechercher une déformation, une douleur à la palpation ainsi que des complications cutanées (fréquentes) ou vasculonerveuses (rares).

c. Imagerie

Toute suspicion diagnostique impose la réalisation de radiographies de cheville centrées de face, de profil, et éventuellement de 3/4. Le scanner peut être nécessaire pour apprécier la déformation articulaire.

La classification la plus utile est celle de Salter et Harris selon les stades suivants :

- I = décollement épiphysaire pur, souvent en varus forcé, avec atteinte de la fibula et du tibia ;
- II = refend métaphysaire (les plus fréquentes) ;
- III = fracture articulaire, notamment la fracture de Tillaux isolant un fragment antéro-externe épiphysaire ;
- IV = fracture de Mac Farland avec trait métaphyso-épiphysaire interne, mécanisme en adduction, fragment métaphysaire de petit volume, risque élevé d'épiphysiodèse.

Il existe également une entité particulière, la fracture triplane, associant un trait sagittal épiphysaire (équivalent Salter III), un trait horizontal dans le cartilage de croissance, et un trait frontal métaphysaire (équivalent Salter II). Le diagnostic repose sur la radiographie mais est fréquemment confirmé par scanner.

d. Traitement

Il s'agit d'une urgence en raison du risque d'œdème et de complication cutanée.

Dans un premier temps, il faut prendre en charge la douleur, immobiliser le membre par une attelle et surélever la jambe.

Pour les fractures extra-articulaires, le traitement repose sur la réduction par manœuvres externes sous anesthésie, suivie d'une immobilisation cruropédieuse (prendre les articulations sus- et sous-jacentes) pendant 6 semaines. L'appui est interdit et une anticoagulation préventive sera discutée en fonction de l'âge.

Pour les fractures articulaires, la réduction se fera le plus souvent à ciel ouvert, afin de restaurer l'anatomie, et sera suivie d'une ostéosynthèse par broches ou vis, ne traversant pas le cartilage de croissance dans la mesure du possible.

En cas d'ouverture ou de délabrement cutané, ne pas oublier l'antibioprophylaxie et préférer une immobilisation par fixateur externe.

e. Complications

Les complications précoces sont l'ouverture cutanée, l'ischémie et le syndrome de loges, puis l'infection et le déplacement secondaire.

Les complications tardives sont l'épiphysiodèse, pouvant entraîner une inégalité de longueur ou une déviation axiale, ainsi que l'arthrose en cas de fracture articulaire mal réduite.

II. Traumatisme crânien

A. Généralités

Le traumatisme crânien (TC) est un motif fréquent de consultation aux urgences.

Les mécanismes chez l'enfant sont multiples : chute de sa hauteur lors de l'apprentissage de la marche, chute de la table à langer ou d'un lit superposé, chute lors de jeux ou d'activités sportives, accident de la voie publique, situation de maltraitance (rare).

Leur gravité réside dans la survenue de lésions intracrâniennes : fractures du crâne, hématomes sous-duraux et extraduraux, contusions hémorragiques, lésions axonales diffuses.

La plupart des TC de l'enfant sont mineurs et sans complications.

Les formes graves sont reliées habituellement à des situations d'accidents de la voie publique (AVP) et de maltraitance. Tout TC nécessite une anamnèse et une évaluation clinique rigoureuses.

Le médecin doit pouvoir identifier les éléments de gravité conduisant à la réalisation d'une imagerie cérébrale ainsi qu'à des mesures de surveillance et de prise en charge thérapeutique.

TC de l'enfant : savoir repérer les rares situations de gravité.

B. Évaluation de la gravité et des complications précoces

1. Anamnèse

Contexte :

- âge, traumatismes antérieurs, arguments pour une maltraitance ;
- trouble connu de l'hémostase, prise d'aspirine ou d'anticoagulants.

Au moment du TC :

- heure de survenue, mécanisme et cinétique, hauteur de chute, nature du sol ;
- pleurs immédiats, perte de connaissance (et durée), amnésie de l'épisode.

Au décours du TC :

- somnolence, troubles du contact ou du comportement ;
- vomissements (et nombre), convulsions, céphalées, troubles visuels.

2. Examen physique

Évaluation des fonctions vitales en priorité :

- séquence ABC (voir chapitre 66) ;
- correction d'éventuelles défaillances vitales avant le reste de la prise en charge.

Examen neurologique rigoureux :

- score de Glasgow pédiatrique (tableau 71.1) ;
- mesure du périmètre crânien, palpation de la fontanelle ;
- examen du crâne et de la face : embarrure, bosse, hématome, otorragie ;
- réflexe pupillaire, examen moteur (tonus, signes de localisation), paires crâniennes.

Recherche de lésions associées (notamment si polytraumatisme) :

- palpation abdominale, inspection des urines dans la couche (hématurie) ;
- palpation des reliefs osseux (cage thoracique, rachis, membres).

Tableau 71.1. Score de Glasgow pédiatrique.

Ouverture des yeux	Spontanée À la demande verbale À la douleur Aucune	4 3 2 1
Meilleure réponse verbale	Orientée Mots Sons Cris Aucune	5 4 3 2 1
Meilleure réponse motrice	Répondant à la demande verbale Orientée à la douleur Évitement non adapté Décortication (flexion à la douleur) Décérébration (extension à la douleur) Aucune	6 5 4 3 2 1

Points forts : Glasgow, PC, embarrure, réflexe pupillaire, signes de localisation.

3. Imagerie cérébrale

Le **scanner cérébral** est l'imagerie de choix pour apprécier l'importance des lésions intracrâniennes.

Il est à réserver aux seuls TC considérés à « risque élevé » de complications (voir *infra*).

La **radiographie du crâne** n'a pas d'indication dans les TC de l'enfant (HAS).

Elle n'est à réaliser qu'en cas de bilan de maltraitance (si ensemble d'arguments anamnestiques et cliniques dans le sens d'un tel contexte).

Pas de prescription de radiographie du crâne pour un TC de l'enfant.

C. Modalités de prise en charge

1. Mesures thérapeutiques urgentes

Le maintien des fonctions vitales est une priorité en cas de TC grave :

- décubitus dorsal à 30°, monitoring cardiorespiratoire, pose d'une VVP ;
- libération des voies aériennes, oxygénation au masque ;
- mannitol IV (en cas de signes d'HTIC).

Un transfert en réanimation pédiatrique peut être envisagé si nécessaire.

Priorité en cas de TC grave : maintien des fonctions vitales.

2. Algorithme décisionnel

On distingue habituellement trois niveaux de risque (tableau 71.2) :

- **élevé** : maintien des fonctions vitales, TDM cérébrale en urgence, surveillance prolongée ;
- **intermédiaire** : surveillance aux urgences avant décision de TDM cérébrale ;
- **faible** : surveillance à domicile avec conseils.

Un avis auprès d'une équipe de neurochirurgie pédiatrique doit être demandé au moindre doute.

Tableau 71.2. Niveaux de risque dans les TC de l'enfant.

Risque élevé	Risque intermédiaire	Risque faible
– Perte de connaissance ≥ 1 min – Altération de la conscience, irritabilité – Convulsions – Signes neurologiques focaux persistants – Céphalées intenses et persistantes – Vomissements répétés ou persistants – Fontanelle bombée, augmentation du PC – Embarrure, signes de fracture de la base du crâne – Contexte évocateur de maltraitance	– Perte de connaissance < 1 min – Amnésie de l'accident – Âge < 3 mois, mécanisme violent – Signes neurologiques focaux transitoires – Céphalées modérées – Vomissements isolés non répétés	0

Connaître les signes indiquant la réalisation en urgence d'un scanner cérébral.

3. Consignes de surveillance

Une décision de retour à domicile nécessite la présence d'un entourage fiable.
Des consignes de surveillance doivent être données aux parents (remise d'un document écrit).

Symptômes devant conduire à une nouvelle consultation médicale :

- troubles de conscience, irritabilité ;
- convulsions, troubles de l'équilibre ;
- céphalées intenses ;
- asymétrie de la taille des pupilles ;
- vomissements répétés.

Consignes de surveillance indispensables lors d'un retour à domicile.

Point de vue de l'expert

Un cas clinique concernant des fractures chez un enfant maltraité est possible.
Un cas clinique incluant les critères d'évaluation et de traitement de la douleur dans un contexte traumatique est également possible.

Toutes les « classifications » des fractures sont difficiles en revanche à intégrer dans un cas clinique proposé par les pédiatres.

Référence

	Que reste-t-il de la radiographie standard du crâne ? - 2008 - (HAS) http://www.has-sante.fr/portail/jcms/c_679833/fr/indications-de-la-radiographie-du-crane-et/ou-du-massif-facial

CHAPITRE

72

Troubles mictionnels chez l'enfant

Item et objectif du CNCI

Item 49 – UE 2 – Troubles de la miction chez l'enfant

- Argumenter les principales hypothèses diagnostiques et justifier les examens complémentaires pertinents.

Avant de commencer…

Les troubles de la miction et de la continence sont très fréquents chez l'enfant et constituent un motif courant de consultation en pratique quotidienne.

Il convient de ne pas les négliger car ils peuvent avoir un retentissement organique, fonctionnel (infections urinaires fébriles, reflux vésico-urétéral, retentissement sur le haut appareil urinaire) et psychosocial (difficultés scolaires ou déscolarisation, exclusion, moqueries).

Seule une approche clinique rigoureuse permet d'orienter le diagnostic et de poser l'indication d'éventuels examens complémentaires.

Si dans la majorité des cas, il s'agit d'un problème fonctionnel, il ne faut pas perdre de vue que parfois la cause est organique, soit malformative, soit neurologique. Une prise en charge adéquate, souvent prolongée, est alors nécessaire.

I. Pour bien comprendre

A. Généralités

Le cycle vésical comporte 2 phases : la phase de remplissage et la phase mictionnelle.

La phase mictionnelle nécessite la coordination de plusieurs muscles. Elle est caractérisée par une contraction vésicale (contraction détrusorienne) et un relâchement sphinctérien.

Normalement un enfant urine 5 à 6 fois par jour.

Chez l'adulte, une miction normale se définit par l'évacuation des urines volontaire, indolore, sans difficultés, et complète, à une fréquence compatible avec une autonomie suffisante.

Chez l'enfant, l'analyse des troubles mictionnels (TM) et de la continence nécessite la connaissance des étapes de l'acquisition de celle-ci. Des causes spécifiques à l'âge pédiatrique sont à connaître.

La caractérisation des troubles mictionnels et des signes associés est essentielle. L'interrogatoire est primordial, mais parfois difficile, l'enfant exprimant difficilement ses problèmes et la famille n'insistant que sur les signes les plus évidents, ou les plus gênants pour elle.

L'examen physique doit être complet et minutieux.

Ne pas banaliser ou ignorer les troubles mictionnels.

B. Comment devient-on continent ?

L'acquisition de la propreté diurne se fait en moyenne entre les âges de 18 et 30 mois et celle de la continence nocturne vers l'âge de 3 ans. On considère cependant comme normal quelques imperfections de cette continence jusqu'à l'âge de 5 ans.

Chez le nourrisson, le fonctionnement vésico-sphinctérien est automatique. Pour un remplissage vésical faible, la miction survient par contraction de la vessie et relâchement du système sphinctérien. C'est le stade de « vessie infantile ».

Lorsque l'enfant prend conscience du besoin d'uriner et de la nécessité d'acquisition de la propreté pour satisfaire son entourage, il apprend à retarder la miction en inhibant par contraction sphinctérienne la contraction de la vessie. C'est le stade de « vessie immature ». L'enfant acquiert la continence diurne et sa capacité vésicale augmente.

Les connexions avec les centres corticaux se réalisent. L'enfant est capable d'inhiber ou de déclencher volontairement la miction. La continence nocturne est alors acquise. C'est le stade de « vessie adulte ».

Au cours de la croissance, la capacité vésicale s'accroît, de 30 mL chez un nouveau-né à 300 mL ou plus chez l'adulte.

L'acquisition de la continence est une des caractéristiques du développement de l'enfant.

II. Démarche diagnostique

A. Enquête clinique

1. Anamnèse

Données générales :

- antécédents familiaux : uropathie malformative, énurésie nocturne tardive…
- antécédents personnels :
  - déroulement de la grossesse, diagnostic prénatal d'anomalie des voies urinaires,
  - prématurité, anoxie périnatale ;
- caractéristiques de l'enfant :
  - âge, sexe,
  - développement psychomoteur (âge d'acquisition de la marche…),
  - acquisition de la continence : âge, conditions, erreurs (mise sur le pot très précoce),
  - terrain particulier : diabète, maladie métabolique ;

- antécédents d'infections urinaires (hautes ou basses) et germes en cause ;
- troubles du fonctionnement anorectal : dyschésie (difficultés d'exonération), constipation, encoprésie.

Caractéristiques des troubles urinaires :
- caractère récent ou ancien des troubles, évolution dans le temps ;
- énurésie = miction nocturne, complète, involontaire :
  - primaire ou secondaire (apparition après plus de 6 mois sans trouble nocturne),
  - caractère permanent ou intermittent, en début de nuit ou fin de nuit ;
- pollakiurie = augmentation de la fréquence des mictions ;
- incontinence diurne avec fuites :
  - abondance, fréquence,
  - perception ou non de ces fuites ;
- urgenturie ou impériosité mictionnelle = urgence du besoin ;
- dysurie = gêne à l'écoulement des urines en cours de miction :
  - parfois difficile à mettre en évidence cliniquement, surtout si primaire,
  - besoin ressenti, difficulté à initier la miction, nécessité de poussées abdominales,
  - aspect du jet, durée de la miction ;
- rétention aiguë d'urines = impossibilité douloureuse d'uriner :
  - rare chez l'enfant,
  - évoquer systématiquement un fécalome.

Attention : ne pas confondre pollakiurie et polyurie.
La polyurie correspond à des quantités d'urines émises sur la journée trop importantes ; alors que la pollakiurie n'est qu'une augmentation de la fréquence.
Penser aux causes métaboliques devant une polyurie avec syndrome polyuro-polydipsique, et en premier lieu au diabète sucré. En cas de suspicion de ce diagnostic, il convient de réaliser en urgence une bandelette urinaire pour rechercher une glycosurie, une cétonurie.

Une énurésie secondaire avec polyurie doit faire suspecter un diabète.

2. Examen physique

Examen général :
- fièvre ;
- hémodynamique, état d'hydratation.

Examen abdomino-pelvien :
- globe vésical ;
- masse tumorale ;
- stase stercorale sur le cadre colique ;
- toucher rectal (parfois).

Examen urogénital :
- fosses lombaires ;
- chez le garçon : méat urétral en place, hypospadias, autre malformation de la verge ;
- chez la fille : méat urétral, vulve.

Examen du rachis et de l'appareil locomoteur avec examen neurologique :

- anomalie cutanée dans la région lombosacrée : touffe de poils, angiome, fossette, appendice, déviation du pli interfessier, lipome…
- déformation osseuse : scoliose, gibbosité, inégalité de longueur des membres inférieurs ;
- examen neurologique : sensibilité périnéale, syndrome pyramidal.

Bien inspecter l'appareil urogénital.

3. Autres explorations

La réalisation d'un catalogue mictionnel vient compléter de façon précise l'anamnèse et permet souvent de bien caractériser les troubles urinaires.

Il doit être réalisé par l'enfant avec ses parents et préciser sur au moins 2 jours consécutifs : boissons, nombre de mictions, volume de la miction, existence de fuites et leur abondance, selles.

L'enquête paraclinique est basée sur les résultats de l'approche clinique.

Une enquête paraclinique est fondamentale si on s'oriente vers une origine malformative ou neurologique qu'elle soit à visée morphologique (échographie, cystographie…) ou à visée fonctionnelle (bilan sanguin, scintigraphie, bilan urodynamique…).

B. Orientation diagnostique

1. Arbre décisionnel (fig. 72.1)

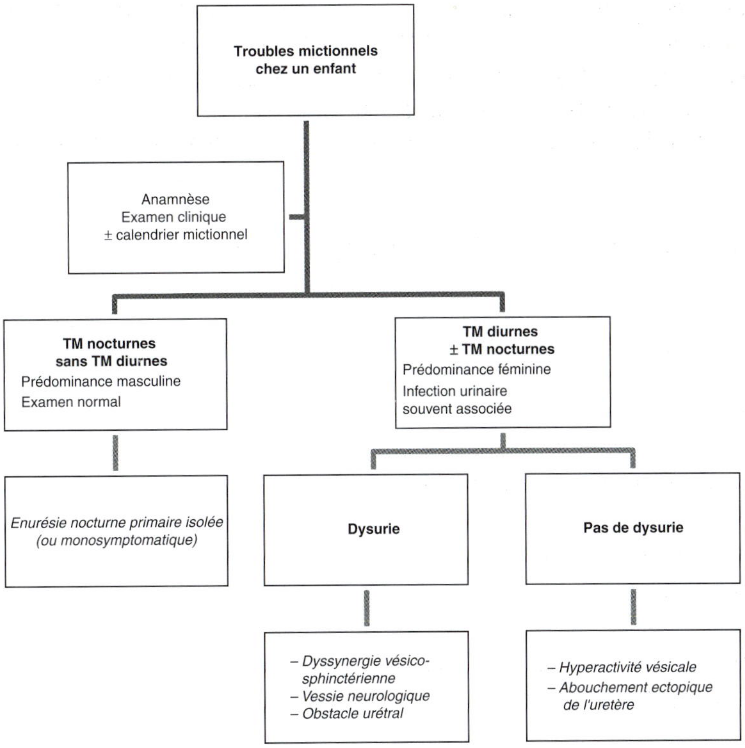

Fig. 72.1. Arbre diagnostique des troubles mictionnels de l'enfant.

À l'issue de l'enquête clinique, l'orientation diagnostique peut se faire selon 3 axes :

- causes fonctionnelles (cas le plus fréquent) ;

- uropathie malformative ;
- causes neurologiques (pathologie médullorachidienne).

Les **causes fonctionnelles** sont les plus fréquentes.

Elles regroupent des situations variées. Il faut savoir les différencier des problèmes manifestement liés à une indiscipline des conduites. De nombreux enfants actuellement ont des fuites urinaires car ils refusent de se plier à la contrainte d'uriner, préférant poursuivre leurs activités ludiques que d'aller aux toilettes. L'interrogatoire fait facilement le diagnostic, ces fuites avec impériosités étant uniquement diurnes et associées à des mictions rares.

Certaines **uropathies malformatives** se traduisent par des troubles de la miction.

Deux causes classiques sont l'implantation ectopique d'uretère chez la fille et les valves de l'urètre postérieur chez le garçon.

Les **causes neurologiques** sont exceptionnelles.

2. Causes fonctionnelles

a. Syndrome clinique d'hyperactivité vésicale

Il s'agit d'une persistance anormale du stade de « vessie immature » au-delà de l'âge de 5 ans.

Les signes d'appel sont une pollakiurie (la capacité vésicale fonctionnelle étant restée faible), des impériosités mictionnelles (le besoin survenant au moment d'une contraction vésicale), des fuites urinaires (l'enfant n'étant pas capable d'opposer à cette contraction vésicale une réponse sphinctérienne suffisante). Une énurésie est associée le plus souvent. On retrouve également une miction « explosive » sous de forts débits (du fait d'une hypertrophie vésicale réactionnelle).

b. Dyssynergie vésico-sphinctérienne

Il s'agit d'une pathologie de la phase mictionnelle, caractérisée par l'absence de relâchement sphinctérien au moment de la miction, génératrice de résidu post-mictionnel.

Elle est le plus souvent isolée, secondaire à de mauvaises habitudes. Elle peut survenir dans l'évolution d'une immaturité vésicale, l'enfant contractant tellement son système sphinctérien pour éviter les fuites qu'il n'arrive plus à l'ouvrir au moment de la miction. Elle peut être primitive dans un contexte de perturbations psychologiques (penser aux abus sexuels).

Il faut évoquer ce diagnostic devant une dysurie, des fuites, une infection urinaire chronique (du fait du résidu mictionnel). Comme il s'agit d'une pathologie obstructive, elle peut, dans certaines formes sévères, conduire à une dégradation du haut appareil urinaire, voire à une insuffisance rénale.

c. Énurésie nocturne primaire isolée (monosymptomatique)

L'énurésie définit une miction nocturne, involontaire, inconsciente et complète chez un enfant âgé de plus de 5 ans. On ne parle plus d'« énurésie » diurne.

Elle concerne près de 20 % des enfants âgés de 5 ans. On note une tendance à l'amélioration spontanée avec l'âge (environ 15 % par an).

Il s'agit d'un trouble habituellement plurifactoriel : facteurs génétiques, qualité du sommeil, facteur hormonal (défaut de sécrétion nocturne d'hormone antidiurétique), obstructions des voies aériennes supérieures…

3. Uropathies malformatives

a. Implantation ectopique d'uretère

L'uretère d'un système simple ou, plus souvent, l'uretère supérieur d'un système double peut s'implanter en dehors de la vessie et court-circuiter ainsi le système sphinctérien. L'abouchement se fait soit dans l'urètre, soit à la vulve, soit dans le vagin (fig. 72.2).

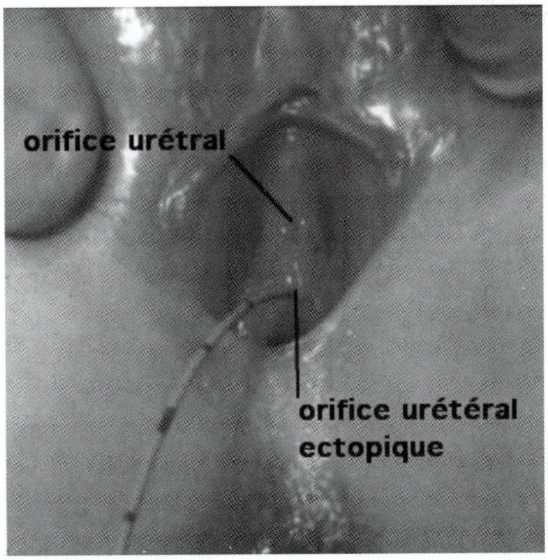

Fig. 72.2. Implantation ectopique vulvaire d'un uretère.

Il s'ensuit des fuites urinaires permanentes, mais celles-ci sont entrecoupées de mictions normales, le fonctionnement de la vessie qui reçoit la ou les autres voies urinaires restant correct. La symptomatologie typique permet de porter le diagnostic. Les examens complémentaires précisent la disposition anatomique.

b. Valves de l'urètre postérieur

Les valves de l'urètre postérieur forment une obstruction urétrale, correspondant anatomiquement à des replis muqueux situés sous le veru montanum (fig. 72.3).

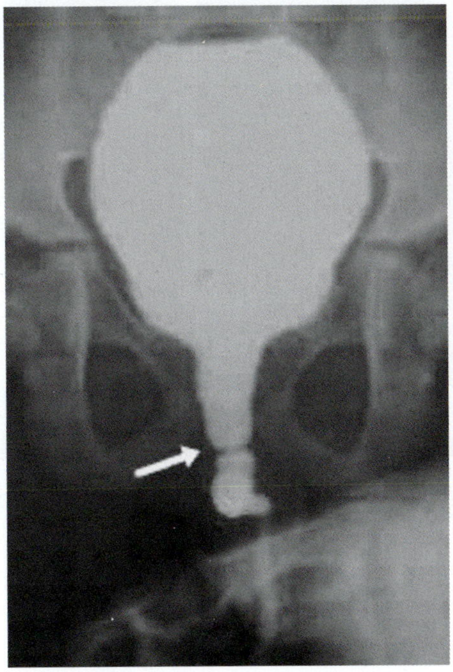

Fig. 72.3. Cystographie mettant en évidence un obstacle urétral évocateur de valves de l'urètre postérieur.

Le diagnostic est souvent évoqué en période anténatale par une dilatation des voies urinaires. Plus rarement, le diagnostic est fait chez l'enfant devant une dysurie et/ou une infection urinaire.

4. Causes neurologiques

Il s'agit de pathologies médullorachidiennes (fig. 72.4).

Il faut y penser devant une incontinence urinaire sévère, des anomalies du besoin, une dysurie, des troubles de survenue secondaire, une incontinence anale associée, des pieds creux, des troubles de la sensibilité périnéale ou des membres inférieurs, une anomalie lombosacrée.

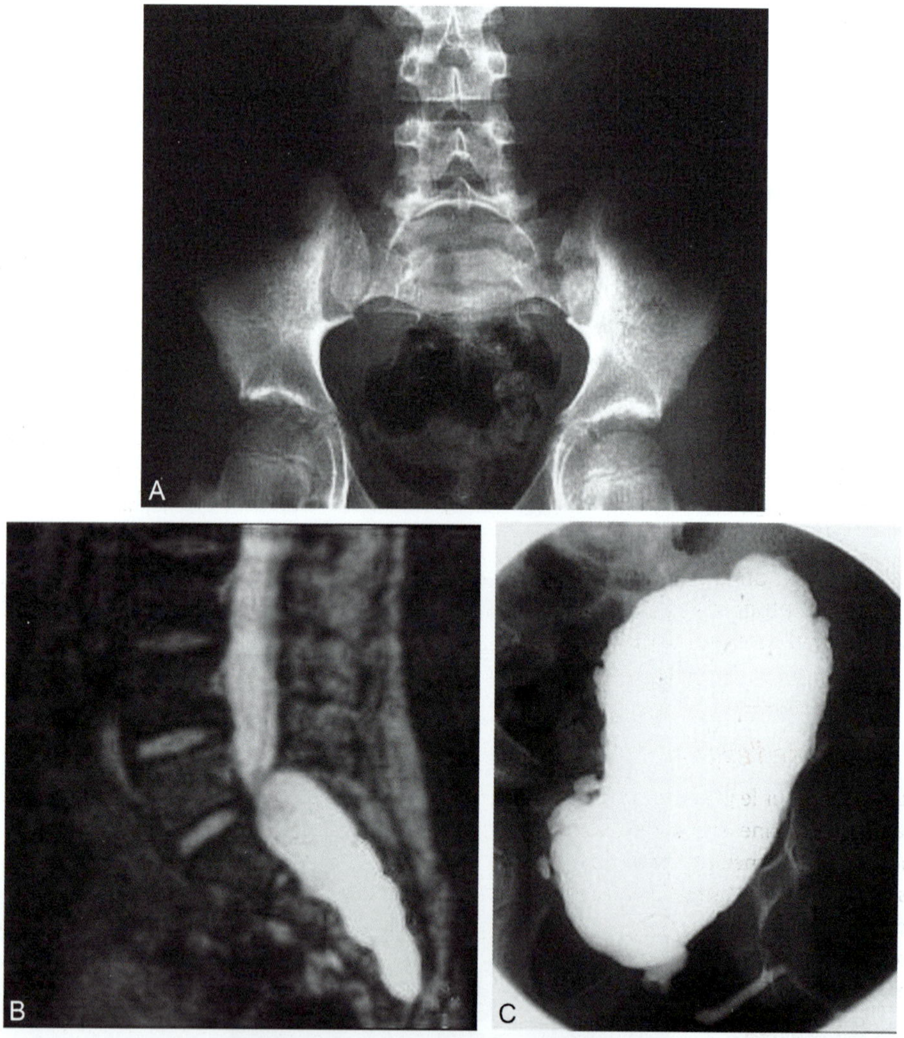

Fig. 72.4. Exemples de pathologies médullorachidiennes.

A. ASP montrant une agénésie sacrée. B. IRM mettant en évidence une formation kystique médullaire. C. Cystographie révélant un aspect de vessie neurologique (grande taille, irrégulière, diverticulaire).

Connaître les principales causes à évoquer en cas de TM de l'enfant.

C. Examens complémentaires pertinents

1. En cas de pathologie fonctionnelle

Une enquête paraclinique est inutile en cas d'énurésie nocturne primaire isolée ou devant un syndrome clinique typique d'hyperactivité vésicale.

Elle est indiquée dans les autres cas, en particulier si la symptomatologie résiste à un traitement d'épreuve.

On proposera alors en 1re intention de réaliser une échographie rénale et vésicale (étude du haut appareil, parois vésicales, capacité vésicale, mesure du résidu post-mictionnel), et une débit-métrie éventuellement couplée à un EMG du périnée par électrodes collées (surtout en cas de suspicion de dyssynergie vésico-sphinctérienne). En cas d'infections urinaires associées, surtout si fébriles, on réalisera une cystographie, en particulier pour rechercher un reflux vésico-urétéral.

Lorsque le diagnostic est difficile, on complétera les explorations par un bilan urodynamique permettant d'avoir une idée précise du fonctionnement vésico-sphinctérien.

2. En cas d'uropathie malformative ou de vessie neurologique

L'enquête paraclinique est orientée en fonction de l'anamnèse, de l'examen clinique et du catalogue mictionnel.

Ces examens à visée morphologique et fonctionnelle permettent de préciser :

- l'anatomie de la malformation : échographie des voies urinaires, cystographie, uro-IRM ;
- son retentissement sur le haut appareil : bilan sanguin (recherche d'insuffisance rénale), scintigraphie au DMSA (appréciation de la masse fonctionnelle parenchymateuse) ;
- le fonctionnement vésico-sphinctérien : débit-métries, bilan urodynamique.

Le bilan urodynamique pourra être discuté. Cet examen invasif permet d'analyser la phase de remplissage (étude de la capacité fonctionnelle, de la compliance, recherche d'une instabilité vésicale et/ou urétrale…) et la phase mictionnelle (synergie vésico-sphinctérienne…).

Point de vue de l'expert

Un tel item évalué sur le plan urologique peut s'intégrer dans un cas clinique transversal, conduisant l'étudiant à analyser l'origine d'un trouble mictionnel, le plus souvent l'énurésie primaire, selon les données de l'anamnèse et de l'examen physique.

L'énurésie primaire doit être différenciée de l'énurésie secondaire (survenant après une durée de propreté de 6 mois), s'intégrant le plus souvent dans un contexte psychoaffectif particulier. Une cause organique (avant tout le diabète sucré) devra être éliminée au terme d'une démarche clinique rigoureuse, voire de quelques examens complémentaires.

Référence

Aubert, D., Berard, E., Blanc, J.P., Lenoir, G., Liard, F., Lottmann, H., 2010. Énurésie nocturne primaire isolée : diagnostic et prise en charge. Recommandations par consensus formalisé d'experts. Prog. Urol. 20 (5), 343–349.

Entraînement

CHAPITRE

73 Dossiers progressifs

Énoncés et questions

Dossier progressif 1

Vous êtes jeune médecin généraliste installé dans la ville de Royan. Vous voyez en consultation un nourrisson de sexe féminin âgé de 10 mois, premier enfant d'un couple sans antécédent notable. Cette petite fille est née au terme de 38 SA avec un poids de 3 200 g. En dehors d'une gastroentérite aiguë à l'âge de 3 mois, elle n'a pas d'autre antécédent particulier.

Elle a été vaccinée aux âges de 2 et 4 mois par un vaccin hexavalent + le vaccin pneumococcique conjugué à 13 valences. Elle est gardée en crèche depuis 3 semaines. L'enfant est conduite en consultation en raison de la survenue d'une éruption cutanée ayant débuté la veille au soir au niveau du visage, sans fièvre. Il n'y a pas de contage infectieux dans l'entourage. Son état général est conservé. T° = 37,8 °C ; FC = 120/min. Il existe une éruption maculopapuleuse au niveau du visage et du thorax, sans élément vésiculeux ou purpurique. L'auscultation cardiopulmonaire est normale de même que l'examen neurologique. Le pharynx est érythémateux.

Vous évoquez le diagnostic de rubéole.

Question 1 – QRM

Parmi ces pathologies infectieuses éruptives, laquelle(lesquelles) s'accompagne(nt) d'un exanthème maculopapuleux ?

A scarlatine
B syndrome pieds-mains-bouche
C exanthème subit
D mégalérythème épidémique
E varicelle

Question 2 – QRM

Quelle(s) donnée(s) clinique(s) aurai(en)t pu vous faire évoquer un diagnostic de rougeole ?

A adénopathies occipitales
B signe de Koplik
C catarrhe oculorespiratoire
D angine érythématopultacée
E desquamation du siège

Question 3 – QRM

Quel(s) examen(s) complémentaire(s) prescrivez-vous pour confirmer le diagnostic de rubéole chez cet enfant dans la mesure où celui(ceux)-ci serai(en)t nécessaire(s) par crainte d'un contage avec une personne à risque.

A IgM salivaires spécifiques
B sérologie IgG à 15 jours d'intervalle
C IgM sériques
D recherche du virus dans les urines
E recherche du virus par PCR sur biopsie cutanée

Question 4 – QRM

Quelle(s) est(sont) les personnes à risque de forme sévère de rubéole à identifier dans l'entourage de cet enfant ?

A sujet drépanocytaire
B femme enceinte non immunisée
C nourrisson d'âge < 3 mois
D grand-père maternel
E aucun

Question 5 – QRM

Quelle(s) mesure(s) de prise en charge est(sont) nécessaire(s) chez cet enfant ?

A immunoglobulines polyvalentes antirubéole
B antipyrétiques en cas de fièvre mal tolérée
C éviction de collectivité pendant 48 heures
D déclaration obligatoire
E information des parents sur un risque possiblement accru de crises fébriles

Question 6 – QRM

Vous apprenez qu'un autre enfant âgé de 8 mois est gardé dans la même crèche que l'enfant atteint de rubéole. Quelle(s) mesure(s) de prise en charge lui proposez-vous ?

A vaccin ROR
B injection d'immunoglobulines polyvalentes antirubéole
C vaccin monovalent rubéole
D aciclovir
E aucune mesure particulière

Question 7 – QRM

Une élève puéricultrice de la crèche qui ignore son statut de protection vis-à-vis de la rubéole vous interroge pour savoir quel(s) examen(s) pourrai(en)t être pratiqué(s) pour la rassurer ?

- **A** IgM rubéole
- **B** IgG rubéole
- **C** IgM salivaires spécifiques
- **D** PCR rubéole dans le sang
- **E** immunofluorescence nasale

Question 8 – QRM

Environ 1 semaine plus tard, vous trouvez à votre examen que l'enfant a quelques pétéchies sur les membres inférieurs et supérieurs. Il n'a pas de fièvre ni de troubles hémodynamiques associés. Vous demandez une numération-formule sanguine qui met en évidence une thrombopénie à 40 Giga/L. Les autres lignées sont à la limite inférieure de la normale. Un nouveau prélèvement sanguin avec frottis est demandé sur tube citrate par le biologiste. Que recherche cet examen sanguin ?

- **A** blastes
- **B** schizocytes
- **C** *Plasmodium falciparum*
- **D** fausse thrombopénie à l'EDTA
- **E** autre réponse

Question 9 – QRM

Quelle(s) cause(s) peu(ven)t être retenue(s) à l'origine des données cliniques et hématologiques mentionnées dans le contexte de cette observation ?

- **A** leucémie aiguë
- **B** purpura rhumatoïde
- **C** thrombopénie post-rubéole
- **D** maladie de Kawasaki
- **E** maladie de Willebrand

Question 10 – QRM

Parmi les propositions suivantes, quelle(s) est(sont) celle(s) que vous retenez comme exacte(s) à propos du vaccin pneumococcique conjugué à 13 valences ?

- **A** il est recommandé chez le nourrisson né à terme aux âges de 2 et 4 mois
- **B** les recommandations vaccinales sont identiques chez l'ancien prématuré
- **C** le rappel doit être pratiqué chez le nourrisson né à terme comme chez le prématuré à l'âge de 11 mois
- **D** il doit être associé selon les recommandations à l'âge de 11 mois avec la première injection de vaccin ROR
- **E** il ne peut plus être pratiqué après l'âge de 1 an

Dossier progressif 2

Une enfant âgée de 8 ans est conduite aux urgences pédiatriques pour des vomissements.

Ses parents vous informent qu'elle a commencé à être fatiguée durant un séjour chez ses grands-parents au Pays Basque, 15 jours plus tôt. Sans doute stressée par l'éloignement du domicile, elle avait recommencé à faire « pipi au lit », conséquence *a priori* de la grande quantité d'eau bue durant les derniers jours de canicule. Les parents sont en revanche surpris du poids chiffré par l'aide-soignante, inférieur de 3 kg à celui d'avant le départ en vacances de la famille.

L'enfant est consciente. La fréquence respiratoire est à 45/min et ample, la fréquence cardiaque à 150/min, la tension artérielle à 100/60 mmHg. La température est chiffrée à 37,4 °C.

Vous notez des marbrures des jambes et des extrémités froides. L'auscultation cardiopulmonaire retrouve des bruits du cœur réguliers, un murmure vésiculaire symétrique. L'abdomen est souple, sensible dans son ensemble mais sans défense, avec un pli cutané persistant. L'examen neurologique ne retrouve aucun signe de localisation.

Vous évoquez le diagnostic d'acidocétose révélatrice d'un diabète de type 1.

Question 1 – QRM

Parmi les couples d'examens proposés, le(s)quel(s) permet(tent) de confirmer le diagnostic d'acidocétose diabétique en urgence ?

- **A** glycémie capillaire et bandelette urinaire
- **B** glycémie capillaire et ionogramme sanguin
- **C** bandelette urinaire et gaz du sang veineux
- **D** bandelette urinaire et hémoglobine glyquée
- **E** gaz du sang veineux et hémoglobine glyquée

Question 2 – QRM

Quelle(s) mesure(s) thérapeutique(s) urgente(s) est(sont) indiquée(s) ?

- **A** antalgie par paracétamol en intraveineux
- **B** injection sous-cutanée d'insuline rapide
- **C** injection sous-cutanée de glucagon
- **D** expansion volémique avec du sérum glucosé 5 %
- **E** expansion volémique avec du sérum salé isotonique

Question 3 – QRM

Parmi les examens suivants, le(s)quel(s) est(sont) indiqué(s) dans le bilan initial de la maladie ?

- **A** hémoglobine glyquée
- **B** fond d'œil
- **C** échographie cardiaque
- **D** HLA B27
- **E** anticorps antithyroïdiens
- **F** échographie du pancréas
- **G** test de la sueur

Question 4 – QRM
Un cours d'éducation thérapeutique est consacré à l'hypoglycémie.

Quel(s) symptôme(s) évocateur(s) d'une hypoglycémie apprenez-vous à reconnaître aux parents et à l'enfant ?

A faim impérieuse
B soif impérieuse
C envie pressante d'uriner
D maux de tête
E toux incessante

Question 5 – QRM
Les parents vous appellent après la sortie d'hospitalisation à 8 heures. Avant de faire l'injection d'insuline du matin, ils ont chiffré une glycémie capillaire à 1,7 g/L et 2 croix de cétones à la bandelette urinaire.

Quelle conduite à tenir proposez-vous ?

A faire l'injection d'insuline avec les doses habituelles
B faire l'injection d'insuline avec des doses augmentées par rapport à l'habitude
C poursuivre le même jour l'activité scolaire habituelle
D conduire l'enfant aux urgences afin de réaliser un gaz du sang veineux
E faire une injection de glucagon et resucrer l'enfant par voie orale

Question 6 – QRM
Les parents sont par ailleurs inquiets car le petit frère âgé de 7 mois a depuis 48 heures des vomissements alimentaires. Ils se demandent si cela ne pourrait pas traduire aussi les premiers signes d'un diabète.

Quelle(s) information(s) pouvez-vous leur transmettre ?

A le risque de diabète chez le frère d'un diabétique est de 5 %
B une surveillance régulière de l'hémoglobine glyquée est indispensable
C une échographie du pancréas est précocement nécessaire
D un fond d'œil de dépistage est utile à court terme
E un régime pauvre en sucres peut être immédiatement recommandé

Question 7 – QRM
Les vomissements du petit frère sont en jets et surviennent de manière répétée alors qu'il n'a rien ingéré depuis la veille. La bandelette urinaire ne montre que 3 croix de cétones. Il est apyrétique. L'examen neurologique retrouve une fontanelle antérieure normotendue, des pupilles réactives et symétriques. La palpation abdominale est difficile car l'enfant est très agité.

Quel(s) diagnostic(s) est(sont) à évoquer dans ce contexte ?

A sténose hypertrophique du pylore
B invagination intestinale aiguë
C acidocétose diabétique
D gastroentérite aiguë
E allergie alimentaire

Question 8 – QRM
Vous retenez finalement le diagnostic de gastroentérite aiguë devant l'association des vomissements à des selles liquides débordantes.

Quel(s) conseil(s) donnez-vous aux parents pour la réhydratation ce nourrisson ?

A proposer régulièrement des boissons sucrées type cola
B proposer régulièrement un soluté de réhydratation orale
C éviter toute boisson sucrée compte tenu du terrain familial
D ne pas forcer à boire le nourrisson tant qu'il ne vomit pas
E proposer à boire après un arrêt de prise orale de 4 heures

Question 9 – QRM
Ce nourrisson est alimenté depuis la naissance par un lait artificiel standard. Sachant que l'une de ses sœurs a eu une allergie aux protéines du lait de vache s'étant révélée par une diarrhée sanglante, quel(s) lait(s) peu(ven)t être recommandé(s) pour sa réalimentation ?

A lait sans lactose
B lait épaissi à la caroube
C hydrolysat extensif des protéines du lait de vache
D lait hypoallergénique
E aucune des réponses précédentes

Question 10 – QRM
Quelle(s) donnée(s) a(ont) pu permettre d'argumenter le diagnostic d'allergie aux protéines du lait de vache dans le cas de la petite sœur ?

A positivité des IgE spécifiques des protéines du lait de vache
B positivité des *prick-tests* cutanés pour les protéines du lait de vache
C positivité des HLA spécifiques de cette pathologie
D positivité des anticorps sur une biopsie distale du grêle
E aucune des réponses précédentes

Dossier progressif 3

Un garçon âgé de 7 ans, étiqueté asthmatique, a une toux avec gêne respiratoire depuis 48 heures. La gêne s'est accentuée durant la dernière nuit, avec plusieurs réveils et a nécessité de nombreuses prises de salbutamol. Le matin, l'enfant a du mal à parler, amenant ses parents à consulter en urgence.

Lors de votre examen, vous notez : grandes difficultés d'élocution, FR = 40/min, FC = 120/min, franche diminution du murmure vésiculaire avec rares sibilants, tension artérielle normale.

Question 1 – QRM

Vous diagnostiquez une crise d'asthme sévère.

Parmi les données suivantes de l'observation, quelle(s) est(sont) celle(s) qui permet(tent) de la qualifier ainsi ?

A difficultés d'élocution

B fréquence respiratoire = 40/min

C fréquence cardiaque = 120/min

D diminution du murmure vésiculaire

E réveil nocturne

Question 2 – QRM

Vous réalisez une mesure du débit expiratoire de pointe chez cet enfant, dont la valeur théorique est 170 L/min.

Quelle(s) valeur(s) mesurée(s) vous permettrai(en)t de dire que la crise est sévère ?

A 70 L/min

B 80 L/min

C 90 L/min

D 100 L/min

E 110 L/min

Question 3 – QRM

Vous considérez la crise d'asthme comme sévère. La saO_2 en air ambiant est à 95 %. Le poids est de 22 kg.

Quelle(s) prescription(s) est(sont) indiquée(s) dans une telle situation ?

A nébulisations de salbutamol, 5 mg

B nébulisations de bromure d'ipratropium, 0,25 mg

C nébulisations de budésonide, 1 mg

D oxygène sur lunettes nasales, 2 L/min

E prednisone, 40 mg *per os*

Question 4 – QRM

Une fois l'exacerbation contrôlée, vous souhaitez faire un bilan de ces exacerbations respiratoires répétées chez cet enfant.

Parmi les situations suivantes, quelle(s) est(sont) celle(s) qui vous imposerai(en)t d'évoquer un autre diagnostic que celui d'asthme ?

A naissance prématurée à 28 SA

B perte de 2 déviations standards sur la courbe de croissance pondérale depuis 2 ans

C stridor

D toux grasse persistante entre deux exacerbations

E déclenchement d'exacerbations lors des infections virales

Question 5 – QRM

Votre enquête clinique ne vous oriente vers aucun autre diagnostic que celui d'asthme.

Quel(s) examen(s) complémentaire(s) proposez-vous à titre systématique pour la prise en charge de l'asthme de cet enfant ?

A dosage des IgE totales

B radiographie de thorax

C pH-métrie

D fibroscopie ORL

E explorations fonctionnelles respiratoires

Question 6 – QRM

Vous voulez rechercher entre autre un terrain atopique chez votre patient.

Quel(s) examen(s) allez-vous demander en première intention ?

A IgE totales

B éosinophilie sanguine

C *prick-tests* cutanés

D IgE spécifiques des protéines du lait de vache

E patch-tests cutanés

Question 7 – QRM

Vous évaluez par l'interrogatoire la fréquence des symptômes d'asthme chez cet enfant.

Parmi les symptômes suivants, quel(s) est(sont) celui(ceux) évocateur(s) d'hyperréactivité bronchique ?

A toux sèche déclenchée par le rire

B respiration sifflante après l'effort

C toux grasse contemporaine d'encombrement nasal

D toux sèche survenant vers 3 heures du matin

E sueurs après l'effort

Question 8 – QRM

Les différentes évaluations réalisées aboutissent à la conclusion que cet enfant a un asthme persistant léger. Vous décidez d'initier un traitement de fond.

Quelle(s) molécule(s) peu(ven)t être prescrite(s) en première intention ?

A bêta2mimétiques de courte durée d'action

B corticoïdes inhalés à faibles doses

C antileucotriènes

D antihistaminiques

E bronchodilatateurs de longue durée d'action

Question 9 – QRM

Cet enfant s'avère incapable d'effectuer de manière reproductible une inspiration profonde. Quelle(s) méthode(s) d'inhalation pouvez-vous lui proposer en première intention pour son traitement de fond par voie inhalée ?

A aérosol-doseur seul

B inhalateur de poudre

C aérosol-doseur autodéclenché

D aérosol-doseur et chambre d'inhalation

E nébulisation

Dossier progressif 4

Un nourrisson âgé de 8 mois ½ est conduit aux urgences par ses parents pour une fièvre à 39 °C. Cet enfant est né dans des conditions normales à terme et n'a aucun antécédent médical particulier en dehors d'un ictère prolongé attribué au lait maternel. Les deux parents sont d'origine malienne. L'enfant est né en France où il a toujours vécu. Il a eu le BCG à l'âge de 1 mois ; 2 vaccins hexavalents (diphtérie, tétanos, coqueluche, polio, Hib, VHB) aux âges de 2 et 4 mois et une dose de vaccin pneumococcique conjugué à l'âge de 2 mois.

La veille, l'enfant était enrhumé. Il a eu de multiples réveils nocturnes avec des cris inhabituels. À votre examen, la température est à 39 °C, la fréquence cardiaque à 125/min ; la fréquence respiratoire à 30/min. L'auscultation pulmonaire est normale. Les téguments sont normaux.

Question 1 – QRM

À l'examen otoscopique, vous observez des 2 côtés des tympans inflammatoires, avec pour chacun un bombement rétrotympanique sans triangle centré lumineux visible. Il existe une otorrhée discrète à gauche.

Quel(s) diagnostic(s) portez-vous au terme de cet examen ?

A otite congestive
B otite moyenne aiguë purulente
C otite séromuqueuse
D otite externe
E otite congestive avec otorrhée

Question 2 – QRM

Vous avez porté le diagnostic d'otites moyennes aiguës purulentes avec otorrhée unilatérale.

Quel(s) traitement(s) antibiotique(s) prescrivez-vous selon les recommandations actuelles dans ce contexte ?

A amoxicilline
B cefpodoxime proxétil
C cefixime
D érythromycine-sulfafurazole
E ciprofloxacine par voie locale

Question 3 – QRM

Vous avez prescrit de l'amoxicilline. Malgré l'attention des parents, l'enfant prend des doses incomplètes de l'antibiotique car il le rejette souvent. Réexaminé 48 heures plus tard, la fièvre demeure élevée à 38,9 °C. Le petit nourrisson est devenu hypotonique et algique à la mobilisation.

Ses tympans sont très congestifs sans opacité ni otorrhée.

Quelle(s) est(sont) à ce stade votre(vos) hypothèse(s) diagnostique(s) ?

A échec du traitement antibiotique initial
B origine initiale non bactérienne de l'otite
C infection ostéoarticulaire
D méningite purulente
E maladie de Kawasaki

Question 4 – QRM

Vous avez évoqué en premier lieu l'hypothèse diagnostique d'une méningite purulente. Quelle(s) bactérie(s) redoutez-vous à l'origine de cette méningite ?

A streptocoque B
B *Escherichia coli*
C pneumocoque (*S. pneumoniae)*
D *Haemophilus influenzae b*
E méningocoque (*N. meningitidis*)

Question 5 – QRM

Quel(s) examen(s) confirmera(ront) la bactérie suspectée ?

A examen direct du LCR
B culture du LCR
C hémoculture
D paracentèse
E biopsie cutanée

Question 6 – QRM

L'examen du LCR vous a permis d'identifier à l'examen direct des cocci Gram+ .

Quel(s) traitement(s) prescrivez-vous en première intention ?

A céfotaxime à dose méningée + rifampicine
B céfotaxime à dose méningée + vancomycine
C céfotaxime à dose méningée + aminoside
D céfotaxime à dose méningée
E dexaméthasone IV simultanée au début de l'antibiothérapie

Question 7 – QRM

Trente-six heures après le début du traitement antibiotique par céfotaxime en monothérapie, l'enfant fait un malaise au décours d'une tétée avec des secousses de la main et du bras droit. Il existe au niveau du membre supérieur droit un déficit moteur durable au décours de ce malaise.

La température est alors à 38,3 °C.

Quelle(s) est(sont) la(les) cause(s) à évoquer à l'origine de ce malaise ?

A œsophagite sur reflux gastro-œsophagien
B neuropaludisme
C mastoïdite
D abcès cérébral
E hémorragie cérébrale

Question 8 – QRM

Quel(s) examen(s) complémentaire(s) prescrivez-vous alors dans un délai rapide pour confirmer votre hypothèse ?

A échographie transfontanellaire
B TDM ou IRM cérébrale
C IRM labyrinthique
D otoémissions acoustiques
E audiogramme conventionnel

Question 9 – QRM

L'enfant a été traité de façon adaptée pour un abcès cérébral mis en évidence sur les clichés de l'IRM, complication précoce d'une méningite à pneumocoque.

Les examens de l'audition sont normaux. L'IRM cérébrale s'est normalisée. À votre examen clinique du 9e mois, quel(s) signe(s) clinique(s) peu(ven)t vous alerter concernant l'éventualité d'anomalies de son développement psychomoteur à son âge ?

A tient assis sans appui
B tient debout avec appui
C saisit un objet entre pouce et index
D n'associe pas deux mots
E a peur de l'étranger
F aucune des réponses précédentes

Question 10 – QRM

Quel(s) vaccin(s) proposez-vous de pratiquer à cet enfant dans les mois suivants, la mère vous informant de son intention de séjourner au Mali 4 mois plus tard, l'enfant étant âgé entre 12 et 13 mois ?

A rappel hexavalent + pneumocoque conjugué à l'âge de 11 mois
B deux doses de ROR à l'âge de 12 et 13 mois
C vaccination contre la fièvre typhoïde
D vaccination contre l'hépatite A
E vaccin méningocoque conjugué ACYW135

Dossier progressif 5

Un garçon âgé de 11 ans est amené par ses parents aux urgences pédiatriques pour une fièvre ne dépassant pas 38,4 °C, associée à des douleurs abdominales depuis 3 jours et une toux sèche évoluant depuis 15 jours. Il n'a pas d'antécédent particulier et est vacciné selon les recommandations vaccinales en vigueur à l'exception du BCG.

À l'examen, vous notez une diminution du murmure vésiculaire à la base gauche ainsi qu'une matité. La FR est à 30/min. L'abdomen est sensible dans son ensemble, sans point douloureux électif à la palpation. L'enfant semble fatigué, et vous constatez une perte de poids de 2 kg par rapport au dernier poids noté plus tôt dans le carnet de santé.

Question 1 – QRM

Parmi les anomalies suivantes, quelle(s) est(sont) celle(s) visible(s) sur la radiographie de thorax de face réalisée chez cet enfant (figure 1) ?

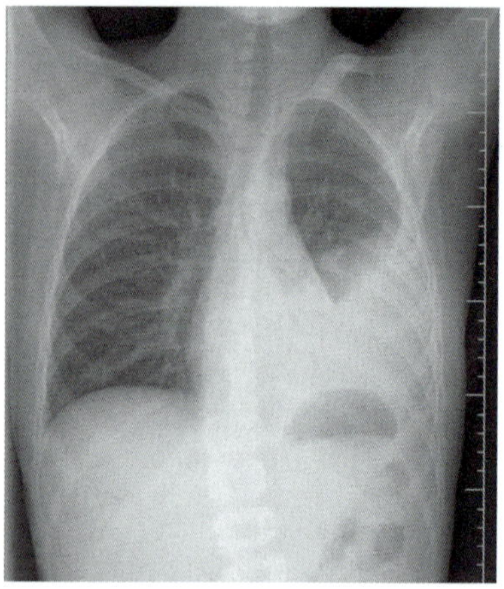

A abcès pulmonaire
B opacité de la base gauche
C cardiomégalie
D élargissement médiastinal
E ligne pleurale
F bronchogramme aérien
G cavernes

Question 2 – QRM

Vous souhaitez réaliser une ponction pleurale. Outre la culture standard, quel(s) examen(s) allez-vous demander sur le liquide recueilli ?

A dosage des protides
B dosage des LDH
C recherche d'antigènes pneumococciques
D recherche d'antigènes de *M. pneumoniae*
E recherche de cellules anormales

Question 3 – QRM

Vous réalisez une ponction pleurale. Le liquide est citrin. L'analyse cytologique et biochimique montre : cellularité : 3800 cellules/mL, lymphocytes : 95 %, protéines 68 g/L, glucose 2,5 mmol/L, LDH 279 UI/L. Les examens microbiologiques immédiats montrent : absence de germe visible à l'examen direct, absence de bacilles alcoolo-acido-résistants, recherche d'antigènes pneumococciques négative.

Parmi ces diagnostics, quel(s) est(sont) celui(ceux) qui sont à évoquer en premier lieu ?

A une tuberculose
B une pleuropneumopathie à pneumocoque
C un lymphome
D un épanchement pleural d'origine cardiaque
E une pleuropneumopathie à staphylocoque doré

Question 4 – QRM

Vous évoquez un diagnostic de tuberculose.

Parmi les arguments suivants, quel(s) est(sont) celui(ceux) qui vous permettraient de réfuter cette hypothèse chez ce garçon ?

A vaccination par le BCG
B intradermoréaction à la tuberculine négative
C test interféron gamma négatif
D absence de contaminateur connu
E absence de bacille à l'examen microscopique direct du liquide pleural
F absence de bacille à l'examen microscopique direct de l'aspiration gastrique
G aucun des arguments précédents

Question 5 – QRM

Les parents vous apprennent que la grand-mère, qui vit au domicile depuis 6 mois environ, tousse régulièrement. Elle dort dans la chambre de l'enfant. Vous évoquez la possibilité d'une tuberculose chez la grand-mère.

Dans cette hypothèse, quels sont les facteurs connus pour augmenter le risque de transmission à l'enfant de 11 ans ?

A âge de la grand-mère
B présence de BAAR à l'examen direct des expectorations de la grand-mère
C nuits répétées dans la même pièce
D forte positivité de l'intradermoréaction à la tuberculine chez la grand-mère
E présence de cavernes sur la radiographie de thorax de la grand-mère
F âge de l'enfant

Question 6 – QROC

Une tuberculose vous semble hautement probable chez cet enfant.

Quelle mesure de prévention mettez-vous immédiatement en place depuis les urgences ?

Question 7 – QRM

Le laboratoire de microbiologie vous informe de la présence de bacilles acido-alcoolo-résistants (BAAR) à l'examen direct d'une aspiration gastrique réalisée chez le garçon.

Quel(s) examen(s) vous permet(tent) de savoir immédiatement, sans attendre les cultures, qu'il s'agit bien de *Mycobacterium tuberculosis* ?

A test de diagnostic rapide sur bandelette
B PCR (amplification génomique)
C coloration Gram+ à l'examen direct
D taux de lymphocytes CD4 > 200/mm^3
E aucune des réponses précédentes

Question 8 – QRM

Vous apprenez que cet enfant a une petite sœur âgée de 16 mois, vaccinée par le BCG à l'âge de 1 mois. Son état clinique est strictement normal.

Quel(s) examen(s) lui proposez-vous en première intention ?

A bilan sanguin avec CRP
B intradermoréaction à la tuberculine
C radiographie de thorax
D test interféron gamma
E recherches microbiologiques sur aspirations gastriques

Question 9 – QRM

Les examens réalisés chez la petite sœur montrent une IDR négative et une radiographie de thorax normale.

Parmi les attitudes suivantes, quelle(s) est(sont) celle(s) qui est(sont) correcte(s) ?

A surveillance simple, sans traitement
B nouvelle évaluation par IDR et radiographie 2 à 3 mois plus tard
C traitement de tuberculose-maladie
D aucune surveillance nécessaire
E traitement prophylactique par isoniazide et rifampicine

Question 10 – QRM

Ce garçon n'avait pas été vacciné par le BCG.

Parmi ces propositions, laquelle(lesquelles) répond(ent) aux recommandations vaccinales ?

A enfant né dans un pays de forte endémie tuberculeuse
B enfant dont au moins l'un des parents est originaire de l'un de ces pays
C enfant devant séjourner 2 semaines dans un pays à forte endémie tuberculeuse
D enfant ayant eu des antécédents familiaux de tuberculose
E enfant résidant en Île-de-France

Dossier progressif 6

Vous avez examiné au service des urgences un enfant âgé de 3 ans pour des ecchymoses bilatérales périorbitaires qui selon ses parents, seraient survenues 15 jours plus tôt au décours d'un traumatisme accidentel par choc sur une table.

L'enfant est par ailleurs pâle et fatigué, a des difficultés à se maintenir en position debout et à marcher.

À l'examen, hormis les ecchymoses périorbitaires avec une discrète protrusion oculaire, les téguments sont indemnes. L'enfant est difficilement examinable, ce qui rend impossible une palpation abdominale rigoureuse.

Aucun vaccin n'est noté dans le carnet de santé.

Les parents n'ont pas été initialement inquiets par l'étendue des lésions périorbitaires observées chez cet enfant, lésions qui avaient cependant alerté l'institutrice.

Question 1 – QRM

Quel(s) diagnostic(s) devez-vous évoquer devant un tel tableau ?

A maltraitance à enfant
B déficit en facteurs VIII ou IX (hémophilie)
C leucémie aiguë
D neuroblastome
E ethmoïdite aiguë
F arthrite chronique juvénile

Question 2 – QRM

Quel(s) élément(s) issu(s) de l'observation aurai(en)t pu contribuer à évoquer en premier lieu le diagnostic de maltraitance ?

A ecchymoses périorbitaires
B incohérence du motif initialement évoqué à l'origine de ces ecchymoses
C négligence de suivi médical
D retard à la consultation
E indifférence des parents par rapport aux lésions observées

Question 3 – QRM

Sur quelle(s) donnée(s) analysez-vous précisément la douleur exprimée par cet enfant compte tenu de son âge ?

A impression des parents
B échelle des visages
C échelle visuelle analogique
D échelle d'hétéro-évaluation
E chiffrage des pleurs

Question 4 – QRM

Parmi les examens suivants le(s)quel(s) doi(ven)t être rapidement prescrit(s) ?

A NFS, plaquettes
B bilan d'hémostase
C radiographie du squelette
D scanner cérébral
E échographie abdominale

Question 5 – QRM

Les radiographies du squelette, dont celle du crâne, sont normales. L'échographie abdominale a mis en évidence une masse rétropéritonéale droite. Quelle(s) hypothèse(s) diagnostique(s) devez-vous redouter ?

A hématome sous-hépatique traumatique
B hépatoblastome
C néphroblastome
D neuroblastome
E lymphome

Question 6 – QRM

Vous avez évoqué le diagnostic de neuroblastome. Quel(s) examen(s) permet(tent) d'argumenter votre hypothèse ?

A TDM ou IRM abdominopelvienne
B scintigraphie au MIBG
C myélogramme
D dosages des catécholamines urinaires
E biopsie de la masse

Question 7 – QRM

Votre diagnostic confirmé, comment assurez-vous la suite de votre prise en charge ?

A hospitalisation en service spécialisé
B signalement à la CRIP pour retard de consultation
C dispositif d'annonce diagnostique
D informations générales concernant les modalités thérapeutiques
E consultations des autres enfants de la famille

Question 8 – QRM

Au cours de votre garde suivante, des parents vous conduisent un nourrisson âgé de 6 mois pour une bosse hémorragique au niveau de la région occipitale survenue la veille au décours d'une chute de la table à langer. L'enfant est somnolent et difficilement réveillable. Vous notez qu'il a aussi 2 ecchymoses au niveau de la région dorsale. Le reste de l'examen est normal.

Quel(s) examen(s) demandez-vous en premier lieu dans ce contexte ?

A radiographies du squelette complet
B scanner cérébral
C NFS + plaquettes
D bilan d'hémostase
E échographie abdominale

Question 9 – QROC

Les radiographies du squelette complet ont mis en évidence un décollement épiphysaire fémoral inférieur et des fractures diaphysaires transversales du tibia et du péroné évaluées d'âges différents.

Quel diagnostic pouvez-vous suspecter alors en premier lieu ?

Question 10 – QRM

Le diagnostic de Silverman est retenu comme très probable. Quelle attitude allez-vous immédiatement adopter ?

A recours au service social de l'hôpital
B information directe à la brigade de protection des mineurs
C transmission d'information limitée à la CRIP
D signalement au procureur de la République
E signalement au juge pour enfants
F signalement au juge d'instruction

Dossier progressif 7

Un nourrisson âgé de 3 mois est conduit aux urgences hospitalières en période hivernale pour une gêne respiratoire débutante avec toux. Il s'agit d'un enfant unique né au terme de 36 SA, avec un poids de 2,400 kg. Il a été nourri par allaitement maternel exclusif. Il a reçu une injection de vaccin hexavalent et une injection de vaccin pneumococcique conjugué 13 valences à l'âge de 2 mois.

Depuis quelques jours, ses parents sont enrhumés. Il tousse depuis la veille par intermittence et s'essouffle au cours de la tétée. Il ne vomit pas et les selles sont normales.

À votre examen, la température est à 38 °C ; le poids est à 4,2 kg. La fréquence respiratoire est à 60/min. Il existe des signes de lutte avec un discret tirage intercostal et un balancement thoraco-abdominal. Il n'y a pas de cyanose. La fréquence cardiaque est à 180/min au repos et au cours du sommeil. La saturation à l'oxymètre de pouls est à 92 % sous air.

À l'auscultation pulmonaire, il existe des sibilants bilatéraux et des ronchi. À la palpation abdominale, le foie déborde de 2 travers de doigts sous le rebord costal ; il n'y a pas de splénomégalie.

Question 1 – QRM

Parmi les hypothèses diagnostiques suivantes, laquelle(lesquelles) pourrai(en)t être retenue(s) ?

A bronchiolite aiguë
B insuffisance cardiaque aiguë
C coqueluche
D dyspnée laryngée
E inhalation d'un corps étranger

Question 2 – QRM

Quel(s) examen(s) doi(ven)t être prescrit(s) dans ce contexte ?

A PCR coqueluche nasopharyngée
B CRP
C ionogramme sanguin
D radiographie du thorax
E gaz du sang

Question 3 – QRM

Le cliché thoracique a mis en évidence une cardiomégalie avec un index cardiothoracique à 0,60 et des opacités périhilaires bilatérales. Il n'y a pas de distension pulmonaire.

Quel(s) diagnostic(s) est(sont) encore compatible(s) avec ces données ?

A bronchiolite aiguë avec retentissement cardiaque
B myocardite aiguë
C cardiopathie congénitale à type de shunt gauche/droite décompensée
D mucoviscidose
E coqueluche maligne

Question 4 – QRM

Le senior de garde après une nouvelle auscultation attentive perçoit un souffle continu sus-claviculaire.

Quel(s) diagnostic(s) retenez-vous alors en premier lieu ?

A communication interventriculaire
B communication interauriculaire
C canal atrioventriculaire
D coarctation de l'aorte
E persistance du canal artériel

Question 5 – QRM

Quelle(s) donnée(s) doi(ven)t être précisée(s) à ce stade pour argumenter le diagnostic de persistance du canal artériel ?

A hyperpulsatilité des pouls fémoraux
B pression artérielle au niveau des membres inférieurs inférieure à celle des membres supérieurs
C cyanose
D dédoublement du B2
E irradiation en rayons de roue

Question 6 – QROC

Quel examen complémentaire doit être pratiqué en urgence ?

Question 7 – QRM

Trois semaines après son retour à domicile, l'enfant est conduit aux urgences par les parents pour malaise.

Il a eu des accès de toux répétés, suivis de quelques secondes où il s'est arrêté de respirer puis est devenu tout bleu.

Il toussait depuis 48 heures de façon incessante, sans vomissement et avec une prise alimentaire au biberon correcte. La mère rapporte que le grand-père de l'enfant, tabagique et BPCO, l'avait gardé 15 jours auparavant, et qu'il toussait de manière plus fréquente qu'à l'habituelle.

À votre examen la température est à 37,5 °C. La fréquence respiratoire est à 30/min ; la fréquence cardiaque est à 140/min. Le temps de recoloration est immédiat. La saturation est à 96 % en air ambiant. L'examen clinique et notamment cardiopulmonaire est normal.

Vous suspectez le diagnostic de coqueluche.

Quel(s) argument(s) issu(s) de l'observation vous permet(tent) d'argumenter ce diagnostic ?

A âge
B vaccination incomplète contre la coqueluche
C accès de toux cyanosante
D apnée
E contage intrafamilial

Question 8 – QRM

L'enfant est immédiatement hospitalisé.

Quelle(s) est(sont) la(les) mesure(s) nécessaire(s) à la prise en charge thérapeutique ?

A isolement respiratoire
B surveillance sous scope
C masque et ballon à oxygène + matériel d'aspiration dans la chambre
D apports nutritionnels adaptés
E antibiothérapie par macrolide
F kinésithérapie respiratoire
G bêta2mimétiques inhalés
H corticoïdes inhalés

Question 9 – QRM

Quelle(s) mesure(s) préventive(s) proposez-vous ?

A enquête autour du cas
B déclaration obligatoire
C examens sérologiques des adultes de l'environnement
D éviction de collectivités pour les enfants de la fratrie
E perfusion d'immunoglobulines pour la mère

Question 10 – QRM

À l'issu de l'hospitalisation, l'enfant étant alors âgé de 4 mois ½, la mère vous demande quel(s) vaccin(s) assurer selon les recommandations actuelles du calendrier vaccinal.

A vaccin hexavalent + pneumococcique conjugué
B DTCaHib + pneumococcique conjugué
C DTCaP + pneumococcique conjugué
D dTCaP + pneumococcique conjugué
E dtP + pneumococcique conjugué

Dossier progressif 8

Vous examinez en consultation d'urgence un jeune garçon âgé de 4 ans ayant des œdèmes palpébraux bilatéraux.

C'est le troisième enfant du couple. On note une atopie familiale avec un père allergique aux bétulacées. Ses vaccinations sont à jour.

Sa mère lui a donné des antihistaminiques en automédicamentation.

À l'examen, l'enfant a un poids de 18 kg (+2 kg au cours du mois dernier). Sa taille est de 1 m. La pression artérielle est de 100/60 mmHg ; la fréquence cardiaque est de 70/min.

Votre examen confirme l'existence d'œdèmes palpébraux mais aussi au niveau des membres inférieurs avec un ballonnement abdominal modéré. L'examen cardiovasculaire est normal. Il n'y a pas d'hépatomégalie ni de splénomégalie. Il n'y a pas d'éruption cutanée.

Question 1 – QRM

Quel(s) examen(s) pratiquez-vous en premier lieu ?

A écho-Doppler des membres inférieurs
B IgE totales
C bandelette urinaire
D échographie cardiaque
E *prick-tests* cutanés pour les pneumallergènes

Question 2 – QROC

La bandelette urinaire vous permet de mettre en évidence immédiatement 3 croix de protéines sans hématurie. Quel diagnostic évoquez-vous en premier lieu ?

Question 3 – QRM

Sur quel(s) argument(s) paraclinique(s) confirmez-vous le diagnostic de syndrome néphrotique idiopathique ou de néphrose lipoïdique ?

A protéinurie supérieure à 50 mg/kg/j
B hématurie supérieure à 3 g sur 24 heures
C albuminémie inférieure à 30 g/L
D natrémie inférieure à 120 mmol/L
E biopsie rénale

Question 4 – QRM

Votre hypothèse diagnostique est confirmée. Une corticothérapie est prescrite à fortes doses *per os*.

Quelle(s) est(sont) la(les) mesure(s) associée(s) ?

A régime sans sel
B régime pauvre en sucres rapides
C supplémentation en calcium
D supplémentation en vitamine D
E antibiothérapie préventive par amoxicilline

Question 5 – QRM

Quelle(s) mesure(s) prenez-vous sur les plans médical et social ?

A prise en charge à 100 %
B projet d'accueil individualisé pour régime alimentaire
C éducation thérapeutique
D demande financière auprès de la MDPH
E surveillance mensuelle des bandelettes urinaires chez l'enfant

Question 6 – QRM

Trois semaines après le début de la corticothérapie, l'enfant est examiné aux urgences pour une montée thermique brutale à 39 °C. La fréquence respiratoire est à 50/min, la fréquence cardiaque à 110/min. Il existe un œdème modéré des membres inférieurs. Le reste de l'examen n'apporte pas davantage de valeur d'orientation. La diurèse est conservée.

Il persiste 2 croix de protéines à la bandelette urinaire.

Quelle(s) hypothèse(s) diagnostique(s) évoquez-vous alors ?

A pyélonéphrite aiguë
B péritonite
C thrombose des veines rénales
D pneumonie franche lobaire aiguë
E péricardite aiguë

Question 7 – QRM

Le diagnostic de pneumonie aiguë est retenu.

Parmi les mesures thérapeutiques, laquelle(lesquelles) proposez-vous alors ?

A amoxicilline par voie orale en 3 prises
B paracétamol si fièvre et inconfort
C arrêt de la corticothérapie
D arrêt de la supplémentation en vitamine D
E vaccination pneumococcique de l'environnement

Question 8 – QRM

L'évolution de l'épisode est favorable sous traitement adapté. Environ 6 mois plus tard, alors que tout traitement médicamenteux est interrompu depuis 1 mois, l'enfant se plaint de douleurs abdominales diffuses avec des vomissements jaunâtres puis verdâtres. La température s'est à nouveau élevée à 40 °C. La pression artérielle est à 90/60 mmHg ; la fréquence cardiaque est à 125/min. L'abdomen est douloureux dans son ensemble. Les œdèmes ont récidivé au niveau des membres inférieurs. L'auscultation cardiopulmonaire est normale et la fréquence respiratoire est à 30/min. Les examens biologiques révèlent : CRP 150 mg/L ; leucocytes sanguins 25 giga/L ; créatinémie 40 µmol/L ; protidémie 40 g/L. La bandelette urinaire retrouve 3 croix de protéines, des traces de leucocytes, pas de nitrites.

Quelle(s) hypothèse(s) diagnostique(s) évoquez-vous alors ?

A pyélonéphrite aiguë
B nouvel épisode de pneumonie
C péritonite
D insuffisance surrénalienne aiguë
E thrombose des veines rénales

Question 9 – QRM

Parmi les données suivantes, laquelle(lesquelles) va(vont) contre l'hypothèse du diagnostic d'insuffisance surrénalienne aiguë ?

A absence de mélanodermie
B présence d'une protéinurie
C négativité du dépistage néonatal
D délai par rapport à l'arrêt des corticoïdes oraux
E aucune des réponses précédentes

Question 10 – QRM

Parmi ces vaccins, le(s)quel(s) est(sont) contre-indiqué(s) chez cet enfant ?

A vaccin contre la fièvre jaune
B vaccin grippal saisonnier
C vaccin contre la varicelle
D vaccin pneumococcique 23-valent
E vaccin méningococcique A + C polyosidique

Réponses

Dossier progressif 1

Question 1 – QRM

Réponses : A, C, D

Question 2 – QRM

Réponses : B, C

Question 3 – QRM

Réponses : B, C

Question 4 – QRM

Réponse : B

Question 5 – QRM

Réponse : B

Question 6 – QRM

Réponse : E

Question 7 – QRM

Réponse : B

Question 8 – QRM

Réponses : A, B, D

Question 9 – QRM

Réponses : A, C

Question 10 – QRM

Réponses : A, C

Dossier progressif 2

Question 1 – QRM

Réponse : C

Question 2 – QRM
Réponse : E

SMZ[1] : C

Question 3 – QRM
Réponses : A, E

Question 4 – QRM
Réponses : A, D

Question 5 – QRM
Réponses : A, C

Question 6 – QRM
Réponse : A

Question 7 – QRM
Réponses : B, D

Question 8 – QRM
Réponse : B

SMZ : D

Question 9 – QRM
Réponse : E (lait standard)

Question 10 – QRM
Réponse : E (exclusion-réintroduction)

Dossier progressif 3

Question 1 – QRM
Réponses : A, B, D

Question 2 – QRM
Réponses : A, B

Question 3 – QRM
Réponses : A, B, E

Question 4 – QRM
Réponses : A, B, C, D

Question 5 – QRM
Réponses : B, E

Question 6 – QRM
Réponse : C

Question 7 – QRM
Réponses : A, B, D

Question 8 – QRM
Réponse : B

[1] SMZ : si mis zéro

Question 9 – QRM
Réponse : D

Dossier progressif 4

Question 1 – QRM
Réponse : B

Question 2 – QRM
Réponse : A

Question 3 – QRM
Réponses : A, D

Question 4 – QRM
Réponses : C, E

Question 5 – QRM
Réponses : A, B, C

Question 6 – QRM
Réponses : D, E

Question 7 – QRM
Réponse : D

Question 8 – QRM
Réponse : B

Question 9 – QRM
Réponse : F

Question 10 – QRM
Réponses : A, B, D, E

Dossier progressif 5

Question 1 – QRM
Réponses : B, E

Question 2 – QRM
Réponses : A, B, C, E

Question 3 – QRM
Réponses : A, C

Question 4 – QRM
Réponse : G

Question 5 – QRM
Réponses : B, C, E

Question 6 – QROC
Réponse : isolement respiratoire

Question 7 – QRM
Réponse : B

Question 8 – QRM
Réponses : B, C

Question 9 – QRM
Réponses : B, E

Question 10 – QRM
Réponses : A, B, D, E

Dossier progressif 6

Question 1 – QRM

Réponses : A, B, C, D

Question 2 – QRM
Réponses : A, B, C, D, E

Question 3 – QRM
Réponses : A, D

Question 4 – QRM
Réponses : A, B, C, D, E

Question 5 – QRM
Réponse : D

Question 6 – QRM
Réponses : A, B, D

Question 7 – QRM
Réponses : A, C, D

Question 8 – QRM
Réponses : A, B, C, D

Question 9 – QROC
Réponse : syndrome de Silverman (maltraitance)

Question 10 – QRM
Réponses : A, D

Dossier progressif 7

Question 1 – QRM

Réponses : A, B

Question 2 – QRM
Réponse : D

Question 3 – QRM
Réponses : B, C

Question 4 – QRM
Réponse : E

Question 5 – QRM
Réponse : A

Question 6 – QROC
Réponse : échocardiographie

Question 7 – QRM
Réponses : A, B, C, D, E

Question 8 – QRM
Réponses : A, B, C, D, E

Question 9 – QRM
Réponse : A

Question 10 – QRM
Réponse : A

Dossier progressif 8

Question 1 – QRM

Réponse : C

Question 2 – QROC
Réponse : syndrome néphrotique idiopathique (ou néphrose lipoïdique)

Question 3 – QRM
Réponses : A, C

Question 4 – QRM
Réponses : A, B, C, D

Question 5 – QRM
Réponses : A, B, C, E

Question 6 – QRM
Réponse : D

Question 7 – QRM
Réponses : A, B

Question 8 – QRM
Réponse : C

Question 9 – QRM
Réponse : D

Question 10 – QRM
Réponses : A, C

CHAPITRE

74

QRM isolées

Questions

QRM 1

Vous suspectez le diagnostic de scarlatine chez un jeune garçon âgé de 6 ans.

Quelle conduite à tenir adoptez-vous ?

A TDR sur écouvillonnage pharyngé avant le début de l'antibiothérapie

B culture d'un prélèvement pharyngé avec antibiogramme

C dosage des antistreptolysines

D antibiothérapie par amoxicilline orale pendant une durée minimale de 10 jours si le diagnostic est confirmé

E éviction scolaire pendant une semaine

QRM 2

Quelle conduite à tenir pourriez-vous proposer en premier lieu chez un enfant pour lequel a été porté le diagnostic de pneumonie aiguë fébrile si la fièvre à 40 °C persiste 3 jours après le début d'un traitement par amoxicilline *per os* à doses adaptées ?

A remplacer l'amoxicilline par l'association amoxicilline + acide clavulanique

B remplacer l'amoxicilline par la ceftriaxone

C remplacer l'amoxicilline par une fluoroquinolone

D prescrire un cliché du thorax de face

E faire un prélèvement de gorge pour TDR

QRM 3

Un contage de méningite purulente à pneumocoque impose dans l'environnement immédiat :

A deux doses de vaccin pneumococcique conjugué 13-valent chez les nourrissons

B une chimioprophylaxie par la rifampicine pendant 48 heures

C une chimioprophylaxie par l'amoxicilline pendant 5 jours

D une injection de vaccin polysaccharidique pneumococcique non conjugué 23-valent

E aucune mesure particulière

QRM 4

Les bêtalactamines agissent sur les bactéries au niveau :

A du cytoplasme bactérien

B du peptidoglycane

C des ribosomes

D de la capsule

E du noyau

QRM 5

Parmi les éléments suivants, le(s)quel(s) impose(nt) la recherche d'un autre diagnostic que celui d'asthme chez un nourrisson âgé de 20 mois ayant des épisodes sifflants à répétition ?

A absence d'intervalles libres entre les exacerbations

B ralentissement staturopondéral

C absence d'atopie familiale

D hyperclarté unilatérale sur la radiographie de thorax

E tests cutanés allergologiques négatifs

QRM 6

Parmi les signes suivants, le(s)quel(s) doi(ven)t faire considérer comme sévère une crise d'asthme chez une fille âgée de 8 ans ?

A sibilants nettement audibles dans les deux champs pulmonaires

B fréquence respiratoire à 40/min

C essoufflement à la parole

D SaO_2 = 93 %

E hypotension artérielle

QRM 7

Parmi les critères suivants, le(s)quel(s) impose(nt) une corticothérapie inhalée au long cours chez un enfant asthmatique âgé de 7 ans ?

A toux à l'effort quotidienne
B toux nocturne une fois par mois
C utilisation de bronchodilatateurs pour sifflements au moins deux fois par semaine
D exacerbation d'asthme une fois dans les 12 derniers mois
E obstruction fonctionnelle respiratoire

QRM 8

Parmi les étiologies suivantes, quelle(s) est(sont) celle(s) potentiellement responsable(s) d'une opacité médiastinale antérieure ?

A neuroblastome thoracique
B hyperplasie thymique
C tératome
D lymphome
E duplication œsophagienne

QRM 9

Parmi les signes suivants, quel(s) est(sont) celui(ceux) devant faire évoquer un autre diagnostic que celui de bronchiolite chez un garçon âgé de 2 mois ayant un premier épisode de gêne respiratoire sifflante ?

A distension nette à la radiographie de thorax
B polypnée à 70/min
C stridor
D prise de poids de 900 grammes depuis la naissance
E souffle cardiaque

QRM 10

Parmi les signes radiologiques suivants, visibles sur une radiographie de thorax de face, quel(s) est(sont) celui(ceux) compatible(s) avec le diagnostic de pneumonie communautaire non compliquée du lobe inférieur droit ?

A effacement de la ligne diaphragmatique droite
B effacement du bord droit du cœur
C bronchogramme aérien au sein de l'opacité
D refoulement du médiastin vers la gauche
E clarté aérique au sein de l'opacité

QRM 11

Vous évoquez un diagnostic de rougeole chez une petite fille âgée de 8 ans qui vivait en Suisse où elle n'avait pas été vaccinée contre cette maladie.

Quelle(s) mesure(s) vous semble(nt) adaptée(s) ?

A éviction scolaire pendant 48 heures
B recherche d'IgM spécifiques rougeole dans la salive
C recherche du virus rougeole par écouvillon sur lésions cutanées
D déclaration obligatoire de la rougeole (si le diagnostic est confirmé)
E vaccination ROR à programmer même si le diagnostic de rougeole est avéré

QRM 12

Quelle conduite à tenir adoptez-vous chez un nourrisson âgé de 5 mois pour lequel a été porté le diagnostic de bronchiolite aiguë initialement peu fébrile et qui au 3e jour d'un traitement symptomatique, a une fièvre à 40 °C depuis plusieurs heures et paraît algique ?

A chercher des signes otoscopiques d'otite moyenne aiguë purulente
B doser la procalcitonine sérique
C pratiquer une PCR coqueluche par prélèvement nasopharyngé
D pratiquer un cliché du thorax
E prescrire un ionogramme sanguin

QRM 13

Devant la persistance au-delà de 72 heures d'une fièvre élevée avec examen neurologique anormal chez un enfant âgé de 2 ans traité pour une méningite purulente, quelle(s) mesure(s) doi(ven)t être prise(s) rapidement ?

A une imagerie cérébrale
B un fond d'œil
C un monitoring de la pression intracrânienne
D le contrôle de l'examen du LCR
E un électroencéphalogramme

QRM 14

Vous suspectez une infection urinaire chez l'un de vos patients.

Quelle(s) est(sont) la(les) réponse(s) exacte(s) ?

A le dépistage d'une infection urinaire implique en premier lieu le recours à une bandelette urinaire chez l'enfant possible uniquement dès l'âge de 3 ans
B la confirmation du diagnostic par ECBU doit privilégier les autres modes de recueil que la poche à urines
C le traitement des pyélonéphrites par aminosides est possible en monothérapie dans les contextes à risque d'infection urinaire à *E. coli* BLSE
D l'amoxicilline + acide clavulanique peut être le traitement proposé d'une pyélonéphrite aiguë en cas de souches sensibles à cette association

E l'amoxicilline + acide clavulanique oral peut être initialement prescrit au cours des cystites aiguës avant même tout résultat d'antibiogramme

QRM 15

L'identification d'un cocci Gram+ à l'examen direct du LCR dans un contexte de méningite purulente chez un nourrisson âgé de 6 semaines doit évoquer quel(s) germe(s) parmi les suivants ?

A *Listeria monocytogenes*

B streptocoque du groupe B (*agalactiae*)

C pneumocoque

D *Escherichia coli*

E *Haemophilus influenzae b*

QRM 16

Parmi les affirmations suivantes, laquelle(lesquelles) est(sont) exacte(s) ?

Le rappel contre la diphtérie, le tétanos, la coqueluche et la poliomyélite, recommandé entre les âges de 11 et 13 ans :

A impose des concentrations réduites de l'anatoxine diphtérique

B impose des concentrations réduites des antigènes coquelucheux

C peut être co-administré avec l'une des doses de vaccin antipapillomavirus humain

D est contre-indiqué en association avec le vaccin méningoccique de type C

E contre-indique la vaccination antivaricelle dans les 3 mois suivants

QRM 17

Parmi les examens suivants, quel(s) examen(s) complémentaire(s) demandez-vous en urgence chez un enfant âgé de 3 ans revenu du Sénégal en France depuis 48 heures, avec une diarrhée hautement fébrile ?

A hémoculture

B sérologie palustre

C test de diagnostic rapide du paludisme

D sérologie de Widal et Félix

E coproculture

QRM 18

Quelle(s) mesure(s) préventive(s) proposez-vous à un enfant âgé de 7 mois, un mois avant son départ pour un séjour en Côte d'Ivoire ?

A moustiquaire imprégnée d'insecticide

B répulsifs cutanés

C chimioprophylaxie par chloroquine et proguanil

D chimioprophylaxie par atovaquone-proguanil

E chimioprophylaxie par arthéméter-luméfandrine

QRM 19

Parmi les causes suivantes, laquelle(lesquelles) peu(ven)t entraîner une adénopathie localisée de type inflammatoire ?

A griffure surinfectée

B eczéma surinfecté

C infection ORL

D infection dentaire

E lymphome anaplasique à grande cellule

F maladie de Hodgkin

QRM 20

Parmi les causes infectieuses suivantes, laquelle(lesquelles) peu(ven)t s'accompagner d'adénopathies chez l'enfant ?

A toxoplasmose

B maladie de Lyme

C rubéole

D scarlatine

E leishmaniose viscérale

QRM 21

Quelle(s) cause(s) infectieuse(s) peu(ven)t être suspectée(s) devant des adénopathies disséminées avec syndrome mononucléosique ?

A infection à cytomégalovirus

B toxoplasmose

C infection à virus d'Epstein Barr

D infection à parvovirus B19

E adénovirose

F rubéole

QRM 22

Parmi les pathologies infectieuses suivantes, laquelle(lesquelles) est(sont) à déclaration obligatoire ?

A rougeole

B tétanos

C tuberculose

D pneumonie à pneumocoque

E paludisme d'importation

QRM 23

Le score d'Apgar d'un nouveau-né que vous avez examiné était à 6, 8, 10 respectivement à 1, 5 et 10 minutes de vie.

Parmi les critères suivants, le(s)quel(s) a(ont) été utilisé(s) pour établir ce score ?

A couleur du liquide amniotique
B fréquence cardiaque
C mouvements respiratoires
D tonus
E température

QRM 24

Vous voyez en consultation un nouveau-né âgé de 8 jours de vie. La grossesse a été programmée car la mère a une hépatite C chronique suivie très régulièrement en milieu spécialisé.

Quelles est(sont) la(les) mesure(s) préventive(s) d'une transmission maternofœtale du virus de l'hépatite C ?

A sérovaccination du nouveau-né contre ce virus
B traitement par interféron de la mère au 3e trimestre de grossesse
C traitement par interféron du nouveau-né pendant 4 semaines
D contre-indication de l'allaitement maternel
E aucune de ces propositions

QRM 25

Vous examinez un nouveau-né à 14 jours de vie pour un ictère prolongé.

Quel(s) est(sont) le(s) signe(s) clinique(s) compatible(s) avec un diagnostic d'hypothyroïdie congénitale à cet âge ?

A fontanelle postérieure large
B émission de méconium à 12 heures de vie
C déshydratation majeure
D retard de développement psychomoteur
E difficultés de succion

Réponses

QRM 1

Réponse : A

QRM 2

Réponse : D

QRM 3

Réponse : E

QRM 4

Réponse : B

QRM 5

Réponses : A, B, D

QRM 6

Réponses : B, C, E

QRM 7

Réponses : A, C, E

QRM 8

Réponses : B, C, D

QRM 9

Réponses : C, D, E

QRM 10

Réponses : A, C

QRM 11

Réponses : B, D, E

QRM 12

Réponses : A, D

QRM 13

Réponses : A, D

QRM 14

Réponses : B, C, E

QRM 15

Réponses : B, C

QRM 16

Réponses : A, B, C

QRM 17
Réponses : A, C, E

QRM 18
Réponses : A, B, D

QRM 19
Réponses : A, B, C, D, E, F

QRM 20
Réponses : A, B, C, D, E

QRM 21
Réponses : A, B, C, D, E, F

QRM 22
Réponses : A, B, C

QRM 23
Réponses : B, C, D

QRM 24
Réponse : E

QRM 25
Réponses : A, E

Cahier couleur

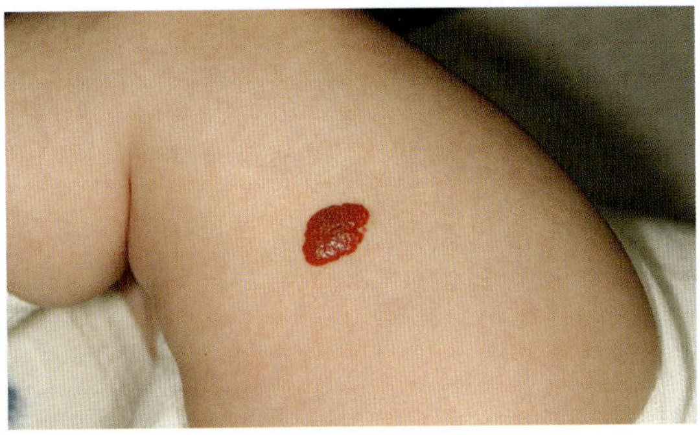

Fig. 1.2. Angiome tubéreux.

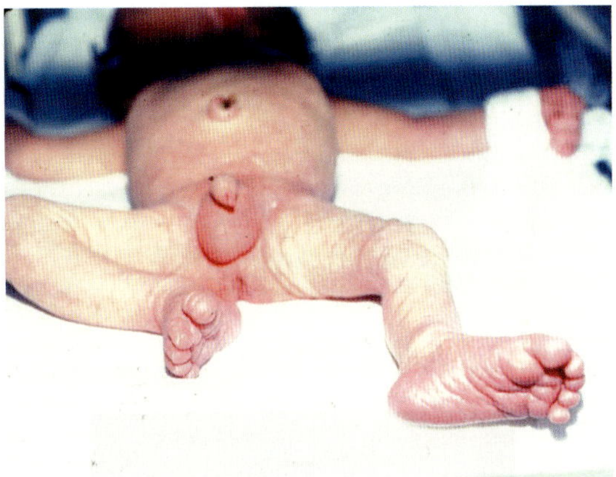

Fig. 1.3. Critères morphologiques de maturation.

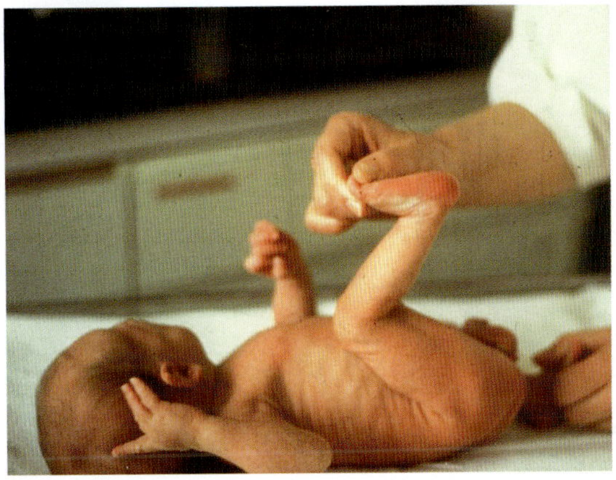

Fig. 1.4. Mesure de l'angle poplité chez un hypotrophe à terme.

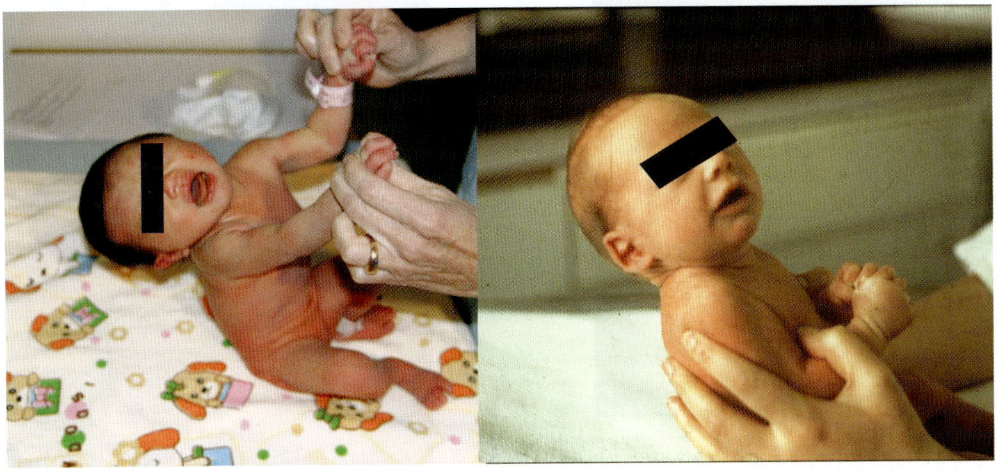

Fig. 1.5. Manœuvre du tiré-assis.

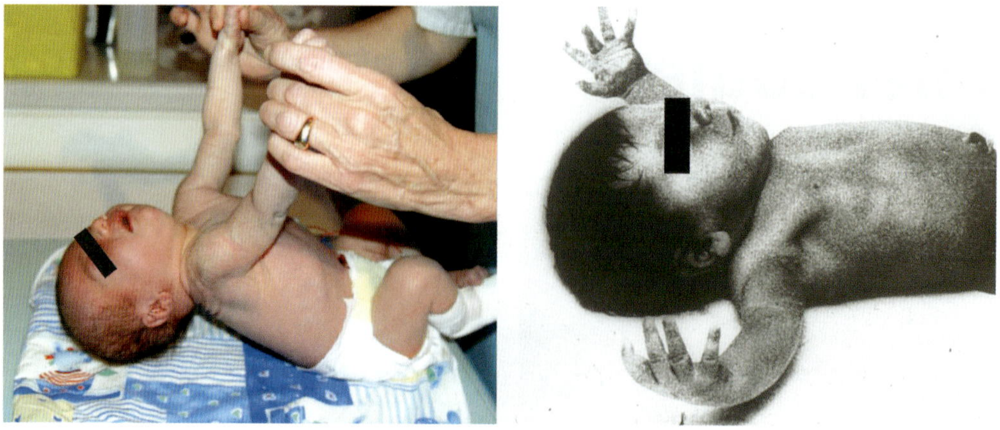

Fig. 1.7. Réflexe de Moro.

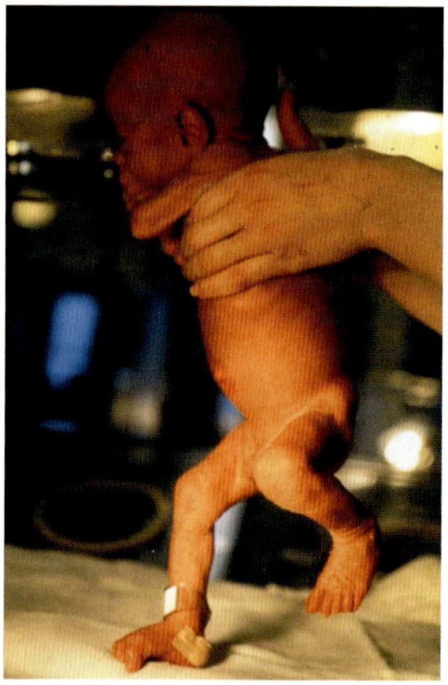

Fig. 1.8. Marche automatique chez un hypotrophe.

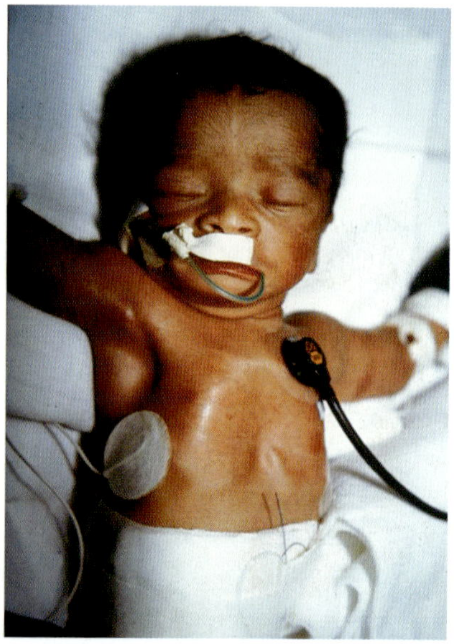

Fig. 1.9. Signes de lutte chez un prématuré.

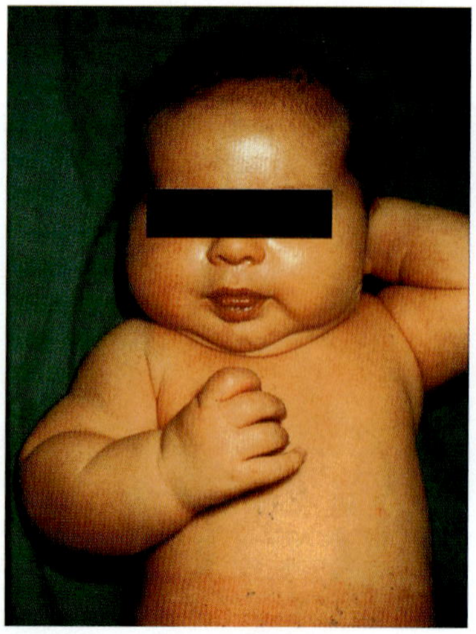

Fig. 1.11. Nouveau-né de mère diabétique.

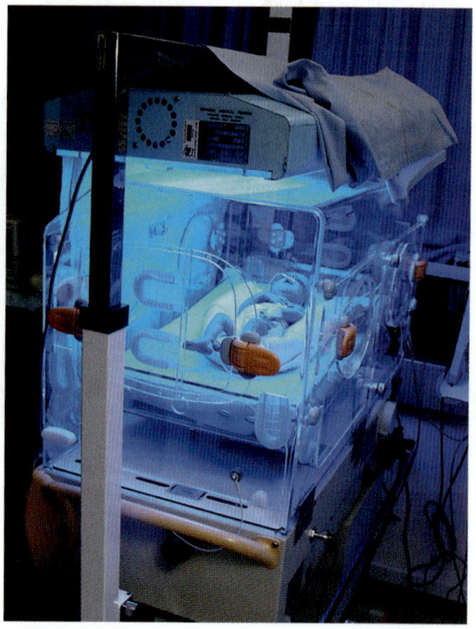

Fig. 2.3. Photothérapie en maternité.

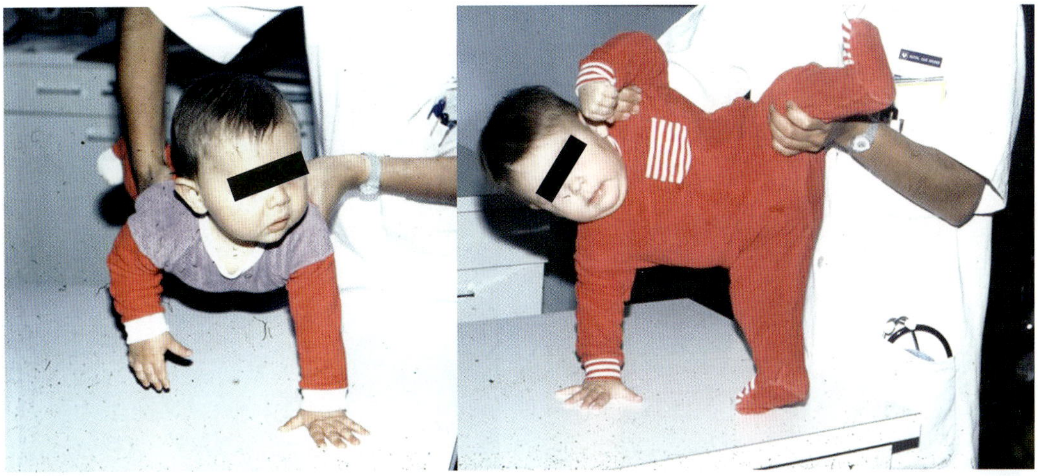

Fig. 3.1. Réactions posturales : parachute ventral et pulsion latérale du tronc.

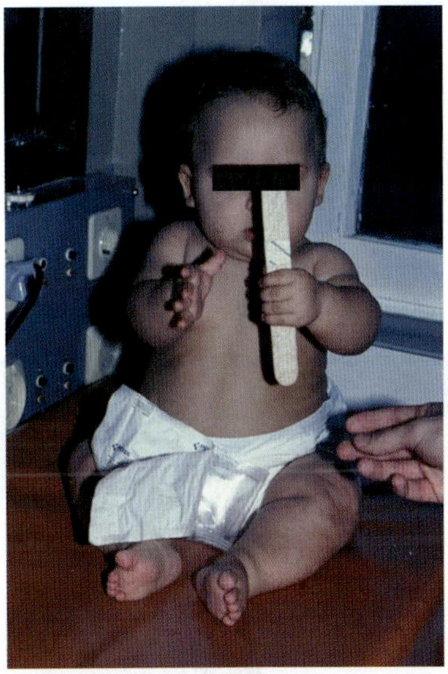

Fig. 3.2. Pince pouce-index.

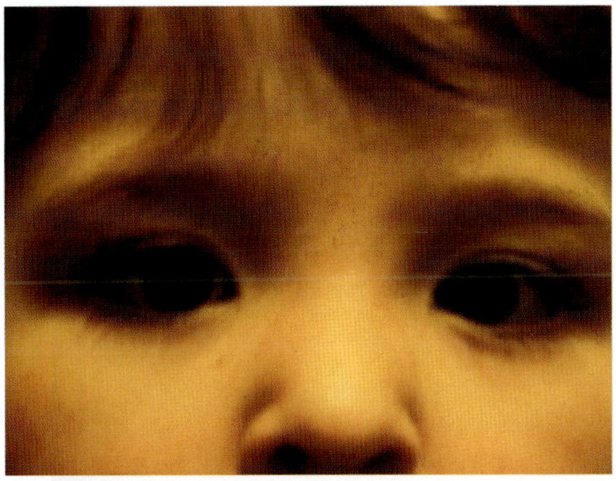

Fig. 6.1. Strabisme.

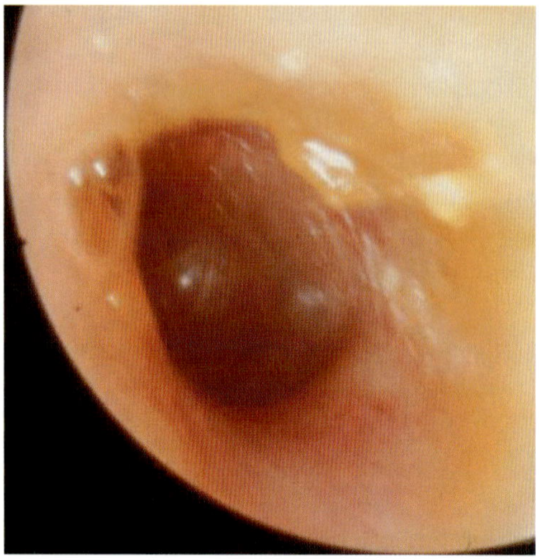

Fig. 6.3. Otite séreuse.

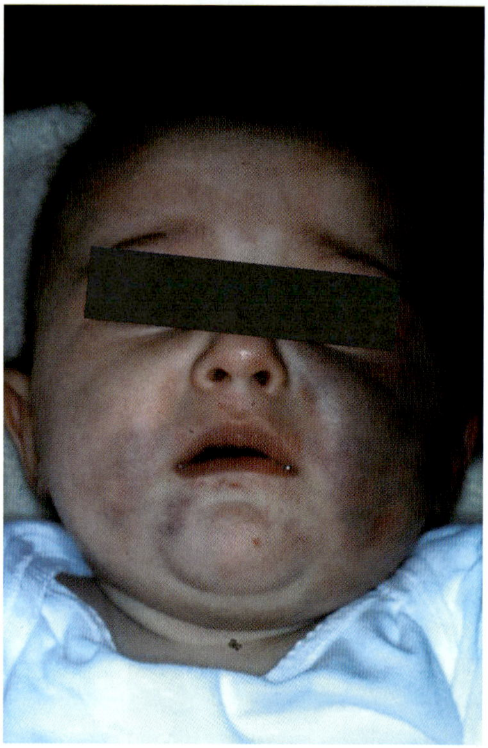

Fig. 10.1. Hématomes des joues (maltraitance).

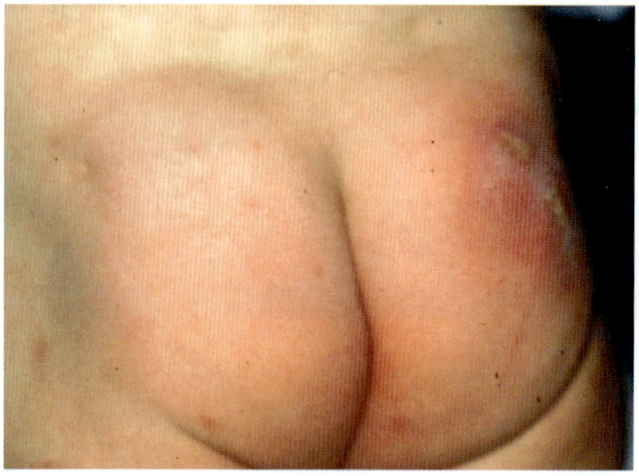

Fig. 10.2. Brûlures de cigarette (maltraitance).

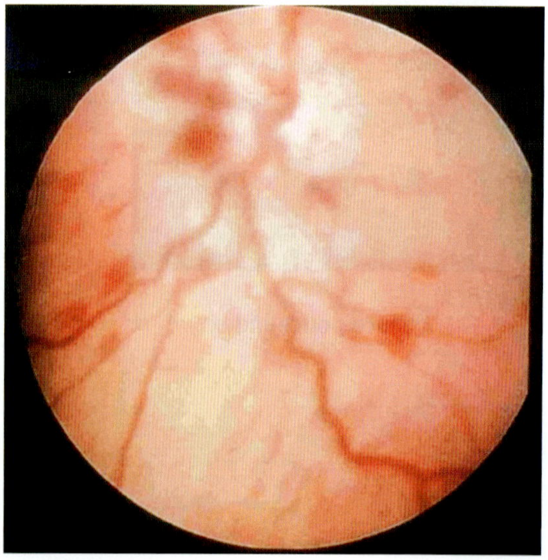

Fig. 10.3. Lésions au fond d'œil (maltraitance).

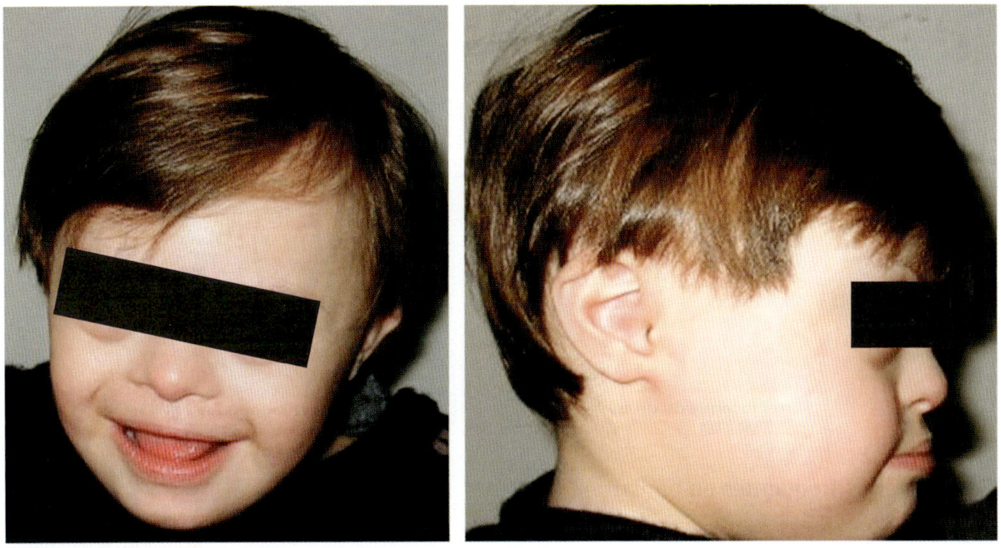

Fig. 11.1. Trisomie 21 : dysmorphie craniofaciale.

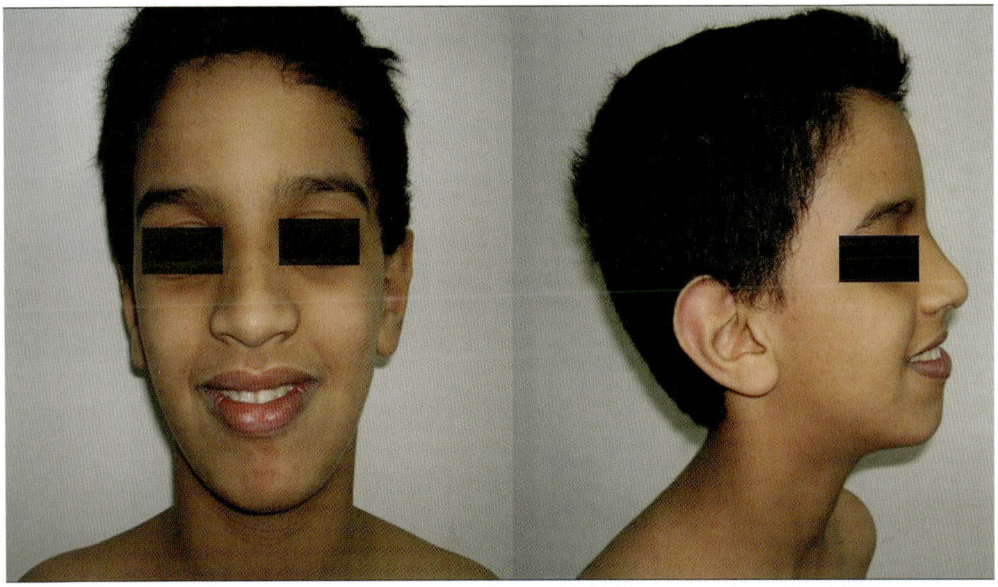

Fig. 12.1. X fragile.

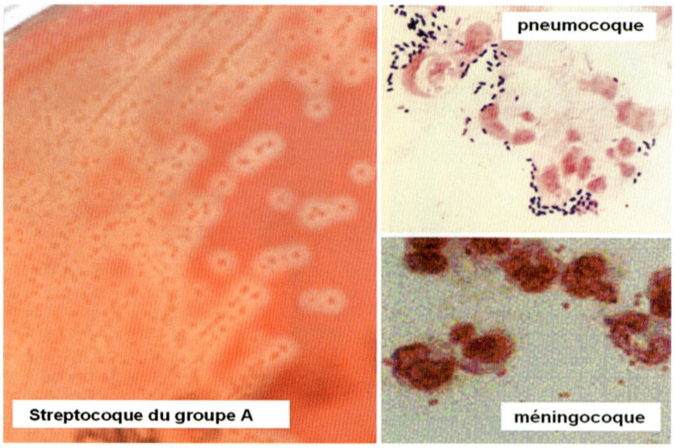

Fig. 13.1. Bactéries fréquentes en pédiatrie.

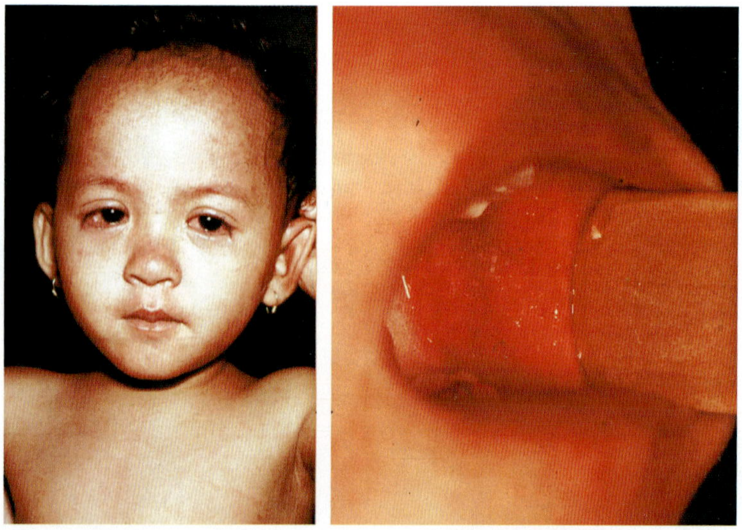

Fig. 15.2. Rougeole : conjonctivite et signe de Köplik.

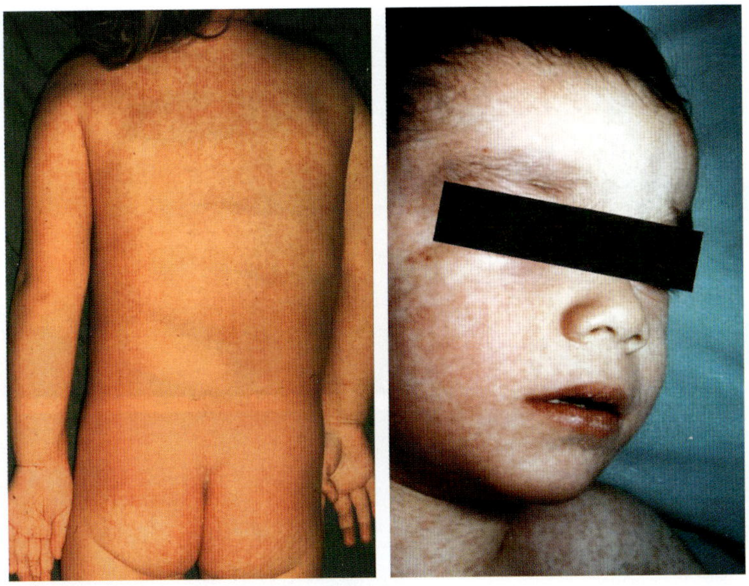

Fig. 15.3. Rougeole : exanthème.

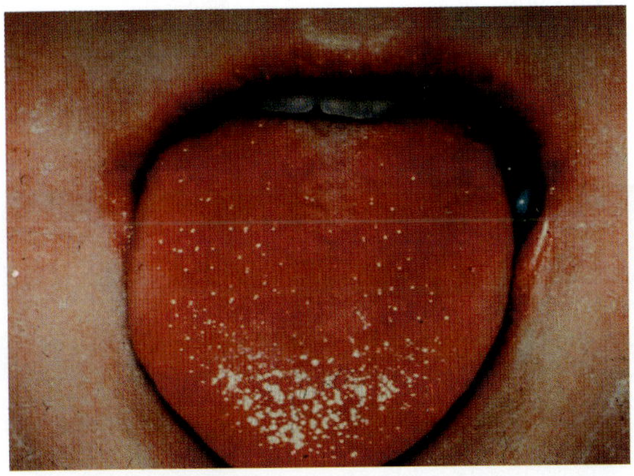

Fig. 15.4. Scarlatine : langue framboisée.

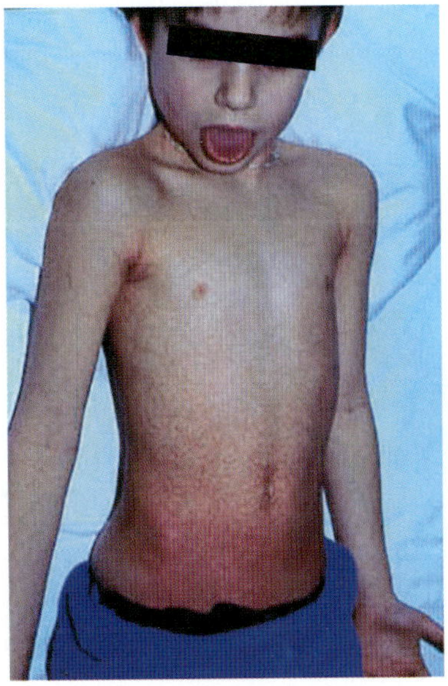

Fig. 15.5. Scarlatine : exanthème.

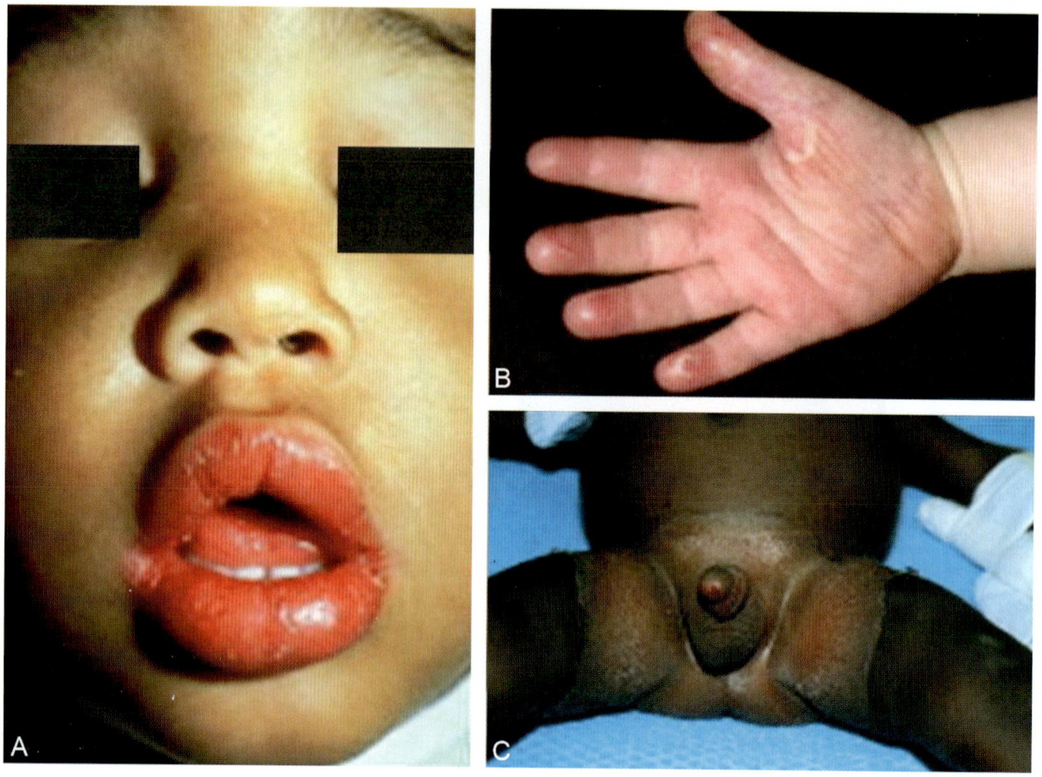

Fig. 15.6. **Maladie de Kawasaki.**
A. Chéilite. B. Érythème de la paume. C. Desquamation du siège.

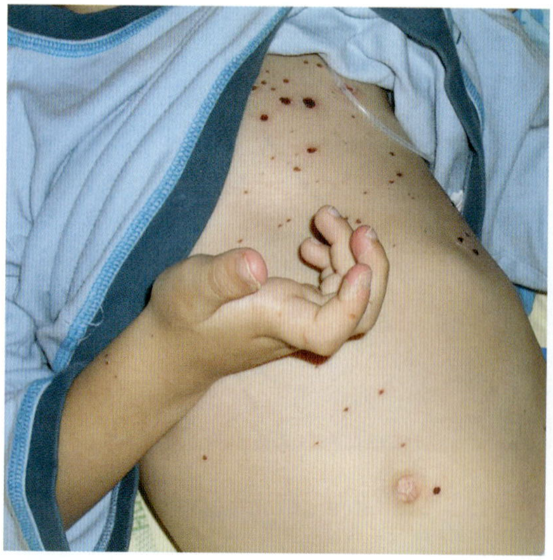

Fig. 15.7. Varicelle.

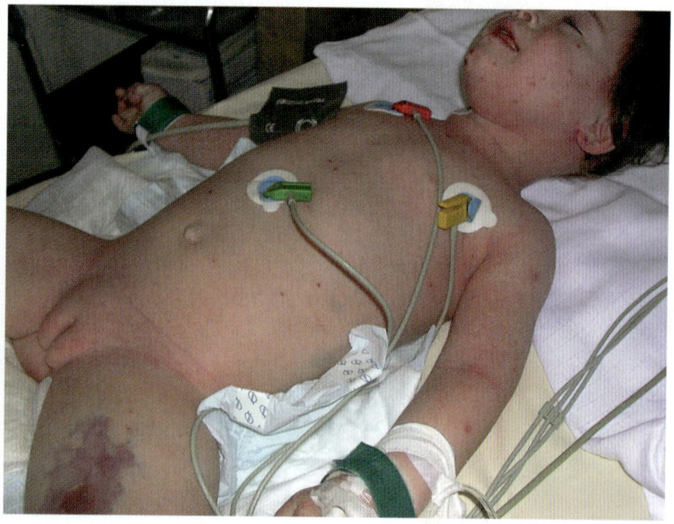

Fig. 15.8. **Varicelle compliquée de fasciite nécrosante.**

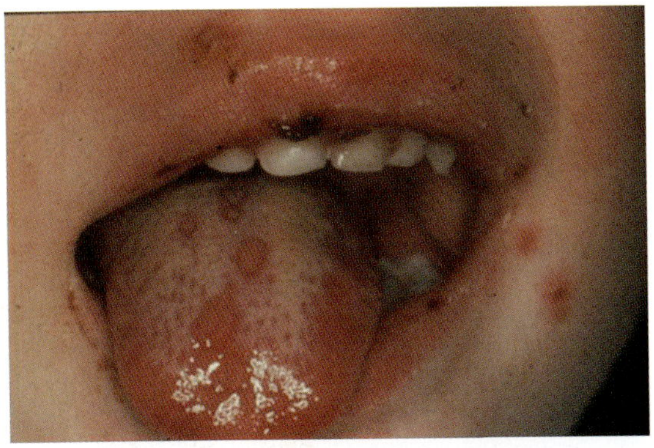

Fig. 15.9. Gingivostomatite herpétique.

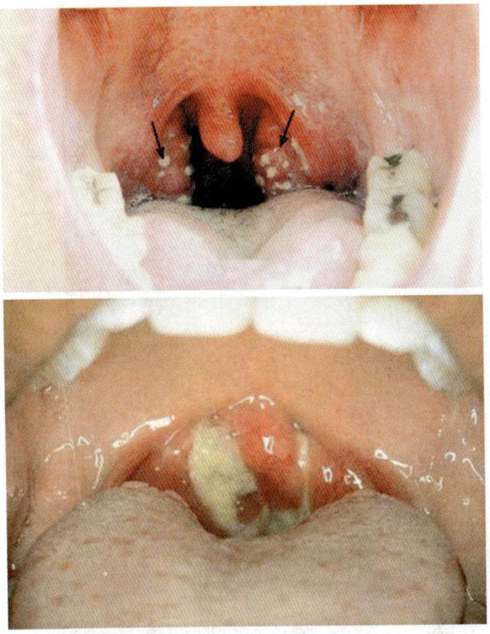

Fig. 17.3. Angine érythémato-pultacée.

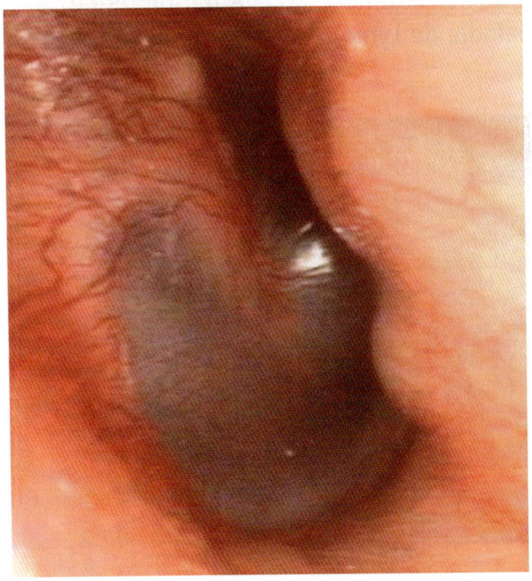

Fig. 18.4. Otite congestive.

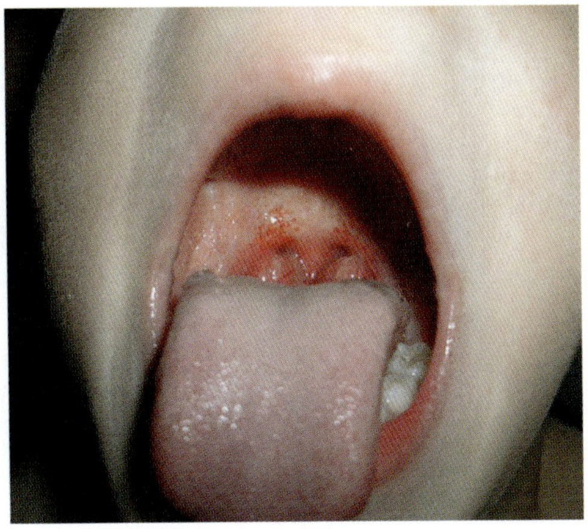

Fig. 17.2. Angine érythémateuse.

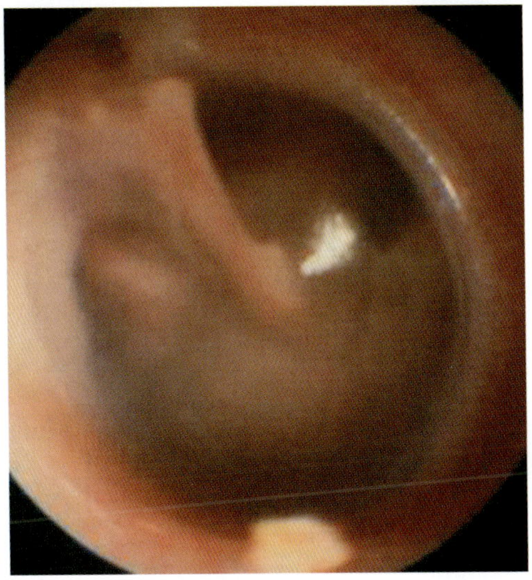

Fig. 18.3. Tympan normal.

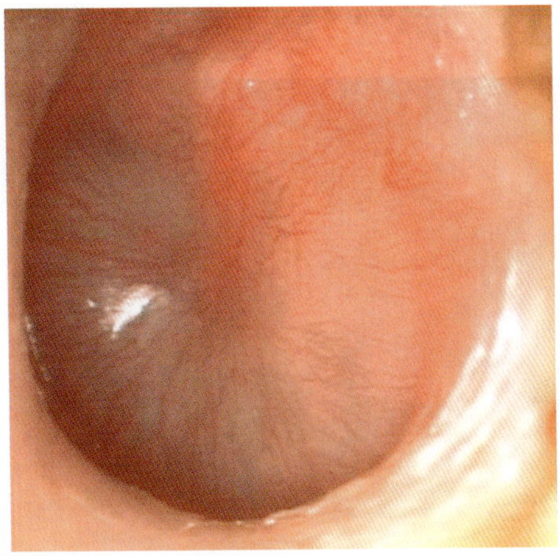

Fig. 18.5. OMA purulente.

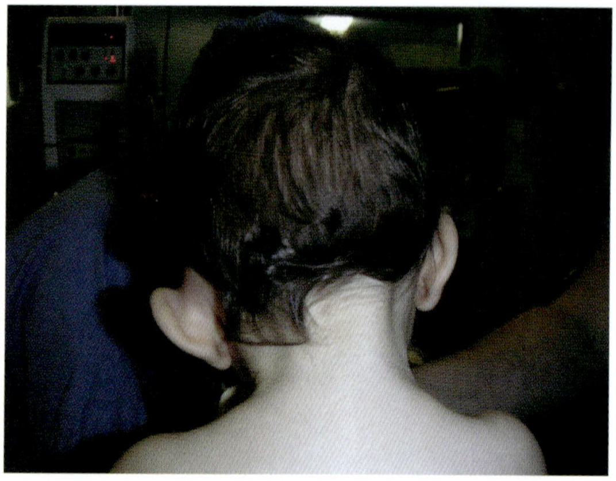

Fig. 18.6. Mastoïdite.

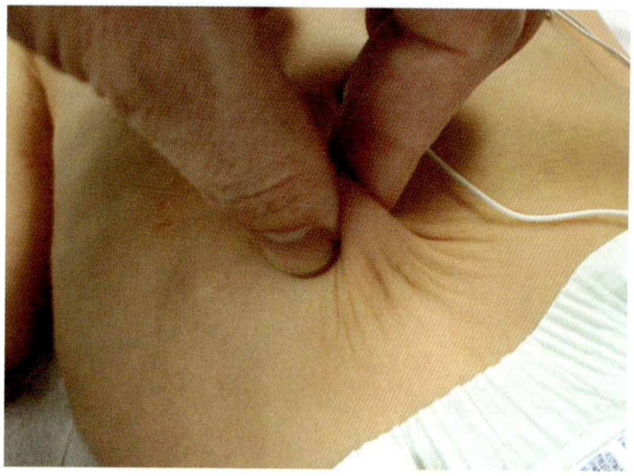

Fig. 21.1. Pli cutané.

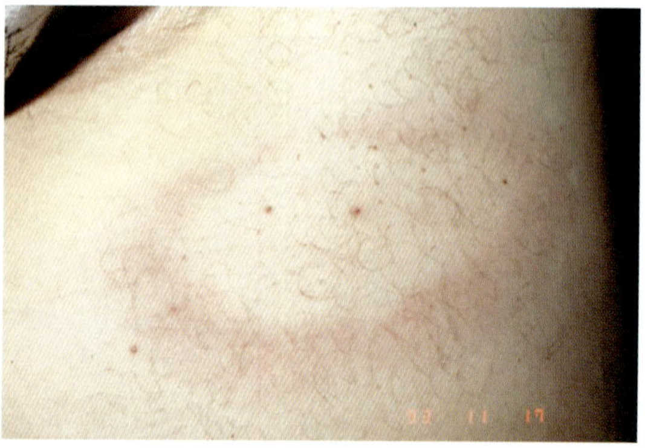

Fig. 26.1. Érythème chronique migrant (maladie de Lyme).

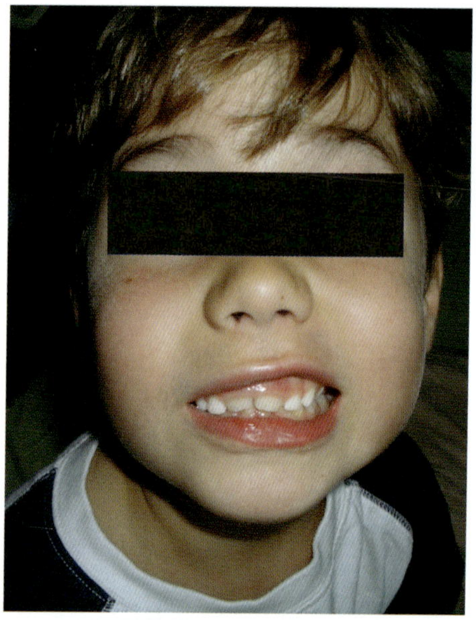

Fig. 26.2. Paralysie faciale périphérique (maladie de Lyme).

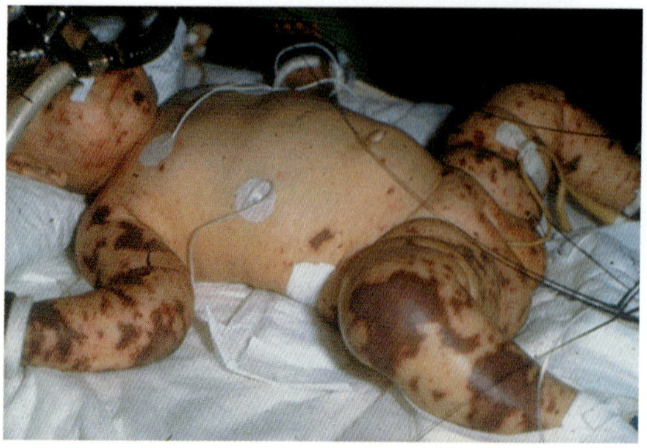

Fig. 43.1. Purpura fulminans.

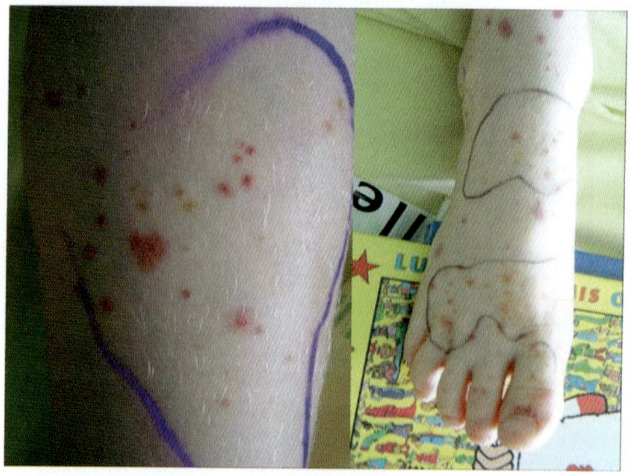

Fig. 43.3. Purpura rhumatoïde.

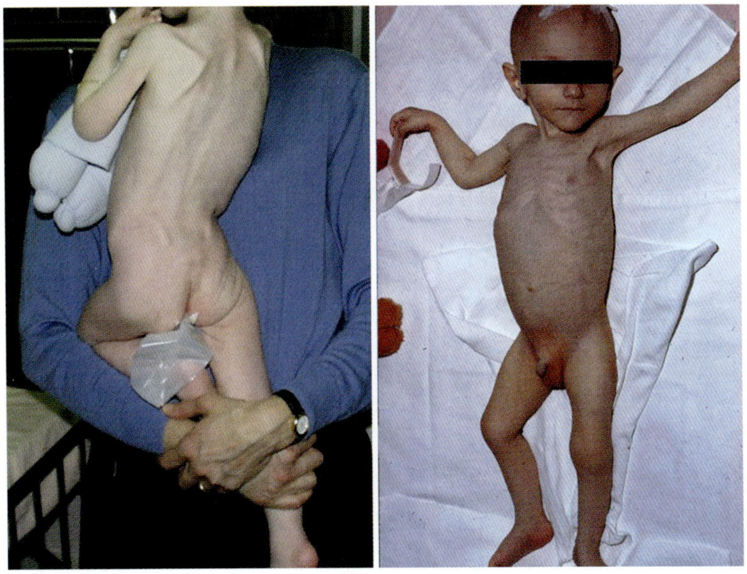

Fig. 55.2. Enfant dénutri.

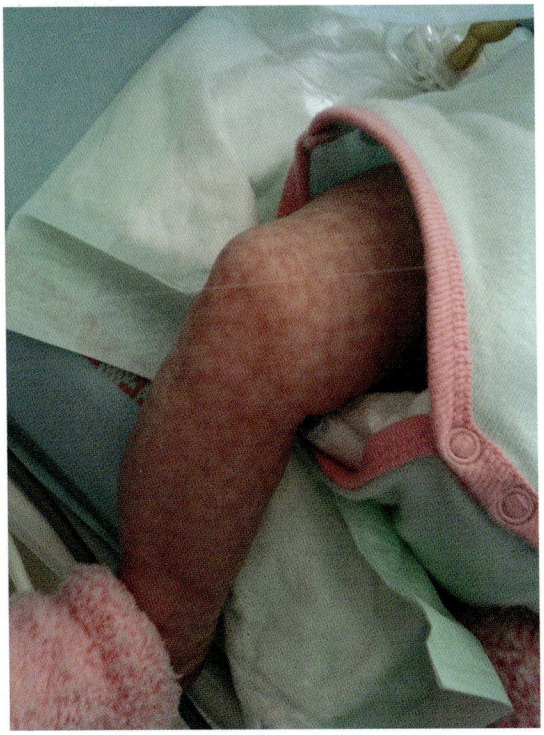

Fig. 66.1. Marbrures chez un nourrisson.

Postface

« Le savant n'est pas l'homme qui fournit les vraies réponses, c'est celui qui pose les vraies questions. » (Claude Lévi-Strauss)

Et maintenant...

Vous avez balisé les pistes à suivre, à comprendre, à mémoriser. Pour mieux les retrouver.
Le « pavé » vous paraît plus léger...

Vos questions témoignent souvent de vos incertitudes face à des réponses qui pourraient vous apparaître si ce n'est contraires, tout au moins nuancées... et évolutives.

Pour vous assurer, interrogez vos enseignants en pédiatrie et recueillez les témoignages de « vraie vie », que vous transmettront sur vos lieux de stage les enfants qui vous seront confiés.

S'il vous plaît, dessinez-nous la pédiatrie...

En esquissant la silhouette d'un enfant, vous pourriez cerner le contour de cas possibles à l'ECN.

Tracez un trait vertical. Il est celui de son développement (staturo-pondéral, psychomoteur), de sa maturation, spécifiques tant par les informations apportées par l'anamnèse (du témoignage des parents à la parole de l'enfant) que par le caractère évolutif des données sémiologiques.
Tracez un trait horizontal, perpendiculaire au précédent. Il est celui de la protection face à la vulnérabilité : infectieuse (vaccins), négligences ou maltraitances avérées, risques accrus de perte de chance (dépistages).

À l'intérieur du cadre, mémorisez dans chaque situation les signes de gravité symptomatique autour des 3 lettres « A/B/C ». Ajoutez les indications d'une orientation hospitalière : le terrain (avant tout le jeune âge) et les capacités de lien avec la famille (mieux adaptées que le « tiroir » trop souvent mal ajusté d'« autorisation parentale »).
Interrogez-vous sur le rationnel des examens complémentaires proposés et enhardissez-vous à mettre en QROC la demande du seul examen qui puisse être immédiatement utile.
Adoptez la démarche critique de reconnaître dans toutes les pathologies susceptibles d'être communes avec celles de l'adulte, les données spécifiques pédiatriques (épidémiologiques, cliniques, biologiques, thérapeutiques et de suivi).

À ce stade, vous aurez acquis l'expertise de rédiger vous-même un cas clinique.

Si les réponses à vos propres questions vous semblent incertaines, reprenez votre document de référence, non pas au début, mais à la bonne page.

La vôtre...

Elle sera sans doute la nôtre.

Les coordinateurs

Index

E

F

Elsevier Masson S.A.S
62, rue Camille-Desmoulins,
92442 Issy-les-Moulineaux Cedex
Dépôt Légal : Novembre 2014

Composition : SPI Publisher Services (Pondichéry)
Retirage : janvier 2015

Imprimé en Pologne par Dimograf